国家执业药师职业资格考试

执业药师药学
临考决胜卷

（药事管理与法规）

重庆三智学科技有限公司 主编

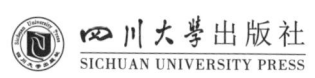
四川大学出版社
SICHUAN UNIVERSITY PRESS

图书在版编目（CIP）数据

执业药师药学临考决胜卷 / 重庆三智学科技有限公司主编. -- 成都：四川大学出版社，2024.7. -- ISBN 978-7-5690-7034-7

Ⅰ. R192.8

中国国家版本馆 CIP 数据核字第 20245W7X47 号

| 书　　名：执业药师药学临考决胜卷 |
| Zhiye Yaoshi Yaoxue Linkao Jueshengjuan |
| 主　　编：重庆三智学科技有限公司 |

选题策划：庞国伟　王　锋
责任编辑：刘柳序
责任校对：王　锋
装帧设计：吕建坤
责任印制：王　炜

出版发行：四川大学出版社有限责任公司
　　　　　地址：成都市一环路南一段 24 号（610065）
　　　　　电话：（028）85408311（发行部）、85400276（总编室）
　　　　　电子邮箱：scupress@vip.163.com
　　　　　网址：https://press.scu.edu.cn
印前制作：重庆三智学科技有限公司
印刷装订：重庆川康印务有限公司

成品尺寸：210 mm×285 mm
印　　张：38
字　　数：1027 千字
版　　次：2024 年 8 月　第 1 版
印　　次：2024 年 8 月　第 1 次印刷
定　　价：198.00 元（全四册）

本社图书如有印装质量问题，请联系发行部调换

版权所有　◆　侵权必究

扫码获取数字资源

四川大学出版社
微信公众号

前言

执业药师是保证药品和药学服务质量，保证用药安全、有效、经济、合理，保护人民健康不可或缺和不可替代的药学技术力量。国家执业药师资格考试，是执业药师职业准入控制的重要手段，是执业药师的首要环节。通过国家执业药师资格考试，获得执业药师资格证书，是药学技术人员注册成为执业药师，合法执行药学技术业务的必要条件之一。

国家执业药师职业资格考试实行全国统一大纲、统一命题、统一组织的考试制度，原则上每年举行一次。执业药师职业资格考试分为药学、中药学两个专业类别。药学类考试科目为：药学专业知识（一）、药学专业知识（二）、药事管理与法规、药学综合知识与技能四个科目；中药学类考试科目为：中药学专业知识（一）、中药学专业知识（二）、药事管理与法规、中药学综合知识与技能四个科目。考试以四年为一个周期，参加全部科目考试的人员须在连续四个考试年度内通过全部科目的考试；免试部分科目的人员须在连续两个考试年度内通过应试科目。

本试卷由多年从事执业药师考试教学的专家团队，紧密围绕最新版考试大纲精心编写而成，其所含题目数量、题型分配、难易程度以及知识点构架等均完全紧扣考试考察要求。因此具有极强的实战性与演练性，直击考试核心"腹地"，内容精、考点准，是参加执业药师考试考生的必备考前冲刺试卷。

在此，祝各位考生顺利通过考试！

目 录

临考决胜卷（一） ··· 1

临考决胜卷（二） ··· 16

临考决胜卷（三） ··· 31

临考决胜卷（四） ··· 45

临考决胜卷（五） ··· 59

临考决胜卷（六） ··· 75

临考决胜卷（一）·答案解析 ······································· 88

临考决胜卷（二）·答案解析 ······································· 101

临考决胜卷（三）·答案解析 ······································· 115

临考决胜卷（四）·答案解析 ······································· 126

临考决胜卷（五）·答案解析 ······································· 138

临考决胜卷（六）·答案解析 ······································· 150

临考决胜卷（一）

一、最佳选择题（共40题，每题1分。每题的备选项中，只有1个最符合题意）

1. 根据药品安全风险的分类，不合理用药导致的风险属于
A. 自然风险
B. 必然风险
C. 固有风险
D. 人为风险

2. 下列关于深化医药卫生体制改革的基本任务的说法，错误的是
A. 全面加强公共卫生服务体系建设，完善以基层医疗卫生服务网络为基础的医疗服务体系的公共卫生服务功能
B. 进一步完善医疗服务体系，坚持营利性医疗机构为主体，非营利性医疗机构为补充，公立医疗机构与非公立医疗机构并重的办医原则
C. 加快建设医疗保障体系，加快建立和完善以基本医疗保障为主体，其他多种形式补充医疗保险和商业健康保险为补充，覆盖城乡居民的多层次医疗保障体系
D. 建立健全药品供应保障体系，加快建立以国家基本药物制度为基础的药品供应保障体系，保障人民群众安全用药

3. 下列关于药品生产质量管理规范的说法错误的是
A. 药品上直接印字所用油墨应当符合食用标准要求
B. 企业自检不得由外部人员或专家进行独立的质量审计
C. 企业应当建立产品召回系统，必要时可迅速、有效地从市场召回任何一批存在安全隐患的产品
D. 企业应当建立药品质量管理体系，该体系应当涵盖影响药品质量的所有因素，包括确保药品质量符合预定用途的有组织、有计划的全部活动

4. 下列关于《"十四五"国民健康规划》重点任务的说法，错误的是
A. 完善企业内控药品标准体系，推进仿制药质量和疗效一致性评价
B. 构建药品和疫苗全生命周期质量管理机制，推动信息化追溯体系建设，实现重点类别来源可溯、去向可追
C. 建立符合中药特点的质量和疗效评价体系
D. 加强中药质量保障，建设药材质量标准体系、监测体系、可追溯体系

5. 根据《中华人民共和国药品管理法》对药品的界定，下列不属于药品的是
A. 川芎茶调丸
B. 维生素B_2
C. 人血白蛋白
D. 百草枯

6. 根据《药品不良反应报告和监测管理办法》（卫生部令第81号），下列关于药品不良反应的界定与分类，错误的是
A. 药品不良反应指合格药品在正常用法用量下出现的与用药目的无关的有害反应
B. 说明书中虽已有描述，但不良反应发生的程度、后果、性质或频率比说明书描述更严重的情形属于严重药品不良反应
C. 药品说明书中未载明的不良反应属于新的药品不良反应
D. 药品群体不良事件不以"合格药品"为前提条件

7. 某药品生产企业为牟取暴利，对其生产的药

品擅自添加了部分辅料,并通过药品批发企业流入市场,某患者在服用此药品后导致住院。相关部门经调查发现该药品生产企业的行为,决定予以处罚。符合此种情况的罚款为
A. 处药品货值金额十倍以上二十倍以下的罚款;违法生产、批发的药品货值金额不足五万元的,按五万元计算
B. 处药品货值金额十倍以上二十倍以下的罚款;违法生产、批发的药品货值金额不足十万元的,按十万元计算
C. 处药品货值金额十五倍以上三十倍以下的罚款;违法生产、批发的药品货值金额不足十万元的,按十万元计算
D. 处药品货值金额十倍以上三十倍以下的罚款;违法生产、批发的药品货值金额不足十万元的,按十万元计算

8. 下列关于处方开具的说法,错误的是
A. 急诊处方一般不超过3日用量
B. 药品名称可使用规范的中文、英文、拉丁文或缩写体书写
C. 药品用法用量应按照药品说明书规定的常规用法用量使用,特殊情况需超剂量使用时,处方医师应注明原因并再次签名
D. 处方一般不超过7日用量

9. 保健食品适宜特定人群食用,具有调节机体功能,不以治疗疾病为目的,并且对人体不产生任何急性、亚急性或者慢性危害。国家对保健食品实行注册与备案相结合的分类管理制度,下列保健食品应当注册的是
A. 使用保健食品原料目录以外原料的保健食品
B. 首次进口的属于补充矿物质、维生素等营养物质的保健食品
C. 使用保健食品原料目录内原料的保健食品
D. 非首次进口的保健食品

10. 医疗机构应当配备依法经过资格认定的药师或者其他药学技术人员,负责本单位的药品管理、处方审核和调配、合理用药指导等工作。下列不属于医院药师的职责的是
A. 负责药品采购供应、处方或者用药医嘱审核、药品调剂等相关药品管理工作
B. 负责临床药物治疗工作,开展药学查房,为患者提供药学专业技术服务
C. 开展抗菌药物临床应用监测、药品质量监测,促进药物合理使用
D. 结合临床药物治疗实践,开展药物利用评价和药物临床应用研究

11. 医院使用的所有药品(不含中药饮片)均应通过省级药品集中采购平台采购。采购周期原则上为
A. 一年一次
B. 一年二次
C. 一年三次
D. 一年四次

12. 下列关于药品说明书的说法,错误的是
A. 注射剂和非处方药应当列出所用的全部辅料名称
B. 药品上市后,药品上市许可持有人应当根据上市后不良反应监测数据及时更新不良反应内容
C. 药品说明书核准和修改日期应当印制在说明书首页左上角,修改日期位于核准日期上方
D. 预防用生物制品药品说明书应明确该制品每次人用剂量和有效成分的含量或效价单位,以及装量

13. 下列关于药物临床试验管理的说法,错误的是
A. 药物临床试验是决定候选药物能否成为新药上市销售的关键阶段
B. 临床试验分为Ⅰ、Ⅱ、Ⅲ、Ⅳ期与生物等效性试验
C. Ⅱ期临床试验是治疗作用初步评价阶段
D. Ⅳ期临床试验为药品注册申请的审查提供充分依据

14. 下列关于正式的法的渊源效力冲突及其解决的描述，错误的是
A. 不同位阶的法的渊源之间，上位法的效力高于下位法
B. 同一机关制定的新的一般规定与旧的特别规定不一致时，直接适用于新的
C. 部门规章与地方政府规章不一致时，由国务院裁决
D. 地方性法规与部门规章不一致时，由国务院提出意见，认为应当适用地方性法规的，直接适用；认为应当适用部门规章的，应当提请全国人民代表大会常务委员会裁决

15. 根据《医疗机构制剂注册管理办法》，下列不属于不得作为医疗机构制剂申报品种的是
A. 中药注射剂
B. 第二类精神药品
C. 中药、化学药组成的复方制剂
D. 医疗用毒性药品

16. 根据《药品经营质量管理规范》，药品批发企业计算机系统运行中，涉及企业经营和管理的数据，应采用安全、可靠方式储存，备份的频次及保护时限分别为
A. 按日备份，不少于5年
B. 按月备份，不少于5年
C. 按日备份，不少于3年
D. 按月备份，不少于3年

17. 药品注册，按照中药、化学药和生物制品等进行分类注册管理。下列关于药品注册分类，说法错误的是
A. 中药注册按照中药创新药、古代经典名方中药复方制剂、中药同名同方仿制药等进行分类
B. 化学药注册按照化学药创新药、化学药改良型新药、仿制药等进行分类
C. 生物制品注册按照生物制品创新药、生物制品改良型新药、已上市生物制品（含生物类似药）等进行分类
D. 境外生产药品的注册申请，按照药品的细化分类和相应的申报资料要求执行

18. 下列关于疫苗采购、配送和储存要求的说法，错误的是
A. 疫苗上市许可持有人应当按照采购合同约定，向疾病预防控制机构供应疫苗
B. 疫苗临床试验可以由符合国务院药品监督管理部门和国务院卫生健康主管部门规定条件的三级医疗机构实施或者组织实施
C. 各省、自治区、直辖市通过省级公共资源交易平台组织国家免疫规划疫苗的采购
D. 疾病预防控制机构应当按照规定向接种单位供应疫苗

19. 已上市的处方药，在符合规定的条件下，可以转换为非处方药。下列关于非处方药遴选原则的说法，正确的是
A. 无潜在毒性，不引起蓄积中毒，中药中的重金属限量不超过国内或国外公认标准
B. 长期临床使用证实该药物安全性大，无不良反应
C. 药物不用经过特殊检查、试验即可使用
D. 药物作用针对性强，功能主治明确，连续使用不引起耐药性，不需要调整剂量

20. 根据我国对中药材专业市场的有关管理规定，下列关于中药材专业市场的说法，错误的是
A. 禁止非法销售国家规定的42种濒危药材
B. 进行中药饮片分包装应确保包装上印有或贴有标签
C. 禁止销售国家规定的27种毒性药材
D. 中药材市场经营者应完善购进记录、验收、储存、运输等过程的管理制度和措施

21. 化妆品是以涂擦、喷洒或其他类似的方式，施用于皮肤、毛发、指甲、口唇等人体表面，以清洁、保护、美化、修饰为目的的日用化学工业产品。其分为特殊化妆品和普通化妆品，下列

不属于特殊化妆品的是
A. 防脱发精华露
B. 烫发露
C. 香水
D. 祛斑液

22. 下列关于麻醉药品和精神药品经营管理，说法正确的是
A. 零售药店执业药师按处方调剂了磷酸可待因口服液给消费者，并通过身份证验证了消费者为成年人
B. 供医疗、科学研究、教学使用的小包装的麻醉药品原料药只能由国务院药品监督管理部门规定的药品生产企业经营
C. 零售连锁企业总部委托其他的药品配送企业，在公安局的协同下将复方磷酸可待因口服液配送到了该零售连锁直营门店，保障了运输的安全
D. 麻醉药品和第一类精神药品的定点批发企业，应当具备保障责任区域内医疗机构所需麻醉药品和第一类精神药品供应的能力

23. 下列情形不属于按照无证生产、经营处罚的是
A. 某个诊所向患者提供的药品超出规定的范围和品种
B. 未经批准，某中药材经营企业擅自在城乡集市贸易市场设点销售中成药
C. 某生产企业被宣布《药品生产许可证》无效后仍从事药品生产活动
D. 某药品经营企业的《药品经营许可证》遗失后仍从事药品经营活动

24. 根据《药品经营质量管理规范》的规定，药品零售企业应当定期对陈列、存放的药品进行检查，并对部分药品实行重点检查。下列不属于药品零售企业重点检查药品的是
A. 拆零药品
B. 易变质药品
C. 摆放时间较长的药品
D. 中成药

25. 下列关于雄黄中药饮片的生产和经营管理规定，说法错误的是
A. 实行统一规划、定点生产，按省区确定2～3个定点企业
B. 包装要有突出、鲜明的毒药标志
C. 生产企业可将其销售至具有经营毒性中药饮片资质的经营单位或直销至医疗单位
D. 应专人、专库（柜）储存，并实行双人双锁保管

26. 公民、法人或者其他组织依法取得的行政许可受法律保护，行政机关不得擅自改变已经生效的行政许可。这属于行政许可的
A. 法定原则
B. 公开、公平、公正原则
C. 便民和效率原则
D. 信赖保护原则

27. 根据《药品经营质量管理规范》附录6，下列关于药品零售配送质量管理主要规范内容的说法，错误的是
A. 每年至少开展一次零售配送的内审，委托配送的开展外审
B. 冷藏、冷冻药品在配送途中需中转暂存的，储存场所应符合药品贮藏要求
C. 明确包装物、寄递配送单、包装封签等技术指标
D. 药品需独立包装，不得与除医疗器械、保健食品外的其他产品合并包装

28. 关于药品经营方式和许可管理的描述，错误的是
A. 药品的经营方式根据销售对象的不同分为药品批发与药品零售
B. 药品的经营类别包括处方药、甲类非处方药、乙类非处方药
C. 药品经营类别变更属于药品经营许可证许可事项变更的内容

D. 药品经营企业改变经营方式属于需要重新办理药品经营许可证的情形

29. 行政处罚指行政机关依法对违反行政管理秩序的公民、法人或者其他组织，以减损权益或者增加义务的方式予以惩戒的行为。下列情形属于不予行政处罚的是
A. 违法行为人满17周岁
B. 受他人胁迫或诱骗实施违法行为的
C. 尚未完全丧失辨认或控制自己行为能力的精神病人、智力残疾人有违法行为的
D. 涉及公民生命健康且有危害后果的违法行为在5年内未被发现

30. 下列药品案件属于生产假药行为的是
A. 甲生产企业修改了所生产药品的有效期
B. 乙零售企业将变质的药品销售给了某患者
C. 丙医疗机构将受到污染的药物给患者使用
D. 丁生产企业生产的感冒药中违规添加禁用物质PPA

31. 国家对医疗器械按照风险程度实行分类管理，下列属于第三类医疗器械的是
A. 手术衣、助听器、血管内导管
B. 无菌医用手套、一次性使用输液器、正电子发射断层扫描装置
C. 心脏起搏器、高频电刀、脉象仪软件
D. 微波手术刀、钴60治疗机、超声肿瘤聚焦刀

32. 根据《执业药师职业资格制度规定》和《执业药师职业资格考试实施办法》，下列人员报考执业药师职业资格考试，符合条件的是
A. 王某取得药学本科学历，毕业后在药品零售企业工作3年后报考药学类四科全科考试
B. 张某取得中药学相关专业博士学历，当年报考药学类四科全科考试
C. 全某受聘国家规定的中药学专业副主任药师职称，当年报考药学类免试两科考试
D. 李某2018年7月取得中药学大专学历，工作到2021年7月，报考中药学类四科全科考试

33. 公民、法人或者其他组织违反行政管理秩序的行为，依法应当给予行政处罚。行政机关在作出行政处罚决定之前，应当告知当事人作出行政处罚决定的事实、理由及依据，并告知当事人依法享有的权利。行政处罚决定程序包括简易程序与听证程序，下列适用于简易程序的是
A. 没收较大价值非法财物
B. 对法人处2000元的罚款
C. 降低资质等级
D. 限制从业

34. 下列关于药品上市许可持有人的权利和义务的说法，错误的是
A. 药品上市许可持有人的法定代表人、主要负责人对药品质量全面负责
B. 药品上市许可持有人应当建立药品质量保证体系，配备专门人员独立负责药品质量管理
C. 经省、自治区、直辖市药品监督管理部门备案，药品上市许可持有人可以转让药品上市许可
D. 药品上市许可持有人应当建立药品上市放行规程，对药品生产企业出厂放行的药品进行审核，经质量授权人签字后方可放行

35. 原国家药品监督管理局颁布了《处方药与非处方药分类管理办法（试行）》，下列关于处方药和非处方药的说法，正确的是
A. 处方药分为甲类和乙类，其中乙类的安全性高于甲类
B. 甲类非处方药专有标识为红色，在药品标签上可以单色印刷，但必须在下方注明"甲类"
C. 处方药和非处方药需按照国家药品监督管理局的要求，在说明书和标签上印制专有标识
D. 有的药品，根据适应证、疗程与剂量的不同，既可作为处方药，又可作为非处方药

36. 在医疗机构抗菌药物的临床使用过程中，细菌耐药率超过50%未达到75%，应当采取的措施是

A. 应当暂停针对此目标细菌的临床应用
B. 应当参照药敏试验结果选用
C. 应当及时将预警信息通报本医疗机构医务人员
D. 应当慎重经验用药

37. 下列对于中成药通用名称的描述,不属于必须更名的是
A. 有低俗用语和迷信色彩的
B. 来源于古代经典名方的中成药制剂
C. 处方相同而药品名称不同
D. 夸大疗效,误导医师和患者

38. 下列关于医疗用毒性药品管理的说法,错误的是
A. 列有生马钱子的处方,其限量不超过2日极量
B. 毒性药品和麻醉药品可放在同一专用库房或专柜中
C. 注射用A型肉毒毒素生产（进口）企业应当指定具有医疗用毒性药品收购经营资质与生物制品经营资质的药品零售企业作为本企业注射用A型肉毒毒素的经营企业
D. 在医疗机构,医疗用毒性药品处方保存期限为2年

39. 建立药品品种档案可以作为药品监督管理部门品种审计的依据和现场核查的参考,逐品种逐环节落实保障药品质量。下列关于药品品种档案管理的说法,错误的是
A. 建立药品品种档案信息管理系统,实现对药品品种"一品一档"管理,进而实现对产品的全生命周期管理
B. 基于药品数据全生命周期管理需求,建设一个面向全国、"采管用"一体的安全可靠可信的药品信息采集平台
C. 药品品种档案的主要内容有药品处方、原辅料包材、质量标准、说明书、上市后安全性信息等信息的原始数据库,不包括生产工艺的变化
D. 药品品种档案管理主要包括文件类别的设定、格式和装订要求、申报流程、审批授权流程、文件的保管和变更以及终止

40. 消费者应当努力掌握所需商品或者服务的知识和使用技能,正确使用商品,增强自我保护意识,属于消费者权利中的
A. 安全保障权
B. 真情知悉权
C. 知识获取权
D. 公平交易权

二、配伍选择题（共50题,每题1分。题目分为若干组,每组题目对应同一组备选项,备选项可重复选用,也可不选用。每题只有1个备选项最符合题意）

（41～42题共用备选答案）
A. 过了新药监测期的药品
B. 需要在冷藏、冷冻条件下保存的药品
C. 中西药复方制剂
D. 儿童用维生素

41. 处方药不可以转换为非处方药的情形是

42. 不应作为乙类非处方药的情形是

（43～45题共用备选答案）
A. 洋金花
B. 氨酚氢可酮片
C. 罂粟壳
D. 三唑仑片

43. 只能在经设区的市级药品监督管理部门批准的药品零售连锁企业销售,且不得陈列的是

44. 医疗机构需要凭印鉴卡才能购用的中药是

45. 不能在零售药店经营的是

(46～48题共用备选答案)
A. 药品甲（红色OTC，成分及规格：布洛芬0.3g）
B. 药品乙（成分及规格：盐酸伪麻黄碱0.09g，马来酸氯苯那敏0.004g）
C. 药品丁（红色OTC，成分及规格：对乙酰氨基酚325mg，盐酸伪麻黄碱30mg，无水氢溴酸右美沙芬15mg，盐酸苯海拉明25mg）
D. 药品丙（成分及规格：对乙酰氨基酚0.3g，可待因15mg）

46. 药品零售企业一次销售不超过2个最小包装的是

47. 药品批发企业必须具有蛋白同化制剂和肽类激素定点批发资质才能经营的处方药是

48. 药品零售企业可以销售，按照含特殊药品复方制剂管理且不含药品类易制毒化学品的是

(49～50题共用备选答案)
A. 国家药品监督管理局食品药品审核查验中心
B. 国家药品监督管理局药品审评中心
C. 国家药品监督管理局药品评价中心
D. 省级药品监督管理部门

49. 批准文号为国药准字H20080697的药品，负责再注册审评工作的部门是

50. 批准文号为国药准字HJ20200040的药品，负责再注册审评工作的部门是

(51～52题共用备选答案)
A. 监督检验
B. 注册检验
C. 评价抽验
D. 指定检验

51. 药品监督管理部门在监督检查中，对可疑药品进行的针对性抽验是

52. 批签发管理的生物制品在出厂上市前，进行的强制性检验属于

(53～55题共用备选答案)
A. 国家药典委员会
B. 国家药品监督管理局高级研修学院
C. 卫生健康主管部门
D. 国家药品监督管理局执业药师资格认证中心

53. 负责药品通用名称命名的机构是

54. 组织制订执业药师认证注册工作标准和规范并监督实施的机构是

55. 承担职业化药品检查员教育培训工作的机构是

(56～57题共用备选答案)
A. 查封场所、设施或财物
B. 责令停产停业
C. 对公民个人处200元以下的罚款
D. 依法处理或拍卖查封、扣押的场所、设施或财物

56. 属于行政强制措施的行为是

57. 属于行政强制执行的行为是

(58～60题共用备选答案)
A. 每日
B. 3日内
C. 7日内
D. 72小时内

58. 可能引起可逆的或暂时的健康危害的药品，生产企业将召回计划提交给所在地省级药品监督管理部门备案的时限是

59. 使用该药品一般不引起健康危害,因其他原因需收回的,生产企业通知有关经营、使用单位停止销售和使用的时限是

60. 可能引起严重健康危害的药品,生产企业向所在地省级药品监督管理部门报告药品召回的进展情况的时限是

(61～62题共用备选答案)
A. 同一批号的药品
B. 实施批签发管理的生物制品
C. 零货、拼箱的药品
D. 打开最小包装可能影响药品质量的药品

61. 药品批发企业在验收抽样时,应当开箱检查至最小包装的情形是

62. 药品批发企业在验收抽样时,应当至少检查一个最小包装的情形是

(63～65题共用备选答案)
A. 责令限期改正;逾期不改正的,处1万元以上3万元以下罚款;情节严重的,处3万元以上5万元以下罚款
B. 责令限期改正;逾期不改正的,处5万元以上10万元以下罚款;造成危害后果的,处10万元以上20万元以下罚款
C. 责令限期改正,处3万元以上10万元以下罚款;造成危害后果的,处10万元以上20万元以下罚款
D. 责令限期改正,处3万元以上5万元以下罚款;情节严重的,处5万元以上10万元以下罚款

63. 第三方平台未按规定履行向所在地省级药品监督管理部门备案义务的行政责任是

64. 第三方平台未按规定建立药品质量安全管理机构,配备药学技术人员承担药品质量安全管理工作,或建立并实施药品质量安全等有关制度的行政责任是

65. 药品网络零售企业销售处方药时,未做到确保处方真实、可靠以及实名制销售的行政责任是

(66～67题共用备选答案)
A. 至少保存3年
B. 至少保存5年
C. 保存至疫苗有效期满后不少于3年
D. 保存至疫苗有效期满后不少于5年

66. 疫苗上市许可持有人应当按照规定,建立真实、准确、完整的销售记录,其保存时间是

67. 疾病预防控制机构、接种单位接收或者购进疫苗时,应当索取本次运输、储存全过程温度监测记录,并保存的时间是

(68～69题共用备选答案)
A. 上三分之一
B. 下三分之一
C. 左三分之一
D. 右三分之一

68. 药品通用名称应当显著、突出,对于横版标签必须在

69. 药品通用名称应当显著、突出,对于竖版标签必须在

(70～71题共用备选答案)
A.【药物过量】
B.【药代动力学】
C.【作用类别】
D.【用法用量】

70. 仅化学药品非处方药说明书有的项目是

71. 仅化学药品和治疗用生物制品说明书有的

项目是

(72～73题共用备选答案)
A. 行政处分
B. 行政处罚
C. 民事责任
D. 刑事责任

72. 药监部门在查出管辖区域内有药企涉嫌超范围经营药品品种,检查后没收其相关收入并处以罚款,此行为属于

73. 甲某因术后恢复情况不良与某医疗机构之间产生纠纷,要求医疗机构赔偿导致其住院延长期间所产生的恢复费用及误工费用,此行为属于

(74～75题共用备选答案)
A. 3个月
B. 3个月(不跨年度)
C. 1年
D. 1年(不跨年度)

74. 根据《蛋白同化制剂和肽类激素进出口管理办法》的有关规定,蛋白同化制剂《进口准许证》有效期为

75. 根据《蛋白同化制剂和肽类激素进出口管理办法》的有关规定,蛋白同化制剂《出口准许证》有效期为

(76～78题共用备选答案)
A. 未满1年
B. 未满2年
C. 未满3年
D. 未满5年

76. 零售药店以弄虚作假等不正当手段申请定点,自发现之日起不予受理定点申请的时限为

77. 零售药店因严重违反医保协议约定而被解除医保协议之日起不予受理定点申请的时限为

78. 零售药店法定代表人、企业负责人或实际控制人曾因严重违法违规导致原定点零售药店被解除医保协议之日起不予受理定点申请的时限为

(79～80题共用备选答案)
A. 执业药师资格和中专学历
B. 执业药师资格和3年以上药品经营质量管理工作经历
C. 中级职称
D. 高中以上文化程度

79. 根据GSP的规定,符合药品批发企业药品销售人员的资质要求的为

80. 根据GSP的规定,符合药品批发企业的企业负责人的资质要求的为

(81～83题共用备选答案)
A. 灵芝
B. 石斛
C. 蛤蚧
D. 蟾酥

81. 属于资源严重减少的野生药材是

82. 属于分布区域缩小,资源处于衰竭状态但不属于毒性药材的是

83. 属于二级保护野生药材物种且是毒性药材的是

(84～86题共用备选答案)
A. 吉械注准20202630001
B. 国械注进20213630002
C. 辽械注准20222630003

D. 国械备20190004

84. 广东省某企业申请进口某个第三类医疗器械，其注册或备案凭证的格式为

85. 辽宁省某企业自主研发了一个第二类医疗器械，其注册或备案凭证的格式为

86. 河北省某企业申请进口某个第一类医疗器械，其注册或备案凭证的格式为

（87~88题共用备选答案）
A. 哌醋甲酯
B. 新冠疫苗
C. 中药配方颗粒
D. 毛果芸香碱

87. 不得做广告，储存时可以与麻醉药品放在同一专属库房的药品是

88. 可以做广告，不得在医疗机构以外销售的药品是

（89~90题共用备选答案）
A. 国务院卫生健康主管部门
B. 国务院药品监督管理部门
C. 省级药品监督管理部门
D. 省级卫生健康主管部门

89. 《医疗机构制剂许可证》经批准后，还需要将有关情况进行备案，其备案部门是

90. 医疗机构制剂批准文号的审批部门是

三、综合分析选择题（共20题，每题1分。题目分为若干组，每组题目基于同一个临床情景、病例、实例或者案例的背景信息逐题展开。每题的备选项中，只有1个最符合题意）

（91~93题共用题干）

2021年12月13日，某市市场监督管理部门在日常监督检查中，发现一张商贸公司购药清单存在疑点。执法人员对当事人的经营场所进行检查，发现该场所内仓库货架上摆放有碘甘油等7种药品以及销售"BLM"516盒的电脑销售记录，当事人现场无法提供合法进货票据、凭证和相关药品证明文件。经查，该商贸公司自2019年9月25日开始，在未取得《药品经营许可证》的情况下，先后两次从A医药公司一名赵姓业务员购进上述碘甘油等7种药品，该公司是一家药品批发企业。随后，监管部门跟踪调查A医药公司，发现该公司具有药品经营许可证，经营范围有第二类精神药品、中成药、化学药、中药饮片。还发现质量负责人是一名大专毕业生，不具备执业药师资格，遂要求其进行整改。

91. 根据上述材料，该涉案的商贸公司与A医药公司的经营行为说法，错误的是
A. 该商贸公司经营药品必须取得《药品经营许可证》
B. 该商贸公司应该按无证经营给予处罚
C. A医药公司有《药品经营许可证》，因此只要其经营范围内的药品都可以合法销售给该商贸公司
D. 采购药品必须索取相应的票据凭证

92. 下列关于A医药公司质量负责人以及质量管理部门的负责人资质要求的说法，错误的是
A. 质量负责人应当具有本科以上学历，质量管理部门的负责人对学历没有硬性要求
B. 质量负责人和质量管理部门负责人都应当具有执业药师资格
C. 质量负责人和质量管理部门负责人都应当具有3年以上经营质量管理的工作经历
D. 质量负责人应当具有中级以上职称，质量管理部门负责人应当具有初级以上职称

93. A医药公司现在要更换质量负责人，并且想要经营生物制品，下列说法正确的是

A. 更换质量负责人应当到省级药品监督管理部门办理相关手续
B. 想要经营生物制品，需要到县级以上药品监督管理部门办理增加生物制品的经营范围
C. 更换质量负责人和增加经营范围都属于药品经营许可证许可事项变更
D. 更换质量负责人属于药品经营许可证许可事项变更，增加经营范围属于药品经营许可证登记事项变更

（94~95题共用题干）
甲某为个人诊所负责人，在日常的经营活动中，发现患者对A药品（属于常用及急抢救以外的其他药品）的需求量大。甲为获得利益，通过药品经营企业采购了该药品并向患者进行销售。后经有关部门查处，承担了相应的法律责任。

94. 关于甲某的个人诊所向患者出售A药品的行为应
A. 按无证经营处罚
B. 按无证生产处罚
C. 按销售假药处罚
D. 按无证行医处罚

95. 根据上述材料，甲某应承担的罚款为
A. 销售的药品货值金额15倍以上30倍以下的罚款；货值金额不足10万元的，按10万元计算
B. 销售的药品货值金额15倍以上30倍以下的罚款；货值金额不足1万元的，按1万元计算
C. 货值金额2倍以上10倍以下的罚款；货值金额不足5万元的，按5万元计算
D. 处10万元以上50万元以下的罚款

（96~98题共用题干）
甲药品生产企业是麻醉药品和精神药品定点生产企业，持有奥沙西泮片的药品批准证明文件，生产品种还有盐酸二氢埃托啡注射剂等麻醉药品和精神药品。乙药品生产企业生产范围为注射剂、颗粒剂和胶囊剂。丙是经国务院药品监督管理部门批准的麻醉药品和精神药品的定点批发企业。丁是经其所在地省级药品监督管理部门批准的麻醉药品和精神药品的定点批发企业，和丙企业同属一个省份。戊是和丁企业同属一个省份的取得《麻醉药品、第一类精神药品购用印鉴卡》的医疗机构。

96. 下列关于各主体行为说法，正确的是
A. 甲企业委托乙企业将奥沙西泮片剂加工为注射剂型
B. 甲企业只能将盐酸二氢埃托啡注射剂销售给丙企业
C. 乙企业接受甲企业委托生产奥沙西泮片后不得再一次委托生产
D. 乙企业拒绝接受委托生产甲企业所有药品

97. 丁企业向距离其所在地省份地理位置较近的A省某医疗机构销售盐酸二氢埃托啡注射剂，下列说法正确的是
A. 向医疗机构所在地省级药品监督管理部门申请批准
B. 向甲企业所在地省级药品监督管理部门申请批准
C. 向丁企业所在地省级药品监督管理部门申请批准
D. 丁企业是区域性批发企业，丙企业是全国性批发企业，因此只能通过丙企业向该医疗机构销售盐酸二氢埃托啡注射剂

98. 下列关于戊医疗机构的麻醉药品和精神药品使用管理说法，正确的是
A. 若丁企业无法保障该医疗机构的麻醉药品和第一类精神药品用药供给，只能通过其他医疗机构借用
B. 医疗机构不得自行配制麻醉药品
C. 针对疼痛患者开处方之前，需要对患者进行疼痛评估，遵循三阶梯镇痛治疗原则
D. 麻醉药品和精神药品需要专库储存，并实行

双人双锁管理

(99～101题共用题干)
张某因牙痛去家附近的某非连锁零售药店购药,销售人员王某听了张某的描述后为其推荐了抗菌药物甲硝唑片及布洛芬混悬液(甲类非处方药),并向张某详细介绍了用法用量与注意事项。张某表示还想找执业药师再咨询一下,王某称执业药师有事请假了。张某购药后又提出想买点成人吃的维生素矿物质片,还要为其母亲购买治失眠的地西泮片,王某直接在放甲硝唑的同个货架中取出了维生素矿物质片(保健食品),并从专柜中取出地西泮片交给张某。

99. 根据上述材料,该零售药店的销售行为正确的是
A. 甲硝唑片必须凭医疗机构开具的处方销售
B. 甲硝唑片为处方药,执业药师不在岗不得销售,但可以销售布洛芬混悬液
C. 该零售企业可以销售地西泮片
D. 王某作为该药店培训合格的销售人员,可以合法地销售该药店的药品

100. 该药店的药品摆放符合规定的是
A. 将甲硝唑片与维生素矿物质片放在同一货架上
B. 地西泮片在专柜中摆放
C. 甲硝唑片与布洛芬混悬液在不同的区域摆放
D. 将甲硝唑片采用开架自选的方式陈列

101. 该药店欲扩大经营范围,下列药品不属于零售企业不得经营的是
A. 中药配方颗粒
B. 毒性中药品种
C. 医疗机构制剂
D. 麻疹疫苗

(102～103题共用题干)
甲企业为药品A的上市许可持有人,2022年7月15日取得该药品的广告批准证明文件。已知申请文件中药品批准文号有效期至2024年5月20日,为该药品证明文件中最短的有效期。药品A为甲类非处方药品,在发布广告时应当显著标明非处方药标识(OTC)和"请按药品说明书或者在药师指导下购买和使用"。

102. 该药品的广告批准文号有效期限范围是
A. 2022年7月15日至2024年7月15日
B. 2022年7月15日至2023年7月15日
C. 2022年7月15日至2024年5月20日
D. 2022年7月15日至2023年5月20日

103. 药品A肝损伤较为严重,需要在说明书标题下以醒目的黑体字注明,对服用的患者进行提醒,此处内容属于说明书的
A.【不良反应】
B.【禁忌】
C.【警示语】
D.【用法用量】

(104～106题共用题干)
陈某系上海市某医院普外科医生,其于2012年因给殷某做外科手术而结识,后了解到殷某对舒芬太尼(系国家管制的麻醉药品)成瘾,平日需大量使用该药物。2015年至2017年间,陈某谎称自己亲友患有癌症需要镇痛药物为其开具处方,多次获取1000余瓶舒芬太尼针剂(每瓶含舒芬太尼50μg,共计0.05g,相当于2g海洛因)后提供给殷某使用,从中非法获利人民币310余万元。

104. 下列有关执业医师开具麻醉药品和第一类精神药品处方的说法,错误的是
A. 执业医师需具备高级职称并经本医疗机构培训、考核合格后获得相应的麻醉药品和第一类精神药品处方权
B. 执业医师不得为自己开具麻醉药品和第一

类精神药品处方
C. 具有麻醉药品、第一类精神药品处方资格的执业医师违反规定开具相关处方的，由所在医疗机构取消其麻醉药品和第一类精神药品处方资格
D. 执业医师给门（急）诊的癌痛患者开具麻醉药品注射剂，每张处方不得超过 3 日常用量

105. 后续发现该医院为取得印鉴卡的医疗机构，但未依规定进行处方专册登记，需要承担的法律责任不包括
A. 由设区市级卫生健康主管部门责令限期改正，给予警告
B. 逾期不改正的，处 5000 元以上 1 万元以下的罚款
C. 情节严重的，吊销其印鉴卡并处分主管人员和责任人员
D. 主要负责人 10 年内直至终身禁止从事药品生产经营活动

106. 下列关于陈某应受到的处罚，说法错误的是
A. 由所在医疗机构取消其麻醉药品和第一类精神药品处方资格
B. 造成严重后果的，由原发证机关吊销其执业证书
C. 由设区市级卫生健康主管部门吊销该医疗机构的印鉴卡
D. 构成犯罪的，需要承担刑事责任

（107～110 题共用题干）
2021 年 2 月，国家药品监督管理局、国家中医药局、国家卫健委及国家医保局联合发布《关于结束中药配方颗粒试点工作的公告》，标志着中药配方颗粒试点时代的结束。作为现代化的中药饮片剂型，中药配方颗粒具有便利性和标准化的优势。随着居民保健意识的增强、政策红利的不断释放、龙头企业的积极布局，中药配方颗粒市场保持高速增长态势。

107. 关于某中药配方颗粒生产企业甲，下列说法正确的是
A. 甲生产的中药配方颗粒上市前应由生产企业报所在地市级药品监督管理部门备案
B. 生产中药配方颗粒的中药生产企业应当取得《药品生产许可证》，并同时具有中药饮片和颗粒剂生产范围
C. 医疗机构使用的中药配方颗粒应直接从生产企业进行购买
D. 中药饮片品种已纳入医保支付范围的，经专家评审后将与中药饮片对应的中药配方颗粒纳入支付范围，并参照甲类管理

108. 某中药配方颗粒生产企业甲拟新增中成药的生产范围，下列说法错误的是
A. 新增生产范围属于《药品生产许可证》许可事项变更
B. 变更《药品生产许可证》项目后原编号不变
C. 变更后的《药品生产许可证》上将会出现小写字母 z
D. 变更后的《药品生产许可证》终止期限重新计算

109. 中药配方颗粒生产企业应当履行药品全生命周期的主体责任和相关义务，建立追溯体系。下列关于甲建立追溯制度的说法，错误的是
A. 药品追溯系统可分为企业自建追溯系统和第三方机构提供的追溯系统
B. 应根据《药品追溯码编码要求》对其生产药品的各级销售包装单元赋码，并做好各级销售包装单元药品追溯码之间的关联
C. 药品追溯系统、协同平台、药品追溯监管系统之间的数据交换应符合省药监局制定的数据交换相关技术标准
D. 在销售药品时，应向下游企业或医疗机构提供相关追溯信息，以便下游企业或医疗机构验证反馈

110. 某消费者到当地零售药店欲购买某保健食品和甲生产企业生产的某中药配方颗粒。下

列驻店执业药师的回复说法正确的是
A. 中药配方颗粒只能在零售连锁企业销售,不得在单体药店进行销售
B. 保健食品在某些特定疾病上有治疗作用,对人体不产生任何急性、亚急性或者慢性危害
C. 保健食品标签、说明书与广告需注明"本品不能代替药物"
D. 进口保健食品注册号为:国食健注G+4位年代号+4位顺序号

四、多项选择题(共10题,每题1分。每题的备选项中,有2个或2个以上符合题意。错选、少选均不得分)

111. 医疗机构和医务人员应当严格掌握使用抗菌药物预防感染的指征,下列属于限制使用级抗菌药物应用情形的有
A. 免疫功能低下合并感染
B. 局部感染
C. 预防感染
D. 严重感染

112. 下列关于产品广告发布媒体限制说法,正确的有
A. 处方药广告只能在国家卫生健康委员会和国家药品监督管理局共同指定的医学、药学专业刊物上发布
B. 处方药的名称可为活动冠名进行广告宣传
C. 特殊医学用途婴儿配方食品广告可以在大众传播媒介或者公共场所发布
D. 不得使用与特定全营养配方食品名称相同的商标在医学、药学专业刊物以外的媒介变相发布广告

113. 以下不属于必须凭处方销售的药品的有
A. 复方甘草片
B. 含麻黄碱类复方制剂
C. 复方地芬诺酯片
D. 复方氨酚烷胺胶囊

114. 下列关于国务院和有关部委鼓励支持药品零售连锁发展的措施,正确的有
A. 允许零售连锁委托符合GSP要求的企业向该连锁门店配送,可不再设立仓库
B. 鼓励"互联网+药品流通"模式,允许药品零售连锁企业采取"网订店取""网订店送"方式销售药品
C. 鼓励零售连锁企业在乡镇、村镇设立药店,进入农村市场
D. 推进三级医疗机构与连锁药店的合作,鼓励连锁药店在社区健康服务、老年患者康复、慢性病患者健康管理等方面做出尝试

115. 关于含特殊药品复方制剂管理的说法,错误的有
A. 药品零售企业销售含麻黄碱复方制剂除处方药按处方剂量销售外,一次销售不得超过2个最小包装
B. 含麻黄碱复方制剂不得网络销售
C. 含麻黄碱类复方制剂不得委托生产
D. 含特殊药品复方制剂不得委托生产

116. 根据《关于发布古代经典名方中药复方制剂简化注册审批管理规定的公告》,下列符合中药复方制剂申请上市简化注册审批条件的有
A. 制备方法与古代医籍记载基本一致
B. 功能主治用中医术语表述,与古代医籍记载基本一致
C. 给药途径与古代医籍记载一致
D. 处方中药味及所涉及的药材均有药品标准

117. 由药品监督管理部门责令限期改正;逾期不改正的,处5000元以上3万元以下罚款的有
A. 药品上市许可持有人未按规定对受托方委托销售行为进行管理的
B. 药品上市许可持有人未按规定对受托方委托储存、运输行为进行管理的;未按规定对委托销售、储存情况报告的

C. 药品批发企业未按规定对受托方委托储存、运输行为进行管理的
D. 药品零售企业以买药品赠药品或者买商品赠药品等方式向公众直接或者变相赠送处方药、甲类非处方药的

118. 根据药品管理法律体系,下列属于部门规章的有
A.《药品不良反应报告和监测管理办法》
B.《生物制品批签发管理办法》
C.《药品说明书和标签管理规定》
D.《医疗用毒性药品管理办法》

119. 下列关于中药材生产质量管理规范的说法,正确的有
A. 生产、质量的管理负责人应当有中药学、药学或者农学等相关专业大专及以上学历并有中药材生产、质量管理一年以上实践经验
B. 中药材生产基地一般应当选址于道地产区;在非道地产区选址,应当提供充分文献或者科学数据证明其适宜性
C. 基地选址范围内,企业至少完成一个生产周期中药材种植或者养殖,并有两个收获期中药材质量检测数据且符合企业内控质量标准
D. 优先选用符合国家有关规定的高效、低毒生物农药;种植中药材坚持"保护优先、遵循自然"原则

120. 医疗机构的下列违法行为中由设区的市级卫生健康主管部门责令限期改正,给予警告;逾期不改正的,处5000元以上1万元以下的罚款;情节严重的,吊销其印鉴卡并处分主管人员和责任人员的是
A. 未依规定保存麻醉药品和精神药品专用处方或未依规定进行处方专册登记的
B. 未依规定购买、储存麻醉药品和第一类精神药品的
C. 未依规定销毁麻醉药品的
D. 具有麻醉药品、第一类精神药品处方资格的执业医师违反规定开具相关处方的

临考决胜卷（二）

一、最佳选择题（共40题，每题1分。每题的备选项中，只有1个最符合题意）

1. 下列关于健康中国建设主要原则中科学发展的论述，不正确的是
A. 把握健康领域发展规律，坚持预防为主、防治结合、中医优先
B. 转变服务模式，构建整合型医疗卫生服务体系
C. 推动健康服务从规模扩张的粗放型发展转变到质量效益提升的绿色集约式发展
D. 推动中医药和西医药相互补充、协调发展，提升健康服务水平

2. 行政机关为了实现预防或制止正在发生或可能发生的违法行为、危险状态以及不利后果，或者为了保全证据、确保案件查处工作的顺利进行等行政目的，而对相对人的人身或财产采取强制性措施的行为，包括行政强制措施和行政强制执行。下列不属于行政强制执行的是
A. 冻结存款、汇款
B. 加处罚款或者滞纳金
C. 划拨存款、汇款
D. 代履行

3. 下列关于中药配方颗粒生产管理的规定，错误的是
A. 中药配方颗粒生产企业应当履行药品全生命周期的主体责任和相关义务
B. 中药配方颗粒生产企业实施生产全过程管理
C. 中药配方颗粒生产企业仅具备颗粒剂的生产范围即可
D. 中药配方颗粒生产企业应当建立追溯体系

4. 根据《中共中央 国务院关于深化医药卫生体制改革的意见》（中发〔2009〕6号），我国深化医药卫生体制改革的总体目标是
A. 建立健全覆盖城乡居民的基本医疗卫生制度，为群众提供安全、有效、方便、价廉的医疗卫生服务
B. 建设覆盖城乡居民的公共卫生服务体系、医疗服务体系、医疗保障体系、基本药物体系，形成四位一体的基本医疗卫生制度
C. 建立健全覆盖城市居民的基本医疗卫生制度，为群众提供安全、有效、方便、价廉的医疗卫生服务
D. 建设覆盖城市居民的公共卫生服务体系、医疗服务体系、医疗保障体系、基本药物体系，形成四位一体的基本医疗卫生制度

5. 下列属于互联网信息管理部门职责的是
A. 承担国家药品储备管理工作
B. 配合相关部门进一步加强互联网药品广告管理，大力整治网上虚假违法违规信息，依法查处发布虚假违法广告信息等的违法违规网站，营造风清气正的网络空间
C. 配合有关部门依法处置发布药品虚假违法广告、涉嫌仿冒他人网站发布互联网广告的违法违规网站、无线电台，积极引导行业自律
D. 实施反垄断执法、价格监督检查和反不正当竞争，负责药品、保健食品、医疗器械、特殊医学用途配方食品广告审查和监督处罚

6. 下列关于药品监督检查的说法，错误的是
A. 检查组实行组长负责制，检查组一般由2名以上检查员组成
B. 国家药品监督管理部门建立检查员分级分类管理制度
C. 药品经营监督检查分为许可检查、有因检查和飞行检查三种类型

D. 完善药品检查体制机制，构建国家、省两级职业化专业化药品检查员队伍

7. 下列关于中药与中药分类的说法，错误的是
A. 中药使用具有资源优势、疗效优势和预防保健优势
B. 中药材不可直接入药，只有中药饮片才可直接用于临床配方或制剂生产
C. 中成药的原料是中药饮片，中药配方颗粒的质量监管纳入中成药管理范畴
D. 国家鼓励运用现代科学技术研究开发传统中成药

8. 下列广告内容符合要求的是
A. 在复方甘草片的广告中出现"仅供医药学专业人士阅读"的表述
B. 某药品广告中出现医疗机构有关义诊、医疗咨询电话等医疗服务的内容
C. 某保健品的产品广告宣称可以治疗黄褐斑
D. 利用特定全营养配方食品的名称为某电视台举办的活动进行冠名

9. 下列有关疫苗管理的说法，错误的是
A. 疫苗上市许可持有人是指依法取得疫苗药品注册证书和药品生产许可证的企业
B. 免疫规划疫苗由政府免费向居民提供，接种单位接种免疫规划疫苗不得收取任何费用
C. 预防、控制传染病疫情或者应对突发事件急需的疫苗，经省级药品监督管理部门批准，免予批签发
D. 不予批签发的进口疫苗由口岸所在地药品监督管理部门监督销毁或依法进行其他处理

10. 为保护消费者的合法权益，维护社会经济秩序，促进社会主义市场经济健康发展，我国在2009年和2013年对《消费者权益保护法》进行了两次修订。以下对于消费者权益保护的说法，错误的是
A. 经营者应当听取消费者对其提供的商品或者服务的意见，接受消费者的监督
B. 经营者提供的商品或者服务不符合质量要求的，可要求经营者履行更换、修理等义务
C. 经营者采用网络、电视、电话、邮购等方式销售商品，消费者在收到商品之日起七日内说明理由后退货
D. 经营者收集、使用消费者个人信息，应当遵循合法、正当、必要的原则，明示收集、使用信息的目的、方式和范围，并经消费者同意

11. 下列不属于应当吊销《药品经营许可证》情形的是
A. 药品经营企业未按照规定报告疑似药品不良反应的
B. 药品经营企业购销药品未按照规定进行记录且情节严重的
C. 药品零售企业零售药品未正确说明用法、用量等事项且情节严重的
D. 药品经营企业未按照规定调配处方，且情节严重的

12. 药品生产许可证应载明分类码，有关分类码的说法，错误的是
A. y 代表医疗机构制剂
B. q 代表医用气体
C. d 代表按药品管理的体外诊断试剂
D. t 代表特殊药品

13. 下列关于含特殊药品复方制剂购销管理的说法，错误的是
A. 药品零售企业的复方地芬诺酯片与儿童用药（补充矿物质类）应当分区陈列
B. 具有《药品经营许可证》的企业都可以经营含特殊药品复方制剂
C. 药品批发企业从药品批发企业购进的复方甘草片可销售给其他批发企业、零售企业和医疗机构
D. 具有蛋白同化制剂、肽类激素定点批发资质的药品经营企业，方可从事含麻黄碱类复方制剂的批发业务

14. 根据《关于进一步改革完善药品生产流通使用政策的若干意见》，以下属于药品使用政策与改革措施的是
A. 明确药品专利实施强制许可路径，依法分类实施药品专利强制许可
B. 健全短缺药品、低价药品监测预警和分级应对机制，保障药品有效供应
C. 加快制定医保药品支付标准，与原研药质量和疗效一致的仿制药、原研药按相同标准支付
D. 完善药品采购机制，落实药品分类采购政策，完善国家药品价格谈判机制，完善药品采购数据共享机制

15. 根据《中华人民共和国药品管理法》关于生产药品的规定，下列说法错误的是
A. 开办药品生产企业，应当经过省级药品监督管理部门批准并发给《药品生产许可证》
B. 药品上市许可持有人委托生产，受托方不得将接受委托生产的药品再次委托第三方生产
C. 经批准或通过关联审评审批的原料药应自行生产，不得再行委托他人生产
D. 委托生产时应与符合条件的药品生产企业签订委托协议和质量协议，将相关协议和实际生产场地申请资料合并提交至受托方药品生产企业所在地省级药品监督管理部门申请办理《药品生产许可证》

16. 下列关于化妆品管理的说法，正确的是
A. 化妆品原料分为新原料和已使用的原料，在我国境内首次使用于化妆品的天然或者人工原料属于新原料
B. 化妆品新原料应当在使用前向国务院药品监督管理部门备案
C. 化妆品新原料应当经国务院药品监督管理部门注册方可使用
D. 特殊化妆品经国家卫生健康主管部门注册后方可生产、进口

17. 下列关于兴奋剂的说法，正确的是
A. 蛋白同化制剂可以增加尿量以尽快减少体液和排泄物中其他兴奋剂代谢产物，以此来造成药检的假阴性结果
B. 零售企业严禁销售兴奋剂
C. 供货单位肽类激素的验收、销售和出入库登记记录应当保存至超过肽类激素有效期2年
D. 执业药师在调剂处方时发现处方中含有兴奋剂药品，且患者为运动员时，应拒绝调配

18. 在经营药品时，下列不符合《药品经营质量管理规范》相关规定的是
A. 药品批发企业质量管理部门职责不得由其他部门及人员履行
B. 药品零售企业应建立药品采购、验收、销售、陈列检查、温湿度监测、不合格药品处理等相关记录，记录应当至少保存5年，且超过药品有效期3年
C. 药品批发企业验收药品时，验收记录应列明：药品的通用名称、规格、批准文号、批号、剂型、有效期、生产厂商、生产日期、供货单位、到货日期、到货数量、验收合格数量、验收结果等
D. 药品零售企业发现已售出药品有严重质量问题的，应及时采取措施追回药品、做好记录，并向药品监督管理部门报告，协助药品上市许可持有人履行召回义务

19. 药品作为一种特殊的商品，直接关系到用药患者的生命健康安全，人们只有防病治病时才需要用药，但药品生产、经营企业应当始终保持适当数量的药品生产和储备。只能药等病，不能病等药，体现的是药品质量特性中的
A. 质量的重要性
B. 两重性
C. 专属性
D. 时限性

20. 医疗机构应当建立健全药品采购管理制度，确保药品质量。下列关于医疗机构药品购进渠道及进货检查验收的说法，错误的是
A. 购进药品应当逐批验收，建立真实完整的

药品验收记录,验收记录应保存至超过药品有效期1年,但不得少于3年
B. 医疗机构临床使用的药品应当由药学部门进行统一采购供应
C. 个人设置的诊所不得配备常用药品和急救药品以外的其他药品
D. 应当从药品上市许可持有人或具有药品生产、经营资格的企业购进未实施审批管理的中药材

21. 在药品上市注册时,下列关于附条件批准的说法,错误的是
A. 对附条件批准的药品,药品上市许可持有人应当采取相应风险管理措施,并在规定期限内按照要求完成相关研究
B. 逾期未按照要求完成研究或者不能证明其获益大于风险的,省级药品监督管理部门应当注销药品注册证书
C. 治疗严重危及生命且尚无有效治疗手段的疾病的药品,药物临床试验已有数据证实疗效并能预测其临床价值的可以申请附条件批准
D. 公共卫生方面急需的药品,药物临床试验已有数据显示疗效并能预测其临床价值可以申请附条件批准

22. 药品标签分为内标签和外标签,下列关于药品标签管理规定的说法,错误的是
A. 对贮藏有特殊要求的药品,应当在标签的醒目位置注明
B. 药品内包装标签尺寸过小无法全部标明内容的,至少应当标注药品通用名称、规格、产品批号、生产企业等内容
C. 同一药品生产企业生产的同一药品,分别按处方药与非处方药管理的,两者的包装颜色应当明显区别
D. 治疗用生物制品有效期的标注应自分装日期计算,其他药品有效期的标注以生产日期计算

23. 某患者在当地零售药店购买了药品,服用后导致住院,经医生救治才恢复健康,后查明是该产品在生产过程中受到污染所导致,该患者决定索赔。根据《药品管理法》第一百四十四条第二款的规定,下列有关赔偿的说法,错误的是
A. 因产品存在缺陷造成他人损害的,生产者应当承担侵权责任
B. 该患者可以向药品生产企业请求赔偿损失,也可以向药品经营企业请求赔偿损失
C. 若零售药店先行赔偿后,有权向负有责任的药品上市许可持有人、生产者追偿
D. 该患者可以请求支付价款10倍或者损失3倍的赔偿金;增加赔偿的金额不足3000元的,为3000元

24. 跨省、自治区、直辖市从事麻醉药品和第一类精神药品批发业务的药品经营企业称为
A. 跨省批发企业
B. 麻精一专营批发企业
C. 区域批发企业
D. 全国批发企业

25. 下列关于行政机关受理行政许可申请时负有的义务说法,错误的是
A. 申请材料不全需要补全的,行政机关应当在法定期限内分次告知申请人
B. 申请材料存在可以当场更正的错误的,行政机关应当允许申请人当场更正
C. 申请事项符合法定条件、属于行政机关管辖范围的,应当受理该申请
D. 申请事项不属于本行政机关职权范围的,行政机关负有告知其向有权机关申请的义务

26. 下列关于处方管理规定的说法,错误的是
A. 医师开具处方应当使用经批准并公布的药品通用名称、新活性化合物的专利药品名称和复方制剂药品名称
B. 盐酸二氢埃托啡处方为1日常用量,仅限于二级以上医院内使用
C. 处方开具当日有效,特殊情况下需要延长有

效期的,最长不得超过3日
D. 医师利用计算机开具、传递普通处方时,应当同时打印出纸质处方,其格式与手写处方一致

27. 根据《进口药材管理办法》,下列关于药材的进口管理,说法错误的是
A. 首次进口药材申请人应当在取得进口药材批件后1年内,从进口药材批件注明的到货口岸组织药材进口
B. 《进口药材批件》格式:(省、自治区、直辖市简称)药材进字+4位年号+4位顺序号
C. 非首次进口药材,应当按照规定直接向进口单位所在地省级药品监督管理部门办理备案
D. 已列入《非首次进口药材品种目录》的进口中药材品种主要包括西洋参、乳香、没药、血竭、西红花、高丽红参、甘草、石斛、豆蔻、沉香、砂仁、胖大海等

28. 药品是关系到公众生命健康的特殊商品,下列关于实行特殊管理的药品的说法,错误的是
A. 药品监管部门审批生产复方地芬诺酯片所需原料药需用计划时,原则上相关企业本年度原料药需用计划量不得高于上一年度
B. 对在非法渠道查获数量较大的复方地芬诺酯片、复方曲马多片和氨酚曲马多片的生产企业,适度削减其相应品种需用计划
C. 曲马多注射剂不得委托生产
D. 受托生产复方曲马多片的生产企业,生产范围应当包括化学药品

29. 根据《零售药店医疗保障定点管理暂行办法》(国家医疗保障局令第3号),下列关于零售药店医疗保障定点管理规定的说法,错误的是
A. 零售药店提出定点申请,统筹地区经办机构应即时受理。对申请材料内容不全的,经办机构自收到材料之日起5个工作日内一次性告知零售药店补充

B. 申请材料自受理之日起,评估时间不超过3个月,零售药店补充材料时间不计入评估期限
C. 对于评估不合格的应告知其理由,提出整改建议。自结果告知送达之日起,整改3个月后可再次组织评估,评估仍不合格的,不得再次申请
D. 地市级及以上的统筹地区经办机构与零售药店签订医保协议并向同级医疗保障主管部门备案

30. 某产品注明的注册号格式为:国食注字YP2022××××。下列对该产品管理的说法,正确的是
A. 属于保健食品,参照药品管理
B. 属于地方特色食品,参照食品管理
C. 属于婴幼儿配方乳粉,对出厂产品实行逐批检验
D. 属于特殊医学用途配方食品,参照药品管理

31. 下列关于法律效力层级和法律冲突解决的说法,正确的是
A. 不同位阶之间下位法效力高于上位法
B. 部门规章与地方政府规章不一致时由国务院裁决
C. 同一机关制定的新的一般规定优于旧的特别规定
D. 地方性法规与部门规章之间不一致时,由全国人民代表大会常务委员会提出意见,认为应当适用地方性法规的,直接适用;认为应当适用部门规章的,应当提请国务院裁决

32. 根据《药品经营质量管理规范》,下列关于药品经营企业设施设备与收货验收的说法,正确的是
A. 药品储存作业区与办公区应分开一定距离或有隔离措施,辅助作业区可与办公区分开,也可以同区域混用
B. 储存疫苗的企业应配备两个以上独立冷藏车
C. 冷藏、冷冻药品在阴凉库内待验,不符合温

度要求的冷藏、冷冻药品应拒收

D. 拒收的药品须隔离存放于符合该药品贮藏的温度要求的环境

33. 根据《医疗用毒性药品管理办法》，下列关于医疗用毒性药品的说法，错误的是

A. 注射用A型肉毒毒素经营业务由其生产（进口）企业指定的具有相应资质的药品批发企业承担

B. 医疗用毒性药品是指可用于制造麻醉药品和精神药品的原料、前体和化学配剂等物质

C. 三氧化二砷和洋地黄毒苷为医疗用毒性药品

D. 调配处方时，对处方未注明"生用"的毒性中药，应当付炮制品

34. 某药品上市许可持有人经市场监督管理部门批准，在某医药专刊（唯一广告投放途径）投放了其持有药品的广告，广告批准文号是粤药广审（文）第200107-00125号。下列说法正确的是

A. 该药品广告仅能在广东省发布

B. 该药品一定是非处方药

C. 从广告批准文号格式得知该药品的广告批准文号生效日期是2001年7月

D. 该药品的广告批准文号截止日期是2020年1月7日

35. 下列关于麻醉药品和精神药品使用管理说法，正确的是

A. 医疗机构应当规范处方权限及使用操作管理，其中参与双人双签的人员应当避免长期由固定人员担任

B. 医疗机构抢救患者急需而本医疗机构无法提供麻醉药品时，可从定点生产企业紧急借用

C.《麻醉药品、第一类精神药品购用印鉴卡》有效期为5年，有效期满前6个月申请换发新证

D. 医疗机构向设区的市级药品监督管理部门提出办理《麻醉药品、第一类精神药品购用印鉴卡》

36. 甲市医院临床需要使用一种中药制剂，但发现该中药制剂在市面上无供应，因甲医院不具备制剂室，故决定委托配制该中药制剂，下列说法错误的是

A. 甲医院应向其所在地省级药品监督管理部门备案

B. 甲医院只能委托取得《医疗机构制剂许可证》的医疗机构配制

C. 甲医院应取得该中药制剂的制剂批准文号

D. 该中药制剂委托配制后不得发布广告

37. 下列关于药品安全风险管理的说法，错误的是

A. 药品安全风险管理的目的在于使药品风险最小化

B. 药品安全风险具有复杂性、不可预见性、不可避免性

C. 药品安全的自然风险是客观存在的，来源于已知或者未知的药品不良反应，是我国药品安全风险的关键因素

D. 不合理用药、用药差错、药品质量问题属于药品安全的人为风险

38.《行政处罚法》第九条明确规定了行政处罚的种类，下列不属于行政处罚种类的是

A. 吊销许可证

B. 通报批评

C. 剥夺政治权利

D. 责令停产停业

39. 乡村医师王某熟悉中草药的栽培技术，并自种、自采、自用中草药。王某的下列做法正确的是

A. 自种、自采、自用需特殊加工炮制的中草药

B. 将自种的中草药加工成中药制剂

C. 将自种的中草药在其所在的村卫生室使用

D. 种植中药材生甘遂

40.下列关于执业药师注册管理的说法,错误的是

A. 执业类别为药学类、中药学类、药学与中药学类

B. 受刑事处罚,自刑罚执行完毕之日到申请注册之日不满三年的人员不予注册

C. 经批准注册者,由执业药师注册管理机构核发国家药品监督管理局统一样式的《执业药师注册证》,方可从事相应的执业活动。未经注册者,不得以执业药师身份执业

D. 执业药师注册有效期为5年。需要延续的,应当在有效期满后30日,向所在地注册管理机构提出延续注册申请

二、配伍选择题（共50题,每题1分。题目分为若干组,每组题目对应同一组备选项,备选项可重复选用,也可不选用。每题只有1个备选项最符合题意）

（41～42题共用备选答案）

A. 2个

B. 1个

C. 3个

D. 5个

根据《药品经营质量管理规范》,企业应当按照药品GSP要求,对储存、运输设施设备的测点终端布点方案进行测试和确认,保证药品仓库、运输设备中配备的测点终端数量。

41. 冷藏车内不得少于

42. 冷藏箱内不得少于

（43～44题共用备选答案）

A. 2年

B. 3年

C. 3个月

D. 6个月

43.《医疗机构制剂许可证》提出换证申请的期限应为有效期届满前

44. 医疗机构制剂批准文号申请再注册的期限应为有效期届满前

（45～47题共用备选答案）

A. 含有国家濒危野生动植物药材的

B. 独家品种（急救、抢救除外）

C. 维生素类、矿物质类药品

D. 根据药物经济学评价,可被风险—效益比或成本—效益比更优的品种所替代的药品

45. 不纳入国家基本药物目录遴选范围的药品是

46. 应当从国家基本药物目录中调出的药品是

47. 纳入国家基本药物目录需要经过单独验证的是

（48～50题共用备选答案）

A. 采用放射性核素标记的体外诊断试剂

B. 皮肤缝合钉

C. 听诊器（无电能）

D. 高频电刀

48. 经营需要备案,产品需要注册的医疗器械是

49. 经营不需要许可,也不需要备案的医疗器械是

50. 经营需要许可,产品需要注册的医疗器械是

（51～53题共用备选答案）

A. 处违法生产、销售的药品货值金额10倍以上20倍以下的罚款

B. 处违法收入1倍以上5倍以下的罚款

C. 处违法收入 5 倍以上 15 倍以下的罚款
D. 处违法生产、销售的药品货值金额 15 倍以上 30 倍以下的罚款

51. 生产、销售劣药的,应

52. 知道或者应当知道属于假（劣）药品而为其提供储存、运输等便利条件的,没收全部储存、运输收入,并

53. 知道或者应当知道属于假（劣）药品而为其提供储存、运输等便利条件,情节严重的,没收全部储存、运输收入,并

（54～56 题共用备选答案）
A. 1 次常用量
B. 1 日常用量
C. 不超过 3 日常用量
D. 不得超过 7 日常用量

54. 为门诊一般患者开具丁丙诺啡片（非缓控释）处方,其处方为

55. 为急诊一般患者开具布桂嗪注射剂处方,其处方为

56. 为患者开具丁丙诺啡透皮贴剂处方,其处方为

（57～58 题共用备选答案）
A. 小包装麻黄素
B. 地芬诺酯
C. 单位剂量麻黄碱类药物含量 30mg 的含麻黄碱类复方制剂
D. 单位剂量麻黄碱类药物含量 40mg 的含麻黄碱类复方制剂

57. 零售药店列入凭处方销售管理的是

58. 零售药店一次销售不得超过 2 个最小包装的是

（59～60 题共用备选答案）
A. 6 个月内
B. 3 个月内
C. 15 日内
D. 60 日内

59. 人民法院运用国家审判权对行政案件作出判决、裁定,人民法院在立案之日起作出第一审判决的时限是

60. 对经行政复议案件的决定不服的,可在收到复议决定书之日起向人民法院起诉的时限是

（61～62 题共用备选答案）
A. 履行三包的义务
B. 提供信息的义务
C. 出具凭证的义务
D. 保证安全的义务

61. 对于可能危及人身、财产安全的商品和服务作真实的说明和警示;说明或标明正确使用方法和防止危害的方法,遵循了经营者的

62. 消费者索要发票等购货凭证或者服务单据的,经营者必须出具,遵循经营者的

（63～64 题共用备选答案）
A. 仿制境内已上市药品所用的化学原料药
B. 按照药品管理的体外诊断试剂
C. 优先审评审批的药品
D. 附条件批准的药品

63. 可以申请单独审评审批的药品是

64. 经申请人评估,认为无需或者不能开展药物临床试验,申请人可以直接提出药品上市许可申请的药品是

(65～67题共用备选答案)
A. 不予再注册
B. 药品生产许可事项变更
C. 药品上市后研究
D. 注销药品生产许可证

65. 药品注册证书有效期内持有人不能履行持续考察药品质量、疗效和不良反应责任的，应该进行的行政许可程序是

66. 原址或者异地新建、改建、扩建车间或者生产线的，应当进行的行政许可程序是

67. 药品生产企业营业执照依法被吊销或者注销的，应当进行的行政许可程序是

(68～69题共用备选答案)
A. 地方政府规章
B. 地方性法规
C. 行政法规
D. 民族自治条例和单行条例

68. 省、自治区、直辖市或设区的市、自治州的人民政府制定的是

69. 由民族自治地方的人民代表大会制定的是

(70～72题共用备选答案)
A. 立即
B. 不迟于3日内
C. 不迟于15日内
D. 不迟于30日内

70. 境内发生的导致人体器官功能显著损伤的不良反应，应当自发现或获知之日起多久内报告

71. 境内发生非严重药品不良反应，应当自获知之日起多久内报告

72. 境外发生的导致患者住院的药品不良反应应当自发现或获知之日起多久内报告

(73～74题共用备选答案)
A. 水平长轴红色椭圆形背景的OTC英文字母组合
B. 水平短轴红色椭圆形背景的OTC英文字母组合
C. 水平长轴绿色椭圆形背景的OTC英文字母组合
D. 水平短轴绿色椭圆形背景的OTC英文字母组合

73. 甲类非处方药的专有标识图案为

74. 乙类非处方药的专有标识图案为

(75～76题共用备选答案)
A. 处方药
B. 非处方药
C. 医疗器械
D. 保健食品

75. 根据《药品说明书和标签管理规定》，在说明书标题下方必须注明并印制"请仔细阅读说明书并在医师指导下使用"的是

76. 根据《药品说明书和标签管理规定》，在说明书标题下必须注明并用加粗字体印制"请仔细阅读说明书并按说明使用或在药师指导下购买和使用"的是

(77～78题共用备选答案)
A. 国务院药品监督管理部门
B. 省级药品监督管理部门
C. 省级疾病预防控制机构
D. 疫苗上市许可持有人

77. 负责根据疫苗上市后研究、预防接种异常反应等情况持续更新说明书、标签的是

78. 负责注销预防接种异常反应严重或者其他原因危害人体健康的疫苗药品注册证书的是

（79～80题共用备选答案）
A. 合法性审核
B. 经济性审核
C. 规范性审核
D. 适宜性审核

79. 审核西药、中成药处方，每一种药品应另起一行，每张处方不得超过5种药品属于

80. 审核处方用药与诊断是否相符、规定必须做皮试的药品是否注明过敏试验及结果的判定属于

（81～82题共用备选答案）
A. 1年
B. 2年
C. 3年
D. 5年

81. 医疗机构对医疗用毒性药品处方的保存年限是

82. 药品零售企业对普通药品处方应保存不少于

（83～84题共用备选答案）
A. 抽查检验
B. 注册检验
C. 指定检验
D. 复验

83. 首次申请上市仿制药应当进行

84. 当事人对药品检验结果有异议的，可以自收到药品检验结果之日起七日内向原药品检验机构申请

（85～86题共用备选答案）
A. 至少5年
B. 3年
C. 5年
D. 至少3年

85. 药品零售企业所持《药品经营许可证》有效期是

86. 药品批发企业药品采购记录及凭证应保存

（87～88题共用备选答案）
A.【注意事项】
B.【孕妇及哺乳期妇女用药】
C.【禁忌】
D.【不良反应】

87. 着重说明该药品对妊娠、分娩及哺乳期母婴的影响，并写明可否应用本品及用药注意事项的药品说明书项目是

88. 预防用生物制品列出禁止使用或者暂缓使用该制品的各种情况的药品说明书项目是

（89～90题共用备选答案）
A. 某医疗机构从不具有药品生产、经营资格的企业购进药品
B. 某药品经营企业采取欺骗手段取得的药品批准证明文件进口药品
C. 某药品上市许可持有人未遵守药物临床试验质量管理规范
D. 某药品生产企业出租、出借其药品生产许可证

根据《药品管理法》及相关法律法规，上述违法行为在未构成情节严重的前提下。

89. 需要承担的行政法律责任为没收违法所得，并处违法所得一倍以上五倍以下的罚款的是

90. 需要承担的行政法律责任为责令限期改正，给予警告；逾期不改正的，处十万元以上五十万元以下的罚款的是

三、综合分析选择题（共20题，每题1分。题目分为若干组，每组题目基于同一个临床情景、病例、实例或者案例的背景信息逐题展开。每题的备选项中，只有1个最符合题意）

（91～93题共用题干）
《药品网络销售监督管理办法》于2022年9月发布，自2022年12月1日起正式实施。药品网络销售企业应按照法规要求加强内部管理，严格规范经营。药品网络销售第三方平台企业应严格落实好审核管理责任，监测平台内经营企业违法违规行为，及时采取措施消除风险，并向所在地监管部门报告。药品监督管理部门一直在严厉打击药品网络销售违法违规行为，以切实保障人民群众身体健康和用药安全。国家药品监督管理局官网于2023年4月11日发布药品网络销售典型案例，药品网络销售企业与药品网络销售第三方平台应以此为戒，履行好自己的义务。

91.下列不得成为网络销售主体的是
A. 药品上市许可持有人
B. 药品批发企业
C. 药品零售企业
D. 医疗机构

92.下列网络药品的交易行为中，符合规定的是
A. 药品上市许可持有人在获得《药品经营许可证》后，可以通过网络将药品销售给个人
B. 药品零售企业通过网络销售含麻黄碱类复方制剂，一次不得超过2个最小包装
C. 医疗机构需要取得《药品类易制毒化学品购用证明》后，方可在网络上采购药品类易制毒化学品
D. 通过网络销售的药品，应当依法取得药品注册证书，但未实施审批管理的中药饮片除外

93.下列关于药品网络交易第三方平台管理的说法，正确的是
A. 网络交易第三方平台应向国家药品监督管理局备案
B. 接受药品网络零售企业入驻的第三方平台，需配备执业药师承担监督第三方平台内药品网络零售企业处方审核等管理制度的实施入驻审核义务
C. 网络药品交易第三方平台对审核通过同意入驻的药品网络销售企业建立登记档案，档案至少每年核验更新一次
D. 网络药品交易第三方平台应当保存本平台内的药品展示、交易记录与投诉举报等记录信息，相关记录信息保存期限至少5年，且不少于药品有效期满后3年

（94～96题共用题干）
甲为中国境外的药品生产企业，研制了一种A药品，A药品为一种对特定疾病有显著疗效的中成药。乙为A药品在中国境内的代理商，在中国境内履行A药品上市许可持有人的义务。近日，乙收到药品监督管理部门的通知，A药品因通用名不符合规范需进行更名。

94.甲企业若想在我国境内为A药品申请中药品种保护，下列说法正确的是
A. 只能申请中药一级保护品种
B. 只能申请中药二级保护品种
C. 不可申请中药品种保护
D. 可申请中药一级保护品种或中药二级保护品种

95. A药品若按规定进行重新命名，新的通用名称批准后，可采取新名称后括注老名称的过渡期为
A. 6个月
B. 1年
C. 2年
D. 3年

96. A 药品在我国境内上市，其药品批准文号为
A. 国药准字 ZC+ 四位年号 + 四位顺序号
B. 国药准字 ZJ+ 四位年号 + 四位顺序号
C. ZJ+ 四位年号 + 四位顺序号
D. 国药准字 Z+ 四位年号 + 四位顺序号

(97～99 题共用题干)
某药品生产企业生产的药品"活络止痛丸"，其功能、主治为"活血舒筋，祛风除湿。用于风湿痹痛、手足麻木酸软"。在获得药品广告审查部门批准之后，广告在发布过程中出现"服用 3 天颈椎就不疼了；3 周后 10 年的老风湿完全好了；服药 90 天变硬变形的关节恢复正常，骨病康复，行动自如"等广告内容。

97. 对上述信息中的药品广告内容的定性，正确的是
A. 提供虚假材料申请药品广告审批
B. 任意夸大产品适应证
C. 含有不科学的表示功效的断言和保证
D. 属于不得发布广告的药品

98. 对上述信息中的药品违法广告行为，药品广告审查部门应采取的措施，不包括
A. 撤销广告批准文号
B. 责令该企业停产整顿
C. 暂停该药品在辖区内的销售
D. 责令该企业在当地相应媒体上发布更正启事

99. 对上述信息中的违法广告，在规定的时间内，广告审查部门不再受理该企业该品种的广告审查申请。这个规定的时间指的是
A. 6 个月
B. 12 个月
C. 18 个月
D. 24 个月

(100～102 题共用题干)
某省药品监督管理部门对甲药品零售企业例行执法检查，发现甲药品零售企业经营的 20 盒化学药 A 外包装未标注有效期，外包装标注生产日期喷码下方位置有明显擦拭痕迹。除此之外，执法人员还发现另有 5 盒化学药 A 外包装上没有标注产品批号，化学药 A 的标价为 20 元 / 盒。深入调查后发现，甲药品零售企业经营的上述存在问题的化学药 A 是从乙药品生产企业购进的，乙药品生产企业生产的未标注有效期、产品批号的化学药 A 共 70 盒，货值金额 1050 元。

100. 根据上述材料，对甲药品零售企业处以罚款的金额可能为
A. 150 万元
B. 13 万元
C. 100 万元
D. 25 万元

101. 根据上述材料，对乙药品生产企业处以罚款的金额可能为
A. 1.5 万元
B. 10 万元
C. 70 万元
D. 100 万元

102. 后续的调查中发现，甲药品零售企业销售的未标注有效期的化学药 A 已经导致了对人体健康造成严重危害的情形，其相关责任人员应当承担的刑事责任是
A. 3 年以上 10 年以下有期徒刑，并处罚金
B. 10 年以上有期徒刑或无期徒刑，并处罚金或没收财产
C. 按生产、销售伪劣产品罪定罪处罚
D. 10 年以上有期徒刑、无期徒刑或死刑，并处罚金或没收财产

(103～105 题共用题干)
李某因感冒到药店购买感冒药，李某经过挑选后选择了零售价 15 元一盒的感冒药 A，营业员小马在销售过程中发现该药品已过期，但选择

隐瞒继续向李某出售，李某未仔细检查便付款购买了一盒。同时小马在得知李某经常感冒后便向其推荐了保健品B，声称该保健品具有提高人体免疫力的功能，可以预防感冒及其他疾病，李某思考后决定不购买。李某在回家服药后感冒未好转，反而愈加严重。这时才发现所购买的药品A已过期。于是李某向该药店提出索赔，该药店负责人以货品离柜概不负责为由拒绝赔偿。

103. 在该药店的经营活动中，李某被侵犯的消费者权益包括
A. 安全保障权、真情知悉权、受尊重权
B. 安全保障权、自主选择权、公平交易权
C. 安全保障权、真情知悉权、获取赔偿权
D. 安全保障权、受尊重权、获取赔偿权

104. 下列关于李某向药店索取赔偿的行为，说法正确的是
A. 因药品一经售出，不得退换；李某未仔细检查所售药品的情况，所以该药店拒绝赔偿的理由合理
B. 李某可以请求赔偿造成的损失，但因为自身也存在未仔细检查药品状况的问题，因此无法申请惩罚性赔偿
C. 李某除请求赔偿造成的损失外，还可以申请惩罚性赔偿，因惩罚性赔偿以价款10倍来进行计算，所以该事件中惩罚性赔偿的金额为150元
D. 李某除请求赔偿造成的损失外，还可以申请惩罚性赔偿，若以价款10倍或者损失3倍计算后所赔偿的金额未达到1000元，则李某能请求的惩罚性赔偿的金额为1000元

105. 关于保健品B，下列说法错误的是
A. 小马对保健品B的宣传内容违反了相关法律法规中的规定
B. 如果保健品B是国产且使用了保健食品原料目录以外原料生产的，则需要通过国务院食品安全监督管理部门的注册
C. 如果保健品B是国产且使用了保健食品原料目录以内原料生产的，则需要向省（区、市）食品安全监督管理部门备案
D. 如果保健品B是首次进口（并非补充矿物质、维生素等营养物质）的品种，则需要通过国务院食品安全监督管理部门的备案

（106～108题共用题干）
2021年12月31日，国家药监局发布了关于二丁片等4种药品转换为非处方药的公告（2021年第155号）。根据《处方药与非处方药分类管理办法（试行）》（原国家药品监督管理局令第10号）的规定，经国家药品监督管理局组织论证和审定，二丁片等4种药品由处方药转换为非处方药，要求相关药品上市许可持有人在2022年3月27日前，依据《药品注册管理办法》等有关规定就修订说明书事宜向省级药品监督管理部门备案，并将说明书修订的内容及时通知相关医疗机构、药品经营企业等单位。非处方药说明书范本规定内容之外的说明书其他内容按原批准证明文件执行。药品标签涉及相关内容的，应当一并修订。自补充申请备案之日起生产的药品，不得继续使用原药品说明书。具体转换的品种如下表：

序号	品名	规格（组成）	分类	备注
1	二丁片	每片重0.55g	甲类	双跨
2	香菊颗粒	每袋装3g	甲类	—
3	利尔眠片	每片重0.35g	甲类	—
4	复方瓜子金颗粒	每袋装5g（无蔗糖，相当于饮片28g）	甲类	—

106. 在上述表格中，二丁片的类别为"甲类"，备注为"双跨"，其中的"双跨"是指
A. 根据剂型、剂量、适应证等不同，既可作为处方药又可作为甲类非处方药
B. 根据剂型、剂量、适应证等不同，既可作为甲类非处方药又可作为乙类非处方药
C. 根据剂型、剂量、适应证等不同，既可作为

中药又可作为西药
D. 根据剂型、包装、规格等不同，既可作为处方药又可作为甲类非处方药

107. 根据上述信息，下列关于处方药与非处方药转换评价的说法，错误的是
A. 申请转换为非处方药的药品应符合"应用安全、疗效确切、质量稳定、使用方便"的基本原则
B. 对存在安全隐患或不适宜按非处方药管理的品种将及时转换为处方药，按处方药管理
C. 药品上市许可持有人提出处方药转换为非处方药的申请或建议，相关资料直接报送国家药品监督管理局药品审评中心
D. 非处方药转换为处方药时，需要进行安全性以及有效性评价

108. 申请转换为非处方药的药品，必须体现"适宜自我药疗"，其基本要求不包括
A. 制剂或其成分应已在我国上市，并经过长期临床使用，同时应用比较广泛、有足够的使用人数
B. 制剂及其成分的研究应充分，结果应明确，安全性良好
C. 用法用量、疗程明确，疗效确切
D. 不得涉及小儿、孕妇等特殊人群用药

（109～110题共用题干）
甲药品生产企业经药品监督管理部门批准后取得了《药品生产许可证》，可以生产的药品剂型包括片剂、硬胶囊剂、颗粒剂。甲企业经营两年后欲变更该企业的生产负责人，于是按规定要求向当地的药品监督管理部门报送了相关变更资料。

109. 甲药品生产企业的《药品生产许可证》分为正本与副本，其生产许可证样式的制定单位是
A. 国家药品监督管理局
B. 省级药品监督管理部门
C. 设区的市级药品监督管理部门
D. 县级以上药品监督管理部门

110. 下列关于甲企业变更药品生产负责人的相关管理规定，不正确的是
A. 变更后原《药品生产许可证》编号不变
B. 变更后的《药品生产许可证》终止期限不变
C. 应当在市场监督管理部门核准变更或者企业完成变更后60日内，向原发证机关申请变更登记
D. 原发证机关应当自收到企业变更申请之日起10日内办理变更手续

四、多项选择题（共10题，每题1分。每题的备选项中，有2个或2个以上符合题意。错选、少选均不得分）

111. 下列关于"十四五"国家药品安全发展目标的描述，正确的是
A. "十四五"期末，药品监管能力整体接近国际先进水平
B. 药品安全保障水平持续提升，人民群众对药品质量和安全更加满意、更加放心
C. 2035年，我国科学、高效、权威的药品监管体系更加完善，药品监管能力、药品创新研发能力达到国际先进水平
D. 基本实现从制药强国向制药大国跨越

112. 下列关于药品广告申请和审批的说法，错误的有
A. 只有持有药品批准证明文件的药品生产企业才能申请药品广告
B. 已经审查通过的广告内容需要改动的，应当提出变更申请
C. 国家药品监督管理部门负责药品广告审查工作
D. 广告主、广告经营者、广告发布者应当严格按照审查通过的内容发布药品广告，不得进行剪辑、拼接、修改

113. 根据《药品经营质量管理规范》,下列关于零售企业药品陈列的说法,正确的有
A. 按剂型、用途、包装及储存要求分类陈列,并设置醒目标志
B. 罂粟壳、毒性中药饮片、第二类精神药品不得陈列
C. 拆零销售的药品集中存放于拆零专柜(专区)
D. 处方药不得采用开架自选的方式陈列、销售

114. 下列药品证件只能一次性使用的是
A. 第二类精神药品准予邮寄证明
B. 药品类易制毒化学品购用证明
C. 蛋白同化制剂进口准许证
D. 第二类精神药品运输证明

115. 新药在批准上市前,申请新药上市需完成
A. Ⅰ期临床试验
B. Ⅱ期临床试验
C. Ⅲ期临床试验
D. Ⅳ期临床试验

116. 根据最高人民法院、最高人民检察院《关于办理危害药品安全刑事案件适用法律若干问题的解释》,下列说法属于生产、销售劣药共同犯罪的是
A. 甲明知乙生产改换有效期的化学药,仍提供生产、经营场所、设备的
B. 丙明知丁销售变质药品,仍提供广告宣传等帮助行为的
C. 戊明知己销售过期药品,向己提供资金
D. 庚明知他人生产、销售劣药,未向药品监督管理部门进行举报的

117. 下列关于处方药与非处方药分类管理的说法,正确的有
A. 同一药品生产企业生产的"双跨"药品的处方药部分和非处方药部分的商品名应相同
B. 自动售药机可以销售除乙类非处方药以外的药品
C. 非处方药可以在大众媒介上进行广告宣传,但广告内容必须经过审查、批准,禁止随意夸大或篡改
D. 销售甲类非处方药时,执业药师应当主动向个人消费者提供用药指导

118. 下列关于药品类易制毒化学品管理的说法,错误的有
A. 第一类药品类易制毒化学品是可以用于制毒的化学配剂
B. 药品类易制毒化学品生产企业应当将盐酸麻黄碱滴鼻液销售给麻醉药品全国性批发企业
C. 麻醉药品全国性批发企业应当将盐酸麻黄碱注射液销售给麻醉药品区域性批发企业
D. 麻醉药品区域性批发企业之间可以购销盐酸麻黄碱片

119. 根据《药品管理法》《中医药法》等有关规定,下列关于中药饮片生产管理的说法,正确的有
A. 中药饮片应按照省级药品监督管理部门制定的炮制规范炮制
B. 国家保护中药饮片传统炮制技术和工艺,支持应用传统工艺炮制中药饮片,鼓励运用现代科学技术开展中药饮片炮制技术研究
C. 省级药品监督管理部门制定的炮制规范应当报国务院药品监督管理部门备案
D. 中药饮片在发运过程中必须有包装,并附有质量合格的标志

120. 根据《药品经营质量管理规范》,下列关于《药品经营许可证》核发部门说法,正确的是
A. 批发企业《药品经营许可证》核发部门是企业所在地省级药品监督管理部门
B. 零售企业《药品经营许可证》核发部门是企业所在地市县级药品监督管理部门
C. 零售连锁企业总部《药品经营许可证》核发部门是企业所在地省级市场监督管理部门
D. 零售连锁企业门店《药品经营许可证》核发部门是企业所在地市级以上药品监督管理部门

临考决胜卷（三）

一、最佳选择题（共40题，每题1分。每题的备选项中，只有1个最符合题意）

1. 下列关于药品上市许可持有人权利和义务的说法，错误的是
A. 我国对医药代表实行备案，药品上市许可持有人应当与医药代表签订劳动合同或授权书
B. 药品上市许可持有人应当独立设置质量管理部门，履行全过程质量管理职责
C. 药品上市许可持有人自行生产药品的，应当取得药品生产许可证
D. 药品上市许可持有人从事药品经营活动的，应当取得药品经营许可证

2. 根据《执业药师职业资格制度规定》，下列关于执业药师注册条件和要求的说法，错误的是
A. 依法取得《执业药师职业资格证书》并经注册方能执业
B. 第一次注册应在取得职业资格证书后5年内申请注册
C. 遵纪守法，无不良信息记录
D. 身体健康，能坚持在执业药师岗位工作，并经执业单位考核同意

3. 医疗机构申请印鉴卡应当符合的条件是
A. 二级甲等以上的医疗机构
B. 具有使用麻醉药品、精神药品能力的主治医师以上的医师
C. 有与使用麻醉药品和第一类精神药品相关的诊疗科目
D. 具有兼职从事麻醉药品和第一类精神药品管理的药学专业技术人员

4. 下列关于我国鼓励药品零售连锁的措施的说法，错误的是
A. 允许药品零售连锁委托符合药品GSP的企业向企业所属门店配送药品，药品零售连锁企业必须设立仓库中转
B. 鼓励"互联网+药品流通"模式，允许药品零售连锁企业采取"网订店取""网订店送"方式销售药品
C. 推进基层医疗机构与连锁药店的合作，鼓励连锁药店在社区健康服务、老年患者康复、慢性病患者健康管理等方面做出尝试
D. 鼓励药品零售连锁企业在乡镇、村镇设店的积极性，支持进入农村市场

5. 根据《中共中央 国务院关于深化医药卫生体制改革的意见》（中发〔2009〕6号），四位一体覆盖城乡居民的基本医疗卫生制度不包括
A. 公共卫生服务体系
B. 医疗服务体系
C. 医疗保障体系
D. 医药卫生监管体系

6. 药品在销售前或进口时，必须经指定的药品检验机构检验的是
A. 处方药
B. 非处方药
C. 医疗机构配置的制剂
D. 血液制品

7. 下列关于药品定期安全性更新报告的说法，错误的是
A. 国产药品的定期安全性更新报告向药品上市许可持有人、药品生产企业所在地省级药品不良反应监测机构提交，进口药品的定期安全性更新报告向国家药品不良反应监测中心提交
B. 创新药和改良型新药应当自取得批准证明文件之日起每满1年提交一次定期安全性更

新报告，直至首次再注册，之后每5年报告一次；其他类别的药品，一般每3年报告一次

C. 省级药品不良反应监测机构应当对收到的定期安全性更新报告进行汇总、分析和评价，于每年4月1日前将上一年度定期安全性更新报告统计情况和分析评价结果报省级药品监督管理部门和国家药品不良反应监测中心

D. 国家药品不良反应监测中心应当对收到的定期安全性更新报告进行汇总、分析和评价，于每年7月1日前将上一年度国产药品和进口药品的定期安全性更新报告统计情况和分析评价结果报国家药品监督管理局和卫生健康主管部门

8. 根据《关于办理走私、非法买卖麻黄碱类复方制剂等刑事案件适用法律若干问题的意见》，不以制造毒品罪定罪的违法行为是

A. 以制造毒品为目的，利用麻黄碱类复方制剂加工、提炼制毒物品的

B. 以加工、提炼制毒物品制造毒品为目的，购买麻黄碱类复方制剂的

C. 以加工、提炼制毒物品制造毒品为目的，运输麻黄碱类复方制剂进出境的

D. 以加工、提炼制毒物品为目的，购买麻黄碱类复方制剂

9. 根据《中华人民共和国药品管理法》，国家实行基本药物制度，遴选适当数量的基本药物品种，加强组织生产和储备，提高基本药物的供给能力，满足的需求是

A. 疾病防治基本用药需求
B. 疾病防治多样化用药需求
C. 疾病防治大病用药需求
D. 疾病防治重症用药需求

10. 根据《药品管理法》，生产、销售假药，或者生产、销售劣药且情节严重的，对违法行为实行的处罚制度是

A. 只处罚单位制
B. 只处罚个人制
C. 单位和个人双罚制
D. 从重处罚制

11. 自2009年以来，我国完善药品供应保障制度的政策主要是

A. 国家用于调整和规范药品储备制度和应急供应机制，提高药品供应保障能力的相关法规、规范

B. 国家制定的与药品研制、生产、流通、使用等全品种、全过程有关的，用于保障药品安全、有效、可及相关的监督管理法律、法规和规范性文件以及产业发展政策和措施

C. 国家用于调整和规范基本药物制度的相关法规、规范

D. 国家用于调整和规范医疗保险药品集中采购的相关法规、规范

12. 根据《反不正当竞争法》对于不正当竞争行为的界定，下列不属于混淆行为的是

A. 擅自使用他人有一定影响的企业名称简称的
B. 擅自使用他人有一定影响的商品名称的
C. 擅自使用他人有一定影响的网站名称的
D. 经营者对其商品曾获荣誉等做虚假或者引人误解的商业宣传的

13. 根据《疫苗管理法》，国务院药品监督管理部门可以根据疾病预防、控制需要和疫苗行业发展情况，组织对疫苗品种开展上市后评价，应当注销该品种所有疫苗的药品注册证书并废止相应的国家药品标准的情形是

A. 某疫苗品种的产品设计、生产工艺、安全性、有效性或者质量可控性明显劣于预防、控制同种疾病的其他疫苗品种

B. 某疫苗预防接种异常反应严重或者其他原因危害人体健康

C. 某疫苗生产工艺、生产场地、关键设备等发生变更

D. 某疫苗上市后研究不能证明其获益大于风险

14. 根据《生物制品批签发管理办法》(总局令第33号)的规定,下列药品中,不需要在每批产品上市销售前或者进口时,经指定的批签发机构进行审核、检验,对符合要求的发给批签发证明的是
A. 疫苗类制品
B. 血液制品
C. 麻醉药品
D. 用于血源筛查的体外诊断试剂

15. 根据《药品、医疗器械、保健食品、特殊医学用途配方食品广告审查管理暂行办法》,下列关于保健食品、特殊医学用途配方食品广告发布和内容要求的说法,错误的是
A. 保健食品的广告,内容应当以市场监督管理部门批准的注册证书或者备案凭证、注册或者备案的产品说明书内容为准
B. 特殊医学用途配方食品的广告,内容应当以市场监管总局批准的注册证书和产品标签、说明书为准,必要时可以涉及疾病预防、治疗功能
C. 保健食品广告涉及保健功能、产品功效成分或者标志性成分及含量、适宜人群或者食用量等内容的,不得超出注册证书或者备案凭证、注册或者备案的产品说明书范围
D. 特殊医学用途配方食品广告涉及产品名称、配方、营养学特征、适用人群等内容的,不得超出注册证书、产品标签、说明书范围

16. 王某准备参加2020年执业药师职业资格考试,他对执业药师的认识,正确的是
A. 执业药师资格制度是对药学专业技术人员的职业准入控制
B. 执业药师取得《执业药师职业资格证书》后即可执业
C. 执业药师的执业范围可以是研发机构
D. 执业药师考试合格注册登记后取得《执业药师职业资格证书》

17. 药品上市后的变更,按照其对药品安全性、有效性和质量可控性的风险和产生影响的程度,实行分类管理。下列不属于药品上市后变更分类的是
A. 审批类变更
B. 备案类变更
C. 报告类变更
D. 认证类变更

18. 根据《麻醉药品和精神药品管理条例》,药品生产企业未按规定建立、保存麻醉药品和精神药品专用账册的,责令限期改正,逾期不改正的,由药品监督管理部门给予的行政处罚是
A. 吊销《药品生产许可证》
B. 给予警告
C. 没收违法所得和违法销售的药品
D. 责令停产,并处5万元以上10万元以下罚款

19. 对于A医疗机构擅自委托B医疗机构配制制剂的,应
A. 按生产、销售劣药处罚A医疗机构
B. 按生产、销售劣药处罚B医疗机构
C. 按生产、销售假药处罚B医疗机构
D. 按生产、销售假药处罚A医疗机构和B医疗机构

20. 下列关于非医疗机构使用麻醉药品和精神药品的说法,错误的是
A. 以麻醉药品和第一类精神药品为原料生产普通药品的年度需求计划由省级药品监督管理部门汇总后报国家药品监督管理部门批准
B. 药品生产企业需要以麻醉药品和第一类精神药品为原料生产普通药品的,可以向定点批发企业购买
C. 以第二类精神药品为原料生产普通药品、以咖啡因为原料生产非药品、科学研究需要使用开展实验的、教学单位需要使用开展教学活动的,均由省级药品监督管理部门批准
D. 以第二类精神药品为原料生产普通药品、以咖啡因为原料生产非药品、科学研究需要使用开展实验的、教学单位需要使用开展教学活动

的,均向定点批发企业或定点生产企业购买

21. 下列关于毒性中药饮片定点生产管理的说法,错误的是
A. 对市场需求量大、毒性药材生产较多的地区定点要按省区确定2～3个定点企业
B. 毒性中药材的饮片包装要有突出、鲜明的毒药标志
C. 毒性中药饮片的生产管理制度只包括生产管理、质量管理、仓储管理
D. 建立毒性中药材的饮片生产、技术经济指标统计报告制度

22. 根据《药品经营和使用质量监督管理办法》的规定,药品经营许可证由原发证机关注销的情形不包括
A. 申请人主动申请注销药品经营许可证的
B. 药品经营许可证有效期届满未申请换证的
C. 药品经营企业终止经营药品的
D. 药品经营许可证或营业执照发生变更的

23. 根据《药品经营质量管理规范》,某药品零售连锁企业的门店设置有库房,其设施与设备不符合要求的是
A. 储存中药饮片应设立专用库房
B. 验收要采用专用场所
C. 不合格药品要有专用存放场所
D. 营业场所经营疫苗,有专用冷藏设备

24. 根据《国务院关于修改部分行政法规的决定》(国务院令第703号),仿制企业应当付给持有《中药保护品种证书》并转让该中药品种的处方组成、工艺制法的企业合理的
A. 使用费
B. 专利许可费
C. 知识产权费
D. 所有权费

25. 某些药品虽然已经取得药品生产批准证明文件,并经药品生产企业检验合格,但是,如果在销售前没有经过药品检验机构对其药品实施检验,仍然会认定该销售行为是违法行为。下列药品属于此类药品的是
A. 首次在中国销售的药品
B.《国家基本药物目录》药品
C.《非处方药目录》药品
D.《医疗保险药品目录》药品

26. 根据《药品管理法》,生产、销售假药,或者生产、销售劣药且情节严重的,对法定代表人、主要负责人、直接负责的主管人员和其他责任人员可以给予的行政处罚不包括
A. 没收违法行为发生期间自本单位所获收入
B. 并处所获收入百分之三十以上三倍以下的罚款
C. 五年内不得从事药品生产经营活动
D. 由公安机关处五日以上十五日以下的拘留

27. 负责药品零售、医疗器械经营的许可、检查和处罚,以及化妆品经营和药品、医疗器械使用环节质量的检查和处罚的部门是
A. 市县两级市场监督管理部门
B. 市县两级商务部门
C. 市县两级工业和信息化部门
D. 市县两级医疗保障部门

28. 执业药师刘某关于药品安全风险的下列理解,正确的是
A. 药品安全相对性体现在药品生产过程中
B. 药品安全相对性要求达到零风险程度
C. 药品安全相对性取决于上市前对药品安全评价认知的局限以及不容易量化评价风险和收益
D. 药品风险相对性要求对风险的绝对控制

29. 下列变更项目,药品上市许可持有人可以不用补充申请,经批准后实施的是
A. 药品说明书中涉及有效性内容以及增加安全性风险的其他内容的变更
B. 药品上市许可持有人转让药品上市许可

C. 药品生产过程中的重大变更
D. 药品分包装

30. 下列关于《麻醉药品、第一类精神药品购用印鉴卡》的说法，错误的是
A. 印鉴卡有助于防止麻醉药品和第一类精神药品流入非法渠道，保证医疗需求
B. 医疗机构凭印鉴卡向本省行政区域内定点批发企业购买麻醉药品和第一类精神药品
C. 国家卫生主管部门应将取得印鉴卡的医疗机构名单向全国范围定点批发企业通报
D. 医疗机构配制临床需要而市场没有供应的麻醉药品和精神药品，应该持有医疗机构制剂许可证和印鉴卡

31. 下列关于非处方药管理要求的说法，错误的是
A. 非处方药的包装必须印有国家指定的非处方药专有标识，以便消费者识别和执法人员监督检查
B. 非处方药的标签和说明书是指导患者正确判断适应证、安全用药的重要文件，标签和说明书用语要做到科学、易懂，便于消费者自行判断、选择和使用
C. 非处方药的适应证、用法用量须与公布的非处方药说明书范本一致，适应证在患者自我判断范围内的，可以适当增加
D. 按《药品注册管理办法》直接注册为非处方药的品种和国家药品监督管理局公布的非处方药品种，应使用非处方药标签和说明书

32. 根据《中华人民共和国药品管理法》，下列关于药品供应政策的说法，错误的是
A. 国家实行基本药物制度，遴选适当数量的基本药物品种，加强组织生产和储备，提高基本药物的供给能力，满足疾病防治基本用药需求
B. 国家建立药品供求监测体系，及时收集和汇总分析短缺药品供求信息，对短缺药品实行预警，采取应对措施

C. 国家鼓励短缺药品的研制和生产，对临床急需的短缺药品、防治重大传染病和罕见病等疾病的新药予以减免审评审批
D. 药品上市许可持有人、药品生产企业、药品经营企业应当按照规定保障药品的生产和供应

33. 药品安全法律责任主体不包括
A. 药品上市许可持有人
B. 药品生产企业
C. 药物临床试验机构
D. 卫生健康管理部门

34. 根据药品安全管理相关知识，药品安全风险客观存在，主要源于药品特殊性中的
A. 专属性
B. 两重性
C. 质量的重要性
D. 时限性

35. 下列关于药品注册类别的说法，错误的是
A. 药品注册申请按照中药、化学药和生物制品等进行分类，境外生产药品不得在我国进行药品注册申请
B. 中药注册按照中药创新药、中药改良型新药、古代经典名方中药复方制剂、同名同方药等进行分类
C. 化学药注册按照化学药创新药、化学药改良型新药、仿制药等进行分类
D. 生物制品注册按照生物制品创新药、生物制品改良型新药、已上市生物制品（含生物类似药）等进行分类

36. 药品行政处罚决定信息公开的范围不包括
A. 行政处罚案件名称、处罚决定书文号
B. 违反法律、法规和规章的主要事实
C. 行政处罚的种类和依据
D. 作出行政处罚决定的公安机关名称和日期

37. 下列关于医疗机构药品购进渠道和采购规

定的说法,正确的是
A. 医疗机构临床使用的药品采购工作由药学部门承担
B. 医疗机构使用的药品都是从市场上购进的
C. 医疗机构药事管理与药物治疗学委员会要按照集体决策、程序公开、阳光采购的要求,直接确定药品生产企业或药品上市许可持有人、配送企业
D. 医疗机构在签订药品采购合同之前,要逐一查验供货商的许可文件和供应品种的许可文件,销售人员的证件在具体采购时核验

38. 下列关于医疗器械经营分类管理要求的说法,错误的是
A. 经营第一类医疗器械不需许可和备案,经营第二类医疗器械实行备案管理,经营第三类医疗器械实行许可管理
B. 从事医疗器械经营的企业必须具有符合医疗器械经营质量管理要求的计算机信息管理系统,保证经营的产品可追溯
C. 对产品安全性、有效性不受流通过程影响的第二类医疗器械,可以免予经营备案
D. 从事第三类医疗器械经营的,经营企业应当向所在地设区的市级药品监督管理部门申请经营许可

39. 根据《处方管理办法》,下列关于处方调剂要求的说法,错误的是
A. 药师应当凭医师处方调剂处方药品,非经医师处方不得调剂
B. 药师在完成处方调剂后,应当在处方上签名或者加盖专用签章
C. 除药品质量原因外,药品一经发出,不得退换
D. 药师可以不凭处方调剂非处方药,但不允许患者开架自选

40. 下列关于第二类精神药品批发或零售需要控制采购流向的说法,错误的是
A. 批发环节均需核实采购机构资质文件以及采购人员身份证明
B. 零售环节不得向未成年人销售第二类精神药品
C. 零售环节在难以确定购药者是否为未成年人的情况下查验其身份证明
D. 零售环节对于成年购药者一定要查验其身份证明

二、配伍选择题(共50题,每题1分。题目分为若干组,每组题目对应同一组备选项,备选项可重复选用,也可不选用。每题只有1个备选项最符合题意)

(41～42题共用备选答案)
A. 1种
B. 2种
C. 3种
D. 4种

41. 根据《关于落实完善公立医院药品集中采购工作指导意见的通知》,公立医院每种药品采购的剂型原则上不超过

42. 根据《关于落实完善公立医院药品集中采购工作指导意见的通知》,公立医院每种剂型对应的规格原则上不超过

(43～44题共用备选答案)
A. 常规准入
B. 谈判准入
C. 常规备案
D. 谈判备案

43. 在满足有效性、安全性等前提下,价格(费用)与药品目录内现有品种相当或较低的药品纳入医疗保险目录的方式是

44. 价格较高或对医保基金影响较大的专利独家药品纳入医疗保险目录的方式是

(45～47题共用备选答案)
A. 5厘米
B. 10厘米
C. 20厘米
D. 30厘米

45. 药品批发企业仓库药品与库房内墙、顶、温度调控设备及管道等设施间的距离不小于

46. 药品批发企业仓库药品与药品的垛间距不小于

47. 药品批发企业仓库药品与地面间的距离不小于

(48～50题共用备选答案)
A. 发现疑似不良反应
B. 已确认发生严重不良反应的药品
C. 药品存在质量问题或者其他安全隐患
D. 发现假劣药的

48. 根据《中华人民共和国药品管理法》对药品上市后风险管理的规定，应当及时向药品监督管理部门和卫生健康主管部门报告的事项是

49. 根据《中华人民共和国药品管理法》对药品上市后风险管理的规定，由国务院药品监督管理部门或者省、自治区、直辖市人民政府药品监督管理部门根据实际情况采取停止生产、销售、使用等紧急控制措施，并应当在五日内组织鉴定，自鉴定结论作出之日起十五日内依法作出行政处理决定的事项是

50. 根据《中华人民共和国药品管理法》对药品上市后风险管理的规定，药品上市许可持有人依法应当召回药品而未召回的，省、自治区、直辖市人民政府药品监督管理部门应当责令其召回的事项是

(51～54题共用备选答案)
A. 补充申请并报国家药品监督管理局药品审评中心批准后实施
B. 报所在地省、自治区、直辖市药品监督管理部门备案后实施
C. 在年度报告中报告
D. 与国家药品监督管理局药品审评中心沟通交流

51. 药品生产过程中的微小变更，药品上市许可持有人应当

52. 药品生产过程中的中等变更，药品上市许可持有人应当

53. 药品生产过程中的重大变更，药品上市许可持有人应当

54. 药品说明书中涉及有效性内容以及增加安全性风险的其他内容的变更，药品上市许可持有人应当

(55～57题共用备选答案)
A. 第二类精神药品零售企业违反规定储存、销售或者销毁第二类精神药品的
B. 取得印鉴卡的医疗机构未依规定保存麻醉药品和精神药品专用处方或未依规定进行处方专册登记的
C. 未取得麻醉药品和第一类精神药品处方资格的执业医师擅自开具麻醉药品和第一类精神药品处方的
D. 处方的调配人、核对人违反规定，未对麻醉药品和第一类精神药品处方进行核对

55. 根据《麻醉药品和精神药品管理条例》的规定，应"由药品监督管理部门责令限期改正，给予警告，并没收违法所得和违法销售的药品；逾期不改正的，责令停业，并处五千元以上两万元以下的罚款"的情形是

56. 根据《麻醉药品和精神药品管理条例》的规定，应"由设区的市级卫生健康主管部门责令限期改正，给予警告；逾期不改正的，处五千元以上一万元以下罚款"的情形是

57. 根据《麻醉药品和精神药品管理条例》的规定，应"由县级以上卫生健康主管部门给予警告，暂停执业活动；造成严重后果的，吊销其执业证书"的情形是

（58～59题共用备选答案）
A. 高中文化程度
B. 药学或医学、生物、化学等相关专业中专学历
C. 药学或医学、生物、化学等相关专业大专学历
D. 药学或医学、生物、化学等相关专业本科学历

58. 药品批发企业的销售、储存岗位工作人员的最低学历要求是

59. 药品批发企业的采购人员的最低学历要求是

（60～61题共用备选答案）
A. 医疗质量管理委员会
B. 医疗机构制剂室
C. 医疗机构药师
D. 药事管理与药物治疗学委员会（组）

60. 根据《医疗机构药事管理规定》，制定本机构药品处方集和基本用药供应目录的是

61. 根据《医疗机构药事管理规定》，负责药品处方或者用药医嘱审核的是

（62～64题共用备选答案）
A. 一次常用量
B. 3日常用量
C. 7日常用量
D. 15日常用量

62. 盐酸二氢埃托啡片的处方最大用量为

63. 门诊一般患者使用瑞芬太尼片的处方最大用量为

64. 门诊一般患者使用盐酸芬太尼贴剂的处方最大用量为

（65～67题共用备选答案）
A. 查处方
B. 查药品
C. 查配伍禁忌
D. 查用药合理性

65. 对科别、姓名、年龄，应该

66. 对药名、剂型、规格、数量，应该

67. 对临床诊断，应该

（68～70题共用备选答案）
A. 胡黄连
B. 黄连
C. 梅花鹿茸
D. 天麻

68. 禁止采猎、不得出口的野生药材物种是

69. 资源处于衰竭状态的重要的野生药材物种是

70. 资源严重减少的主要常用的野生药材物种是

（71～73题共用备选答案）
A. 国家药品监督管理部门
B. 省级药品监督管理部门

C. 设区的市级药品监督管理部门
D. 设区的市级卫生行政部门

71. 网上公布经批准的区域性批发企业名单的部门是

72. 网上公布经批准的专门从事第二类精神药品批发业务的企业名单的部门是

73. 网上公布经批准的从事第二类精神药品零售业务的企业名单的部门是

（74～75题共用备选答案）
A. 1年；可以跨自然年使用
B. 1年；不得跨自然年使用
C. 不超过3个月；可以跨自然年使用
D. 不超过3个月；不得跨自然年使用

进、出口麻醉药品和精神药品，应当取得国家药品监督管理局颁发的进口准许证和出口准许证。

74. 进口准许证的有效期为

75. 出口准许证的有效期为

（76～77题共用备选答案）
A. 特殊化妆品
B. 普通化妆品
C. 第一类化妆品
D. 第二类化妆品

76. 用于染发、烫发、祛斑美白、防晒、防脱发的化妆品为

77. 宣称新功效的化妆品为

（78～79题共用备选答案）
A. 由中药饮片用传统方法提取制成的酒剂、酊剂

B. 处方中不含配伍禁忌或药品标准中标识有"剧毒""大毒"的药味
C. 传染病，涉及孕妇、婴幼儿等特殊用药人群的中药复方制剂
D. 受患者委托，按医师处方（一人一方）应用中药传统工艺加工而成的制品

78. 医疗机构中，实行备案管理的传统中药制剂是

79. 不得纳入医疗机构中药制剂管理范围的情况是

（80～82题共用备选答案）
A. 中医用刮痧板
B. 睡眠监护系统软件
C. 一次性使用输液器
D. 用于血源筛查的体外诊断试剂

80. 具有中度风险且为计算软件的医疗器械是

81. 具有较高风险且其目的是辅助疾病治疗的医疗器械是

82. 属于药品不属于医疗器械的是

（83～85题共用备选答案）
A. 第一类精神药品
B. 麻醉药品
C. 第二类精神药品
D. 医疗用毒性药品

83. 根据特殊管理药品有关品种目录管理的规定，可待因（包括其可能存在的盐、单方制剂、异构体、酯和醚）属于

84. 根据特殊管理药品有关品种目录管理的规定，双氢可待因（包括其可能存在的盐、单方制剂、异构体、酯和醚）属于

85. 根据特殊管理药品有关品种目录管理的规定,麦角咖啡因片(包括其可能存在的盐、单方制剂、异构体、酯和醚)属于

(86~88题共用备选答案)
A.【用法用量】
B.【不良反应】
C.【注意事项】
D.【警示语】

86. 欲查询接种预防性生物制品出现紧急情况的应急处理方法,在药品说明书中可查询

87. 欲查询某药品是否需要进行皮内敏感试验内容,在药品说明书中可查询

88. 在药品说明书中,有关内容应当在说明书标题下以醒目的黑体字注明的是

(89~90题共用备选答案)
A. 应用安全、疗效确切、质量稳定、使用方便
B. 安全、有效、方便、廉价
C. 临床必需、安全有效、价格合理、使用方便、市场能够保障供应
D. 防治必需、安全有效、价格合理、使用方便、中西药并重、基本保障、临床首选、基层能够配备

89. 非处方药遴选的主要原则是

90. 国家基本药物遴选的主要原则是

三、综合分析选择题(共20题,每题1分。题目分为若干组,每组题目基于同一个临床情景、病例、实例或者案例的背景信息逐题展开。每题的备选项中,只有1个最符合题意)

(91~94题共用题干)
某三级医院抗菌药物供应目录中有以下抗菌药物:非限制使用级(庆大霉素)、限制使用级(依替米星、阿奇霉素)、特殊使用级(万古霉素)。医疗机构在自查过程中发现有以下临床应用情况:①甲医师将万古霉素用于门诊5次且无正当理由;②依替米星频繁发生严重不良事件;③药品批发企业违规销售阿奇霉素;④万古霉素半年内使用量始终居于前列;⑤甲医师开具万古霉素处方牟取不正当利益。药师在审核处方时对上述情况均有所发现,但是没有进行干预且无正当理由。

91. 医疗机构针对"甲医师将万古霉素用于门诊5次且无正当理由"的情况,给予的处罚不包括
A. 提出警告
B. 限制其万古霉素处方权
C. 限制其依替米星处方权
D. 限制其庆大霉素处方权

92. 甲医师被限制处方权后,仍然在住院环节超适应证、超剂量使用庆大霉素且无正当理由,应该给予的处罚是
A. 进一步限制其非限制使用级处方权
B. 取消其抗菌药物处方权
C. 暂停其抗菌药物处方权
D. 吊销《执业医师资格证书》

93. 案例情景中的第②③④种情况,医疗机构应该采取的措施是
A. 抗菌药物应用情况公示
B. 抗菌药物应用情况报告
C. 抗菌药物应用异常情况调查
D. 取消其处方权

94. 该医院对相关药师可以采取的处罚措施是
A. 取消其抗菌药物调剂资格
B. 取消其抗菌药物处方资格
C. 给予警告
D. 限制其处方权

(95～98题共用题干)

药品零售连锁企业神龙平民大药房开办了网上药店，取名为"中华医药网"，其域名主体部分和另一家全国最大的零售连锁药店几乎一模一样。该药店为了增加销售量，雇用了一家信息技术公司对该网上药店刷单，给予五星好评。该网上药店还设置10万元大奖来进行抽奖销售。此外，该网上药店还经常进行虚假广告，2019年该企业3部不同的虚假广告被连续查处3次。

95. 上述信息中的网上药店的名称"中华医药网"存在的问题是
A. 从事互联网药品信息服务网站的中文名称，除与主办单位名称相同的以外，不得以"中国""中华""全国"等冠名
B. 从事互联网药品信息服务网站的中文名称，任何情况下，不得以"中国""中华""全国"等冠名
C. 从事互联网药品交易服务网站的中文名称，除与主办单位名称相同的以外，不得以"中国""中华""全国"等冠名
D. 从事互联网药品交易服务网站的中文名称，任何情况下，不得以"中国""中华""全国"等冠名

96. 上述信息中的网上药店的经营行为，按《反不正当竞争法》的规定，没有构成的不正当竞争行为是
A. 混淆行为
B. 虚假宣传和虚假交易行为
C. 不正当有奖销售行为
D. 互联网不正当竞争行为

97. 上述信息中的网上药店虚假广告行为不应该给予的处罚是
A. 处广告费用五倍以上十倍以下的罚款，广告费用无法计算或者明显偏低的，处一百万元以上二百万元以下的罚款
B. 吊销营业执照

C. 由广告审查机关撤销广告审查批准文件
D. 3年内不受理其广告审查申请

98. 2019年，该网上药店的监督管理部门应该认定其药品安全信用等级为
A. 守信等级
B. 警示等级
C. 失信等级
D. 严重失信等级

(99～102题共用题干)

2020年1月15日，在一个研讨班上，学员对假劣药情形、适用法律和法律责任展开了讨论。讨论的情形主要包括四个：一是采用多加防腐剂生产儿童退热药；二是多加药用淀粉少用主药生产降压药；三是部分药品超过有效期；四是某抗菌药物的外包装上标示的适应证与批准的药品说明书中适应证表述不一致，其外包装上添加了可以作为前列腺炎的二线用药的适应证等。

99. 上述信息中所指的四种情形，应定性为假药的是
A. 多加防腐剂生产儿童退热药
B. 多加药用淀粉生产降压药
C. 药品超过有效期
D. 外包装上标示的适应证超过批准的说明书内容

100. 分析上述材料，属于行政处罚裁量情形中应当予以从重处罚的是
A. 多加药用淀粉生产降压药
B. 药品超过有效期
C. 外包装上标示的适应证超过批准的说明书内容
D. 多加防腐剂生产儿童退热药

101. 根据最高人民法院、最高人民检察院的《关于办理危害药品安全刑事案件适用法律若干问题的解释》，针对第四种情形，如果所

在企业生产金额达到100余万元,已经销售金额达到15万元,但尚未造成人员的伤害和死亡,应该认定为
A. 足以危害人体健康
B. 其他特别严重情节
C. 对人体健康造成严重危害
D. 其他严重情节

102. 根据药品管理法、刑法及其相关司法解释,针对第四种情形,如果所在的药品生产企业生产金额达到100余万元,已经销售金额达到15万元,但尚未造成人员的伤害和死亡,关于企业和相关责任人法律责任的说法,错误的是
A. 药品监督管理部门应当吊销所在企业的《药品生产许可证》
B. 本案属于单位犯罪,单位负刑事责任,直接责任人员只需承担行政责任
C. 本案应移交公安机关,追究刑事责任
D. 本案中直接负责的主管人员和其他直接责任人员的刑事责任是"处10年以上有期徒刑、无期徒刑或者死刑,并处罚金或者没收财产"

(103～105题共用题干)
某药店经营品种有复方地芬诺酯片、含咖啡因的感冒药(非处方药)、含麻黄碱类复方制剂(两种,一种是处方药,一种是非处方药)以及胰岛素。该药店主要向某药品批发企业采购药品。

103. 该药店采购药品时,不一定从具有蛋白同化制剂、肽类激素定点批发资质企业购进的是
A. 复方地芬诺酯片
B. 含麻黄碱类复方制剂处方药
C. 含麻黄碱类复方制剂非处方药
D. 胰岛素

104. 该药店下列存放和销售上述情景中药品的行为,合法的是

A. 复方地芬诺酯片设置专柜并开架自选
B. 复方地芬诺酯片与含麻黄碱类复方制剂处方药应该凭处方销售
C. 含咖啡因的感冒药(非处方药)一次销售不得超过2个最小包装
D. 含麻黄碱类复方制剂非处方药一次销售不得超过5个最小包装

105. 如果该药店向药品批发企业采购含麻黄碱类复方制剂处方药、非处方药,批发企业审核该药店资质、采购人员身份证明等建立的核实记录,保存时间为
A. 1年备查
B. 至少1年
C. 至药品有效期后1年备查
D. 至药品有效期后2年备查

(106～108题共用题干)
甲省乙市丙县丁药店经营品种中有注射剂、肿瘤治疗药、维C银翘片(标签上是红色OTC)、维生素C(营养补充剂类药品),其营业执照为法人营业执照。在日常检查中,丙县市场监督管理部门发现该药店执业药师不在岗时,所有药品均有出售。该市场监督管理部门首先责令丁药店限期改正,给予警告;丁药店到期后没有改正,丙县市场监督管理部门给予罚款900元;丁药店对该行政决定不予履行,丙县市场监督管理部门对这种行为强制执行,并加处罚款。丁药店对处罚不服,提起行政复议。行政复议后,对行政复议仍然不服提起行政诉讼。

106. 案例情景中所指的"加处罚款"属于
A. 行政强制措施
B. 行政强制执行
C. 行政处罚
D. 行政许可

107. 案例情景中执业药师不在岗时,可以销售的药品是

A. 注射剂
B. 肿瘤治疗药
C. 维 C 银翘片
D. 维生素 C

108. 案例情景中丁药店提起行政复议的机构应该是
A. 丙县市场监督管理部门
B. 甲省药品监督管理部门
C. 国家药品监督管理部门
D. 丙县人民政府

(109~110 题共用题干)
2015 年 6 月 25 日，国家食品药品监督管理总局发布《关于停止生产销售使用酮康唑口服制剂的公告》(2015 年第 85 号)，决定即日起停止酮康唑口服制剂在我国生产、销售和使用，撤销药品批准文号。

109. 上述信息中的药品标签的有效期标注是"有效期至 2016 年 06 月"，对 2015 年 6 月 1 日至 25 日期间某药品零售企业售出的该药品的认定，正确的是
A. 该药品的有效期至 2016 年 5 月 31 日，药品已超过有效期
B. 该药品的有效期至 2016 年 6 月 1 日，药品已超过有效期
C. 该药品的有效期至 2016 年 6 月 30 日，药品未超过有效期
D. 该药品的有效期至 2016 年 7 月 1 日，药品未超过有效期

110. 某药品零售企业负责人在接到停止生产、销售、使用酮康唑口服制剂的通知后，对库存和货架上的酮康唑片的处理，错误的是
A. 停止销售并下架
B. 配合生产企业召回
C. 发布资讯告知员工和消费者停止销售和使用
D. 清点库存并将购销凭证和药品一并销毁

四、多项选择题（共 10 题，每题 1 分。每题的备选项中，有 2 个或 2 个以上符合题意。错选、少选均不得分）

111. 下列属于医疗机构不得申报自配制剂品种的有
A. 医疗用毒性药品
B. 中药注射剂
C. 变态反应原生物制品
D. 化学品、中药组成的复方制剂

112. 药品生产许可证由原发证机关注销，并予以公告的情形包括
A. 申请人主动申请注销药品生产许可证的
B. 药品生产许可证有效期届满未换证的
C. 药品生产企业不具备实际生产条件、未提交年度报告并终止生产活动的
D. 营业执照依法被吊销或者注销、药品生产许可证依法被吊销或者撤销的

113. 根据《中华人民共和国药品管理法》，采用备案管理的事项包括
A. 药物临床试验机构认定
B. 生物等效性试验
C. 网络第三方平台售药
D. 药品从口岸进口

114. 下列是某药品零售连锁企业的经营行为，违法的是
A. 甲门店从某药品批发企业采购两者经营范围内的药品
B. 乙门店因患者寻找双黄连口服溶液而本店没存货，直接向丙门店调剂了 2 盒双黄连口服溶液
C. 企业总部将阿莫西林胶囊销售给某基层医疗卫生机构
D. 配送中心将红霉素软膏销售给患者

115. 根据《中华人民共和国消费者权益保护法》，下列关于提供商品和服务的经营者应当

承担的义务的说法,正确的是

A. 经营者提供的商品不符合质量要求的,经营者应当承担退货运输等必要费用

B. 经营者不得采用格式合同提醒消费者注意商品或服务质量、价款、履行期限、安全注意事项和风险警示

C. 除非另有约定,消费者采用邮购方式购买的商品,若不满意退货,商品的运费由消费者承担

D. 经营者应当保证其提供的商品或服务符合保障人身、财产安全的要求

116. 国家对麻醉药品的管理包括

A. 定点经营制度

B. 定点生产制度

C. 生产总量控制

D. 备案管理制度

117. 根据《中成药通用名称命名技术指导原则》,下列药品可不更名或不予更名的是

A. 一贴灵

B. 风油精(老字号,患者普遍认可)

C. 消癌平

D. 牛黄清心丸(来源于古代经典名方的中药复方制剂)

118. 乙类非处方药应是用于常规轻微疾病和症状以及日常营养补给等的非处方药药品。下列药品中不应作为乙类非处方药的有

A. 含抗菌药物、激素等成分的化学药品

B. 中西药复方制剂

C. 儿童用维生素、矿物质类药品

D. 含毒性药材的口服中成药

119. 国家卫生健康委对《国家基本药物目录(2018年版)》中价格低廉、临床必需的药品在配套政策中给予支持,保障临床用药需求。这些配套政策主要包括

A. 通过一致性评价的品种优先纳入基本药物目录,未通过一致性评价的品种将逐步被调出基本药物目录

B. 对纳入国家基本药物目录的品种,统一设置评价时限要求

C. 化学药品新注册分类实施前批准上市的含基本药物品种在内的仿制药,自首家品种通过一致性评价后,其他药品生产企业的相同品种原则上应在3年内完成一致性评价

D. 逾期未完成的,企业经评估认为属于临床必需、市场短缺品种的,可向所在地省级药品监管部门提出延期评价申请

120. 下列关于阿托品类药品管理的行为,合乎规定的有

A. 吗啡阿托品注射液标签上的专有标识为黑底白字

B. 阿托品是医疗用毒性药品,其复方制剂吗啡阿托品注射液也应按毒性药品管理

C. 阿托品的盐类化合物属于医疗用毒性药品

D. 吗啡阿托品注射液的药品说明书上应注明"运动员慎用"字样

临考决胜卷（四）

一、最佳选择题（共40题，每题1分。每题的备选项中，只有1个最符合题意）

1. 根据《最高人民法院、最高人民检察院关于办理危害药品安全刑事案件适用法律若干问题的解释》第二条规定，生产、销售、提供假药，不属于应当认定为刑法第一百四十一条规定的"对人体健康造成严重危害"的情形的是
A. 造成轻伤或者重伤的
B. 致人重度残疾以上的
C. 造成轻度残疾或者中度残疾的
D. 造成器官组织损伤导致一般功能障碍或者严重功能障碍的

2. 药品人为风险的来源不包括
A. 不合理用药
B. 药品不良反应
C. 用药差错
D. 药品质量问题

3. 行政处罚的简易程序不包括
A. 执法人员向当事人出示执法身份证件
B. 确认违法事实，说明处罚理由和依据
C. 制作行政处罚决定书
D. 交付行政处罚罚金

4. 又称为"国家疫苗检查中心"的药品监督管理专业技术机构是
A. 药品审评中心
B. 食品药品审核查验中心
C. 药品评价中心
D. 药品审评检查分中心

5. 大多数药品均有不同程度的不良反应，只有在衡量有效性大于不良反应，或可解除、缓解不良反应的情况下才能使用该种药品，体现药品的
A. 有效性
B. 安全性
C. 稳定性
D. 均一性

6. 下列不属于申请医保定点零售药店应具备的条件的是
A. 在注册地址正式经营至少1年
B. 至少有1名取得执业药师资格证书或具有药学、临床药学、中药学专业技术资格证书的药师，且注册地在该零售药店所在地
C. 按GSP要求，开展药品分类分区管理，并对所售药品设立明确的医保用药标识
D. 建立基础数据库，按规定使用国家统一的医保编码

7. 2019年《药品管理法》修订，将药品召回制度上升为法律制度。下列关于药品召回的说法，正确的是
A. 根据药品安全隐患的严重程度，药品召回分为四级
B. 药品批发企业是药品召回的责任主体
C. 进口药品的代理商负责进口药品在境内召回的具体实施
D. 应当召回药品而未召回的，市场监督管理部门应当发起责令召回

8. 下列关于行政许可申请与受理的说法，错误的是
A. 申请材料不全需要补全的，行政机关应当在法定期限内分次告知申请人
B. 申请事项符合法定条件、属于行政机关管辖范围的，应当受理该申请
C. 申请材料存在可以当场更正的错误的，行政机关应当允许申请人当场更正

D. 申请事项不需要取得行政许可的，行政机关负有告知的义务

9. 药品质量监督检验根据其目的和处理方法不同，可以分为抽查检验、注册检验、指定检验和复验等类型，下列说法错误的是
A. 抽查检验简称"抽验"，是国家依法对生产、经营和使用的药品质量进行有目的的调查和检查的过程
B. 药品注册检验，包括标准复核和样品检验
C. 用于血源筛查的体外诊断试剂属于指定检验的品种
D. 当事人对药品检验结果有异议的应自收到药品检验结果之日起三日内申请复验

10. 下列关于药品注册管理要求的说法，不正确的是
A. 与国家药品标准收载的同品种药品使用的检验项目和检验方法一致的，可以不进行样品检验，只进行标准复核
B. 已被注销药品注册证书、超过有效期等的药品，应当由药品监督管理部门监督销毁或者依法采取其他无害化处理等措施
C. 中药饮片符合国家药品标准或省级药品监督管理部门制定的炮制规范，方可出厂、销售
D. 境外生产的药品的注册检验应当由口岸药品检验机构负责

11. 根据《药品经营质量管理规范》，下列关于药品零售企业拆零销售管理的说法，正确的是
A. 负责拆零销售的人员应经过专门培训
B. 拆零销售时只能提供药品说明书原件
C. 拆零销售应使用洁净、卫生的包装，包装上列明患者姓名、年龄、性别、药品名称、规格、数量、用法用量、有效期、批号等
D. 销售完成后，剩余的拆零药品应陈列在处方区

12. 下列关于处方审核的基本要求、依据和流程的说法，错误的是

A. 药师是处方审核工作的第一责任人
B. 依法经过资格认定的药师或者其他药学技术人员调配处方，应当进行核对，对处方所列药品可以更改或者代用
C. 对有配伍禁忌或者超剂量的处方，应当拒绝调配；必要时，经处方医师更正或者重新签字，方可调配
D. 医保部门将药师审核处方情况纳入医保定点医疗机构绩效考核体系

13. 下列关于医疗机构内处方保存期满后需进行销毁的说法，正确的是
A. 向医疗机构所在地设区的市级卫生健康主管部门备案后方可销毁
B. 向医疗机构所在地设区的市级药品监督管理部门备案后方可销毁
C. 经医疗机构主要负责人批准、登记备案方可销毁
D. 开具该处方的医师同意后可自行销毁

14. 特殊医学用途配方食品是指为了满足进食受限、消化吸收障碍、代谢紊乱或者特定疾病状态人群对营养素或者膳食的特殊需要，专门加工配制而成的配方食品。下列关于特殊医学用途配方食品管理的说法，错误的是
A. 特殊医学用途配方食品参照药品管理，该类食品应当经国家市场监督管理部门注册
B. 特殊医学用途配方食品广告参照药品广告的有关规定予以处理
C. 特殊医学用途配方食品注册号的格式为：国食注字 TP+××××（4位年号）+××××（4位顺序号）
D. 特殊医学用途配方食品注册证书有效期为5年

15. 下列关于医保药品目录的分类、制定与调整的说法，错误的是
A. 国务院医疗保障行政部门建立完善动态调整机制，原则上每年调整一次
B. 医保目录调入分为常规准入和谈判准入两

种方式

C. 各省级医疗保障部门按国家规定纳入《药品目录》的民族药、医疗机构制剂、中药饮片纳入"乙类药品"管理

D. 目录调整分为准备、申报、专家评审、谈判/竞价、公布结果5个阶段

16. 下列关于非处方药专有标识管理的说法，错误的是

A. 非处方药专有标识图案为椭圆形背景下的OTC英文字母的组合

B. 甲类非处方药是红色专有标识

C. 乙类非处方药是绿色专有标识

D. 指南性标志是红色专有标识

17. 中药配方颗粒的质量监管纳入以下哪种管理范畴

A. 中药材

B. 中药饮片

C. 中成药

D. 食药两用物质

18. 负责审核、标定口岸检验所需标准品、对照品的是

A. 省级药品检验机构

B. 市级药品检验机构

C. 原口岸药品检验所

D. 中国食品药品检定研究院

19. 下列关于疫苗管理规定的说法，错误的是

A. 疫苗上市许可持有人应当按照采购合同规定，向疾病预防控制机构和疫苗接种单位供应疫苗

B. 疾病防控急需疫苗和创新疫苗，国务院药品监督管理部门予以优先审评审批

C. 三级医疗机构或省级以上疾病预防控制机构实施或组织实施疫苗临床试验

D. 疫苗上市许可持有人可以自行配送疫苗，也可委托配送

20. 不符合中药材采收和产地加工管理规定的是

A. 应当单独采收、处置病虫害或生长发育不正常的药材

B. 企业应当采用现代化加工方法开展中药材产地加工，促进加工过程、方法的多样性

C. 应及时进行中药材晾晒，防止晾晒过程中各种因素对中药材的污染

D. 产地加工过程品质受到严重影响的，原则上不得作为中药材销售

21. 2017年，刘某取得了国家规定的药学专业高级职称，受聘于某药店。他2019年第一次参加执业药师职业资格考试。根据《执业药师职业资格考试实施办法》，他参加的考试类别和成绩有效期分别为

A. 药学类免试两科，2019年至2022年

B. 中药学类免试两科，2019年至2023年

C. 药学类免试两科，2019年至2020年

D. 中药学类免试两科，2019年至2021年

22. 某医院配制的医疗机构制剂临床效果良好，很受患者欢迎。根据《中华人民共和国药品管理法》，下列关于该医疗机构制剂管理的做法，正确的是

A. 由医疗机构的药检室负责对该制剂进行质量检验

B. 未经药品监督管理部门批准，在医疗机构之间调剂使用该制剂

C. 在医院宣传栏中对该制剂进行广告宣传

D. 将该制剂销售给其他药品零售企业

23. 下列关于处方药与非处方药分类管理的说法，不正确的是

A. 同一药品生产企业生产的"双跨"药品的处方药部分和非处方药部分的商品名应相同

B. 自动售药机可以销售除乙类非处方药品以外的药品

C. 销售乙类非处方药时，执业药师或其他药学技术人员应当根据个人消费者咨询需求，提供

科学合理的用药指导
D. 销售甲类非处方药时,执业药师应当主动向个人消费者提供用药指导

24. 下列关于药品上市许可持有人的说法,正确的是
A. 药品上市许可持有人是指取得药品注册证书的企业或者药品研制机构
B. 药品上市许可持有人是指取得进口药品注册证的企业或者药品检验机构
C. 药品上市许可持有人是指取得药品注册证书的企业或者药品检验机构
D. 药品上市许可持有人是指取得进口药品注册证的企业或者药品研制机构

25. 根据《中华人民共和国中医药法》及相关规定,下列关于中药材管理的说法,正确的是
A. 初加工鲜用药材不得使用防腐剂
B. 初加工药材不得使用保鲜剂
C. 严禁应用硫黄熏蒸方法
D. 野生药用动植物采集应坚持"最大持续产量"原则

26. 根据《互联网药品信息服务管理办法》,下列关于提供互联网药品信息服务网站的说法,错误的是
A. 除与主办单位名称相同的以外,不得以"中国""中华""全国"等冠名
B. 国家对经营性互联网信息服务实行许可制度,对非经营性互联网信息服务实行备案制度
C. 有2名以上熟悉药品、医疗器械管理法律、法规和药品、医疗器械专业知识或者依法经资格认定的药学、医疗器械技术人员
D. 申请提供互联网药品信息服务应当填写国家药品监督管理局统一制发的《互联网药品信息服务申请表》,向国家药品监督管理局提出申请并提交相应材料

27. 下列关于药品标签和说明书的说法,正确的是

A. 葡萄糖注射剂说明书除了要列出全部活性成分,还需要列出全部的辅料名称
B. 尚不清楚有无不良反应和禁忌的,在说明书中不列出此两项
C. 药品内标签是指直接印刷在药品上的标签
D. 药品说明书中的外用药标识应当彩色印制,不可以单色印制

28. 下列关于上市许可持有人禁止类行为的说法,错误的是
A. 疫苗上市许可持有人允许向除疾病预防控制机构外的单位销售疫苗
B. 药品上市许可持有人可授权派出医药代表从事学术推广、技术咨询等活动,但不得要求其承担药品销售任务
C. 中药饮片生产企业不得以中药材及初加工产品冒充中药饮片销售
D. 禁止以展销会、博览会、交易会、订货会、产品宣传会等方式现货销售药品或赠送药品

29. 根据《药品网络销售监督管理办法》,下列关于药品网络销售的说法,错误的是
A. 药品零售企业从事药品网络销售的,应向所在地市县级药品监督管理部门备案
B. 中药饮片生产企业可从事中药饮片的网络销售活动
C. 药品零售企业网络销售处方药的,在处方药销售主页上不得直接公开展示处方药的包装信息
D. 网络药品交易第三方平台应对入驻的药品网络销售企业建立登记档案,档案至少每半年核验更新一次

30. 根据《中成药通用名称命名技术指导原则》,下列关于中成药通用名称命名的说法,错误的是
A. 中成药通用名一般字数不超过5个字
B. 中成药命名可借鉴古方命名
C. 中成药通用名更名后,给予2年过渡期,过渡期内采取新名称后括注老名称的方式标注

D. 中成药通用名不应采用濒危受保护动、植物名称命名

31. 根据《药品类易制毒化学品管理办法》，下列小包装麻黄素的销售行为，符合规定的是
A. 甲麻醉药品区域性批发企业将其销售给乙麻醉药品区域性批发企业
B. 丙药品类易制毒化学品生产企业将生产的该药品销售给专门从事第二类精神药品的丁批发企业
C. 戊麻醉药品全国性批发企业将其销售给己麻醉药品区域性批发企业
D. 庚麻醉药品全国性批发企业将其销售给辛第二类精神药品区域性批发企业

32. 特殊使用级抗菌药物可以
A. 在村卫生室使用
B. 在局部感染时使用
C. 在免疫功能低下时使用
D. 在抢救生命垂危患者时使用

33. 下列关于第二类和第三类医疗器械的注册号的说法，错误的是
A. 国务院药品监督管理部门统一制定医疗器械注册证格式
B. 注册号的格式：×1械注×2××××3×4××5××××6
C. 注册形式境内用"准"字，进口和港澳台的都用"进"字
D. 注册证格式中首次注册年份后数字代表产品管理类别

34. 中国医疗保障官方标识包括官方标志和官方徽标，下列相关说法错误的是
A. 医保官方标志一般用于体现机构属性的场合
B. 医保官方徽标既可以用于体现医保工作人员个人身份场合，也可以用于定点零售药店等机构场所中使用
C. 医保官方徽标的CHS字形颜色为橙色，其余部分为深蓝色和白色
D. 医保官方标志的CHS字形颜色为蓝色，其余字形为灰色

35. 下列有关医疗用毒性药品管理的说法，错误的是
A. 每次配料，必须经2人以上复核无误，并详细记录每次生产所用原料和成品数，经手人要签字备查
B. 由国务院药品监督管理部门制定并下达毒性药品的年度生产、收购、供应和配制计划
C. 除相关的药品零售企业、医疗机构外，其他任何单位、个人均不得从事毒性药品的配方业务
D. 零售药店凭盖有医师所在的医疗单位公章的正式处方供应和调配毒性药品

36. 根据《野生药材资源保护管理条例》及有关规定，下列关于"杜仲"的说法，正确的是
A. 禁止采猎
B. 属于三级保护野生药材物种
C. 分布区域缩小，资源处于衰竭状态
D. 不得出口

37. 以下药品广告内容和发布行为不违规的是
A. 以非处方药"金嗓子喉片"的名称为某电视台节目冠名
B. 祛湿通络胶囊广告当中出现了专业机构及其工作人员名义和形象力荐该药品
C. 茸杞补肾茶广告宣称"1盒见效，8小时肾脾同洗，15天后体内毒素减少，肿胀回缩，服用30天后尿急完全消失"
D. 麝香心脑通胶囊广告宣称"新栓旧栓一并除；首次实现了截根源性治疗；使心脑血管治疗不再难；脑血栓7天见效，中风偏瘫10天见效"

38. 伪造、变造、出租、出借、非法买卖许可证或者药品批准证明文件的，相关处罚不包括
A. 没收违法所得，处违法所得3倍以上5倍

以下的罚款

B. 情节严重的,并处违法所得 5 倍以上 15 倍以下的罚款

C. 情节严重的,吊销药品生产许可证、药品经营许可证、医疗机构制剂许可证或者药品批准证明文件

D. 情节严重的,对法定代表人、主要负责人、直接负责的主管人员和其他责任人员,处 2 万元以上 20 万元以下的罚款

39. 2009 年 4 月 6 日,《中共中央 国务院关于深化医药卫生体制改革的意见》(以下简称新医改意见)发布。新医改意见把基本医疗卫生制度作为公共产品向全民提供的核心理念,坚持医疗卫生事业的

A. 公开性
B. 公平性
C. 公益性
D. 公正性

40. 未经许可从事化妆品生产活动或者化妆品注册人、备案人委托未取得相应化妆品生产许可的企业生产化妆品,情节严重的,对违法单位的法定代表人或者主要负责人、直接负责的主管人员和其他直接责任人员处以禁止其从事化妆品生产经营活动的期限为

A. 1 年内
B. 5 年内
C. 10 年内
D. 终身禁止

二、配伍选择题(共 50 题,每题 1 分。题目分为若干组,每组题目对应同一组备选项,备选项可重复选用,也可不选用。每题只有 1 个备选项最符合题意)

(41~42 题共用备选答案)

A. 基本医疗保险制度
B. 补充医疗保险制度
C. 医疗救助制度
D. 医疗互助制度

41. 国家医疗保障基本制度不包括

42. 保障参保群众基本医疗保险之外个人负担的、符合社会保险相关规定的医疗费用的医疗保障制度为

(43~45 题共用备选答案)

A. 药品的通用名称、规格、生产厂商、购货单位、剂型、批号、有效期、销售数量、销售日期、单价、金额

B. 购货单位、药品的通用名称、剂型、规格、数量、批号、有效期、生产厂商、出库日期、质量状况和复核人员

C. 药品的通用名称、规格、批准文号、批号、剂型、有效期、生产厂商、生产日期、供货单位、到货日期、到货数量、验收合格数量、验收结果

D. 药品的通用名称、规格、产地、剂型、数量、价格、生产厂商、供货单位、购货日期

43. 药品批发企业按规定从本省某药品生产企业购进中药饮片,并建立采购记录,按照 GSP 有关规定,该企业的采购记录应当列明

44. 药品批发企业应做好药品销售记录,销售记录应当列明

45. 药品批发企业人员对一批新到的化学药品制剂进行验收,其验收记录应当列明

(46~48 题共用备选答案)

A. 1 年
B. 2 年
C. 4 年
D. 3 年

46. 医疗机构麻醉药品处方保存期限至少为

47. 医疗机构第二类精神药品处方保存期限至少为

48. 医疗机构急诊处方保存期限为

(49～50题共用备选答案)
A. 每5年报告一次
B. 每3年报告一次
C. 每1年报告一次
D. 每半年报告一次

49. 医疗机构对非限制使用级抗菌药物临床应用情况的报告频次为

50. 医疗机构对限制使用级抗菌药物临床应用情况的报告频次为

(51～53题共用备选答案)
A. 国药准字H+4位年号+4位顺序号
B. 国药准字Z+4位年号+4位顺序号
C. 国药准字SC+4位年号+4位顺序号
D. 国药准字SJ+4位年号+4位顺序号

51. 四川省某药厂生产的同名同方药的批准文号格式为

52. 四川省某药厂生产的某仿制药的批准文号格式为

53. 香港某药厂生产的血液制品的批准文号格式为

(54～56题共用备选答案)
A. 所有作用于全身的抗菌药
B. 所有作用于全身的激素
C. 消费者进行自我诊断下的安全性
D. 疗效确切,用药后的效果明显或明确

54. 处方药转换为非处方药时,安全性评价包括

55. 处方药转换为非处方药时,有效性应具有的特点是

56. 不得由处方药转换评价为非处方药的药品是

(57～59题共用备选答案)
A. 所在地设区的市级药品监督管理部门
B. 所在地设区的市级市场监督管理部门
C. 永久保存
D. 保存至医疗器械有效期后2年

57. 开办第一类医疗器械生产企业的,办理第一类医疗器械生产备案的部门是

58. 具有有效期的医疗器械进货查验和销售记录保存期限是

59. 植入类医疗器械进货查验和销售记录保存期限是

(60～61题共用备选答案)
A. 国家药品监督管理局药品评价中心
B. 中国食品药品检定研究院
C. 国家药品监督管理局食品药品审核查验中心
D. 国家药品监督管理局药品审评中心

60. 组织开展进口药品注册检验以及上市后有关数据收集分析等工作的技术机构是

61. 承担药物临床试验、非临床研究机构资格认定(认证)、研制现场检查和药品注册现场检查的是

(62～64题共用备选答案)
A. 所在地设区的市级药品监督管理部门
B. 所在地省级药品监督管理部门
C. 国家药品监督管理部门
D. 所在地设区的市级卫生健康主管部门

62. 专门从事第二类精神药品批发业务的药品经营企业资质审批部门是

63. 医疗机构《麻醉药品、第一类精神药品购用印鉴卡》的审批部门是

64. 跨省（区、市）从事麻醉药品和第一类精神药品批发业务的药品经营企业资质审批部门是

（65~66题共用备选答案）
A. 互联网不正当竞争
B. 侵犯商业秘密
C. 诋毁商誉行为
D. 混淆行为

65. 根据《反不正当竞争法》，甲药品生产企业部门负责人，以金钱诱导的方式让"网络黑客"将乙企业正在研制药物的临床研究数据上传至互联网，该行为属于

66. 根据《反不正当竞争法》，丙药品经营企业，未经"网红"丁药品电商平台的同意，擅自使用丁电商网页主体的部分，该行为属于

（67~69题共用备选答案）
A. 天蓝色与白色相间
B. 黑色与白色相间
C. 绿色与白色相间
D. 宝石蓝色与白色相间

67. 氯胺酮的专用标志颜色为

68. 阿托品的专用标志颜色为

69. 羟考酮的专用标志颜色为

（70~71题共用备选答案）
A. 企业经营范围未发生变化
B. 企业在原仓库地址增加仓库

C. 企业改变企业名称
D. 企业改变法定代表人

70. 按照变更药品经营许可程序办理的是

71. 无需重新办理《药品经营许可证》，仅需进行许可事项变更的是

（72~73题共用备选答案）
A. 注册检验
B. 指定检验
C. 抽查检验
D. 复验

72. 通过质量公告的形式向公众发布药品质量监督检查结果的检验是

73. 新药上市申请、首次申请上市的仿制药及首次申请上市的境外生产药品都应当进行的检验是

（74~75题共用备选答案）
A. 津×广审（视）第220520-×××××号
B. 津×广审（视）第250520-×××××号
C. 津×广审（视）第240519-×××××号
D. 津×广审（视）第270519-×××××号

74. A产品于2022年5月20日取得广告批准文号，已知A产品注册证明文件、备案凭证或者生产许可文件最短的有效期到2025年05月20日，A产品的广告批准文号的格式可能是

75. B产品于2022年5月20日取得广告批准文号，已知B产品注册证明文件、备案凭证或者生产许可文件未规定有效期，B产品的广告批准文号的格式可能是

（76~78题共用备选答案）
A. 3万元以下罚款

B. 5000元以上2万元以下的罚款
C. 10万元以上100万元以下的罚款
D. 20万元以上100万元以下的罚款

76. 举办中医诊所应备案而未备案，不涉及拒不改正的情况下，应承担的罚款为

77. 药品零售企业违反规定销毁第二类精神药品，逾期不改正的，应承担的罚款为

78. 广告主在针对未成年人的大众传播媒介上发布药品广告，不涉及情节严重的情况下，应承担的罚款为

（79～80题共用备选答案）
A. 药品通用名称
B. 核准日期
C. 药品专用标识
D. 警示语

79. 印制在说明书首页左上方的是

80. 标注在说明书首页右上方的是

（81～83题共用备选答案）
A. 国家药品监督管理局药品评价中心
B. 省级药品监督管理部门
C. 县级以上药品监督管理部门
D. 国家药品监督管理局药品审评中心

81. 中国境内生产的药品再注册申请的提出部门是

82. 在我国境内销售的法国生产药品再注册的提出部门是

83. 在我国境内生产药品，召回药品需要销毁的，其监督销毁部门是

（84～85题共用备选答案）
A. 蛋白同化制剂
B. 所有肽类激素
C. 麻醉镇痛剂
D. 利尿剂

84. 列入兴奋剂实施严格管理，药品零售企业不得经营的是

85. 列入兴奋剂管理，药品零售企业必须凭处方销售的是

（86～87题共用备选答案）
A. 2倍以上10倍以下
B. 1倍以上5倍以下
C. 10倍以上30倍以下
D. 5倍以上15倍以下

86. 药品批发企业从个人处购进药品且情节严重的，责令改正，没收违法购进的药品和违法所得，并处违法购进药品货值金额的罚款倍数为

87. 接受委托运输的企业，知道承运药品为劣药，依然为其提供运输服务的，没收全部运输收入，并处违法收入的罚款倍数为

（88～90题共用备选答案）
A. 中药一级保护品种
B. 中药二级保护品种
C. 中药三级保护品种
D. 中药四级保护品种

88. 对特定疾病有显著疗效的中药品种属于

89. 从天然药物中提取的有效物质及特殊制剂属于

90. 向国外转让该工艺制法、处方组成，应当按国家有关保密的规定办理的是

三、综合分析选择题（共20题，每题1分。题目分为若干组，每组题目基于同一个临床情景、病例、实例或者案例的背景信息逐题展开。每题的备选项中，只有1个最符合题意）

（91～93题共用题干）

甲为药品上市许可持有人，自行生产降压药A；甲接受同省份戊医疗机构委托配制中药医疗机构制剂的请求。乙为药品批发企业，从甲处购进降压药A进行销售。丙为药品零售企业，从乙处购进降压药A进行销售。丁为某医疗机构，在使用降压药A的过程中发现该药品某批次的包装有部分字体印刷不清晰的情况，遂向甲进行报告，甲经过内部研讨后认为该药品一般不引起健康危害，但依旧决定对该批次药品进行召回。

91. 上述案例中，甲对降压药A发起召回，对应的召回分类和分级分别是

A. 主动召回；二级召回
B. 责令召回；二级召回
C. 主动召回；三级召回
D. 责令召回；三级召回

92. 乙收到召回通知后做出下列行为，其中错误的是

A. 立即停止销售或使用该药品
B. 保存完整的购销记录
C. 将已上架的降压药A进行销毁
D. 协助药品生产企业履行召回义务

93. 下列关于戊医疗机构委托甲药品上市许可持有人为其配制中药制剂的行为，合法的是

A. 戊医疗机构应委托具有《医疗机构制剂许可证》的其他医疗机构配制中药制剂，不得委托甲药品上市许可持有人配制中药制剂
B. 戊医疗机构在委托甲药品上市许可持有人为其配制中药制剂时无需取得《医疗机构制剂许可证》，除特殊情况外需要取得该中药制剂的制剂批准文号

C. 戊医疗机构委托甲药品上市许可持有人为其配制中药制剂，需要向甲药品上市许可持有人所在地省级药品监督管理部门备案
D. 若戊医疗机构委托甲药品上市许可持有人为其配制的中药制剂属于由中药饮片经粉碎后制成的胶囊剂，需要向省级药品监督管理部门批准取得制剂批准文号

（94～97题共用题干）

甲是药品批发企业，经批准获得《药品经营许可证》，经营范围包括麻醉药品、第二类精神药品、医疗用毒性药品、化学原料药及其制剂、抗生素原料药及其制剂、生物制品。乙是药品零售企业（非连锁），经营范围包括中药饮片、中成药、化学药制剂、生物制品。丙是药品上市许可持有人，持有品种包括磷酸可待因糖浆和某国家免疫规划疫苗。乙药品零售企业的执业药师丁，凭患者身份证原件向其销售了3盒含麻黄碱类复方制剂非处方药，并对其进行用药指导，因店内正在举行促销活动，丁以买二赠一的方式向患者赠送了一盒中成药（甲类非处方药）。

94. 下列药品购销行为符合国家相关规定的是

A. 甲向乙销售医疗用毒性药品、化学药制剂并如实开具发票
B. 甲从丙处采购了其所持有的国家免疫规划疫苗，并销售至当地的接种单位
C. 甲向乙销售经营范围内的第二类精神药品并亲自配送至乙的实际经营地址
D. 甲从丙处采购了其所持有的磷酸可待因糖浆

95. 甲企业拟通过提供互联网药品信息服务网站发布药品信息，下列药品属于可以发布互联网药品信息的是

A. 麻醉药品
B. 生物制品
C. 第二类精神药品
D. 医疗用毒性药品

96. 关于执业药师丁凭患者身份证原件向患者销售了3盒含麻黄碱类复方制剂非处方药的行为,下列说法正确的是

A. 含麻黄碱类复方制剂含有麻黄碱类物质,属于含特殊药品复方制剂,应当凭医师处方方可销售

B. 丁是执业药师,可以凭患者身份证原件向其销售3盒含麻黄碱类复方制剂非处方药

C. 含麻黄碱类复方制剂非处方药一次销售不得超过2盒

D. 药品零售企业不得销售含麻黄碱类复方制剂

97. 下列关于乙药品零售企业举行促销活动的说法,正确的是

A. 药品零售企业不得举行促销活动

B. 丁以买二赠一的方式向患者赠送了一盒中成药(甲类非处方药)属于合法行为

C. 丁可以采取买二赠一的方式向患者赠送非处方药,但不得以买二赠一的方式赠送处方药

D. 丁不得以买二赠一的方式向患者赠送甲类非处方药

(98～100题共用题干)

某市一名癫痫病患儿家属王某,因帮助患儿家属群群主李某代收海外购买的氯巴占包裹,被该县检察院认定为走私毒品,最终,检察院以王某犯罪情节轻微作出不予起诉的决定。李某成了该案被继续起诉的被告人。在我国,氯巴占属于中枢神经系统抗癫痫药物,被列为第二类精神管制药品,此前在国内未被批准上市。

98. 根据上述案例,结合药品进口管理法律法规,下列说法正确的是

A. 王某可以从海外购买氯巴占,然后在境内销售给他人使用

B. 氯巴占属于第二类精神药品,个人不得携带入境

C. 氯巴占属于药品类易制毒化学品,个人不得携带入境

D. 王某可以凭借正规医疗机构的医疗诊断书,从海外携带少量、自用的氯巴占

99. 进口企业欲从海外大量进购氯巴占,下列关于其进口流程的说法错误的是

A. 应取得国家药监局颁发的进口准许证

B. 应取得《进口药品通关单》

C. 应取得《进口药品检验报告书》

D. 该企业仅能通过由国家药品监督管理局和海关总署共同提出并报国务院批准的口岸进口

100. 下列关于个人携带易制毒化学品入境的管理的叙述,正确的是

A. 个人不得携带易制毒化学品入境

B. 个人不得携带第一类易制毒化学品入境

C. 个人不得携带除了第一类中的药品类易制毒化学品药品制剂和高锰酸钾以外的易制毒化学品入境

D. 个人携带易制毒化学品入境,应当以数量合理为限,并且接受药品监督管理部门监管

(101～103题共用题干)

案例一:2022年12月14日,A省经济技术开发区市场监督管理局根据海关缉私部门线索通报,对A省经济技术开发区某医院使用违规进口相关A化学药品展开调查。经查,A化学药品属于未经批准擅自进口的药品,涉案货值金额8万元,该医院利用A药品违法所得共计18.7万元。

案例二:A省经济技术开发区的某批发企业取得B药品(麻醉药品)的药品注册证书,成为B药品的上市许可持有人,该企业对已批准上市的B药品进口出口。同时,经查,该批发企业为从允许药品进口的口岸进口A药品,涉案金额28万元。

案例三:A省某药品生产企业在取得某三级医疗机构的医疗机构制剂配方后,准备生产该医疗机构制剂。被A省药品监督管理部门在日常监督检查中发现并叫停该行为。

101. 下列关于药品进口管理的说法，有误的是
A. 药品应当从允许药品进口的口岸进口，并由进口药品企业向口岸所在地药品监督管理部门备案
B. 进口药品未按照规定备案的，责令改正，给予警告
C. 进口药品未按照规定备案的，且逾期不改正的，吊销药品注册证书
D. 药品应当从允许药品进口的口岸进口，并由药品上市许可持有人向口岸所在地药品监督管理部门备案

102. 案例二的批发企业想要出口其持有的B药品，下列关于出口管理的说法，正确的是
A. 海关会同国务院对外贸易主管部门对进出口药品目录制定并调整，以签发许可证件的形式对其进出口加以管制
B. 出口B药品的，应当取得口岸药监局颁发的出口准许证
C. 出口准许证实行"一证一关"，且只能在有效期内一次性使用
D. 出口蛋白同化制剂、肽类激素，应当向国家药品监督管理部门提出申请，符合条件的，发给出口准许证

103. 下列关于案例三该生产企业想生产医疗机构制剂行为的说法，错误的是
A. 该生产企业不能自行生产医疗机构制剂
B. 该生产企业的行为属于不正当竞争行为
C. 该生产企业经省药监批准后取得《医疗机构制剂许可证》，方可生产医疗机构制剂
D. 该生产企业可以接受有医疗机构制剂批准文号的医疗机构委托生产医疗机构中药制剂

（104～105题共用题干）
某药品生产企业生产的药品"复方风湿宁片"，其功能主治为"活血舒筋，祛风除湿，用于风湿痹痛、手足麻木酸软"。在获得药品广告审查部门批准之后，广告在发布过程中出现了"服用5天颈椎就不疼了；4周后8年的老风湿完全好了；服药60天变硬变形的关节恢复正常；治疗所有骨病，康复后行动自如"等广告内容。

104. 对上述信息中的药品广告内容的定性，错误的是
A. 属于广告中不得出现的情形
B. 未按照审查通过的内容发布药品广告
C. 进行虚假宣传
D. 属于不得发布广告的药品

105. 因上述信息中的违法广告情节严重，在规定的时间内，广告审查部门不再受理该企业该品种的广告审查申请。这个规定的时间指的是
A. 3个月
B. 12个月
C. 16个月
D. 24个月

（106～108题共用题干）
2021年，成都全市开展"春雷行动2021"，成都郫都区市场监管局执法人员对某药店进行检查时，发现该药店经营场所待售中药饮片陈列柜中有2种中药饮片均超过了有效期。该局当即立案调查，并对上述中药饮片采取了扣押。经调查，过期中药饮片货值金额77.61元，售出10g，违法所得4.5元。当事人经营场所待售药品陈列柜中的上述2种药品均已超过有效期，当事人销售劣药的行为违反了《中华人民共和国药品管理法》第九十八条第一款"禁止生产（包括配制，下同）、销售、使用假药、劣药"规定。

106. 上述案件中，执法人员对涉事中药饮片进行扣押，属于
A. 行政处罚
B. 行政强制
C. 行政许可
D. 行政复议

107. 关于该药店将面临的行政处罚中的财产罚款，下列说法正确的是
A. 最低罚款为150万元
B. 最低罚款为10万元
C. 最低罚款为100万元
D. 最低罚款为50万元

108. 关于上述案件，下列说法正确的是
A. 涉事中药饮片应认定为劣药
B. 该药店涉嫌无证经营药品
C. 该药店涉嫌生产劣药
D. 该药店涉嫌销售假药

（109～110题共用题干）
麻黄碱类复方制剂是含有麻黄碱类物质和其他药物成分的药品复方制剂，是用于治疗感冒和咳嗽的常用药品，且大多为非处方药，常见的如新康泰克胶囊、麻黄碱苯海拉明片、消咳宁等。麻黄碱类物质是制造甲基苯丙胺（俗称"冰毒"）等合成毒品的主要原料。由于麻黄碱类物质及其单方制剂被严格管控，毒品犯罪分子转而寻求易于获取的麻黄碱类复方制剂作为制毒原料，这也导致麻黄碱类复方制剂脱离药用渠道流入非法渠道的形势较为严峻。

109. 应被列入处方药管理的麻黄碱类复方制剂中，单位剂量麻黄碱类药物含量为
A. 小于等于30mg
B. 大于30mg
C. 等于30mg
D. 小于30mg

110. 下列按处方药管理的麻黄碱类复方制剂广告发布的说法，正确的是
A. 可以在大众传播媒介发布药品广告
B. 不得发布广告
C. 只能在指定的医药专业刊物上发布广告
D. 可以为医药类专业活动冠名

四、多项选择题（共10题，每题1分。每题的备选项中，有2个或2个以上符合题意。错选、少选均不得分）

111. 下列属于"十四五"国家药品安全发展主要任务的有
A. 持续深化审评审批制度改革
B. 加强智慧监管体系和能力建设
C. 促进中药传承创新发展
D. 严格疫苗监管

112. 药品违法行为的法律责任强调处罚到人，下列属于法律责任人员的有
A. 主要负责人
B. 直接负责的主管人员
C. 法定代表人
D. 药品上市许可持有人

113. 根据《医疗器械监督管理条例》的规定，下列对于未经经营许可从事第三类医疗器械经营活动的行政处罚行为的说法，正确的有
A. 没收违法所得、违法经营的医疗器械和用于违法经营的工具、设备、原材料等物品
B. 违法经营的医疗器械货值金额不足1万元的，并处5万元以上15万元以下罚款；货值金额1万元以上的，并处货值金额15倍以上30倍以下罚款
C. 情节严重的，责令停产停业，10年内不受理相关责任人及单位提出的医疗器械许可申请
D. 对违法单位的法定代表人、主要负责人、直接负责的主管人员和其他责任人员，没收违法行为发生期间自本单位所获收入，并处所获收入30%以上3倍以下罚款，10年内禁止其从事医疗器械生产经营活动

114. 根据《药品经营质量管理规范》，药品零售企业应当加强对所售药品的陈列管理，药品零售企业可以销售但不得陈列的药品包括
A. 复方盐酸伪麻黄碱缓释胶囊
B. 罂粟壳

C. 盐酸曲马多片
D. 注射用A型肉毒毒素

115. 下列属于医院药师工作职责的有
A. 参与临床药物治疗,进行个体化药物治疗方案的设计与实施
B. 建立药品遴选制度,审核本临床科室申请的新购入药品
C. 制定本医疗机构基本用药供应目录
D. 开展抗菌药物临床应用监测,实施处方点评与超常预警

116. 根据乡村中医药技术人员自种、自采、自用中草药的要求,下列属于乡村中医药技术人员不得自种、自采、自用的中草药有
A. 罂粟壳
B. 濒稀野生植物药材
C. 特殊炮制后方可使用的植物中草药
D. 加工成制剂后方可使用的植物中草药

117. 下列关于消费者的权益和经营者的义务的说法,错误的有
A. 经营者发现其提供的商品或者服务存在缺陷,应当立即向有关行政部门报告和告知消费者,并采取停止销售、警示等措施属于提供信息的义务
B. 对损害消费者合法权益的行为,通过大众传播媒介予以揭露、批评属于消费者真情知悉权
C. 消费者在自主选择商品或者服务时,有权进行比较、鉴别和挑选属于消费者的公平交易权
D. 消费者在购买该商品或者接受该服务前已经知道其存在瑕疵,且存在该瑕疵不违反法律强制性规定的,经营者没有保证质量的义务

118. 当事人对药品监督管理部门出具的药品检验结果有异议的,可以申请复验的机构有
A. 国家药品监督管理部门指定的药品检验机构
B. 原药品检验机构
C. 当事人指定的药品检验机构
D. 上一级药品监督管理部门指定的药品检验机构

119. 根据《处方管理办法》,处方审核内容包括合法性审核、规范性审核和适宜性审核。下列属于规范性审核内容的为
A. 处方剂量、用法是否正确
B. 中药饮片要单独开具处方
C. 选用剂型与给药途径是否适宜
D. 药品剂量、用法准确清楚,不得使用"自用"等含糊不清字句

120. 执业药师在执业过程中应当接受各级药品监督管理部门、执业药师协会和社会公众的监督。下列属于执业药师的职业道德准则有
A. 救死扶伤,不辱使命
B. 尊重患者,平等相待
C. 依法执业,质量第一
D. 进德修业,珍视声誉

临考决胜卷（五）

一、最佳选择题（共40题，每题1分。每题的备选项中，只有1个最符合题意）

1. 由于药品包装尺寸过小，药品内标签可以不标注
A. 药品通用名称
B. 批准文号
C. 规格
D. 有效期

2. 根据《处方管理办法》，下列关于处方书写要求的说法，错误的是
A. 药品用法可用拉丁文或缩写体书写
B. 新生儿、婴幼儿应当写明其日龄或月龄
C. 中药注射剂要单独开具处方
D. 处方书写应字迹清楚，不得修改，如有书写错误应重新开具

3. 甲、乙、丙均为甲省的药品批发企业，下列关于其购销复方地芬诺酯片的行为，不合法的是
A. 乙从丙购进并销售给甲省的零售企业
B. 甲从药品生产企业购进并销售给乙
C. 甲从乙购进并销售给甲省的医疗机构
D. 甲从乙购进并销售给丙

4. 根据《行政许可法》，下列属于不予撤销行政许可的情形是
A. 被许可人以欺骗、贿赂等不正当手段取得的行政许可，但撤销后可能对公众利益造成重大损害
B. 违反法定程序作出的准予行政许可决定
C. 行政机关工作人员滥用职权、玩忽职守作出的准予行政许可决定
D. 超越法定职权作出的准予行政许可决定

5. 下列关于主动召回的说法，错误的是

A. 召回药品需要销毁的，应当在持有人、药品生产企业或者储存召回药品所在地县级以上药品监督管理部门或者公证机构监督下销毁
B. 对不符合药品标准但尚不影响安全性、有效性的中药饮片，且能够通过返工等方式解决该问题的，可以适当处理后再上市
C. 在召回完成后10个工作日内，将药品召回和处理情况向所在地省级药品监督管理部门和卫生健康主管部门报告
D. 境内代理人在境内实施药品召回的，应当按照《药品召回管理办法》规定组织实施召回，并向国家药品监督管理部门报告药品召回和处理情况

6. 根据《疫苗管理法》规定，下列关于非免疫规划疫苗管理的说法，错误的是
A. 非免疫规划疫苗由省级疾病预防控制机构组织在省级公共资源交易平台集中采购
B. 县级疾病预防控制机构向接种单位供应非免疫规划疫苗，可以收取疫苗费用及储存、运输费用
C. 疫苗生产企业与疾病预防控制机构在交接疫苗过程中，双方均应登记疫苗的名称、规格、生产批号、数量、有效期等信息
D. 药品批发企业经批准后可以经营非免疫规划疫苗，批发企业必须建立真实、完整的购进、储存、分发、供应记录，做到账、物、货、款一致

7. 根据《药品管理法》《医疗机构制剂注册管理办法（试行）》等相关法律法规的规定，下列关于医疗机构制剂管理的说法，正确的是
A. 医疗机构配制制剂，应当经所在地省级卫生健康主管部门批准，取得医疗机构制剂许可证
B. 医疗机构配制的制剂，应当是本单位临床

需要而市场上供应短缺的品种
C. 制剂室负责人、配制地址、配制范围的变更属于制剂许可证的许可事项变更
D. 医疗机构可以与其他单位共用配制场所、配制设备及检验设施

8. 根据《中药品种保护条例》，下列不属于中药一级保护品种保护期限的是
A. 20年
B. 7年
C. 10年
D. 30年

9. 下列关于药品类易制毒化学品管理的说法，正确的是
A. 药品类易制毒化学品的处方限量是2日极量
B. 药品零售企业在销售小包装麻黄素时，一次销售不得超过5个最小包装
C. 药品类易制毒化学品单方制剂和小包装麻黄素仅能由麻醉药品全国性批发企业、区域性批发企业经销
D. 药品零售企业经营盐酸麻黄碱滴鼻液时，一次销售不得超过2个最小包装

10. 下列关于涉药储运行为的管理要求的说法，错误的是
A. 根据《药品经营质量管理规范》的规定，药品流通过程中，凡涉及药品储存、运输的行为应当符合药品GSP的有关要求
B. 药品上市许可持有人委托储运药品的，应当将受托方储存、运输等行为纳入己方质量管理体系，与其签订委托协议，约定双方药品质量责任，并对受托方进行监督
C. 接受委托储存、运输药品的企业应当按照药品GSP的要求开展药品储存、运输活动，按照委托协议履行义务，并且承担相应的法律责任和合同责任
D. 接受疫苗上市许可持有人委托储存、运输的企业，不得再次委托储存、运输疫苗；不得将疫苗与其他药品混库储存或者混车、混箱运输

11. 根据《药品管理法》和《医疗机构药事管理规定》，下列关于医疗机构药学部门的人员要求的说法，正确的是
A. 二级综合医院药剂科的药学人员中，具有高等医药院校临床药学专业或者药学专业全日制本科毕业以上学历的，应当不低于药学专业技术人员总数的30%
B. 三级综合医院药学部药学人员中具有高等医药院校临床药学专业或者药学专业全日制本科毕业以上学历的，应当不低于药学专业技术人员的20%
C. 二级以上医院药学部门负责人应当具有高等学校药学专业或者临床药学专业本科以上学历或者本专业高级技术职务任职资格
D. 除诊所、卫生所、医务室、卫生保健所、卫生站以外的其他医疗机构药学部门负责人应当具有高等学校药学专业专科以上或者中等学校药学专业毕业学历，以及药师以上专业技术职务任职资格

12. 下列关于药品出口管理的叙述，正确的是
A. 出口药品的企业应当向国家药品监督管理局申请办理《药品出口销售证明》
B. 《药品出口销售证明》有效期不得超过2年，且不应超过申请资料中所有证明文件的有效期
C. 未在我国注册的药品不允许出口销售
D. 对于短缺药品，国务院不得限制出口

13. 对于下列有关药品管理规定的说法，正确的是
A. 丁丙诺啡注射剂和丁丙诺啡透皮贴剂最小外包装上都有"绿色与白色"相间标注"精神"字样的专有标识
B. 盐酸哌醋甲酯片和盐酸哌替啶注射剂的最小外包装上都有"天蓝色与白色"相间的专有标识
C. 依据精神药品使人体产生的依赖性和危害人体健康的程度，精神药品分为第一类精神药品、第二类精神药品和按第二类精神药品管理

的药品
D. 口服固体制剂每剂量单位含羟考酮碱大于5mg，且不含其他麻醉药品、精神药品或药品类易制毒化学品的复方制剂列入第一类精神药品管理

14. 下列关于双跨药品的管理要求的说法，错误的是
A. 分别使用处方药、非处方药两种标签、说明书
B. "双跨"药品分别作为处方药、非处方药的包装颜色有明显区别
C. 不得扩大或暗示药品作为处方药、非处方药的疗效
D. 同一药品生产企业生产的"双跨"药品的处方药、非处方药具有相似的商品名

15. 根据《体外诊断试剂注册管理办法》，下列关于体外诊断试剂注册管理分类，正确的是
A. 除用于血源筛查以外的其他体外诊断试剂，按照医疗器械管理
B. 用于血源筛查的体外诊断试剂，按照药品管理
C. 除采用放射性核素标记以外的其他体外诊断试剂，按照医疗器械管理
D. 采用放射性核素标记的体外诊断试剂，按照医疗器械管理

16. 药品广告中有关药品功效的宣传应当科学准确，遵循合理宣传、科学引导的原则。药品广告可以含有的内容是
A. "增强记忆力，考生必备良药"的表述
B. "无效全额退款，保健药品"的表述
C. "知名中医院配制，秘方不外传"的表述
D. "请在药师的指导下购买或使用"的表述

17. 下列关于含特殊药品复方制剂管理的说法，错误的是
A. 含特殊药品复方制剂，既有按处方药管理的，也有按非处方药管理的
B. 具有经营资质的药品零售企业，销售含可待因复方口服液体制剂时，必须凭医疗机构开具的精神药品专用处方销售，单方处方量不得超过7日常用量
C. 通过互联网向个人消费者销售含麻黄碱复方制剂（非处方药）时，一次销售不得超过2个最小包装
D. 药品零售企业不得开架销售含麻黄碱类复方制剂，应当设置专柜由专人管理、专册登记

18. 根据《保健食品注册与备案管理办法》，国产保健食品注册号格式为
A. 国食健字 G+4 位年代号 +4 位顺序号
B. 国食健注 G+4 位年代号 +4 位顺序号
C. 国食健字 J+4 位年代号 +4 位顺序号
D. 国食健注 J+4 位年代号 +4 位顺序号

19. 行政复议的受案范围指法律规定的行政复议机关受理行政争议案件的权限范围。下列不属于不得复议的受案范围的是
A. 对民事案件的纠纷调解结果不服
B. 认为行政机关侵犯合法的经营自主权的
C. 对行政机关做出的开除处分不服
D. 对行政机关做出的降职处分不服

20. 下列关于兴奋剂认识和管理的说法，错误的是
A. 加强含兴奋剂药品的管理，主要是针对运动员的职业特点及滥用兴奋剂对人体健康造成的危害
B. 兴奋剂指起兴奋作用的药物
C. 严禁药品零售企业销售胰岛素以外的蛋白同化制剂或其他肽类激素
D. 药品中含有兴奋剂目录所列禁用物质的，生产企业应当在包装标识或者产品说明书上注明"运动员慎用"字样

21. 下列有关药品监督检查的说法，正确的是
A. 药品监督检查指药品监督管理部门依法对药品研制、生产、经营单位进行合规确认、风

险研判、检查评价等的过程
B. 药品生产监督检查主要包括许可检查、常规检查、有因检查
C. 省级药品监督管理部门应当依职责对辖区内药品上市许可持有人实施药品经营质量管理规范的情况开展监督检查
D. 药品经营监督检查可采取的检查方式有飞行检查、延伸检查、协助检查、联合检查等

22. 根据国家市场监督管理总局《市场监督管理投诉举报处理暂行办法》（总局令第20号），市场监督管理部门处理投诉举报，应当遵循公正、高效的原则，做到适用依据正确、程序合法。下列情形中不属于市场监督管理部门不予受理的情形是
A. 法院、仲裁机构、市场监督管理部门或者其他行政机关、消费者协会或者依法成立的其他调解组织已经受理或者处理过同一消费者权益争议的
B. 不是为生活消费需要购买、使用商品或者接受服务，或者不能证明与被投诉人之间存在消费者权益争议的
C. 投诉事项不属于市场监督管理部门职责，或者本行政机关不具有处理权限的
D. 除法律另有规定外，投诉人知道或者应当知道自己的权益受到被投诉人侵害之日起超过2年的

23. 下列关于罂粟壳在医院内调剂的管理规定，错误的是
A. 处方调配后保存3年备查
B. 不得单方发药
C. 须凭淡红色处方方可调配
D. 每张处方不得超过3日用量，连续使用不得超过5天

24. 根据仿制药注册和一致性评价管理要求，下列选项中不予进行仿制药注册的情形是
A. 仿制境外已上市、境内已上市的短缺药品
B. 仿制境内已上市的儿童药品
C. 仿制境内已经撤市的传染病药品
D. 仿制境内已上市的罕见病药品

25. 法律体系按照法律效力等级由高到低包括法律、行政法规、部门规章、规范性文件等。下列依次为法律、行政法规、部门规章的是
A.《中医药法》《食品药品行政处罚管理规定》《血液制品管理条例》
B.《反兴奋剂条例》《药品经营和使用质量监督管理办法》《医疗机构制剂注册管理办法（试行）》
C.《疫苗管理法》《放射性药品管理办法》《药品进口管理办法》
D.《药品注册管理办法》《消费者权益保护法》《医疗用毒性药品管理办法》

26. 下列不属于卫生健康部门职责的是
A. 拟订卫生健康事业发展法律法规草案、政策、规划，制定部门规章和标准并组织实施
B. 协调推进深化医药卫生体制改革，组织深化公立医院综合改革，健全现代医院管理制度，提出医疗服务和药品价格政策的建议
C. 组织制定修订国家药品标准，负责药品通用名称命名
D. 组织制定国家药物政策和国家基本药物制度

27. 下列关于质量公告的说法，错误的是
A. 药品质量公告由国家和省级药品监督管理部门向公众发布
B. 药品质量公告是药品质量注册检验的结果公告
C. 发布药品质量公告，可以指导药品监督管理部门查处不合格药品，对不合格药品起到控制作用
D. 药品质量公告应当包括抽验药品的品名、检品来源、检品标示的生产企业、生产批号、药品规格、检验机构、检验依据、检验结果、不合格项目等内容

28. 下列关于药品上市许可持有人的说法，错误的是
A. 药品上市许可持有人应当建立药品质量保证体系，配备专门人员独立负责药品质量管理
B. 境外药品上市许可持有人可指定在中国境内的企业法人履行药品上市许可持有人义务，与药品上市许可持有人承担连带责任
C. 药品上市许可持有人应当建立药品上市放行规程，对药品生产企业出厂放行的药品进行审核，经质量受权人签字后方可放行
D. 中药饮片经营企业履行药品上市许可持有人的相关义务，对中药饮片生产、销售实行全过程管理

29. 下列关于无证生产、经营药品的法律责任的说法，错误的是
A. 个人设置的门诊部、诊所等医疗机构向患者提供的药品超出规定的范围和品种的应按照无证经营处罚
B. 处违法生产、销售的药品（包括已售出和未售出的药品）货值金额 10 倍以上 20 倍以下的罚款
C. 罚款中的货值金额不足 10 万元的，按 10 万元计算
D. 责令关闭，没收违法生产、销售的药品和违法所得

30. 药品零售连锁企业总部的经营活动，应当执行药品批发企业管理的相关要求和对所属零售门店实行"六个统一"。下列关于药品零售连锁企业总部药品经营活动的说法，错误的是
A. 药品零售连锁企业总部负责对购进药品、供货单位及其销售人员的合法资质进行审核，并统一采购药品
B. 药品零售连锁企业总部应当统一门店的药品经营范围和经营类别
C. 门店应当通过计算机系统向总部提出要货计划，由总部统一进行配送
D. 药品零售连锁企业总部建立的计算机系统应当能够对其总部和门店实施统一管理

31. 民事责任主要是产品责任，生产者、销售者因为生产、销售缺陷产品致使他人遭受人身伤害、财产损失，而应承担的特殊侵权民事责任。因产品存在缺陷造成损害请求赔偿的诉讼时效是
A. 1 年
B. 2 年
C. 3 年
D. 4 年

32. 根据《麻醉药品和精神药品管理条例》第七十三条第二款的规定，未取得麻醉药品和第一类精神药品处方资格的执业医师擅自开具麻醉药品和第一类精神药品处方的，其处罚不包括
A. 由县级以上卫生健康主管部门给予警告，暂停执业活动
B. 造成严重后果的，吊销其执业证书
C. 致人体出现严重伤害的，吊销医疗机构执业许可证
D. 构成犯罪的，依法追究刑事责任

33. 关于深化医药卫生体制改革的基本任务的说法，错误的是
A. 完善以基层医疗卫生服务网络为基础的医疗服务体系的公共卫生服务功能，促进城乡居民逐步享有均等化的基本公共卫生服务
B. 坚持非营利性医疗机构为主体、营利性医疗机构为补充，公立医疗机构为主导、非公立医疗机构共同发展的办医原则，建设结构合理、覆盖城乡的医疗服务体系
C. 加快建立和完善以商业保险为主体，其他多种形式补充医疗保险和基本医疗保险为补充，覆盖城乡居民的多层次医疗保障体系
D. 加快建立以国家基本药物制度为基础的药品供应保障体系，保障人民群众安全用药

34. 中药材产地初加工是保障中药材质量的重

要手段，各地要结合地产中药材的特点，加强对中药材产地初加工的管理。下列关于中药材采收与产地加工的说法，错误的是
A. 采收过程应除去非药用部分及异物
B. 保存鲜用药材时原则上不使用保鲜剂和防腐剂，如必须使用应符合有关要求
C. 不清洗直接干燥使用的中药材，采收过程应保证不受外源物质的污染
D. 清洗中药材应使用清洗用水长时间浸泡，确保清洗干净

35.《基本医疗保险用药管理暂行办法》明确规定，基本医疗保险用药范围通过制定《基本医疗保险药品目录》（以下简称《药品目录》）进行管理。下列关于《药品目录》管理的说法，正确的是
A. 纳入国家《药品目录》的药品，应当符合临床必需、安全有效、价格便宜等基本条件
B. 因被纳入诊疗项目等原因，无法单独收费的药品不能纳入国家《药品目录》
C. 各省（区、市）医疗保障主管部门按国家规定纳入《药品目录》的民族药、医疗机构制剂纳入"甲类药品"管理
D. 工伤保险和生育保险支付药品费用时区分甲、乙类

36. 国家建立药物警戒制度，对药品不良反应及其他与用药有关的有害反应进行监测、识别、评估和控制。下列关于药物警戒的说法，错误的是
A. 药物警戒的目的是降低药品风险，实现药品风险—获益平衡，给患者带来最大化的益处
B. 药物警戒的主体内容是药品不良反应报告和围绕药品全生命周期的其他药品安全监管活动
C. 药物警戒关注的范围更广，不仅包括药品不良反应，还包括其他与用药有关的有害反应
D. 药物警戒的研究对象指同一药品在使用过程中，在相对集中的时间内，对一定数量人群的身体健康造成威胁，它不以"合格药品"为前提条件

37. 抗菌药物品种存在安全隐患、疗效不确定等情况的，临床科室、药学部门、抗菌药物管理工作组可以提出清退或更换意见。若要清退医疗机构抗菌药物供应目录内的品种，应当
A. 经抗菌药物管理工作组三分之二以上成员审议同意，并经药事管理与药物治疗学委员会三分之二以上委员审核同意
B. 经抗菌药物管理工作组二分之一以上成员审议同意，并经药事管理与药物治疗学委员会二分之一以上委员审核同意
C. 经抗菌药物管理工作组二分之一以上成员审议同意，并经药事管理与药物治疗学委员会备案
D. 经抗菌药物管理工作组三分之二以上成员审议同意，并经药事管理与药物治疗学委员会备案

38. 下列有关麻醉药品和精神药品管理的说法，错误的是
A. 因医疗急需、运输困难等情况，区域性批发企业之间调剂麻醉药品、第一类精神药品的应当在调剂后2日内将调剂情况分别报国家药品监督管理部门备案
B. 全国性批发企业和区域性批发企业应将麻醉药品、第一类精神药品送至医疗机构，医疗机构不得自行提货
C. 药品零售连锁企业应直接配送其门店所零售的第二类精神药品，不得委托配送
D. 仅取得第二类精神药品经营资格的药品批发企业，不得从事麻醉药品、第一类精神药品批发业务

39. 国家药品监督管理局与人力资源和社会保障部按照职责分工对执业药师职业资格制度实施和执业药师执业行为进行监督和检查。下列关于执业药师违法违规行为的说法，错误的是
A. 以不正当手段取得《执业药师职业资格证

书》的,按照国家专业技术人员资格考试违纪违规行为处理规定处理
B. 以欺骗手段取得《执业药师注册证》的,由发证部门吊销《执业药师职业资格证书》
C. 贿赂取得《执业药师注册证》的,由发证部门撤销《执业药师注册证》,三年内不予执业药师注册
D. 挂靠《执业药师注册证》的,执业药师由发证部门撤销《执业药师注册证》,作为个人不良信息由负责药品监督管理的部门记入全国执业药师注册管理系统,三年内不予执业药师注册

40. 根据《关于加强药事管理转变药学服务模式的通知》,下列关于医院药事服务模式转变的说法,正确的是
A. 推进药学服务从"以药品为中心"转变为"以临床为中心",从"以保障药品供应为中心"转变为"以加强药学专业技术服务、参与临床用药为中心"
B. 推进药学服务从"以患者为中心"转变为"以护理服务为中心",从"以调剂药品为中心"转变为"提供药学服务为中心"
C. 推进药学服务从"以药品为中心"转变为"以治病为本",从"以保障药品供应为中心"转变为"以重点加强药学专业技术服务、参与临床用药为中心"
D. 推进药学服务从"以药品为中心"转变为"以患者为中心",从"以保障药品供应为中心"转变为"在保障药品供应的基础上,以重点加强药学专业技术服务、参与临床用药为中心"

二、配伍选择题(共 50 题,每题 1 分。题目分为若干组,每组题目对应同一组备选项,备选项可重复选用,也可不选用。每题只有 1 个备选项最符合题意)

(41～43 题共用备选答案)
A. 药品变更制度
B. 药品再注册制度
C. 加快药品上市注册制度
D. 关联审评审批制度

41. 对古代经典名方中药复方制剂的上市申请,实施简化注册审批的制度是

42. 国家药品监督管理局在审批药品制剂时,对化学原料药一并审评审批的制度是

43. 药品注册证书有效期为 5 年,在有效期届满前 6 个月申请的制度是

(44～46 题共用备选答案)
A. 非临床治疗首选的
B. 急救、抢救用药除外,独家生产品种
C. 发生不良反应的品种
D. 根据药物经济学评价,可被风险—效益比或者成本—效益比更优的品种替代的

44. 纳入国家基本药物目录应当经过单独论证的品种为

45. 不得纳入国家基本药物目录的品种为

46. 应当从国家基本药物目录中调出的品种为

(47～48 题共用备选答案)
A. 药品群体不良事件
B. 新的药品不良反应
C. 严重药品不良反应
D. 一般药品不良反应

47. 导致住院或住院时间延长的不良反应,属于

48. 不良反应发生程度与说明书描述不一致的,属于

(49～50 题共用备选答案)

A. 麻醉药品、第一类精神药品、医疗用毒性药品、放射性药品、抗菌药物等药品处方,是否由具有相应处方权的医师开具
B. 药品名称应当使用经药品监督管理部门批准并公布的药品通用名称、新活性化合物的专利药品名称和复方制剂药品名称
C. 抗菌药物、麻醉药品、精神药品、医疗用毒性药品、放射药品、易制毒化学品等的使用符合相关管理规定
D. 西药、中成药、中成药与西药、中成药与中药饮片之间是否存在重复给药和有临床意义的相互作用

49. 属于处方合法性审核的内容的是

50. 属于处方适宜性审核的内容的是

(51～53题共用备选答案)
A. 复方地芬诺酯片
B. 含麻黄碱类复方制剂(单位剂量麻黄碱类药物含量大于30mg,不含30mg)
C. 可愈糖浆
D. 儿童用维生素

51. 药品批发企业必须具有蛋白同化制剂、肽类激素定点批发资质才能经营的是

52. 零售连锁部门经批准后方可经营的是

53. 可以在大众媒介上发布广告的是

(54～55题共用备选答案)
A. 国家免疫规划疫苗
B. 免疫规划疫苗
C. 中国医疗保障官方标志
D. 中国医疗保障官方徽标

54. 根据药品的标识,EPI是指

55. 根据药品的标识,CHS为蓝色,中文字体及英文全称为灰色的是

(56～58题共用备选答案)
A. 京G妆网备字20211021
B. 国妆网备进字(粤)20221023
C. 国妆特字20211054
D. 国妆特进字20212032

56. 广东省某企业购进美国某企业生产的保湿功能的护手霜在我国境内销售,注册或者备案编号为

57. 北京市某企业生产的染发剂在我国境内上市,注册或者备案编号为

58. 德国某企业生产的祛斑膏在我国境内上市,注册或者备案编号为

(59～60题共用备选答案)
A. 5年
B. 3年
C. 2年
D. 1年

59. 因提供虚假证明骗取药品出口销售证明而被注销该药品出口销售证明的,药监部门不再为其出具药品出口销售证明的年限为

60.《进口药材批件》的有效期为

(61～62题共用备选答案)
A. 第二类精神药品
B. 中药注射剂
C. 药品类易制毒化学品
D. 肿瘤治疗药

61. 根据《药品经营质量管理规范》,药品零售企业可以经营、不得陈列的药品是

62. 根据《药品经营质量管理规范》,药品零售企业不得销售的药品是

(63～64题共用备选答案)
A. ×药制剂H(Z)+4位年号+4位流水号
B. ×药制备字Z+4位年号+4位顺序号+3位变更顺序号
C. 国药准字H(Z、S)+4位年号+4位流水号
D. ×药材进字+4位年号+4位顺序号

63. 属于医疗机构制剂的批准文号格式的是

64. 属于传统中药制剂备案号格式的是

(65～67题共用备选答案)
A. 医疗机构制剂
B. 小包装麻黄素
C. 第一类中的药品类易制毒化学品药品制剂
D. 含麻黄碱类复方制剂

65. 对于属于非处方药一次销售不得超过2个最小包装的是

66. 进出境人员可以随身携带，但应当以自用且数量合理为限，并接受海关监管的是

67. 不得发布广告的是

(68～69题共用备选答案)
A. 每30分钟至少记录1次温湿度数据
B. 测点温湿度数据每分钟至少更新采集1次
C. 系统变频至每2分钟至少记录1次监测数据
D. 每5分钟至少记录1次温度数据

68. 根据温湿度设备数据监测记录频次，储存状态下

69. 根据温湿度设备数据监测记录频次，发生超温超湿时

(70～71题共用备选答案)
A. 真情知悉权
B. 自主选择权
C. 结社权
D. 公平交易权

70. 消费者享有成立维护自身合法权益的社会组织，属于消费者权利中的

71. 消费者有权对商品进行比较、鉴别和挑选，属于消费者权利中的

(72～74题共用备选答案)
A. 海关
B. 国家药品监督管理部门
C. 省级药品监督管理部门
D. 工业和信息化部门

72. 可以规定药品批发企业经营麻醉药品原料药和第一类精神药品原料药的部门是

73. 配合有关部门依法处置发布药品虚假违法广告的是

74. 负责药品、医疗器械、化妆品生产环节的许可及检查、处罚的是

(75～76题共用备选答案)
A. 国家药典委员会
B. 行政事项受理服务和投诉举报中心
C. 中国食品药品检定研究院
D. 药品评价中心

75. 组织开展药品不良反应、医疗器械不良事件、化妆品不良反应、药物滥用监测工作的是

76. 国家药品监督管理局直属的事业单位是

(77～78题共用备选答案)
A. 按生产假药处罚
B. 按生产劣药处罚

C. 按无证生产处罚
D. 按生产伪劣产品处罚

77. 某医疗机构未按备案材料载明的要求配制中药制剂，其应承担的法律责任为

78. 某医疗机构应用传统工艺配制中药制剂未按规定备案，其应承担的法律责任为

（79～80题共用备选答案）
A. 生南星
B. 洋地黄毒苷
C. 氢可酮
D. 氯胺酮

79. 属于医疗用毒性药品中药品种的是

80. 属于麻醉药品的是

（81～83题共用备选答案）
A. 具备执业药师资格
B. 具有药学或者医学、生物、化学等相关专业学历或者具有药学专业技术职称
C. 具有中药学中专以上学历或者具有中药学专业初级以上专业技术职称
D. 具有中药学中专以上学历或者具备中药调剂员资格

81. 药品零售企业中，企业法定代表人或者企业负责人、处方审核人员的资质要求是

82. 药品零售企业中，质量管理、验收、采购人员的资质要求是

83. 药品零售企业中，中药饮片调剂人员的资质要求是

（84～85题共用备选答案）
A. 处15万元以上30万元以下的罚款
B. 处10万元以上20万元以下的罚款
C. 处10万元以上100万元以下的罚款
D. 处10万元以上50万元以下的罚款

84. 药品经营企业未遵守药品经营质量管理规范，逾期不改正的，应承担的罚款是

85. 未按照规定建立并实施药品追溯制度的企业，逾期不改正的，应承担的罚款是

（86～88题共用备选答案）
A. 梅花鹿鹿茸
B. 马鹿鹿茸
C. 刺五加
D. 肉苁蓉

86. 属于资源处于衰竭状态的重要野生药材物种是

87. 属于禁止采猎的野生药材物种是

88. 属于濒临灭绝状态的稀有珍贵野生药材物种是

（89～90题共用备选答案）
A. 货值金额五倍以上十五倍以下的罚款
B. 货值金额十五倍以上三十倍以下的罚款
C. 货值金额二倍以上五倍以下的罚款
D. 货值金额十倍以上二十倍以下的罚款

89. 医疗机构将其配制的制剂在市场上销售，造成严重后果的，处

90. 医疗机构应用传统工艺配制中药制剂未依照规定备案的，处

三、综合分析选择题（共20题，每题1分。题目分为若干组，每组题目基于同一个临床情景、病例、实例或者案例的背景信息逐题展开。每题的备选项中，只有1个最符合题意）

(91~93题共用题干)

胡某，中国香港人，2020年毕业于某中医药大学药学专业，本科学历，毕业后就职于某市医院药剂科。工作一定年限后通过考试取得《执业药师职业资格证书》，随即在医院旁开办的一家药品零售企业注册，成为该零售企业执业药师，销售处方药时由药剂科前往药店审核处方并提供药学服务。近日，有一患者前往胡某所在店内，想要购买一种医疗机构制剂。

91. 胡某的同事想要报考执业药师考试，下列符合报考条件的是
A. 王某大学专科学历中药学专业，在医院药房工作3年后报考执业药师
B. 陈某大学本科临床医学专业，在药学岗位工作20年，取得副高级职称，报考执业药师，免考药事管理与法规和药学综合知识与技能科目
C. 何某硕士学历护理专业，在药学岗位工作满2年，报考执业药师考试
D. 张某本科学历药学专业，在化妆品质量管理岗位工作满2年，报考执业药师考试

92. 关于胡某注册成为该零售企业执业药师，销售处方药时由药剂科前往药店审核处方并提供药学服务的行为，下列说法正确的是
A. 属于合法行为
B. 属于违法行为，应吊销《执业药师职业资格证》
C. 属于违法行为，应撤销《执业药师注册证》，3年内不予执业药师注册
D. 属于违法行为，应撤销《执业药师注册证》，在全国执业药师注册管理信息系统中记入的个人不良信息记录撤销前，不能再次注册执业

93. 对于该患者想要购买医疗机构制剂的情况，胡某应当
A. 凭医生开具的处方方可销售
B. 告知该患者，医疗机构制剂不得在药品零售企业销售
C. 登记该患者的身份证信息后方可销售
D. 可直接向该患者销售

(94~95题共用题干)

甲医疗器械批发企业经营的高频电刀采购自境内乙医疗器械生产企业。后医疗器械不良事件监测、评估结果表明使用该高频电刀可能或已经引起暂时的或可逆的健康危害，药品监督管理部门决定责令召回。

94. 高频电刀医疗器械的召回主体是
A. 甲医疗器械批发企业
B. 乙医疗器械生产企业
C. 省级药品监督管理部门
D. 国家药品监督管理部门

95. 高频电刀医疗器械召回分级及通知到有关医疗器械经营企业、使用单位或告知使用者的时限分别为
A. 一级召回，1日内
B. 二级召回，3日内
C. 三级召回，7日内
D. 四级召回，15日内

(96~98题共用题干)

某药业集团有限公司注册资本为30万元，其经营范围包括中药饮片、硬胶囊剂、颗粒剂、片剂、口服液、大容量注射剂等。近日，该公司生产、销售的A中药口服液被省药品监督管理局罚款并没收违法所得，原因是该中药口服液未注明产品批号。未注明产品批号的A中药口服液共计5000瓶，每瓶单价为20元，已经售出3000瓶。对于未售出的药品，相关部门已经依法查封并扣押。同时，相关部门还发现该公司生产、销售的中药饮片不符合药品标准，但尚不影响安全性、有效性，已经责令其限期改正，给予警告，并处30万元的罚款。

96. 根据上述信息并结合实际，下列关于A中

药口服液及其处罚的说法,错误的是
A. 只需要事实认定该药品为劣药,不需要对涉案的该药品进行检验,处罚决定也无需载明药品检验机构的质量检验结论
B. 相关部门应对生产A中药口服液的药业集团有限公司处100万元以上200万元以下罚款
C. 该药业集团有限公司生产、销售的A中药口服液没有造成任何人员伤害后果,故无需刑罚
D. 该药业集团有限公司若擅自动用查封、扣押的A中药口服液,药品监督管理部门应当给予该公司从重行政处罚和酌情从重刑事处罚

97. 根据上述信息并结合实际,若上述药业集团有限公司将A中药口服液销售给甲医疗机构,甲医疗机构明知该药品未注明产品批号仍使用,下列关于其行政责任的说法,正确的是
A. 若甲医疗机构违法使用的药品货值金额不足一万元,按一万元计算
B. 若甲医疗机构违法使用的药品货值金额不足三万元,按三万元计算
C. 若甲医疗机构违法使用的药品货值金额不足五万元,按五万元计算
D. 若甲医疗机构违法使用的药品货值金额不足十万元,按十万元计算

98. 根据上述信息并结合《关于〈中华人民共和国药品管理法〉第一百一十七条第二款适用原则的指导意见》,下列关于中药饮片行政处罚案件办理的指导意见的说法,错误的是
A. 药品监督管理部门在中药饮片执法过程中,应当贯彻"四个最严"要求,坚持"合法、合理、审慎、公正"原则,守牢药品安全底线
B. 应当严格按照《行政处罚法》《药品管理法实施条例》关于适用从轻、减轻、不予行政处罚的有关情形规定,结合具体案情、质量风险等对处罚措施进行综合裁量,体现过罚相当原则
C. 适用本条款的中药饮片由天然来源的植物、动物、矿物药材经炮制而成,中药配方颗粒及《医疗用毒性药品管理办法》中的相关毒性中药饮片严格遵照本条款
D. 必要时通过专家论证或集体研究等机制对"尚不影响安全性、有效性"作出认定,并决定是否适用本条款

(99～101题共用题干)
1968年反兴奋剂运动刚开始时,国际奥委会规定的违禁物质为四大类,随后逐渐增加,目前兴奋剂种类已达到七大类。分类如下:

分类	代表品种	其他信息
刺激剂	①咖啡因②士的宁	最早禁用的一批兴奋剂,也是最原始意义上的兴奋剂
麻醉镇痛剂	③哌替啶类;④阿片生物碱类	—
蛋白同化制剂	⑤多数为雄性激素的衍生物	滥用可导致生理、心理的不良后果,还会形成强烈的心理依赖
肽类激素及其类似物	⑥人生长激素(hGH)及其类似物;⑦红细胞生成素(EPO)及其类似物;⑧胰岛素、胰岛素样生长因子及其类似物;⑨促性腺激素;⑩促皮质素类	大量摄入会降低自身内分泌水平,损害身体健康,还可能引起心血管疾病、糖尿病等。滥用肽类激素也会形成较强的心理依赖
利尿剂	⑪氢氯噻嗪	增加尿量以尽快减少体液和排泄物中其他兴奋剂代谢产物,以此来造成药检的假阴性结果
β受体阻断剂	⑫普萘洛尔	减轻比赛前的紧张和焦虑,有时还用于帮助休息和睡眠
血液兴奋剂	—	又称为血液红细胞回输技术

99. 依照《反兴奋剂条例》的规定，参照我国有关特殊管理药品的管理措施，实施严格管理的品种是
A. ①②⑪
B. ⑤⑥⑦
C. ①②⑤
D. ⑨⑩⑪

100. 可在取得相应资质的药品零售企业经营且必须凭处方销售的是
A. ①⑧⑪
B. ②⑨⑫
C. ⑤⑪⑫
D. ⑧⑨⑪

101. 下列关于进口肽类激素及蛋白同化制剂的相关说法，正确的是
A. 进口肽类激素无需办理《进口药品通关单》
B. 进口单位持国家药品监督管理部门核发的药品《进口准许证》向海关办理报关手续
C. 肽类激素《进口准许证》有效期3年，实行"一证一关"
D. 进口蛋白同化制剂需办理《进口药品通关单》和《进口药品口岸检验通知书》

（102～104题共用题干）
2018年王某从专科大学药学专业毕业，经过几年积累之后，其在2022年3月份和其朋友徐某一起合资在A省开办了一家药品批发企业。该企业的经营范围为化学药品、第二类精神药品、中药饮片、中成药、体外诊断试剂、生物制品，并且该企业具备涉药储运的资质。2022年4月，药品监督管理部门对该企业进行GSP监督检查，检查中发现该企业销售药品开具的发票内容与付款流向不一致。

102. 接受委托储存、运输药品的企业应当符合药品GSP中药品批发企业储存运输有关条款要求，下列关于其相关要求的叙述，错误的是
A. 具备物流操作设施设备符合药品现代物流要求
B. 具备与委托方实现数据对接可互操作的计算机系统，对药品储存、运输信息进行记录并可追溯，为委托方药品追溯制度的实施、药品召回或追回提供支持
C. 具备符合药品现代物流条件及与经营规模相适应的药品营业场所和运输等设施设备，保证药品储存、运输质量安全
D. 具备符合资质的人员，建立相应的药品质量管理体系文件，包括收货、验收、入库、储存、养护、出库、运输等操作规程

103. 某公立医疗机构从该批发企业采购一批药品，下列关于药品采购的说法，错误的是
A. 复方磺胺甲噁唑注射液由国家招标定点生产、议价采购
B. 中药饮片实行谈判采购
C. 麻醉药品和第一类精神药品仍按现行规定采购
D. 对临床用量大、采购金额高、多家企业生产的基本药物实行招标采购

104. 关于检查中发现该企业销售药品开具的发票内容与付款流向不一致的现象，下列说法正确的是
A. 发票内容与付款流向不一致属于GSP现场检查指导原则中的主要缺陷项目
B. 该企业无法通过本次的GSP检查
C. 该企业经过整改后才能通过本次的GSP检查
D. 该企业本次可以通过GSP检查，但是此缺陷项目需要企业自行整改

（105～108题共用题干）
甲是A省的单体零售药店，经营范围：化学药、中成药、中药饮片。乙是A省连锁零售企业，且为医疗保险定点零售药店，经营类别：处方药、甲类非处方药、乙类非处方药；经营范围：化学药、第二类精神药品、中成药、中药饮片、生物制品。丙是A省药品批发企业，

经营类别：处方药、甲类非处方药、乙类非处方药；经营范围：化学药、中成药、中药饮片。丁是A省药品上市许可持有人，经营范围：麻醉药品、放射性药品、化学药、中成药、中药饮片。

105. 经A省药品监督管理部门和市场监督管理部门联合调查，发现丙企业存在伪造《药品经营许可证》的违法情形，涉案药品金额12.8万元，但并未造成严重情形。根据丙企业的违法行为，丙企业应承担的处罚金额可能是
A. 10万
B. 86万
C. 36.7万
D. 102.4万

106. 关于丁上市许可持有人可以自行销售其取得药品注册证的药品，也可以委托符合条件的企业进行销售，下列说法错误的是
A. 药品上市许可持有人从事药品经营活动的，应当取得药品经营许可证
B. 药品上市许可持有人自行销售其取得药品注册证书的放射性药品，应当符合放射性药品经营企业具备的条件，无需另行取得《放射性药品经营许可证》
C. 药品上市许可持有人开展委托销售活动前，应当向其所在地省级药品监督管理部门报告
D. 药品上市许可持有人委托销售的，应当委托符合条件的药品经营企业

107. 下列关于甲企业想要变更一些事项的说法，错误的是
A. 甲企业变更质量负责人属于登记事项变更
B. 甲企业想要新增第二类精神药品的经营范围，需要经市级药品监督管理部门批准
C. 甲企业想改变经营方式，属于许可事项变更
D. 甲企业若被乙零售连锁企业收购，但是实际的经营地址并未发生变化，可按变更药品经营许可证办理

108. 关于乙企业的经营行为，说法正确的是
A. 乙企业的三个门店可以配备一个执业药师，通过远程审方的形式开展药学服务
B. 乙企业经批准可以在展销会现场赠送药品
C. 乙企业总部可以向个人直接销售药品，但是必须配备执业药师
D. 乙企业不得委托不符合药品GSP的企业储存运输药品

（109～110题共用题干）
甲为药品研发机构，A为甲研制的一种药品，我国公共卫生方面急需A药品，且药物临床试验已有数据显示疗效并能预测其临床价值。乙为药品批发企业，经营了一种国外的保健品B，B属于我国首次进口的用于补充维生素的保健品。

109. 对于上述材料中的A药品，在进行加快上市注册程序申报时，下列说法错误的是
A. A药品可以申请附条件批准程序
B. A药品需要核查、检验和核准药品通用名称，可以优先安排
C. 持有人应当在A药品上市后采取相应的风险管理措施
D. 完成申报后，持有人逾期未按照要求完成研究或者不能证明其获益大于风险的，国家药品监督管理局应当依法处理，直至注销药品注册证书

110. 对于上述材料中的B保健品，其管理方式为
A. 向国家食品安全监督管理部门注册
B. 向省级食品安全监督管理部门注册
C. 向省级食品安全监督管理部门备案
D. 向国家食品安全监督管理部门备案

四、多项选择题（共10题，每题1分。每题的备选项中，有2个或2个以上符合题意。错选、少选均不得分）

111. 下列关于实行药品市场调节价应当遵循的原则的说法，正确的有
A. 药品经营者制定价格应遵循公平、合法和诚实信用、质价相符的原则，麻醉药品和第一类精神药品实行市场调节价，其他药品实行政府定价
B. 同种药品在剂型、规格和包装等方面存在差异的，按照治疗费用相当的原则，综合考虑临床效果、成本价值、技术水平等因素，保持合理的差价比价关系
C. 国家建立健全药品价格监测体系，加强药品分类采购管理和指导，参加药品采购投标的投标人不得以低于成本的报价竞标，不得以欺诈、串通投标、滥用市场支配地位等方式竞标
D. 按照"保障药品供应优先、满足临床需要优先"的原则，采取鼓励短缺药品供应、防范短缺药品恶意涨价和非短缺药品"搭车涨价"的价格招采政策，依职责参与做好短缺药品保供稳价工作

112. 下列关于药品经营许可证延续、遗失补办和注销的说法，错误的有
A. 药品经营许可证遗失的，药品经营企业应当立即向原发证机关申请补发，原发证机关按照原核准事项在7个工作日内补发药品经营许可证
B. 药品经营许可证有效期届满未申请换证或者药品经营企业终止经营药品的，应由原发证机关注销药品经营许可证
C. 药品经营许可证核发、重新审核发证（延续）、变更、吊销、撤销、注销等信息市场监督管理部门应当在10个工作日内更新，并在完成后10个工作日内予以公开
D. 药品经营许可证有效期届满需要继续经营药品的，药品经营企业应当在有效期届满前6个月，向发证机关提出重新审查发证（延续）申请

113.《药品生产许可证》的载明事项分为许可事项和登记事项。下列属于登记事项的有
A. 生产地址
B. 生产负责人
C. 生产范围
D. 企业负责人

114. 药品安全法律责任指由于违反药品法律法规所应承担的法律后果，其构成要件有
A. 以存在违法行为为前提
B. 有法律明文规定
C. 有国家强制力保证执行
D. 由专门机关追究

115. 下列关于医药卫生体制改革的说法，正确的有
A. 建立健全覆盖城乡居民的基本医疗卫生制度，为群众提供安全、有效、方便、价廉的医疗卫生服务
B. 建设覆盖城乡居民的公共卫生服务体系、医疗服务体系、医疗保障体系、药品供应保障体系，形成四位一体的基本医疗卫生制度
C. 加快建立以国家基本药物制度为基础的药品供应保障体系，保障人民群众安全用药
D. 坚持非营利性医疗机构为主体、营利性医疗机构为补充，县级公立医疗机构为主导、非公立医疗机构共同发展的办医原则

116. 下列属于不正当竞争行为的有
A. 某医药代表为获得竞争优势为医疗机构的药品采购申请了相应的折扣，该折扣以明示方法向交易相对方支付
B. 甲雇佣网络水军通过虚假交易生成不真实的销量数据或用户好评的"刷单炒信"行为
C. 乙药品企业开展有奖销售活动，特等奖金额5万元
D. 丙企业未经同意通过插入"电脑病毒"的方式干扰其他正常运作的商家网络页面

117. 药品上市许可持有人是药品安全责任的主体，下列可向药品上市许可持有人直接报告不

良反应的有
A. 患者个人
B. 医疗机构
C. 药品批发企业
D. 药品零售企业

118. 下列事项中，属于省级药品监督管理部门依法承担的职责有
A. 对药品批发企业的药品储存行为开展监督检查
B. 对药品网络零售行为开展监督检查
C. 对药品网络第三方平台销售行为开展监督检查
D. 对药品零售连锁企业总部的药品储存行为开展监督检查

119. 特殊医学用途配方食品，是指为了满足进食受限、消化吸收障碍、代谢紊乱或特定疾病状态人群对营养素或膳食的特殊需要，专门加工配制而成的配方食品。下列关于特殊医学用途配方食品和婴幼儿配方食品管理的说法，不正确的是
A. 特殊医学用途婴儿配方食品的广告可以面向大众媒介发布
B. 特殊医学用途配方食品参照药品管理
C. 婴幼儿配方乳粉产品配方注册号格式为：国食注字PF+4位年代号+4位顺序号
D. 可以以分装方式生产婴幼儿配方乳粉，同一企业不得用同一配方生产不同品牌的婴幼儿配方乳粉

120. 下列需要取消其麻醉药品和第一类精神药品处方资格的情形有
A. 具有麻醉药品和第一类精神药品处方资格的执业医师违反规定开具相关处方
B. 具有麻醉药品和第一类精神药品处方资格的执业医师未按临床应用指导原则使用麻醉药品和第一类精神药品的
C. 未取得麻醉药品和第一类精神药品处方资格的执业医师擅自开具麻醉药品和第一类精神药品处方的
D. 具有麻醉药品和第一类精神药品处方调剂资格的处方调配人违反规定，未对麻醉药品和第一类精神药品处方进行核对，造成严重后果的

临考决胜卷（六）

一、最佳选择题（共40题，每题1分。每题的备选项中，只有1个最符合题意）

1. 根据《关于完善基本医疗保险定点医药机构协议管理的指导意见》，我国对基本医疗保险定点医药机构协议管理的基本思路是
A. 取消与社会保险经办机构签订服务协议的要求，加强基本医疗保险医疗机构和定点零售药店的资格审查和前置审批
B. 取消基本医疗保险定点医疗机构和定点零售药店的资格审查和签订定点服务协议的程序要求，社保行政不再进行干预
C. 严格基本医疗保险定点医疗机构和定点零售药店的资格审查条件，完善社会保险经办机构与符合条件的医药机构签订协议的程序
D. 取消基本医疗保险定点医疗机构和定点零售药店的资格审查程序，完善社会保险经办机构与符合条件的医药机构签订服务协议的程序

2. 下列关于制定法的效力渊源的说法，错误的是
A. 宪法由全国人民代表大会依据特定程序制定的根本大法，具有最高效力
B. 法律由全国人大及其常委会制定的规范性文件，由国家主席签署主席令公布
C. 部门规章由国务院法制机构组织起草，由总理签署国务院令公布
D. 省、自治区、直辖市的人民代表大会及其常务委员会可以制定地方性法规

3. 县级以上人力资源和社会保障部门与负责药品监督管理的部门按规定对执业药师给予表彰和奖励的情形，不包括的是
A. 执业活动中，职业道德高尚，事迹突出的
B. 长期在边远贫困地区基层单位工作且表现突出的
C. 在多家零售连锁药店，负责处方审核工作的
D. 向患者提供药学服务工作表现突出的

4. 药品管理法律体系按照法律效力等级由高到低排序，正确的是
A. 宪法、法律、行政法规、部门规章
B. 宪法、法律、部门规章、行政法规
C. 部门规章、行政法规、法律、宪法
D. 宪法、部门规章、行政法规、法律

5. 药物临床试验用药品应当符合《药物临床试验质量管理规范》的有关要求。下列关于开展药物临床试验的说法，错误的是
A. 药物临床试验应当在批准后三年内实施
B. 药物临床试验申请自获准之日起，3年内未有受试者签署知情同意书的，该药物临床试验许可自行失效
C. 没有实施的药物临床试验在批准3年后仍需实施药物临床试验的，可办理一次延期申请
D. 开展药物临床试验，应当经伦理委员会审查同意

6. 根据《药品管理法》规定，可以申请成为药品上市许可持有人的是
A. 上海市三甲综合性医院内科的主任医师
B. 广东省某药品零售连锁企业的总经理
C. 河北省某药物研究所
D. 四川省某药品批发企业的董事长

7. 以下说法错误的是
A. 直接接触药品的包装材料和容器，应当符合药用要求，符合保障人体健康、安全的标准
B. 药品上市许可持有人应当建立药品上市放行规程，对药品生产企业出厂放行的药品检验结果和放行文件进行审核，经生产管理负责人

签字后方可上市放行
C. 药品上市许可持有人、药品生产企业应当建立并实施药品追溯制度
D. 药品上市许可持有人应当建立药品质量保证体系，履行药品上市放行责任，对其取得药品注册证书的药品质量负责

8. 疾病预防控制机构对问题疫苗依法进行处置，其处置记录的保存期限是
A. 疫苗有效期满后不少于2年
B. 不得少于2年
C. 疫苗有效期满后不少于5年
D. 不得少于5年

9. 根据《疫苗管理法》，疫苗上市许可持有人超出生产能力需要委托疫苗生产的批准部门是
A. 国家药品监督管理部门
B. 省级药品监督管理部门
C. 国务院卫生健康主管部门
D. 省级卫生健康主管部门

10. 下列关于非处方药标识管理规定的说明，错误的是
A. 乙类非处方药专有标识为绿色
B. 甲类非处方药专有标识为红色
C. 非处方药分为甲、乙两类，就用药安全性而言，乙类非处方药相对于甲类非处方药更安全，专有标识为绿色
D. 批发企业经营非处方药的指南性标志为红色

11. 张某，女性，35岁。从微信中得知使用生长因子（属肽类激素）可以美容，就接连去了多家零售药店购买，但是一无所获。各家药店对此事有不同的解释，正确的是
A. 零售药店断货，要等几天进货后再告知
B. 零售药店不能销售该药品，即使有执业医师处方也不能调配
C. 销售时必须有执业药师指导使用，现因执业药师正好不在岗，无法销售
D. 需要凭执业医师处方才能调配，由于没有医师处方，故不可以调配

12. 根据《医疗机构药事管理规定》，下列关于医疗机构药学部门的设置条件与职责的说法，错误的是
A. 三级医院设置药学部，并可根据实际情况设置二级科室药剂科
B. 药学部门关注的重点是药品质量、用药合理性和药品供应保障
C. 专业技术性是药学部门最重要的性质，需要能够回答患者、医师、护士有关处方中药品的各方面问题
D. 药学部门既要掌握配制医疗机构制剂的技术，能承担药物治疗监护工作，还有频繁的经济活动，具有一定程度的综合性

13. 根据医疗机构对于抗菌药物处方权的规定，下列可被授予特殊使用级抗菌药物处方权的是
A. 具有初级专业技术职务任职资格的医师
B. 具有高级专业技术职务任职资格的医师
C. 具有中级专业技术职务任职资格的医师
D. 在乡、镇医疗机构独立从事一般执业活动的执业助理医师

14. 下列有关中药的管理分类的说法，错误的是
A. 生产经营的食品中不得添加药品，也不得添加食药物质
B. 中药饮片指在中医药理论指导下，根据辨证施治和调剂、制剂的需要，对产地初加工的中药材进行特殊加工炮制后形成的制成品
C. 只有中药饮片才可直接用于临床配方或制剂生产，中医处方调配和中成药生产投料均应为中药饮片，中药材不可直接入药
D. 中成药应由依法取得药品生产许可证的企业生产，质量符合国家药品标准

15. 根据《中华人民共和国中医药法》及相关

规定，关于古代经典名方的说法，正确的是
A. 我国古代中医典籍所记载的方剂都属于古代经典名方
B. 符合条件要求的经典名方制剂申请上市，可仅提供药学及非临床安全研究性资料，免报药效学研究及临床试验材料
C. 实行目录管理，具体目录由国务院中医药主管部门会同卫生健康管理部门制定
D. 涉及孕妇、婴幼儿等特殊用药人群的古代经典名方，应简化注册审批程序加快审批

16. 根据《关于纳入国家免疫规划疫苗包装标注特殊标识的通知》（国食药监注〔2005〕257号），下列关于国家免疫规划疫苗包装标注的说法，错误的是
A. "免费"字样应当标注在疫苗最小外包装的显著位置，字样颜色为红色，宋体字
B. "免费"字样大小可与疫苗通用名称相同
C. "免疫规划"专用标识应当印刷在疫苗最小外包装顶面的正中处
D. "免费"字样、"免疫规划"专用标识两者标注其一即可

17. 根据《疫苗管理法》和相关规定，下列关于疫苗上市后管理和批签发制度的说法，正确的是
A. 疾病预防控制机构应当建立疫苗定期检查制度，对存在包装无法识别、储存温度不符合要求、超过有效期等问题的疫苗自行销毁
B. 疫苗上市许可持有人应当按照规定，建立真实、准确、完整的销售记录，并保存至疫苗有效期满后不少于五年备查
C. 按照规定疫苗上市许可持有人不得直接将疫苗配送至接种单位
D. 不予批签发的疫苗不得销售，并由口岸药品监督管理部门监督销毁

18. 下列关于麻醉药品和精神药品处方资格及处方管理的说法，错误的是
A. 执业医师取得经本医疗机构培训授予麻醉药品、第一类精神药品处方资格后，方可在本机构开具麻醉药品和第一类精神药品
B. 第二类精神药品没有要求授予处方资格，但是限定必须是执业医师才可以开具处方
C. 执业医师使用专用处方为自己开具用量范围内的麻醉药品和第一类精神药品处方
D. 对不符合麻醉药品和第一类精神药品处方管理规定的，处方调配人、核对人应拒绝发药

19. 下列药品中，在药品标签和说明书中不需要印有专有标识的是
A. 外用药品
B. 非处方药
C. 第二类精神药品
D. 含麻黄碱类复方制剂，单位剂量麻黄碱类药物含量大于30mg（不含30mg）

20. 下列文字图案在药品标签中可以出现的是
A. 企业形象标识、企业防伪标识
B. 进口原料、专利药品
C. ××总经销、××总代理
D. 印刷企业、印刷批次

21. 提供互联网药品信息服务的网站可以出现的信息是
A. 《互联网药品信息服务资格证书》的证书编号
B. 戒毒药品信息
C. 精神药品信息
D. 医疗用毒性药品信息

22. 下列医疗器械注册证编号最可能为"国械注准20153150961"的是
A. 反光镜
B. 血压计
C. 手术显微镜
D. 血管支架

23. 儿童化妆品，指适用于年龄在12岁以下（含12岁）的儿童，具有清洁、保湿、爽身、防

晒等功效的化妆品。下列关于儿童化妆品的说法，错误的是
A. 标识"适用于全人群""全家使用"等词语或者利用商标、图案、谐音、字母、汉语拼音、数字、符号、包装形式等暗示产品使用人群包含儿童的产品按照儿童化妆品管理
B. 儿童化妆品应当在销售包装展示面标注省药品监督管理局规定的儿童化妆品标志，标志颜色为绿色
C. 儿童化妆品应当以"注意"或者"警告"作为引导语，在销售包装可视面标注"应当在成人监护下使用"等警示用语
D. 儿童化妆品配方设计应当遵循安全优先原则、功效必需原则、配方极简原则；应当选用有长期安全使用历史的化妆品原料，不得使用尚处于监测期的新原料

24. 某中药饮片生产企业生产的某中药饮片，其标签标示"功能主治：清热、平肝、提升免疫力、抗癌"，与本省中药饮片炮制规范注明的功能主治"清热、平肝"不符，该批药品经抽样检验均符合规定。该批中药饮片应定性为
A. 合格药品
B. 假药
C. 劣药
D. 违反说明书和标签管理规定的药品

25. 根据《药品管理法》，生产、销售劣药的，没收违法生产、销售的药品和违法所得，并处违法生产、销售的药品货值金额十倍以上二十倍以下的罚款。罚款计算时，药品货值金额不足十万元的，按十万元计算的情况是
A. 药品生产企业生产劣药货值金额为6万元的
B. 药品零售连锁企业门店零售劣药货值金额为1000元的
C. 单体药店零售劣药货值金额为500元的
D. 公立医院给住院患者使用劣药货值金额为3万元的

26. 未取得《药品生产许可证》《药品经营许可证》或者《医疗机构制剂许可证》生产、经营药品的应按照无证生产、经营药品处罚。下列行为不属于无证生产经营药品的是
A. 未经批准擅自在城乡集贸市场设点销售药品的
B. 出租、出借药品经营许可证的
C. 个人设置的门诊部向患者提供的药品超出规定品种范围的
D. 应办理许可事项变更而未办理，被发证部门宣布《药品经营许可证》无效仍从事药品经营活动的

27. 根据《执业药师职业资格制度规定》，执业药师欲变更执业范围，应当
A. 办理变更注册手续
B. 办理注销注册手续
C. 办理延续注册手续
D. 办理再次注册手续

28. 药物临床试验分为Ⅰ期临床试验、Ⅱ期临床试验、Ⅲ期临床试验、Ⅳ期临床试验以及生物等效性试验。关于各期临床试验的目的和主要内容的说法，不正确的是
A. 新药在批准上市前，申请新药注册应当完成Ⅰ、Ⅱ、Ⅲ期临床试验
B. 在某些特殊情况下，经批准也可仅进行Ⅱ期、Ⅲ期临床试验或仅进行Ⅲ期临床试验
C. Ⅲ期临床试验评价药物利益与风险关系，最终为药物注册申请的审查提供充分依据
D. 所有药品均需进行Ⅲ期临床试验才能获得批准上市销售

29. 下列关于仿制药质量和疗效一致性评价要求的说法，不正确的是
A. 对已经批准上市的国产仿制药按与原研药品质量和疗效一致的原则，分期分批进行质量一致性评价
B. 对已经批准上市的进口仿制药与原研药品质量和疗效一致的原则，分期分批进行质量一

致性评价

C. 对已经批准上市的原研药品地产化品种,按与原研药品质量和疗效一致的原则,分期分批进行质量一致性评价

D. 对已经批准上市的原研药品国际化品种,按与原研药品质量和疗效一致的原则,分期分批进行质量一致性评价

30. 药品注册标准指

A. 经国家药品监督管理局核准的药品质量标准

B. 经国家药典委员会核准的药品质量标准

C. 经卫生健康主管部门通过的药品质量标准

D. 经药品审评中心核准的药品质量标准

31. 根据《药品管理法》的规定,下列关于药品经营方式、经营类别与经营范围的说法,正确的是

A. 药品经营方式分为药品批发和药品零售,划分依据是药品销售对象,与药品具体销售数量有关

B. 药品零售连锁门店的经营范围可以适当地超过药品零售连锁总部的经营范围

C. 从事药品零售审批时,药品监督管理部门应当先核定经营类别,并在经营范围中予以明确

D. 药品零售企业经营冷藏、冷冻药品如蛋白同化制剂、肽类激素的,应当在《药品经营许可证》经营范围中标注"生物制品(含冷藏、冷冻药品)"

32. 中药的优势不包括

A. 传统优势

B. 资源优势

C. 预防保健优势

D. 疗效优势

33. 来源于药用植物、药用动物等资源,经规范化的种植、养殖、采收和产地加工后,用于生产中药饮片、中药制剂的药用原料为

A. 中成药

B. 中药材

C. 中药饮片

D. 食物药材

34. 下列关于网络销售药品条件的说法,不正确的是

A. 药品网络销售者应当是具备保证网络销售药品安全能力的药品上市许可持有人、药品经营企业、机构

B. 药品网络销售者为药品上市许可持有人、药品批发企业的,不得向个人消费者销售药品

C. 通过网络销售的药品,应当依法取得药品注册证书(未实施审批管理的中药饮片除外)

D. 药品网络销售者有药品网络销售安全管理制度,可实现药品销售全程可追溯、可核查

35. 下列关于医疗机构中药饮片调配的说法,不正确的是

A. 中药饮片调配后,必须经复核后方可发出

B. 二级以上医院应当由主管中药师以上专业技术人员负责调剂复核工作

C. 复核率应该达到100%

D. 中药饮片调配每剂重量误差应在±10%以内

36. 下列关于化学药品目录集的说法,不正确的是

A. 国家药品监督管理局建立化学药品目录集

B. 化学药品目录集收录新批准上市、通过仿制药质量和疗效一致性评价的化学药品

C. 化学药品目录载明药品名称、活性成分、剂型、规格、是否为参比制剂、持有人等相关信息,并向社会公开

D. 化学药品目录集收载程序和要求,由药品评价中心制定,并向社会公布

37. 药品经营过程和经营质量管理规范执行情况,由市县两级市场监管部门负责检查。检查发现问题的,应该采取的措施不包括

A. 依法依规查处并及时采取风险控制措施

B. 涉嫌犯罪的，移交司法机关追究刑事责任
C. 推动违法行为处罚到单位
D. 检查和处罚结果向社会公开

38. 下列有关含麻黄碱类复方制剂的销售管理的说法，不正确的是
A. 药品零售企业应从具有经营资质的药品批发企业购进含麻黄碱类复方制剂
B. 药品零售企业必须凭执业医师开具的处方销售单位剂量麻黄碱类药物含量大于30mg（不含30mg）的含麻黄碱类复方制剂
C. 麻黄碱类复方制剂每个最小包装规格麻黄碱类药物含量，口服固体制剂不得超过800mg
D. 药品零售企业不得开架销售含麻黄碱类复方制剂，应当设置专柜由专人管理

39. 根据《关于对医疗机构应用传统工艺配制中药制剂实施备案管理的公告》，不得实行备案管理的是
A. 由中药饮片粉碎后加入适量辅料制成的片剂
B. 由中药饮片提取制成的中药配方颗粒
C. 由中药饮片经粉碎后制成的胶囊剂
D. 由中药饮片用传统方法提取制成的酒剂

40. 下列关于药品召回要求的说法，不正确的是
A. 药品上市许可持有人对召回药品的处理应当有详细的记录，记录应当保存3年且不得少于药品有效期后1年
B. 药品监督管理部门应对企业提交的药品召回总结报告进行审查，对召回效果进行评价
C. 药品上市许可持有人应向药品监督管理部门报告药品责令召回的相关情况，进行召回药品的后续处理
D. 召回药品需要销毁的，应当在持有人、药品生产企业或者储存召回药品所在地县级以上药品监督管理部门或者公证机构监督下销毁

二、配伍选择题（共50题，每题1分。题目分为若干组，每组题目对应同一组备选项，备选项可重复选用，也可不选用。每题只有1个备选项最符合题意）

（41～43题共用备选答案）
A. 按基本医疗保险的规定支付
B. 先由参保人员自付一定比例，再按基本医疗保险的规定支付
C. 由个人账户支付或个人自付
D. 由国家财政免费支付

41. 参保患者自行购买药品发生的费用

42. 使用医保药品目录"甲类目录"的药品所发生的费用

43. 使用医保药品目录"乙类目录"的药品所发生的费用

（44～45题共用备选答案）
A. 向所在地设区的市级药品监督管理部门备案
B. 向所在地省级药品监督管理部门备案
C. 向所在地设区的市级药品监督管理部门申请经营许可
D. 向所在地省级药品监督管理部门申请经营许可

44. 从事手术显微镜经营的，经营企业应当

45. 从事血管内窥镜经营的，经营企业应当

（46～47题共用备选答案）
A. 海关
B. 公安机关
C. 商务部
D. 工业和信息化管理部门

46. 负责药品进出口口岸设置的部门是

47. 负责药品进出口的监管、统计与分析的部

门是

（48～49题共用备选答案）
A. 监督抽验
B. 注册检验
C. 评价抽验
D. 指定检验

48. 抽样工作可直接由药品检验机构承担的是

49. 抽样工作由药品监督管理部门承担，然后送达所属区划的药品检验机构检验的是

（50～52题共用备选答案）
A. 制剂及其成分具有法定质量标准，质量可控、稳定
B. 用药期间需要专业人员进行医学监护和指导的药品
C. 当药品成为非处方药后广泛使用时出现滥用、误用情况下的安全性
D. 绝大多数适用对象正确使用后能产生预期的作用

50. 属于非处方药有效性的特点是

51. 属于非处方药安全性评价的内容是

52. 属于处方药转换为非处方药的基本要求的是

（53～54题共用备选答案）
A. 处方药
B. 非处方药
C. 国家基本药物
D. 基本医疗保险用药

53. 标签以及说明书或者包装上必须印有警示语或忠告语"请仔细阅读药品使用说明书并按说明使用或在药师指导下购买和使用！"的是

54. 标签以及说明书或者包装上必须印有警示语或忠告语"凭医师处方销售、购买和使用！"的是

（55～57题共用备选答案）
A. 不超过15日常用量
B. 不超过7日常用量
C. 不超过3日常用量
D. 不超过1日常用量

55. 为急诊重度慢性疼痛患者开具的麻醉药品注射剂处方，其处方限量为

56. 为门诊轻症患者开具的第一类精神药品控释制剂处方，其处方限量为

57. 为儿童多动症患者开具的哌醋甲酯处方，其处方限量为

（58～60题共用备选答案）
A. 防风
B. 蟾酥
C. 虎骨
D. 麝香

58. 属于资源严重减少的主要常用野生药材物种的是

59. 属于濒临灭绝状态的稀有珍贵野生药材物种的是

60. 属于不得出口的野生药材物种的是

（61～63题共用备选答案）
A. 水银
B. 士的宁
C. 阿普唑仑
D. 羟考酮

61. 属于毒性药品西药品种的是

62. 属于毒性药品中药品种的是

63. 零售药店不得陈列且不属于第二类精神药品的是

(64～66题共用备选答案)
A. 一级召回
B. 二级召回
C. 三级召回
D. 四级召回

64. 药品生产企业应在3日内将调查评估报告和召回计划递交给所在地省级药品监督管理部门备案的药品召回级别是

65. 药品生产企业应当1日内通知有关药品经营企业、使用单位停止销售和使用的药品召回级别是

66. 药品生产企业应当每日向所在地省级药品监督管理部门报告药品召回的进展情况的药品召回级别是

(67～69题共用备选答案)
A. 第二类医疗器械
B. 第一类医疗器械
C. 第三类医疗器械
D. 特殊用途医疗器械

67. 产品上市需要取得注册证,经营只需办理备案手续的是

68. 产品上市需要取得注册证,经营需要办理许可手续的是

69. 产品上市需要办理备案手续,经营不需要备案和许可手续的是

(70～72题共用备选答案)
A. 药品研制政策与改革措施
B. 药品生产政策与改革措施
C. 药品流通政策与改革措施
D. 药品使用政策与改革措施

70. 根据《中华人民共和国药品管理法》,药品上市许可转让制度属于

71. 根据《中华人民共和国药品管理法》,持有人委托生产制度属于

72. 根据《中华人民共和国药品管理法》,持有人委托销售制度属于

(73～74题共用备选答案)
A. 一级
B. 二级
C. 三级
D. 四级

73. 中药保护品种的等级划分是

74. 医疗器械召回的等级划分是

(75～77题共用备选答案)
A. 不得分行书写
B. 印刷在右上角
C. 印刷在边角
D. 印制在首页左上角

75. 药品标签使用注册商标的,应当

76. 药品通用名称除因包装尺寸的限制而无法同行书写的,应当

77. 药品说明书核准和修改日期应当

(78～80题共用备选答案)
A. 市场监督管理部门
B. 工业和信息化管理部门
C. 专利管理部门

D. 医疗保障主管部门

78. 配合有关部门依法处置发布药品虚假违法广告、涉嫌仿冒他人网站发布互联网广告的违法违规网站、无线电台的部门是

79. 负责药品、保健食品、医疗器械、特殊医学用途配方食品广告审查和监督处罚的部门是

80. 建立价格信息监测和信息发布制度的部门是

（81～82题共用备选答案）
A. 药物临床试验
B. 药品上市许可
C. 药品再注册
D. 加快上市注册

81. 药品注册证书有效期为5年，药品注册证书有效期内，持有人应当持续保证上市药品的安全性、有效性和质量可控性，并在有效期届满前6个月申请。这属于

82. 对符合条件的以临床价值为导向的创新药品注册申请，申请人可以申请适用突破性治疗药物、附条件批准、优先审评审批及特别审批程序。这属于

（83～85题共用备选答案）
A. 红色
B. 蓝色
C. 黄色
D. 绿色

83. 根据《药品经营质量管理规范》，合格药品为

84. 根据《药品经营质量管理规范》，不合格药品为

85. 根据《药品经营质量管理规范》，待确定药品为

（86～87题共用备选答案）
A. 合法性审核
B. 规范性审核
C. 适宜性审核
D. 安全性审核

86. 根据《关于印发医疗机构处方审核规范的通知》，针对西药及中成药处方，药师审方时核实"规定必须做皮试的药品，是否注明过敏试验及结果的判定"，这属于

87. 根据《关于印发医疗机构处方审核规范的通知》，针对西药及中成药处方，药师审方时核实"每一种药品应当另起一行，每张处方不得超过5种药品"，这属于

（88～90题共用备选答案）
A. 保证安全的义务
B. 真实标记的义务
C. 提供信息的义务
D. 保证质量的义务

88. 经营者应当保证其提供的商品或者服务符合保障人身、财产安全的要求，这种经营者义务属于

89. 经营者提供商品或者服务应当明码标价，这种经营者义务属于

90. 租赁他人柜台或者场地的经营者，应当标明其真实名称和标记，这种经营者义务属于

三、综合分析选择题（共20题，每题1分。题目分为若干组，每组题目基于同一个临床情景、病例、实例或者案例的背景信息逐题展开。每题的备选项中，只有1个最符合题意）

（91～94题共用题干）

我国进出口药品管理实行分类和目录管理，即将药品分为进出口麻醉药品、进出口精神药品以及进口一般药品。国家药品监督管理局会同国务院对外贸易主管部门对上述药品依法制定并调整管理目录，以签发许可证件的形式对其进出口加以管制。

91. 麻醉药品和精神药品进口备案应申请办理
A. 《进口药品通关单》
B. 《进口药品口岸检验通知书》
C. 《进口药品注册证》
D. 《进口药品生产批件》

92. 甲药品经营企业采用虚假材料骗取批准证明文件进口药品，其行为被发现后，可以处进口药品货值金额多少倍的罚款
A. 两倍以上五倍以下
B. 五倍以上十倍以下
C. 十倍以上二十倍以下
D. 十五倍以上三十倍以下

93. 可免予办理进口备案和口岸检验等进口手续的是
A. 经批准以加工贸易方式进口的原料药
B. 从保税仓库进入国内的药品
C. 从出口加工区出库的药品
D. 使用经批准以加工贸易方式进口的中药材制成的中成药

94. 口岸药品检验所不予现场抽样的是
A. 进口药品包装、标签与单证显示不一致
B. 未提供出厂检验报告书和产地证明复印件
C. 装运码头与单证显示一致
D. 到货时间与单证显示不一致

（95～97题共用题干）
药品零售药店甲的经营类别有处方药、甲类非处方药和乙类非处方药，该药店法人代表为执业药师。为了进一步提高药店药学服务水平，该药店2019年6月25日招聘了1名执业药师王某。2019年7月7日，王某家中有急事请假。

95. 王某的执业岗位应该是
A. 处方审核岗位
B. 验收岗位
C. 质量管理岗位
D. 采购岗位

96. 下列药店对药品的摆放方式，错误的是
A. 处方药、非处方药分区陈列
B. 乙类非处方药开架自选
C. 在柜台摆放经营闹羊花
D. 拆零销售药品集中存放于拆零专柜或专区

97. 2019年7月7日，该药店采取的措施不包括
A. 挂牌告知执业药师王某不在岗
B. 向所在地县级药品监督管理部门报告
C. 停止销售处方药
D. 停止销售甲类非处方药

（98～99题共用题干）
"×××皮炎平"为某公司注册商标，具有以下特点：①该药品是国家药品监督管理部门颁布的第五批甲类OTC药品；②该药品是复方制剂，含有利尿剂醋酸地塞米松；③该药品批准文号是国药准字H20080010；④包装规格有5克/支、10克/支；⑤该药品用法用量是皮肤外用。

98. 该药品说明书专用标识的印制方法，错误的是
A. 甲类非处方药专用标识可以单色印刷
B. 甲类非处方药下方标示"甲类"字样
C. 外用药品专用标识必须彩色印刷
D. 甲类非处方药、外用药品专用标识印制在说明书首页右上方

99. 该药品说明书【成分】应该书写为
A. 本品每×含××××××。辅料为：××××××

（全部辅料）

B. 本品为复方制剂，每×含××××××。辅料：×××××××（全部辅料）

C. 本品每×含××××××。辅料为：××××××（部分辅料）

D. 本品为复方制剂，每×含××××××。辅料为：××××××（部分辅料）

（100～103题共用题干）

某市药品监督管理部门在监督检查中，发现甲药品生产企业将库存的生产批号为"190607"的复方氨酚烷胺胶囊，生产批号更改为"200306"并出厂销售。另外，乙医疗机构药品工作人员赵某，明知甲药品生产企业的实际情况，却为谋私利购买该批复方氨酚烷胺胶囊并提供给患者使用。经调查，甲药品生产企业销售该批药品的金额为8万元，但还不能认定为"对人体健康造成严重危害"。

100. 甲药品生产企业更改生产批号的复方氨酚烷胺胶囊应认定为

A. 劣药
B. 假药
C. 残次药品
D. 无证生产的药品

101. 下列关于甲药品生产企业刑事责任的认定，正确的是

A. 构成生产、销售劣药罪
B. 构成生产、销售假药罪
C. 构成无证生产、经营药品罪
D. 构成生产、销售伪劣产品罪

102. 下列关于甲药品生产企业和其主要负责人可能承担的法律责任的说法，正确的是

A. 该批药品不能认定为"对人体健康造成严重危害"，不需承担行政责任
B. 只需承担行政责任，不需要承担刑事责任
C. 按生产、销售伪劣产品罪承担刑事责任
D. 按生产、销售假药罪，处3年以下有期徒刑，并处罚金

103. 下列关于乙医疗机构工作人员赵某的行为，可以认定为

A. 销售劣药
B. 销售假药
C. 生产劣药
D. 生产假药

（104～105题共用题干）

甲企业持有医疗器械A的备案凭证等资料，2020年3月10日取得医疗器械A的广告批准证明文件（该医疗器械的备案凭证、生产许可文件未规定有效期），乙企业、丙企业分别为医疗器械A授权同意的生产企业与经营企业。丁医疗机构购进使用该器械。

104. 关于该医疗器械广告批准文号说法错误的是

A. 广告申请主体应当严格按照审查通过的内容发布医疗器械广告，不得进行剪辑、拼接、修改
B. 已经审查通过的广告内容需要改动的，应当重新申请广告审查
C. 该广告批准文号有效期为3年
D. 经广告审查机关审查通过并向社会公开的药品广告，可以依法在全国范围内发布

105. 不能成为该医疗器械广告申请主体的是

A. 甲企业
B. 乙企业
C. 丙企业
D. 丁医疗机构

（106～107题共用题干）

患者，女性，36岁，静脉滴注上市5年内的某国产药品，7分钟后全身瘙痒难以忍受，立即停药，患者症状无缓解，并出现呼吸困难，血压下降至40/25mmHg，神志模糊，给予抗休克治疗，患者神志逐渐清醒，呼吸顺畅，痒感消

失,血压回升至正常范围内。查询药品说明书,【不良反应】项下没有注明该药品可能发生过敏性休克。同时,新闻媒体开始报道同种药品在某地区近段时间开始集聚出现同样的病例100例。

106. 根据《药品不良反应报告和监测管理办法》,上述信息中患者出现的临床症状不应该定性为
A. 一般药品不良反应
B. 新的药品不良反应
C. 药品群体不良事件
D. 严重药品不良反应

107. 根据《药品不良反应报告和监测管理办法》,下列关于上述信息中的医疗机构对发生的药品不良反应处置的说法,正确的是
A. 该药品不良反应不属于报告范围,可以不报告
B. 通过在医院内发布药讯代替不良反应报告
C. 应当立即通过药品不良反应监测信息网络报告
D. 应当在15日内填写药品不良反应报告表并报告

(108～110题共用题干)
甲药品生产企业为了生产洋地黄毒苷注射液,向乙药品生产企业采购原料药洋地黄毒苷。然后,甲药品生产企业将洋地黄毒苷注射液销售给丙医疗机构。丙医疗机构医师根据说明书开具处方,药师根据说明书指导患者合理用药。

108. 洋地黄毒苷注射液属于
A. 麻醉药品
B. 第一类精神药品
C. 医疗用毒性药品
D. 化学药品

109. 下列关于洋地黄毒苷的生产需要满足的要求,不合法的是

A. 乙药品生产企业需要由药品监督管理部门指定,取得毒性药品生产许可
B. 洋地黄毒苷原料药年度生产、供应计划,由省级药品监督管理部门根据医疗需要制定
C. 洋地黄毒苷原料药的生产记录保存3年备查
D. 洋地黄毒苷原料药包装容器要有毒药标志

110. 丙医疗机构医师需要了解"强心苷制剂中毒是不是可以用洋地黄毒苷注射液解毒",可以查阅
A.【用法用量】
B.【适应证】
C.【药物相互作用】
D.【注意事项】

四、多项选择题(共10题,每题1分。每题的备选项中,有2个或2个以上符合题意。错选、少选均不得分)

111. 下列关于麻醉药品和精神药品邮寄管理的说法,正确的有
A. 邮寄证明一证一次有效
B. 寄件详情单加盖寄件单位运输专用章,收件人必须是单位
C. 应在窗口投交
D. 邮寄证明由省级邮政主管部门指定的符合安全保障条件的邮政营业机构收寄后保存2年备查

112. 下列关于药品专利期补偿的说法,正确的有
A. 自发明专利申请日起满四年,或自实质审查请求之日起满三年后授予发明专利权的,国务院专利行政部门应专利权人的请求,就发明专利在授权过程中的不合理延迟给予专利权期限补偿
B. 自发明专利申请日起满四年,且自实质审查请求之日起满三年后授予发明专利权的,国务院专利行政部门应专利权人的请求,就发明专利在授权过程中因申请人引起的不合理延迟

给予专利权期限补偿

C. 为补偿新药上市审评审批占用的时间，对在中国获得上市许可的新药相关发明专利，国务院专利行政部门应专利权人的请求给予专利权期限补偿

D. 补偿期限不超过五年，新药批准上市后总有效专利权期限不超过十四年

113. 根据《药品经营质量管理规范》及相关附录，药品到货时，收货人员核对药品的依据包括

A. 随货同行单（票）

B. 采购记录

C. 发票

D. 验收记录

114. 医疗机构配制的制剂可以在指定的医疗机构之间调剂使用的前提条件包括

A. 发生灾情、疫情、突发事件

B. 临床急需而市场没有供应

C. 经国务院或省级药品监督管理部门批准

D. 医疗机构之间协议调剂使用

115. 《药品管理法》在药品流通环节，创新多项制度。这些制度包括

A. 持有人委托销售制度

B. 药品进口口岸备案制度

C. 药品供应商审核制度

D. 出厂与上市双放行制度

116. 根据《"健康中国2030"规划纲要》，到2030年需达到的健康中国战略目标包括

A. 基本实现健康公平

B. 主要健康指标进入高收入国家行列

C. 建成基本医疗保障全覆盖的健康国家

D. 促进全民健康的制度体系更加完善

117. 下列非连锁药品零售企业销售药品行为，符合药品管理法律法规的有

A. 在严格审核医师处方后，凭处方向购药患者销售了1瓶复方磷酸可待因糖浆

B. 在严格审核医师处方后，凭处方向购药患者销售了2盒布洛伪麻缓释胶囊

C. 在登记购药患者身份证信息后，向其销售了2盒复方盐酸伪麻黄碱缓释胶囊

D. 凭处方向购药患者销售了1盒米非司酮紧急避孕片

118. 根据《中华人民共和国中医药法》，符合中医药特点的管理制度和发展方针包括

A. 遵循中医药发展规律

B. 坚持继承和创新相结合

C. 保持和发挥中医药特色和优势

D. 运用现代科学技术，促进中医药理论和实践的发展

119. 根据《药品经营质量管理规范》，药品批发企业应当接受相关法律法规和专业知识培训，且必须经考核合格后方可上岗参与相关工作的人员有

A. 从事特殊管理药品的储存、运输等工作的人员

B. 从事冷藏冷冻药品的储存、运输等工作的人员

C. 从事阴凉药品的储存、运输等工作的人员

D. 从事国家有专门管理要求药品的储存、运输等工作的人员

120. 医疗机构购进药品的要求包括

A. 禁止医务人员自行采购药品

B. 医疗机构采购同一通用名称药品的品种通常不得超过3种

C. 执行药品进货检查验收制度

D. 坚持质量优先、价格合理的采购原则

临考决胜卷（一）·答案解析

1. 正确答案：D
答案解析： 自然风险是药品本身具有的风险，属于必然风险、固有风险，即前三个选项表达同一个意思；而不合理用药和人有关，属于人为风险。故本题正确答案为D。

2. 正确答案：B
答案解析： 进一步完善医疗服务体系，坚持非营利性医疗机构为主体、营利性医疗机构为补充，公立医疗机构为主导、非公立医疗机构共同发展的办医原则。故本题正确答案为B。

3. 正确答案：B
答案解析： 企业自检应当由企业指定人员进行独立、系统、全面的自检，也可由外部人员或专家进行独立的质量审计。故本题正确答案为B。

4. 正确答案：A
答案解析：《"十四五"国民健康规划》重点任务：①完善国家药品标准体系，推进仿制药质量和疗效一致性评价。建立符合中药特点的质量和疗效评价体系。构建药品和疫苗全生命周期质量管理机制，推动信息化追溯体系建设，实现重点类别来源可溯、去向可追。②夯实中医药高质量发展基础。开展中医药活态传承、古籍文献资源保护与利用。提升中医循证能力。促进中医药科技创新。加快古代经典名方制剂研发。加强中药质量保障，建设药材质量标准体系、监测体系、可追溯体系。推动教育教学改革，构建符合中医药特点的人才培养模式。健全中医医师规范化培训制度和全科医生、乡村医生中医药知识培训机制。故本题正确答案为A。

5. 正确答案：D
答案解析：《药品管理法》规定，药品是指"用于预防、治疗、诊断人的疾病，有目的地调节人的生理机能并规定有适应证或者功能主治、用法和用量的物质，包括中药、化学药和生物制品等"。从该界定来看，《药品管理法》中规定的药品具有特定的内涵和外延。药品特指人用药品，不包括兽药和农药。药品的使用目的、方法有严格规定。使用目的是用于预防、治疗、诊断人的疾病，有目的地调节人的生理机能；使用方法要求必须遵循规定的适应证或者功能主治、用法和用量。百草枯为农药，川芎茶调丸为中药，维生素B_2为化学药，人血白蛋白为生物制品。故本题正确答案为D。

6. 正确答案：B
答案解析： 药品说明书中虽已有描述，但不良反应发生的程度、后果、性质或频率比说明书描述更严重的情形属于新的药品不良反应。故本题正确答案为B。

7. 正确答案：B
答案解析： 药品擅自添加辅料属于劣药的情形。生产、销售劣药的，处违法生产、销售的药品货值金额十倍以上二十倍以下的罚款；违法生产、批发的药品货值金额不足十万元的，按十万元计算。故本题正确答案为B。

8. 正确答案：B
答案解析： 药品名称应当使用规范的中文名称书写，没有中文名称的可以使用规范的英文名称书写。故本题正确答案为B。

9. 正确答案：A
答案解析： 使用保健食品原料目录以外原料的保健食品应当经国务院食品安全管理部门注

册。首次进口的属于补充矿物质、维生素等营养物质的保健食品应当报国务院食品安全监督管理部门备案。使用保健食品原料目录内原料的保健食品应当报省级食品安全监督管理部门备案。非首次进口的保健食品应该报省级食品安全监督管理部门备案。故本题正确答案为A。

10. 正确答案：B
答案解析：医院药师关于药物治疗工作的职责是参与临床药物治疗，设计、实施个体化药物治疗方案，开展药学查房，为患者提供药学专业技术服务。负责临床药物治疗工作的是医师。故本题正确答案为B。

11. 正确答案：A
答案解析：医院使用的所有药品（不含中药饮片）均应通过省级药品集中采购平台采购。采购周期原则上一年一次。故本题正确答案为A。

12. 正确答案：C
答案解析：药品说明书核准和修改日期应当印制在说明书首页左上角，修改日期位于核准日期下方，按时间顺序逐行书写。注射剂和非处方药应当列出所用的全部辅料名称。不良反应项可依据在既往临床试验实践和文献报道中发现的不良反应撰写，药品上市后，药品上市许可持有人应当根据上市后不良反应监测数据及时更新。预防用生物制品应明确该制品每次人用剂量和有效成分的含量或效价单位，以及装量（或冻干制剂的复溶后体积）。故本题正确答案为C。

13. 正确答案：D
答案解析：Ⅲ期临床试验为药品注册申请的审查提供充分依据。Ⅳ期临床试验为新药上市后的应用研究阶段。故本题正确答案为D。

14. 正确答案：B
答案解析：同一机关制定的新的一般规定与旧的特别规定不一致时，由制定机关裁决。故本题正确答案为B。

15. 正确答案：B
答案解析：有下列情形之一的，不得作为医疗机构制剂申报：市场上已有供应的品种；含有未经国家药品监督管理部门批准的活性成分的品种；除变态反应原外的生物制品；中药注射剂；中药、化学药组成的复方制剂；医疗用毒性药品、放射性药品；其他不符合国家有关规定的制剂。对临床需要而市场无供应的麻醉药品和精神药品，持有医疗机构制剂许可证和印鉴卡的医疗机构需要配制制剂的，经所在地省级药品监督管理部门批准后可配制。根据题意，要求选择可以作为医疗机构制剂申报的品种。故本题正确答案为B。

16. 正确答案：A
答案解析：药品批发企业销售量比较大，计算机数据需要按日备案，保存时间和纸质版记录一样，至少5年。故本题正确答案为A。

17. 正确答案：A
答案解析：药品注册，按照中药、化学药和生物制品等进行分类注册管理。中药注册按照中药创新药、中药改良型新药、古代经典名方中药复方制剂、同名同方药等进行分类。化学药注册按照化学药创新药、化学药改良型新药、仿制药等进行分类。生物制品注册按照生物制品创新药、生物制品改良型新药、已上市生物制品（含生物类似药）等进行分类。中药、化学药和生物制品等药品的细化分类和相应的申报资料要求，由国家药品监督管理局根据注册药品的产品特性、创新程度和审评管理需要组织制定，并向社会公布。境外生产药品的注册申请，按照药品的细化分类和相应的申报资料要求执行。故本题正确答案为A。

18. 正确答案：C
答案解析：国家免疫规划疫苗以外的其他免疫规划疫苗、非免疫规划疫苗由各省、自治区、直辖市通过省级公共资源交易平台组织采购。故本题正确答案为C。

19. 正确答案：C
答案解析：非处方应当使用方便，所以需要药物不用经过特殊检查、试验即可使用。非处方药应当应用安全，无潜在毒性，不易引起蓄积中毒，中药中的重金属限量不超过国内或国外公认标准。非处方药应当应用安全，长期临床使用证实该药物安全性大，基本无不良反应。非处方药应当疗效确切，药物作用针对性强，功能主治明确，连续使用不引起耐药性，不需要经常调整剂量。故本题正确答案为C。

20. 正确答案：B
答案解析：中药材专业市场内严禁从事饮片分包装、改换标签等活动。故本题正确答案为B。

21. 正确答案：C
答案解析：特殊化妆品包括用于染发、烫发、祛斑美白、防晒、防脱发的化妆品以及宣称新功效的化妆品；普通化妆品是特殊化妆品以外的化妆品。采用排除法，故本题正确答案为C。

22. 正确答案：D
答案解析：麻醉药品和第一类精神药品的定点批发企业，应当具备保障责任区域内医疗机构所需麻醉药品和第一类精神药品供应的能力。磷酸可待因口服液是麻醉药品，麻醉药品不能由零售药店经营。供医疗、科学研究、教学使用的小包装的麻醉药品原料药可以由国务院药品监督管理部门规定的药品批发企业经营。复方磷酸可待因口服液按照第二类精神药品管理。药品零售连锁企业门店所零售的第二类精神药品，应当由本企业直接配送，不得委托配送。故本题正确答案为D。

23. 正确答案：D
答案解析：除未取得《药品生产许可证》《药品经营许可证》或者《医疗机构制剂许可证》生产、销售药品外，其他按照无证生产、经营处罚的情形还包括：①未经批准，擅自在城乡集市贸易市场设点销售药品或者在城乡集市贸易市场设点销售的药品超出批准经营的药品范围的。②个人设置的门诊部、诊所等医疗机构向患者提供的药品超出规定的范围和品种的。③药品生产企业、药品经营企业和医疗机构变更药品生产、经营许可事项，应当办理变更登记手续而未办理的，由原发证部门给予警告，责令限期补办变更登记手续；逾期不补办的，宣布其《药品生产许可证》《药品经营许可证》和《医疗机构制剂许可证》无效；仍从事药品生产经营活动的按无证生产、经营药品的规定处罚。选项D《药品经营许可证》遗失的情形不属于按照无证生产、经营处罚的情形。故本题正确答案为D。

24. 正确答案：D
答案解析：药品零售企业应当定期对陈列、存放的药品进行检查，重点检查拆零药品和易变质、近效期、摆放时间较长的药品及中药饮片。故本题正确答案为D。

25. 正确答案：A
答案解析：毒性中药材的饮片定点生产原则：①对于市场需求量大，毒性药材生产较多的地区定点要合理布局，相对集中，按省区确定2~3个定点企业；②对于一些产地集中的毒性中药材品种，如朱砂、雄黄、附子等，要全国集中统一定点生产，供全国使用。毒性中药材的饮片严格执行《中药饮片包装管理办法》，包装要有突出、鲜明的毒药标志。定点生产的毒性中药饮片，应销往具有经营毒性中药饮片资格的经营单位或直销到医疗单位。毒性中药饮片必须按国家有关规定，实行专人、专库

（柜）、专账、专用衡器，双人双锁保管。故本题正确答案为 A。

26. 正确答案：D
答案解析：①法定原则：设定和实施行政许可，应当依照法定的权限、范围、条件和程序。②公开、公平、公正原则：设定和实施行政许可，应当公开、公平、公正，维护行政相对人的合法权益。③便民和效率原则：实施行政许可，应当便民，提高办事效率，提供优质服务。④信赖保护原则：公民、法人或者其他组织依法取得的行政许可受法律保护，行政机关不得擅自改变已经生效的行政许可。故本题正确答案为 D。

27. 正确答案：B
答案解析：冷藏、冷冻药品在配送途中严禁中转暂存。故本题正确答案为 B。

28. 正确答案：C
答案解析：药品经营类别变更不属于药品经营许可证许可事项变更的内容。经营许可证许可事项变更的内容包括：经营方式、经营范围、经营地址（注册地址）、仓库地址（包括增减仓库）。故本题正确答案为 C。

29. 正确答案：D
答案解析：涉及公民生命健康且有危害后果的违法行为在 5 年内未被发现属于不予行政处罚的情形。ABC 选项的内容都属于从轻或减轻处罚的情形。不予行政处罚的情形包括：不满（小于）14 周岁的人有违法行为的；精神病人、智力残疾人在不能辨认或控制自己行为时有违法行为的；违法行为轻微并及时纠正，没有造成危害后果的；初次违法且危害后果轻微并及时改正的；当事人有证据足以证明没有主观过错的；违法行为在 2 年内未被发现，除涉及公民生命健康安全、金融安全且有危害后果以及法律另有规定外，上述期限延长至 5 年。故本题正确答案为 D。

30. 正确答案：D
答案解析：假药认定包括：①药品所含成分与国家药品标准规定的成分不符；②以非药品冒充药品或者以他种药品冒充此种药品；③变质的药品；④药品所标明的适应证或者功能主治超出规定范围。D 项，丁生产企业生产的感冒药中违规添加禁用物质 PPA 属于生产假药的行为。故本题正确答案为 D。

31. 正确答案：D
答案解析：微波手术刀、钴 60 治疗机、超声肿瘤聚焦刀均为第三类医疗器械。手术衣为第一类医疗器械，助听器为第二类医疗器械。无菌医用手套为第二类医疗器械。脉象仪软件属于第二类医疗器械。故本题正确答案为 D。

32. 正确答案：A
答案解析：凡中华人民共和国公民和获准在我国境内就业的外籍人员，具备以下条件之一者，均可申请参加执业药师职业资格考试：①取得药学类、中药学类专业大专学历，在药学或中药学岗位工作满 4 年；②取得药学类、中药学类专业大学本科学历或学士学位，在药学或中药学岗位工作满 2 年；③取得药学类、中药学类专业第二学士学位、研究生班毕业或硕士学位，在药学或中药学岗位工作满 1 年；④取得药学类、中药学类专业博士学位；⑤取得药学类、中药学类相关专业相应学历或学位的人员，在药学或中药学岗位工作的年限相应增加 1 年。A 选项符合报考条件。B 选项不符合条件⑤。按照国家有关规定，取得药学或医学专业高级职称并在药学岗位工作的，可免试药学专业知识（一）、药学专业知识（二），只参加药事管理与法规、药学综合知识与技能两个科目的考试；取得中药学或中医学专业高级职称并在中药学岗位工作的，可免试中药学专业知识（一）、中药学专业知识（二），只参加药事管理与法规、中药学综合知识与技能两个科目的考试，C 选项不符合。D 选项不符合条件①。故本题正确答案为 A

33. 正确答案：B
答案解析： 简易程序（当场处罚程序）：当违法事实清楚、有法定依据、拟作出数额较小的罚款（对公民处 200 元以下，对法人或者其他组织处 3000 元以下的罚款）或者警告时，可以适用简易程序，当场处罚。听证程序：行政机关作出以下行政处罚决定之前，应当告知当事人有要求举行听证的权利：①较大数额罚款；②没收较大数额违法所得、没收较大价值非法财物；③降低资质等级或吊销许可证件；④责令停产停业、责令关闭、限制从业；⑤其他较重的行政处罚等法律法规、规章规定的其他情形。故本题正确答案为 B。

34. 正确答案：C
答案解析： 经国务院药品监督管理部门批准，药品上市许可持有人可以转让药品上市许可。选项 C 中的部门级别、管理方式均与此规定不符。故本题正确答案为 C。

35. 正确答案：D
答案解析： 根据适应证、疗程与剂量的不同，既可作为处方药，又可作为非处方药的药品称为"双跨药品"。分为甲乙两类的是非处方药。非处方药专有标识在说明书和大包装上才可以单色印刷，标签上不得单色印刷。国家药品监督管理局并没有规定处方药需要印制专有标识。故本题正确答案为 D。

36. 正确答案：B
答案解析： 医疗机构应当开展细菌耐药监测工作，建立细菌耐药预警机制，并采取下列相应措施：①主要目标细菌耐药率超过 30% 的抗菌药物，应当及时将预警信息通报本医疗机构医务人员；②主要目标细菌耐药率超过 40% 的抗菌药物，应当慎重经验用药；③主要目标细菌耐药率超过 50% 的抗菌药物，应当参照药敏试验结果选用；④主要目标细菌耐药率超过 75% 的抗菌药物，应当暂停针对此目标细菌的临床应用，根据追踪细菌耐药监测结果，再决定是否恢复临床应用。故本题正确答案为 B。

37. 正确答案：B
答案解析： 来源于古代经典名方的各种中成药制剂不予更名。对于已上市中成药，如存在以下情形，必须更名：明显夸大疗效，误导医师和患者的；名称不正确、不科学，有低俗用语和迷信色彩的；处方相同而药品名称不同，药品名称相同或相似而处方不同的。故本题正确答案为 B。

38. 正确答案：C
答案解析： 注射用 A 型肉毒毒素生产（进口）企业应当指定具有医疗用毒性药品收购经营资质和具有生物制品经营资质的药品批发企业作为本企业注射用 A 型肉毒毒素的经营企业。生马钱子为毒性药品中药品种，其处方限量是不超过 2 日极量。储存毒性药品的专库或专柜，其条件要求与储存麻醉药品的专库或专柜相同，毒性药品可与麻醉药品存放在同一专库或专柜中。专库或专柜加锁并由专人保管，做到双人双锁管理，专账记录。在医疗机构，医疗用毒性药品处方保存期限为 2 年。故本题正确答案为 C。

39. 正确答案：C
答案解析： 药品品种档案指每个上市药品所建立的，内容包括药品处方、原辅料包材、质量标准、说明书、上市后安全性信息、生产工艺变化等信息的原始数据库。故本题正确答案为 C。

40. 正确答案：C
答案解析： 知识获取权指消费者享有获得有关消费、消费者权益保护方面知识的权利。消费者应当努力掌握所需商品或者服务的知识和使用技能，正确使用商品，增强自我保护意识。故本题正确答案为 C。

[41～42] 正确答案：B、C

答案解析：处方药不可转换为非处方药的情形：监测期内药品；中药材与饮片、原料药、药用辅料；个人消费者不便自我使用的药物剂型；需要在特殊条件下保存的药品；作用于全身的抗菌药、激素（避孕药除外）；需要专业人员在用药期间进行医学监护、指导的药品；含毒性中药材，且不能证明其安全性的药品；疫苗、血液制品、药品类易制毒化学品、医疗用毒性药品、麻醉药品、精神药品和放射性药品、其他特殊管理的药品；用于急救、其他患者不宜自我治疗疾病的药品。故41题正确答案为B。不应作为乙类非处方药的情形：辅助用药；中西药复方制剂；化学药品含激素、抗菌药物等成分的；严重不良反应发生率达万分之一以上的；中成药组方中含无国家或省级药品标准药材的（药食同源的除外）；中成药含毒性药材（含大毒和有毒）与重金属的口服制剂、含大毒药材的外用制剂；儿童用药（有儿童用法用量的均包括在内，维生素、矿物质类除外）。故42题正确答案为C。

[43～45] 正确答案：B、C、D

答案解析：在零售药店不得陈列的有罂粟壳、毒性中药品种、第二类精神药品，其中，经营第二类精神药品需要经过其所在地设区的市级药品监督管理部门批准，氨酚氢可酮片属于第二类精神药品。故43题正确答案为B。医疗机构需要凭印鉴卡才能购用的药品是麻醉药品和第一类精神药品，洋金花属于医疗用毒性药品，三唑仑片属于第一类精神药品且为化学药品，罂粟壳为麻醉药品且属于中药。故44题正确答案为C。不能在零售企业经营的品种：麻醉药品、放射性药品、第一类精神药品、终止妊娠药品（包括含有"米非司酮"成分的所有药品制剂）、蛋白同化制剂、肽类激素（胰岛素除外）、药品类易制毒化学品、疫苗、体内诊断试剂、体外诊断试剂（药品）、中药配方颗粒、医疗机构制剂。三唑仑片属于第一类精神药品，不得在药品零售企业销售。罂粟壳属于麻醉药品的特殊规定，可以按照要求零售。经营洋金花不需要经设区的市级药品监督管理部门批准。故45题正确答案为D。

[46～48] 正确答案：C、B、D

答案解析：药品零售企业一次销售不超过2个最小包装的是含麻黄碱的复方制剂的非处方药，其单剂量含麻黄碱的量不超过30mg，符合要求的是药品丁。故46题正确答案为C。药品批发企业必须具有蛋白同化制剂、肽类激素定点批发资质方可经营含麻黄碱的复方制剂。答案锁定B、C，题干要求是处方药，B选项药品乙中盐酸伪麻黄碱的含量是0.09g（90mg），属于处方药。故47题正确答案为B。药品丙含可待因15mg，是含特殊药品的复方制剂，零售时凭处方销售。故48题正确答案为D。药品甲是含布洛芬的甲类非处方药。

[49～50] 正确答案：D、B

答案解析：批准文号为国药准字H20080697的药品，证明该药品为境内生产的药品，负责境内生产药品再注册审评工作的部门是省级药品监督管理部门。故49题正确答案为D。批准文号为国药准字HJ20200040的药品，证明该药品为境外生产的药品，国家药品监督管理局药品审评中心为负责境外生产药品再注册审评工作的部门。故50题正确答案为B。国家药品监督管理局食品药品审核查验中心的职能与再注册审评工作无关；国家药品监督管理局药品评价中心与再注册审评工作无关。

[51～52] 正确答案：A、D

答案解析：①监督抽检指药品监督管理部门根据监管需要对质量可疑药品进行的抽查检验。②评价抽检指药品监督管理部门为评价某类或一定区域药品质量状况而开展的抽查检验。③批签发为实施上市前的检验行为，属于指定检验。故51题正确答案为A，52题正确答案为D。

[53～55] 正确答案：A、D、B
答案解析：国家药典委员会的主要职责：①组织编制、修订和编译《中华人民共和国药典》；②组织制定和修订国家药品标准；③负责药品通用名称命名。故53题正确答案为A。国家药品监督管理局执业药师资格认证中心承担执业药师资格考试相关工作，组织制订执业药师认证注册工作标准和规范并监督实施，承担执业药师认证注册管理工作。故54题正确答案为D。国家药品监督管理局高级研修学院组织开展执业药师考前培训、继续教育、师资培训及相关工作；实施公务人员高级研修，承担监管政策理论研究及人才队伍发展战略研究；承担职业化药品检查员教育培训工作；开展药品安全专业技术人员培训工作。故55题正确答案为B。

[56～57] 正确答案：A、D
答案解析：属于行政强制措施的行为是查封场所、设施或财物。故56题正确答案为A。行政强制措施包括：扣押财物；冻结存款、汇款；查封场所、设施或财物；限制公民人身自由；其他行政强制措施。属于行政强制执行的行为是依法处理或拍卖查封、扣押的场所、设施或财物。故57题正确答案为D。行政强制执行包括：划拨存款、汇款；代履行；依法处理或拍卖查封、扣押的场所、设施或财物；加处罚款或滞纳金；排除妨碍、恢复原状；其他强制执行方式。

[58～60] 正确答案：B、C、A
答案解析：可能引起可逆的或暂时的健康危害的药品召回属于二级召回，二级召回中生产企业将召回计划提交给所在地省级药品监督管理部门备案的时限是3日内，故58题正确答案为B。使用该药品一般不引起健康危害，因其他原因需收回的药品召回属于三级召回，三级召回中生产企业通知有关经营、使用单位停止销售和使用的时限是7日内，故59题正确答案为C。可能引起严重健康危害的药品召回属于一级召回，一级召回中生产企业向所在地省级药品监督管理部门报告药品召回的进展情况的时限是每日，故60题正确答案为A。

[61～62] 正确答案：C、A
答案解析：破损、渗液、污染、封条损坏等包装异常的、零货、拼箱的药品应当开箱检查至最小包装。故61题正确答案为C。同一批号的药品应当至少检查一个最小包装。故62题正确答案为A。实施批签发管理的生物制品可不开箱检查。打开最小包装可能影响药品质量的药品可不打开最小包装

[63～65] 正确答案：B、C、D
答案解析：第三方平台未按规定履行向所在地省级药品监督管理部门备案义务的，责令限期改正；逾期不改正的，处5万元以上10万元以下罚款；造成危害后果的，处10万元以上20万元以下罚款。故63题正确答案为B。第三方平台未按规定建立药品质量安全管理机构，配备药学技术人员承担药品质量安全管理工作，或建立并实施药品质量安全等有关制度的，责令限期改正，处3万元以上10万元以下罚款；造成危害后果的，处10万元以上20万元以下罚款。故64题正确答案为C。药品网络零售企业销售处方药时，未做到确保处方真实、可靠以及实名制销售的，责令限期改正，处3万元以上5万元以下罚款；情节严重的，处5万元以上10万元以下罚款。故65题正确答案为D。

[66～67] 正确答案：D、D
答案解析：疫苗上市许可持有人应当按照规定，建立真实、准确、完整的销售记录，并保存至疫苗有效期满后不少于5年备查。故66题正确答案为D。疾病预防控制机构、接种单位接收或者购进疫苗时，应当索取本次运输、储存全过程温度监测记录，并保存至疫苗有效期满后不少于5年备查。故67题正确答案为D。

临考决胜卷（一）·答案解析

[68～69] 正确答案：A、D
答案解析：药品通用名称应当显著、突出，对于横版标签，必须在上三分之一范围内显著位置标出。故68题正确答案为A。药品通用名称应当显著、突出，对于竖版标签，必须在右三分之一范围内显著位置标出。故69题正确答案为D。

[70～71] 正确答案：C、A
答案解析：【作用类别】（仅化学药品非处方药说明书有此项）按照国家药品监督管理局公布的该药品非处方药类别书写，如"解热镇痛类"。故70题正确答案为C。【药物过量】（仅化学药品和治疗用生物制品说明书有此项）：详细列出过量应用该药品可能发生的毒性反应、剂量及处理方法。未进行该项实验且无可靠参考文献的，应当在该项下予以说明。故71题正确答案为A。

[72～73] 正确答案：B、C
答案解析：罚款、没收违法所得、没收非法财物属于行政处罚的具体方式。故72题正确答案为B。生产者、销售者因生产、销售缺陷产品致他人遭受人身伤害、财产损失，而应承担的特殊侵权民事责任。故73题正确答案为C。

[74～75] 正确答案：C、B
答案解析：药品《进口准许证》有效期为1年。故74题正确答案为C。药品《出口准许证》有效期不超过3个月（有效期时限不跨年度）。故75题正确答案为B。

[76～78] 正确答案：C、A、D
答案解析：零售药店以弄虚作假等不正当手段申请定点，自发现之日起未满3年的，不予受理定点申请。故76题正确答案为C。零售药店因严重违反医保协议约定而被解除医保协议未满1年或已满1年但未完全履行违约责任的，不予受理定点申请。故77题正确答案为A。零售药店法定代表人、企业负责人或实际控制人曾因严重违法违规导致原定点零售药店被解除医保协议，未满5年的，不予受理定点申请。故78题正确答案为D。

[79～80] 正确答案：D、C
答案解析：药品批发企业中对药品销售、储存人员的要求是高中以上文化程度。故79题正确答案为D。药品批发企业的企业负责人的资质要求为大专以上学历或者中级以上职称。故80题正确答案为C。药品批发企业质量管理部门负责人必须具有执业药师资格和3年以上药品经营质量管理工作经历；执业药师资格和中专学历同时满足，GSP中没有这个要求。

[81～83] 正确答案：B、C、D
答案解析：石斛属于资源严重减少的野生药材（三级保护药材）。故81题正确答案为B。蛤蚧、蟾酥属于二级保护药材（分布区域缩小，资源处于衰竭状态），但蛤蚧不属于毒性药材。故82题正确答案为C。注意蟾酥既属于二级保护药材，又属于医疗用毒性药材。故83题正确答案为D。

[84～86] 正确答案：B、C、D
答案解析：进口第三类医疗器械应该经国家药品监督管理局注册，故注册证格式为国械注进。故84题正确答案为B。国产第二类医疗器械应当经省级药品监督管理部门注册，辽械注准为辽宁省国产第二类医疗器械注册证格式。故85题正确答案为C。进口第一类医疗器械应当经国家药品监督管理局备案。故86题正确答案为D。吉械注准为吉林省内国产第二类医疗器械注册证格式。

[87～88] 正确答案：D、C
答案解析：不得做广告的产品主要包括麻醉药品、精神药品、放射性药品；医疗用毒性药品、药品类易制毒化学品、戒毒治疗的药品和医疗器械；医疗机构配制的制剂；军队特需药品、军队医疗机构配制的制剂；依法停止或禁止

生产、销售或者使用的药品、医疗器械、保健食品和特殊医学用途配方食品。储存时可以与麻醉药品放在同一专属库房的药品是医疗用毒性药品，四个选项中只有毛果芸香碱属于医疗用毒性药品。故87题正确答案为D。四个选项中不得在医疗机构以外销售的药品是中药配方颗粒，中药配方颗粒没有规定不可以做广告。故88题正确答案为C。

[89~90] 正确答案：B、C
答案解析：《医疗机构制剂许可证》由省级药品监督管理部门审批，将有关情况报国务院药品监督管理部门备案。故89题正确答案为B。医疗机构制剂批准文号的审批部门是省级药品监督管理部门。故90题正确答案为C。

91. 正确答案：C
答案解析： A医药公司属于药品批发企业，只能将药品销售给符合购进药品资质的药品上市许可持有人、药品生产企业、药品经营企业和药品使用单位，该商贸公司没有《药品经营许可证》，因此A医药公司不得将药品销售给该商贸公司。故本题正确答案为C。

92. 正确答案：D
答案解析： 批发企业质量负责人和质量管理部门负责人对职称没有要求。药品批发企业质量负责人应当具有本科以上学历、执业药师资格和3年以上药品经营质量管理工作经历；质量管理部门负责人应当具有执业药师资格以及3年以上药品经营质量管理工作经历。故本题正确答案为D。

93. 正确答案：A
答案解析： 更换质量负责人应当向原发证机关申请，A医药公司为药品批发企业，其经营许可证应当为省级药品监督管理部门核发，所以更换质量负责人也应当找省级药品监督管理部门。增加经营范围应当向原发证机关申请，A医药公司为药品批发企业，其经营许可证应当为省级药品监督管理部门核发，所以增加经营范围也应当找省级药品监督管理部门。更换质量负责人属于登记事项变更，经营范围属于许可事项变更。故本题正确答案为A。

94. 正确答案：A
答案解析： 个人设置的门诊部、诊所等医疗机构向患者提供的药品超出规定的范围和品种的，按照无证经营处罚。个人诊所不得配备急救药品和常用药品以外的其他药品。故本题正确答案为A。

95. 正确答案：A
答案解析： 未取得药品生产许可证、药品经营许可证或者医疗机构制剂许可证生产、销售药品的，责令关闭，没收违法生产、销售的药品和违法所得，并处违法生产、销售的药品货值金额15倍以上30倍以下的罚款；货值金额不足10万元的，按10万元计算。故本题正确答案为A。

96. 正确答案：D
答案解析： 奥沙西泮为第二类精神药品，不得委托生产和委托加工。基于此前提，即便乙企业按照自身生产范围将剂型改成注射剂也违规，因此乙企业拒绝接受委托生产甲企业所有药品是合理的。麻醉药品和精神药品定点生产企业生产的第一类精神药品制剂可以销售给全国性批发企业，区域性批发企业和经批准购用的其他单位。根据材料，丙企业是全国性批发企业，丁企业是区域性批发企业，甲企业可以销售给丁企业。故本题正确答案为D。

97. 正确答案：C
答案解析： 区域性批发企业因特殊地理位置，将麻醉药品就近销售至其他省内取得使用资格医疗机构的，需要经区域性批发企业所在地的省级药品监督管理部门批准。故本题正确答案为C。

98. 正确答案：C
答案解析：《关于加强医疗机构麻醉药品和第一类精神药品管理规定》指出：满足临床合理的麻醉药品和第一类精神药品需求，针对疼痛患者开处方之前，需要对患者进行疼痛评估，遵循三阶梯镇痛治疗原则。若丁企业无法保障该医疗机构的麻醉药品和第一类精神药品用药，该医疗机构有两种方式获得相应药品：①经其所在地省级药品监督管理部门批准，可以向麻醉药品和第一类精神药品全国性批发企业购买麻醉药品；②抢救患者急需而本医疗机构无法提供麻醉药品和第一类精神药品时，可从其他医疗机构或定点批发企业紧急借用。持有《医疗机构制剂许可证》和印鉴卡的医疗机构可以向所在地省级药品监督管理部门申请配制临床需要而市场无供应的麻醉药品和精神药品。第二类精神药品需要专库储存，并没有实行双人双锁管理。故本题正确答案为C。

99. 正确答案：A
答案解析：甲硝唑片属于抗菌药，为处方药，需要凭医疗机构开具的处方销售。布洛芬混悬液为甲类非处方药，执业药师不在岗时不得销售处方药与甲类非处方药。地西泮片属于第二类精神药品，只能由经批准的药品零售连锁企业经营，该药店为非零售连锁企业，不得经营第二类精神药品。在执业药师不在岗的情况下，王某作为该药店的销售人员，只能向顾客推荐乙类非处方药。故本题正确答案为A。

100. 正确答案：C
答案解析：甲硝唑片为处方药，布洛芬混悬液为甲类非处方药，处方药、非处方药应分区陈列。维生素矿物质片为保健食品，不得与药品放在同一货架上陈列。地西泮片为第二类精神药品，罂粟壳、毒性中药品种、第二类精神药品不得陈列。甲硝唑片为处方药，处方药不得采用开架自选的方式陈列、销售。故本题正确答案为C。

101. 正确答案：B
答案解析：零售企业不得经营的药品包括中药配方颗粒、医疗机构制剂、麻醉药品、放射性药品、第一类精神药品、终止妊娠药品（包括含有"米非司酮"成分的所有药品制剂）、蛋白同化制剂、肽类激素（胰岛素除外）、药品类易制毒化学品、疫苗、注射用A型肉毒毒素、体内诊断试剂、体外诊断试剂。故本题正确答案为B。

102. 正确答案：C
答案解析：药品广告批准文号有效期：与产品注册证明文件、备案凭证或者生产许可文件最短的有效期一致；产品注册证明文件、备案凭证或者生产许可文件未规定有效期的，广告批准文号有效期为2年。故本题正确答案为C。

103. 正确答案：C
答案解析：警示语指对药品严重不良反应、潜在的安全性问题的警告，还可以包括药品禁忌、注意事项、剂量过量等需提示用药人群特别注意的事项。有该方面内容的，还应当在说明书标题下以醒目的黑体字注明。故本题正确答案为C。

104. 正确答案：A
答案解析：执业医师经本医疗机构培训、考核合格后获得麻醉药品和第一类精神药品处方权，无需具备高级职称。执业医师不得为自己开具麻醉药品和第一类精神药品处方。具有麻醉药品、第一类精神药品处方资格的执业医师违反规定开具相关处方的，由所在医疗机构取消其麻醉药品和第一类精神药品处方资格。执业医师给门（急）诊的癌痛患者开具麻醉药品注射剂每张处方不得超过3日常用量。故本题正确答案为A。

105. 正确答案：D
答案解析：取得印鉴卡的医疗机构未依规定进行处方专册登记的，由设区市级卫生健康主管部门责令限期改正，给予警告；逾期不改正的，处5000元以上1万元以下的罚款；情节严重的，吊销其印鉴卡并处分主管人员和责任人员；不存在10年内直至终身禁止从事药品生产经营活动的情形。故本题正确答案为D。

106. 正确答案：C
答案解析： 具有麻醉药品、第一类精神药品处方资格的执业医师违反规定开具相关处方的，由所在医疗机构取消其麻醉药品和第一类精神药品处方资格，造成严重后果的，由原发证机关吊销其执业证书，构成犯罪的，需要承担刑事责任。故本题正确答案为C。

107. 正确答案：B
答案解析： 生产中药配方颗粒的中药生产企业应当取得《药品生产许可证》，并同时具有中药饮片和颗粒剂生产范围。中药配方颗粒上市前由生产企业报所在地省级药品监督管理部门备案，其质量监管纳入中药饮片管理范畴。医疗机构使用的中药配方颗粒在省级药品集中采购平台进行采购。中药饮片品种已纳入医保支付范围的，经专家评审后将与中药饮片对应的中药配方颗粒纳入支付范围，并参照乙类管理。故本题正确答案为B。

108. 正确答案：D
答案解析： 企业变更后的《药品生产许可证》终止期限不变，《药品生产许可证》的许可事项是指生产地址和生产范围等，新增生产范围属于《药品生产许可证》许可事项变更。许可证项目变更、重新发证，原编号不变。《药品生产许可证》分类码包含大写字母和小写字母，其中大写字母用于归类药品上市许可持有人和产品类型，小写字母代表制剂属性：①大写字母：A代表自行生产的药品上市许可持有人，B代表委托生产的药品上市许可持有人，C代表接受委托的药品生产企业，D代表原料药生产企业。②小写字母：h代表化学药、z代表中成药、s代表生物制品、d代表按药品管理的体外诊断试剂、y代表中药饮片、q代表医用气体、t代表特殊药品、x代表其他。故本题正确答案为D。

109. 正确答案：C
答案解析： 药品追溯系统、协同平台、药品追溯监管系统之间的数据交换应符合国家药监局制定的数据交换相关技术标准，药品上市许可持有人和生产企业承担药品追溯系统建设的主要责任，可以自建药品追溯系统，也可以采用第三方技术机构提供的药品追溯系统。药品上市许可持有人和生产企业应根据《药品追溯码编码要求》对其生产药品的各级销售包装单元赋码，并做好各级销售包装单元药品追溯码之间的关联。在销售药品时，应向下游企业或医疗机构提供相关追溯信息，以便下游企业或医疗机构验证反馈。故本题正确答案为C。

110. 正确答案：C
答案解析： 保健食品标签、说明书与广告需注明"本品不能代替药物"。中药配方颗粒不得在医疗机构以外销售，换而言之不得在任何零售药店进行销售。保健食品不以治疗疾病为目的。进口保健食品注册号为：国食健注J+4位年代号+4位顺序号。故本题正确答案为C。

111. 正确答案：AD
答案解析： ①严重感染、免疫功能低下合并感染或病原菌只对限制使用级抗菌药物敏感时，方可选用限制使用级抗菌药物。②预防感染、治疗轻度或局部感染应当首选非限制使用级抗菌药物。故本题正确答案为AD。

112. 正确答案：AD
答案解析： ①处方药和特殊医学用途配方食品中的特定全营养配方食品广告只能在国家卫生健康委员会和国家药品监督管理局共同指定的医学、药学专业刊物上发布。②不得利用处方药或特定全营养配方食品的名称为各种活动冠名进行广告宣传。③特殊医学用途婴儿配方食品广告不得在大众传播媒介或者公共场所发布。④不得使用与处方药名称或者特定全营养配方食品名称相同的商标、企业字号在医学、药学专业刊物以外的媒介变相发布广告，也不得利用该商标、企业字号为各种活动冠名进行广告宣传。故本题正确答案为AD。

113. 正确答案：BD
答案解析：①复方甘草片按处方药管理；②单位剂量麻黄碱类药物含量大于30mg（不含30mg）按处方药管理；③复方地芬诺酯片按处方药管理；④复方氨酚烷胺胶囊为甲类非处方药。故本题正确答案为BD。

114. 正确答案：ABC
答案解析：①允许零售连锁委托符合GSP要求的企业向该连锁门店配送，可不再设立仓库。②鼓励"互联网+药品流通"模式，允许药品零售连锁企业采取"网订店取""网订店送"方式销售药品。③鼓励零售连锁企业在乡镇、村镇设立药店，进入农村市场。④推进基层医疗机构与连锁药店的合作，鼓励连锁药店在社区健康服务、老年患者康复、慢性病患者健康管理等方面做出尝试。故本题正确答案为ABC。

115. 正确答案：BD
答案解析：①销售含麻黄碱复方制剂除处方药按处方剂量销售外，一次销售不得超过2个最小包装；②含麻黄碱复方制剂不得通过互联网向个人消费者销售；③含麻黄碱类复方制剂不得委托生产；境内企业不得接受境外厂商委托生产；④复方地芬诺酯片、复方曲马多片、氨酚曲马多片等含麻醉药品复方制剂和含精神药品复方制剂不得委托生产。并非所有的含特殊药品复方制剂都不得委托生产。故本题正确答案为BD。

116. 正确答案：ABC
答案解析：①来源于国家公布目录中的古代经典名方且无上市品种的中药复方制剂申请上市，符合以下条件的，实施简化注册审批：处方中不含配伍禁忌或药品标准中标识有"剧毒""大毒"及经现代毒理学证明有毒性的药味；处方中药味及所涉及的药材均有国家药品标准；制备方法与古代医籍记载基本一致；除汤剂可制成颗粒剂外，剂型应当与古代医籍记载一致；给药途径与古代医籍记载一致，日用饮片量与古代医籍记载相当；功能主治应当采用中医术语表述，与古代医籍记载基本一致；适用范围不包括传染病，不涉及孕妇、婴幼儿等特殊用药人群。②处方中药味及所涉及的药材均有国家药品标准方可实施简化注册审批，并非"具有药品标准"即可。故本题正确答案为ABC。

117. 正确答案：ABC
答案解析：药品零售企业以买药品赠药品或者买商品赠药品等方式向公众直接或者变相赠送处方药、甲类非处方药的逾期不改正的，处5000元以上5万元以下罚款；造成危害后果的，处5万元以上20万元以下罚款。故本题正确答案为ABC。

118. 正确答案：ABC
答案解析：部门规章：药品管理现行有效的主要规章有20多部，其中包括《药品不良反应报告和监测管理办法》《生物制品批签发管理办法》《药品说明书和标签管理规定》。《医疗用毒性药品管理办法》属于行政法规。故本题正确答案为ABC。

119. 正确答案：BCD
答案解析：生产、质量的管理负责人应当有中药学、药学或者农学等相关专业大专及以上学历并有中药材生产、质量管理三年以上实践经验。故本题正确答案为BCD。

120. 正确答案：ABC
答案解析：取得印鉴卡的医疗机构未依规定购

买、储存麻醉药品和第一类精神药品的；未依规定保存麻醉药品和精神药品专用处方或未依规定进行处方专册登记的；未依规定报告麻醉药品、精神药品的进货、库存、使用数量；紧急借用麻醉药品和第一类精神药品后未备案的；未依规定销毁麻醉药品的。由设区的市级卫生健康主管部门责令限期改正，给予警告；逾期不改正的，处5000元以上1万元以下的罚款；情节严重的，吊销其印鉴卡并处分主管人员和责任人员。具有麻醉药品和第一类精神药品处方资格的执业医师违反规定开具相关处方，或未按临床应用指导原则使用麻醉药品和第一类精神药品的，由其所在医疗机构取消其麻醉药品和第一类精神药品处方资格，造成严重后果的，由原发证机关吊销其执业证书。故本题正确答案为ABC。

临考决胜卷（二）·答案解析

1. 正确答案：A
答案解析： 把握健康领域发展规律，坚持预防为主、防治结合、中西医并重。故本题正确答案为A。

2. 正确答案：A
答案解析： 行政强制执行的方式：①加处罚款或者滞纳金；②划拨存款、汇款；③拍卖或者依法处理查封、扣押的场所、设施或者财物；④排除妨碍、恢复原状；⑤代履行；⑥其他强制执行方式。故本题正确答案为A。

3. 正确答案：C
答案解析： 生产中药配方颗粒的中药生产企业应当取得《药品生产许可证》，并同时具有中药饮片和颗粒剂生产范围。故本题正确答案为C。

4. 正确答案：A
答案解析： 选项B和选项D共同错在将"药品供应保障体系"替换为"基本药物体系"，药品供应保障体系包括国家基本药物制度、其他药品供应保障。选项C和选项D共同错在新医改针对的是城市和农村，并不只针对城市。故本题正确答案为A。

5. 正确答案：B
答案解析： 国家互联网信息办公室（简称"网信办"）与中央网络安全和信息化委员会办公室，一个机构两块牌子，列入中共中央直属机构序列。其主要职责是配合相关部门进一步加强互联网药品广告管理，大力整治网上虚假违法违规信息，依法查处发布虚假违法广告信息等的违法违规网站，营造风清气正的网络空间。承担国家药品储备管理工作以及配合有关部门依法处置发布药品虚假违法广告、涉嫌冒他人网站发布互联网广告的违法违规网站、无线电台，积极引导行业自律属于工业与信息化部门的职责。实施反垄断执法、价格监督检查和反不正当竞争，负责药品、保健食品、医疗器械、特殊医学用途配方食品广告审查和监督处罚属于市场监督管理部门的职责。故本题正确答案为B。

6. 正确答案：C
答案解析： 构建国家、省两级职业化专业化药品检查员队伍，有疫苗等高风险药品生产企业的地区，还应配备相应数量的具有疫苗等高风险药品检查技能和实践经验的药品检查员。药品经营监督检查分为许可检查、常规检查、有因检查和其他检查等。故本题正确答案为C。

7. 正确答案：C
答案解析： 中药配方颗粒的质量监管纳入中药饮片管理范畴。故本题正确答案为C。

8. 正确答案：A
答案解析： 复方甘草片按照处方药管理，因此其广告只能在国家卫生健康委员会和国家药品监督管理局共同指定的医学、药学专业刊物上发布，且仅供医药学专业人士阅读。药品广告内容不得含有医疗机构的名称、地址、联系方式、诊疗项目、诊疗方法以及有关义诊、医疗咨询电话、开设特约门诊等医疗服务的内容。非药品不得涉及药品的宣传。不得利用处方药或特定全营养配方食品的名称为各种活动冠名进行广告宣传。故本题正确答案为A。

9. 正确答案：C
答案解析： 预防、控制传染病疫情或者应对突发事件急需的疫苗，经国务院药品监督管理部门批准，免予批签发。故本题正确答案为C。

10. 正确答案：C
答案解析：经营者采用网络、电视、电话、邮购等方式销售商品，消费者有权自收到商品之日起七日内退货，除法律规定的情形外，无需说明理由。故本题正确答案为 C。

11. 正确答案：A
答案解析：药品经营企业未按照规定报告疑似药品不良反应的，责令限期改正，给予警告；逾期不改正的，责令停产停业整顿，并处 5 万元以上 50 万元以下的罚款。药品经营企业购销药品未按规定进行记录，零售药品未正确说明用法、用量等事项，或未按照规定调配处方的，责令改正，给予警告；情节严重的，吊销药品经营许可证。故本题正确答案为 A。

12. 正确答案：A
答案解析：分类码小写字母用于区分制剂属性，h 代表化学药、z 代表中成药、s 代表生物制品、d 代表按药品管理的体外诊断试剂、y 代表中药饮片、q 代表医用气体、t 代表特殊药品、x 代表其他。故本题正确答案为 A。

13. 正确答案：C
答案解析：药品批发企业从药品批发企业购进的复方甘草片、复方地芬诺酯片，只能销售给本省（区、市）的药品零售企业和医疗机构。故本题正确答案为 C。

14. 正确答案：C
答案解析：使用环节在完善配套支持政策方面：一是药品集中采购机构要按药品通用名编制采购目录，及时将符合条件的仿制药纳入采购目录范围，并及时启动采购程序；二是将与原研药质量和疗效一致的仿制药纳入与原研药可相互替代的药品目录，在说明书、标签中予以标注，便于医务人员和患者选择使用；三是加快制定医保药品支付标准，与原研药质量和疗效一致的仿制药、原研药按相同标准支付。建立完善基本医疗保险药品目录动态调整机制，及时将符合条件的药品纳入目录。通过医保支付激励约束机制，鼓励医疗机构使用仿制药。故本题正确答案为 C。

15. 正确答案：D
答案解析：委托生产时应与符合条件的药品生产企业签订委托协议和质量协议，将相关协议和实际生产场地申请资料合并提交至药品上市许可持有人所在地省级药品监督管理部门申请办理《药品生产许可证》。故本题正确答案为 D

16. 正确答案：A
答案解析：化妆品原料分为新原料和已使用的原料，在我国境内首次使用于化妆品的天然或者人工原料属于新原料。对具有防腐、防晒、着色、染发、祛斑美白功能的新原料，经国务院药品监督管理部门注册后方可使用；其他的新原料应当在使用前向国务院药品监督管理部门备案。B 项和 C 项都没有说明具体是什么样的新原料，所以说法均错误。特殊化妆品经国务院药品监督管理部门注册后方可生产、进口。故本题正确答案为 A。

17. 正确答案：C
答案解析：供货单位蛋白同化制剂、肽类激素的验收、检查、保管、销售和出入库登记记录应当保存至超过蛋白同化制剂、肽类激素有效期 2 年。作为兴奋剂使用的蛋白同化制剂，俗称合成类固醇，是合成代谢类药物，具有促进蛋白质合成和减少氨基酸分解的作用。零售企业可以销售除禁止零售的兴奋剂（如蛋白同化制剂）以外的兴奋剂。药师在调剂处方时要加强对处方的审核，发现处方中有含兴奋剂药品且患者为运动员时，须进一步核对并确认无误后，方可调剂该类药品，并提供详细的用药指导，严格防范含兴奋剂药品的使用疏漏。故本题正确答案为 C。

18. 正确答案：B
答案解析：药品零售企业应当建立药品采购、验收、销售、陈列检查、温湿度监测、不合格药品处理等相关记录，记录应当至少保存5年。故本题正确答案为B。

19. 正确答案：D
答案解析：人们只有防病治病时才需要用药，但药品生产、经营企业应当始终保持适当数量的药品生产和储备。只能药等病，不能病等药体现的是药品质量特性中的时限性。故本题正确答案为D。

20. 正确答案：D
答案解析：医疗机构应当从药品上市许可持有人或者具有药品生产、经营资格的企业购进药品；但是，购进未实施审批管理的中药材除外。购进药品应当逐批验收，并建立真实、完整的药品验收记录；验收记录必须按规定保存至超过药品有效期1年，但不得少于3年。医疗机构临床使用的药品应当由药学部门进行统一采购供应。个人设置的门诊部、诊所等医疗机构不得配备常用药品和急救药品以外的其他药品。故本题正确答案为D。

21. 正确答案：B
答案解析：对附条件批准的药品，药品上市许可持有人应当采取相应风险管理措施，并在规定期限内按照要求完成相关研究；逾期未按照要求完成研究或者不能证明其获益大于风险的，国家药品监督管理部门应当依法处理，直至注销药品注册证书。故本题正确答案为B。

22. 正确答案：B
答案解析：药品内标签指直接接触药品包装的标签。内包装标签可根据其尺寸的大小，应当尽可能包含药品通用名称、适应证或者功能主治、规格、用法用量、贮藏、生产日期、生产批号、有效期、生产企业等内容。包装尺寸过小无法全部标明上述内容的，至少应当标注药品通用名称、规格、产品批号、有效期等内容。故本题正确答案为B。

23. 正确答案：D
答案解析：对生产假劣药或者明知假劣药仍销售使用的，受害人可以要求惩罚性赔偿等。生产假药、劣药或者明知是假药、劣药仍然销售、使用的，受害人或者其近亲属除请求赔偿损失外，还可以请求支付价款10倍或者损失3倍的赔偿金；增加赔偿的金额不足1000元的，为1000元，因产品存在缺陷造成他人损害的，生产者应当承担侵权责任。因药品质量问题受到损害的，受害人可以向药品上市许可持有人、药品生产企业请求赔偿损失，也可以向药品经营企业、医疗机构请求赔偿损失。接到受害人赔偿请求的，应当实行首负责任制，先行赔付；先行赔付后，可以依法追偿。故本题正确答案为D。

24. 正确答案：D
答案解析：跨省、自治区、直辖市从事麻醉药品和第一类精神药品批发业务的药品经营企业称为全国性批发企业。故本题正确答案为D。

25. 正确答案：A
答案解析：行政机关受理行政许可申请：①申请事项不需要取得行政许可的，行政机关负有告知的义务。②申请事项不属于本行政机关职权范围的。行政机关负有告知其有权机关申请的义务。③申请材料存在可以当场更正的错误的，行政机关应当允许申请人当场更正。④申请材料不全需要补全的，行政机关应当在法定期限内一次性告知申请人。⑤申请事项符合法定条件、属于行政机关管辖范围的，应当受理该申请。A选项与④不符，故本题正确答案为A。

26. 正确答案：B
答案解析：盐酸二氢埃托啡处方为一次常用量，仅限于二级以上医院内使用，并非"1日常用量"。医师开具处方应当使用经批准并公布的药品通用名称、新活性化合物的专利药品名称和复方制剂药品名称。处方开具当日有效，特殊情况下需延长有效期的，由开具处方的医师注明有效期限，最长不得超过 3 日。医师利用计算机开具、传递普通处方时，应当同时打印出纸质处方，其格式与手写处方一致。故本题正确答案为 B。

27. 正确答案：C
答案解析： 非首次进口药材，应当按照规定直接向口岸药品监督管理部门办理备案。故本题正确答案为 C。

28. 正确答案：D
答案解析： 复方地芬诺酯片、复方曲马多片、氨酚曲马多片等含麻醉药品复方制剂和含精神药品复方制剂不得委托生产。故本题正确答案为 D。

29. 正确答案：C
答案解析： 评估结果包括合格和不合格。对于评估合格的，纳入拟签订医保协议的零售药店名单向社会公示。对于评估不合格的应告知其理由，提出整改建议。自结果告知送达之日起，整改 3 个月后可再次组织评估，评估仍不合格的，1 年内不得再次申请。零售药店申请医保定点的程序：零售药店提出定点申请，统筹地区经办机构应即时受理。对申请材料内容不全的，经办机构自收到材料之日起 5 个工作日内一次性告知零售药店补充。统筹地区经办机构应组织评估小组或委托符合规定的第三方机构，以书面、现场等形式开展评估。评估小组成员由医疗保障、医药卫生、财务管理、信息技术等专业人员构成。自受理申请材料之日起，评估时间不超过 3 个月，零售药店补充材料时间不计入评估期限。统筹地区经办机构应将评估结果报同级医疗保障主管部门备案。统筹地区经办机构与评估合格的零售药店协商谈判，达成一致的，双方自愿签订医保协议。原则上由地市级及以上的统筹地区经办机构与零售药店签订医保协议并向同级医疗保障主管部门备案。医保协议应明确双方的权利、义务和责任。签订医保协议的双方应当严格执行医保协议约定。医保协议期限一般为 1 年。故本题正确答案为 C。

30. 正确答案：C
答案解析： 婴幼儿配方乳粉产品配方注册号格式为：国食注字 YP+4 位年代号 +4 位顺序号，保健食品注册证号应当国食健注开头。地方特色食品不需要注册，没有注册证号。特殊医学用途配方食品注册号格式为：国食注字 TY+4 位年代号 +4 位顺序号。故本题正确答案为 C。

31. 正确答案：B
答案解析： 部门规章之间、部门规章与地方政府规章不一致时由国务院裁决。不同位阶之间上位法效力高于下位法。同一机关制定的新的一般规定与旧的特别规定不一致时，由制定机关裁决。地方性法规与部门规章之间不一致时，由国务院提出意见，认为应当适用地方性法规的，直接适用；认为应当适用部门规章的，应当提请全国人民代表大会常务委员会裁决。故本题正确答案为 B。

32. 正确答案：D
答案解析： 拒收的药品须隔离存放于符合该药品贮藏的温度要求的环境。药品储存作业区、辅助作业区与办公区和生活区分开一定距离或有隔离措施。储存疫苗的企业应配备两个以上独立冷库。冷藏、冷冻药品应在冷库内待验。故本题正确答案为 D。

33. 正确答案：B
答案解析： 医疗用毒性药品是指毒性剧烈，治疗剂量和中毒剂量相近，使用不当会导致人中毒或死亡的药品。注射用 A 型肉毒毒素生产（进口）企业应当指定具有医疗用毒性药品收购经营资质和具有生物制品经营资质的药品批发企业作为本企业注射用A型肉毒毒素的经营企业。三氧化二砷和洋地黄毒苷为医疗用毒性药品。调配处方时，对处方未注明"生用"的毒性中药，应当付炮制品。故本题正确答案为B。

34. 正确答案：D
答案解析：广告批准文号的文书格式：_药/械/食健/食特广审（视/声/文）第000000-00000号。_为省份简称，数字前6位是有效期截止日（年份的后两位＋月份＋日期），后5位是省（区、市）广告审查机关当年的广告文号流水号。经广告审查机关审查通过并向社会公开的药品广告，可以依法在全国范围内发布。该药品广告的唯一投放途径是医药专刊，由此可见该药品可能是处方药。从广告批准文号格式无法得知广告批准文号的生效日期，仅能得知其截止日期。故本题正确答案为D。

35. 正确答案：A
答案解析：医疗机构应当规范处方权限及使用操作管理，其中参与双人双签的人员应当避免长期由固定人员担任，医疗机构应当制定双人双签人员轮换管理办法，明确轮换周期。医疗机构抢救患者急需而本医疗机构无法提供麻醉药品和第一类精神药品时，可从其他医疗机构或定点批发企业紧急借用。医疗机构需要使用麻醉药品和第一类精神药品的，应当经所在地设区的市级卫生健康主管部门批准，取得《麻醉药品、第一类精神药品购用印鉴卡》。印鉴卡有效期为3年，有效期满前3个月，医疗机构应当向市级卫生健康主管部门重新提出申请。故本题正确答案为A。

36. 正确答案：B
答案解析：医疗机构委托配制中药制剂的，可委托取得《药品生产许可证》的药品生产企业或取得《医疗机构制剂许可证》的其他医疗机构配制中药制剂。委托配制中药制剂，应当向委托方所在地省级药品监督管理部门备案。医疗机构配制的中药制剂，应当依法取得制剂批准文号，但是，仅应用传统工艺配制的中药制剂品种不需要取得制剂批准文号。题干所说并非应用传统工艺配制的中药制剂。医疗机构制剂不得发布广告。故本题正确答案为B。

37. 正确答案：C
答案解析：药品安全风险可分为自然风险和人为风险。①药品安全的自然风险，又称"必然风险""固有风险"，是药品的内在属性，属于药品设计风险。药品安全的自然风险是客观存在的，和药品的疗效一样，是由药品本身所决定的，来源于已知或者未知的药品不良反应。②药品安全的人为风险，属于"偶然风险"的范畴，指人为有意或无意违反法律法规而造成的药品安全风险，存在于药品的研制、生产、经营、使用各个环节。人为风险属于药品的制造风险和使用风险，主要来源于不合理用药、用药差错、药品质量问题、政策制度设计及管理导致的风险，是我国药品安全风险的关键因素。药品安全风险管理的目的在于使药品风险最小化，从而保障公众用药安全。药品安全风险大致有以下几方面特点：复杂性、不可预见性、不可避免性。故本题正确答案为C。

38. 正确答案：C
答案解析：《行政处罚法》第九条，明确规定了行政处罚的种类：①警告、通报批评；②罚款、没收违法所得、没收非法财物；③暂扣许可证件、降低资质等级、吊销许可证件；④限制开展生产经营活动、责令停产停业、责令关闭、限制从业；⑤行政拘留。剥夺政治权利属于刑罚范畴。故本题正确答案为C。

39. 正确答案：C
答案解析：根据当地实际工作需要，乡村中医药技术人员自种自采自用的中草药，只限于其所在的村医疗机构内使用，不得上市流通，不得加工成中药制剂。乡村中医药技术人员不得自种自采自用下列中草药：①国家规定需特殊管理的医疗用毒性中草药；②国家规定需特殊管理的麻醉药品原植物；③国家规定需特殊管理的濒稀野生植物药材。故本题正确答案为C。

40. 正确答案：D
答案解析： 执业药师注册有效期为5年。需要延续的，应当在有效期届满30日前，向所在地注册管理机构提出延续注册申请。有下列情形之一的申请注册人员，不予注册：①不具备完全民事行为能力的；②甲、乙类传染病传染期，精神病发病期等健康状况不适宜或者不能胜任执业药师业务工作的；③受刑事处罚，自刑罚执行完毕之日到申请注册之日不满三年的；④未按规定完成继续教育学习的；⑤近三年有新增不良信息记录的；⑥国家规定不宜从事执业药师业务的其他情形。经批准注册者，由执业药师注册管理机构核发国家药品监督管理局统一样式的《执业药师注册证》，方可从事相应的执业活动。未经注册者，不得以执业药师身份执业。故本题正确答案为D。

[41～42] 正确答案：A、B
答案解析： 企业应当对储存、运输设施设备的测点终端布点方案进行测试和确认，保证药品仓库、运输设备中配备的测点终端数量及位置能够准确反映环境温湿度的实际状况。仓库、冷藏车内不得少于2个，故41题正确答案为A。冷藏箱、保温箱内不得少于1个，故42题正确答案为B。

[43～44] 正确答案：D、C
答案解析：《医疗机构制剂许可证》有效期为5年，有效期届满前6个月提出换证申请。故43题正确答案为D。医疗机构制剂批准文号的有效期为3年，有效期届满前3个月提出再注册申请。故44题正确答案为C。

[45～47] 正确答案：A、D、B
答案解析： 下列药品不纳入国家基本药物目录遴选范围：①含有国家濒危野生动植物药材的；②主要用于滋补保健作用，易滥用的；③非临床治疗首选的；④因严重不良反应，国家药品监督管理局明确规定暂停生产、销售或使用的。故45题正确答案为A。国家药品监督管理局撤销其药品批准证明文件的应当从国家基本药物目录中调出；根据药物经济学评价，可被风险—效益比或成本—效益比更优的品种所替代的应当从国家基本药物目录中调出。故46题正确答案为D。独家生产品种纳入国家基本药物目录应经过单独论证（急救、抢救用药除外）。故47题正确答案为B。

[48～50] 正确答案：B、C、D
答案解析： 皮肤缝合钉属于第二类医疗器械，经营需要备案，产品需要注册。故48题正确答案为B。听诊器（无电能）属于第一类医疗器械，经营不需要许可，也不需要备案。故49题正确答案为C。高频电刀属于第三类医疗器械，经营需要许可，产品需要注册。故50题正确答案为D。采用放射性核素标记的体外诊断试剂属于药品，不是医疗器械。

[51～53] 正确答案：A、B、C
答案解析： 生产、销售劣药的，处违法生产、销售的药品货值金额十倍以上二十倍以下的罚款；违法生产、批发的药品货值金额不足十万元的，按十万元计算。故51题正确答案为A。知道或者应当知道属于假（劣）药品而为其提供储存、运输等便利条件的，没收全部储存、运输收入，并处违法收入1倍以上5倍以下的罚款。故52题正确答案为B。知道或者应当知道属于假（劣）药品而为其提供储存、运输等便利条件，情节严重的，并处违法收入5倍以上15倍以下的罚款；违法收入不足5万元的，按5万元计算。故53题正确答案为C。

临考决胜卷（二）·答案解析

[54～56] 正确答案：C、A、D

答案解析： 为门诊一般患者开具第一类精神药品片剂（非缓控释），处方限量为不超过3日常用量，丁丙诺啡属于第一类精神药品。故54题正确答案为C。为门（急）诊一般患者开具的麻醉药品、第一类精神药品注射剂，处方为1次常用量，布桂嗪属于麻醉药品。故55题正确答案为A。第二类精神药品不管剂型，处方限量为不超过7日常用量，丁丙诺啡透皮贴剂属于第二类精神药品。故56题正确答案为D。

[57～58] 正确答案：D、C

答案解析： 单位剂量麻黄碱类药物含量大于30mg（不含30mg）的含麻黄碱类复方制剂，列入必须凭处方销售的处方药管理。故57题正确答案为D。药品零售企业销售含麻黄碱类复方制剂，应当查验购买者的身份证，并对其姓名和身份证号码予以登记。除处方药按处方剂量销售外，非处方药一次销售不得超过2个最小包装。故58题正确答案为C。小包装麻黄素属于易制毒化学品，地芬诺酯属于麻醉药品，都不得零售。

[59～60] 正确答案：A、C

答案解析： 人民法院在立案之日起6个月内作出第一审判决。故59题正确答案为A。对经行政复议案件的决定不服的，可在收到复议决定书之日起15日内向人民法院起诉。故60题正确答案为C。

[61～62] 正确答案：D、C

答案解析： 保证安全的义务：经营者应当保证其提供的商品或者服务符合保障人身、财产安全的要求。对可能危及人身、财产安全的商品和服务，应当向消费者作出真实的说明和明确的警示，并说明和标明正确使用商品或者接受服务的方法以及防止危害发生的方法。故61题正确答案为D。出具凭证的义务：经营者提供商品或者服务，应当按照国家有关规定或者商业惯例向消费者出具发票等购货凭证或者服务单据；消费者索要发票等购货凭证或者服务单据的，经营者必须出具。故62题正确答案为C。

[63～64] 正确答案：A、B

答案解析： 仿制境内已上市药品所用的化学原料药的，可以申请单独审评审批。故63题正确答案为A。仿制药、按照药品管理的体外诊断试剂以及其他符合条件的情形，经申请人评估，认为无需或者不能开展药物临床试验，申请人可以直接提出药品上市许可申请。故64题正确答案为B。

[65～67] 正确答案：A、B、D

答案解析： 药品再注册申请受理后，省级药品监督管理部门或者药品审评中心对持有人开展药品上市后评价和不良反应监测情况，按照药品批准证明文件和药品监督管理部门要求开展相关工作情况，以及药品批准证明文件载明信息变化情况等进行审查，符合规定的，予以再注册，发给药品再注册批准通知书。不符合规定的，不予再注册，药品注册证书有效期内持有人不能履行持续考察药品质量、疗效和不良反应责任的属于不符合规定。故65题正确答案为A。原址或者异地新建、改建、扩建车间或者生产线的，应当符合相关规定和技术要求，提交涉及变更内容的有关材料，并报经所在地省级药品监督管理部门进行药品生产质量管理规范符合性检查，检查结果应当通知企业。故66题正确答案为B。营业执照吊销或注销，企业资格没有了，药品生产许可的资格自然失效。故67题正确答案为D。

[68～69] 正确答案：A、D

答案解析： 省、自治区、直辖市或设区的市、自治州的人民政府制定地方政府规章。故68题正确答案为A。民族自治条例和单行条例由民族自治地方的人民代表大会制定。故69题正确答案为D。

[70～72] 正确答案：C、D、C
答案解析：严重药品不良反应指因使用药品引起以下损害情形之一的反应：①导致死亡；②危及生命；③致癌、致畸、致出生缺陷；④导致显著的或者永久的人体伤残或者器官功能的损伤；⑤导致住院或者住院时间延长；⑥导致其他重要医学事件，如不进行治疗可能出现上述所列情况的。药品不良反应报告应按时限要求提交。个例药品不良反应报告应当按规定时限要求提交。严重不良反应尽快报告，不迟于获知信息后的15日，非严重不良反应不迟于获知信息后的30日。境外发生的严重不良反应，药品上市许可持有人应当按照个例药品不良反应报告的要求提交。报告时限的起始日期为持有人首次获知该个例药品不良反应且符合最低报告要求的日期，记为第0天。第0天的日期需要被记录，以评估报告是否及时提交。文献报告的第0天为药品上市许可持有人检索到该文献的日期。导致人体器官功能显著损伤的不良反应和导致患者住院的药品不良反应均属于严重不良反应。故70题、72题正确答案为C。非严重不良反应应当是30日内报告。故71题正确答案为D。

[73～74] 正确答案：A、C
答案解析：非处方药的专有标识图案为水平长轴椭圆形背景下的OTC英文字母的组合，其中甲类非处方药品是红色专有标识，乙类非处方药品专有标识为绿色专有标识。故73题正确答案为A，74题正确答案为C。

[75～76] 正确答案：A、B
答案解析：处方药在说明书标题下方必须注明并印制"请仔细阅读说明书并在医师指导下使用"。故75题正确答案为A。非处方药在说明书标题下必须注明并用加粗字体印制"请仔细阅读说明书并按说明使用或在药师指导下购买和使用"。故76题正确答案为B。

[77～78] 正确答案：D、A
答案解析：疫苗上市许可持有人应当根据疫苗上市后研究、预防接种异常反应等情况持续更新说明书、标签，并按照规定申请核准或者备案。故77题正确答案为D。对预防接种异常反应严重或者其他原因危害人体健康的疫苗，国务院药品监督管理部门应当注销该疫苗的药品注册证书。故78题正确答案为A。

[79～80] 正确答案：C、D
答案解析：审核西药、中成药处方，每一种药品应另起一行，每张处方不得超过5种药品属于规范性审核。故79题正确答案为C。审核处方用药与诊断是否相符、规定必须做皮试的药品是否注明过敏试验及结果的判定属于适宜性审核。故80题正确答案为D。

[81～82] 正确答案：B、D
答案解析：医疗机构对医疗用毒性药品处方的保存年限是2年。故81题正确答案为B。药品零售企业对普通药品处方保留不少于5年。故82题正确答案为D。

[83～84] 正确答案：B、D
答案解析：药品注册检验，包括标准复核和样品检验。新药上市申请、首次申请上市仿制药、首次申请上市境外生产药品，应当进行样品检验和标准复核。其他药品，必要时启动样品检验和标准复核。故83题正确答案为B。复验：当事人对药品检验结果有异议的，可以自收到药品检验结果之日起七日内向原药品检验机构或者上一级药品监督管理部门设置或者指定的药品检验机构申请复验，也可以直接向国务院药品监督管理部门设置或者指定的药品检验机构申请复验。受理复验的药品检验机构应当在国务院药品监督管理部门规定的时间内作出复验结论。故84题正确答案为D。药品质量抽查检验根据监管目的一般可分为监督抽检和评价抽检。监督抽检是指药品监督管理部门根据监管需要对质量可疑药品进行的抽查

检验；评价抽检是指药品监督管理部门为评价某类或一定区域药品质量状况而开展的抽查检验。指定检验是指国家法律或国家药品监督管理部门规定某些药品在销售前或者进口时，必须经过指定药品检验机构检验，检验合格的，才准予销售的强制性药品检验。《药品管理法》规定下列药品在销售前或者进口时，必须经过指定药品检验机构进行检验，检验不合格的，不得销售或者进口：①首次在中国销售的药品；②国家药品监督管理部门规定的生物制品；③国务院规定的其他药品。生物制品批签发，是指国家药品监督管理局对获得上市许可的疫苗类制品、血液制品、用于血源筛查的体外诊断试剂以及国家药品监督管理局规定的其他生物制品，依法经国家药品监督管理局批准免予批签发的产品除外。

[85～86] 正确答案：C、A
答案解析：《药品经营许可证》有效期为5年，故85题正确答案为C。药品批发企业药品采购、验收、养护、销售、出库复核、销后退回和购进退出、运输、储运温湿度监测、不合格药品处理等相关记录及凭证应当至少保存5年，故86题正确答案为A。

[87～88] 正确答案：B、C
答案解析：着重说明该药品对妊娠、分娩及哺乳期母婴的影响，并写明可否应用本品及用药注意事项的药品说明书项目是【孕妇及哺乳期妇女用药】。故87题正确答案为B。预防用生物制品列出禁止使用或者暂缓使用该制品的各种情况的项目是【禁忌】。故88题正确答案为C。【注意事项】列出使用时必须注意的问题。【不良反应】列出处方药药品不良反应，并按不良反应的严重程度、发生的频率或症状的系统性列出。非处方药应列出使用该药必须注意的问题。预防用生物制品列出使用的各种注意事项，以特殊接种途径进行免疫的制品，应明确接种途径，使用前检查包装容器、标签、外观、有效期是否符合要求等。

[89～90] 正确答案：D、C
答案解析：根据《药品管理法》第一百二十二条规定，伪造、变造、出租、出借、非法买卖许可证或者药品批准证明文件的，没收违法所得，并处违法所得一倍以上五倍以下的罚款；情节严重的，并处违法所得五倍以上十五倍以下的罚款，吊销药品生产许可证、药品经营许可证、医疗机构制剂许可证或者药品批准证明文件，对法定代表人、主要负责人、直接负责的主管人员和其他责任人员，处二万元以上二十万元以下的罚款，十年内禁止从事药品生产经营活动，并可以由公安机关处五日以上十五日以下的拘留；违法所得不足十万元的，按十万元计算。故89题正确答案为D。根据《药品管理法》第一百二十六条规定，除另有规定的情形外，药品上市许可持有人、药品生产企业、药品经营企业、药物非临床安全性评价研究机构、药物临床试验机构等未遵守药品生产质量管理规范、药品经营质量管理规范、药物非临床研究质量管理规范、药物临床试验质量管理规范等的，责令限期改正，给予警告；逾期不改正的，处十万元以上五十万元以下的罚款；情节严重的，处五十万元以上二百万元以下的罚款，责令停产停业整顿直至吊销药品批准证明文件、药品生产许可证、药品经营许可证等，药物非临床安全性评价研究机构、药物临床试验机构等五年内不得开展药物非临床安全性评价研究、药物临床试验，对法定代表人、主要负责人、直接负责的主管人员和其他责任人员，没收违法行为发生期间自本单位所获收入，并处所获收入百分之十以上百分之五十以下的罚款，十年直至终身禁止从事药品生产经营等活动。故90题答案为C。

91. 正确答案：D
答案解析：网络销售的主体是指取得互联网药品信息服务资格证书的药品上市许可持有人、药品经营企业，不包括医疗机构。故本题正确答案为D。

92. 正确答案：D
答案解析：通过网络销售的药品，应当依法取得药品注册证书，但未实施审批管理的中药饮片除外。上市许可持有人和批发企业不得向个人消费者销售药品。不得通过网络向个人销售含麻黄碱类的复方制剂等国家有专门管理要求的药品。不得在网上销售疫苗、血液制品、麻醉药品、精神药品、医疗用毒性药品、放射性药品、药品类易制毒化学品。故本题正确答案为D。

93. 正确答案：B
答案解析：接受药品网络零售企业入驻的第三方平台，需配备执业药师承担监督第三方平台内药品网络零售企业处方审核等管理制度的实施入驻审核义务。网络交易第三方平台应向省级药品监督管理局备案。网络药品交易第三方平台对审核通过同意入驻的药品网络销售企业建立登记档案，档案至少每半年核验更新一次；应当保存本平台内的药品展示、交易记录与投诉举报等记录信息，相关记录信息保存期限至少5年，且不少于药品有效期满后1年。故本题正确答案为B。

94. 正确答案：C
答案解析：中药品种保护适用于中国境内生产制造的中药品种，A药品为中国境外生产的药品，不能申请中药品种保护。故本题正确答案为C。

95. 正确答案：C
答案解析：中成药通用名更名，新的通用名称批准后，给予2年过渡期，过渡期内采取新名称后括注老名称的方式。故本题正确答案为C。

96. 正确答案：B
答案解析：药品注册证书载明的药品批准文号的格式：①境内生产药品：国药准字H（Z、S）+四位年号+四位顺序号；②中国香港、澳门和台湾地区生产药品：国药准字H（Z、S）C+四位年号+四位顺序号；③境外生产药品：国药准字H（Z、S）J+四位年号+四位顺序号。其中，H代表化学药，Z代表中药，S代表生物制品。故本题正确答案为B。

97. 正确答案：C
答案解析：该药品广告内容含有不科学的表示功效的断言和保证。故本题正确答案为C。

98. 正确答案：B
答案解析：对任意扩大产品适应证（功能主治）范围、绝对化夸大药品疗效、严重欺骗和误导消费者的违法广告，省以上药品监督管理部门一经发现，应当采取行政强制措施，暂停该药品在辖区内的销售，同时责令违法发布药品广告的企业在当地相应的媒体发布更正启事。故本题正确答案为B。

99. 正确答案：B
答案解析：篡改经批准的药品广告内容进行虚假宣传的，由药品监督管理部门责令立即停止该药品广告的发布，撤销该品种药品广告批准文号，1年内不受理该品种的广告审批申请。故本题正确答案为B。

100. 正确答案：B
答案解析：未标明有效期、未标明产品批号的药品为劣药，销售劣药的罚款金额为货值金额10倍以上20倍以下，零售劣药货值金额不足1万元，按1万元计算。材料中甲企业陈列的劣药共计25盒，该药品标价为20元/盒，则该药品的货值金额为500元，故按1万元计算，罚款金额为10万元至20万元。故本题正确答案为B。

101. 正确答案：D
答案解析：生产劣药的罚款金额为货值金额10倍以上20倍以下，生产劣药货值金额不足10万元，按10万元计算。材料中乙企业生产的劣药货值金额为1050元，故按10万元计算，罚款金额为100万元至200万元。故本题正确答案为D。

102. 正确答案：A
答案解析：销售劣药，对人体健康造成严重危害的，处3年以上10年以下有期徒刑，并处罚金。故本题正确答案为A。

103. 正确答案：C
答案解析：安全保障权是指消费者在购买、使用商品和接受服务时享有人身、财产安全不受损害的权利。该药店销售过期药品（劣药）会造成消费者人身损害，侵犯到李某的安全保障权。真情知悉权是指消费者享有知悉其购买、使用的商品或者接受的服务的真实情况的权利。消费者有权根据商品或者服务的不同情况，要求经营者提供商品的价格、产地、生产者、用途、性能、规格、等级、主要成分、生产日期、有效期限、检验合格证明、使用方法说明书、售后服务，或者服务的内容、规格、费用等有关情况。该药店在销售过程中隐瞒了药品过期的事实，侵犯到李某的真情知悉权。公平交易权是指消费者享有公平交易的权利；经营者与消费者进行交易，应当遵循自愿、平等、公平、诚实信用的原则；消费者在购买商品或者接受服务时，有权获得质量保障、价格合理、计量正确等公平交易条件，有权拒绝经营者的强制交易行为。药店出售过期药违背了质量保障的条件，所以侵犯了李某的公平交易权。获取赔偿权是指消费者因购买、使用商品或者接受服务受到人身、财产损害的，享有依法获得赔偿的权利。李某在使用该药店出售的过期药后出现病情加重的情况，所以药店拒不赔偿的行为侵犯了李某的获取赔偿权。综上所述，李某被侵犯的权益包括安全保障权、真情知悉权、公平交易权、获取赔偿权。而受尊重权是指消费者在购买、使用商品和接受服务时，享有人格尊严、民族风俗习惯得到尊重的权利，享有个人信息依法得到保护的权利。自主

选择权是指消费者享有自主选择商品或者服务的权利。消费者有权自主选择提供商品或者服务的经营者，自主选择商品品种或者服务方式，自主决定购买或者不购买任何一种商品、接受或者不接受任何一项服务。根据案例可以分析出药店的经营行为没有侵犯到李某的受尊重权和自主选择权。故本题正确答案为C。

104. 正确答案：D
答案解析：药品一经售出，不得退换；但质量问题的除外。此外，小马在明知药品过期的情况下仍然选择隐瞒后继续销售，所以李某可以要求惩罚性赔偿。惩罚性赔偿是指生产假药、劣药或者明知是假药、劣药仍然销售、使用的，受害人或者其近亲属除请求赔偿损失外，还可以请求支付价款十倍或者损失三倍的赔偿金；增加赔偿的金额不足一千元的，为一千元。故本题正确答案为D。

105. 正确答案：D
答案解析：首次进口的保健食品（并非补充矿物质、维生素等营养物质），需要通过国务院食品安全监督管理部门的注册。首次进口的属于补充矿物质、维生素等营养物质，需要向国务院食品安全监督管理部门备案。故本题正确答案为D。

106. 正确答案：A
答案解析：双跨药品是指根据剂型、剂量、适应证等不同，既可作为处方药又可作为非处方药的药品，并且材料里面备注了二丁片是甲类，双跨药品是管理上的分类，不能改变药品的本质，二丁片是中药，不会因为管理类别的改变变成西药。双跨药品是根据剂型、剂量、适应证等不同来进行界定的，不是根据规格、包装来界定的。故本题正确答案为A。

107. 正确答案：C
答案解析：药品上市许可持有人提出处方药转换为非处方药的申请或建议，相关资料直接报

送国家药品监督管理局药品评价中心。应用安全、疗效确切、质量稳定、使用方便是非处方药的遴选原则。对存在安全隐患或不适宜按非处方药管理的品种将及时转换为处方药，按处方药管理。非处方药转换为处方药时，需要进行安全性以及有效性评价。故本题正确答案为C。

108. 正确答案：D
答案解析：基本要求包括：①制剂或其成分应已在我国上市，并经过长期临床使用，同时应用比较广泛、有足够的使用人数；②制剂及其成分的研究应充分，结果应明确，安全性良好；③制剂及其成分具有法定质量标准，质量可控、稳定；④用法用量、疗程明确，疗效确切；⑤药品适应证应符合非处方药适应证范围，适用于自我药疗；⑥涉及小儿、孕妇等特殊人群用药，应有明确的用药指示；⑦给药途径、剂型、剂量、规格、用药时间、贮存、包装、标签及说明书等特性均适于自我药疗需求。故本题正确答案为D。

109. 正确答案：A
答案解析：《药品生产许可证》分为正本和副本。样式由国家药品监督管理局统一制定。电子证书与纸质证书具有同等法律效力。故本题正确答案为A。

110. 正确答案：C
答案解析：变更登记事项的，应当在市场监督管理部门核准变更或者企业完成变更后30日内，向原发证机关申请变更登记。故本题正确答案为C。

111. 正确答案：ABC
答案解析："十四五"国家药品安全发展目标包括：①"十四五"期末，药品监管能力整体接近国际先进水平，药品安全保障水平持续提升，人民群众对药品质量和安全更加满意、更加放心；② 2035年，我国科学、高效、权威的药品监管体系更加完善，药品监管能力、药品创新研发能力达到国际先进水平，基本实现从制药大国向制药强国跨越。故本题正确答案为ABC。

112. 正确答案：ABC
答案解析：①药品、医疗器械、保健食品和特殊医学用途配方食品注册证明文件或者备案凭证持有人及其授权同意的生产、经营企业为广告申请人，可以委托代理人办理药品、医疗器械、保健食品和特殊医学用途配方食品广告审查申请。②已经审查通过的广告，内容需要改动的，应当重新申请广告审查。③各省（区、市）市场监督管理部门、药品监督管理部门负责药品、医疗器械、保健食品和特殊医学用途配方食品广告审查。④广告主、广告经营者、广告发布者应当严格按照审查通过的内容发布药品、医疗器械、保健食品和特殊医学用途配方食品广告，不得进行剪辑、拼接、修改。故本题正确答案为ABC。

113. 正确答案：CD
答案解析：①按剂型、用途及储存要求分类陈列，并设置醒目标志。故与包装无关。②不得陈列：罂粟壳、毒性中药品种、第二类精神药品。精神药品包括第一类精神药品及第二类精神药品，第一类精神药品零售企业不得经营。③拆零销售的药品集中存放于拆零专柜（专区）。④处方药不得采用开架自选的方式陈列、销售。故本题正确答案为CD。

114. 正确答案：ABC
答案解析：①麻醉药品和精神药品的寄件单位应事先向所在地设区的市级药品监督管理部门申请办理《麻醉药品、精神药品邮寄证明》（简称《邮寄证明》）。《邮寄证明》一证一次有效。②购买药品类易制毒化学品时必须使用《购用证明》原件，不得使用复印件、传真件。《购用证明》只能在有效期内一次使用。《购用证明》不得转借、转让。③国家对蛋白同化制剂、肽类激素实行进出口准许证管理。《进口准许证》和《出口准许证》实行"一证一关"，只能在有效期内一次性使用，证件内容不得更改。④运输第二类精神药品无需办理运输证明。故本题正确答案为ABC。

115. 正确答案：ABC
答案解析：①药物临床试验，分为Ⅰ期临床试验、Ⅱ期临床试验、Ⅲ期临床试验、Ⅳ期临床试验以及生物等效性试验。根据药物特点和研究目的，研究内容包括临床药理学研究、探索性临床试验、确证性临床试验和上市后研究。新药在批准上市前，申请新药注册应当完成Ⅰ、Ⅱ、Ⅲ期临床试验。②Ⅳ期临床试验为新药上市后进行研究。故本题正确答案为ABC。

116. 正确答案：AC
答案解析：根据最高人民法院、最高人民检察院《关于办理危害药品安全刑事案件适用法律若干问题的解释》第九条规定，明知他人生产、销售、提供假药、劣药，而提供生产、经营场所、设备或者运输、储存、保管、邮寄、网络销售渠道等便利条件的，以生产、销售、提供假药、劣药的共同犯罪论处。以共同犯罪论处的情形还包括：明知他人生产、销售、提供假药、劣药，而提供资金、贷款、账号、发票、证明、许可证件的；或者提供生产技术或者原料、辅料、包装材料、标签、说明书的；或者提供虚假药物非临床研究报告、药物临床试验报告及相关材料的；或者提供广告宣传；或者提供其他帮助。变质药品为假药，题干问的是生产、销售劣药共同犯罪。明知他人生产、销售假（劣）药，未向药品监督管理部门进行举报的，不属于生产、销售假药、劣药共同犯罪。故本题正确答案为AC。

117. 正确答案：ACD
答案解析：①同一药品生产企业生产的"双跨"药品的处方药部分和非处方药部分的商品名应相同。②自动售药机不得销售除乙类非处方药品以外的药品。③非处方药可以在大众媒介上进行广告宣传，但广告内容必须经过审查、批准，禁止随意夸大或篡改。④销售甲类非处方药时，执业药师应当主动向个人消费者提供用药指导。故本题正确答案为ACD。

118. 正确答案：AD
答案解析：①易制毒化学品分为三类，其中第一类是药品类易制毒化学品。第二类、第三类为制毒的化学配剂。②盐酸麻黄碱滴鼻液是药品类易制毒化学品单方制剂，药品类易制毒化学品生产企业应当将药品类易制毒化学品单方制剂销售给麻醉药品全国性批发企业。③盐酸麻黄碱注射液是药品类易制毒化学品单方制剂，麻醉药品全国性批发企业可以将药品类易制毒化学品单方制剂销售给麻醉药品区域性批发企业。④盐酸麻黄碱片是药品类易制毒化学品单方制剂，麻醉药品区域性批发企业之间不得购销药品类易制毒化学品单方制剂。故本题正确答案为AD。

119. 正确答案：BCD
答案解析：①中药饮片应当按照国家药品标准炮制；国家药品标准没有规定的，应当按照省级药品监督管理部门制定的炮制规范炮制。②国家保护中药饮片传统炮制技术和工艺，支持应用传统工艺炮制中药饮片，鼓励运用现代科学技术开展中药饮片炮制技术研究。③省级药品监督管理部门制定的炮制规范应当报国务院药品监督管理部门备案。④中药饮片在发运过程中必须有包装，每件包装上必须注明品名、产地、日期、调出单位等，并附有质量合格的标志。故本题正确答案为BCD。

120. 正确答案：AB
答案解析：①开办药品批发企业、药品零售连锁企业总部的，应当向省级药品监督管理部门申请，经审批同意，依法获取《药品经营许可证》后，方可开展相应药品经营活动。②开办药品零售企业（含药品零售连锁企业门店）

的，应当向市县级药品监督管理部门申请，经审批同意，依法获取《药品经营许可证》后，方可开展相应药品经营活动。故本题正确答案为AB。

临考决胜卷（三）·答案解析

1. 正确答案：D
答案解析： 药品上市许可持有人从事药品零售活动的，应当取得药品经营许可证。故本题正确答案为D。

2. 正确答案：B
答案解析： 执业药师要经考试取得《执业药师职业资格证书》，然后注册取得《执业药师注册证》上岗。取得《执业药师职业资格证书》后可以随时注册，但是1年后注册必须经过继续教育。选项B注册时间点说法错误。故本题正确答案为B。

3. 正确答案：C
答案解析： 此题选项的设计，启示我们要对法规中基本概念的外延有一个清楚的认识。选项A，重点考查了印鉴卡的使用机构是"医疗机构"，这个概念比"医院"的外延要广，包括了基层医疗机构。选项B，则是考查麻醉药品、第一类精神药品处方资格只能授予执业医师，不可授予执业助理医师，但是对职称没有提出具体要求。选项D则主要考查从事麻醉药品和第一类精神药品管理的药学专业技术人员是专职人员。故本题正确答案为C。

4. 正确答案：A
答案解析： 其一，选项A错将"零售连锁企业可不再设立仓库"改成了"药品零售连锁企业必须设立仓库中转"。其二，注意选项B可以采用线上线下交易模式"网订店取""网订店送"的只有药品零售连锁企业。其三，第二类精神药品由药品零售连锁总部直接配送，不得委托配送。这是选项A的特殊情况。故本题正确答案为A。

5. 正确答案：D
答案解析： 一种方法是记住基本医疗卫生制度的四大体系，也就是公共卫生服务体系、医疗服务体系、医疗保障体系、药品供应保障体系。另一种方法是区分"基本医疗卫生制度"和"完善保障医药卫生体系有效规范运转的体制机制"的含义区别，前者侧重患者治病用药环节，后者则是配套政策，选项D属于后者。故本题正确答案为D。

6. 正确答案：D
答案解析： 指定检验是法律或国家药品监督管理部门规定的某些药品在销售前或者进口时，必须经过指定药品检验机构进行检验，检验合格的，才准予销售的强制性药品检验。需进行指定检验的药品包括：①国家药品监督管理部门规定的生物制品，如生物制品批签发品种（疫苗类制品、血液制品、用于血源筛查的体外诊断试剂、其他生物制品）；②首次在中国销售的药品；③国务院规定的其他药品。故本题正确答案为D。

7. 正确答案：B
答案解析： 创新药和改良型新药应当自取得批准证明文件之日起每满1年提交一次定期安全性更新报告，直至首次再注册，之后每5年报告一次。其他类别的药品，一般应当自取得批准证明文件之日起每5年报告一次。故本题正确答案为B。

8. 正确答案：D
答案解析： 这个考点本质上也是考查"目的决定罪行"这个点。如果目的是制造毒品，直接定性制造毒品罪。如果目的是制造制毒物品，而根据行为决定罪行。可见，选项D属于非法买卖制毒物品罪。故本题正确答案为D。

9. 正确答案：A
答案解析：基本药物强调基本需求、基本保障。故本题正确答案为 A。

10. 正确答案：C
答案解析：单位从事药品违法行为的，严重违法行为实行"双罚制"，除对单位进行处罚，还要依法处罚到人，追究单位直接负责的主管人员和其他直接责任人员责任。故本题正确答案为 C。

11. 正确答案：B
答案解析：选项 A 是狭义的药品供应保障制度，选项 B 是广义的药品供应保障制度。2009 年新阶段医药卫生体制改革以来，主要是颁布广义上的药品供应保障制度政策文件。故本题正确答案为 B。

12. 正确答案：D
答案解析：此题可以按字面意思分析，前三个选项具有同样的语言结构，一错皆错，而最佳选择题只有一个答案。根据排除法可确定答案为 D。选项 D 属于虚假宣传行为。故本题正确答案为 D。

13. 正确答案：A
答案解析：其一，疫苗品种的产品设计、生产工艺、安全性、有效性或者质量可控性明显劣于预防、控制同种疾病的其他疫苗品种的，应当注销该品种所有疫苗的药品注册证书并废止相应的国家药品标准。选项 A 与题干相符。其二，对预防接种异常反应严重或者其他原因危害人体健康的疫苗，国务院药品监督管理部门应当注销该疫苗的药品注册证书。选项 B 与题干不符。其三，生产工艺、生产场地、关键设备等发生变更的，应当进行评估、验证，按照国务院药品监督管理部门有关变更管理的规定备案或者报告。选项 C 与题干不符。其四，上市后研究不能证明其获益大于风险的，国务院药品监督管理部门应当依法处理，直至注销该疫苗的药品注册证书。选项 D 与题干不符。注意对比这四条规定。故本题正确答案为 A。

14. 正确答案：C
答案解析：生物制品批签发指国家药品监督管理局对获得上市许可的疫苗类制品、血液制品、用于血源筛查的体外诊断试剂以及国家药品监督管理局规定的其他生物制品，在每批产品上市销售前或者进口时，经指定的批签发机构进行审核、检验，对符合要求的发给批签发证明的活动。未通过批签发的产品，不得上市销售或者进口。故本题正确答案为 C。

15. 正确答案：B
答案解析：保健食品的广告内容不得涉及疾病预防、治疗功能。而特殊医学用途配方食品是指为了满足进食受限、消化吸收障碍、代谢紊乱或特定疾病状态人群对营养素或膳食的特殊需要，专门加工配制而成的配方食品，包括适用于 1 岁以上人群的特殊医学用途配方食品和适用于 0 月龄至 12 月龄的特殊医学用途婴儿配方食品。可见，特殊医学用途配方食品不是药品，是给患者吃的食品，其注册审批机构是国家市场监督管理总局。选项 B 说法错误。故本题正确答案为 B。

16. 正确答案：A
答案解析：选项 B、选项 C 和选项 D 是根据执业药师的定义而设计的迷惑选项，选项 B 和选项 D 侧重考查执业药师的审批程序（考试在先、取得资格证书在中，注册后才可执业），选项 C 侧重考查执业单位的性质。执业单位为药品生产、经营、使用及其他需要提供药学服务的单位，不可以是研发机构。故本题正确答案为 A。

17. 正确答案：D
答案解析：药品上市后的变更，按照其对药品安全性、有效性和质量可控性的风险和产生影响的程度，实行分类管理，分为审批类变更、备案类变更和报告类变更。故本题正确答案为D。

18. 正确答案：D
答案解析：①一般情况的处罚是责令限期改正，给予警告，并没收违法所得和违法销售的药品；②逾期不改正情况下的处罚是责令停产，并处5万元以上10万元以下罚款；③情节严重情况下的处罚是取消其定点生产资格。题干所问是第二种处罚情况，故本题正确答案为D。

19. 正确答案：D
答案解析：未经批准擅自委托或者接受委托配制制剂的，对委托方和受托方均依照《药品管理法》中"生产、销售假药"的规定给予处罚。故本题正确答案为D。

20. 正确答案：B
答案解析：其一，药品生产企业需要以麻醉药品和第一类精神药品为原料生产普通药品的，向定点生产企业购买。可见，选项B错误。其二，定点批发企业只能经营麻醉药品和第一类精神药品小包装原料药，这不足以供应其他企业生产普通药品，故选项B错误。这个解题角度，建议在备考中培养。其三，选项C和选项D，属于相似内容的高度浓缩，注意这种命题形式。故本题正确答案为B。

21. 正确答案：C
答案解析：根据中药饮片定点生产和经营管理的规定。选项C遗漏了"营销管理"。故本题正确答案为C。

22. 正确答案：D
答案解析：许可证、企业出了问题，要注销许可证。但是，许可证变更，应该是进行许可事项变更、登记事项变更，而不是注销许可证。故本题正确答案为D。

23. 正确答案：D
答案解析：此题将专用库房、专用场所、专用设备这些易混淆事项放在一起考查，有一定难度。但是此题同时也考查了药品零售连锁企业的特别之处：可以零售第二类精神药品，但是不可以从事疫苗经营；疫苗既不可以批发，也不可以零售，疫苗可以生产，但只能由疾病控制机构供应。故本题正确答案为D。

24. 正确答案：A
答案解析：仿制企业应当付给持有《中药保护品种证书》并转让该中药品种的处方组成、工艺制法的企业合理的使用费。故本题正确答案为A。

25. 正确答案：A
答案解析：《药品管理法》规定下列药品在销售前或者进口时，必须经过指定药品检验机构进行检验，检验不合格的，不得销售或进口：①首次在中国销售的药品；②国家药品监督管理部门规定的生物制品；③国务院规定的其他药品。选项B、选项C、选项D没有证据证明是首次在中国销售的药品。故本题正确答案为A。

26. 正确答案：C
答案解析：《药品管理法》第118条规定"生产、销售假药，或者生产、销售劣药且情节严重的，对法定代表人、主要负责人、直接负责的主管人员和其他责任人员，没收违法行为发生期间自本单位所获收入，并处所获收入百分之三十以上三倍以下的罚款，终身禁止从事药品生产经营活动，并可以由公安机关处五日以上十五日以下的拘留"。选项C说法错误。故本题正确答案为C。

27. 正确答案：A
答案解析：国家、省（区、市）市场监督管理机构管理同级药品监督管理机构。市县两级市场监督管理部门负责药品零售、医疗器械经营的许可、检查和处罚，以及化妆品经营和药品、医疗器械使用环节质量的检查和处罚。故本题正确答案为 A。

28. 正确答案：C
答案解析：其一，药品安全相对性主要体现在药品研发过程中，选项 A 将"研发"偷换概念为"生产"。其二，药品安全风险相对性追求的是将风险有效控制，而不追求"零风险"，选项 B 意思正好相反，而选项 D 则将"有效"偷换概念为"绝对"。故本题正确答案为 C。

29. 正确答案：D
答案解析：药品上市后的变更，审批类变更是对药品安全性和有效性的重大变化，备案类变更属于中等变化，报告类变更属于微小变化。药品分包装对药品质量影响不大，不用补充申请，D 选项符合题干。故本题正确答案为 D。

30. 正确答案：C
答案解析：选项 B 和选项 C 本质上说的是一个问题，也就是医疗机构如果采购麻醉药品和第一类精神药品，应向本省内定点批发企业采购，所以持有印鉴卡的医疗机构名单的管理也应该是在省内，由省级卫生主管部门管理。故本题正确答案为 C。

31. 正确答案：C
答案解析：非处方药的适应证、用法用量须与公布的非处方药说明书范本一致，禁忌、注意事项、不良反应不得少于范本内容，不得以任何形式扩大适应证范围。已公布非处方药品种说明书的变更，涉及适应证增加、用法用量改变，应按药品注册补充申请办理。故本题正确答案为 C。

32. 正确答案：C
答案解析：国家鼓励短缺药品的研制和生产，对临床急需的短缺药品、防治重大传染病和罕见病等疾病的新药予以优先审评审批。选项 C 中的"减免"与"优先"意思不一样。故本题正确答案为 C。

33. 正确答案：D
答案解析：药品安全法律责任主体包括药品上市许可持有人、药品生产企业、药品经营企业、医疗机构、药物非临床安全性评价研究机构、药物临床试验机构。故本题正确答案为 D。

34. 正确答案：B
答案解析：药品安全风险主要是因为药品既能防病治病，也存在不良反应，也就是两重性。故本题正确答案为 B。

35. 正确答案：A
答案解析：境外生产药品的注册申请，按照药品的细化分类和相应的申报资料要求执行。故本题正确答案为 A。

36. 正确答案：D
答案解析：其一，药品行政处罚由违法行为所在地药品监督管理部门负责，选项 D 处罚部门是公安机关，和题干不符。其二，药品行政处罚决定的信息：①行政处罚案件名称、处罚决定书文号；②被处罚的自然人姓名、被处罚的企业或其他组织的名称、统一社会信用代码（组织机构代码、事业单位法人证书编号）、法定代表人（负责人）姓名；③违反法律法规和规章的主要事实；④行政处罚的种类和依据；⑤行政处罚的履行方式和期限；⑥作出行政处罚决定的行政执法机关名称和日期。根据该规定，运用排除法也可以得到答案为 D。故本题正确答案为 D。

37. 正确答案：A
答案解析：其一，医疗机构使用的药品，除了一部分是自制制剂外，绝大部分都是从市场上购进的。选项 B 忽略了医疗机构制剂的生产行为。其二，医疗机构药事管理与药物治疗学委员会要按照集体决策、程序公开、阳光采购的要求，根据省级药品集中采购结果，确定药品生产企业或药品上市许可持有人，由生产企业或药品上市许可持有人确定配送企业。选项C忽略了省级药品集中采购在医疗机构采购药品中的作用，还有将配送企业的确定机构错为医疗机构。其三，医疗机构在签订药品采购合同之前，要逐一查验供货商的许可文件和供应品种的许可文件，并核实销售人员持有的授权书原件和身份证原件，授权书原件应当载明授权销售的品种、地域、期限，注明销售人员的身份证号码，并加盖本企业原印章和企业法定代表人印章（或者签名），确保进货渠道的合法性。销售人员的相关证件也是医院药品市场准入的前置条件，选项D错为后置条件。故本题正确答案为A。

38. 正确答案：B
答案解析： 从事第三类医疗器械经营的企业还应当具有符合医疗器械经营质量管理要求的计算机信息管理系统，保证经营的产品可追溯。鼓励从事第一类、第二类医疗器械经营的企业建立符合医疗器械经营质量管理要求的计算机信息管理系统。故本题正确答案为B。

39. 正确答案：D
答案解析： 医疗机构所有药品均需要凭医师处方才能获得，即便是非处方药也有这个要求，另外在医院，非处方药也不允许患者开架自选。这与药品零售企业销售非处方药的要求不同。故本题正确答案为D。

40. 正确答案：D
答案解析： 零售企业不得向未成年人销售第二类精神药品。在难以确定购药者是否为未成年人的情况下，可查验购药者身份证明。故本题正确答案为D。

[41～42] 正确答案：C、B
答案解析： 医院要按照不低于上年度药品实际使用量的80%制定采购计划，具体到通用名、剂型和规格，每种药品采购的剂型原则上不超过3种。故41题正确答案为C。每种剂型对应的规格原则上不超过2种。故42题正确答案为B。

[43～44] 正确答案：A、B
答案解析： 医保目录调入分为常规准入和谈判准入两种方式。在满足有效性、安全性等前提下，价格（费用）与药品目录内现有品种相当或较低的，可以通过常规方式纳入目录。故43题正确答案为A。价格较高或对医保基金影响较大的专利独家药品应当通过谈判方式准入。故44题正确答案为B。

[45～47] 正确答案：D、A、B
答案解析： 药品批发企业仓库药品与库房内墙、顶、温度调控设备及管道等设施间距不小于30厘米。故45题正确答案为D。不同批号的药品不得混垛，垛间距不小于5厘米。故46题正确答案为A。药品与地面间距不小于10厘米。故47题正确答案为B。冷藏、冷冻药品在库储存和运输期间码放除符合药品GSP要求外，储存药品的冷库制冷风机出风口距离100厘米内、高于出风口的位置不得摆放药品，药品与冷藏车厢内前板距离不小于10厘米，与后板、侧板、底板间距不小于5厘米，药品码放高度不得超过制冷机组出风口下沿，确保气流正常循环和温度均匀。

[48～50] 正确答案：A、B、C
答案解析： 越严重的事项，管理措施越严格越复杂。发现疑似不良反应，报告即可。故48题正确答案为A。已确认发生严重不良反应的药品，情况比较重，需要紧急控制措施。故49题正确答案为B。药品存在质量问题或者其他安全隐患，情况最重，需要召回药品；假劣药不属于召回范围，会进行比药品召回更严厉的处罚。故50题正确答案为C。

[51～54] 正确答案：C、B、A、A

答案解析： 以下变更，持有人应当在年度报告中报告：①药品生产过程中的微小变更；②国家药品监督管理局规定需要报告的其他变更。故51题正确答案为C。以下变更，持有人应当在变更实施前，报所在地省级药品监督管理部门备案：①药品生产过程中的中等变更；②药品包装标签内容的变更；③药品分包装；④国家药品监督管理局规定需要备案的其他变更。境外生产药品发生上述变更的，应当在变更实施前报药品审评中心备案。故52题正确答案为B。以下变更，持有人应当以补充申请方式申报，批准后实施：①药品生产过程中的重大变更；②药品说明书中涉及有效性内容以及增加安全性风险的其他内容的变更；③持有人转让药品上市许可；④国家药品监督管理局规定需要审批的其他变更。故53题和54题正确答案为A。

[55～57] 正确答案：A、B、C

答案解析： 第二类精神药品零售企业根据《麻醉药品和精神药品管理条例》第七十条规定，第二类精神药品零售企业违反规定储存、销售或者销毁第二类精神药品的，由药品监督管理部门责令限期改正，给予警告，并没收违法所得和违法销售的药品；逾期不改正的，责令停业，并处五千元以上两万元以下的罚款；情节严重的，取消其第二类精神药品零售资格。故55题正确答案为A。根据《麻醉药品和精神药品管理条例》第七十二条规定，取得印鉴卡的医疗机构违反《麻醉药品和精神药品管理条例》的规定，有下列情形之一，由设区的市级卫生健康主管部门责令限期改正，给予警告；逾期不改正的，处五千元以上一万元以下罚款；情节严重的，吊销其印鉴卡并处分主管人员和责任人员：①未依规定购买、储存麻醉药品和第一类精神药品的；②未依规定保存麻醉药品和精神药品专用处方或未依规定进行处方专册登记的；③未依规定报告麻醉药品、精神药品的进货、库存、使用数量；④紧急借用麻醉药品和第一类精神药品后未备案的；⑤未依规定销毁麻醉药品的。故56题正确答案为B。根据《麻醉药品和精神药品管理条例》第七十三条第二款规定，未取得麻醉药品和第一类精神药品处方资格的执业医师擅自开具麻醉药品和第一类精神药品处方的，由县级以上卫生健康主管部门给予警告，暂停执业活动；造成严重后果的，吊销其执业证书；构成犯罪的，依法追究刑事责任。故57题正确答案为C。

[58～59] 正确答案：A、B

答案解析： 药品批发企业储存、销售岗位要求相对较低，为高中文化程度。故58题正确答案为A。药品采购人员药学专业和相关专业都是中专学历要求。故59题正确答案为B。

[60～61] 正确答案：D、C

答案解析： 药事管理与药物治疗学委员会负责医院药品市场准入，制定本机构药品处方集和基本用药供应目录。故60题正确答案为D。药学部门负责药品统一采购、供应、药事管理工作，医院药师负责更为具体的事务，如负责药品处方或者用药医嘱审核。故61题正确答案为C。

[62～64] 正确答案：A、B、C

答案解析： 对于需要特别加强管制的麻醉药品，盐酸二氢埃托啡处方为一次常用量，仅限于二级以上医院内使用。故62题正确答案为A。为门（急）诊一般患者开具的麻醉药品注射剂，每张处方为一次常用量；控缓释制剂，每张处方不得超过7日常用量；其他剂型，每张处方不得超过3日常用量。瑞芬太尼片属于麻醉药品（其他剂型）。故63题正确答案为B。贴剂是通过控释机制给药，这可以由药剂学知识推理得到，"贴剂"肯定不是注射剂，也不是片剂、颗粒剂、胶囊剂这种剂型，最大可能是控缓释制剂。故64题正确答案为C。

[65～67] 正确答案：A、B、D
答案解析：药师调剂处方时必须做到"四查十对"：查处方，对科别、姓名、年龄；查药品，对药名、剂型、规格、数量；查配伍禁忌，对药品性状、用法用量；查用药合理性，对临床诊断。故65、66、67题正确答案为A、B、D。

[68～70] 正确答案：C、B、A
答案解析：禁止采猎、不得出口的野生药材物种属于一级保护的野生药材物种，四个选项中梅花鹿茸属于一级保护的野生药材物种。故68题正确答案为C。资源处于衰竭状态的重要的野生药材物种属于二级保护的野生药材物种，四个选项中黄连属于二级保护的野生药材物种。故69题正确答案为B。资源严重减少的主要常用的野生药材物种属于三级保护的野生药材物种，四个选项中胡黄连属于三级保护的野生药材物种。故70题正确答案为A。天麻不属于国家重点保护野生药材物种名录的药材物种。

[71～73] 正确答案：B、B、C
答案解析：省级药品监督管理部门负责网上公布经批准的区域性批发企业名单。故71题正确答案为B。省级药品监督管理部门负责网上公布经批准的专门从事第二类精神药品批发业务的企业名单。故72题正确答案为B。设区的市级药品监督管理部门负责网上公布经批准的从事第二类精神药品零售业务的企业名单。故73题正确答案为C。

[74～75] 正确答案：A、D
答案解析：进口准许证有效期为1年（可以跨自然年使用）。故74题正确答案为A。出口准许证有效期不超过3个月（有效期时限不跨自然年）。故75题正确答案为D。

[76～77] 正确答案：A、A
答案解析：用于染发、烫发、祛斑美白、防晒、防脱发的化妆品以及宣称新功效的化妆品为特殊化妆品。特殊化妆品以外的化妆品为普通化妆品。故76题、77题正确答案均为A。

[78～79] 正确答案：A、D
答案解析：备案管理的传统中药制剂：①由中药饮片经粉碎或仅经水或油提取制成的固体（丸剂、散剂、丹剂、锭剂等）、半固体（膏滋、膏药等）和液体（汤剂等）传统剂型；②由中药饮片经水提取制成的颗粒剂以及由中药饮片经粉碎后制成的胶囊剂；③由中药饮片用传统方法提取制成的酒剂、酊剂。故78题正确答案为A。下列情况不纳入医疗机构中药制剂管理范围：①中药加工成细粉，临用时加水、酒、醋、蜜、麻油等中药传统基质调配、外用，在医疗机构内由医务人员调配使用；②鲜药榨汁；③受患者委托，按医师处方（一人一方）应用中药传统工艺加工而成的制品。故79题正确答案为D。

[80～82] 正确答案：B、C、D
答案解析：关键词是"软件"，只有选项B是软件，并且确实是第二类医疗器械。故80题正确答案为B。关键词是"较高风险"，属于第三类医疗器械，一次性使用输液器属于第三类医疗器械。故81题正确答案为C。用于血源筛查的体外诊断试剂是药品，是按照药品进行管理的。故82题正确答案为D。

[83～85] 正确答案：B、B、C
答案解析：可待因属于麻醉药品。故83题正确答案为B。双氢可待因属于麻醉药品。故84题正确答案为B。麦角咖啡因片属于第二类精神药品。故85题正确答案为C。

[86～88] 正确答案：C、C、D
答案解析：可通过【注意事项】查询接种预防性生物制品出现紧急情况的应急处理方法。故86题正确答案为C。是否需要进行皮内敏感试验内容也要查询【注意事项】。故87题正确答案为C。【警示语】有关内容应当在说明书标

题下以醒目的黑体字注明。故88题正确答案为D。

[89~90] 正确答案：A、D
答案解析： 非处方药遴选的主要原则：应用安全、疗效确切、质量稳定、使用方便。故89题正确答案为A。国家基本药物遴选的主要原则：防治必需、安全有效、价格合理、使用方便、中西药并重、基本保障、临床首选、基层能够配备。故90题正确答案为D。

91. 正确答案：D
答案解析： 医疗机构应该对出现抗菌药物超常处方3次以上且无正当理由的医师提出警告，限制其特殊使用级和限制使用级抗菌药物处方权。只有庆大霉素是非限制使用级抗菌药物，不在处方权限制范围内。故本题正确答案为D。

92. 正确答案：B
答案解析： 医师被限制处方权后，仍出现超常处方且无正当理由的，医疗机构取消其处方权。注意这里并没有明确抗菌药物的类别，也就是所有抗菌药物均适用，包括非限制使用级抗菌药物。故本题正确答案为B。

93. 正确答案：C
答案解析： 抗菌药物应用异常情况调查事项：使用量异常增长的；半年内使用量始终居于前列的；经常超适应证、超剂量使用的；企业违规销售的；频繁发生严重不良事件的抗菌药物。此题是将事项作为题干，措施作为备选项，需要逆向思维。故本题正确答案为C。

94. 正确答案：A
答案解析： 药师未按规定审核抗菌药物处方与用药医嘱造成严重后果的，发现处方不适宜、超常处方等情况未进行干预且无正当理由的，医疗机构应取消其抗菌药物调剂资格。故本题正确答案为A。

95. 正确答案：A
答案解析： 从事互联网药品信息服务网站的中文名称，除与主办单位名称相同的以外，不得以"中国""中华""全国"等冠名。故本题正确答案为A。

96. 正确答案：D
答案解析： "其域名主体部分和另一家全国最大的零售连锁药店几乎一模一样"构成混淆行为；"雇用了一家信息技术公司对该网上药店刷单，给予五星好评"构成虚假商业宣传；"设置10万元大奖来进行抽奖销售"，构成不正当有奖销售。只有互联网不正当竞争行为没有涉及。故本题正确答案为D。

97. 正确答案：D
答案解析： 2年内有三次以上违法行为或者有其他严重情节的，处广告费用五倍以上十倍以下的罚款，广告费用无法计算或者明显偏低的，处一百万元以上二百万元以下的罚款，可以吊销营业执照，并由广告审查机关撤销广告审查批准文件，1年内不受理其广告审查申请。故本题正确答案为D。

98. 正确答案：D
答案解析： 连续被撤销两个以上药品广告批准文号的，可以认定为严重失信等级。2019年3部不同的虚假广告被连续查处3次，这也就意味着被撤销了3次药品广告批准文号，已经可以认定为严重失信等级。故本题正确答案为D。

99. 正确答案：D
答案解析： 此题本质上是最佳选择题，不用看情景也可以找出来答案。其一，选项A和选项C为劣药，可以直接判断。其二，选项B略微复杂一点，"多加药用淀粉生产降压药"，可以理解为"擅自添加辅料"，也可以理解为"药品成分的含量不符合国家药品标准"，无论是哪一个，都为劣药。其三，选项D标签上标注的适应证超范围,这种药针对该适应证没有经过审批,为假药。故本题正确答案为 D。

100. 正确答案: D
答案解析: 生产、销售、使用假药、劣药、不符合强制性标准或者不符合经注册的产品技术要求的第三类医疗器械,以孕产妇、儿童、危重病人为主要使用对象的应当予以从重处罚。故本题正确答案为 D。

101. 正确答案: B
答案解析: 根据规定,"生产、销售金额 50 万元以上的"应该认定为"其他特别严重情节"。情景中,生产金额已经超过 50 万。故本题正确答案为 B。

102. 正确答案: B
答案解析: 其一,由上一题可知,此种情况属于"其他特别严重情节",需要追究刑事责任,选项 C 说法正确;应该"处十年以上有期徒刑、无期徒刑或者死刑,并处罚金或者没收财产",选项 D 说法正确。其二,在行政责任方面,也构成了"情节严重",应该给予吊销《药品生产许可证》的处罚,选项 A 的说法正确。其三,假药法律责任是双责任、双处罚。既有行政责任,也有刑事责任,对单位和个人都进行处罚。选项 B 说法错误。故本题正确答案为 B。

103. 正确答案: A
答案解析: 胰岛素属于肽类激素,需要从具有蛋白同化制剂、肽类激素定点批发资质企业购进;而含麻黄碱类复方制剂批发业务也是由具有蛋白同化制剂、肽类激素定点批发资质的企业经营,无论是处方药,还是非处方药。故本题正确答案为 A。

104. 正确答案: B
答案解析: 复方地芬诺酯片列入必须凭处方销售的处方药管理,严格凭医师开具的处方销

售,设置专柜由专人管理、专册登记,故 A 选项"开架自选"不合法。复方地芬诺酯片与含麻黄碱类复方制剂处方药应该凭处方销售,B 选项合法。含咖啡因的感冒药(非处方药)一次销售不得超过 5 个最小包装,故 C 选项不合法。含麻黄碱类复方制剂非处方药一次销售不得超过 2 个最小包装,故 D 选项不合法。故本题正确答案为 B。

105. 正确答案: C
答案解析: 关于记录保存时间的一些细节问题,起算时间是药品有效期满,期限为至少 1 年。故本题正确答案为 C。

106. 正确答案: B
答案解析: 罚款是行政处罚,加处罚款是行政强制执行。故本题正确答案为 B。

107. 正确答案: D
答案解析: 其一,选项 A 和 B 属于必须凭处方销售的药品。其二,选项 C 是甲类非处方药,选项 D 属于乙类非处方药。执业药师不在岗,可以销售乙类非处方药。故本题正确答案为 D。

108. 正确答案: D
答案解析: 行政复议案件由被申请人的上一级行政机关管辖。丙县市场监督管理局的上一级行政机关是丙县人民政府。故本题正确答案为 D。

109. 正确答案: C
答案解析: 一是标签有效期标注为"有效期至 2016 年 06 月",此药可以用到 2016 年 6 月 30 日,二是注意销售时间是"2015 年 6 月 1 日至 25 日期间",距离有效期还有一年,没有超过有效期。故本题正确答案为 C。

110. 正确答案: D
答案解析: 有问题的药品不得自行销毁,故本

题正确答案为D。

111. 正确答案：ABD
答案解析： 医疗机构不得申请配制的制剂品种包括：①放射性药品；②中药注射剂；③医疗用毒性药品；④除变态反应原外的生物制品；⑤化学药、中药组成的复方制剂；⑥含有未经国家药品监督管理部门批准的活性成分的品种；⑦市场上已有供应的品种等。故本题正确答案为ABD。

112. 正确答案：ABD
答案解析： 此题从药品生产许可证注销的角度命题。有下列情形之一的，药品生产许可证由原发证机关注销，并予以公告：①主动申请注销药品生产许可证的；②药品生产许可证有效期届满未重新发证的；③营业执照依法被吊销或者注销的；④药品生产许可证依法被吊销或者撤销的；⑤法律、法规规定应当注销行政许可的其他情形。故本题正确答案为ABD。

113. 正确答案：ABCD
答案解析： 备案管理药品研制环节涉及药物临床试验机构备案管理制度、生物等效性试验备案制度，药品流通环节涉及网络第三方平台售药备案制度、药品进口口岸备案制度。故本题正确答案为ABCD。

114. 正确答案：ABCD
答案解析： 其一，不得从非本药品零售连锁企业总部外的其他任何渠道获取药品。选项A正是这种行为，此行为违反统一采购。其二，未经本药品零售连锁企业总部批准，门店之间不得擅自调剂药品。选项B正是这种行为，此行为违反统一采购。其三，药品零售连锁企业总部、配送中心不得向本连锁企业门店外的其他单位提供药品，不得直接向个人销售药品。选项C和选项D正是这种行为。故本题正确答案为ABCD。

115. 正确答案：ACD
答案解析： B选项说法错误，经营者在经营活动中使用格式条款的，应当以显著方式提醒消费者注意商品或者服务的数量和质量、价款或者费用、履行期限和方式、安全注意事项和风险警示、售后服务、民事责任等与消费者有重大利害关系的内容，并按照消费者的要求予以说明。故本题正确答案为ACD。

116. 正确答案：ABCD
答案解析： 国家对麻醉药品、精神药品的管理包括：①对麻醉药品药用原植物生产实行总量控制；②为严格麻醉药品和精神药品生产管理，国家对麻醉药品和精神药品实行定点生产制度和定点经营制度；③区域性批发企业之间因医疗急需、运输困难等调剂麻醉药品的需要分别在所在地省级药品监督管理部门办理备案。故本题正确答案为ABCD。

117. 正确答案：BD
答案解析： 其一，对于药品名称有地名、人名、姓氏，药品名称中有"宝""精""灵"等，但品种有一定的使用历史，已经形成品牌，公众普遍接受的，可不更名。A选项不属于这种情况，要根据进一步的信息来决定要不要更名；B选项属于这种情况，可不更名。其二，不应采用现代医学药理学、解剖学、生理学、病理学或治疗学的相关用语命名，如癌、消炎、降糖、降压、降脂等。C选项违反了此规定，必须更名。其三，来源于古代经典名方的各种中成药制剂也不予更名。D选项不予更名。故本题正确答案为BD。

118. 正确答案：ABD
答案解析： 本题考查处方药与非处方药的转换评价。C选项可以作为乙类非处方药。故本题正确答案为ABD。

119. 正确答案：ACD
答案解析： 对纳入国家基本药物目录的品种，

不再统一设置评价时限要求,B选项说法错误。故本题正确答案为ACD。

120. 正确答案: CD
答案解析: 注意"阿托品"在麻醉药品目录(吗啡阿托品注射液)、医疗用毒性药品目录(阿托品)、兴奋剂目录(吗啡的衍生物)中均有出现,注意关联其管理事项。A选项错在把吗啡阿托品注射液误认为医疗用毒性药品,B选项也是同样的错误。可见"吗啡阿托品注射液"的性质是解题的关键。故本题正确答案为CD。

临考决胜卷（四）·答案解析

1. 正确答案：B
答案解析： 生产、销售、提供假药的刑事责任中认定为"对人体健康造成严重危害"的情形有：①造成轻伤或者重伤的；②造成轻度残疾或者中度残疾的；③造成器官组织损伤导致一般功能障碍或者严重功能障碍的；④其他对人体健康造成严重危害的情形。致人重度残疾以上的应认定为"致人死亡或其他特别严重情节"。故本题正确答案为B。

2. 正确答案：B
答案解析： 药品安全的人为风险，属于"偶然风险"的范畴，指人为有意或无意违反法律法规而造成的药品安全风险，存在于药品的研制、生产、经营、使用各个环节。人为风险属于药品的制造风险和使用风险，主要来源于不合理用药、用药差错、药品质量问题、政策制度设计及管理导致的风险，是我国药品安全风险的关键因素。考生应掌握"药品安全与药品供应保障制度"知识点。故本题正确答案为B。

3. 正确答案：D
答案解析： 行政处罚的简易程序：①表明身份（执法人员应向当事人出示执法身份证件）；②确认违法事实，说明处理理由和依据；③制作行政处罚决定书；④交付行政处罚决定书；⑤备案。故本题正确答案为D。

4. 正确答案：B
答案解析： 国家药品监督管理局食品药品审核查验中心又称为"国家疫苗检查中心"，国家药品监督管理局药品评价中心又称为国家药品不良反应监测中心。故本题正确答案为B。

5. 正确答案：B
答案解析： 药品的质量特性：①有效性：药品的有效性是指在规定的适应证、用法和用量的条件下，能够达到预防、治疗、诊断人的疾病，有目的地调节人的生理机能的目的。有效性是药品的固有特性。通常，有效性必须在一定前提条件下产生，即有一定适应证、用法和用量。我国对药品有效性的描述，按在人体达到所规定的效应程度分为"痊愈""显效""有效"。国际上有的采用"完全缓解""部分缓解""稳定"来区别。②安全性：药品的安全性是指按规定的适应证和用法、用量使用药品后，人体产生毒副反应的程度。大多数药品均有不同程度的毒副反应，只有在衡量有效性大于毒副反应，或可解除、缓解毒副作用的情况下才能使用该种药品。③稳定性：药品的稳定性是指在规定的条件下保持其有效性和安全性的能力。所谓规定的条件是指在规定的有效期内，以及生产、贮存、运输和使用的条件。如某些物质虽然具有预防、治疗、诊断疾病的有效性和安全性，但极易变质、不稳定、不便于运输和贮存，也不能作为药品进入医药市场。④均一性：药品的均一性是指药物制剂的每一单位产品都符合有效性、安全性的规定要求。药物制剂的单位产品，如一片药、一支注射剂、一包冲剂、一瓶糖浆剂等。由于人们用药剂量与药品的单位产品有密切关系，特别是有效成分在单位产品中含量很少的药品，若含量不均一，就可能造成患者用量的不足或用量过大而中毒，甚至死亡。所以，均一性是在制剂过程中形成的固有特性。故本题正确答案为B。

6. 正确答案：A
答案解析： 申请医保定点零售药店，要求该药店在注册地址正式经营至少3个月。故本题正确答案为A。

临考决胜卷（四）·答案解析

7. 正确答案：C
答案解析：进口药品的代理商负责进口药品在境内召回的具体实施。个人、医疗机构不能申请成为上市许可持有人。根据药品安全隐患的严重程度，药品召回分为三级。药品上市许可持有人是药品召回的责任主体。责令召回是指药品监督管理部门经过调查评估，认为存在安全隐患药品生产企业应当召回药品而未主动召回的，责令药品生产企业召回药品。故本题正确答案为C。

8. 正确答案：A
答案解析：申请材料不全需要补全的，行政机关应当在法定期限内一次性告知申请人。故本题正确答案为A。

9. 正确答案：D
答案解析：当事人对药品检验结果有异议的，可以自收到药品检验结果之日起七日内向原药品检验机构或者上一级药品监督管理部门设置或者指定的药品检验机构申请复验，也可以直接向国务院药品监督管理部门设置或者指定的药品检验机构申请复验。故本题正确答案为D。

10. 正确答案：A
答案解析：与国家药品标准收载的同品种药品使用的检验项目和检验方法一致的，可以不进行标准复核，只进行样品检验。故本题正确答案为A。

11. 正确答案：A
答案解析：负责拆零销售的人员应经过专门培训，销售时应提供药品说明书原件或复印件。拆零销售应使用洁净、卫生的包装，包装上列明药品名称、规格、数量、用法用量、有效期、批号等，患者信息不需要写在包装上。销售完成后，剩余的拆零药品应集中陈列于拆零专柜。故本题正确答案为A。

12. 正确答案：B
答案解析：①药师是处方审核工作的第一责任人；②依法经过资格认定的药师或者其他药学技术人员调配处方，应当进行核对，对处方所列药品不得擅自更改或者代用；③对有配伍禁忌或者超剂量的处方，应当拒绝调配；必要时，经处方医师更正或者重新签字，方可调配；④医保部门将药师审核处方情况纳入医保定点医疗机构绩效考核体系。故本题正确答案为B。

13. 正确答案：C
答案解析：医疗机构处方保存期满后，经医疗机构主要负责人批准、登记备案，方可销毁。故本题正确答案为C。

14. 正确答案：C
答案解析：特殊医学用途配方食品注册号的格式：国食注字TY+4位年号+4位顺序号，其中TY代表特殊医学用途配方食品。故本题正确答案为C。

15. 正确答案：C
答案解析：各省级医疗保障部门按国家规定纳入《药品目录》的民族药、医疗机构制剂纳入"乙类药品"管理。中药饮片的"甲乙分类"由省级医疗保障行政部门确定。故本题正确答案为C。

16. 正确答案：D
答案解析：非处方药专有标识图案为椭圆形背景下的OTC英文字母的组合，分为红色、绿色，甲类非处方药是红色专有标识，乙类非处方药和用作指南性标志是绿色专有标识。故本题正确答案为D。

17. 正确答案：B
答案解析：中药配方颗粒是由单味中药饮片经水提、分离、浓缩、干燥、制粒而成的颗粒，在中医药理论指导下按照中医临床处方调配后供患者冲服使用。中药配方颗粒的质量监管纳入中药饮片管理范畴。故本题正确答案为B。

18. 正确答案：D
答案解析： 口岸检验所需标准品、对照品由中国食品药品检定研究院负责审核、标定。故本题正确答案为D。

19. 正确答案：A
答案解析： 疫苗上市许可持有人应当按照采购合同规定，向疾病预防控制机构供应疫苗，疾病预防控制机构向疫苗接种单位供应疫苗。故本题正确答案为A。

20. 正确答案：B
答案解析： 企业应按统一的产地加工技术规程开展产地加工管理，保证加工过程、方法的一致性。故本题正确答案为B。

21. 正确答案：C
答案解析： 刘某取得药学高级职称，可以免考《药学专业知识（一）》《药学专业知识（二）》，连续两个考试年度通过考试。故本题正确答案为C。

22. 正确答案：A
答案解析： 医疗机构制剂不得发布广告，一般情况下只能本医院自用，不得调剂使用，不得在市场上销售；但特殊情况下，经国务院或省药品监督管理部门批准，可以在指定的医疗机构之间调剂使用。故本题正确答案为A。

23. 正确答案：B
答案解析： 非人工自助售药设备禁止销售除乙类非处方药外的任何其他药品。故本题正确答案为B。

24. 正确答案：A
答案解析： 药品上市许可持有人指取得药品注册证书的企业或者药品研制机构等。故本题

正确答案为A。

25. 正确答案：D
答案解析： AB选项都太过绝对，应该是：鲜用药材可采用冷藏、砂藏、罐贮、生物保鲜等适宜的保鲜方法，尽可能不使用保鲜剂和防腐剂。C应该是：严禁滥用硫黄熏蒸等方法，注意是"滥用"二字。考生应掌握"中药材管理"知识点。故本题正确答案为D。

26. 正确答案：D
答案解析： 申请提供互联网药品信息服务应当填写国家药品监督管理局统一制发的《互联网药品信息服务申请表》，向网站主办单位所在地省级药品监督管理部门提出申请并提交相应材料。故本题正确答案为D。

27. 正确答案：A
答案解析： 药品说明书应当列出全部活性成分，注射剂还应当列出所用的全部辅料名称。因此，葡萄糖注射剂说明书除了要列出全部活性成分，还需要列出全部的辅料名称。尚不清楚有无不良反应和禁忌的，在该项下以"尚不明确"来表述。药品内标签指直接接触药品包装的标签。药品标签中的外用药标识应当彩色印制，说明书中的外用药品标识可以单色印制。故本题正确答案为A。

28. 正确答案：A
答案解析： 疫苗上市许可持有人不得向除疾病预防控制机构外的其他任何单位或个人销售疫苗。故本题正确答案为A。

29. 正确答案：A
答案解析： 药品零售企业从事药品网络销售，应向所在地市县级药品监督管理部门报告，并非"备案"。故本题正确答案为A。

30. 正确答案：A
答案解析： 中成药通用名一般字数不超过8个

字（民族药除外）。故本题正确答案为A。中成药命名可借鉴古方命名充分结合美学观念的优点，使中成药的名称既科学规范又体现一定的中华传统文化底蕴。中成药新的通用名批准后，给予2年过渡期，过渡期内采取新名称后括注老名称的方式。中成药通用名称一般不应采用人名、地名、企业名称或濒危受保护动、植物名称命名。

31. 正确答案：C
答案解析：麻醉药品全国性批发企业可将小包装麻黄素和药品类易制毒化学品单方制剂销售给麻醉药品区域性批发企业。麻醉药品区域性批发企业之间不得购销药品类易制毒化学品单方制剂和小包装麻黄素。药品类易制毒化学品生产企业应当将药品类易制毒化学品单方制剂（如盐酸麻黄碱片、盐酸麻黄碱注射液、盐酸麻黄碱滴鼻液等）和小包装麻黄素销售给麻醉药品全国性批发企业。故本题正确答案为C。

32. 正确答案：D
答案解析：特殊使用级抗菌药物不可以在村卫生室使用，因此A不选。局部感染选用非限制使用级，因此B不选。免疫功能低下合并感染选用限制使用级，因此C不选。因抢救生命垂危的患者等紧急情况，医师可以越级使用抗菌药物。此题为隐藏的知识点，答案是D。考生应掌握"药物临床应用管理"知识点。故本题正确答案为D。

33. 正确答案：C
答案解析：x2为注册形式（境内用"准"字，进口用"进"字，港澳台用"许"字）。故本题正确答案为C。

34. 正确答案：B
答案解析：官方标志主要用于体现机构属性的场合，官方徽标主要用于体现医保工作人员个人身份的场合。故本题正确答案为B。

35. 正确答案：B
答案解析：由省级药品监督管理部门制定并下达毒性药品的年度生产、收购、供应和配制计划。故本题正确答案为B。

36. 正确答案：C
答案解析："杜仲"属于二级保护野生药材物种，二级保护野生药材物种是分布区域缩小，资源处于衰竭状态的重要野生药材物种。"禁止采猎"是一级保护野生药材物种的管理规定。"不得出口"是一级保护野生药材物种的管理规定。故本题正确答案为C。

37. 正确答案：A
答案解析：不得利用处方药或特定全营养配方食品的名称为各种活动冠名进行广告宣传。非处方药的名称可以。药品广告不得使用科研单位、学术机构、行业协会或者专家、学者、医师、药师、临床营养师、患者等的名义或者形象作推荐、证明。违反科学规律，明示或者暗示可以治疗所有疾病、适应所有症状、适应所有人群，或者正常生活和治疗病症所必需等内容。故本题正确答案为A。

38. 正确答案：A
答案解析：伪造、变造、出租、出借、非法买卖许可证或者药品批准证明文件的，没收违法所得；处违法所得1倍以上5倍以下的罚款；情节严重的：①并处违法所得5倍以上15倍以下的罚款，吊销药品生产许可证、药品经营许可证、医疗机构制剂许可证或者药品批准证明文件；②对法定代表人、主要负责人、直接负责的主管人员和其他责任人员，处2万元以上20万元以下的罚款，10年内禁止从事药品生产经营活动，并可以由公安机关处5日以上15日以下的拘留；违法所得不足10万元的，按10万元计算。故本题正确答案为A。

39. 正确答案：C
答案解析：新医改意见把基本医疗卫生制度作

为公共产品向全民提供的核心理念,坚持保基本、强基层、建机制的基本原则,认为医疗卫生事业应当坚持公益性原则。故本题正确答案为C。

40. 正确答案:D
答案解析: 未经许可从事化妆品生产活动或者化妆品注册人、备案人委托未取得相应化妆品生产许可的企业生产化妆品,情节严重的,责令停产停业、由备案部门取消备案或者由原发证部门吊销化妆品许可证件,10年内不予办理其提出的化妆品备案或者受理其提出的化妆品行政许可申请,对违法单位的法定代表人或者主要负责人、直接负责的主管人员和其他直接责任人员处以其上一年度从本单位取得收入的3倍以上5倍以下罚款,终身禁止其从事化妆品生产经营活动。故本题正确答案为D。

[41～42] 正确答案:D、B
答案解析: 国家医疗保障基本制度包括基本医疗保险、补充医疗保险和医疗救助制度。故41题正确答案为D。补充医疗保险保障参保群众基本医疗保险之外个人负担的、符合社会保险相关规定的医疗费用,包括:对居民医保参保患者发生的符合规定的高额医疗费用给予进一步保障的城乡居民大病保险,对参保职工发生的符合规定的高额医疗费用给予进一步保障的职工大额医疗费用补助,公务员医疗补助。基本医疗保险覆盖城乡全体就业和非就业人口,公平普惠保障人民群众基本医疗需求。医疗救助是帮助困难群众获得基本医疗保险服务并减轻其医疗费用负担的制度安排。故42题正确答案为B。

[43～45] 正确答案:D、A、C
答案解析: 药品批发企业应建立采购记录,记录列明药品的通用名称、规格、剂型、数量、价格、生产厂商、供货单位、购货日期,中药材和中药饮片的采购记录还应标明产地。题目当中说明了采购的是中药饮片。故43题正确答案为D。药品批发企业应做好药品销售记录,销售记录应当列明药品的通用名称、规格、生产厂商、购货单位、剂型、批号、有效期、销售数量、销售日期、单价、金额。故44题正确答案为A。验收记录应当列明药品的通用名称、规格、批准文号、批号、剂型、有效期、生产厂商、生产日期、供货单位、到货日期、到货数量、验收合格数量、验收结果。故45题正确答案为C。

[46～48] 正确答案:D、B、A
答案解析: 医疗机构麻醉药品处方保存至少3年。故46题正确答案为D。医疗机构第二类精神药品处方保存至少2年。故47题正确答案为B。医疗机构普通处方、急诊处方、儿科处方保存期限为1年。故48题正确答案为A。

[49～50] 正确答案:C、D
答案解析: 非限制使用级抗菌药物的临床应用情况为每年报告1次。故49题正确答案为C。限制使用级抗菌药物和特殊使用级抗菌药物的临床应用情况为每半年报告1次。故50题正确答案为D。

[51～53] 正确答案:B、A、C
答案解析: 同名同方药属于中药类别,应找到字母"Z",四川省药厂属于境内药厂。故51题正确答案为B。仿制药属于化学药类别,应找到字母"H",四川省药厂属于境内药厂。故52题正确答案为A。血液制品属于生物制品类别,应找到字母"S",香港药厂属于港澳台药厂,应找到字母"C"。故53题正确答案为C。

[54～56] 正确答案:C、D、A
答案解析: 处方药的安全性评价包括三方面的内容:一是指作为处方药品时的安全性;二是当药品成为非处方药后广泛使用时出现滥用、误用情况下的安全性;三是当处于消费者进行自我诊断、自我药疗情况下的药品安全性。故54题正确答案为C。非处方药的有效性应

具有如下特点：一是用药对象明确适应证或功能主治明确；二是绝大多数适用对象正确使用后能产生预期的作用；三是用法用量明确；四是不需要与其他药物联合使用（辅助治疗药品除外）；五是疗效确切，用药后的效果明显或明确，患者一般可以自我感知。故 55 题正确答案为 D。作用于全身的抗菌药、激素（含所有具有终止妊娠作用的激素类药品，部分避孕药除外）不得转为非处方药，故 56 题正确答案为 A。

[57～59] 正确答案：A、D、C
答案解析：开办第一类医疗器械生产企业的，应当向所在地设区的市级药品监督管理部门办理第一类医疗器械生产备案。故 57 题正确答案为 A。进货查验和销售记录保存期限：保存至医疗器械有效期后 2 年；无有效期的，不得少于 5 年；植入类医疗器械永久保存。故 58 题正确答案为 D，59 题正确答案为 C。

[60～61] 正确答案：B、C
答案解析：组织开展进口药品注册检验以及上市后有关数据收集分析等工作的技术机构是中国食品药品检定研究院。故 60 题正确答案为 B。承担药物临床试验、非临床研究机构资格认定（认证）、研制现场检查和药品注册现场检查的是国家药品监督管理局食品药品审核查验中心。故 61 题正确答案为 C。

[62～64] 正确答案：B、D、C
答案解析：专门从事第二类精神药品批发业务的药品经营企业资质审批部门是所在地省级药品监督管理部门。故 62 题正确答案为 B。医疗机构《麻醉药品、第一类精神药品购用印鉴卡》的审批部门是所在地设区的市级卫生健康主管部门。故 63 题正确答案为 D。跨省（区、市）从事麻醉药品和第一类精神药品批发业务的药品经营企业资质审批部门是国家药品监督管理部门。故 64 题正确答案为 C。

[65～66] 正确答案：B、D
答案解析：侵犯商业秘密的行为：①以盗窃、贿赂、欺诈、胁迫、电子侵入或者其他不正当手段获取权利人的商业秘密；②披露、使用或者允许他人使用以前项手段获取的权利人的商业秘密；③违反保密义务或者违反权利人有关保守商业秘密的要求，披露、使用或者允许他人使用其所掌握的商业秘密；④教唆、引诱、帮助他人违反保密义务或者违反权利人有关保守商业秘密的要求，获取、披露、使用或者允许他人使用权利人的商业秘密。甲药品生产企业部门负责人，以金钱诱导的方式让"网络黑客"将乙企业正在研制药物的临床研究数据上传至互联网，该行为属于侵犯商业秘密。故 65 题正确答案为 B。混淆行为包括：①擅自使用与他人有一定影响的商品名称、包装、装潢等相同或者近似的标识；②擅自使用他人有一定影响的企业名称（包括简称、字号等）、社会组织名称（包括简称等）、姓名（包括笔名、艺名、译名等）；③擅自使用他人有一定影响的域名主体部分、网站名称、网页等。丙药品经营企业，未经"网红"丁药品电商平台的同意，擅自使用丁药品电商网页主体部分，属于混淆行为。故 66 题正确答案为 D。互联网不正当竞争包括：①未经其他经营者同意，在其合法提供的网络产品或者服务中，插入链接、强制进行目标跳转；②误导、欺骗、强迫用户修改、关闭、卸载其他经营者合法提供的网络产品或者服务；③恶意对其他经营者合法提供的网络产品或者服务实施不兼容。诋毁商誉行为是编造、传播虚假信息或者误导性信息，损害竞争对手的商业信誉、商品声誉。

[67～69] 正确答案：C、B、A
答案解析：精神药品的标志颜色为绿色与白色相间，氯胺酮属于第一类精神药品。故 67 题正确答案为 C。医疗用毒性药品的标志颜色为黑白相间，黑底白字，阿托品属于医疗用毒性药品。故 68 题正确答案为 B。麻醉药品的标志颜色为天蓝色与白色相间，羟考酮属于麻醉药

品。故 69 题正确答案为 A。

[70～71] 正确答案：A、B
答案解析： 药品零售企业被其他药品零售连锁企业总部收购，如实际经营地址、经营范围未发生变化的，按照变更药品经营许可程序办理。故 70 题正确答案为 A。选项 C 和选项 D 是登记事项变更，选项 B 是许可事项变更。故 71 题正确答案为 B。

[72～73] 正确答案：C、A
答案解析： 药品质量公告是指由国家和省级药品监督管理部门向公众发布的有关药品质量抽查检验结果的通告。故 72 题正确答案为 C。注册检验，包括标准复核和样品检验；新药上市申请、首次申请上市仿制药、首次申请上市境外生产药品应当进行标准复核和样品检验。故 73 题正确答案为 A。

[74～75] 正确答案：B、C
答案解析： 广告批准文号格式：-药/械/食健/食特广审（视/声/文）第 000000-00000 号，其中"-"为省份简称；数字前 6 位是有效期截止日（年份的后两位+月份+日期），后 5 位是省（区、市）广告审查机关当年的广告文号流水号。广告批准文号有效期：与产品注册证明文件、备案凭证或者生产许可文件最短的有效期一致；产品注册证明文件、备案凭证或者生产许可文件未规定有效期的，广告批准文号有效期为 2 年。A 产品注册证明文件、备案凭证或者生产许可文件最短的有效期到 2025 年 05 月 20 日，广告批准文号有效期也到 2025 年 05 月 20 日，故数字前 6 位是 250520。故 74 题正确答案为 B。B 产品注册证明文件、备案凭证或者生产许可文件未规定有效期，广告批准文号有效期为 2 年，广告批准文号有效期到 2024 年 05 月 19 日，故数字前 6 位是 240519。故 75 题正确答案为 C。

[76～78] 正确答案：A、B、D
答案解析： 举办中医诊所、委托配制中药制剂、炮制中药饮片应备案而未备案的，或备案时提供虚假材料的，由中医药主管部门和药品监督管理部门按照各自职责分工，责令改正，没收违法所得，并处 3 万元以下罚款，向社会公告相关信息；拒不改正的，责令停止相关活动，其直接责任人员 5 年内不得从事中医药相关活动。故 76 题正确答案为 A。违反规定储存、销售或者销毁第二类精神药品的：给予警告，责令限期改正，并没收违法所得及违法销售的药品；逾期不改正的，责令停业，并处 5000 元以上 2 万元以下的罚款；情节严重的，取消其第二类精神药品零售资格。故 77 题正确答案为 B。在针对未成年人的大众传播媒介上发布药品、保健食品、医疗器械、化妆品广告的，对广告主责令停止发布广告，对广告主处 20 万元以上 100 万元以下罚款；情节严重的，并可以吊销营业执照，由广告审查机关撤销广告审查批准文件、1 年内不受理其广告审查申请；对广告经营者、广告发布者由市场监督管理部门没收广告费用，处 20 万元以上 100 万元以下的罚款；情节严重的，并可以吊销营业执照、吊销广告发布登记证件。故 78 题正确答案为 D。

[79～80] 正确答案：B、C
答案解析： 核准和修改日期应当印制在说明书首页左上角。故 79 题正确答案为 B。特殊药品、非处方药以及外用药品等专用标识，标注在说明书首页右上方。故 80 题正确答案为 C。

[81～83] 正确答案：B、D、C
答案解析： 境内生产药品再注册申请由持有人向其所在地省级药品监督管理部门提出。故 81 题正确答案为 B。境外生产药品再注册申请由持有人向药品审评中心提出。故 82 题正确答案为 D。召回药品需要销毁的，应当在持有人、药品生产企业或者储存召回药品所在地县级以上药品监督管理部门或者公证机构监督下销毁。故 83 题正确答案为 C。

[84~85] 正确答案：A、D

答案解析： 列入兴奋剂实施严格管理的是蛋白同化制剂和肽类激素，其中，肽类激素中的胰岛素可以在药品零售企业经营，而蛋白同化制剂不可以零售，故84题正确答案为A。肽类激素包括了人生长激素、红细胞生成素、胰岛素（胰岛素样生长因子及其类似物），在兴奋剂管理层次中实施严格管理，但是胰岛素可以在药品零售企业销售。麻醉止痛剂不得在药品零售企业销售，但是其在兴奋剂管理层次中实施特殊管理。利尿剂列入兴奋剂管理，严格实施处方药管理，且可以在药品零售企业凭处方销售，故85题正确答案为D。

[86~87] 正确答案：C、B

答案解析： 药品上市许可持有人、药品生产企业、药品经营企业或者医疗机构未从药品上市许可持有人或者具有药品生产、经营资格的企业购进药品的，责令改正，没收违法购进的药品和违法所得，并处违法购进药品货值金额2倍以上10倍以下的罚款；情节严重的，并处货值金额10倍以上30倍以下的罚款，吊销药品批准证明文件、药品生产许可证、药品经营许可证或者医疗机构执业许可证；货值金额不足5万元的，按5万元计算。故86题正确答案为C。接受委托运输药品的企业知道或应当知道承运的产品系假劣药品，依然为委托方提供运输服务等便利条件的，没收全部储存、运输收入，并处违法收入1倍以上5倍以下的罚款；情节严重的，并处违法收入5倍以上15倍以下的罚款；违法收入不足5万元的，按5万元计算。故87题正确答案为B。

[88~90] 正确答案：B、B、A

答案解析： 对特定疾病有显著疗效、从天然药物中提取的有效物质及特殊制剂，符合一级保护或已经解除一级保护的品种可以申请二级保护。故88题、89题正确答案为B。中药一级保护品种向国外转让该工艺制法、处方组成，按国家有关保密的规定办理。故90题正确答案为A。

91. 正确答案：C

答案解析： 主动召回即药品生产企业经过分析、调查评估，发现药品存在安全隐患的，由该企业决定召回；责令召回即药品生产企业应召回药品而未主动召回的，药品监督管理部门责令药品生产企业召回。结合案例可知该召回为主动召回。药品三级召回指的是使用该药品一般不引起健康危害，因其他原因需收回的，故本题正确答案为C。

92. 正确答案：C

答案解析： 药品经营企业、药品使用单位在召回中的义务有：①立即停止销售或使用该药品，通知药品生产企业或供货商，并向药品监督管理部门报告；②建立和保存完整的购销记录；③药品召回时，协助药品生产企业履行召回义务；药品经营企业、药品使用单位不得自行对药品进行销毁，故本题正确答案为C。

93. 正确答案：B

答案解析： 戊医疗机构可委托具有《医疗机构制剂许可证》的其他医疗机构或具有《药品生产许可证》的药品生产企业配制中药制剂，材料中提到甲药品上市许可持有人自行生产降压药A，说明甲药品上市许可持有人具有《药品生产许可证》。戊医疗机构委托甲药品上市许可持有人为其配制中药制剂，需要向委托方（戊医疗机构）所在地省级药品监督管理部门备案。由中药饮片经粉碎后制成的胶囊剂属于传统中药制剂，无需取得制剂批准文号，向戊医疗机构所在地省级药品监督管理部门备案后即可配制。故本题正确答案为B。

94. 正确答案：D

答案解析： 磷酸可待因糖浆为麻醉药品，甲企业经营范围包含麻醉药品，因此可以从丙处采购磷酸可待因糖浆。乙企业经营范围中并没有医疗用毒性药品，因此甲不得向乙销售医疗用毒性药品。疫苗不得经营。非连锁药品零售企业不得经营第二类精神药品。故本题正确答案为D。

95. 正确答案：B
答案解析：麻醉药品、精神药品、医疗用毒性药品、戒毒药品、放射性药品、医疗机构制剂不得在提供互联网药品信息服务的网站发布信息。故本题正确答案为B。

96. 正确答案：C
答案解析：药品零售企业对于属于非处方药的含麻黄碱类复方制剂一次销售不得超过2个最小包装。故本题正确答案为C。

97. 正确答案：D
答案解析：药品零售企业不得采用"捆绑搭售""买商品赠药品""买N赠1""满N减1""满N元减×元"等方式直接或变相赠送销售处方药和甲类非处方药。故本题正确答案为D。

98. 正确答案：D
答案解析：法律允许个人自带少量自用的药品入境，在个人药品进出境过程中，应尽量携带好正规医疗机构出具的医疗诊断书，以证明其确因身体需要携带，方便海关凭医师有效处方原件确定携带药品的合理数量，法律允许个人自带少量自用的药品入境，但是入境后再销售就属于违法行为。第二类精神药品并没有禁止个人携带入境。材料中已经说明氯巴占属于第二类精神药品。故本题正确答案为D。

99. 正确答案：B
答案解析：麻醉药品和精神药品进口备案指进口单位向口岸药品监督管理局申请办理《进口药品口岸检验通知书》的过程，不是需要取得《进口药品通关单》。国家对麻醉药品和精神药品实行进出口准许证管理，进、出口麻醉药品和精神药品的，应当取得国家药监局颁发的进口准许证、出口准许证。药品进口先备案，再经过口岸药品检验所检验，取得《进口药品检验报告书》。允许药品进口的口岸由国家药品监督管理局会同海关总署提出，报国务院批准。故本题正确答案为B。

100. 正确答案：C
答案解析：进出境人员随身携带第一类中的药品类易制毒化学品药品制剂和高锰酸钾，应当以自用且数量合理为限，并接受海关监管；进出境人员不得随身携带第一类中的药品类易制毒化学品药品制剂和高锰酸钾以外的易制毒化学品，个人可以携带规定范围内的易制毒化学品入境。个人携带易制毒化学品入境，应当以数量合理为限，并且接受海关监管。故本题正确答案为C。

101. 正确答案：D
答案解析：药品应当从允许药品进口的口岸进口，并由进口药品企业向口岸所在地药品监督管理部门备案，未按照规定报备的，责令改正给予警告，逾期不改正的，吊销药品注册证书。故本题正确答案为D。

102. 正确答案：C
答案解析：出口准许证实行"一证一关"（仅能在证面载明的口岸办理通关验放手续），且只能在有效期内一次性使用。国家药品监督管理部门会同国务院对外贸易主管部门对进出口药品目录制定并调整，以签发许可证件的形式对其进出口加以管制。出口B药品的，应当取得国家药监局颁发的出口准许证。出口蛋白同化制剂、肽类激素，应当向所在地省级药品监督管理部门提出申请，符合条件的，发给出口准许证。故本题正确答案为C。

103. 正确答案：C
答案解析：医疗机构制剂指医疗机构根据本单位临床需要经批准而配制、自用的固定处方制剂。医疗机构制剂的申请人，应当是持有《医疗机构执业许可证》并取得《医疗机构制剂许可证》的医疗机构。故本题正确答案为 C。

104. 正确答案：D
答案解析：其一，情景中的药品广告是经广告审查部门批准的，也就是这个药品是可以发布广告的。选项 D 的定性错误。其二，情景中的"治疗所有骨病"表示适应骨病的所有症状，这属于广告中不得出现的情形，构成虚假宣传。选项 A 和选项 C 定性正确。其三，情景中的广告，药品监督管理部门不可能批准发布，也就是广告经过了修改，发布的内容未经审查，选项 B 定性正确。故本题正确答案为 D。

105. 正确答案：B
答案解析：虚假广告的处罚是一样的。情节严重的，处广告费用三倍以上五倍以下的罚款，广告费用无法计算或者明显偏低的，处二十万元以上一百万元以下的罚款，可以吊销营业执照，并由广告审查机关撤销广告审查批准文件，1 年内不受理其广告审查申请。故本题正确答案为 B。

106. 正确答案：B
答案解析：行政强制指行政机关为了实现预防或制止正在发生或可能发生的违法行为、危险状态以及不利后果，或者为了保全证据、确保案件查处工作的顺利进行等行政目的，而对相对人的人身或财产采取强制性措施的行为。行政处罚指行政机关依法对违反行政管理秩序的公民、法人或者其他组织，以减损权益或者增加义务的方式予以惩戒的行为。行政许可指行政机关根据公民、法人或其他组织的申请，经过依法审查，准予其从事特定活动的行为。行政复议指公民、法人或其他组织认为行政主体的具体行政行为侵犯其合法权益，依法向行政复议机关提出复议申请，行政复议机关依法对被申请复议的具体行政行为的适当性、合法性进行审查并且做出决定的一种法律制度。故本题正确答案为 B。

107. 正确答案：B
答案解析：案例中涉案药品为超过有效期的中药饮片，超过有效期的药品应认定为劣药，生产、销售劣药的，没收违法生产、销售的药品和违法所得，并处违法生产、销售的药品货值金额 10 倍以上 20 倍以下的罚款；违法生产、批发的药品货值金额不足 10 万元的，按 10 万元计算，违法零售的药品货值金额不足 1 万元的，按 1 万元计算。涉案主体为零售企业，故最低罚款为 10 万元。故本题正确答案为 B。

108. 正确答案：A
答案解析：根据《药品管理法》，有下列情况之一的药品认定为劣药：①药品成分的含量不符合国家药品标准；②被污染的药品；③未标明或者更改有效期的药品；④未注明或者更改产品批号的药品；⑤超过有效期的药品；⑥擅自添加防腐剂、辅料的药品；⑦其他不符合药品标准的药品。由材料可知，涉案药品为过期药品，认定为劣药，故本题正确答案为 A。

109. 正确答案：B
答案解析：对于曲马多口服复方制剂及单位剂量麻黄碱类药物含量大于 30mg（不含 30mg）的含麻黄碱类复方制剂，一律列入必须凭处方销售的药品范围，无医师处方严禁销售。故本题正确答案为 B。

110. 正确答案：C
答案解析：按处方药管理的含麻黄碱类复方制剂，其广告只能在国家药品监督管理部门和国家卫生健康主管部门共同指定的医学、药学专业刊物上发布。故本题正确答案为 C。

111. 正确答案：ABCD
答案解析："十四五"药品安全发展主要任务：①实施药品安全全过程监管；②支持产业升级发展；③完善药品安全治理体系；④持续深化审评审批制度改革；⑤严格疫苗监管；⑥促进中药传承创新发展；⑦加强技术支撑能力

建设；⑧加强专业人才队伍建设；⑨加强智慧监管体系和能力建设；⑩加强应急体系和能力建设。故本题正确答案为ABCD。

112. 正确答案：ABC
答案解析： 法律责任人员包括法定代表人、主要负责人、直接负责的主管人员和其他责任人员。药品上市许可持有人并非具体人员，而是指持有药品注册证书的企业或研制机构。故本题正确答案为ABC。

113. 正确答案：ABC
答案解析： 对于未经经营许可从事第三类医疗器械经营活动的：①没收违法所得、违法经营的医疗器械和用于违法经营的工具、设备、原材料等物品。②违法生产经营的医疗器械货值金额不足1万元的，并处5万元以上15万元以下罚款；货值金额1万元以上的，并处货值金额15倍以上30倍以下罚款。③情节严重的，责令停产停业，10年内不受理相关责任人及单位提出的医疗器械许可申请。对违法单位的法定代表人、主要负责人、直接负责的主管人员和其他责任人员，没收违法行为发生期间自本单位所获收入，并处所获收入30%以上3倍以下罚款，终身禁止其从事医疗器械生产经营活动。故本题正确答案为ABC。

114. 正确答案：BC
答案解析： 零售药店不得陈列的药品品种：罂粟壳、毒性中药品种、第二类精神药品。盐酸曲马多片为第二类精神药品，不得陈列。复方盐酸伪麻黄碱缓释胶囊为含麻黄碱类复方制剂，应陈列在专柜。注射用A型肉毒毒素不得在零售企业销售。故本题正确答案为BC。

115. 正确答案：AD
答案解析："参与临床药物治疗，进行个体化药物治疗方案的设计与实施，开展药学查房，为患者提供药学专业技术服务"属于医院药师的职责。"建立药品遴选制度，审核本临床科室申请的新购入药品、调整药品品种或供应企业和申报医院制剂等事宜"属于医院药学部门的职责。"制定本医疗机构药品处方集和基本用药供应目录"属于医院药学部门的职责。"开展抗菌药物临床应用监测，实施处方点评与超常预警，促进药物合理使用"属于医院药师的职责。故本题正确答案为AD。

116. 正确答案：ABCD
答案解析： 自种、自采、自用指乡村中医药技术人员自己种植、采收、使用，不需经特殊加工炮制的植物中草药。禁止自种自采自用的中草药：国家规定需特殊管理的医疗用毒性中草药、濒稀野生植物药材及麻醉药品原植物。自种、自采、自用的中草药不得加工成中药制剂。故本题正确答案为ABCD。

117. 正确答案：ABC
答案解析： 经营者发现其提供的商品或者服务存在缺陷，应当立即向有关行政部门报告和告知消费者，并采取停止销售、警示等措施属于保证安全的义务。对损害消费者合法权益的行为，通过大众传播媒介予以揭露、批评属于消费者的结社权。消费者在自主选择商品或者服务时，有权进行比较、鉴别和挑选属于消费者的自主选择权。经营者应当保证在正常使用商品或者接受服务的情况下其提供的商品或者服务应当具有的质量、性能、用途和有效期限；但消费者在购买该商品或者接受该服务前已经知道其存在瑕疵，且存在该瑕疵不违反法律强制性规定的除外。故本题正确答案为ABC。

118. 正确答案：ABD
答案解析： 当事人对药品检验结果有异议的，可以自收到药品检验结果之日起7日内，向原药品检验机构或者上一级药品监督管理部门设置或者指定的药品检验机构申请复验，也可以直接向国务院药品监督管理部门设置或者指定的药品检验机构申请复验。故本题正确答案为 ABD。

119. 正确答案：BD
答案解析："处方剂量、用法是否正确"属于处方适宜性审核。"中药饮片要单独开具处方"属于处方规范性审核。"选用剂型与给药途径是否适宜"属于处方适宜性审核。"药品剂量、用法准确清楚，不得使用"自用"等含糊不清字句"属于处方规范性审核。故本题正确答案为 BD。

120. 正确答案：ABCD
答案解析：执业药师职业道德准则具体内容：①救死扶伤，不辱使命：执业药师应当将患者及公众的身体健康和生命安全放在首位，以专业知识、技能和良知，尽心、尽职、尽责为患者及公众提供药品和药学服务。②尊重患者，平等相待：执业药师应当尊重患者或消费者的价值观、知情权、自主权、隐私权，对待患者或消费者应不分年龄、性别、民族、信仰、职业、地位、贫富，一视同仁。③依法执业，质量第一：执业药师应当遵守药品管理法律法规，恪守职业道德，依法独立执业，确保药品质量和药学服务质量，科学指导用药，保证公众用药安全、有效、经济、适当。④进德修业，珍视声誉：执业药师应当不断学习新知识、新技术，加强道德修养，提高专业水平和执业能力；知荣明耻，正直清廉，自觉抵制不道德行为和违法行为，努力维护职业声誉。⑤尊重同仁，密切协作：执业药师应当与同仁和医护人员相互理解，相互信任，以诚相待，密切配合，建立和谐的工作关系，共同为药学事业的发展和人类的健康奉献力量。故本题正确答案为 ABCD。

临考决胜卷（五）·答案解析

1. 正确答案：B
答案解析： 药品的内标签应当包含药品通用名称、适应证或者功能主治、规格、用法用量、生产日期、产品批号、有效期、生产企业等内容。包装尺寸过小无法全部标明上述内容的，至少应当标注药品通用名称、规格、产品批号、有效期等内容。考生应掌握"药品包装、标签和说明书管理"知识点。故本题正确答案为B。

2. 正确答案：D
答案解析： 处方书写应字迹清楚，不得涂改，并非不得修改，如需修改，应当在修改处签名并注明修改日期。处方中药品用法可用规范的中文、英文、拉丁文或缩写体书写。处方中患者年龄应当为实足年龄，新生儿、婴幼儿应当写日龄、月龄。中药饮片、中药注射剂要单独开具处方。故本题正确答案为D。

3. 正确答案：D
答案解析： 药品批发企业从药品生产企业直接购进的复方甘草片、复方地芬诺酯片等含特殊药品复方制剂，可以将此类药品销售给其他药品批发企业、药品零售企业和医疗机构；如果从药品批发企业购进的，只能销售给本省（区、市）的药品零售企业和医疗机构。甲、乙、丙三家药品批发企业，故而甲从乙购进不得销售给丙，可销售给药品零售企业和医疗机构。故本题正确答案为D。

4. 正确答案：A
答案解析： 根据行政许可信赖保护原则可知，公民依法取得的行政许可受到法律保护，所以撤销行政许可一定有违法行为，但《行政许可法》规定，如果撤销行政许可，可能对公共利益造成重大损害的，不予撤销。故本题正确答案为A。

5. 正确答案：D
答案解析： 境内代理人在境内实施药品召回的，应当按照《药品召回管理办法》规定组织实施召回，并向其所在地省级药品监督管理部门和卫生健康主管部门报告药品召回和处理情况。故本题正确答案为D。

6. 正确答案：D
答案解析： 根据《疫苗管理法》规定，疫苗上市许可持有人应当按照采购合同约定，向疾病预防控制机构供应疫苗。疾病预防控制机构以外的单位和个人不得向接种单位供应疫苗，即禁止药品批发、零售企业经营疫苗；选项D错误，当选。考生应掌握"疫苗管理"知识点。故本题正确答案为D。

7. 正确答案：C
答案解析：《医疗机构制剂许可证》变更分为许可事项变更和登记事项变更。许可事项变更是指制剂室负责人、配制地址、配制范围的变更。医疗机构配制制剂，应当经所在地省级药品监督管理部门批准，取得医疗机构制剂许可证。医疗机构配制的制剂，应当是本单位临床需要而市场上无供应的品种。医疗机构不得与其他单位共用配制场所、配制设备及检验设施。故本题正确答案为C。

8. 正确答案：B
答案解析： 中药一级保护品种的保护期限分别是30年、20年、10年。中药二级保护品种的保护期限为7年。故本题正确答案为B。

9. 正确答案：C
答案解析： 药品类易制毒化学品单方制剂和小包装麻黄素不得零售，纳入麻醉药品销售渠道，仅能由麻醉药品全国性批发企业、区域性批发企业经销。医疗机构开具的医疗用毒性药品处方限量是 2 日极量。盐酸麻黄碱滴鼻液为药品类易制毒化学品单方制剂,不得零售。故本题正确答案为 C。

10. 正确答案: D
答案解析: 接受疫苗委托储存、运输的企业不得再次委托储存、运输疫苗;不得将疫苗与非药品混库储存或混车、混箱运输;与其他药品混库储存或混车、混箱运输时,应当采取有效措施,防止交叉污染。故本题正确答案为 D。

11. 正确答案: D
答案解析: ①二级综合医院药剂科的药学人员中,具有高等医药院校临床药学专业或者药学专业全日制本科毕业以上学历的,应当不低于药学专业技术人员总数的 20%;三级综合医院药学部药学人员中具有高等医药院校临床药学专业或者药学专业全日制本科毕业以上学历的,应当不低于药学专业技术人员的 30%。②二级以上医院药学部门负责人应当具有高等学校药学专业或者临床药学专业本科以上学历,以及本专业高级技术职务任职资格。故本题正确答案为 D。

12. 正确答案: B
答案解析: 《药品出口销售证明》有效期不超过 2 年,且不应超过申请资料中所有证明文件的有效期。出口药品的企业应当向省级药品监督管理局申请办理《药品出口销售证明》。出口药品的范围: 我国境内的药品上市许可持有人、药品生产企业已批准上市药品的出口;已批准上市药品的未注册规格(单位剂量),药品上市许可持有人、药品生产企业按照 GMP 要求生产的出口药品;未在我国注册的药品,药品上市许可持有人、药品生产企业按照 GMP 要求生产,且符合与我国有相关协议的国际组织要求的出口药品。对于短缺药品,国务院可以限制或者禁止出口。故本题正确答案为 B。

13. 正确答案: D
答案解析: 口服固体制剂每剂量单位含羟考酮碱大于 5mg,且不含其他麻醉药品、精神药品或药品类易制毒化学品的复方制剂,列入第一类精神药品管理。丁丙诺啡注射剂是第一类精神药品,丁丙诺啡透皮贴剂是第二类精神药品,其最小包装都是"绿色与白色"相间的专有标识,其字样是"精神药品"。盐酸哌醋甲酯片是第一类精神药品,其专有标识是"绿色与白色"相间;盐酸哌替啶注射剂是麻醉药品,其专有标识是"天蓝色与白色"相间。依据精神药品使人体产生的依赖性和危害人体健康的程度,精神药品分为第一类精神药品和第二类精神药品。故本题正确答案为 D。

14. 正确答案: D
答案解析: 同一药品生产企业生产的"双跨"药品的处方药、非处方药具有相同的商品名。故本题正确答案为 D。

15. 正确答案: B
答案解析: 用于血源筛查和采用放射性核素标记的体外诊断试剂,按照药品管理。故本题正确答案为 B。

16. 正确答案: D
答案解析: 药品广告不得含有"热销、抢购、试用""家庭必备、免费治疗、赠送"等诱导性内容,"评比、排序、推荐、指定、选用、获奖"等综合性评价内容,"无效退款、保险公司保险"等保证性内容,怂恿消费者任意、过量使用药品的内容。非处方药应当显著标明非处方药标识和"请按药品说明书或者在药师的指导下购买或者使用"。故本题正确答案为 D。

17. 正确答案: C
答案解析: 国家明确规定含麻黄碱类复方制剂(含非处方药品种)一律不得通过互联网向个人消费者销售。含特殊药品复方制剂,既有按处方药管理的,也有按非处方药管理的。具有经营资质的药品零售企业，销售含可待因复方口服液体制剂时，必须凭医疗机构开具的精神药品专用处方销售，单方处方量不得超过 7 日常用量。药品零售企业不得开架销售含麻黄碱类复方制剂，应当设置专柜由专人管理、专册登记，登记内容包括药品名称、规格、销售数量、生产企业、生产批号、购买人姓名、身份证号码。故本题正确答案为 C。

18. 正确答案：B
答案解析： 国产保健食品注册号格式为国食健注 G+4 位年代号 +4 位顺序号。故本题正确答案为 B。

19. 正确答案：B
答案解析： 对行政机关做出的具体行政行为不服即可申请行政复议程序，其中，对行政机关做出的行政处分或其他人事处理决定（内部行为）及对民事纠纷的调解或其他处理行为不服的不可申请行政复议；开除和降职都属于行政处分。故本题正确答案为 B。

20. 正确答案：B
答案解析： 兴奋剂不再是单指那些起兴奋作用的药物，而实际上是对禁用药物和技术的统称。《反兴奋剂条例》所称的兴奋剂，指兴奋剂目录所列的禁用物质等。故本题正确答案为 B。

21. 正确答案：D
答案解析： 药品监督检查指药品监督管理部门依照法律法规的规定对药品研制、生产、经营和药品使用单位对照相应的质量管理规范等要求进行合规确认、风险研判、检查评价，建立药品安全信用档案并依法向社会公布结果的药品技术监督过程。在药品经营环节，监督检查包括许可检查、常规检查、有因检查和其他检查；按照药品监督检查相关规定，可采取飞行检查（不预先告知的检查）、延伸检查、联合检查以及出具协同调查函请相关同级药品监督管理部门协助检查、取证等方式。药品经营过程和经营质量管理规范执行情况，由市县两级市场监管部门负责检查，故本题正确答案为 D。

22. 正确答案：D
答案解析： 投诉有下列情形之一的，市场监督管理部门不予受理：①投诉事项不属于市场监督管理部门职责，或者本行政机关不具有处理权限的；②法院、仲裁机构、市场监督管理部门或者其他行政机关、消费者协会或者依法成立的其他调解组织已经受理或者处理过同一消费者权益争议的；③不是为生活消费需要购买、使用商品或者接受服务，或者不能证明与被投诉人之间存在消费者权益争议的；④除法律另有规定外，投诉人知道或者应当知道自己的权益受到被投诉人侵害之日起超过 3 年的；⑤未提供投诉人的姓名、电话号码、通讯地址，被投诉人的名称（姓名）、地址，以及具体的投诉请求以及消费者权益争议事实，或者委托他人代为投诉的，还应当提供授权委托书原件以及受托人身份证明；⑥法律法规、规章规定不予受理的其他情形。故本题正确答案为 D。

23. 正确答案：D
答案解析： 罂粟壳必须凭有麻醉药处方权的执业医师签名的淡红色处方方可调配，每张处方不得超过 3 日用量，连续使用不得超过 7 天。故本题正确答案为 D。

24. 正确答案：C
答案解析： 仿制药是指仿制已上市原研药品的药品，分为两类：一是仿制境外已上市、境内未上市原研药品，二是仿制境内已上市原研药品。已上市药品的原研药品无法追溯或者原研药品已经撤市的，建议不再申请仿制，如坚持提出仿制药申请，原则上不能以仿制药的技术要求予以批准。故本题正确答案为 C。

临考决胜卷（五）·答案解析

25. 正确答案：C
答案解析：①法律：与药品监督管理职责密切相关的法律主要有5部，包括《药品管理法》《疫苗管理法》《中医药法》《基本医疗卫生与健康促进法》《禁毒法》；与药品管理有关的法律有《刑法》《广告法》《价格法》《消费者权益保护法》《反不正当竞争法》《专利法》等。②行政法规：国务院制定、发布的药品管理行政法规主要有11部，包括《药品管理法实施条例》《中药品种保护条例》《禁毒条例》《戒毒条例》《易制毒化学品管理条例》《麻醉药品和精神药品管理条例》《反兴奋剂条例》《血液制品管理条例》《医疗用毒性药品管理办法》《放射性药品管理办法》《野生药材资源保护管理条例》等。③部门规章：药品管理现行有效的主要规章有20多部，包括《药品注册管理办法》《药物非临床研究质量管理规范》《药品生产监督管理办法》《药品生产质量管理规范》《生物制品批签发管理办法》《药品经营和使用质量监督管理办法》《药品经营质量管理规范》《药品网络销售监督管理办法》《药品进口管理办法》《医疗机构制剂配制质量管理规范（试行）》《医疗机构制剂配制监督管理办法》《医疗机构制剂注册管理办法（试行）》《药品说明书和标签管理规定》《处方药与非处方药分类管理办法（试行）》《互联网药品信息服务管理办法》《药品不良反应报告和监测管理办法》《药品医疗器械飞行检查办法》等。故本题正确答案为C。

26. 正确答案：C
答案解析：组织制定修订国家药品标准，负责药品通用名称命名是国家药典委员会职责。故本题正确答案为C。

27. 正确答案：B
答案解析：药品质量公告的界定：药品质量公告指由国家和省级药品监督管理部门向公众发布的有关药品质量抽查检验结果的通告。故本题正确答案为B。

28. 正确答案：D
答案解析：中药饮片生产企业履行药品上市许可持有人的相关义务，对中药饮片生产、销售实行全过程管理，建立中药饮片追溯体系，保证中药饮片安全、有效、可追溯，并非经营企业。故本题正确答案为D。

29. 正确答案：B
答案解析：未取得药品生产许可证、药品经营许可证或者医疗机构制剂许可证生产、销售药品的，责令关闭，没收违法生产、销售的药品和违法所得，并处违法生产、销售的药品（包括已售出和未售出的药品）货值金额15倍以上30倍以下的罚款；货值金额不足10万元的，按10万元计算。故本题正确答案为B。

30. 正确答案：B
答案解析：药品零售连锁企业总部经营活动：①统一采购：药品零售连锁企业总部负责对购进药品、供货单位及其销售人员的合法资质进行审核，并统一采购药品；总部购进药品活动中的有关资质材料和购进凭证、记录保存不得少于5年，且不少于药品有效期满后1年。②统一质量管理；③统一配送：门店应当通过计算机系统向总部提出要货计划，由总部统一进行配送；④统一计算机系统：药品零售连锁企业总部建立的计算机系统应当能够对其总部和门店实施统一管理；⑤统一票据管理；⑥统一药学服务标准。故本题正确答案为B。

31. 正确答案：C
答案解析：民事责任主要是产品责任，生产者、销售者因为生产、销售缺陷产品致使他人遭受人身伤害、财产损失而应承担的特殊侵权民事责任。因产品存在缺陷造成损害请求赔偿的诉讼时效期间为3年，自权利人知道或者应当知道权利受到损害之日起计算。故本题正确答案为C。

32. 正确答案：C
答案解析：未取得麻醉药品和第一类精神药品处方资格的执业医师擅自开具麻醉药品和第一类精神药品处方的，由县级以上卫生健康主管部门给予警告，暂停执业活动；造成严重后果的，吊销其执业证书；构成犯罪的，依法追究刑事责任。该行为是个人行为，不会出现吊销医疗机构执业许可证的处罚，故本题正确答案为C。

33. 正确答案：C
答案解析：根据深化医药卫生体制改革基本任务，C选项正确说法应为"加快建立和完善以基本医疗保障为主体，其他多种形式补充医疗保险和商业健康保险为补充，覆盖城乡居民的多层次医疗保障体系"。故本题正确答案为C。

34. 正确答案：D
答案解析：应及时、迅速完成中药材清洗，防止长时间浸泡。故本题正确答案为D。

35. 正确答案：B
答案解析：不能纳入国家《药品目录》的药品包括：①主要起滋补作用的药品；②含国家珍贵、濒危野生动植物药材的药品；③保健药品；④预防性疫苗和避孕药品；⑤主要起增强性功能、治疗脱发、减肥、美容、戒烟、戒酒等作用的药品；⑥因被纳入诊疗项目等原因，无法单独收费的药品；⑦酒制剂、茶制剂，各类果味制剂（特别情况下的儿童用药除外）、口腔含服剂和口服泡腾剂（特别规定情形的除外）等；⑧其他不符合基本医疗保险用药规定的药品。纳入国家《药品目录》的药品，应当是经国家药品监督管理局批准，取得药品注册证书的化学药、生物制品、中成药（民族药），以及按国家标准炮制的中药饮片，并符合临床必需、安全有效、价格合理等基本条件。各省（区、市）医疗保障主管部门按国家规定纳入《药品目录》的民族药、医疗机构制剂纳入"乙类药品"管理。目录包括限工伤保险基金准予支付费用的品种、限生育保险基金准予支付费用的品种。工伤保险和生育保险支付药品费用时不区分甲、乙类。故本题正确答案为B。

36. 正确答案：D
答案解析：药物警戒的研究对象是在药品正常使用的情况下出现的有害反应以及其他与药品安全相关的问题；药品群体不良事件是指同一药品在使用过程中，在相对集中的时间、区域内，对一定数量人群的身体健康或者生命安全造成损害或者威胁，需要予以紧急处置的事件。药品不良事件不同于药品不良反应，它通常指药品作用于机体，除发挥治疗功效外，有时还会产生某些与药品治疗目的无关的对人体有损害的反应，它不以"合格药品"为前提条件。故本题正确答案为D。

37. 正确答案：C
答案解析：抗菌药物品种或者品规存在安全隐患、疗效不确定、耐药率高、性价比差或者违规使用等情况的，临床科室、药学部门、抗菌药物管理工作组可以提出清退或者更换意见。清退意见经抗菌药物管理工作组二分之一以上成员同意后执行，并报药事管理与药物治疗学委员会备案，更换意见经药事管理与药物治疗学委员会讨论通过后执行。故本题正确答案为C。

38. 正确答案：A
答案解析：因医疗急需、运输困难等情况，区域性批发企业之间调剂麻醉药品、第一类精神药品的应当在调剂后2日内将调剂情况分别报所在地省级药品监督管理部门备案。故本题正确答案为A。

39. 正确答案：B
答案解析：以欺骗、贿赂等不正当手段取得《执业药师注册证》的，由发证部门撤销《执业药师注册证》，三年内不予执业药师注册；构成犯罪的，依法追究刑事责任。故本题正确答案为B。

40. 正确答案：D
答案解析： 药学服务模式从"以药品为中心"转变为"以患者为中心"，从"以保障药品供应为中心"转变为"在保障药品供应的基础上，以重点加强药学专业技术服务、参与临床用药为中心"。故本题正确答案为D。

[41～43] 正确答案：C、D、B
答案解析： 加快药品上市注册制度：对古代经典名方中药复方制剂的上市申请实施简化注册审批，具体要求按照相关规定执行。故41题正确答案为C。关联审评审批制度：国家药品监督管理局建立化学原料药、辅料及直接接触药品的包装材料和容器（以下简称原辅包）关联审评审批制度，在审批药品制剂时，对化学原料药一并审评审批，对相关辅料、直接接触药品的包装材料和容器一并审评。故42题正确答案为D。药品注册证书有效期为5年，药品注册证书有效期内持有人应当持续保证上市药品的安全性、有效性和质量可控性，并在有效期届满前6个月申请药品再注册。故43题正确答案为B。

[44～46] 正确答案：B、A、D
答案解析： 国家基本药物应当是《中华人民共和国药典》收载的，国家卫生健康主管部门、国家药品监督管理局颁布药品标准的品种。除急救、抢救用药外，独家生产品种纳入国家基本药物目录应当经过单独论证。故44题正确答案为B。下列药品不纳入国家基本药物目录遴选范围：①含有国家濒危野生动植物药材的；②主要用于滋补保健作用，易滥用的；③非临床治疗首选的；④因严重不良反应，国家药品监督管理局明确规定暂停生产、销售或使用的；⑤违背国家法律法规，或不符合伦理要求的；⑥国家基本药物工作委员会规定的其他情况。故45题正确答案为A。属于下列情形之一的品种，应当从国家基本药物目录中调出：①药品标准被取消的；②国家药品监督管理局撤销其药品批准证明文件的；③发生严重不良反应，经评估不宜作为国家基本药物使用的；④根据药物经济学评价，可被风险效益比或成本效益比更优的品种所替代的；⑤国家基本药物工作委员会认为应当调出的其他情形。故46题正确答案为D。

[47～48] 正确答案：C、B
答案解析： 严重药品不良反应指因使用药品引起以下损害情形之一的反应：①导致死亡；②危及生命；③致癌、致畸、致出生缺陷；④导致显著的或者永久的人体伤残或者器官功能的损伤；⑤导致住院或者住院时间延长；⑥导致其他重要医学事件，如不进行治疗可能出现上述所列情况的。故47题正确答案为C。新的药品不良反应是指药品说明书中未载明的不良反应。说明书中已有描述，但不良反应发生的性质、程度、后果或者频率与说明书描述不一致或者更严重的，按照新的药品不良反应处理。药品群体不良事件是指同一药品在使用过程中，在相对集中的时间、区域内，对一定数量人群的身体健康或者生命安全造成损害或者威胁，需要予以紧急处置的事件。药品不良事件不同于药品不良反应，它通常指药品作用于机体，除发挥治疗功效外，有时还会产生某些与药品治疗目的无关的对人体有损害的反应，它不以"合格药品"为前提条件。故48题正确答案为B。

[49～50] 正确答案：A、D
答案解析： A选项属于处方合法性审核的内容。故49题正确答案为A。D选项属于处方适宜性审核的内容。故50题正确答案为D。B、C选项属于处方规范性审核的内容。

[51～53] 正确答案：B、C、D
答案解析： 具有蛋白同化制剂、肽类激素定点

批发资质的药品经营企业，方可从事含麻黄碱类复方制剂的批发业务。故51题正确答案为B。经所在地设区的市级药品监督管理部门批准，实行统一进货、统一配送、统一管理的药品零售连锁企业可以从事第二类精神药品零售业务，除经批准的药品零售连锁企业外，其他药品零售企业不得从事第二类精神药品零售活动。可愈糖浆属于第二类精神药品。故52题正确答案为C。儿童用药（有儿童用法用量的均包括在内，维生素、矿物质类除外）不得作为乙类非处方药。可以在大众媒介发布广告的是非处方药品，儿童用的维生素可以作为乙类非处方药。故53题正确答案为D。

[54～55] 正确答案：A、C
答案解析： 自2006年1月1日起上市的纳入国家免疫规划的疫苗，其包装必须标注"免费"字样以及"免疫规划"专用标识，在其图案上方注明英文"EPI"。故54题正确答案为A。中国医疗保障官方标志图案颜色：CHS字形为蓝色，中文字中国医疗保障、英文全称CHINA HEALTHCARE SECURITY为灰色。中国医疗保障官方徽标图案颜色：CHS字形为橙色，CHS字形以外的部分为深蓝色及白色。故55题正确答案为C。

[56～58] 正确答案：B、C、D
答案解析： 该护手霜为进口普通化妆品，其备案编号规则为"国妆网备进字（境内责任人所在省、自治区、直辖市简称）+四位年份数+本年度全国备案产品顺序数"，故56题正确答案为B。该染发剂为国产的特殊化妆品，"国妆特字+四位年份数+本年度注册产品顺序数"为其注册证编号。故57题正确答案为C。该祛斑膏为进口的特殊化妆品，"国妆特进字+四位年份数+本年度注册产品顺序数"为其注册证编号。故58题正确答案为D。

[59～60] 正确答案：A、D
答案解析： 提供虚假证明或者采用其他手段骗取药品出口销售证明的，或知悉生产场地不符合药品GMP要求未立即报告的，注销其药品出口销售证明，且5年内不再为其出具药品出口销售证明。故59题正确答案为A。《进口药材批件》的有效期为1年。故60题正确答案为D。

[61～62] 正确答案：A、C
答案解析： 药品零售企业不得陈列的药品包括罂粟壳、第二类精神药品、毒性中药品种，故61题正确答案为A。药品类易制毒化学品不得零售，故62题正确答案为C。药品零售企业可以经营中药注射剂、肿瘤治疗药，但要作为处方药销售。

[63～64] 正确答案：A、B
答案解析： 医疗机构制剂的批准文号格式：×药制字H(Z)+4位年号+4位流水号。其中，×—省、自治区、直辖市简称，H—化学制剂，Z—中药制剂。故63题正确答案为A。传统中药制剂备案号格式为：×药制备字Z+4位年号+4位顺序号+3位变更顺序号（首次备案3位变更顺序号为000）。×为省份简称。故64题正确答案为B。

[65～67] 正确答案：D、C、A
答案解析： 除凭医师处方按处方剂量销售外，对于属于非处方药的含麻黄碱类复方制剂一次销售不得超过2个最小包装。故65题正确答案为D。进出境人员随身携带第一类中的药品类易制毒化学品药品制剂和高锰酸钾，应当以自用且数量合理为限，并接受海关监管。故66题正确答案为C。不得做广告的产品：①麻醉药品、精神药品、医疗用毒性药品、放射性药品、药品类易制毒化学品，以及戒毒治疗的药品、医疗器械；②军队特需药品、军队医疗机构配制的制剂；③医疗机构配制的制剂；④依法停止或者禁止生产、销售或者使用的药品、医疗器械、保健食品和特殊医学用途配方食品；⑤法律、行政法规禁止发布广告的

情形。故 67 题正确答案为 A。

[68～69] 正确答案：A、C
答案解析： 温湿度设备数据监测记录频次：储存状态下每 30 分钟至少记录 1 次温湿度数据。故 68 题正确答案为 A。运输状态下每 5 分钟至少记录 1 次温度数据；发生超温超湿时，系统变频至每 2 分钟至少记录 1 次监测数据。故 69 题正确答案为 C。

[70～71] 正确答案：C、B
答案解析： 消费者享有成立维护自身合法权益的社会组织的权利，属于结社权。故 70 题正确答案为 C。消费者享有自主选择商品、服务、经营者和购买与否的权利，有权进行比较、鉴别和挑选，属于自主选择权。故 71 题正确答案为 B。

[72～74] 正确答案：B、D、C
答案解析： 可以规定药品批发企业经营麻醉药品原料药和第一类精神药品原料药的部门是国家药品监督管理部门。故 72 题正确答案为 B。配合有关部门依法处置发布药品虚假违法广告属于工业和信息化部门的职责。故 73 题正确答案为 D。药品、医疗器械、化妆品生产环节的许可及检查、处罚属于省级药品监督管理部门的职责。故 74 题正确答案为 C。

[75～76] 正确答案：D、C
答案解析： 组织开展药品不良反应、医疗器械不良事件、化妆品不良反应、药物滥用监测工作属于药品评价中心的主要职责。故 75 题正确答案为 D。中国食品药品检定研究院是国家药品监督管理局的直属事业单位，故 76 题正确答案为 C。

[77～78] 正确答案：A、A
答案解析： 医疗机构未按备案材料载明的要求配制中药制剂的，按生产假药给予处罚。故 77 题正确答案为 A。医疗机构应用传统工艺配制中药制剂未按照规定备案的，按生产假药给予处罚。故 78 题正确答案为 A。

[79～80] 正确答案：A、C
答案解析： 医疗用毒性药品中药品种：砒石（红砒、白砒）、砒霜、水银、生马钱子、生川乌、生草乌、生白附子、生附子、生半夏、生南星、生巴豆、斑蝥、青娘虫、红娘子、生甘遂、生狼毒、生藤黄、生千金子、生天仙子、闹羊花、雪上一枝蒿、白降丹、蟾酥、洋金花、红粉、轻粉、雄黄。故 79 题正确答案为 A。氢可酮属于麻醉药品。故 80 题正确答案为 C。

[81～83] 正确答案：A、B、D
答案解析： A 选项属于药品零售企业中企业法定代表人或者企业负责人、处方审核人员的资质要求。故 81 题正确答案为 A。B 选项属于药品零售企业中，质量管理、验收、采购人员的资质要求。故 82 题正确答案为 B。C 选项属于药品零售企业中，中药饮片质量管理、验收、采购人员的资质要求；D 选项属于药品零售企业中，中药饮片调剂人员的资质要求。故 83 题正确答案为 D。

[84～85] 正确答案：D、D
答案解析： 药品经营企业未遵守药品经营质量管理规范的，责令限期改正，给予警告；逾期不改正的，处 10 万元以上 50 万元以下的罚款。故 84 题正确答案为 D。未按照规定建立并实施药品追溯制度行为的，责令限期改正，给予警告；逾期不改正的，处 10 万元以上 50 万元以下的罚款。故 85 题正确答案为 D。

[86～88] 正确答案：B、A、A
答案解析： 注意把两种鹿茸区分开，马鹿鹿茸是二级保护药材，资源处于衰竭状态。故 86 题正确答案为 B。梅花鹿鹿茸是一级保护药材，濒临灭绝状态，禁止采猎。故 87、88 题正确答案均为 A。

[89~90] **正确答案：A、B**
答案解析： 医疗机构将其配制的制剂在市场上销售的，责令改正，没收违法销售的制剂和违法所得，并处违法销售制剂货值金额二倍以上五倍以下的罚款；情节严重的，并处货值金额五倍以上十五倍以下的罚款；货值金额不足五万元的，按五万元计算。故89题正确答案为A。医疗机构应用传统工艺配制中药制剂未依照规定备案，或者未按照备案材料载明的要求配制中药制剂的，按生产假药给予处罚（十五倍以上三十倍以下罚款）。故90题正确答案为B。

91. **正确答案：C**
答案解析： 凡中华人民共和国公民和获准在我国境内就业的外籍人员取得药学类、中药学类专业第二学士学位、研究生班毕业或硕士学位，在药学或中药学岗位工作满1年，相关专业相应学历或学位的人员，在药学或中药学岗位工作的年限相应增加1年。凡中华人民共和国公民和获准在我国境内就业的外籍人员，具备以下条件之一者，均可申请参加执业药师职业资格考试：①取得药学类、中药学类专业大专学历，在药学或中药学岗位工作满4年；②取得药学类、中药学类专业大学本科学历或学士学位，在药学或中药学岗位工作满2年；③取得药学类、中药学类专业博士学位。取得中药学或中医学专业高级职称并在中药学岗位工作的，可免试《中药学专业知识（一）》、《中药学专业知识（二）》，只参加《药事管理与法规》《中药学综合知识与技能》两个科目的考试。故本题正确答案为C。

92. **正确答案：C**
答案解析： 挂靠《执业药师注册证》的，执业药师由发证部门撤销《执业药师注册证》，作为个人不良信息由负责药品监督管理的部门记入全国执业药师注册管理系统，3年内不予注册。故本题正确答案为C。

93. **正确答案：B**
答案解析： 医疗机构制剂凭执业医师或执业助理医师的处方在本单位内部使用，不得在市场上销售，因此药品零售企业不得销售医疗机构制剂。故本题正确答案为B。

94. **正确答案：B**
答案解析： 药品和医疗器械召回主体主要是生产企业。故本题正确答案为B。

95. **正确答案：B**
答案解析： 一是从材料中关键词"暂时、可逆的健康危害"可知，医疗器械是二级召回。二是医疗器械生产企业做出医疗器械召回决定的，一级召回在1日内，二级召回在3日内，三级召回在7日内，通知到有关医疗器械经营企业、使用单位或者告知使用者。故本题正确答案为B。

96. **正确答案：D**
答案解析：（1）有下列情形之一的，为劣药：①药品成分的含量不符合国家药品标准；②被污染的药品；③未标明或者更改有效期的药品；④未注明或者更改产品批号的药品；⑤超过有效期的药品；⑥擅自添加防腐剂、辅料的药品；⑦其他不符合药品标准的药品。根据《药品管理法》第九十八条第三款第三项至第七项，认定为劣药，只需要事实认定，不需要对涉案药品进行检验，处罚决定亦无需载明药品检验机构的质量检验结论。选项A正确。（2）从材料中可知，未注明产品批号的A药品有5000瓶，每瓶20元，合计违法生产金额10万元，根据《药品管理法》第一百一十七条规定，生产、销售劣药的，没收违法生产、销售的药品和违法所得，并处违法生产、销售的药品货值金额十倍以上二十倍以下的罚款；违法生产、批发的药品货值金额不足十万元的，按十万元计算。选项B正确。（3）根据《刑法》第一百四十二条规定，生产、销售劣药，对人体健康造成严重危害的，处三年以上十年以下有期徒刑，并处罚金；后果特别严重的，处十年以上有期徒刑或者无期徒刑，并处罚金或者没收财产。选项C正确。(4)拒绝、逃避监督检查，伪造、销毁、隐匿有关证据材料，或者擅自动用查封、扣押、先行登记保存物品的属于行政处罚裁量情形中可以依法从重处罚的情形，但不属于刑罚中酌情从重处罚的情形。故本题正确答案为D。

97. 正确答案：A
答案解析：违法零售的劣药货值金额不足一万元的，按一万元计算。根据《药品管理法》第一百一十九条规定，药品使用单位使用劣药的，按照零售劣药的规定处罚。故本题正确答案为A。

98. 正确答案：C
答案解析：适用《关于〈中华人民共和国药品管理法〉第一百一十七条第二款适用原则的指导意见》的中药饮片由天然来源的植物、动物、矿物药材经炮制而成，中药配方颗粒及《医疗用毒性药品管理办法》中的相关毒性中药饮片不适用本条款。故本题正确答案为C。

99. 正确答案：B
答案解析：依照《药品管理法》《反兴奋剂条例》的规定，兴奋剂目录所列禁用物质属于我国尚未实施特殊管理的蛋白同化制剂、肽类激素，参照我国有关特殊管理药品的管理措施和国际通行做法，其生产、销售、进口和使用环节实施严格管理。即：⑤～⑩均在兴奋剂管理当中属于严格管理层次。故本题正确答案为B。

100. 正确答案：A
答案解析：①属于第二类精神药品，⑧胰岛素是肽类激素当中可在药品零售企业经营的品种，⑪属于实施处方药管理的兴奋剂品种，均可在零售企业凭处方销售。⑨促性腺激素属于肽类激素，肽类激素中可在药品零售企业销售的是胰岛素。⑤多数为雄性激素的衍生物，属于蛋白同化制剂，不得在药品零售企业经营。故本题正确答案为A。

101. 正确答案：A
答案解析：进口蛋白同化制剂、肽类激素无需办理《进口药品通关单》。进口单位持省级药品监督管理部门核发的药品《进口准许证》向海关办理报关手续。药品《进口准许证》有效期1年。故本题正确答案为A。

102. 正确答案：C
答案解析：接受委托储存、运输药品的企业应具备符合药品现代物流条件及与经营规模相适应的药品储存场所和运输等设施设备，保证药品储存、运输质量安全。故本题正确答案为C。

103. 正确答案：B
答案解析：仍按现行规定采购的药品：麻醉药品和第一类精神药品、防治传染病和寄生虫病的免费用药、国家免疫规划疫苗、计划生育药品及中药饮片。故本题正确答案为B。

104. 正确答案：B
答案解析：发票内容与付款流向不一致属于GSP现场检查指导原则的严重缺陷项，绝对禁止违反，具有一票否决权，故本次检查无法通过，故本题正确答案为B。

105. 正确答案：C
答案解析：根据《药品管理法》第一百二十二条规定，伪造、变造、出租、出借、非法买卖许可证或者药品批准证明文件的，没收违法所得，并处违法所得一倍以上五倍以下的罚款；违法所得不足十万元的，按十万元计算。该企业涉案金额12.8万元，所以处罚金额应当是12.8万～64万。故本题正确答案为C。

106. 正确答案：A
答案解析：药品上市许可持有人从事药品零售活动的，应当取得药品经营许可证。药品上市许可持有人自行批发药品时，无需申领取得药品经营许可证，但需具备药品GSP规定开办药品批发企业的条件（储存、运输药品设施设备除外），销售药品行为严格执行药品GSP。故本题正确答案为A。

107. 正确答案：B
答案解析：不得向非连锁药品零售企业销售第二类精神药品。故本题正确答案为B。

108. 正确答案：D
答案解析：不得委托不符合药品GSP的企业储存运输药品。零售连锁企业不得以"远程审方"等方式替代国家对执业药师的配备要求；不得以展销会、博览会、交易会、订货会、产品宣传会等方式现货销售药品或赠送药品；药品零售连锁企业总部、配送中心不得直接向个人销售药品。故本题正确答案为D。

109. 正确答案：B
答案解析：需要核查、检验和核准药品通用名称的，予以优先安排，属于纳入优先审评审批程序的药品上市许可申请政策优待，而题目中的A药品符合的是附条件批准程序。故本题正确答案为B。

110. 正确答案：D
答案解析：保健食品的管理方式：使用保健食品原料目录以外原料的保健食品和首次进口的保健食品应当经国务院食品安全监督管理部门注册。首次进口的保健食品中属于补充维生素、矿物质等营养物质的，应当报国务院食品安全监督管理部门备案。其他保健食品应当报省、自治区、直辖市人民政府食品安全监督管理部门备案。故本题正确答案为D。

111. 正确答案：BCD
答案解析：药品经营者制定价格应遵循公平、合法和诚实信用、质价相符的原则，麻醉药品和第一类精神药品实行政府指导价，其他药品实行市场调节价。故本题正确答案为BCD。

112. 正确答案：ACD
答案解析：①药品经营企业遗失药品经营许可证的，应当向原发证机关申请补发。原发证机关应当及时补发药品经营许可证，补发的药品经营许可证编号和有效期限与原许可证一致，发证日期为补发日期。②药品经营企业有下列情形之一的，由发证机关依法办理药品经营许可证注销手续，并予以公告：企业主动申请注销药品经营许可证的；药品经营许可证有效期届满未申请换证的；药品经营许可依法被撤销、撤回或者药品经营许可证依法被吊销的；企业依法终止的；法律法规规定的应当注销行政许可的其他情形。③药品经营许可证核发、重新审核发证（延续）、变更、吊销、撤销、注销等信息药品监督管理部门应当及时更新，并在完成后10个工作日内予以公开，并上报至国家药品监督管理局信息系统。④药品经营许可证有效期届满需要继续经营药品的，药品经营企业应当在有效期届满前6个月至2个月期间，向发证机关提出重新审查发证（延续）申请。故本题正确答案为ACD。

113. 正确答案：BD
答案解析：①生产地址、生产范围属于《药品生产许可证》载明事项中的许可事项。②登记事项是指企业名称、住所（经营场所）、法定代表人、企业负责人、生产负责人、质量负责人、质量受权人等。故本题正确答案为BD。

114. 正确答案：ABCD
答案解析：药品安全法律责任指由于违反药品法律法规所应承担的法律后果，包括如下构成要件：以存在违法行为为前提，有法律明文规定，有国家强制力保证执行，由专门机关追究。故本题正确答案为 ABCD。

115. 正确答案：ABC
答案解析： 坚持非营利性医疗机构为主体、营利性医疗机构为补充，公立医疗机构为主导、非公立医疗机构共同发展的办医原则。选项 D 将主导机构误为"县级公立医疗机构"，说法错误。故本题正确答案为 ABC。

116. 正确答案：BD
答案解析： ①某医药代表为获得竞争优势为医疗机构的药品采购申请了相应的折扣，该折扣以明示方法向交易相对方支付，属于正当的竞争行为。②甲雇佣网络水军通过虚假交易生成不真实的销量数据或用户好评的"刷单炒信"，属于虚假宣传虚假交易行为。③乙药品企业开展有奖销售活动，特等奖金额 5 万元。有奖销售金额超过 5 万元属于不正当有奖销售，刚好 5 万元属于正当的竞争行为。④丙企业未经同意通过插入"电脑病毒"的方式干扰其他正常运作的商家网络页面，属于互联网不正当竞争行为。故本题正确答案为 BD。

117. 正确答案：ABCD
答案解析： 医疗机构及个人通过药品不良反应监测系统报告发现或获知的药品不良反应，也可向药品上市许可持有人直接报告。药品经营企业直接向药品上市许可持有人报告。故本题正确答案为 ABCD。

118. 正确答案：ACD
答案解析： 省级药品监督管理部门依据《药品管理法》、药品 GSP 及其现场检查指导原则制定检查细则，承担本行政区域内药品批发企业、药品零售连锁经营企业总部、药品网络交易第三方平台的监督管理以及药品上市许可持有人（包括中药饮片生产企业）批发（包括委托销售）、网络药品批发的监督管理工作。故本题正确答案为 ACD。

119. 正确答案：ACD
答案解析： 特殊医学用途配方食品参照药品管理。特殊医学用途配方食品管理方式参照药品管理，包括广告。特殊医学用途婴儿配方食品广告不得在大众传播媒介或者公共场所发布。婴幼儿配方乳粉产品配方注册号格式为：国食注字 YP+4 位年代号 +4 位顺序号，其中 YP 代表婴幼儿配方乳粉产品配方。婴幼儿配方乳粉产品配方注册证书有效期为 5 年。不得以分装方式生产婴幼儿配方乳粉，同一企业不得用同一配方生产不同品牌的婴幼儿配方乳粉。故本题正确答案为 ACD。

120. 正确答案：AB
答案解析： ①题目问的是取消其麻醉药品和第一类精神药品处方资格，只有 A 和 B 两个选项中提到具有麻醉药品和第一类精神药品处方资格的执业医师。②未取得麻醉药品和第一类精神药品处方资格不存在取消其麻醉药品和第一类精神药品处方资格的情况。③具有麻醉药品和第一类精神药品处方调剂资格的处方调配人不存在取消其麻醉药品和第一类精神药品处方资格的情况。故本题正确答案为 AB。

临考决胜卷（六）·答案解析

1. 正确答案：D
答案解析： 2015年10月，《国务院关于第一批取消62项中央指定地方实施行政审批事项的决定》（国发〔2015〕57号）文件中提出，到2015年底前，取消社会保险行政部门实施的两定资格审查，完善经办机构与医药机构的协议管理，提高管理服务水平和基金使用效率，更好地满足参保人员的基本医疗需求。据此，人社部门出台《关于完善基本医疗保险定点医药机构协议管理的指导意见》（人社部发〔2015〕98号），意味着定点医药机构确认由行政部门进行两定资格审查后再由经办机构签订定点服务协议的"两步走"，转变为仅由经办机构与符合条件的医药机构签订服务协议的"一步走"，社保行政部门不再进行前置审批。考生应掌握"基本医疗保障制度"知识点。故本题正确答案为D。

2. 正确答案：C
答案解析： 部门规章由国务院各部、委员会、中国人民银行、审计署和具有行政管理职能的直属机构，应当经部务会议或者委员会会议决定，由部门首长签署命令予以公布。行政法规由国务院有关部门或者国务院法制机构具体负责起草，重要行政管理的法律、行政法规草案由国务院法制机构组织起草。行政法规由总理签署国务院令公布。故本题正确答案为C。

3. 正确答案：C
答案解析： 执业药师有下列情形之一的，县级以上人力资源和社会保障部门与负责药品监督管理的部门按规定对其给予表彰和奖励：①执业活动中，职业道德高尚，事迹突出的；②对药学工作做出显著贡献的；③向患者提供药学服务工作表现突出的；④长期在边远贫困地区基层单位工作且表现突出的。故本题正确答案为C。

4. 正确答案：A
答案解析： 法律效力等级由高到低排序：宪法＞法律＞行政法规＞部门规章。考生应掌握"药品管理立法"知识点。故本题正确答案为A。

5. 正确答案：C
答案解析： C应该是重新申请，而不能申请延期。考生应掌握"药品研制与注册管理"知识点。故本题正确答案为C。

6. 正确答案：C
答案解析： 药品上市许可持有人指取得药品注册证书的企业或者药品研制机构等。药品上市许可持有人的法定代表人、主要负责人对药品质量全面负责。考生应掌握"药品上市许可持有人"知识点。故本题正确答案为C。

7. 正确答案：B
答案解析： B应该是经质量授权人签字后方可上市放行。考生应掌握"药品生产管理"知识点。故本题正确答案为B。

8. 正确答案：C
答案解析： 问题疫苗处置记录保存至疫苗有效期满后不少于5年备查。故本题正确答案为C。

9. 正确答案：A
答案解析： 超出生产能力确需委托生产的疫苗，应经国家药品监督管理部门批准。故本题正确答案为A。

临考决胜卷（六）·答案解析

10. 正确答案：D
答案解析： 指南性标志为绿色，而不是红色。故本题正确答案为D。

11. 正确答案：B
答案解析： 除了胰岛素之外的肽类激素是不可以在零售企业经营的。考生应掌握"处方药与非处方药分类管理"知识点。故本题正确答案为B。

12. 正确答案：A
答案解析： 三级医院设置药学部，并可根据实际情况设置二级科室；二级医院设置药剂科；其他医疗机构设置药房。A选项二级科室为药剂科不对。考生应掌握"医疗机构药事管理和药学工作"知识点。故本题正确答案为A。

13. 正确答案：B
答案解析： 具有高级专业技术职务任职资格的医师，可授予特殊使用级抗菌药物处方权。具有初级专业技术职务任职资格的医师，在乡、民族乡、镇、村的医疗机构独立从事一般执业活动的执业助理医师及乡村医生，可授予非限制使用级抗菌药物处方权。具有中级以上专业技术职务任职资格的医师，可授予限制使用级抗菌药物处方权。故本题正确答案为B。

14. 正确答案：A
答案解析： 生产经营的食品中不得添加药品，但是可以添加食药物质。故本题正确答案为A。

15. 正确答案：B
答案解析： "国家中医药局会同国药监局"制定并发布了《古代经典名方目录（第一批）》；AC错误。适用范围不包括传染病，不涉及孕妇、婴幼儿等特殊用药人群的古代经典名方，才可简化注册审批程序加快审批；选项D错误。考生应掌握"中成药与医疗机构中药制剂管理"知识点。故本题正确答案为B。

16. 正确答案：D
答案解析： 自2006年1月1日起上市的纳入国家免疫规划的疫苗，其包装必须标注"免费"字样以及"免疫规划"专用标识。因此，"免费"字样以及"免疫规划"专用标识是同时标注，而不是标注其一。考生应掌握"疫苗管理"知识点。故本题正确答案为D。

17. 正确答案：B
答案解析： 疫苗上市许可持有人应当按照规定，建立真实、准确、完整的销售记录，并保存至疫苗有效期满后不少于五年备查。疾病预防控制机构、接种单位应当建立疫苗定期检查制度，对存在包装无法识别、储存温度不符合要求、超过有效期等问题的疫苗，采取隔离存放、设置警示标志等措施，并按照国务院药品监督管理部门、卫生健康主管部门、生态环境主管部门的规定处置。疫苗上市许可持有人应当按照采购合同约定，向疾病预防控制机构或者疾病预防控制机构指定的接种单位配送疫苗。不予批签发的疫苗不得销售，并应当由省、自治区、直辖市人民政府药品监督管理部门监督销毁；不予批签发的进口疫苗应当由口岸所在地药品监督管理部门监督销毁或者依法进行其他处理。故本题正确答案为B。

18. 正确答案：C
答案解析： 执业医师不得为自己开具处方。考生应掌握"麻醉药品和精神药品管理"知识点。故本题正确答案为C。

19. 正确答案：D
答案解析： 含麻黄碱类复方制剂单位剂量麻黄碱类药物含量大于30mg（不含30mg）的为处方药，无国家规定专有标识。故本题正确答案为D。

20. 正确答案：A
答案解析： 药品标签不得印制"××省专销""原装正品""进口原料""驰名商标""专利药

品""××监制""××总经销""××总代理"等字样。但是,"企业防伪标识""企业识别码""企业形象标志"等文字图案可以印制。以企业名称等作为标签底纹的,不得以突出显示某一名称来弱化药品通用名称。"印刷企业""印刷批次"等与药品的使用无关的,不得在药品标签中标注。考生应掌握"药品包装、标签和说明书管理"知识点。故本题正确答案为A。

21. 正确答案: A
答案解析:提供互联网药品信息服务的网站,应当在其网站主页显著位置标注《互联网药品信息服务资格证书》的证书编号。A正确。BCD均不可发布互联网药品信息。考生应掌握"药品互联网信息服务管理"知识点。故本题正确答案为A。

22. 正确答案: D
答案解析:由编号可知该医疗器械是第三类,因为显示管理类别码是3。那么选项中,D是第三类医疗器械。A是第一类医疗器械;BC是第二类医疗器械。考生应掌握"医疗器械管理"知识点。故本题正确答案为D。

23. 正确答案: B
答案解析:儿童化妆品应当在销售包装展示面标注国家药品监督管理局规定的儿童化妆品标志,标志颜色为金色。故本题正确答案为B。

24. 正确答案: B
答案解析:根据认定为假药中的"所标明的适应证或功能主治超出规定范围的",以上中药饮片所标示的功能主治超出了省级中药饮片炮制规范规定的范围。考生应掌握"生产、销售、使用假药、劣药的法律责任"知识点。故本题正确答案为B。

25. 正确答案: A
答案解析:违法生产、批发的药品货值金额不足十万元的,按十万元计算,违法零售的药品货值金额不足一万元的,按一万元计算。"公立医院给住院患者使用劣药"按照零售劣药的规定处罚。考生应掌握"生产、销售、使用假药、劣药的法律责任"知识点。故本题正确答案为A。

26. 正确答案: B
答案解析:出租、出借药品经营许可证的不属于无证生产经营药品,属于伪造、变造、买卖、出租、出借许可证或药品批发证明文件行为。考生应掌握"违反药品监督管理规定的法律责任"知识点。故本题正确答案为B。

27. 正确答案: A
答案解析:从字面意思直接可推出答案。故本题正确答案为A。

28. 正确答案: D
答案解析:来源于古代经典名方的中药复方制剂是特例,只需要进行非临床研究,不需要进行临床研究即可上市。故本题正确答案为D。

29. 正确答案: D
答案解析:对已经批准上市的原研药品国际化品种,应该向国外药品监督管理机构申请注册,不在我国仿制药质量和疗效一致性评价范畴。故本题正确答案为D。

30. 正确答案: A
答案解析:经国家药品监督管理局核准的药品质量标准为药品注册标准。故本题正确答案为A。

31. 正确答案: C
答案解析:①药品经营方式分为药品批发和药品零售,划分依据是药品销售对象,与药品具体销售数量多少无关。②药品零售连锁门店的经营范围不得超过药品零售连锁总部的经营范围。③蛋白同化制剂和肽类激素（胰岛素除外）属于药品零售企业禁止经营的药品，不得列入药品零售企业持有的药品经营许可证的经营范围内。故本题正确答案为C。

32. 正确答案： A
答案解析： 中药的优势包括资源优势、预防保健优势、疗效优势。故本题正确答案为A。

33. 正确答案： B
答案解析： 中药材指来源于药用植物、药用动物等资源，经规范化的种植（含生态种植、野生抚育和仿野生栽培）、养殖、采收和产地加工后，用于生产中药饮片、中药制剂的药用原料。故本题正确答案为B。

34. 正确答案： A
答案解析： 药品网络销售者应当是取得药品上市许可持有人、药品经营企业。其他企业、机构及个人不得从事药品网络销售，法律法规另有规定的除外。故本题正确答案为A。

35. 正确答案： D
答案解析： 中药饮片调配每剂重量误差应在±5%以内。故本题正确答案为D。

36. 正确答案： D
答案解析： 化学药品目录集收载程序和要求，由药品审评中心制定，并向社会公布。故本题正确答案为D。

37. 正确答案： C
答案解析： 推动违法行为处罚到人。故本题正确答案为C。

38. 正确答案： C
答案解析： 含麻黄碱类复方制剂每个最小包装规格麻黄碱类药物含量，口服固体制剂不得超过720mg，口服液体制剂不得超过800mg。故本题正确答案为C。

39. 正确答案： B
答案解析： 属于下列情形之一的，不得备案：①《医疗机构制剂注册管理办法（试行）》中规定的不得作为医疗机构制剂申报的情形；②与市场上已有供应品种相同处方的不同剂型品种；③中药配方颗粒；④其他不符合国家有关规定的制剂。故本题正确答案为B。

40. 正确答案： A
答案解析： 药品上市许可持有人对召回药品的处理应当有详细的记录，记录应当保存5年且不得少于药品有效期后1年。故本题正确答案为A。

[41～43] 正确答案： C、A、B
答案解析： 自行购买的药品由个人账户支付或个人自付。故41题正确答案为C。甲类药品按基本医疗保险的规定支付。故42题正确答案为A。乙类药品先由参保人员自付一定比例，再按基本医疗保险的规定支付。故43题正确答案为B。考生应掌握"基本医疗保障制度"知识点。

[44～45] 正确答案： A、C
答案解析： 手术显微镜属于第二类医疗器械，血管内窥镜属于第三类医疗器械，①从事第二类医疗器械经营的，经营企业应当向所在地设区的市级药品监督管理部门备案。故44题正确答案为A。②从事第三类医疗器械经营的，经营企业应当向所在地设区的市级药品监督管理部门申请经营许可。故45题正确答案为C。

[46～47] 正确答案： A、A
答案解析： 海关：负责药品进出口口岸的设置，进出口监管、统计与分析。故46、47题正确答案均为A。考生应掌握"我国药品监督管理机构"知识点。

[48～49] 正确答案：C、A

答案解析： 评价抽验的抽样工作可由药品检验机构承担。故48题正确答案为C。监督抽验的抽样工作由药品监督管理部门承担，然后送达所属区划的药品检验机构检验。故49题正确答案为A。考生应掌握"药品技术监督"知识点。

[50～52] 正确答案：D、C、A

答案解析： 非处方药的有效性应具有如下特点：①用药对象明确，适应证或功能主治明确；②绝大多数适用对象正确使用后能产生预期的作用；③用法用量明确；④不需要与其他药物联合使用（辅助治疗药品除外）；⑤疗效确切，用药后的效果明显或明确，患者一般可以自我感知。故50题正确答案为D。非处方药的安全性评价包括三方面的内容：①作为处方药品时的安全性；②当药品成为非处方药后广泛使用时出现滥用、误用情况下的安全性；③当处于消费者进行自我诊断、自我药疗情况下的药品安全性。故51题正确答案为C。处方药转换为非处方药基本要求：①制剂或其成分应已在我国上市，并经过长期临床使用，同时应用比较广泛，有足够的使用人数；②制剂及其成分的研究应充分，结果应明确，安全性良好；③制剂及其成分具有法定质量标准，质量可控、稳定；④用法用量、疗程明确，疗效确切；⑤药品适应证应符合非处方药适应证范围，适用于自我药疗；⑥涉及小儿、孕妇等特殊人群用药，应有明确的用药指示；⑦给药途径、剂型、剂量、规格、用药时间、贮存、包装、标签及说明书等特性均适于自我药疗需求。故52题正确答案为A。

[53～54] 正确答案：B、A

答案解析： 非处方药标签以及说明书或者包装上必须印有警示语或忠告语："请仔细阅读药品使用说明书并按说明使用或在药师指导下购买和使用！"。故53题正确答案为B。处方药相应警示语或忠告语醒目地印制在药品包装或说明书上："凭医师处方销售、购买和使用！"。故54题正确答案为A。

[55～57] 正确答案：C、B、A

答案解析： 为门（急）诊癌性疼痛和慢性中、重度疼痛患者开具的麻醉药品、第一类精神药品注射剂处方，每张处方不超过3日常用量。故55题正确答案为C。为门（急）诊一般患者开具的麻醉药品、第一类精神药品控缓释制剂处方，每张处方不超过7日常用量。故56题正确答案为B。哌醋甲酯用于治疗儿童多动症时，每张处方不得超过15日常用量。故57题正确答案为A。

[58～60] 正确答案：A、C、C

答案解析： 资源严重减少的主要常用野生药材物种为三级保护的野生药材物种，防风属于三级保护的野生药材物种。故58题正确答案为A。濒临灭绝状态的稀有珍贵野生药材物种为一级保护的野生药材物种，虎骨属于一级保护的野生药材物种。故59题正确答案为C。一级保护的野生药材物种不得出口，二、三级保护野生药材物种实行限量出口，虎骨属于一级保护的野生药材物种。故60题正确答案为C。

[61～63] 正确答案：B、A、A

答案解析： 士的宁属于毒性西药品种。故61题正确答案为B。水银属于毒性中药品种。故62题正确答案为A。毒性中药品种零售药店不得陈列。故63题正确答案为A。

[64～66] 正确答案：B、A、A

答案解析： 生产企业将调查评估报告和召回计划递交给所在地省级药品监督管理部门备案、通知到有关企业的对应时限要求：一级召回1日内；二级召回3日内；三级召回7日内。故64题正确答案为B、65题正确答案为A。药品生产企业向所在地省级药品监督管理部门报告药品召回的进展情况的对应时限要求：一级召回每日；二级召回每3日；三级召回每7日。故

66题正确答案为A。

[67～69] 正确答案：A、C、B
答案解析： 产品上市需要取得注册证的是第二、第三类医疗器械。其中经营只需办理备案的是第二类医疗器械。故67题正确答案为A。产品上市需要取得注册证的是第二、第三类医疗器械。其中经营需要办理许可手续的是第三类医疗器械。故68题正确答案为C。产品上市需要办理备案手续，经营不需要备案和许可手续对应是第一类医疗器械。故69题正确答案为B。

[70～72] 正确答案：A、B、C
答案解析： "上市"属于研制。故70题正确答案为A。"生产"属于生产范畴。故71题正确答案为B。"委托销售"属于流通。故72题正确答案为C。

[73～74] 正确答案：B、C
答案解析： 对受保护的中药品种分为一级和二级进行管理。中药一级保护品种的保护期限分别为30年、20年、10年，中药二级保护品种的保护期限为7年。故73题正确答案为B。根据医疗器械缺陷的严重程度，医疗器械召回分为：①一级召回：使用该医疗器械可能或者已经引起严重健康危害的；②二级召回：使用该医疗器械可能或者已经引起暂时的或者可逆的健康危害的；③三级召回：使用该医疗器械引起危害的可能性较小但仍需要召回的。故74题正确答案为C。

[75～77] 正确答案：C、A、D
答案解析： 药品标签使用注册商标的，应当印刷在药品标签的边角，含文字的注册商标，其字体以单字面积计不得大于通用名称所用字体的四分之一。故75题正确答案为C。对于横版标签，药品通用名称必须在上三分之一范围内显著位置标出；对于竖版标签，药品通用名称必须在右三分之一范围内显著位置标出；除因包装尺寸的限制而无法同行书写的，不得分行书写。药品商品名称不得与通用名称同行书写。故76题正确答案为A。核准和修改日期应当印制在说明书首页左上角。修改日期位于核准日期下方，按时间顺序逐行书写。故77题正确答案为D。

[78～80] 正确答案：B、A、D
答案解析： 工业和信息化管理部门负责处置违法违规网站、无线电台。故78题正确答案为B。广告审查和监督处罚由市场监督管理部门负责。故79题正确答案为A。医疗保障主管部门建立价格信息监测和信息发布制度。故80题正确答案为D。

[81～82] 正确答案：C、D
答案解析： 药品再注册制度：药品注册证书有效期为5年，药品注册证书有效期内持有人应当持续保证上市药品的安全性、有效性和质量可控性，并在有效期届满前6个月申请药品再注册。故81题正确答案为C。加快上市注册制度：国家药品监督管理局建立药品加快上市注册制度，支持以临床价值为导向的药物创新。对符合条件的药品注册申请，申请人可以申请适用突破性治疗药物、附条件批准、优先审评审批及特别审批程序。故82题正确答案为D。

[83～85] 正确答案：D、A、C
答案解析： 可通过联想交通信号灯掌握储存色标管理，绿灯行（合格）、红灯停（不合格）、黄灯等待（待确定）。故83、84、85题正确答案为DAC。

[86～87] 正确答案：C、B
答案解析： 核实"规定必须做皮试的药品，是否注明过敏试验及结果的判定"属于用药适宜性的审核。故86题正确答案为C。87题属于处方格式的审核，属于规范性审核。故87题正确答案为B。

[88～90] 正确答案：A、C、B
答案解析：关键词"保障人身、财产安全"，属于保障安全的义务。故88题正确答案为A。关键词"明码标价"，就是提供价格，是一种信息，属于提供信息的义务。故89题正确答案为C。关键词"标明其真实名称和标记"，属于真实标记的义务。故90题正确答案为B。

91. 正确答案：B
答案解析：进口备案指进口单位向允许药品进口的口岸所在地药品监督管理部门申请办理《进口药品通关单》的过程。麻醉药品、精神药品进口备案指进口单位向口岸药品监督管理局申请办理《进口药品口岸检验通知书》的过程。故本题正确答案为B。

92. 正确答案：D
答案解析：采用虚假材料骗取批准证明文件进口药品，其行为被发现后，可以处进口药品货值金额十五倍以上三十倍以下的罚款。故本题正确答案为D。

93. 正确答案：A
答案解析：免予办理进口备案和口岸检验的有：①从境外进入保税仓库、保税区、出口加工区的药品；②经批准以加工贸易方式进口的原料药、中药材等。故本题正确答案为A。

94. 正确答案：A
答案解析：有下列情形之一的进口药品，口岸药品检验所不予抽样：未提供出厂检验报告书和原产地证明原件，或者所提供的原件与申报进口备案时的复印件不符的；装运码头与单证不符的；进口药品批号或者数量与单证不符的；进口药品包装、标签与单证不符的；药品监督管理部门有其他证据证明进口药品可能危害人体健康的。故本题正确答案为A。

95. 正确答案：A
答案解析：根据大题干，王某是执业药师且请假没有让其他执业药师代理，所以王某的岗位是处方审核岗位。考生应掌握"药品经营许可与行为管理"知识点。故本题正确答案为A。

96. 正确答案：C
答案解析：闹羊花属于毒性中药，零售药店不得陈列。考生应掌握"药品经营许可与行为管理"知识点。故本题正确答案为C。

97. 正确答案：B
答案解析：执业药师请假事宜没有必要向药监部门报告。考生应掌握"药品经营许可与行为管理"知识点。故本题正确答案为B。

98. 正确答案：C
答案解析：说明书中专有标识单色印刷。考生应掌握"处方药与非处方药分类"知识点。故本题正确答案为C。

99. 正确答案：B
答案解析：根据题干描述"×××皮炎平"为复方制剂，为非处方药。要求是列明全部辅料。考生应掌握"药品包装、说明书和标签管理"知识点。故本题正确答案为B。

100. 正确答案：A
答案解析：更改生产批号的药品为劣药。故本题正确答案为A。

101. 正确答案：D
答案解析：生产、销售劣药尚不足以认定为"对人体健康造成严重危害"时，可能因为货值金额或销售金额符合生产、销售伪劣产品罪的构成要件，而构成生产、销售伪劣产品罪，该药品生产企业销售该批药品的金额为8万元，销售金额达到5万元以上，构成生产、销售伪劣产品罪。故本题正确答案为D。

102. 正确答案：C
答案解析：生产、销售劣药尚不足以认定为"对人体健康造成严重危害"时，其单位和相关人员应承担相应的行政责任；构成生产、销售伪劣产品罪的，单位和相关人员按生产、销售伪劣产品罪承担相应的刑事责任。故本题正确答案为C。

103. 正确答案：A
答案解析：医疗机构或其工作人员明知是劣药而有偿提供给他人使用，或为出售而储存、购买的行为，应认定为销售劣药。故本题正确答案为A。

104. 正确答案：C
答案解析：产品注册证明文件、备案凭证或者生产许可文件未规定有效期的，广告批准文号有效期为2年。故本题正确答案为C。

105. 正确答案：D
答案解析：药品、医疗器械、保健食品和特殊医学用途配方食品注册证明文件或者备案凭证持有人及其授权同意的生产、经营企业为广告申请主体。根据材料甲是持有人，乙和丙均为其授权的单位。故本题正确答案为D。

106. 正确答案：A
答案解析：一是材料"出现呼吸困难，血压下降至40/25mmHg，神志模糊"，这属于危及生命，应定性为严重药品不良反应。二是材料中发生的是过敏性休克，而说明书中没有注明过敏性休克，应该定性为新的药品不良反应。三是同一药品在使用过程中，在相对集中的时间、区域内，对一定数量人群身体健康造成损害，属于药品群体不良事件。运用排除法，故本题正确答案为A。

107. 正确答案：D
答案解析：所给材料显然是药品不良反应，需要向不良反应监测机构报告，A选项和B选项说法错误。死亡病例，立即报告，所给情景没有此信息，C选项不成立。所给材料中的国产药品是上市5年内的，需要报告新的、严重不良反应，应在15日内报告，故本题正确答案为D。

108. 正确答案：D
答案解析：注意洋地黄毒苷原料药是毒性西药，但是其注射剂是普通的化学药品。故本题正确答案为D。

109. 正确答案：C
答案解析：毒性药品生产记录保存5年备查。故本题正确答案为C。

110. 正确答案：B
答案解析：题干中的意思显然是适应证。故本题正确答案为B。

111. 正确答案：ABC
答案解析：D选项说法错误，邮寄证明应保存1年备查。故本题正确答案为ABC。

112. 正确答案：CD
答案解析："发明专利申请日起满四年"与"自实质审查请求之日起满三年后授予发明专利权"要同时成立，A选项两者的关系是"或"，说法错误。药品专利期补偿是为了弥补因为新药上市审评审批占用的时间，B选项是"因申请人引起的不合理延迟"，不能给予专利权期限补偿，说法错误。故本题正确答案为CD。

113. 正确答案：AB
答案解析：一是药品到货时，收货人员应当核实运输方式是否符合要求，并对照随货同行单（票）和采购记录核对药品，可以直接选出答案。二是收货发生在采购行为之后、验收行为之前，因此核对依据肯定不是验收记录，而应该有采购记录。三是发票在药品供应中的作用，主要是为了方便应税，所以它不会涵盖很多和药品质量相关的内容，根据GSP规定发票应列"通用名称、规格、单位、数量、单价、金额等"，而采购记录则包括了剂型、生产厂商、供货单位这些会对药品质量有较大影响的事项，因此发票不适合作为收货人员核对的依据。故本题正确答案为AB。

114. 正确答案：ABC
答案解析：医疗机构制剂一般只能是本医院自用，不得调剂使用。在特殊情况下，经国家或者省级药品监督管理部门批准，医疗机构配制的制剂可以在规定的期限内、在指定的医疗机构之间调剂使用，其中的"特殊情况"是指：发生灾情、疫情、突发事件或者临床急需而市场没有供应时。在省内进行调剂是由省级药品监督管理部门批准；在各省之间进行调剂或者国家药品监督管理局规定的特殊制剂的调剂必须经国家药品监督管理局批准。故本题正确答案为ABC。

115. 正确答案：ABC
答案解析：其一，《药品管理法》在药品流通环节，创新多项制度，如持有人委托销售制度、药品供应商审核制度、药品零售连锁经营制度、网络第三方平台售药备案制度、药品进口口岸备案制度等。其二，D选项属于生产环节的制度，和题干不符。故本题正确答案为ABC。

116. 正确答案：ABD
答案解析：《"健康中国2030"规划纲要》确定的健康中国战略目标：到2030年，促进全民健康的制度体系更加完善，健康领域发展更加协调，健康生活方式得到普及，健康服务质量和健康保障水平不断提高，健康产业繁荣发展，基本实现健康公平，主要健康指标进入高收入国家行列。故本题正确答案为ABD。

117. 正确答案：BC
答案解析：复方磷酸可待因糖浆属于第二类精神药品，只能在经批准的药品零售连锁企业门店零售，而题干所指是"非连锁药品零售企业"，也就是单体药店，这种类型的药店不得零售第二类精神药品。选项A不符合药品管理

法律法规。含麻黄碱类复方制剂属于非处方药的，零售药店需要专柜、专册登记，登记购买人姓名和身份证号码，一次销售不得超过2个最小包装。布洛伪麻缓释胶囊（康泰克清）、复方盐酸伪麻黄碱缓释胶囊（新康泰克）属于甲类非处方药，一次销售最多为2盒。注意布洛伪麻缓释胶囊属于非处方药，在医疗机构也需要凭处方使用，也可以拿着处方到药品零售企业购买，这属于处方外流。选项B和选项C符合相关规定。米非司酮紧急避孕片禁止药品零售企业零售，选项D不符合相关规定。故本题正确答案为BC。

118. 正确答案：ABCD
答案解析：《中医药法》以继承和弘扬中医药，保障和促进中医药事业发展，保护人民健康为宗旨，遵循中医药发展规律，坚持继承和创新相结合，保持和发挥中医药特色和优势，运用现代科学技术，促进中医药理论和实践的发展，从法律层面明确了中医药的重要地位、发展方针和扶持措施，为中医药事业发展提供了法律保障。故本题正确答案为ABCD。

119. 正确答案：AB
答案解析：一是从事特殊管理的药品和冷藏冷冻药品的储存、运输等工作的药品批发企业人员，应当接受相关法律法规和专业知识培训，且必须经考核合格后方可上岗参与相关工作。二是药品零售企业应当为销售特殊管理的药品、国家有专门管理要求的药品、冷藏药品的人员接受相应培训提供条件，使其掌握相关法律法规和专业知识。可见，C选项批发和零售均不需要培训，D选项零售需要培训。故本题正确答案为AB。

120. 正确答案：ACD
答案解析：B选项，医疗机构应当按照经药品监督管理部门批准并公布的药品通用名称购进药品。同一通用名称药品的品种，注射剂型和口服剂型各不得超过2种，处方组成类同的

复方制剂1～2种。因特殊诊疗需要使用其他剂型和剂量规格药品的情况除外。即按照规定，除特殊情况外，医疗机构采购同一通用名称药品，只允许同一药品，两种规格的存在。对于医疗机构采购品种的限制，称之为"一品两规"。故本题正确答案为ACD。

国家执业药师职业资格考试

执业药师药学
临考决胜卷
（药学综合知识与技能）

重庆三智学科技有限公司 主编

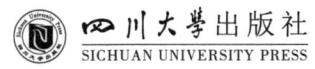

图书在版编目（CIP）数据

执业药师药学临考决胜卷 / 重庆三智学科技有限公司主编. -- 成都：四川大学出版社，2024.7. -- ISBN 978-7-5690-7034-7

Ⅰ.R192.8

中国国家版本馆CIP数据核字第20245W7X47号

书　　名：	执业药师药学临考决胜卷
	Zhiye Yaoshi Yaoxue Linkao Jueshengjuan
主　　编：	重庆三智学科技有限公司
选题策划：	庞国伟　王　锋
责任编辑：	刘柳序
责任校对：	王　锋
装帧设计：	吕建坤
责任印制：	王　炜
出版发行：	四川大学出版社有限责任公司
	地址：成都市一环路南一段24号（610065）
	电话：（028）85408311（发行部）、85400276（总编室）
	电子邮箱：scupress@vip.163.com
	网址：https://press.scu.edu.cn
印前制作：	重庆三智学科技有限公司
印刷装订：	重庆川康印务有限公司
成品尺寸：	210mm×285mm
印　　张：	38
字　　数：	1027千字
版　　次：	2024年8月 第1版
印　　次：	2024年8月 第1次印刷
定　　价：	198.00元（全四册）

本社图书如有印装质量问题，请联系发行部调换

版权所有  侵权必究

扫码获取数字资源

四川大学出版社
微信公众号

前言

执业药师是保证药品和药学服务质量,保证用药安全、有效、经济、合理,保护人民健康不可或缺和不可替代的药学技术力量。国家执业药师资格考试,是执业药师职业准入控制的重要手段,是执业药师的首要环节。通过国家执业药师资格考试,获得执业药师资格证书,是药学技术人员注册成为执业药师,合法执行药学技术业务的必要条件之一。

国家执业药师职业资格考试实行全国统一大纲、统一命题、统一组织的考试制度,原则上每年举行一次。执业药师职业资格考试分为药学、中药学两个专业类别。药学类考试科目为:药学专业知识(一)、药学专业知识(二)、药事管理与法规、药学综合知识与技能四个科目;中药学类考试科目为:中药学专业知识(一)、中药学专业知识(二)、药事管理与法规、中药学综合知识与技能四个科目。考试以四年为一个周期,参加全部科目考试的人员须在连续四个考试年度内通过全部科目的考试;免试部分科目的人员须在连续两个考试年度内通过应试科目。

本试卷由多年从事执业药师考试教学的专家团队,紧密围绕最新版考试大纲精心编写而成,其所含题目数量、题型分配、难易程度以及知识点构架等均完全紧扣考试考察要求。因此具有极强的实战性与演练性,直击考试核心"腹地",内容精、考点准,是参加执业药师考试考生的必备考前冲刺试卷。

在此,祝各位考生顺利通过考试!

目 录

临考决胜卷（一） ……………………………………………………… 1

临考决胜卷（二） ……………………………………………………… 15

临考决胜卷（三） ……………………………………………………… 28

临考决胜卷（四） ……………………………………………………… 42

临考决胜卷（五） ……………………………………………………… 55

临考决胜卷（六） ……………………………………………………… 69

临考决胜卷（一）·答案解析 ………………………………………… 83

临考决胜卷（二）·答案解析 ………………………………………… 94

临考决胜卷（三）·答案解析 ………………………………………… 104

临考决胜卷（四）·答案解析 ………………………………………… 115

临考决胜卷（五）·答案解析 ………………………………………… 126

临考决胜卷（六）·答案解析 ………………………………………… 136

临考决胜卷（一）

一、最佳选择题（共40题，每题1分。每题的备选项中，只有1个最符合题意）

1. 药学服务的对象是
A. 广大公众
B. 患者及其家属
C. 医护人员
D. 卫生工作者
E. 药品消费者

2. 下列药学服务的重要人群中，特殊人群不包括
A. 特殊体质者
B. 血肌酐＞300μmol/L者
C. 妊娠24周的女性
D. 过敏体质者
E. 患有高血压和糖尿病的患者

3. 关于处方开具和调剂的说法，正确的是
A. 麻醉药品处方的印刷用纸颜色为淡红色，右上角标注"麻醉"
B. 调剂处方时应做到"四查十对"
C. 处方开具后7日内有效
D. 应使用淡红色处方开具第二类精神药品
E. 开具第二类精神药品和毒性药品处方还应当在前记注明患者身份证明编号

4. 患者到药店购买鱼肝油，药师应给予
A. 鱼油
B. 维生素A
C. 维生素D
D. 维生素AD
E. 维生素E

5. 下列药品中，无须避光贮存的是
A. 维生素C注射液
B. 奥美拉唑注射液
C. 硝苯地平缓释片
D. 氯化钠注射液
E. 硫酸亚铁片

6. 餐后服用可以增加吸收的药物是
A. 维生素B_2片
B. 左甲状腺素钠片
C. 头孢拉定胶囊
D. 磷酸铝凝胶
E. 硫酸亚铁片

7. 以下可能导致锥体外系反应（药源性神经系统疾病）的药物是
A. 茶碱
B. 氯丙嗪
C. 麻黄碱
D. 哌甲酯
E. 可卡因

8. 含有马兜铃酸的中药可引起的典型药源性疾病是
A. 粒细胞减少症
B. 消化性溃疡
C. 慢性肾衰竭
D. 溶血性贫血
E. 呼吸抑制

9. 关于老年人用药的说法，错误的是
A. 老年人的用药依从性差，导致药效降低
B. 老年人对肝素及口服抗凝血药非常敏感
C. 老年人对大多数药物的敏感性高，使得药物作用增强
D. 老年人对β受体阻滞剂普萘洛尔等少数药物的敏感性降低、反应减弱
E. 老年人的血浆蛋白浓度降低，导致游离药

物浓度降低,药物作用增强

10. 患者,女性,35岁。在不知妊娠的情况下服用诺氟沙星胶囊。经询问,获知其服药时间距末次月经时间是20日。该用药行为对胎儿可能造成的影响是
A. 骨髓发育异常
B. 流产或发育成正常胚胎
C. 牙齿色素沉着
D. 腭裂
E. 耳聋

11. 药物方案制订的一般原则不包括
A. 安全性
B. 有效性
C. 方便性
D. 经济性
E. 科学性

12. 可引起嗜酸性粒细胞增多的药物是
A. 氯苯那敏
B. 碳酸氢钠
C. 坎地沙坦
D. 头孢氨苄
E. 地塞米松

13. 某重度抑郁症患者在足量使用SSRIs类治疗后效果仍不佳,前来医院复诊,医生考虑给患者换药。以下药物中可考虑换用的是
A. 帕罗西汀
B. 舍曲林
C. 氟伏沙明
D. 文拉法辛
E. 西酞普兰

14. 关于镇咳药作用强度的比较,正确的是
A. 喷托维林＞苯丙哌林＞可待因
B. 可待因＞苯丙哌林＞喷托维林
C. 苯丙哌林＞喷托维林＞可待因
D. 苯丙哌林＞可待因＞喷托维林
E. 喷托维林＞可待因＞苯丙哌林

15. 患者,女性,24岁。1周前曾有同事患有沙眼,系衣原体感染,后发现自己也出现眼红、眼痒等不适,来药店购药。药师可推荐的药物是
A. 色甘酸钠滴眼液
B. 玻璃酸钠滴眼液
C. 磺胺醋酰钠滴眼液
D. 毛果芸香碱滴眼液
E. 吡诺克辛滴眼液

16. 患者,女性,30岁,妊娠7个月。既往有磺胺类药物过敏史,近日双眼沙眼症状加剧,发痒、分泌物多、有烧灼感。今天到药店购药,药师给予的用药建议是
A. 氯霉素滴眼液
B. 利巴韦林滴眼液
C. 磺胺醋酰钠滴眼液
D. 硫酸锌滴眼液
E. 醋酸可的松滴眼液

17. 患者,女性,19岁。面部出现多个丘疹和脓疱,有脱皮表现,临床诊断为痤疮。外用制剂改善不佳,换用异维A酸片。使用异维A酸片的用药注意事项和用药指导不包括
A. 用药前排除妊娠,治疗期间、治疗后做好避孕措施,直至治疗结束后3个月
B. 需与脂餐同服,以增加口服吸收的生物利用度
C. 最常见的不良反应是皮肤黏膜干燥,建议配合皮肤屏障修复剂使用
D. 每1～3个月监测血尿酸水平
E. 每1～3个月监测肝功能和血脂

18. 关于湿疹的用药指导,错误的是
A. 重度肥厚性皮损建议选择氢化可的松、地塞米松乳膏
B. 头面部及间擦部位湿疹建议选择他克莫司软膏、吡美莫司乳膏
C. 湿疹急性期无水疱、糜烂、渗出时建议使用

炉甘石洗剂
D. 湿疹大量渗出时建议选择 3% 硼酸溶液湿敷
E. 面部及皮肤皱褶部位皮损建议选择氢化可的松乳膏

19. 引起急性支气管炎的最常见的病原体是
A. 呼吸道合胞病毒
B. 肺炎链球菌
C. 金黄色葡萄球菌
D. 大肠埃希菌
E. 结核分枝杆菌

20. 患者,男性,60岁。因心绞痛入院,心电图提示房室传导阻滞,以下药物中不宜应用的是
A. 维拉帕米
B. 依那普利
C. 辛伐他汀
D. 硝苯地平
E. 硝酸异山梨酯

21. 心力衰竭治疗中改善症状的基石,唯一能够控制体液潴留的药物是
A. ACEI(或 ARB)
B. β 受体阻滞剂
C. 利尿药
D. 强心苷类
E. 伊伐布雷定

22. 患者,男性,70岁。2周前因缺血性脑卒中入院治疗,经积极治疗,病情显著缓解后出院,目前无其他伴随疾病,为进行心脑血管事件的二级预防应首选的药物是
A. 肝素
B. 氯吡格雷
C. 阿司匹林
D. 利伐沙班
E. 噻氯匹定

23. 患者,女性,25岁。临床诊断为癫痫,给予丙戊酸钠 200mg,tid 治疗。关于患者用药教育的说法,正确的是
A. 应于每日三餐前服用药物
B. 症状控制后即可停药
C. 避免饮酒,避免饮用咖啡、浓茶等兴奋性饮料
D. 停药后癫痫可能复发,复发多发生在停药2个月内
E. 服药期间必须每月检查1次脑电图

24. 胃食管反流患者应避免使用的药物是
A. 雷尼替丁
B. 阿仑膦酸钠
C. 铝碳酸镁
D. 美托洛尔
E. 多潘立酮

25. 溃疡性结肠炎患者的饮食和营养非常重要。关于患者的饮食指导,错误的是
A. 易消化饮食、少食多餐
B. 补充多种维生素
C. 增加乳制品摄入
D. 少纤维饮食
E. 高营养、高能量饮食

26. 用于治疗溃疡性结肠炎,一般适用于氨基水杨酸制剂治疗无效、急性发作期或重症患者的药物是
A. 柳氮磺吡啶
B. 氢化泼尼松
C. 丙磺舒
D. 克林霉素
E. 万古霉素

27. 患者,女性,59岁。腰背部疼痛伴间断性夜间肌肉痉挛8年,影响日常活动,一系列检查后诊断为骨质疏松症。为缓解患者骨痛宜选用的药物是
A. 雷洛昔芬
B. 鲑降钙素

C. 维生素D
D. 钙剂
E. 骨化三醇

28. 患者,女性,46岁。曾有痛风发作史,中午进食海鲜后出现第一脚趾肿胀,疼痛明显。血液检查示血尿酸600μmol/L,诊断为痛风急性发作。治疗不宜选用的药物是

A. 苯溴马隆
B. 碳酸氢钠
C. 秋水仙碱
D. 泼尼松
E. 双氯芬酸钠

29. 患者,男性,80岁。患有高血压、2型糖尿病、前列腺增生,近日出现暂时性尿失禁症状,怀疑与其服用的药物有关。复核其使用的药物,可能造成其尿失禁的药物是

A. 二甲双胍
B. 非那雄胺
C. 依那普利
D. 珍菊降压片(含氢氯噻嗪)
E. 消渴丸(含格列本脲)

30. 患者,男性,58岁。患前列腺增生5年,长期口服药物控制。近期出现血尿,拟测血清PSA(前列腺特异性抗原)水平,可能会影响测试结果的抗良性前列腺增生(BPH)的药物是

A. 坦索罗辛
B. 非那雄胺
C. 多沙唑嗪
D. 普适泰
E. 特拉唑嗪

31. 患者,女性,32岁。实验室检查:血红蛋白95g/L,临床诊断为缺铁性贫血,处方口服硫酸亚铁片。下列向患者交代的用药注意事项,错误的是

A. 为迅速纠正患者的贫血症状,初始治疗用大剂量

B. 硫酸亚铁的胃肠道不良反应最明显,如不能耐受,可选其缓释制剂或其他铁剂
C. 以二价铁形式主要从十二指肠吸收
D. 治疗4周后Hb较治疗前无改变甚或下降,需要进一步追查原因
E. 待血红蛋白恢复正常后,仍需继续服4～6个月

32. 关于晚期癌症患者缓和医疗的说法,错误的是

A. 正视生命全过程(生老病死),尊重患者和家属的意愿
B. 全面管理患者不适症状,提高患者的生活质量
C. 尽可能尝试现有的治疗方法,对原发病进行积极治疗
D. 总体原则是"尊重、有益、不伤害和公平"
E. 提倡跨学科团队(包括医疗、护理、营养、心理支持、志愿者服务),提供"全人性化管理"服务

33. 类风湿关节炎(RA)一经诊断即开始抗风湿药(DMARDs)治疗,首选药物是

A. 塞来昔布
B. 甲氨蝶呤
C. 羟氯喹
D. 青霉胺
E. 金诺芬

34. 患者,女性,52岁。诊断为类风湿关节炎,医师建议服用甲氨蝶呤和氯喹治疗。以下药师的用药指导错误的是

A. 甲氨蝶呤和氯喹起效慢,用药2个月无效则建议换用
B. 使用氯喹前后要注意心电图变化,心动过缓、传导阻滞患者应禁用
C. 服药期间建议补充叶酸
D. 药物起效前,可以短期小剂量使用糖皮质激素缓解患者症状
E. 关节疼痛明显时,可以按需使用非甾体抗炎

药对症治疗

35. 干扰素治疗乙型病毒性肝炎的不良反应不包括
A. 流感样症状
B. 自身免疫病
C. 外周血细胞减少
D. 情绪低落、焦虑和易怒
E. 消化性溃疡

36. 艾滋病的传播途径不包括
A. 经性途径传播
B. 经血液传播
C. 经消化道传播
D. 经血液制品传播
E. 垂直传播

37. 患者，女性，35岁。自诉白带增多伴外阴瘙痒10余日，白带呈泡沫状。药师对该患者的治疗药物及用药指导，错误的是
A. 初步判断该患者为滴虫性阴道炎，应告知其性伴侣同时治疗，并告知患者及其性伴侣治愈（即治疗完成后均无症状）前应避免无保护性行为
B. 给予甲硝唑阴道栓，阴道用药，每晚1次，连用7日；同时每日冲洗阴道
C. 初始治疗可选择替硝唑2g，单次顿服；或甲硝唑500mg，每日2次，连服7日
D. 治疗期间和治疗结束后的1日内均不可摄入乙醇
E. 在初次治疗3个月内都需要随访，3个月内未随访的患者需在12个月内复查

38. 关于妊娠期外阴阴道假丝酵母菌病的治疗，说法正确的是
A. 口服伊曲康唑胶囊
B. 局部使用甲硝唑栓
C. 口服甲硝唑片
D. 局部使用克霉唑栓
E. 口服克林霉素片

39. 外用杀精剂的主要活性成分是
A. 黄体酮
B. 米非司酮
C. 壬苯醇醚
D. 甲地孕酮
E. 炔雌醇

40. 一般情况下，经口服中毒者以洗胃方式解救的有效时间是
A. 中毒后1～2小时
B. 中毒后2～3小时
C. 中毒后3～4小时
D. 毒物经口进入体内4～6小时
E. 任何时间均可

二、配伍选择题（共50题，每题1分。题目分为若干组，每组题目对应同一组备选项，备选项可重复选用，也可不选用，每题只有1个选项最符合题意）

（41～42题共用备选答案）
A. 0.9%氯化钠注射液
B. 5%葡萄糖注射液
C. 50%葡萄糖注射液
D. 复方氯化钠注射液
E. 低分子右旋糖酐注射液

41. 静脉注射两性霉素B的适宜溶剂是

42. 静脉注射阿昔洛韦的适宜溶剂是

（43～44题共用备选答案）
A. 1日用量
B. 3日用量
C. 5日用量
D. 7日用量
E. 15日用量

43. 门诊处方一般不超过

44. 急诊处方一般不超过

(45～46题共用备选答案)
A. 安痛定
B. 心得安
C. 心痛定
D. 消心痛
E. 雷米封

45. 硝酸异山梨酯的别名是

46. 硝苯地平的别名是

(47～48题共用备选答案)
A. 副作用
B. 特异质反应
C. 继发反应
D. 撤药反应
E. 毒性反应

47. 患者的红细胞缺乏葡糖-6-磷酸脱氢酶, 服用伯氨喹容易出现溶血反应属于

48. 长期使用糖皮质激素, 停药后引发原疾病的复发属于

(49～50题共用备选答案)
A. 链霉素
B. 氯霉素
C. 左炔诺孕酮
D. 依那普利
E. 复方磺胺甲噁唑

49. 可使乳儿出现易激惹、尖叫、惊厥等神经系统症状, 哺乳期妇女不宜选用的药物是

50. 可引起新生儿黄疸, 哺乳期妇女不宜选用的药物是

(51～52题共用备选答案)

A. 诊断痛风
B. 诊断黄疸
C. 诊断贫血
D. 诊断心肌梗死
E. 诊断急性胰腺炎

51. 血尿酸检查超过参考值可用于

52. 肌酸激酶检查超过参考值可用于

(53～54题共用备选答案)
A. 200～400mg
B. 500～1000mg
C. 300～600mg
D. 10～15mg
E. 100～150mg

53. 某患儿, 14岁, 体重50kg。体温38.7℃, 使用布洛芬退热, 单次给药剂量是

54. 某患儿, 1岁, 体重10kg。体温39℃, 使用对乙酰氨基酚退热, 单次给药剂量是

(55～56题共用备选答案)
A. 甲氧氯普胺片
B. 铝碳酸镁咀嚼片
C. 维生素B_1
D. 复方阿嗪米特肠溶片
E. 胃蛋白酶合剂

55. 患者, 女性, 60岁。因胆汁反流、腹痛来药店购药, 药师应推荐的药物是

56. 患者, 男性, 50岁。因胆汁分泌不足致消化不良, 药师应推荐的药物是

(57～58题共用备选答案)
A. 头孢唑林 2g, iv, q8h
B. 万古霉素 15～20mg/kg, iv, q8～12h
C. 多西环素首剂 200mg 后, 100mg, po/iv, q12h,

7～14日
D. 阿奇霉素 500mg，po，3日
E. 头孢他啶 2g，iv，q8h

57. 甲氧西林敏感金黄色葡萄球菌感染的社区获得性肺炎宜选用

58. 耐甲氧西林金黄色葡萄球菌感染的社区获得性肺炎宜选用

（59～60题共用备选答案）
A. 降纤酶
B. 阿司匹林
C. 阿替普酶
D. 华法林
E. 依达拉奉

59. 对伴发房颤、风湿性二尖瓣病变的缺血性脑卒中患者预防脑卒中复发，宜服用

60. 对非心源性栓塞性缺血性脑卒中患者预防脑卒中复发，宜服用

（61～62题共用备选答案）
A. 苄丝肼—左旋多巴
B. 苯海索
C. 多奈哌齐
D. 氟西汀
E. 唑吡坦

61. 晚发型或伴有智减退的帕金森病患者，一般首选

62. 轻至重度阿尔茨海默病患者，可选用

（63～64题共用备选答案）
A. ＜130/80mmHg
B. ＜140/90mmHg
C. ＜120/80mmHg
D. ＜150/90mmHg
E. （130～140）/（80～90）mmHg

63. 患者，男性，45岁。高血压病合并心力衰竭4年，患者的降血压目标是

64. 患者，女性，65岁。无其他疾病，患者的降血压目标是

（65～67题共用备选答案）
A. 低钙血症
B. 痛风
C. 直立性低血压
D. 双侧肾动脉狭窄
E. 二至三度房室传导阻滞

65. 高血压治疗药物选择时，ACEI 禁用于

66. 高血压治疗药物选择时，噻嗪类利尿药慎用于

67. 高血压治疗药物选择时，α 受体阻滞剂的禁忌证是

（68～69题共用备选答案）
A. 输尿管结石
B. 十二指肠溃疡
C. 急性心肌梗死
D. 横纹肌溶解
E. 出血

68. 羟甲基戊二酰辅酶 A 还原酶抑制剂（他汀类）与贝丁酸类调血脂药联合应用时，可能引起的严重不良反应是

69. 大剂量 ω-3 多不饱和脂肪酸长期应用，可能引起的风险是

（70～72题共用备选答案）
A. 卡马西平
B. 苯妥英钠

C. 地西泮
D. 丙戊酸钠
E. 托吡酯

70. 可导致共济失调、牙龈增生的药物是

71. 可导致脱发、体重增加，且有肝毒性的药物是

72. 可导致复视，易发生抗惊厥药过敏综合征的药物是

（73～74题共用备选答案）
A. 多奈哌齐
B. 丙戊酸钠
C. 地西泮
D. 左旋多巴
E. 丁螺环酮

73. 起效快（数分钟至数小时），作用强，对急性期焦虑患者可考虑短期使用的药物是

74. 起效相对较慢（2～4周），镇静作用轻，较少引起运动障碍的抗焦虑药是

（75～76题共用备选答案）
A. 阿莫西林
B. 克拉霉素
C. 左氧氟沙星
D. 四环素
E. 甲硝唑

75. 根除幽门螺杆菌治疗的首选抗菌药物是

76. 不作为根除幽门螺杆菌初次治疗方案的抗菌药物是

（77～79题共用备选答案）
A. 泮托拉唑
B. 多潘立酮

C. 硫糖铝
D. 雷尼替丁
E. 枸橼酸铋钾

77. 可导致便秘，大量服用可导致肠梗阻，长期服用能引起低磷血症的药物是

78. 可促进脑垂体催乳素的释放，长期服用可出现乳房胀痛或溢乳现象的药物是

79. 长期服用存在骨折风险的药物是

（80～82题共用备选答案）
A. 白细胞增多
B. 粒细胞减少
C. 淋巴结肿大
D. 血压升高
E. 甲状腺肿大

80. 抗甲状腺药甲巯咪唑的主要不良反应是

81. 抗甲状腺药碘化钾的主要不良反应是

82. 抗甲状腺药碳酸锂的主要不良反应是

（83～84题共用备选答案）
A. 门冬胰岛素
B. 精蛋白锌（重组）人胰岛素
C. 长效胰岛素
D. （重组）人胰岛素
E. 地特胰岛素

83. 患者，男性，47岁。2型糖尿病病史，饮食不规律。近期因口服降血糖药疗效不佳欲改为三餐前即刻使用胰岛素或胰岛素类似物控制血糖。应选用的药物是

84. 患者，男性，34岁。因糖尿病酮症酸中毒入院，需静脉给予胰岛素或胰岛素类似物。应选用的药物是

(85～86题共用备选答案)
A. 降钙素
B. 维生素D
C. 阿仑膦酸钠
D. 特立帕肽
E. 雷洛昔芬

85. 患者,女性,60岁。患有骨质疏松症,且有静脉血栓病史,不宜选用的药物是

86. 患者,女性,56岁。患有骨质疏松症,有佩吉特(Paget)病。该患者应避免使用的药物是

(87～88题共用备选答案)
A. 复方磺胺甲噁唑片
B. 莫西沙星片
C. 阿莫西林胶囊
D. 阿奇霉素片
E. 米诺环素片

87. 患者,女性,72岁。有青霉素过敏史,主诉尿痛、尿频,尿常规检查示大量白细胞、尿细菌数>10^5cfu/mL,诊断为急性膀胱炎。应选用的药物是

88. 患者,女性,27岁,妊娠32周。因尿急、尿痛就诊,诊断为尿路感染。应选用的药物是

(89～90题共用备选答案)
A. 硫酸亚铁
B. 多糖铁复合物
C. 葡萄糖酸亚铁
D. 右旋糖酐铁
E. 琥珀酸亚铁

89. 吸收平稳,不良反应少见,对胃黏膜的刺激性小的药物是

90. 口服铁剂中的标准制剂,不良反应最明显的药物是

三、综合分析选择题(共20题,每题1分。题目分为若干组,每组题目基于同一临床情景、病例、实例的背景信息逐题展开。每题的备选项中,只有1个最符合题意。)

(91～93题共用题干)
患者,女性,29岁,因反复发作性喘息、气促19余年,再发伴干咳1月余就诊。患者自述于年幼时期10岁左右开始出现发作性喘息、气促。多以受凉及寒冷空气刺激后诱发,发作时表现为喘息、喉中喘鸣,伴呼吸费力、伴刺激性干咳,无胸闷心悸,无胸痛。发病初症状持续时间短,数分钟不等,可自行缓解,当时未予以重视,未作特殊处理。随后其上述症状发作渐频繁且逐年加重,在当地医疗机构诊断为"支气管哮喘",予以吸入"沙丁胺醇气雾剂"对症治疗后缓解。在1月余前,患者因受凉后上述症状再发加重,伴干咳,尤以夜间明显,伴阵发性喘息气促,偶有夜间憋醒,持续时间数分钟至半小时不等,予以吸入"沙丁胺醇气雾剂"后喘息可逐步有所缓解。查体:体温37.0℃,脉搏107次/分,呼吸26次/分,血压100/60mmHg。双肺呼吸音清晰,满肺可闻及散在哮鸣音,双下肺可闻及少量湿啰音。临床诊断:支气管哮喘急性发作、过敏性鼻炎。

91. 长期使用沙丁胺醇气雾剂可出现的不良反应是
A. 多尿、血压下降
B. 口干、骨质疏松
C. 青光眼、皮肤菲薄
D. 骨骼肌震颤、低血钾、心律紊乱
E. 癫痫大发作、念珠菌感染、体重增加

92. 患者吸入沙丁胺醇气雾剂治疗后有效控制了哮喘急性症状。医师叮嘱患者在急性期过后必须坚持用药以防哮喘发作。该患者支气管哮喘的长期维持治疗宜选用的药物是
A. 茶碱片
B. 沙丁胺醇片

C. 福莫特罗粉吸入剂
D. 异丙托溴铵气雾剂
E. 沙美特罗—替卡松干粉吸入剂

93. 当哮喘症状得到控制并维持至少3个月，且肺功能恢复并维持平稳状态，可考虑降级治疗。关于哮喘降级治疗原则与方案的说法，错误的是
A. 每次降级治疗都需要密切观察病情变化，按期随访
B. 降级治疗应选择适当时机，需避开患者呼吸道感染、妊娠、旅行期等情况
C. 首先减少糖皮质激素用量，再减少使用次数
D. 以最低剂量的LABA维持治疗，直到最终停药
E. 通常每3个月减少ICS剂量的25%～50%安全可行

（94～95题共用题干）
患者，女性，60岁，因反复腹泻、脓血便8年，加重伴血水便、消瘦4个月就诊。患者8年前无明显诱因出现腹泻，每日大便7～8次，大便呈糊状，有脓血，伴左下腹隐痛不适，不伴发热、盗汗、头晕、心悸、腹痛及腹部包块。有轻度口干，否认光过敏、关节痛、皮疹、眼干、口腔溃疡、脱发及雷诺现象等。持续约半月不缓解，就诊于当地医院后诊为"肠炎"，予口服药物（具体不详）治疗后有所缓解，大便减少为每日1～2次，仍为糊状。此后上述症状反复发作。4个月前患者无明显诱因再次发作上述症状，大便每日可达8～10次，呈血水便，左下腹阵痛，伴明显消瘦、乏力。就诊于某三甲医院行结肠镜示"全结肠溃疡，多发息肉"，予"锡类散、云南白药"等灌肠治疗，略有好转。体重近3年减轻约15kg。入院查体：体温36.8℃，心率92次/分，全腹叩鼓，肠鸣音稍活跃。肛诊：未及异常，指套有少量黏液和血。
辅助检查：Hb 98g/L，便常规：红褐色稀便、WBC 大量、RBC 40～50/HP、OB(+)；ESR 65mm/h。

临床诊断：溃疡性结肠炎（慢性复发型重型全结肠型活动期）、贫血（轻度）。医师处方：柳氮磺吡啶肠溶片、糖皮质激素。

94. 柳氮磺吡啶肠溶片最佳的用药方法是
A. 餐前整片吞服
B. 餐中整片吞服
C. 餐后整片吞服
D. 餐中嚼碎服用
E. 餐后嚼碎服用

95. 关于药师给予的用药指导和患者教育，说法错误的是
A. 用药期间应补充叶酸
B. 可降低精子数量和活力，停药后可逆转
C. 服药期间应定期进行全血细胞计数检查
D. 服用期间少饮水，禁用于对磺胺类药物过敏者
E. 可能引起皮疹、发热、Stevens-Johnson综合征等过敏反应

（96～98题共用题干）
患者，女性，75岁，因烦渴多饮半年，加重1周入院。患者近半年来无明显诱因出现烦渴、多饮，每日饮水量为2～3L，排尿量与饮水量大致相当，患者未予治疗。近一周来患者感上述症状加重，无饮食、体重异常，无四肢麻木，无畏寒、发热，无咽痛、流涕，无胸痛、心悸，双下肢水肿。血生化检查：随机血糖19mmol/L，空腹血糖13.3mmol/L，糖化血红蛋白8.8%。患者自起病以来，精神、饮食、睡眠尚可，二便正常。既往有高血压病史4年，血压最高达166/102mmHg，平素口服降压药控制血压。临床诊断为2型糖尿病，原发性高血压。医师处方：二甲双胍片500mg，口服，一日2次，阿卡波糖片50mg，口服，一日3次，阿托伐他汀钙胶囊20mg，口服，每晚1次。患者目前服用的降压药有硝苯地平控释片、依那普利片。

96. 成人每日口服二甲双胍的最大剂量是

A. 1000mg
B. 1500mg
C. 2550mg
D. 3000mg
E. 4550mg

97. 患者自诉腹胀,排气多,可能引起这些不良反应的药物是
A. 阿卡波糖片
B. 二甲双胍片
C. 依那普利片
D. 硝苯地平控释片
E. 阿托伐他汀钙胶囊

98. 针对患者病情,临床加用胰岛素治疗,医师开具1次/日,每日固定时间给药的制剂。该胰岛素是
A. 门冬胰岛素
B. 甘精胰岛素
C. 赖脯胰岛素
D. 谷赖胰岛素
E. (重组)人胰岛素

(99～100题共用题干)
患者,女性,28岁,因尿频、尿急、尿痛3天来诊。患者3天前无明显诱因发生尿频、尿急、尿痛、伴耻骨弓上不适,无肉眼血尿,无水肿,无腰痛,不发热,因怕排尿而不敢多喝水,同时服镇痛药,但症状仍不好转来诊。发病以来饮食、睡眠可,大便正常。既往体健,无排尿异常病史,无结核病史和结核病接触史,无药物过敏史。个人史和月经史无特殊,半年前结婚,目前已妊娠2个月。查体:T 36.8℃,P 80次/分,R 18次/分,BP 120/80mmHg。肾区无叩痛,下肢不肿。实验室检查: Hb 130g/L,WBC 9.2×10^9/L, N 70%, PLT 230×10^9/L;尿蛋白(-),WBC 30～40/HP,RBC 0～3/HP;大便常规(-)。临床诊断:急性膀胱炎。

99. 关于抗尿路感染药物治疗的总体原则,说法错误的是
A. 选用肾毒性小、不良反应少的抗菌药物
B. 所选用抗菌药物在尿液和肾内的浓度较高
C. 治疗3天症状无改善,应按尿细菌培养与药敏结果调整用药
D. 无病原学结果前,一般首选对革兰阳性球菌有效的抗菌药物
E. 单一药物治疗失败、严重感染、混合感染、出现耐药菌株时应联合用药

100. 该患者宜选用的抗菌药物及治疗疗程分别是
A. 阿莫西林,3～7天
B. 左氧氟沙星,3～7天
C. 阿米卡星,3～7天
D. 复方磺胺甲噁唑,3～7天
E. 亚胺培南,3～7天

(101～102题共用题干)
患者,男性,72岁。经检查发现,血压170/90mmHg,血脂偏高,并发胃溃疡。医生所开处方药物有氨氯地平、奥美拉唑、阿托伐他汀。

101. 药师在用药指导时,应告知患者服用他汀类药物时,需要密切关注的毒性反应是
A. 肾毒性
B. 血液毒性
C. 胃肠道刺激
D. 肌痛、肌炎、横纹肌溶解
E. 心脏毒性

102. 如果患者饮用了葡萄柚汁,下列对药效影响的叙述,错误的是
A. 增加了阿托伐他汀的药效
B. 对氨氯地平药效无影响
C. 增加奥美拉唑代谢物奥美拉唑砜的药-时曲线下面积
D. 降低奥美拉唑代谢物奥美拉唑砜的药-时曲线下面积
E. 增强了阿托伐他汀的毒性

(103～105题共用题干)

患者,6岁。因发热(体温38.6℃)、头痛、鼻塞、流清涕、咳嗽、无痰就诊。实验室检查:白细胞、中性粒细胞计数正常。临床诊断为普通感冒。

103. 治疗该患者的发热、头痛,首选的药物是
A. 对乙酰氨基酚
B. 尼美舒利
C. 美洛昔康
D. 双氯芬酸钠
E. 氨基葡萄糖

104. 治疗该患者的咳嗽,首选的药物是
A. 可待因
B. 乙酰半胱氨酸
C. 溴己新
D. 右美沙芬
E. 氯苯那敏

105. 根据该患者目前的情况,不宜选用的药物是
A. 头孢克洛干混悬剂
B. 感冒清热冲剂
C. 葡萄糖酸锌口服液
D. 维生素C片
E. 复方小儿退热栓

(106～108题共用题干)

患者,女性,21岁。近半年来食欲亢进,多汗,体重明显减轻,伴有乏力、心悸。就诊查体见双手震颤,心率104次/分。化验结果:血清促甲状腺素(TSH)<0.1mU/L,FT_3、FT_4 明显升高,肝肾功能基本正常,白细胞计数正常。诊断为甲状腺功能亢进症。

106. 该患者首选的治疗方案是
A. 碘化钾治疗,定期复查
B. 注意休息,补充营养,使用甲巯咪唑治疗
C. 选用 ^{131}I 治疗

D. 甲状腺次全切除手术
E. 避免服用高含碘食物,使用碳酸锂治疗

107. 向患者交代药物不良反应时,不包括
A. 皮疹
B. 肝损害
C. 粒细胞计数升高
D. 白细胞减少
E. 胃肠道反应

108. 指导患者定期复查的项目不包括
A. 血常规
B. 肝功能
C. 甲状腺功能
D. 尿常规
E. 心电图

(109～110题共用题干)

患者,女性,34岁。3日前出现下腹胀痛,向腰骶部放射,伴发热,体温37.5～38.0℃,无腹泻,无阴道流血,小便正常。妇科检查:阴道脓性分泌物多,有异味;子宫颈举痛,子宫及附件区有压痛。血常规:WBC 14.0×10^9/L,N 80%;妇科B超:子宫及双附件未见明显异常。初步诊断为盆腔炎性疾病。

109. 在细菌培养及药敏试验结果未出之前,可首选的经验性治疗方案是
A. 头孢曲松钠+甲硝唑+阿奇霉素
B. 头孢西丁钠+多西环素+米诺环素
C. 氧氟沙星+多西环素
D. 甲硝唑+阿奇霉素+左氧氟沙星
E. 甲硝唑+阿奇霉素+克林霉素

110. 关于该患者的治疗措施,描述错误的是
A. 卧床休息,尽量平卧,以免感染扩散
B. 在细菌培养及药敏试验结果未出之前宜根据经验选择广谱抗菌药物覆盖可能的病原体
C. 诊断48小时内及早用药将明显降低后遗症的发生风险

D. 静脉给药治疗者应在临床症状改善后继续静脉给药至少 24 小时,然后转为口服药物治疗

E. 总治疗时间至少持续 14 日

四、多项选择题（共 10 题,每题 1 分。每题的备选项中,有 2 个或 2 个以上符合题意,错选、少选均不得分。）

111. 下列药物中,易受光线影响而变质,需要遮光保存的有
A. 肾上腺素
B. 维生素 K_1
C. 碳酸钙
D. 维生素 B_{12}
E. 甲钴胺

112. 关于咳嗽用药的叙述,正确的有
A. 对于痰液较多的咳嗽应以镇咳为主
B. 对痰液较多的湿咳应以祛痰为主,不宜单纯使用镇咳药
C. 咳嗽持续 1 周以上并伴发热、皮疹、哮喘等应及时就医
D. 感冒后咳嗽可给予抗菌药物治疗
E. 可待因是国家管制的麻醉药品,分娩期、哺乳期慎用

113. 可用于治疗慢性阻塞性肺病的药物有
A. 可待因
B. 氨茶碱
C. 倍氯米松
D. 罗氟司特
E. 异丙托溴铵

114. 可用于治疗心力衰竭的药物有
A. 洋地黄
B. 维拉帕米
C. 美托洛尔
D. 呋塞米
E. 卡托普利

115. 改善认知功能的治疗阿尔茨海默病的药物有
A. 文拉法辛
B. 阿米替林
C. 多奈哌齐
D. 丙米嗪
E. 卡巴拉汀

116. 可以促进铁吸收的药物或食物有
A. 肉类
B. 四环素
C. 浓茶
D. 果糖
E. 维生素 C

117. 可能会引起严重的免疫相关性不良反应,在使用之前应避免使用全身性糖皮质激素和免疫抑制剂的靶向抗肿瘤药有
A. 帕博利珠单抗
B. 纳武利尤单抗
C. 尼妥珠单抗
D. 曲妥珠单抗
E. 贝伐珠单抗

118. 对疱疹后神经痛患者可选用的治疗药物包括
A. 普瑞巴林
B. 对乙酰氨基酚
C. 加巴喷丁
D. 利多卡因贴剂
E. 阿米替林

119. 患者,女性,30 岁。已婚 3 年未避孕,至今未孕,经检查诊断为"多囊卵巢综合征",不孕的原因是患者不排卵。该患者可使用的促排卵药包括
A. 枸橼酸氯米芬
B. 来曲唑
C. 二甲双胍
D. 促性腺激素

E. 黄体酮

120. 用于有机磷中毒解救的药物有
A. 阿托品
B. 碘解磷定
C. 氟马西尼
D. 亚甲蓝
E. 硫代硫酸钠

临考决胜卷（二）

一、最佳选择题（共40题，每题1分。每题的备选项中，只有1个最符合题意）

1. 对于慢性疾病患者，尤其是患有多种慢性疾病（如糖尿病、哮喘、高血压、高脂血症和充血性心力衰竭）的患者，药师帮助他们进行全面的用药审查、制订详细的治疗计划并监测药物治疗的安全性和有效性。这种药学服务属于
A. 药物警戒
B. 药物重整
C. 药物治疗管理
D. 临床药物治疗
E. 个体化药物治疗

2. 红霉素肠溶胶囊每次口服0.25g或0.5g，标识的每粒的规格为250mg。药师应告知患者每次服用
A. 1粒或2粒
B. 2粒或4粒
C. 3粒或6粒
D. 0.5粒或1粒
E. 4粒或8粒

3. 属于合理处方的是
A. 肥胖的2型糖尿病患者，处方开具二甲双胍
B. 支气管哮喘患者因外伤剧烈疼痛，处方开具吗啡注射给药
C. 严重高血压患者因感冒，处方开具含有伪麻黄碱的抗感冒药
D. 消化性溃疡患者因骨关节炎明显关节痛，处方开具阿司匹林
E. 乳腺癌患者化疗出现恶心、呕吐，处方开具甲氧氯普胺

4. 关于处方调配的说法，错误的是
A. 仔细阅读处方，按照药品顺序逐一调配
B. 对麻醉药品等特殊管理药品分别登记账卡
C. 药品配齐后，对处方逐条核对
D. 如果两患者的诊断结果一致，可同时调配两张处方
E. 需要特殊保存的药品加贴醒目的标签提醒患者注意

5. 属于处方正文书写内容的是
A. 患者姓名
B. 医师签名
C. 药品通用名
D. 药师签名
E. 患者住院病历号

6. 某原发性高血压患者长期服用硝苯地平，以下生活方式可能会导致患者血压降低的是
A. 饮酒
B. 喝茶
C. 喝咖啡
D. 吸烟
E. 饮用葡萄柚汁

7. 下列抗菌药物中最有可能影响骨髓造血功能，甚至引起再生障碍性贫血的是
A. 林可霉素
B. 青霉素
C. 万古霉素
D. 头孢菌素
E. 氯霉素

8. 患者，男性，52岁。支气管哮喘病史10年，因间断喘息发作，长期自行服用泼尼松片20mg，qd。该患者可能出现的不良反应中，不包括
A. 低血压
B. 骨质疏松
C. 消化性溃疡

D. 血糖升高
E. 感染

9. 易引起老年人便秘的药物是
A. 吗啡
B. 多潘立酮
C. 乳果糖
D. 阿莫西林
E. 维生素B

10. 孕妇不宜选用的抗菌药物类别是
A. 青霉素
B. 头孢菌素类
C. 碳青霉烯类
D. 喹诺酮类
E. β-内酰胺酶抑制剂与β-内酰胺酶类抗生素的复方制剂

11. 下列分析方法中,不属于药物经济学评价方法的是
A. 最小成本分析
B. 成本—效应分析
C. 成本—效用分析
D. 成本—效益分析
E. 成本—效果分析

12. 痛风时的尿沉渣结晶是
A. 草酸盐结晶
B. 尿酸盐结晶
C. 磷酸盐结晶
D. 酪氨酸
E. 胆红素结晶

13. 患者,女性,47岁。出现一侧颜面部骤然发作性闪痛,诊断为三叉神经痛,应首选的药物是
A. 布洛芬
B. 谷维素
C. 地西泮
D. 卡马西平
E. 麦角胺咖啡因片

14. 细菌性尿路感染最常见的致病菌是
A. 肠球菌
B. 铜绿假单胞菌
C. 克雷伯杆菌
D. 大肠埃希菌
E. 葡萄球菌

15. 有诱发真菌或病毒感染、延缓创伤愈合、升高眼压和导致白内障等风险,不应随意使用的药物是
A. 利巴韦林滴眼液
B. 左氧氟沙星滴眼液
C. 碘苷滴眼液
D. 醋酸氢化可的松滴眼液
E. 色甘酸钠滴眼液

16. 能改善眼部干燥症状,缓解视疲劳的药物是
A. 硫酸锌滴眼液
B. 聚乙烯醇滴眼液
C. 山莨菪碱滴眼液
D. 七叶洋地黄双苷滴眼液
E. 酞丁安滴眼液

17. 患者,女性,昨日与家人外出就餐后出现皮肤瘙痒,并迅速形成淡红色风团,凸出于皮肤表面,诊断为"荨麻疹"。药师为该患者推荐的一线治疗药物是
A. 阿莫西林
B. 布洛芬
C. 阿昔洛韦
D. 泼尼松
E. 氯雷他定

18. 关于烫伤救治措施的说法,正确的是
A. 创面及时外涂甲紫溶液预防感染
B. Ⅰ度烫伤可冷敷后外涂烧伤膏
C. 可用清洁塑料薄膜覆盖创面,以防创面感染

D. 受伤患者的镇痛、镇静药首选异丙嗪
E. 失水较多的患者应多饮白开水或无盐饮料

19. 患者，男性，50岁。在流感流行季节主诉咳嗽、发热、呼吸困难3日。查体：体温38.9℃，血常规WBC 2.6×10⁹L，经胸部X线检查显示斑片状浸润影。临床诊断为社区获得性肺炎，该患者宜选用的药物是
A. 莫西沙星
B. 奥司他韦
C. 阿莫西林
D. 阿奇霉素
E. 利巴韦林

20. 患者，女性，48岁。活动后出现心前区疼痛1年，近1个月来发作频率增加，诊断为不稳定型心绞痛，拟给予抗血小板治疗。下列治疗中正确的是
A. 阿司匹林肠溶片首剂口服300mg，后改为75mg
B. 阿司匹林片首剂口服150mg，后改为75mg
C. 阿司匹林片口服300mg，后改为150mg
D. 阿司匹林肠溶片首剂嚼服300mg，后改为75mg
E. 阿司匹林肠溶片首剂嚼服300mg，后改为150mg

21. 被称为心力衰竭治疗的"金三角"的治疗方案是
A. ACEI（或ARB）+β受体阻滞剂+醛固酮受体阻滞剂
B. ACEI（或ARB）+β受体阻滞剂+钙通道阻滞剂
C. ACEI（或ARB）+β受体阻滞剂+α受体阻滞剂
D. ACEI（或ARB）+钙通道阻滞剂+醛固酮受体阻滞剂
E. ACEI（或ARB）+β受体阻滞剂+强心苷类

22. 下列药物中，可以增加缺血性脑卒中发作风险的是
A. 口服避孕药
B. 叶酸
C. 阿司匹林
D. 银杏叶片
E. 非洛地平

23. 患者，男性，60岁。3个月前出现静止性震颤、运动迟缓、走路呈慌张步态及平衡障碍，确诊为帕金森病。患者若同时患有前列腺增生症，不宜选用的治疗帕金森病的药物是
A. 左旋多巴
B. 普拉克索
C. 苯海索
D. 司来吉兰
E. 金刚烷胺

24. 患者，女性，60岁。有反复发作的胃溃疡史多年，1个月前行冠状动脉支架植入术（PCI），口服阿司匹林和氯吡格雷。近日胃溃疡发作，除停用阿司匹林外，应避免选用的治疗药物是
A. 奥美拉唑
B. 泮托拉唑
C. 雷贝拉唑
D. 雷尼替丁
E. 枸橼酸铋钾

25. 溃疡性结肠炎患者长期服用美沙拉秦可能发生罕见但严重的不良反应，应定期监测
A. 血常规
B. 肝功能
C. 肾功能
D. 凝血功能
E. 心电图

26. 关于匹维溴铵、熊去氧胆酸的服药时间，说法正确的是
A. 均为餐前服药
B. 均为餐中服药
C. 均为餐后服药

D. 匹维溴铵餐前服药，熊去氧胆酸餐后服药
E. 匹维溴铵餐中服药，熊去氧胆酸餐后服药

27. 患者，男性，70岁。近期发现骨痛、疲乏、驼背，临床诊断为老年性骨质疏松症。该患者不宜选用的药物是
A. 降钙素
B. 维生素D
C. 阿仑膦酸钠
D. 碳酸钙
E. 雷洛昔芬

28. 患者，男性，54岁。2周前痛风急性发作，经治疗后病情缓解，后期针对其痛风的治疗不宜选用的药物是
A. 别嘌醇
B. 秋水仙碱
C. 非布司他
D. 苯溴马隆
E. 碳酸氢钠

29. 急迫性尿失禁的首选药物是
A. α_1 受体激动剂
B. α_1 受体阻滞剂
C. 钙通道阻滞剂
D. β_1 受体激动剂
E. 抗胆碱药物

30. 患者，男性，80岁。临床诊断为前列腺增生，给予多沙唑嗪治疗。药师对该患者的用药指导，正确的是
A. 每日服用1次，定期监测血糖，防止发生低血糖反应
B. 睡前服用，定期监测肝功能
C. 睡前服用，注意监测肾功能
D. 睡前服用，起床站立时应缓慢，预防直立性低血压
E. 清晨服用，注意监测血压，预防直立性低血压

31. 患者，女性，29岁，妊娠 25^{+6} 周。近日出现乏力、困倦、食欲减退、恶心等症状，化验结果为 Hb 71g/L，诊断为缺铁性贫血，予以蔗糖铁治疗。该药适宜的给药方式是
A. 口服每次 5mL，每日3次
B. 先静脉注射负荷剂量，再静脉滴注余下剂量
C. 快速静脉注射
D. 先少量缓慢静脉滴注，观察无过敏反应后，再继续静脉滴注余下剂量
E. 恒速静脉滴注

32. 用于评估癌痛患者疼痛程度的是
A. 数字分级评分法
B. CTP 评分标准
C. Cochrane 证据分级
D. APACHE 评分系统
E. Beers 标准

33. 下列药物中，不属于改善病情的抗风湿药（DMARDs）的是
A. 甲氨蝶呤
B. 依那西普
C. 硫唑嘌呤
D. 环孢素
E. 来氟米特

34. 患者，女性，55岁。关节痛半年，临床诊断为类风湿关节炎。既往有十二指肠溃疡病史，应首选的 NSAIDs 是
A. 塞来昔布
B. 吲哚美辛
C. 布洛芬
D. 双氯芬酸
E. 萘普生

35. 关于老年人使用 NSAIDs 治疗骨性关节炎的说法，错误的是
A. 老年人宜选用半衰期短的 NSAIDs
B. 对有消化性溃疡病史或上消化道不良反应

危险性较高的老年人，宜服用非选择性COX抑制剂以减少胃肠道不良反应
C. 如果使用非选择性NSAIDs，应同时加用H_2受体阻滞剂、质子泵抑制剂或米索前列醇等胃黏膜保护剂
D. 如果患者心血管疾病危险性较高，应慎用NSAIDs
E. 急性期减少运动，注意休息，适当活动，防止关节挛缩；慢性期制定适宜的运动计划，改善或防止关节功能不全和残障

36. 关于HIV暴露后的预防性用药原则中，错误的是
A. 首选推荐方案为恩曲他滨替诺福韦+拉替拉韦或多替拉韦等整合酶抑制剂
B. 在发生HIV暴露后尽可能在最短的时间内（尽可能在2小时内）进行预防性用药，最好不超过24小时
C. 超过24小时，则不建议实施预防性用药
D. 用药疗程为连续服用28日
E. 于发生HIV暴露后立即检测HIV抗体，并且在4周、8周、12周和6个月后检测HIV抗体

37. 关于阴道炎的治疗，说法正确的是
A. 细菌性阴道病有症状者可口服甲硝唑或克林霉素
B. 细菌性阴道病、滴虫性阴道炎患者无症状也需治疗
C. 细菌性阴道病、滴虫性阴道炎、外阴阴道假丝酵母菌病均需夫妻同治
D. 滴虫性阴道炎应首选甲硝唑栓局部用药
E. 滴虫性阴道炎初始治疗可口服甲硝唑2g，qd，连服7天

38. 患者因阴道瘙痒和阴道分泌物增多3天，自行到药店咨询和购买治疗药物。药师询问患者病史，了解患者阴道分泌物多且呈豆腐渣样，既往未出现过类似分泌物，无其他不适。经验治疗方案首选
A. 甲硝唑阴道栓（片）200mg，阴道用药，每晚1次，连用7日
B. 2%克林霉素软膏5g，阴道用药，每晚1次，连用7日
C. 甲硝唑400mg，每日2次，连服7日
D. 咪康唑栓剂1200mg，单次用药
E. 口服氟康唑150mg，每周1次，连续6个月

39. 短效口服避孕药的主要成分是
A. 孕激素+雄激素
B. 雌激素
C. 孕激素
D. 雌激素+雄激素
E. 雌激素+孕激素

40. 以洗胃为首要措施解救中毒，洗胃液每次的用量是
A. 最多不超过200mL
B. 最多不超过300mL
C. 最多不超过500mL
D. 最少不低于400mL
E. 最少不低于500mL

二、配伍选择题（共50题，每题1分。题目分为若干组，每组题目对应同一组备选项，备选项可重复选用，也可不选用，每题只有1个选项最符合题意）

（41～42题共用备选答案）
A. 一级信息源
B. 二级信息源
C. 三级信息源
D. 四级信息源
E. 互联网信息

41. "提供信息不全面，一般需同时使用几种检索工具"是指

42. "单一试验提供信息，其结果或结论有误，将误导读者"是指

(43～44题共用备选答案)
A. iv
B. ivgtt
C. prn
D. OU
E. sos

43. 医师为支气管哮喘患者开具沙丁胺醇气雾剂,告知每次哮喘发作时使用,处方开具时可使用的处方缩写词是

44. 医师为癫痫持续状态的患者开具地西泮注射液,交代护士立即静脉注射,处方开具时可使用的处方缩写词是

(45～46题共用备选答案)
A. 呋塞米
B. 甲睾酮
C. 人促红细胞生成素
D. 普萘洛尔
E. 可待因

45. 短跑运动员使用后,促进肌肉发达,增强爆发力的兴奋剂是

46. 举重运动员使用后,可短时间内急速降低体重,因此需按兴奋剂管理的药物是

(47～48题共用备选答案)
A. 肯定
B. 很可能
C. 可能
D. 可能无关
E. 无法评价

47. 患者,男性,32岁。因细菌性扁桃体炎口服阿莫西林胶囊,出现全身瘙痒,立即停药,无特殊治疗,患者的症状逐渐好转,未再给予阿莫西林胶囊治疗。该ADR的因果关系评价结果是

48. 患者,男性,45岁。因慢性乙型肝炎给予干扰素治疗,治疗1个月后患者出现脱发,停用干扰素后脱发症状好转,再次给予干扰素治疗后患者再次出现脱发。该ADR的因果关系评价结果是

(49～50题共用备选答案)
A. 减量应用
B. 尽可能避免使用
C. 一般无须调整剂量
D. 谨慎使用,必要时减量给药
E. 谨慎使用或减量,以防肝肾综合征的发生

49. (肝功能不全者的给药方案调整),经肝、肾双途径清除的药物应

50. (肝功能不全者的给药方案调整),无肾毒性、经肾排泄的药物应

(51～52题共用备选答案)
A. 坦索罗辛
B. 非那雄胺
C. 奥昔布宁
D. 米多君
E. 卡马西平

51. 对于轻度(IPSS＜8分)至中度(IPSS为8～19分)前列腺增生症患者,建议初始治疗药物是

52. 主要用于伴有血清PSA水平过高、前列腺体积增大的前列腺增生症患者的治疗药物是

(53～54题共用备选答案)
A. 山莨菪碱
B. 布洛芬
C. 麦角胺咖啡因
D. 性激素周期疗法
E. 吗啡

53. 患者，女性，14岁。诊断为原发性痛经，应选用的药物是

54. 患者，男性，38岁。因腹部受寒胃痉挛疼痛，应选用的药物是

（55～56题共用备选答案）
A. 多沙唑嗪
B. 托特罗定
C. 非那雄胺
D. 坦索罗辛
E. 普适泰

55. 对花粉过敏的前列腺增生症患者不宜选用的药物是

56. 合并闭角型青光眼的前列腺增生症患者不宜选用的药物是

（57～58题共用备选答案）
A. 克拉霉素
B. 阿莫西林
C. 莫西沙星
D. 琥珀酸氢化可的松
E. 奥司他韦

57. 可致心血管不良事件，且耐药率高，不建议单独用于社区获得性肺炎治疗的药物是

58. 对合并难治性感染性休克的CAP患者，能降低患者的病死率，推荐使用的药物是

（59～60题共用备选答案）
A. 头孢他啶+左氧氟沙星
B. 阿莫西林克拉维酸
C. 头孢呋辛
D. 布地奈德混悬液
E. 乙酰半胱氨酸

59. 单纯性COPD患者可选用的抗感染药是

60. 复杂性COPD无铜绿假单胞菌感染风险者可选用的抗感染药是

（61～62题共用备选答案）
A. 氨基己酸
B. 垂体后叶素
C. 泼尼松
D. 维生素B_6
E. 布洛芬

61. 肺结核患者出现少量咯血，可对症治疗的药物是

62. 严重肺结核患者出现结核中毒症状和高热持续不退，在抗结核药治疗的前提下，可给予的药物是

（63～64题共用备选答案）
A. 氢氯噻嗪
B. 卡托普利
C. 特拉唑嗪
D. 氨氯地平
E. 利血平

63. 引起咳嗽不良反应的药物是

64. 引起电解质紊乱不良反应的药物是

（65～67题共用备选答案）
A. 氨氯地平
B. 氯沙坦
C. 螺内酯
D. 美托洛尔
E. 多沙唑嗪

65. 高血压伴快速型心律失常者首选的药物是

66. 高血压伴前列腺增生者适宜选用的药物是

67. 高血压伴周围血管病患者适宜选用的药

物是

(68～69题共用备选答案)
A. 依折麦布
B. 非诺贝特
C. 普罗布考
D. 考来烯胺
E. 依洛尤单抗

68. 能有效抑制肠道内胆固醇的吸收，用于高胆固醇血症的药物是

69. 通过渗入LDL颗粒核心中，影响脂蛋白代谢，使LDL易通过非受体途径清除，主要用于高胆固醇血症的药物是

(70～72题共用备选答案)
A. 卡马西平
B. 苯巴比妥
C. 地西泮
D. 丙戊酸钠
E. 米氮平

70. 可引起低钙血症、叶酸缺乏病的药物是

71. 可引倦怠、体重增加的药物是

72. 可引起低钠血症的药物是

(73～74题共用备选答案)
A. 阿米替林
B. 帕罗西汀
C. 坦度螺酮
D. 圣约翰草提取物
E. 吗氯贝胺

73. 不能和其他抗抑郁药同时应用的药物是

74. 禁止与环孢素、他克莫司、华法林、伊立替康、伊马替尼等药物合用的药物是

(75～76题共用备选答案)
A. 奥美拉唑
B. 枸橼酸铋钾
C. 多潘立酮
D. 吉法酯
E. 雷尼替丁

75. 应在餐前1小时服用的胃黏膜保护剂是

76. 应在餐后半小时服用的胃黏膜保护剂是

(77～79题共用备选答案)
A. 枸橼酸铋钾
B. 硫糖铝
C. 克拉霉素
D. 奥美拉唑
E. 多潘立酮

77. 可引起黑便的药物是

78. 能抑制CYP2C19活性，可使华法林代谢减慢的药物是

79. 能抑制CYP3A4活性，与他汀类药物同服增加肌溶解风险的药物是

(80～82题共用备选答案)
A. 丙硫氧嘧啶
B. 甲巯咪唑
C. 碘化钾
D. 碳酸锂
E. 放射性^{131}I

80. 需要监测血药浓度的药物是

81. 有致新生儿皮肤缺损报道的药物是

82. 易诱发甲状腺危象的药物是

(83～84题共用备选答案)

A. 二甲双胍
B. 吡格列酮
C. 阿卡波糖
D. 格列齐特
E. 西格列汀

83. 患者，男性，64岁。诊断为2型糖尿病，既往有磺胺类过敏史，不宜选用的药物是

84. 患者，女性，62岁。2型糖尿病伴下肢水肿、活动后呼吸困难，不宜选用的药物是

（85～86题共用备选答案）
A. 300～600IU
B. 400～800IU
C. 1000～1200IU
D. 1500～2000IU
E. 2000～4000IU

85. 治疗佝偻病，每日服用维生素D的剂量是

86. 预防佝偻病，每日服用维生素D的剂量是

（87～88题共用备选答案）
A. 卧位和坐位高血压
B. 鼻咽炎和尿路感染
C. 心律失常
D. 直立性低血压
E. 性功能减退

87. 患者，女性，60岁。因压力性尿失禁服用米多君治疗。药师应告知患者的药物不良反应是

88. 患者，男性，70岁。有青光眼病史。近2个月来出现尿频、尿急无法控制，诊断为急迫性尿失禁，给予米拉贝隆治疗。药师应告知患者的药物不良反应除高血压外，还有

（89～90题共用备选答案）
A. 30分钟
B. 1小时
C. 1.5小时
D. 2.5小时
E. 3.5小时

89. 静脉注射铁剂需注意滴注速度要求：200mg铁至少滴注时间是

90. 静脉注射铁剂需注意滴注速度要求：300mg铁至少滴注时间是

三、综合分析选择题（共20题，每题1分。题目分为若干组，每组题目基于同一临床情景、病例、实例的背景信息逐题展开。每题的备选项中，只有1个最符合题意。）

（91～93题共用题干）
患者，男性，63岁，无既往病史，昨日因淋雨后出现发热（自测腋下体温37.8℃）、头痛、肌肉疼痛、鼻塞、打喷嚏、流鼻涕、咽痛等症状，并伴有咳嗽，怀疑为普通感冒，未就医，自行到药店购买抗感冒药。药师为其测量体温，口腔温度38.5℃。

91. 根据患者的症状，药师应首选推荐的抗感冒药是
A. 美息伪麻片
B. 美扑伪麻片
C. 氨酚伪麻片
D. 伪麻那敏胶囊
E. 酚麻美敏胶囊

92. 患者购买药师推荐的药品后，药师应交代的用药注意事项与患者教育不包括
A. 用药期间不宜饮酒
B. 用药期间不宜驾车
C. 服药48小时后应加服金刚烷胺胶囊，并接种普通感冒疫苗
D. 每天多次使用洗手液或肥皂洗手，每次时间至少15～30秒

E. 用药期间应注意休息，多饮白开水或果汁，补充能量、蛋白质和电解质

93. 患者大量服用多种感冒药后出现药源性肝损伤，可引起该患者肝损伤的药物成分是
A. 维生素C
B. 氯苯那敏
C. 伪麻黄碱
D. 右美沙芬
E. 对乙酰氨基酚

（94～96题共用题干）
患者，女性，56岁，因心前区疼痛1周，加重伴呼吸困难7小时入院。入院前1周常感心前区疼痛，疼痛性质系紧缩性或压迫感，多于劳累或情绪激动时发作，有时饱餐也有发作，每次持续3～5min，休息后缓解。入院检查：T 37.8℃，P 130次/min，BP 145/96mmHg，TC 7.9mmol/L，TG 1.7mmol/L；呼吸急促，颈静脉稍充盈，双肺底部可闻及湿啰音，心界向左侧扩大，心音减弱。入院诊断为冠心病，高胆固醇血症。

94. 根据该患者的诊断，适宜选择的降低血脂的治疗方案是
A. 阿托伐他汀，10mg，qn，po
B. 辛伐他汀，200mg，qn，po
C. 替格瑞洛，90mg，bid，po
D. 非诺贝特，0.1g，tid，po
E. 普罗布考，0.5g，bid，po

95. 该患者在使用了上题的首选治疗方案2个月后，疗效不佳，此时应考虑调整的方案是
A. 增加首选药物的剂量，改为双倍剂量
B. 联合使用吉非罗齐 0.6g，bid
C. 联合使用烟酸缓释片 3g，qn
D. 联合使用依折麦布
E. 通过减少剂量来减轻不良反应

96. 建议冠心病患者LDL-C的目标值应
A. ＜2.6mmol/L
B. ＜3.4mmol/L
C. ＜4.1mmol/L
D. ＜5.2mmol/L
E. ＜1.8mmol/L

（97～98题共用题干）
患者，男性，41岁。2个月前因出现口吐白沫、意识丧失、二便失禁，在神经专科医生指导下进行抗癫痫药物治疗，症状控制好，近期因出现反酸、烧心等胃食管反流症状同时服用了某几种药物，具体药名不详。

97. 该患者在同时治疗两种疾病的时候，如出现体重降低（一周下降3kg），关联性较大的抗癫痫药物是
A. 地西泮
B. 卡马西平
C. 丙戊酸钠
D. 苯巴比妥
E. 托吡酯

98. 最有可能导致该药物血药浓度上升而加重不良反应的治疗胃食管反流的药物是
A. 泮托拉唑
B. 西咪替丁
C. 法莫替丁
D. 多潘立酮
E. 铝碳酸镁

（99～100题共用题干）
患者，男性，35岁，因腹痛、脓血便2个月来诊。患者2个多月前出差回来后突然发热达38℃，无寒战，同时有腹痛、腹泻，大便每日10余次，为少量脓血便，伴里急后重，曾到附近医院化验大便有多数白细胞，口服几次庆大霉素和黄连素好转，以后虽间断服用黄连素，但仍有黏液性便，左下腹不适，自觉日渐乏力遂来诊，病后进食减少，体重似略有下降，具体未测，小便正常，睡眠尚可。既往体健，无慢性腹泻史，无药物过敏史，无疫区接触史。诊断为

溃疡性结肠炎，慢性细菌性痢疾。

99. 针对该患者可进行的治疗方案中，不包括的药物是
A. 洛哌丁胺
B. 柳氮磺吡啶
C. 巴柳氮
D. 泼尼松
E. 环孢素 A

100. 患者需注意的用药注意事项不包括
A. 相关 5-ASA 肠溶片不可压碎及掰开服用
B. 如使用奥沙拉秦，则建议餐后服用可降低不良反应
C. 如使用柳氮磺吡啶，磺胺类药物过敏者禁用
D. 服用相关 5-ASA 类药物期间注意监测全血细胞计数和尿液检查
E. 如患者使用栓剂，推荐睡前给药 1 次

（101～102 题共用题干）
患者，女性，65 岁。因心绞痛就医。经检查后，医生为患者开具了如下处方：硝酸甘油舌下片、阿司匹林肠溶片、硝苯地平控释片。

101. 药师应提醒患者，服用硝酸甘油舌下片时应该
A. 尽可能用舌头在嘴中移动以加速药物溶解
B. 宜多饮水
C. 咀嚼后用少量温水送服
D. 用温水浸泡，待全部溶解后服用
E. 服药后不要吸烟、进食

102. 药师对该患者进行用药指导时，下列说法错误的是
A. 大便中含有药用骨架固体物质，属于正常现象
B. 可能有一定的胃肠道不适问题存在
C. 服用硝酸甘油后，头痛属于正常现象
D. 可以饮酒，对药效没有影响
E. 尽可能避免吸烟

（103～105 题共用题干）
患者女性，32 岁，妊娠 28 周。1 日前发热，体温 39.8℃，鼻塞，全身乏力，四肢疼痛，经流行病学调查及相关实验室检查，诊断为 H1N1 甲型流感。

103. 该患者最适宜选用的药物是
A. 利巴韦林片
B. 奥司他韦胶囊
C. 阿昔洛韦片
D. 金刚烷胺片
E. 阿比多尔片

104. 该药使用的最佳时间是
A. 在接触流行性感冒患者时
B. 在流行性感冒症状严重时
C. 在流行性感冒症状初始 72 小时内
D. 在流行性感冒症状初始 48 小时内
E. 在流行性感冒严重时 48 小时内

105. 患者此次流感后意识到流感疫苗的重要性，前来咨询关于注射流感疫苗的事宜。关于药师的说法，错误的是
A. 孕妇或准备在流感流行季节妊娠的女性不宜接种流感疫苗
B. 使用减毒流感活疫苗 2 周内不应服用奥司他韦
C. 服用奥司他韦后 48 小时内不应使用减毒流感活疫苗
D. 灭活流感疫苗与服用奥司他韦没有时间要求
E. 通常接种流感疫苗 2 周后可产生具有保护水平的抗体

（106～108 题共用题干）
患者，女性，34 岁。因易疲劳、体重增加、反应迟钝、肌肉痉挛就诊，化验结果显示促甲状腺素增高，TT_3（总三碘甲状腺原氨酸）、TT_4（总甲状腺素）减低，临床诊断为甲状腺功能减退，使用左甲状腺素钠治疗。

106. 适宜的日剂量是
A. 100～200μg
B. 50～200μg
C. 150～300mg
D. 50～100mg
E. 25～50μg

107. 关于药师对该患者的用药指导，正确的是
A. 早餐后半小时顿服
B. 早餐前1小时顿服
C. 睡前顿服
D. 晚餐后顿服
E. 可在一日中任意时间服用

108. 经治疗后，患者的甲状腺功能正常，关于下一步治疗正确的是
A. 逐渐减量直至停药
B. 维持3～6个月后逐渐停药
C. 维持1～1.5个月后直接停药
D. 维持1～1.5年后逐渐停药
E. 终身服药

（109～110题共用题干）
患者，女性，32岁，因小腹胀痛3个月余，加重3天就诊。主诉阴道分泌物呈黄色脓状，鱼腥臭味，量时多时少，下腹间歇性坠痛。3天前月经来潮，下腹部坠痛难忍，遂来院就诊。门诊以"急性盆腔腹膜炎、卵巢囊肿、阴道炎"收治入院。

109. 对该患者疾病有效治疗的药物不包括
A. 甲硝唑
B. 左氧氟沙星
C. 头孢曲松
D. 米诺环素
E. 万古霉素

110. 关于对该患者急性盆腔腹膜炎的经验治疗说法，正确的是
A. 应单一用药
B. 应联合给药
C. 不宜静脉给药
D. 应局部给药
E. 应手术治疗

四、多项选择题（共10题，每题1分。每题的备选项中，有2个或2个以上符合题意，错选、少选均不得分。）

111. 医疗机构不能配制的药品有
A. 市场上已有供应的品种
B. 生物制品（除过敏反应原外）
C. 中药注射剂
D. 中药、化学药组成的复方制剂
E. 麻醉药品、精神药品、医疗用毒性药品、放射性药品

112. 过敏性鼻炎的用药指导中，正确的有
A. 鼻用糖皮质激素应注意朝向鼻中隔喷药
B. 正在接受单胺氧化酶抑制剂治疗的患者禁用鼻用减充血剂
C. 口服抗组胺药可发生心脏毒性作用，临床表现为QT间期延长等
D. 白三烯受体阻滞剂每日晚上睡前口服用药1次，疗程为4周以上
E. 鼻用减充血剂或鼻用糖皮质激素治疗过敏性鼻炎的疗程不少于2周

113. 患者，男性，65岁。患慢性阻塞性肺疾病5年，近日出现咳嗽、咳痰加重，伴明显的呼吸困难，口唇发绀，欲给予茶碱静脉滴注，以下注意事项正确的是
A. 除非无法获得或无法耐受其他长效治疗药物，否则不推荐使用茶碱
B. 茶碱浓度>5mg/L即有治疗作用，>15mg/L时则不良反应明显增加
C. 茶碱的不良反应有头痛、失眠、恶心、胃灼热，严重情况甚至出现心律失常、癫痫大发作
D. 避免与强心苷类、香豆素等常用药物合用
E. 急性尿潴留患者禁用茶碱

114. 患者，女性，30岁。因肺栓塞使用华法林抗凝治疗。药师除需要关注患者的合并用药外，还需关注非药物因素对华法林疗效的影响。下列说法正确的有
A. 吸烟可减弱华法林的抗凝作用
B. 大蒜可增强华法林的抗凝作用
C. 菠菜可减弱华法林的抗凝作用
D. 高蛋白质饮食可增加华法林的抗凝作用
E. 葡萄柚可增强华法林的抗凝作用

115. 某痴呆患者一直服用多奈哌齐治疗，下列说法正确的有
A. 患者出现精神症状应及时使用抗精神病药
B. 阿尔茨海默病晚期患者不建议管饲营养
C. 该药物仅能改善患者症状，并不能改变疾病的进程和结局
D. 1次漏服改善认知功能的药物，无须补服
E. 患者症状一旦改善或稳定，应立即停药，避免长期用药造成严重不良反应

116. 患者，女性，25岁。因月经量多、头晕、乏力就诊。化验结果示血红蛋白90g/L，医师处方富马酸亚铁片0.4g，tid，po。关于该患者的用药指导，正确的有
A. 富马酸亚铁片可用茶水或牛奶送服
B. 富马酸亚铁片宜在餐后或餐时服用，以减轻对胃部的刺激性
C. 富马酸亚铁片可减少肠道蠕动，引起便秘
D. 可多食用猪肝、黄豆、黑木耳等含铁丰富的食物
E. 如发现粪便颜色变黑，可能是铁剂引起的上消化道出血，需及时就医

117. 肿瘤晚期患者出现呼吸困难，以下处理措施正确的有
A. 选择易于呼吸的体位，抬高床头
B. 有低氧血症的患者使用氧气
C. 口服吗啡或注射吗啡
D. 使用支气管扩张药
E. 有容量过多的证据则应使用利尿药

118. 关于单纯疱疹病毒（HSV）感染的说法，正确的是
A. 对生殖器HSV感染的产妇宜行剖宫产，以避免分娩时感染胎儿
B. 使用阴茎套是降低生殖器HSV-2传播风险的有效手段
C. HSV感染与癌症发病相关
D. HSV可潜伏在人体的多种器官内
E. 可接种HSV疫苗进行预防

119. 关于绝经激素治疗（MHT），说法正确的是
A. 替勃龙在体内的3种代谢产物分别表现出雌激素、孕激素及弱雄激素的活性，对情绪低落和性欲低下有较好效果，不增加乳腺密度
B. 仅为改善泌尿生殖系统绝经综合征时，建议首选阴道局部雌激素治疗
C. 有子宫的女性在补充雌激素时应加用足量、足疗程的孕激素以保护子宫内膜
D. 对于有血栓栓塞性疾病者尽量选择经皮给药
E. 长期应用MHT，卵巢癌的发病风险可能轻度增加

120. 关于"解救三环类抗抑郁药中毒"的叙述，正确的是
A. 口服吐根糖浆催吐
B. 高锰酸钾溶液洗胃
C. 常规应用毒扁豆碱
D. 药用炭吸附、硫酸钠导泻
E. 发生心律失常时静脉滴注普鲁卡因胺

临考决胜卷(三)

一、最佳选择题(共40题,每题1分。每题的备选项中,只有1个最符合题意)

1. 患者,男性,62岁,骨质疏松,每日补充元素钙600mg、补充维生素D600IU,则每日补充维生素D的剂量为
A. 5μg
B. 10μg
C. 15μg
D. 150μg
E. 200μg

2. 关于处方的说法,错误的是
A. 药师具有审核、调配处方权,但无诊断权和修改处方权
B. 医师具有诊断权和开具处方权,但无调配处方权
C. 处方是药品消耗及药品经济收入结账的凭证和原始依据
D. 药师应对处方进行审核,并按医师处方准确、快捷地调配
E. 因开具处方所造成的医疗差错,医师和药师分别负有相同的法律责任

3. 不属于处方规范性审核的是
A. 处方字迹应当清楚,不得涂改
B. 中药饮片应单独开具处方
C. 麻醉药品是否由具有相应处方权资质的医师开具
D. 医师开具处方时,除特殊情况外必须注明临床诊断
E. 门诊处方一般不得超过7日用量

4. 妊娠期女性可安全使用的高警示药品是
A. 氯化钾片
B. 甲氨蝶呤片
C. 异维A酸片
D. 胰岛素注射液
E. 注射用三氧化二砷

5. 属于非依赖性中枢镇咳药,镇咳作用与可待因相似,但无镇痛作用的是
A. 可待因
B. 氨溴索
C. 右美沙芬
D. 苯丙哌林
E. 喷托维林

6. 患者,女性,58岁,系统性红斑狼疮病史19年,长期服用泼尼松进行维持治疗。近期因全身多处关节深部瘙痒难耐前来就诊,诊断为体股癣、手足癣。医生开具复方硝酸咪康唑软膏后并嘱咐患者维持原来用药方案,患者自行停用泼尼松。一周后,患者出现面部大面积红斑并伴随下肢水肿、四肢关节疼痛、发热、乏力。该患者最后出现的不良反应类型属于
A. 毒性反应
B. 继发反应
C. 后遗效应
D. 撤药反应
E. 副作用

7. 老年人是一个特殊的群体,除了具有特殊的药动学和药效学改变,老年人多罹患共病,多重用药现象普遍。关于老年人共病管理和药疗的说法,错误的是
A. 用药时根据老年患者现有的疾病情况、充分考虑患者的预期寿命及其治疗目标
B. 老年患者衰老、共病的个体差异较大,需要全面管理
C. 当老年人突发急症时,将危及生命的急性问题放在首位处理

D. 建立用药清单，定期进行药物核查和药物重整

E. 老年患者应首先考虑药物治疗方案

8. 为减轻透析患者在透析过程中的疼痛，下列选项中不宜推荐使用的镇痛药物是

A. 对乙酰氨基酚

B. 双氯芬酸钠

C. 阿司匹林

D. 布洛芬

E. 吡罗昔康

9. 患者，男性，24 岁，长期使用糖皮质激素控制哮喘。该患者检查血象，可能出现的情况是

A. 嗜酸性粒细胞减少

B. 嗜酸性粒细胞增多

C. 红细胞减少

D. 血小板减少

E. 血红蛋白减少

10. 常用于退热的药物有对乙酰氨基酚和布洛芬，原则上是单药治疗。布洛芬的胃肠道不良反应较轻，易于耐受。关于布洛芬的用法与用量，说法正确的是

A. 成人及 12 岁以上儿童一次 0.2～0.4g，1～12 岁儿童一次 10～15mg/kg

B. 成人及 12 岁以上儿童一次 0.5～1.0g，1～12 岁儿童一次 5～10mg/kg

C. 成人及 12 岁以上儿童一次 0.5～1.0g，1～12 岁儿童一次 10～15mg/kg

D. 成人及 12 岁以上儿童一次 0.2～0.4g，1～12 岁儿童一次 5～10mg/kg

E. 成人及 12 岁以上儿童一次 0.3～0.6g，1～12 岁儿童一次 20～30mg/kg

11. 患者，女性，20 岁，因咽痛、发热、畏寒就诊。查体：咽部充血，扁桃体肿大伴脓性分泌物，颌下淋巴结肿大，诊断为急性细菌性扁桃体炎。药师不应推荐患者使用的治疗方案是

A. 四环素 500mg bid po

B. 阿莫西林 500mg bid po

C. 头孢氨苄 500mg bid po

D. 青霉素 V 钾 250mg qid po

E. 苄星青霉素 120 万单位肌内注射

12. 对人体盘尾丝虫病治疗有特效，可破坏神经递质酪氨酸所介导的中枢神经系统突触传递过程，导致虫体神经系统麻痹而死亡的药物是

A. 噻嘧啶

B. 阿苯达唑

C. 伊维菌素

D. 甲苯咪唑

E. 枸橼酸哌嗪

13. 春季卡他性结膜炎患者可应用的药物是

A. 0.1% 羟苄唑滴眼液

B. 0.1% 酞丁胺滴眼液

C. 0.5% 硫酸锌滴眼液

D. 左氧氟沙星滴眼液

E. 2% 色甘酸钠滴眼液

14. 患者，女性，30 岁，近日手心皮肤干燥、脱皮，没有破裂，平时瘙痒较为严重，经诊断为湿疹。药师应建议使用的药物是

A. 复方樟脑软膏

B. 异维 A 酸软膏

C. 复方片仔癀软膏

D. 氢化可的松软膏

E. 九华膏

15. 患者，女性，22 岁，因咳嗽、咳痰 3 天伴喘息 1 天就诊，查体：体温 37.2℃，呼吸 20 次/分，不吸氧的情况下，指氧饱和度为 98%。血常规结果正常。经胸部 X 线检查诊断为急性支气管炎。该患者可选用的药物治疗方案不包括

A. 头孢呋辛酯片 0.25g bid

B. 愈美片 2 片 tid

C. 氯化铵甘草合剂口服液 10ml tid

D. 沙丁胺醇气雾剂 1 喷 q6h

E. 复方甲氧那明胶囊 1 粒 tid

16. 患者，男性，52 岁，COPD 病史 10 年。使用固定剂量 ICS-LABA 控制不佳，就诊后医生处方：罗氟司特，一次 500μg，1 次/日。关于罗氟司特的作用特点，说法错误的是

A. 最常见的不良反应是腹泻、恶心、食欲减退、体重下降等
B. 主要作用是通过抑制细胞内环腺苷酸（cAMP）降解来减轻炎症，舒张支气管
C. 恶心、食欲减退等不良反应随着治疗的持续逐渐减轻
D. 治疗期间需要监测体重
E. 抑郁症患者须谨慎使用

17. 与左旋多巴合用可导致高血压、心悸和面色潮红的抗结核药是

A. 利福平
B. 异烟肼
C. 吡嗪酰胺
D. 乙胺丁醇
E. 阿米卡星

18. 关于高血压治疗的血压控制目标值，说法错误的是

A. 一般患者血压控制目标值为 140/90mmHg 以下
B. 部分有蛋白尿等高危患者的血压控制在 120/80mmHg 以下
C. 急性缺血性脑卒中准备溶栓者，血压应控制在 < 180/110mmHg
D. 老年高血压患者，建议控制在 < 150/90mmHg
E. 建议高血压合并糖尿病患者的降压目标为 130/80mmHg

19. 关于甲减患者黏液性水肿昏迷的治疗，说法不正确的是

A. 保温、供氧、保持呼吸道通畅，必要时进行机械通气
B. 补液，液体摄入量越多越好
C. 控制感染，治疗原发疾病
D. 氢化可的松 200～300mg/d 持续静滴，患者清醒后逐渐减量
E. 首选 T_3 静脉注射，每 4 小时 10μg，直至患者症状改善，清醒后改为口服

20. 与骨折和心力衰竭风险增加相关，有心力衰竭、活动性肝病及严重骨质疏松或有骨折病史的患者应禁用的降糖药是

A. 二甲双胍
B. 利拉鲁肽
C. 罗格列酮
D. 瑞格列奈
E. 伏格列波糖

21. 能明显缓解骨痛，对骨质疏松症及骨折引起的骨痛有效的药物是

A. 雷诺昔芬
B. 鲑鱼降钙素
C. 迪诺塞麦
D. 依替膦酸二钠
E. 特立帕肽

22. 急性膀胱炎的短程疗法可选用磺胺类、喹诺酮类、半合成青霉素类或头孢菌素类等抗菌药物，任选其中一种药物连用 3 天。若停服 7 天后仍有菌尿，应继续给予抗菌治疗的时间为

A. 3 天
B. 7 天
C. 10 天
D. 14 天
E. 21 天

23. 患者，男性，68 岁，近期尿频、夜尿增多且尿流变细、排尿困难，严重影响睡眠，入院就诊为前列腺增生，IPSS 评分为 6 分，医师建议单用多沙唑嗪作为初始治疗。关于该药物的相关表述，正确的是

A. 属于高选择性 $α_2$ 受体阻滞剂
B. 能缩小前列腺体积并提高最大尿流率

C. 不良反应包括性欲降低、勃起功能减退、射精障碍等
D. 能降低血清 PSA 水平
E. 能联合 M 受体阻滞剂用于伴发膀胱过度活动症的 BPH 患者

24. 患者，男性，66 岁，CKD 患者，进而发展成肾性骨病，合并高磷、低钙血症，给予维生素 D 类药物与碳酸钙进行治疗。关于其服用方式，正确的是
A. 空腹服用碳酸钙和帕立骨化醇
B. 餐中服用碳酸钙，睡前服用骨化三醇
C. 睡前服用碳酸钙和维生素 D
D. 餐中服用碳酸钙，睡前服用维生素 D
E. 空腹服用阿法骨化醇，睡前服用碳酸钙

25. 肿瘤预防属系统工程，需有计划、有步骤地开展，并遵循三级预防原则。属于二级预防的举措是
A. 接种乙肝疫苗预防乙型肝炎及肝癌
B. 合理营养膳食，补充足量的膳食纤维
C. 对已患病人群提供规范的生理、心理、营养和锻炼指导
D. 易患肿瘤的高危人群应定期进行健康检查
E. 对导致肿瘤发病风险高的职业和环境因素，应加强个人防护措施

26. 患者，男性，65 岁，患类风湿关节炎，一年前使用单一的甲氨蝶呤进行治疗。患者自诉情况有所减轻，但每月还会出现关节肿痛的情况，治疗效果不达标，医生可建议换用的方案不包括
A. 依那西普
B. 甲氨蝶呤 + 柳氮磺吡啶
C. 甲氨蝶呤 + 羟氯喹
D. 来氟米特 + 依那西普
E. 依那西普 + 阿那白滞素

27. 使用左旋多巴时，饮食方面应注意
A. 同时进食脂肪类食物
B. 同时补充维生素
C. 避免同时进食淀粉类食物
D. 避免同时进食蛋白质类食物
E. 同时补充脂肪类食物

28. 阴道炎是妇科最常见疾病，可以分为细菌性阴道病（BV）、滴虫性阴道炎（TV）和外阴阴道假丝酵母菌病（VVC）。针对女性易患此类疾病的用药指导与患者教育，说法正确的是
A. 甲硝唑片剂会引起"双硫仑样反应"，而甲硝唑栓剂不会
B. BV、TV、VVC 患者的性伴侣都必须进行治疗
C. 阴道局部用药者无需将药物放入阴道深处
D. 对于复发性 VVC 患者，应直接启动经验性治疗，不必等药敏试验结果
E. 对于复发性 VVC 患者，治疗期间一旦出现肝功能异常等不良反应，须立即停药

29. 患者，女性，30 岁，其近期服用的下列药物中，可以增加缺血性脑卒中发作风险的是
A. 阿司匹林
B. 叶酸
C. 口服避孕药
D. 硝苯地平
E. 银杏叶片

30. 患者，男性，66 岁，高血压病史。因排尿障碍就诊。该患者口述近期因为插秧经常在弯腰起身后出现头晕。该患者宜选择的治疗方案是
A. 多沙唑嗪
B. 特拉唑嗪
C. 坦索罗辛
D. 阿夫唑嗪与非那雄胺联用
E. 坦索罗辛与托特罗定联用

31. 巨幼细胞贫血伴有神经精神症状的患者应选择
A. 肌注维生素 B_{12} 250～500μg
B. 口服维生素 B_{12} 500μg，qd
C. 肌注维生素 B_{12} 100μg

D. 肌注维生素 B_{12} 200μg
E. 口服维生素 B_{12} 250μg, qd

32. 据《中国脑出血诊治指南》(2014版)统计,我国人群的脑出血发病率为每年每10万人中有12～15例脑出血。脑出血是急性脑血管病中病死率最高的疾病类型,常发生于50岁以上的患者,而且大多数人伴有高血压病史。对于脑出血患者的药物治疗,错误的是
A. 颅内压升高者,应该卧床并适度抬高床头,必要时应给予甘露醇静脉滴注
B. 当急性脑出血患者收缩压＞180mmHg时,应积极使用静脉降压药物降低血压
C. 160/90mmHg可作为参考的降压目标值,降压治疗期间每隔5～15分钟进行1次血压监测
D. 可用于降低颅内压的药物有甘露醇、呋塞米、甘油果糖
E. 血糖超过10mmol/L时可给予胰岛素治疗

33. 关于肿瘤化疗临床用药注意事项,说法错误的是
A. 对于肝脏肿瘤体积较大的患者使用氟尿嘧啶化疗时,可通过肝动脉注射给药
B. 细胞周期非特异性药物适宜短时间内一次性静脉注射给予1个周期内的全部剂量
C. 细胞周期特异性药物适宜缓慢静脉滴注、肌注或口服给药
D. 将顺铂直接腹腔注射或羟基喜树碱膀胱灌注,可使肿瘤所在局部药物浓度达到相当高的水平而全身药物浓度很低
E. 甲氨蝶呤联合氟尿嘧啶治疗乳腺癌时,可以同时使用

34. 患者,女性,66岁,因双手指关节疼痛,晨起活动受限就诊,诊断为类风湿关节炎,予以双氯芬酸缓释片、甲氨蝶呤片进行治疗。关于该患者的用药指导说法,不正确的是
A. 双氯芬酸可迅速缓解症状
B. 关节疼痛缓解后继续巩固治疗1个月后可停药
C. 用药期间定期监测血常规、肝肾功能、大便隐血情况
D. 用药期间应适当补充叶酸
E. 适当补钙预防骨质疏松

35. 用于治疗类风湿关节炎,长期应用可引起性腺抑制,导致男性不育和女性闭经的药物是
A. 塞来昔布
B. 氯喹
C. 甲氨蝶呤
D. 雷公藤
E. 环孢素

36. 关于乙肝抗病毒治疗的说法,错误的是
A. 核苷(酸)类抗病毒药口服无效
B. 核苷(酸)类抗病毒药不良反应少而轻微,且抗HBV作用较强,不仅能有效治疗早期轻症肝炎患者,对失代偿期患者也能有效阻止疾病进展,适用于有HBV复制标志的乙肝患者
C. 核苷(酸)类抗病毒药具有对乙肝患者的HBeAg清除率低、疗效相对不固定、停药后易复发等缺点
D. 恩替卡韦和替诺福韦被推荐为临床治疗乙肝的一线药物
E. 替比夫定、阿德福韦和拉米夫定为临床治疗乙肝的二线药物

37. 既可以用于三叉神经痛又可用于癫痫,还可用于带状疱疹后遗神经痛的药物是
A. 卡马西平
B. 司来吉兰
C. 利多卡因
D. 吗啡
E. 阿米替林

38. 患者,女性,49岁,因发热、下腹痛和阴道脓性分泌物增多就诊。经检查,确诊为淋病奈瑟球菌盆腔炎。该患者宜首选的住院治疗方案是
A. 头孢噻肟钠注射液静脉滴注

B. 米诺环素片口服
C. 头孢曲松钠注射液单次肌内注射
D. 氧氟沙星注射液静脉滴注
E. 甲硝唑片口服

39. 下列不属于复方避孕药的禁忌证的是
A. 良性肝脏肿瘤
B. 年龄>35岁的吸烟女性
C. 血压165/100mmHg
D. 严重偏头痛
E. 类风湿关节炎

40. 洗胃可以清除胃内毒物,阻止毒物吸收。下列中毒患者洗胃液选择正确的是
A. 乐果中毒用1:5000高锰酸钾溶液洗胃
B. 氰化物中毒用0.3%活性炭混悬液洗胃
C. 碘中毒用鸡蛋清洗胃
D. 强心苷类药物中毒用3%鞣酸溶液洗胃
E. 毒物不明的急性中毒用热的生理盐水洗胃

二、配伍选择题(共50题,每题1分。题目分为若干组,每组题目对应同一组备选项,备选项可重复选用,也可不选用,每题只有1个选项最符合题意)

(41~42题共用备选答案)
A. 氯化钾
B. 阿司匹林
C. 苯妥英钠
D. 万古霉素
E. 头孢曲松

41. 因滴注速度过快可致由组胺引起的非免疫性剂量相关反应,即"红人综合征"的药物是

42. 与乳酸钠林格注射液直接混合会产生白色细微浑浊或沉淀的药物是

(43~44题共用备选答案)
A. 增强抗菌效果
B. 增加药物排泄
C. 增加药物代谢
D. 疗效相加,不良反应相加
E. 减少不良反应,增加疗效

43. 卡比多巴与左旋多巴合用起到的作用是

44. 吗啡联合阿托品治疗胆绞痛起到的作用是

(45~46题共用备选答案)
A. 可卡因
B. 可待因
C. 麻黄碱
D. 普萘洛尔
E. 苯丙酸诺龙

45. 可降低血压、减慢心率、减少心肌耗氧量,能消除运动员比赛前的紧张心理的是

46. 会使运动员情绪高涨、斗志昂扬,还能产生欣快感,能忍受竞技造成的伤痛,并提高攻击力的是

(47~48题共用备选答案)
A. 辛伐他汀
B. 双膦酸盐
C. 苯妥英钠
D. 硫酸亚铁
E. 硫糖铝

47. 在指导合理用药时,应交代宜在睡前服用的药物是

48. 在指导合理用药时,应交代服药后限制饮水的药物是

(49~51题共用备选答案)
A. 胰岛素
B. 依那普利
C. 氯霉素

D. 链霉素
E. 格列喹酮

49. 对乳儿安全无害的药物是

50. 能分泌至乳汁中,引起新生儿黄疸,哺乳期女性不宜应用的药物是

51. 在乳汁中的浓度为血清中的一半,有明显骨髓抑制作用,可引起灰婴综合征,故哺乳期禁用的药物是

(52～54题共用备选答案)
A. 最小成本分析
B. 成本—效益分析
C. 成本—效果分析
D. 成本—效用分析
E. 成本—效价分析

52. 以质量调整生命年或预期寿命为指标开展的药物经济学评价方法是

53. 以延长患者生命时间为指标开展的药物经济学评价方法是

54. 以货币为单位评估药物治疗成本与所产生效益的药物经济学评价方法是

(55～56题共用备选答案)
A. 金刚烷胺
B. 奥司他韦
C. 阿昔洛韦
D. 阿比多尔
E. 利巴韦林

55. 患者,女性,27岁,妊娠4个月,因流感就诊,应首选的抗病毒药物是

56. 可用于成人甲型、乙型流感的治疗,但我国临床应用数据有限,需密切观察疗效和不良反应的血凝素抑制剂是

(57～58题共用备选答案)
A. 诺氟沙星
B. 胰酶
C. 双八面体蒙脱石散
D. 二甲硅油
E. 洛哌丁胺

57. 对于伴发热或明显腹痛等疑似炎性腹泻、血性腹泻的患者应避免使用

58. 因胰腺功能不全引起的消化不良性腹泻患者,应选用的药物是

(59～60题共用备选答案)
A. 色甘酸钠滴眼液
B. 七叶洋地黄双苷滴眼液
C. 玻璃酸钠滴眼液
D. 氧氟沙星滴眼液
E. 羟苄唑滴眼液

59. 患者,女性,55岁,患流行性出血性结膜炎,可选用的药物是

60. 患者,男性,43岁,有过敏性结膜炎,适宜选用的药物是

(61～62题共用备选答案)
A. 阿奇霉素
B. 多西环素
C. 美罗培南
D. 万古霉素
E. 头孢他啶

61. 患者,女性,69岁,因发热、咳嗽2天就诊,以肺部感染收治入院。经验性抗感染治疗3天后,检验结果:耐甲氧西林金黄色葡萄球菌,适宜选用的药物是

62. 患者，男性，74岁，因发热、咳嗽2天就诊，以肺部感染收治入院。经验性抗感染治疗3天后，检验结果：产ESBL肺炎克雷伯菌，适宜选用的药物是

（63～64题共用备选答案）
A. 比索洛尔
B. 曲美他嗪
C. 尼可地尔
D. 伊伐布雷定
E. 硝苯地平

63. 治疗稳定型心绞痛药物中，既是钾通道开放剂，又是硝酸酯类药物的是

64. 治疗稳定型心绞痛药物中，选择性抑制窦房结起搏电流以达到减慢心率的作用的药物是

（65～67题共用备选答案）
A. 辛伐他汀
B. 烟酸
C. 考来烯胺
D. 依折麦布
E. 依洛尤单抗

65. 当剂量倍增时，LDL-C进一步降低幅度仅约6%，具有此特点的药物是

66. 为吸附胆固醇的树脂，可阻断肠道内胆汁酸中胆固醇重吸收的药物是

67. 可用于纯合子型家族性高胆固醇血症，也可明显降低LDL-C，减少心血管事件风险，用于冠状动脉粥样硬化性心血管疾病治疗的药物是

（68～69题共用备选答案）
A. 米氮平
B. 曲唑酮
C. 度洛西汀
D. 帕罗西汀
E. 丙米嗪

68. 属于选择性5-HT再摄取抑制剂，在临床上治疗焦虑障碍应用最广泛的药物是

69. 既可用于抑郁症和广泛性焦虑症，对SSRIs无效的严重抑郁症患者也有效的药物是

（70～71题共用备选答案）
A. 蒙脱石散
B. 匹维溴铵
C. 环孢素A
D. 复方地芬诺酯
E. 巴柳氮

70. 应将该药倒入50mL温水中充分稀释，摇匀服用，具有吸附作用，可用于肠易激综合征患者止泻的药物是

71. 切勿嚼碎、咀嚼，治疗肠易激综合征宜在进餐时用水吞服，不宜睡前吞服的药物是

（72～73题共用备选答案）
A. 二甲双胍
B. 洛塞那肽
C. （重组）人胰岛素
D. 谷赖胰岛素
E. 甘精胰岛素

72. 患者，男性，65岁，1型糖尿病。该患者使用药物时可餐前即刻或餐后立即给药，该药物是

73. 患者，女性，52岁，1型糖尿病。饮食不规律，欲每日1次固定时间给药，可选择的药物是

（74～75题共用备选答案）
A. 别嘌醇
B. 苯溴马隆
C. 秋水仙碱

D. 双氯芬酸
E. 地塞米松

74. 患者，男性，45岁，轻度肾功能不全，痛风间歇期，经检查尿尿酸＜600mg/24h，无肾结石，适宜选择的药物是

75. 患者，男性，52岁，痛风间歇期，尿尿酸≥1000mg/24h，有泌尿系统结石史，适宜选择的药物是

（76～77题共用备选答案）
A. 甲硝唑
B. 左氧氟沙星
C. 氨苄西林
D. 头孢吡肟
E. 复方磺胺甲噁唑

76. 患者，女性，30岁，为产后哺乳期，尿频、尿急伴尿痛，诊断为急性膀胱炎，适宜选择的抗菌药物是

77. 患者，男性，17岁，有青霉素过敏史，因寒战、发热、腰痛并伴有尿频、尿痛、下腹痛就诊，诊断为急性肾盂肾炎，适宜选择的抗菌药物是

（78～79题共用备选答案）
A. 维生素 B_1
B. 维生素 C
C. 维生素 B_6
D. 硫酸亚铁
E. 维生素 B_{12}

78. 患者，男性，42岁，因长期自行服用某药物导致缺乏叶酸出现巨幼细胞贫血，予以叶酸片5mg tid 进行治疗，为提高叶酸疗效可加用

79. 患者，女性，35岁，诊断为巨幼细胞贫血，未明确具体病因，予以叶酸进行治疗，为避免神经精神损害应加用

（80～81题共用备选答案）
A. 伊马替尼
B. 奥沙利铂
C. 贝伐珠单抗
D. 环磷酰胺
E. 美司钠

80. 可引起出血性膀胱炎的药物是

81. 降低出血性膀胱炎的风险的药物是

（82～83题共用备选答案）
A. 吲哚美辛
B. 糖皮质激素
C. 萘普生
D. 双醋瑞因
E. 医用几丁糖

82. 对 NSAIDs 治疗4～6周无效的严重 OA 或不能耐受 NSAIDs 治疗、持续疼痛、炎症明显者，可加用的注射剂为

83. 可关节腔注射，促进软骨细胞外基质合成，降低炎症反应，调节软骨细胞代谢；适用于早、中期患者的药物是

（84～85题共用备选答案）
A. 阿昔洛韦
B. 阿米替林
C. 芬太尼
D. 莫匹罗星
E. 氧化锌

84. 患者，男性，30岁，诊断为带状疱疹，疱疹已破溃，为预防感染可外用的药物是

85. 患者，女性，62岁，诊断为带状疱疹后遗神经痛，一线治疗药物是

(86～88题共用备选答案)
A. 罗格列酮
B. 醋酸甲羟孕酮
C. 来曲唑
D. 二甲双胍
E. 螺内酯

86. 对于想要怀孕的多囊卵巢综合征患者,可首选的诱导排卵药物是

87. 可以改善胰岛素抵抗,还可用于氯米芬抵抗的多囊卵巢综合征患者促进排卵的药物是

88. 适用于COC治疗效果不佳的高雄激素PCOS女性,治疗多毛症需要至少6个月才见效的药物是

(89～90题共用备选答案)
A. 静脉注射亚甲蓝,一次按体重5～10mg/kg,最大剂量为20mg/kg
B. 静滴普萘洛尔
C. 静脉滴注维生素K_1 10～30mg,一日1～3次
D. 阿托品1～2mg,每15～20分钟重复1次,直到青紫消失
E. 乙酰胺肌内注射,一次2.5～5g,一日2～4次

89. 香豆素类杀鼠药中毒患者,可选择的特效解毒剂是

90. 氰化物中毒患者,可选择的特效解毒剂是

三、综合分析选择题(共20题,每题1分。题目分为若干组,每组题目基于同一临床情景、病例、实例的背景信息逐题展开。每题的备选项中,只有1个最符合题意。)

(91～92题共用题干)
患者,女性,52岁,因反复情绪低落、烦躁,不愿与周围人接触,入院就诊,诊断为抑郁症,有青光眼病史。

91. 乙肝病毒携带者/患者、丙肝病毒携带者/患者、肝功能损害患者或氨基转移酶升高超过正常范围上限者禁用,禁与强效CYP1A2抑制剂(如氟伏沙明、环丙沙星)合用的药物是
A. 米氮平
B. 曲唑酮
C. 阿戈美拉汀
D. 文拉法辛
E. 度洛西汀

92. 该患者禁用的抗抑郁药物是
A. 吗氯贝胺
B. 阿米替林
C. 氟西汀
D. 文拉法辛
E. 度洛西汀

(93～94题共用题干)
患者,女性,49岁,近日因发热、咳嗽、咳黄痰就诊,临床诊断为下呼吸道细菌性感染,处方如下:

左氧氟沙星片　　0.5g qd po
氨溴索片　　　　30mg tid po
阿司匹林泡腾片　0.5g prn 冲服
维生素C片　　　0.2g tid po
板蓝根冲剂　　　1袋 tid po

93. 患者Hp(+),采用了PPI、克拉霉素、甲硝唑、铋剂的方案治疗。关于患者的用药指导的说法,正确的是
A. 质子泵抑制剂餐后服用
B. 甲硝唑餐前服用
C. 甲硝唑餐后服用
D. 铋剂餐后服用
E. 铋剂餐中服用

94. 在服用PPI、克拉霉素、甲硝唑、铋剂等药物时,下列注意事项中。错误的是

A. 用牛奶服药,减少对胃肠道的刺激
B. 服药期间及停药一周内,避免饮用含酒精饮品
D. 服药时避免与钙片同服,以免影响药物的作用
C. 服药期间,可能会发生便秘
E. 服药期间,大便颜色可能会变成黑色

(95～96题共用题干)
患者,女性,44岁。半年前诊断为支气管哮喘,间断口服沙丁胺醇 4mg tid 治疗,没有规律用药治疗。今日,因秋冬季节交替,出现明显喘憋,语不成句,被紧急送往医院。

95. 该患者出现支气管哮喘急性发作,应首选的治疗药物是
A. 沙丁胺醇片
B. 布地奈德气雾剂
C. 沙丁胺醇气雾剂
D. 沙美特罗-替卡松干粉吸入剂
E. 异丙托溴铵雾化吸入剂

96. 该患者支气管哮喘长期维持治疗宜选用的药物是
A. 沙丁胺醇片
B. 福莫特罗吸入剂
C. 沙丁胺醇气雾剂
D. 沙美特罗-替卡松干粉吸入剂
E. 茶碱片

(97～99题共用题干)
患者,男性,42岁,于2个月前无明显诱因出现多饮、多尿,每天饮水量约1000mL,小便次数增多,夜间小便2～3次,容易饥饿,无脾气暴躁,无其他不适,无发热喘息,面色苍白、多汗,不伴呼吸深大,头痛、头晕,视物模糊,意识障碍。门诊查空腹血糖:15.5mmol/L,尿糖3+,门诊以"糖尿病"收住,既往无特殊。

97. 属于速效胰岛素类似物的是

A. 赖脯胰岛素
B. 普通胰岛素
C. 预混胰岛素
D. 地特胰岛素
E. 甘精胰岛素

98. 关于胰岛素使用过程中的注意事项,描述不正确的是
A. 每次注射时应变换注射部位,两次注射点要至少间隔2cm
B. 未开启的胰岛素应冷藏保存
C. 冷冻后的胰岛素不可再应用
D. 使用中的胰岛素笔芯需冷藏保存
E. 使用中的胰岛素笔芯可与胰岛素笔一起使用或随身携带,在室温下最长可保存4～6周

99. 关于胰岛素起始治疗给药方案的说法,错误的是
A. 口服降糖药联合基础胰岛素治疗时,应在睡前皮下注射,起始剂量一般为 0.1～0.3U/(kg·d)
B. 每日1次预混胰岛素治疗时,起始剂量一般为 0.2U/(kg·d)
C. 每日2次预混胰岛素治疗时,起始剂量一般为 0.2～0.4U/(kg·d),按1:1的比例分配到早餐前和晚餐前
D. 根据患者空腹血糖水平调整胰岛素用量,通常每3～5天调整1次,每次调整1～4U直至空腹血糖达标
E. 如1个月后空腹血糖控制理想但 $HbA1_c$ 不达标,应考虑调整胰岛素治疗方案

(100～101题共用题干)
家住广州的74岁黄大爷,前胸痛15年,反酸、烧心10余年。数年前就已经明确诊断为胃食管反流病,但并没有在意。最近病情加重,医师开具奥美拉唑治疗。

100. 成人服用奥美拉唑的标准剂量是
A. 10mg,qd

B. 20mg，qd
C. 30mg，qd
D. 10mg，qid
E. 20mg，bid

101. 患者还患有高血压，血压160/90mmHg，为了避免加重胃食管反流症状，应避免使用的降压药是
A. 吲达帕胺
B. 哌唑嗪
C. 卡托普利
D. 氯沙坦
E. 硝苯地平

（102～104题共用题干）
患者，男性，69岁，患高血压20年，高脂血症10年，冠心病5年。1个月前因急性心肌梗死，于前降支植入一枚药物洗脱支架。

102. 该患者术后应进行双联抗血小板治疗，其持续治疗时间至少为
A. 6个月
B. 9个月
C. 12个月
D. 18个月
E. 24个月

103. 关于该患者抗血小板治疗方案的说法，错误的是
A. 双联抗血小板药物可选用阿司匹林+氯吡格雷
B. 双联抗血小板药物可选用阿司匹林+替格瑞洛
C. 双联抗血小板疗程结束后，可长期单用阿司匹林
D. 双联抗血小板疗程结束后，若阿司匹林不耐受，可长期单用替格瑞洛
E. 双联抗血小板疗程结束后，若阿司匹林不耐受，可长期单用氯吡格雷

104. 该患者于支架植入术后2个月出现柏油样便，Hb 60g/L，考虑消化道大出血。在立即给予抑酸、止血和支持治疗的同时，对抗血小板方案进行调整。下列方案中正确的是
A. 立即停用所有抗血小板药物
B. 降低现用抗血小板药物的剂量
C. 换用其他抗血小板药物
D. 换用口服抗凝药
E. 换用低分子量肝素皮下给药

（105～107题共用题干）
患者，女性，28岁，体重80kg。于12年前颅脑受外伤后出现癫痫，全面强直-阵挛发作，间断有失神发作，最初服用丙戊酸钠缓释片，后因效果不佳，陆续加用奥卡西平片、拉莫三嗪片，三药合用至今已有3年；另外间断服用碳酸钙片、骨化三醇胶丸。

105. 现患者出现低钠血症，血钠121mmol/L，导致该患者血钠降低的药物可能是
A. 奥卡西平片
B. 丙戊酸钠缓释片
C. 拉莫三嗪片
D. 碳酸钙片
E. 骨化三醇胶丸

106. 因患者计划怀孕，需调整给药方案，应首先考虑更换的药物是
A. 奥卡西平片
B. 拉莫三嗪片
C. 丙戊酸钠缓释片
D. 碳酸钙片
E. 骨化三醇胶丸

107. 关于抗癫痫药使用注意事项和患者教育的说法，错误的是
A. 应长期规律用药
B. 停药时应逐渐减量
C. 停药后复发率为20%～40%
D. 若持续1年以上无癫痫发作，可停药

E. 复发多在停药后 2 年内发生

（108～110 题共用题干）
患者，女性，29 岁，因双眼突出，颈部肿大入院就诊。查体：T 37.5℃，P 90 次/分，BP 100/60mmHg，眼裂增宽，甲状腺弥漫性肿大，无明显血管性杂音，被确诊为甲亢。

108. 该患者应服用的药物是
A. 卡托普利
B. 甲巯咪唑
C. 环磷酰胺
D. 左甲状腺素
E. 泼尼松

109. 该药物的初始剂量是
A. 0.2～0.5mg/d
B. 0.2～0.8mg/d
C. 25～80mg/d
D. 30～45mg/d
E. 300～450mg/d

110. 该药物的不良反应是
A. 胆汁淤积性黄疸
B. 淋巴结肿大
C. 腹泻
D. 白细胞计数升高
E. 心动过缓

四、多项选择题（共 10 题，每题 1 分。每题的备选项中，有 2 个或 2 个以上符合题意，错选、少选均不得分。）

111. 处方审核结果可判为不规范处方的有
A. 无特殊情况下，门诊处方超过 7 日用量
B. 药品的剂量、规格、数量、单位等书写不清楚
C. 文字不规范或不清晰
D. 重复用药
E. 中药饮片未单独开具处方

112. 属于 5-ASA 前体药物的有
A. 柳氮磺吡啶
B. 巴柳氮
C. 奥沙拉秦
D. 美沙拉秦
E. 磺胺吡啶

113. 关于深静脉血栓形成的患者使用抗凝药物，说法正确的有
A. 使用肝素时，应监测活化部分凝血活酶时间（APTT）
B. 为避免静脉炎的发生，尽量采用肌内注射
C. 华法林对胎儿有不良影响，孕妇禁用
D. 服用达比加群酯时请勿打开胶囊，避免药物吸收过多导致出血风险升高
E. 使用华法林时，应监测 INR 值

114. 以下行为符合"医嘱清楚准确"，可以防范开处方环节导致用药错误的有
A. 应拼写出单位全名，如"10 单位胰岛素"，不写"10U"
B. 写"每日 1 次"而不写"qd"
C. 小数表达使用引导零（如"0.5mL"），而不使用末尾零（如"5.0mL"）
D. 处方医师尽可能与患者、看护交流，说明处方和任何需预防和监测的情况
E. 避免地方性药品命名、化学名、不被认可的缩写药名、只写首字母或化学符号

115. 高警示药品一旦使用不当可对人体造成严重伤害甚至死亡。下列注射剂中，属于高警示药品的有
A. 50% 葡萄糖注射液
B. 胰岛素注射液
C. 浓氯化钾注射液
D. 阿托品注射液（5mg/支）
E. 地塞米松注射液

116. 昆虫叮咬后，可用来止痒的药物有
A. 炉甘石洗剂

B. 氯苯那敏
C. 西替利嗪
D. 红霉素
E. 紫云膏

117. 慢性乙肝患者在使用干扰素α进行治疗的期间，会诱发很多并发症，当出现了一些并发症，就意味着须停止干扰素α的治疗。这些并发症包括
A. 糖尿病酮症酸中毒
B. 严重神经精神症状
C. Graves病者
D. 视网膜病变
E. 间质性肺炎

118. 处方是医疗活动中关于药品调剂的重要书面文件，它的意义有
A. 规范性
B. 便捷性
C. 法律性
D. 经济性
E. 技术性

119. 药师在向患者发药时应做好交代，需要交代患者多喝水的药物有
A. 帕屈膦酸钠
B. 奈非那韦
C. 去氨加压素
D. 口服补液盐
E. 庆大霉素

120. 药师在与患者进行交流时，要明确交流的目的，把握谈话的主题和深度。刚开始交流时，多用开放性问题，下列属于开放性问题的有
A. 您在服用哪些处方药？
B. 您有药物过敏史吗？如果有，具体的表现是什么？
C. 您是如何保证按时服药的？
D. 您服用过抗过敏药来治疗过敏反应吗？
E. 您在哪个医院（诊所或药房）取药？

临考决胜卷（四）

一、最佳选择题（共40题，每题1分。每题的备选项中，只有1个最符合题意）

1. 医院里常用溶质质量分数为5%的双氧水（H_2O_2）溶液清洗受伤伤口，若要配制5%双氧水溶液600mL，需要用30%高浓度双氧水的体积为
   A. 30mL
   B. 40mL
   C. 100mL
   D. 200mL
   E. 400mL

2. 关于处方的格式和种类，说法不正确的是
   A. 医疗机构病区用药医嘱单也是处方
   B. 处方具有法律性、技术性和经济性
   C. 处方由前记、正文、后记三部分组成
   D. 临床诊断、开具日期是前记内容，医师、药师签名或签章是后记内容
   E. 急诊科处方用纸为淡红色，在右上角标注"急诊"

3. 下列关于药品通用名和别名对应关系错误的是
   A. 葡醛内酯—肝泰乐
   B. 氢氯噻嗪—速尿
   C. 地芬尼多—眩晕停
   D. 甲巯咪唑—他巴唑
   E. 泼尼松—强的松

4. 下列影响药品质量的因素中，错误的是
   A. 日光中的紫外线对药品变化常起着催化作用
   B. 空气中的二氧化碳被药品吸收，发生碳酸化而使药品变质
   C. 湿度太大能使药品潮解、液化、变质或霉败
   D. 温度过高能使药品变质，因此药物尽量在0～8℃贮存
   E. 尽管贮存条件适宜，时间过久也会逐渐变质、失效

5. 下列药物的适宜服用时间，正确的是
   A. 沙丁胺醇，睡前
   B. 洛伐他汀，清晨
   C. 维生素B_2，餐前
   D. 帕罗西汀，睡前
   E. 复方铝酸铋，餐后

6. 老年患者由于肝肾功能减退，服用普萘洛尔后易出现
   A. 灰婴综合征
   B. 呼吸暂停
   C. 周围神经炎
   D. 头痛、眩晕、低血压
   E. 过敏性疾病

7. 可加重锥体外系反应的联合用药是
   A. 哌替啶＋阿托品
   B. 肝素钠＋鱼精蛋白
   C. 氯丙嗪＋甲氧氯普胺
   D. 依他尼酸＋阿米卡星
   E. 甲巯咪唑＋丙硫氧嘧啶

8. 为了使新生儿安全有效地用药，必须熟悉新生儿药动学特点。关于新生儿药动学特点的说法，正确的是
   A. 胃黏膜尚未发育完全，主要在胃内吸收的药物吸收较少
   B. 新生儿的相对体表面积比成人大，皮肤对外部用药吸收快而多
   C. 新生儿的相对总体液量比成人高，水溶性药物经细胞外液稀释后排泄快

D. 药物代谢的所有酶系统在新生儿肝脏中的活性接近成人，药物代谢快而半衰期缩短
E. 新生儿的肾脏排泄较快，若使用青霉素G、吲哚美辛等药物需适当缩短给药间隔时间

9. 下列不属于国家免疫规划疫苗的是
A. 卡介苗
B. 脊髓灰质炎减毒活疫苗
C. A群流脑多糖疫苗
D. 水痘减毒活疫苗
E. 甲肝减毒活疫苗

10. 作用于纤维蛋白原，能够预防血栓形成的降纤药物
A. 氯吡格雷
B. 奥扎格雷
C. 巴曲酶
D. 双嘧达莫
E. 噻氯匹定

11. 妊娠妇女服用抗癫痫药奥卡西平可导致缺乏的维生素是
A. 维生素E
B. 维生素A
C. 维生素D
D. 维生素C
E. 叶酸

12. 对于多重耐药革兰阴性菌感染的肾盂肾炎住院患者，可选用的治疗药物是
A. 阿米卡星
B. 万古霉素
C. 厄他培南
D. 左氧氟沙星
E. 阿莫西林

13. 患者，男性，27岁，每年入冬后手指、手背处出现水肿性紫红斑（无破溃），按之褪色，痒感明显，诊断为冻疮。近日前来社区药房购药，药师应推荐的药品是

A. 紫云膏
B. 酮康唑洗剂
C. 泼尼松乳膏
D. 红霉素软膏
E. 特比萘芬乳膏

14. 可用于治疗充盈性尿失禁、前列腺增生症，主要不良反应是性功能减退、乳房增大的药物是
A. 多沙唑嗪
B. 奥昔布宁
C. 非那雄胺
D. 坦索罗辛
E. 索利那新

15. 患者，男性，52岁，支气管哮喘病史10年。因间断喘息发作，长期按需服用福莫特罗—布地奈德干粉吸入剂。该患者可能出现的不良反应中，不包括
A. 声音嘶哑
B. 骨骼肌震颤
C. 前列腺增生
D. 心律紊乱
E. 念珠菌感染

16. 能减轻焦虑或焦虑伴发的抑郁症状，尤其适用于老年人的药物是
A. 阿米替林
B. 帕罗西汀
C. 丁螺环酮
D. 度洛西汀
E. 曲唑酮

17. 可用于治疗以入睡困难为主诉的失眠以及昼夜节律失调性睡眠障碍，但在我国尚未上市的药物是
A. 雷美尔通
B. 米氮平
C. 多塞平
D. 阿普唑仑

E. 阿戈美拉汀

18. 下列治疗消化性溃疡的药物中,严重肝、肾功能不全无须调整剂量的药物是
A. 艾司奥美拉唑
B. 西咪替丁
C. 吉法酯
D. 米索前列醇
E. 胶体果胶铋

19. 患者,男性,61岁,患有胆石症,近期因肠道感染诱发了胆囊炎,决定进行抗感染治疗,可首选的药物不包括
A. 头孢他啶+甲硝唑
B. 头孢曲松+甲硝唑
C. 头孢哌酮—舒巴坦
D. 哌拉西林—他唑巴坦
E. 亚胺培南—西司他丁

20. 患者,女性,45岁,近期确诊为2型糖尿病,使用降糖药治疗,出现了腿部及脸部的水肿,可能服用的药物是
A. 二甲双胍
B. 罗格列酮
C. 阿卡波糖
D. 格列美脲
E. 达格列净

21. 可同时作用于成骨细胞和破骨细胞,具有抑制骨吸收和促进骨形成的双重作用,可降低椎体和非椎体骨折的发生风险的药物是
A. 碳酸钙
B. 维生素D
C. 阿仑膦酸钠
D. 四烯甲萘醌
E. 雷奈酸锶

22. 关于对佝偻病患者的用药注意事项和教育,说法错误的是
A. 提倡户外活动,进行日光疗法

B. 服用维生素D中毒后,应停饮豆浆,改饮牛奶,并口服泼尼松治疗
C. 补充维生素D的同时要注意补钙
D. 初始治疗佝偻病的维生素D的口服剂量为2000～4000IU/d
E. 中国营养学会推荐孕妇的维生素D补充量为400IU/d

23. 患者,女性,40岁,近期面色苍白、失眠、心悸就诊,确诊为巨幼细胞贫血。医生给予的治疗方案中,不正确的是
A. 伴有神经系统表现者对治疗反应各异,应连续肌注维生素B_{12} 250～500μg
B. 叶酸缺乏且胃肠道吸收障碍,可以用亚叶酸钙1mg,肌注,qd
C. 维生素B_{12}缺乏无吸收障碍者,后期可以口服维生素B_{12}片剂500μg,qd
D. 维生素B_2缺乏且胃肠吸收障碍者,可以肌注维生素B_{12} 100～500μg,qd
E. 对于不能明确是维生素B_{12}缺乏还是叶酸缺乏或二者同时缺乏者,应进行检查,并单一用药

24. 患者,男性,72岁,诊断为转移性非小细胞肺癌,采用吉非替尼250mg qd 靶向治疗,既往有乙型肝炎病史,患者用药期间应密切监视的特殊不良反应是
A. 出血、血栓和栓塞
B. 间质性肺病
C. 手足综合征
D. 血压升高
E. 生殖系统毒性

25. 患者,男性,65岁,因高血压晚期而出现肾衰竭,合并肾性骨病、高磷血症,又检测出钙离子浓度2.85mmol/L(正常范围:2.25～2.75mmol/L),临床上可选择进行降磷治疗的药物是
A. 碳酸钙
B. 阿法骨化醇
C. 氢氧化铝

D. 司维拉姆

E. 骨化三醇

26. 患者，男性，72岁，临床诊断为小细胞肺癌，接受过2种化疗方案治疗后又复发，加用安罗替尼治疗关于该患者的用药指导和教育，说法错误的是

A. 该药物要警惕出血或栓塞等特殊不良反应

B. 口服，早餐前服用12mg，qd

C. 需连续服用3周再观察效果

D. 一旦出现严重出血反应，应永久停药

E. 若发生幽门螺旋杆菌感染，避免使用克拉霉素进行抗菌

27. 下列会导致性腺抑制、男性不育、女性闭经的抗风湿药物是

A. 阿巴西普

B. 柳氮磺吡啶

C. 利妥昔单抗

D. 雷公藤

E. 青藤碱

28. 伴有喘息的急性支气管炎患者可选用的药物是

A. 祛痰药

B. 镇咳药

C. 第一代抗组胺药

D. 减充血药

E. β受体激动剂

29. 患者，女性，45岁，既往有心律失常（Q-T间期延长）、低钾血症病史。近日因发热、咳嗽、咳痰就诊，诊断为社区获得性肺炎。该患者不宜选用的药物是

A. 克拉霉素

B. 头孢呋辛酯

C. 甲硝唑

D. 阿莫西林

E. 阿米卡星

30. 属于时间依赖性抗生素且抗菌作用持续时间长，给药方案应采取日剂量分2次给药的是

A. 多黏菌素

B. 达托霉素

C. 林可霉素

D. 阿奇霉素

E. 四环素

31. 下列与PDE-5抑制剂联用会导致严重低血压的药物是

A. 卡托普利

B. 氯沙坦

C. 普萘洛尔

D. 硝酸甘油

E. 氢氯噻嗪

32. 长期使用可导致心脏毒性的抗肿瘤药物不包括

A. 多柔比星

B. 环磷酰胺

C. 紫杉醇

D. 氟胞嘧啶

E. 氟尿嘧啶

33. 关于癌症疼痛患者镇痛药物使用原则的说法，不正确的是

A. 按阶梯给药

B. 提倡无创的给药方式，能口服尽量口服

C. 疼痛时用药，不痛时不需用药

D. 应个体化用药

E. 注意预防药物的不良反应

34. 患者，男性，70岁，有消化性溃疡病史，诊断为类风湿关节炎（RA），以下关于使用非甾体抗炎药的原则，说法正确的是

A. 为提高依从性，优先选用半衰期长的品种

B. 当使用一种NSAIDs效果不佳，可联用另一种NSAIDs

C. 可长期单独用于RA

D. 宜选用选择性COX-1抑制剂

E. 使用非选择 NSAIDs，同时加用 PPI

35. 患者，女性，68 岁，诊断为骨性关节炎，经口服药物治疗效果不佳考虑关节腔注射给药，不包括的药物是
A. 透明质酸钠
B. 氨基葡萄糖
C. 泼尼松龙
D. 医用几丁糖
E. 生长因子

36. 干扰素 α 治疗病毒性乙型肝炎过程中应监测患者的不良反应。关于干扰素 α 的不良反应及处置方法的说法，不正确的是
A. 用药 1 周内几乎所有患者都会出现流感样症状，一般 10 日左右症状便可消失
B. 定期监测血常规，中性粒细胞计数明显降低时可皮下注射白介素 -11
C. 监测神经精神症状，出现情绪低落、焦虑、易怒应及时就医诊治
D. 监测甲状腺功能、TPOAb 和 TGAb，仅 TSH 异常的亚临床甲减或甲亢，可暂不处理并继续观察
E. 出现高热，肌肉、关节酸痛难以耐受者可口服对乙酰氨基酚

37. 关于单纯疱疹病毒（HSV）感染，说法正确的是
A. HSV-1 和 HSV-2 不存在交叉免疫
B. 持续性 HSV 感染会导致淋巴瘤的风险增加
C. 新生儿应尽可能避免接触 HSV 感染者
D. 对患有生殖器疱疹的产妇，经综合评估无风险也可经阴道分娩
E. 目前无有效的疫苗

38. 患者，女性，33 岁，诊断为盆腔炎。关于该患者抗感染治疗原则，说法不正确的是
A. 应根据患者病情及接受程度、药物有效性及性价比等综合考虑，个体化用药
B. 在确诊 48 小时内及早经验性使用抗菌药物

C. 药物治疗持续 72 小时无明显改善者应重新评估
D. 尽可能单药起始，足量、足疗程用药
E. 应用头孢菌素类药物期间及用药 1 周内应避免饮酒或酒精性饮料

39. 患者，女性，44 岁，因乳房胀痛就诊，经询问得知：月经周期失去既往规律，经期 ≥ 7 天，近期情绪波动明显，月经期偏头痛加重。诊断为绝经过渡期早期。患者希望调整月经问题，对该患者疾病适宜选择的治疗方案是
A. 单孕激素补充方案
B. 单雌激素补充方案
C. 雌、孕激素连续联合方案
D. 雌、孕激素序贯方案
E. 阴道局部雌激素

40. 巴比妥类镇静催眠药急性中毒后可置于中毒者胃内进行导泻的药物是
A. 硫酸亚铁
B. 硫酸镁
C. 硫酸锌
D. 硫酸铜
E. 硫酸钠

二、配伍选择题（共 50 题，每题 1 分。题目分为若干组，每组题目对应同一组备选项，备选项可重复选用，也可不选用，每题只有 1 个选项最符合题意）

（41～42 题共用备选答案）
A. 万古霉素
B. 呋塞米
C. 尼莫地平
D. 利巴韦林
E. 氯化钾注射液

41. 与多巴胺直接混合可形成黑色聚合物沉淀的药物是

42. 切忌直接静脉注射,于临用前稀释,否则不仅引起剧痛,甚至可引发心脏停搏的药物是

(43～44题共用备选答案)
A. 葡萄糖注射液湿敷
B. 硫酸镁溶液口服
C. 硫酸镁注射液静脉注射
D. 氯化钙注射液静脉滴注
E. 硫酸镁溶液湿敷

43. 患者,女性,28岁,妊娠8个月,突然出现抽搐,从小腹开始,发展至全身,口唇发绀意识丧失,诊断为子痫,应选用的治疗方法是

44. 患者,男性,34岁,在静脉滴注复方氨基酸注射液过程中,穿刺部位出现水肿,可选用的治疗方法是

(45～46题共用备选答案)
A. 麻醉药品
B. 高警示药品
C. 生物制品
D. 医疗机构制剂
E. 第二类精神药品

45. 不得零售,调剂部门实行"五专管理"的药品是

46. 市场上未供应,只能在本医疗机构内凭执业(助理)医师的处方使用,不得进入市场流通的药品是

(47～49题共用备选答案)
A. X级
B. A级
C. D级
D. B级
E. C级

47. 既往有癫痫病史的孕妇为了预防抗癫痫药物可能带来的致畸作用,规律使用叶酸进行预防,该叶酸的妊娠毒性为

48. 可能引起灰婴综合征及带来骨髓抑制作用的常见药物,该药物的妊娠毒性为

49. 作为延缓类风湿关节炎进展的首选药,使用频率为一周一次,该药物妊娠毒性为

(50～51题共用备选答案)
A. 肝脏
B. 血液
C. 听神经
D. 肾脏
E. 胃肠道

50. 异烟肼长期使用易导致的药源性疾病损伤部位为

51. 患者,男性,66岁,非小细胞肺癌晚期,规律使用顺铂等抗肿瘤药物进行化疗,该患者常见的药源性疾病损伤部位为

(52～54题共用备选答案)
A. 血红蛋白升高
B. 嗜酸性粒细胞计数升高
C. 血清淀粉酶升高
D. 肌酸激酶升高
E. 血清尿素氮升高

52. 急性胰腺炎患者进行实验室检查时常出现

53. 慢性肾衰竭患者进行实验室检查时常出现

54. 急性心肌梗死患者进行实验室检查时常出现

(55～56题共用备选答案)
A. 急性肾衰竭
B. 刺激性干咳

C. 共济失调
D. 便秘
E. 支气管哮喘

55. 患者，男性，28岁，经常出现颜面部骤发性疼痛，诊断为三叉神经痛，该患者首选使用的药物可能带来的不良反应为

56. 患者，女性，33岁，因脚趾骨折住院治疗，为缓解夜间剧痛，医生开具了氨酚羟考酮，该药物可能带来的不良反应为

（57～58题共用备选答案）
A. 孟鲁司特
B. 氯雷他定
C. 色甘酸钠
D. 苯海拉明
E. 丙酸氟替卡松

57. 针对花粉过敏的过敏性鼻炎患者，推荐使用的起效快速、作用持续时间较长，能明显缓解鼻部症状，但对改善鼻塞的效果有限，一般每天只需用药一次的一线治疗药物是

58. 为过敏性鼻炎的一线药物，对鼻塞症状的改善作用较好，且能够用于治疗阿司匹林诱发的哮喘的药物是

（59～60题共用备选答案）
A. 左旋多巴
B. 司来吉兰
C. 苯海索
D. 金刚烷胺
E. 普拉克索

59. 通过抑制单胺氧化酶B，治疗帕金森症，但合并胃溃疡患者慎用的药物是

60. 促进多巴胺释放，但合并胃溃疡、癫痫患者慎用，不宜夜间服用的药物是

（61～62题共用备选答案）
A. 右美沙芬
B. 阿奇霉素
C. 头孢曲松
D. 哌拉西林—他唑巴坦
E. 阿米卡星

61. 患者，男性，68岁，有吸烟史30年，诊断为慢性阻塞性肺病，逐步升级到ICS-LABA-LAMA+PDE-4抑制剂治疗仍有急性加重，可考虑使用的药物是

62. 患者，女性，76岁，慢性阻塞性肺病病史10年，一年来四次因急性加重入院，予以抗感染等治疗。近日因咳嗽咳痰加重再次入院，FEV_1占预计值28%，经验性抗感染治疗时适宜选用的药物是

（63～65题共用备选答案）
A. 氯沙坦钾
B. 普萘洛尔
C. 地尔硫䓬
D. 氨氯地平
E. 吲达帕胺

63. 患者，女性，52岁，高血压病史12年，慢性肾功能不全，该患者适宜选择的降压药是

64. 患者，女性，75岁，高血压合并冠心病，慢性阻塞性肺病10年，该患者慎用的药物是

65. 患者，男性，58岁，高血压合并稳定型心绞痛，用药后出现齿龈增生，该患者使用的降压药物是

（66～67题共用备选答案）
A. 呋塞米
B. 左西孟旦
C. 美托洛尔
D. 伊伐布雷定

E. 沙库巴曲缬沙坦

66. 患者,男性,70岁,急性失代偿性左心衰竭,使用呋塞米后症状未改善,可选择的正性肌力药是

67. 患者,女性,65岁,NYHA心功能Ⅲ级,使用沙库巴曲缬沙坦、螺内酯、比索洛尔治疗,血压150/90mmHg,心率75次/分,可加用的药物是

(68～69题共用备选答案)
A. 维生素K
B. 硫酸鱼精蛋白
C. 达比加群
D. 胰酶
E. 双嘧达莫

68. 若患者口服华法林导致脑出血,应立即停药,并静脉应用

69. 若患者皮下注射普通肝素导致脑出血,应立即停药,并静脉应用

(70～71题共用备选答案)
A. 奥美拉唑
B. 枸橼酸铋钾
C. 克拉霉素
D. 甲硝唑
E. 米索前列醇

70. 可引起子宫平滑肌收缩且具有致畸性,禁用于妊娠期,治疗期间应有效避孕的药物是

71. 服用后可引起大便呈灰黑色的药物是

(72～73题共用备选答案)
A. 碘化钾
B. 甲巯咪唑
C. 丙硫氧嘧啶
D. 左甲状腺素

E. 糖皮质激素

72. 患者,女性,36岁,长期易疲劳、畏寒、体重增加,经实验室检查,诊断为甲状腺功能减退症。建议使用的药物是

73. 患者,女性,48岁,近日实验室检查FT_3、FT_4水平下降,该患者腺垂体功能减退伴有肾上腺皮质功能减退。建议使用的药物是

(74～75题共用备选答案)
A. 二甲双胍
B. 吡格列酮
C. 达格列净
D. 格列美脲
E. 沙格列汀

74. 患者,男性,50岁,2型糖尿病。既往使用磺胺类药物后过敏,不宜选用的药物是

75. 患者,女性,65岁,骨质疏松2年,且伴有2型糖尿病,不宜选用的药物是

(76～77题共用备选答案)
A. 多沙唑嗪
B. 托特罗定
C. 米拉贝隆
D. 米多君
E. 苯噻啶

76. 患者,女性,58岁,主诉自绝经以来出现不受控制尿湿裤子,近半年症状加重就诊,诊断为中度压力性尿失禁,可使用的治疗药物是

77. 患者,男性,63岁,体检发现有前列腺增生症,未特殊处理,近期出现充盈性尿失禁,首选的治疗药物是

(78～79题共用备选答案)
A. 叶酸片 0.4mg tid po

B. 叶酸片 5mg tid po
C. 富马酸亚铁 0.3g tid po
D. 维生素 B_{12} 500μg qd po
E. 维生素 B_{12} 100μg qm im

78. 患者，女性，48岁，因癫痫长期使用药控制病情，近期出现头昏、心悸、味觉下降。血清检查叶酸水平下降，诊断为巨幼细胞贫血，该患者适宜选择的治疗方案是

79. 患者，男性，55岁，有萎缩性胃炎病史，实验室检查：血清内因子抗体(+)，诊断为恶性贫血，该患者维持期治疗适宜选择的治疗方案是

(80～81题共用备选答案)
A. 托烷司琼
B. 美司钠
C. 右雷佐生
D. 甲氧氯普胺
E. 洛哌丁胺

患者，女性，52岁，因乳腺癌使用多柔比星进行化疗

80. 为防治心脏毒性可使用的药物是

81. 为防治恶心、呕吐可使用的止吐药物是

(82～83题共用备选答案)
A. 阿巴西普
B. 英夫利昔单抗
C. 阿那白滞素
D. 利妥昔单抗
E. 托法替布

82. 可用于类风湿关节炎，属于肿瘤坏死因子拮抗剂的药物是

83. 可用于类风湿关节炎，属于抗CD20单抗的药物是

(84～85题共用备选答案)
A. 0.2g 每日5次
B. 0.25g 每日3次
C. 0.8g 每日3次
D. 0.8g 每日2次
E. 1.0g 每日3次

84. 肌酐清除率＜10mL/min 时，用于带状疱疹，阿昔洛韦的用法用量为

85. 肌酐清除率正常时，用于单纯疱疹，阿昔洛韦的用法用量为

(86～88题共用备选答案)
A. 咪康唑栓剂 100mg，每日一次，共 7 日
B. 咪康唑栓剂 100mg，每日一次，共 14 日
C. 甲硝唑 400mg，口服，每日 2 次，连用 7 日
D. 咪康唑栓剂 100mg，每日一次，共 14～21 日
E. 无需进行治疗

86. 患者，女性，31岁，诊断为重度外阴阴道假丝酵母菌病，宜采用的治疗方案为

87. 患者，女性，44岁，诊断为复发性外阴阴道假丝酵母菌病，宜采用的治疗方案为

88. 患者，女性，39岁，诊断为无症状细菌性阴道病，宜采用的治疗方案为

(89～90题共用备选答案)
A. 硫酸镁
B. 阿托品
C. 硫代硫酸钠
D. 乙酰半胱氨酸
E. 维生素 K_1

89. 有机磷中毒患者可以选择的解毒剂为

90. 香豆素类杀鼠药中毒患者可以选择的解毒剂为

三、综合分析选择题（共20题，每题1分。题目分为若干组，每组题目基于同一临床情景、病例、实例的背景信息逐题展开。每题的备选项中，只有1个最符合题意。）

（91～94题共用题干）
患者，女性，35岁，平时有喝饮料的习惯，尤其喜欢喝葡萄柚汁，近期因头晕、心悸、头痛入院就诊，查血压：162/95mmHg，诊断为高血压、冠心病。医师开具处方：氨氯地平片、洛伐他汀片、阿司匹林肠溶片、依那普利片、美托洛尔缓释片。

91. 根据高血压临床分级情况，该患者属于
A. 1级高血压
B. 2级高血压
C. 3级高血压
D. 单纯收缩期高血压
E. 单纯舒张期高血压

92. 医师开具的处方药中，会与该患者的生活习惯发生冲突的是
A. 氨氯地平片
B. 洛伐他汀片
C. 阿司匹林肠溶片
D. 依那普利片
E. 美托洛尔缓释片

93. 该患者治疗后出现了肌肉酸痛，检查发现肌酸激酶升高，应停用的药物是
A. 氨氯地平片
B. 洛伐他汀片
C. 阿司匹林肠溶片
D. 依那普利片
E. 美托洛尔缓释片

94. 该患者在使用药物治疗的过程中，药师对其的叮嘱正确的是
A. 美托洛尔缓释片不可掰开服用
B. 阿司匹林肠溶片应于饭后服用
C. 美托洛尔缓释片和阿司匹林肠溶片均不能嚼服
D. 洛伐他汀片可能会引起干咳
E. 氨氯地平片应于临睡前服用

（95～96题共用题干）
患者，女性，35岁，因婚后两年无子，继而引发焦虑失眠，医师开具处方：舒乐安定1.0mg/d hs。

95. 根据医生的处方情况，药师应该调配并发给该患者的药物是
A. 地西泮
B. 硝西泮
C. 氯氮䓬
D. 艾司唑仑
E. 阿普唑仑

96. 由于长期服用苯二氮䓬类药物会出现药物依赖及停药反跳，原则上应注意的事项，不正确的是
A. 使用最低有效剂量
B. 间断给药，每周2～4次
C. 短期用药，用药周期不超过3～4周
D. 症状好转时，应逐渐停药
E. 减药方案是每天减掉原药的50%

（97～99题共用题干）
患儿，男性，1岁零3个月，体重7.5kg，以"发育落后5月余"之代主诉入院。入院查体：T 36.8℃，P 130bpm，R 22bpm，发育评估结果显示该患儿言语能力、应人能力均较正常落后，膝腱反射及跟腱反射不易引出，肌张力异常，游离T_3、游离T_4及总T_3、总T_4降低，促甲状腺激素升高，尿液激素异常。临床诊断为"精神运动发育迟滞、亚临床甲状腺功能减退"。

97. 医师给该患儿主要推荐的治疗药物是左甲

状腺素,该药儿童服用需要较高的剂量,约为 2.0μg/(kg·d),则3天后,该患者已服用左甲状腺素的总剂量为

A. 6μg
B. 15μg
C. 30μg
D. 45μg
E. 60μg

98. 关于左甲状腺素,最佳的服用时间为

A. 早餐前30分钟
B. 早餐前60分钟
C. 餐中
D. 餐后
E. 睡前

99. 若左甲状腺素服用过量,可能会出现甲状腺功能亢进症状,下列不属于甲亢临床表现的是

A. 手抖、心悸
B. 多汗
C. 腹泻
D. 体重增加
E. 失眠与烦躁

(100~102题共用题干)
患者,女性,33岁,妊娠早期,不明原因出现低热,伴有寒战和头痛,否认有高血压、糖尿病、甲状腺疾病等病史。入院查体温:38.4℃,WBC:11.0×10⁹/L,胎儿一切正常。

100. 根据该患者所测得的体温,其发热的程度属于

A. 正常体温
B. 低热
C. 中等度热
D. 高热
E. 超高热

101. 该患者首选的解热镇痛药是

A. 阿司匹林
B. 对乙酰氨基酚
C. 布洛芬
D. 尼美舒利
E. 塞来昔布

102. 关于对该患者的用药指导与患者教育,说法错误的是

A. 该患者服用的药物剂量应为0.3~0.6g,qid
B. 服用该药物的同时,可配合服用一些毒性小的抗生素
C. 所选药物应为餐后服用
D. 在妊娠期,可长期使用该药物
E. 该药物进入乳汁的浓度相对较低,故哺乳期发热也可使用

(103~105题共用题干)
患者,男性,70岁,进食后饱胀不适伴反酸5年余,黑便1天。胃镜检查提示:胃多发性溃疡(A1期)伴出血。^{13}C呼气试验:Hp(+)。患者既往有脑卒中,高血压病史8年,口服替米沙坦、美托洛尔及硝苯地平控制血压,使用氯吡格雷预防血栓。

103. 该患者计划采用PPI进行胃溃疡的抑酸治疗,应选择的药物是

A. 西咪替丁
B. 雷尼替丁
C. 雷贝拉唑
D. 奥美拉唑
E. 艾司奥美拉唑

104. 该患者的^{13}C呼气试验呈现Hp(+),应用四联疗法根除,采用方案:阿莫西林+克拉霉素+PPI+枸橼酸铋钾。在此方案中,服药时间分别是餐前和餐后的是

A. 阿莫西林,克拉霉素
B. PPI,枸橼酸铋钾
C. 阿莫西林,PPI

D. 枸橼酸铋钾，克拉霉素
E. 克拉霉素，PPI

105. 根据材料所述的用药情况，该患者服用的所有药物中，可能引起的不良反应不包括
A. 踝部水肿
B. 高钾血症
C. 干咳
D. 心动过缓
E. 出血

（106～108题共用题干）
患者，男性，65岁，有明显左心室肥大病史，近期突发心悸、乏力、胸闷，几近晕厥。家人迅速将其送医，入院诊断为心房颤动伴有脑血管栓塞，办理住院治疗。

106. 房颤是卒中的独立危险因素，预防房颤引起的血栓栓塞事件是房颤治疗策略中的重要环节。下列不推荐用于房颤血栓栓塞的预防药物是
A. 华法林
B. 肝素
C. 阿司匹林
D. 达比加群酯
E. 利伐沙班

107. 根据该患者的房颤情况，若想要恢复窦性心律并维持复律后心律，可首选的药物是
A. 美托洛尔
B. 普罗帕酮
C. 胺碘酮
D. 氟卡尼
E. 维拉帕米

108. 若因房颤引发急性心室率加快，可优先选择的一线控制心室率的药物是
A. 美托洛尔
B. 地尔硫䓬
C. 地高辛
D. 胺碘酮
E. 普罗帕酮

（109～110题共用题干）
患者，男性，55岁，持续咳嗽15天，喘息且呼吸困难，并伴有大量脓痰，入院诊断为急性支气管炎。

109. 伴有喘息的急性支气管炎患者，可选用的药物是
A. 右美沙芬
B. 奥司他韦
C. 沙丁胺醇
D. 苯海拉明
E. 氨溴索

110. 若医师开具了复方甲氧那明胶囊，用于治疗该患者的喘息性支气管炎。该复方制剂没有包含的成分是
A. 马来酸氯苯那敏
B. 氨茶碱
C. 右美沙芬
D. 那可丁
E. 盐酸甲氧那明

四、多项选择题（共10题，每题1分。每题的备选项中，有2个或2个以上符合题意，错选、少选均不得分）

111. 关于良性前列腺增生症的药物治疗，正确的有
A. 5α还原酶抑制剂需长时间使用以控制前列腺的体积
B. 正在使用酮康唑的患者，建议使用奥昔布宁治疗良性前列腺增生症
C. 药物治疗的短期目标是缓解下尿路症状，长期目标是延缓疾病的临床进展，预防并发症
D. α₁受体阻滞剂有利于快速控制下尿路症状
E. 使用α₁受体阻滞剂，注意预防直立性低血压

112. 调配药品时应根据患者情况加贴个体化用药方法的标签,不能只依赖药品说明书。下列标签提示正确的有

A. 每日3次,每次2片

B. 每日2~3次,每次25mg

C. 2~10℃冷处保存

D. 每日不超过6片

E. 服药后不宜驾驶机动车、船

113. 下列药物适宜餐前给药的有

A. 枸橼酸铋钾

B. 甲氧氯普胺

C. 阿仑膦酸钠

D. 莫沙必利

E. 二甲双胍

114. 关于视疲劳的患者教育和用药指导,说法正确的有

A. 工作光线明暗适中,避免夜间看手机

B. 避免长时间近距离接触视频终端设备,如手机、iPad等

C. 类风湿关节炎、糖尿病、甲状腺疾病容易引起干眼症,进而表现出视疲劳症状,应该积极治疗原发疾病

D. 保持眼部较为湿润的微环境

E. 采用雾视法、远眺法、眼部按摩来调节眼部肌肉疲劳

115. 关于急性支气管炎治疗的说法,正确的有

A. 伴咳嗽时可以选择可待因进行镇咳

B. 伴喘息时可以选择福莫特罗进行平喘

C. 有流感患者接触史可以选择奥司他韦进行抗病毒

D. 考虑有百日咳时,由于疾病呈现自限性,也不需要进行抗菌治疗

E. 当急性支气管炎的诊断不确定时,检测降钙素原有助于决定抗菌药物的使用

116. 高钾血症患者不能使用的降压药有

A. 卡托普利

B. 氢氯噻嗪

C. 阿米洛利

D. 呋塞米

E. 厄贝沙坦

117. 患者,男性,53岁,早期帕金森病史3年,家庭条件拮据,无法承受高额医药费。该患者推荐选用的药物不包括

A. 恩他卡朋双多巴片

B. 盐酸普拉克索片

C. 金刚烷胺片

D. 卡左双多巴缓释片

E. 多巴丝肼片

118. 患者,女性,28岁,长期便秘,无诱因腹痛,左下腹多见。前来医院就诊后,诊断为肠易激综合征。该患者可使用的药物有

A. 利福昔明

B. 洛哌丁胺

C. 曲美布汀

D. 利那洛肽

E. 复方地芬诺酯

119. 患者,女性,65岁,骨质疏松5年。下列会加重骨质疏松的药物有

A. 糖皮质激素

B. 四烯甲萘醌

C. 唑来膦酸盐

D. 迪诺塞麦

E. 质子泵抑制剂(≥1年)

120. 患者,女性,23岁,因缺铁性贫血口服铁剂治疗期间,关于生活方式的注意事项说法正确的有

A. 适当摄入富含果糖的水果有利于铁剂的吸收

B. 适当多摄入肥肉有利于铁剂的吸收

C. 摄入足够的富含蛋白质食物

D. 多摄入含铁丰富的食物,如猪肝、黄豆、蔬菜、芝麻、黑木耳

E. 用药时避免饮茶和咖啡

临考决胜卷（五）

一、最佳选择题（共40题，每题1分。每题的备选项中，只有1个最符合题意）

1. 下列信息中属于三级信息的是
   A. 临床实践指南
   B. 文摘数据库
   C. 中国药学杂志
   D. 中国药学文摘
   E. 实验研究结果

2. 关于门诊处方调配，说法错误的是
   A. 仔细阅读处方，按照药品顺序逐一调配
   B. 对麻醉药品等特殊管理药品分别登记账卡
   C. 同时调配两张相似处方，以提高调配速度
   D. 对需要特殊保存的药品加贴醒目标签以提示患者注意
   E. 药品配齐后，与处方逐条核对药名、剂型、规格、数量和用法

3. 中药与化学药同服会发生相互作用而导致不良后果，不属于此种情况的是
   A. 金银花与青霉素
   B. 异烟肼与昆布片
   C. 乳酶生与黄连上清片
   D. 舒肝丸与甲氧氯普胺
   E. 碳酸氢钠与山楂丸

4. 某长跑运动员为了提高自己的比赛成绩，偷偷使用了能够使自己长时间忍受肌肉疼痛的兴奋剂，经血液检查发现后失去比赛资格，则该运动员使用的兴奋剂是
   A. 可待因
   B. 可卡因
   C. 人促红细胞生成素
   D. 麻黄碱
   E. 甲睾酮

5. 执业药师运用时辰药理学知识来制定合理的给药方案，按时辰规律给药能准确而及时地将药物送达病灶，使给药时间与人体生物节律同步，使用药更加科学、有效、安全、经济。下列药物在应用时，不符合时辰药理学规律给药的是
   A. 多数平喘药宜于临睡前服用
   B. 他汀类调脂药在晚间临睡前服药比白天更加有效
   C. 氨基糖苷类抗生素在使用时可增加白天剂量、降低夜间剂量
   D. 对于氢化可的松、泼尼松、泼尼松龙等药物，可每日1次，于晚上7～8时给药
   E. 血管紧张素Ⅱ受体阻滞剂在睡前服药可使昼夜血压比值增高，并有助于非杓型血压向杓型血压的转化

6. 药师在填写不良反应报告表时，无须填写的内容是
   A. 不良反应的主要临床症状和体征
   B. 引起不良反应的可疑药品通用名、商品名、生产厂家全名、产品批号、用法与用量
   C. 使用药品同一剂量的起止时间
   D. 经采取相应医疗措施后不良反应的治疗效果
   E. 经采取相应医疗措施后原患疾病的治疗效果

7. 甲状腺功能亢进症患者服用丙硫氧嘧啶，可引起的典型药源性疾病是
   A. 粒细胞减少症
   B. 消化性溃疡
   C. 慢性肾衰竭
   D. 溶血性贫血
   E. 呼吸抑制

8. 患者，男性，52岁，肾移植后给予环孢素。关于环孢素的使用注意事项，说法错误的是
A. 早、晚各给药一次，间隔12小时
B. 根据药物谷浓度调整给药剂量
C. 餐前或餐后给药，但用药时间要求保持一致
D. 第一个月内保持血药浓度维持在150～300ng/mL
E. 软胶囊应嚼碎服用

9. 患者，女性，37岁，近期出现发热、咳嗽、咳痰、全身不适、呼吸困难，血常规：WBC 16.4×10^9/L，痰培养结果：B族乙型溶血性链球菌（+）。诊断为B族乙型溶血性链球菌导致的肺炎。下列用法用量正确的是
A. 盐酸林可霉素片，每次3片，每日1次
B. 盐酸林可霉素片，每次1片，每日3次
C. 阿莫西林胶囊，每次3粒，每日1次
D. 阿奇霉素片，每次3片，每日3次
E. 阿奇霉素片，每次3片，每日2次

10. 关于过敏性鼻炎的用药指导与患者教育，说法错误的是
A. 掌握正确的鼻用糖皮质激素鼻腔喷药方法可以减少鼻出血的发生，应指导患者避免朝向鼻中隔喷药
B. 鼻用抗组胺药相比口服更易发生心脏毒性作用，临床表现为QT间期延长、尖端扭转型室性心动过速等严重心律失常
C. 白三烯受体阻滞剂的安全性和耐受性良好，此类药可能带来严重神经精神事件风险
D. 鼻用减充血剂的疗程过长或用药过频可导致反跳性鼻黏膜充血，易发生药物性鼻炎
E. 鼻腔干燥、萎缩性鼻炎、正在接受单胺氧化酶抑制剂治疗的患者以及2岁以内患儿禁用鼻用减充血剂

11. 通过增强睫状肌的功能和增加睫状肌的血流量来改善眼部调节功能而缓解视疲劳的药物是
A. 聚乙烯醇滴眼液
B. 色甘酸钠滴眼液
C. 玻璃酸钠滴眼液
D. 山莨菪碱滴眼液
E. 七叶洋地黄双苷滴眼液

12. 湿疹治疗的主要目的是控制症状、减少复发、提高患者生活质量。关于湿疹的药物治疗，说法错误的是
A. 急性期无水疱、糜烂、渗出时，建议使用炉甘石洗剂、糖皮质激素乳膏或凝胶
B. 慢性期皮损建议外用糖皮质激素软膏、硬膏、乳剂或酊剂等
C. 对于严重水肿、泛发性皮疹、红皮病等患者可长期应用全身性糖皮质激素
D. 轻度湿疹建议选择弱效糖皮质激素如氢化可的松、地塞米松乳膏
E. 中度湿疹建议选择中效糖皮质激素如曲安奈德、糠酸莫米松乳膏

13. 患者，女性，52岁，前一个月因咳嗽喘息、气急胸闷等症状，难以入睡，到医院就诊，诊断为支气管哮喘，医生处方：布地奈德—福莫特罗吸入剂，按需使用。然而，近期症状加重，经询问，该患者认真执行医生交代事项，吸入方法也正确，症状加重原因可能跟季节性病毒流行相关，怀疑是发生了病毒性上呼吸道感染，故医生应如何做好用药方案调整
A. 持久升级治疗
B. 短期加强治疗
C. 日常调整治疗
D. 适当降级治疗
E. 不做任何调整

14. 在进行抗结核病治疗时，可能会导致药物性肝损伤。关于其处理原则，说法不正确的是
A. 治疗前应综合评估患者的结核病病情、肝损伤程度
B. ALT≥5倍ULN（正常范围上限），应立即停用所有与肝损伤相关的抗结核药物，监测PTA变化，积极保肝治疗

C. ALT≥3倍ULN（正常范围上限），应停用肝损伤相关的抗结核药物，保肝治疗

D. ALT＜3倍ULN（正常范围上限），应酌情停用肝损伤发生率高的抗结核药物

E. ALT＜3倍ULN（正常范围上限），无明显症状及黄疸者，无须进行保肝治疗

15. 可预防房颤患者血栓栓塞，具有用药方法简单、大出血和致命性出血风险较低等特点的抗凝药物是

A. 普通肝素
B. 华法林
C. 阿司匹林
D. 达比加群酯
E. 氯吡格雷

16. 关于深静脉血栓形成的患者使用抗凝药物，说法不正确的是

A. 低分子量肝素应皮下注射，每12小时1次，肾功能不全者慎用
B. 使用普通肝素时，应监测活化部分凝血活酶时间（APTT）
C. 达比加群酯临床用于预防成人非瓣膜病性房颤患者的卒中和全身性血栓栓塞
D. 利伐沙班用于轻至中度肾功能不全的患者，需调整剂量
E. 华法林治疗剂量范围窄，个体差异大，使用过程应监测INR

17. 帕金森病常导致多种不同程度的功能障碍，严重影响患者的日常活动能力，造成生活质量下降和工作能力丧失，因此需要日常给予预防，尤其是老年人。属于帕金森病二级预防的举措是

A. 避免接触杀虫剂、锰、一氧化碳等
B. 适当运动，可防止和推迟关节强直和肢体挛缩
C. 早期发现、早期诊断、早期治疗
D. 避免或减少应用奋乃静、利血平等药物
E. 防止脑动脉硬化

18. 对高碳酸血症明显的COPD急性加重期、限制性通气功能障碍失代偿期的患者禁用的抗失眠药物是

A. 佐匹克隆
B. 扎来普隆
C. 硝西泮
D. 右佐匹克隆
E. 唑吡坦

19. 关于治疗甲亢药物与用药注意事项，说法错误的是

A. 服用碳酸锂时应监测药物浓度，当血锂浓度＞2.0mmol/L，才出现不同程度的中毒症状
B. 妊娠早期的甲亢孕妇首选丙硫氧嘧啶
C. 碘摄入不足可引起地方性甲状腺肿，碘摄入过量也可引起甲状腺肿
D. 成人GD所致甲亢伴甲状腺Ⅱ度以上肿大可选用放射性^{131}I进行治疗
E. 甲巯咪唑阻断甲状腺激素合成过程中碘的有机化，能够引起胆汁淤积性黄疸

20. 患者，女性，55岁，患糖尿病肾病，实验室检查：GFR 25ml/（min·1.73m^2）（即CKD4期）。该患者可以使用且无需减量的降糖药是

A. 艾塞那肽
B. 利格列汀
C. 沙格列汀
D. 伏格列波糖
E. 格列本脲

21. 患者，男性，45岁，货船驾驶员，有痛风病史，缓解期常使用一些降尿酸药物进行控制尿酸水平。在工作期间，药师告诫该患者不要服用的抗痛风药是

A. 对乙酰氨基酚
B. 丙磺舒
C. 秋水仙碱
D. 别嘌醇
E. 非布司他

22. 患者,女性,60岁,无糖皮质激素使用史,无长期饮用咖啡习惯,但主诉间断腰背痛5年,近期因加重就诊。医师给予阿仑膦酸钠、阿法骨化醇和碳酸钙治疗。药师对该患者进行用药交代和使用注意事项,错误的是
A. 口服阿仑膦酸钠应于早晨空腹给药,并用足量水送服
B. 补充钙剂需适量,超大剂量补充钙剂可能增加肾结石和心血管疾病的风险
C. 如果出现肾损伤、肾功能减退,建议将阿法骨化醇换成骨化三醇
D. 我国指南推荐在首次接受抗骨质疏松症药物治疗者应每2年进行1次骨密度测量
E. 保持健康的生活习惯,可上臂暴露日光浴15～20分钟

23. 属于聚乙二醇重组尿酸氧化酶,适用于大部分难治性痛风,可用于其他药物疗效不佳或存在禁忌证的成年难治性痛风患者的药物是
A. 非布司他
B. 拉布立酶
C. 别嘌醇
D. 丙磺舒
E. 普瑞凯希

24. 患者,男性,65岁,闭角型青光眼患者,近期尿频、尿急,不能控制,而且夜尿增多,入院新诊断为急迫性尿失禁,最适合给予的治疗药物是
A. 托特罗定
B. 特拉唑嗪
C. 米多君
D. 米拉贝隆
E. 度他雄胺

25. 患者,女性,28岁,以"乏力、困倦、心悸、气短、头晕、眼花、反甲"为主诉入院。查体:T 36.5℃,P 110次/分,R 25次/分。实验室检查:Hb 70g/L。诊断为缺铁性贫血。针对该患者,适宜的治疗方案是
A. 口服硫酸亚铁
B. 静脉滴注脂肪乳
C. 肌注维生素B_{12}
D. 口服叶酸+维生素B_{12}
E. 静脉注射维生素C

26. 黏液性水肿昏迷患者的治疗首选
A. T_4肌内注射
B. T_4口服给药
C. T_3静脉注射
D. T_3肌内注射
E. T_3口服给药

27. 癌症患者化疗时,应重点关注心脏毒性,化疗前给予右雷佐生、维生素、辅酶Q对抗的药物是
A. 米托蒽醌
B. 环磷酰胺
C. 长春新碱
D. 甲氨蝶呤
E. 伊立替康

28. 患儿,男性,8个月,因夜哭、夜惊、多汗就诊,查体:患儿发育迟缓,未出牙,方颅,经血液检查和X线骨骼检查确诊为佝偻病。该患儿目前适宜选用的治疗方案是
A. 叶酸片5mg, qd
B. 维生素D 400～800IU/d, po
C. 维生素C片 0.1g, tid
D. 维生素D 800～1000IU/d, po
E. 维生素D 2000～4000IU/d, po

29. 可导致尿失禁的药物不包括
A. 雌激素
B. 抗胆碱药
C. 利尿剂
D. 抗抑郁药
E. 镇静催眠药

30. 患者,男性,45岁,慢性心衰、2型糖尿病,

BMI 32.2kg/m²。长期使用二甲双胍治疗。近日血糖控制不佳。适宜使用的药物是
A. 恩格列净
B. 罗格列酮
C. 阿卡波糖
D. 格列齐特
E. 西格列汀

31. 患者，女性，35岁，因乏力、头晕、气短、皮肤苍白一月余就诊，血常规检查：Hb 85g/L，诊断为缺铁性贫血，使用乳酸亚铁口服液进行治疗。关于该患者的用药交代，说法正确的是
A. 建议空腹口服铁剂
B. 铁剂可导致便秘，大便颜色变成橘红色
C. 建议与钙剂同服，既可缓解头晕乏力症状，也可以促进铁剂吸收
D. 治疗2周后复查血常规，如Hb无升高甚至下降，需要进一步追查原因
E. 在Hb恢复正常后仍需补充铁剂4~6个月

32. 对于高危人群进行肿瘤筛查可发现早期无症状患者，降低肿瘤发病率和死亡率。关于肿瘤的筛查方式，说法不正确的是
A. 肺癌，低剂量螺旋CT
B. 乳腺癌，X线钼靶摄影
C. 食管癌，普通内镜检查
D. 结肠癌，结肠镜+血清PSA检查
E. 肝癌，肝脏B超+血清AFP检查

33. 患者，男性，65岁，因肺癌使用可待因进行镇痛。关于该药物镇痛的特点，说法不正确的是
A. 有封顶效应
B. 连续使用一段时间后，突然停药将出现戒断综合征
C. 长期使用有成瘾性
D. 反复用药可产生耐受性，表现为作用下降，作用时间缩短
E. 为第二阶梯镇痛药

34. 服用后可导致脱发、一过性白细胞计数下降，与MTX合用有协同作用的DMARDs是
A. 甲氨蝶呤
B. 柳氮磺吡啶
C. 来氟米特
D. 羟氯喹
E. 环孢素

35. 患者，男性，43岁，诊断为骨性关节炎，给予塞来昔布胶囊200mg bid。关于塞来昔布的说法，错误的是
A. 塞来昔布可抑制血小板活性
B. 长期使用塞来昔布可增加心肌梗死风险
C. 塞来昔布与华法林合用可增加出血风险
D. 塞来昔布引起消化性溃疡的风险低
E. 重度肝功能不全者应避免使用塞来昔布

36. 患者，男性，32岁，使用干扰素α治疗HBV感染。关于干扰素α的说法，错误的是
A. 用药1周内几乎所有患者都会出现流感样症状
B. 症状不明显者可不予处理
C. 症状明显者建议休息，多饮水
D. 为避免食物及其他药物的影响，建议清晨8时注射干扰素α可减轻流感样症状
E. 如高体温和肌肉、关节酸痛明显而难以耐受者可口服对乙酰氨基酚等解热镇痛药治疗。

37. 关于HIV暴露后的错误的处理方法是
A. 用肥皂液和流动的清水清洗被污染局部
B. 在发生HIV暴露后尽可能在最短的时间内（尽可能在4小时内）进行预防性用药
C. 污染眼部等黏膜时，应用大量等渗氯化钠溶液反复冲洗
D. 存在伤口时，应轻柔地由近心端向远心端挤压伤处，尽可能挤出损伤处的血液，再用肥皂液和流动的清水冲洗伤口
E. 用75%酒精或0.5%碘伏对伤口局部进行消毒、包扎处理

38. 患者,女性,44岁,因小腹胀痛2个月,近期急性加重4天入院。主诉下腹痛和阴道分泌物增多,伴有尿频、尿急、尿痛等症状。经检查,外阴正常,阴道黏膜充血,分泌物有鱼腥臭味。确诊为急性盆腔炎、阴道炎。对该患者疾病无效的药物是

A. 甲硝唑
B. 多西环素
C. 左氧氟沙星
D. 头孢西丁
E. 克霉唑

39. 患者,女性,26岁,已婚,因痛经就诊,近期无生育计划。医生处方:去氧孕烯炔雌醇片(妈富隆)。关于该药的不良反应,说法错误的是

A. 服药第1~2周可能出现类早孕反应,症状不严重不需处理,继续用药可自行改善
B. 服药初期可能出现在月经周期中出现阴道流血,一般不用处理,流血偏多及时就医
C. 皮肤可能出现褐斑,注意防晒
D. 可能出现糖耐量异常,停药后可恢复正常
E. 会导致血压轻微降低,停药3~6个月内可恢复到原来水平

40. 关于急性中毒的救治措施,说法不正确的是

A. 烯丙吗啡是一种有效的催吐剂,但吗啡中毒时避免使用
B. 昏迷及休克患者、惊厥未被控制之前禁止催吐、洗胃
C. 硫酸镁是常用的导泻剂,但镇静药与催眠药中毒时避免使用
D. 灌肠一般用1%微温盐水、1%肥皂水或清水,也可将药用炭加于灌肠液中
E. 对于经肾排泄的毒物,可静注呋塞米等利尿剂加速毒物排泄

二、配伍选择题(共50题,每题1分。题目分为若干组,每组题目对应同一组备选项,备选项可重复选用,也可不选用,每题只有1个选项最符合题意)

(41~42题共用备选答案)

A. 红霉素
B. 青霉素
C. 奥沙利铂
D. 瑞替普酶
E. 阿昔洛韦

41. 与氯化钠溶液溶解后,使疗效降低的是

42. 与氯化钠溶液溶解后,产生胶状不溶物,使溶液出现白色浑浊或结块沉淀的是

(43~44题共用备选答案)

A. 重复用药
B. 过度治疗
C. 无适应证用药
D. 有禁忌证用药
E. 超说明书用药

43. 患者,男性,32岁,近日因普通感冒出现咳嗽、打喷嚏、鼻塞等症状,医师处方阿莫西林,属于

44. 患者,女性,30岁,因饮食不规律出现胃溃疡,近日因发热、头痛就医,医师处方阿司匹林,属于

(45~46题共用备选答案)

A. 辛伐他汀
B. 卡马西平
C. 苯妥英钠
D. 克拉霉素
E. 利福平

45. 上述药物中,属于CYP3A4敏感底物的是

46. 上述药物中,属于CYP3A4强抑制剂的是

(47～49题共用备选答案)
A. 异烟肼
B. 利福平
C. 硫酸亚铁
D. 苯巴比妥
E. 头孢曲松

47. 服用时适宜少吃脂肪性食物且避免同时饮茶的是

48. 不宜食用富含组胺的鱼类，且不宜与昆布同服的是

49. 服用时饮酒会出现面部潮红、头痛、恶心等"双硫仑样反应"的药物是

(50～51题共用备选答案)
A. 继发反应
B. 后遗效应
C. 致畸作用
D. 撤药反应
E. 特异质反应

50. 某患者肝细胞内缺乏 N-乙酰转移酶，服用异烟肼后出现多发性神经炎，该反应属于

51. 某患者因失眠服用苯巴比妥，次日晨起出现头晕等宿醉现象，该反应属于

(52～54题共用备选答案)
A. 多黏菌素
B. 林可霉素
C. 阿奇霉素
D. 米卡芬净
E. 伊曲康唑

52. 属于时间依赖性且抗细菌作用持续时间长的药物是

53. 属于时间依赖性且抗真菌作用持续时间长的药物是

54. 属于浓度依赖性且具有长PAFE的药物是

(55～56题共用备选答案)
A. 莫西沙星
B. 阿莫西林
C. 阿奇霉素
D. 复方磺胺甲噁唑
E. 阿米卡星

55. 治疗急性细菌性扁桃体炎的首选药物是

56. 对青霉素过敏的患者，治疗急性细菌性扁桃体炎时可以选用的药物是

(57～58题共用备选答案)
A. 多西环素
B. 万古霉素
C. 头孢曲松
D. 头孢哌酮—舒巴坦
E. 阿莫西林—克拉维酸钾

57. 患者，女性，36岁，痰培养结果显示为铜绿假单胞菌感染，宜首选的治疗药物是

58. 患者，女性，37岁，痰培养结果显示为不产酶的肠杆菌科细菌感染，宜首选的治疗药物是

(59～60题共用备选答案)
A. 氢氯噻嗪
B. 福辛普利
C. 比索洛尔
D. 呋塞米
E. 地高辛

59. 仅适用于有轻度液体潴留、伴有高血压且肾功能正常的心力衰竭患者的药物是

60. 可适用于应用"金三角"药物治疗后仍持

续有症状的 HFrEF 患者的药物是

(61～62 题共用备选答案)
A. 多奈哌齐
B. 加兰他敏
C. 金刚烷胺
D. 美金刚
E. 卡巴拉汀

61. 起始剂量为 5mg/d,1 个月后增至 10mg/d 的胆碱酯酶抑制剂是

62. 服用后会出现幻觉、神志不清,联合用于中至重度的 AD 患者的药物是

(63～65 题共用备选答案)
A. 氟哌噻吨美利曲辛
B. 丙米嗪
C. 文拉法辛
D. 米氮平
E. 阿戈美拉汀

63. 适用于各种抑郁发作,尤其是重度抑郁和明显焦虑障碍、激越及失眠患者的药物是

64. 属于褪黑素受体激动剂,乙肝病毒携带者禁用的药物是

65. 不推荐用于心肌梗死的恢复早期、各种程度的心脏传导阻滞或心律失常及冠状动脉缺血患者的药物是

(66～68 题共用备选答案)
A. 柳氮磺吡啶
B. 环孢素 A
C. 5-ASA 灌肠剂
D. 5-ASA 栓剂
E. 巯嘌呤

66. 适用于对大剂量静脉滴注糖皮质激素无反应的急性重症 UC 患者的药物是

67. 适用于病变局限在直肠及乙状结肠的轻、中型活动性 UC 患者的药物是

68. 用药期间可能会出现过敏反应,且可降低精子数量和活力的治疗 UC 药物是

(69～70 题共用备选答案)
A. 匹维溴铵
B. 蒙脱石散
C. 山莨菪碱
D. 复方地芬诺酯
E. 微生态制剂

69. 无明显抗胆碱不良反应,可用于合并前列腺增生症、尿潴留和青光眼的肠易激综合征患者的药物是

70. 可导致婴幼儿呼吸抑制,禁用于 2 岁以下的肠易激综合征患儿的药物是

(71～73 题共用备选答案)
A. 阿卡波糖
B. 达格列净
C. 西格列汀
D. 格列齐特
E. 瑞格列奈

71. 患者,男性,50 岁,诊断为糖尿病,口服降糖药治疗。用药期间出现尿频、尿急和尿痛等不良反应,最可能服用的药物是

72. 患者,女性,55 岁,诊断为糖尿病,口服降糖药治疗。用药期间出现腹胀、肠鸣音亢进等不良反应,最可能服用的药物是

73. 患者,女性,57 岁,诊断为糖尿病,口服降糖药治疗。用药期间出现肌痛、关节痛、腹痛、头痛等不良反应,最可能服用的药物是

(74～75题共用备选答案)
A. 800mg
B. 1000～1200mg
C. 400IU
D. 600IU
E. 800～1200IU

根据《2013年版中国居民膳食营养素参考摄入量》建议。

74. 绝经后女性和老年人每日钙的摄入推荐量为

75. 65岁及以上老年人每日维生素D的摄入推荐量为

(76～77题共用备选答案)
A. 口干、便秘、视物模糊
B. 直立性低血压
C. 性欲降低、射精障碍
D. 卧位和坐位时高血压
E. 鼻咽炎和尿路感染

76. 患者,女性,72岁,主诉双下肢无力1个月,尿急、尿频,双下肢酸胀不适半个月,加重1天。进院确诊为压力性尿失禁,给予米多君治疗,可能会出现的不良反应是

77. 患者,男性,75岁,在一年前做过包皮粘连手术,B超诊断前列腺肥大。近期出现尿频、尿急、无尿痛,患者神志清醒,诉有尿意就得如厕,一晚就得尿在裤里。给予非那雄胺治疗,可能出现的不良反应是

(78～80题共用备选答案)
A. 他达拉非
B. 雄激素
C. 曲唑酮
D. 育亨宾
E. 伐地那非

78. 治疗ED的首选,且不会抑制视网膜中的PDE-6而致视觉异常的药物是

79. 能选择性拮抗突触前的 α_2 受体,使海绵体神经末梢释放较多的去甲肾上腺素,减少阴茎静脉回流从而治疗ED的药物是

80. 因药物去势而致性腺功能减退症合并ED的患者,可给予的治疗药物是

(81～82题共用备选答案)
A. 司他夫定
B. 替诺福韦
C. 阿德福韦
D. 利托那韦
E. 拉米夫定

81. 既可以抑制HIV,临床上又属于治疗乙肝的一线药物是

82. 由于不良反应比较大,目前已不作为抗HIV病毒的一线治疗方案选择的药物是

(83～85题共用备选答案)
A. 螺内酯
B. 促性腺激素
C. 二甲双胍
D. 来曲唑
E. 短效复方口服避孕药

83. 作为青春期和育龄期PCOS女性高雄激素血症及多毛症、痤疮的首选治疗药物是

84. 对生育有要求的PCOS女性,用枸橼酸氯米芬诱导排卵失败,可建议换用的药物是

85. 适用于伴胰岛素抵抗的PCOS女性,也可用于氯米芬抵抗的PCOS女性的治疗药物是

(86～88题共用备选答案)

A. 鸡蛋白
B. 淀粉溶液
C. 生理盐水
D. 活性炭混悬液
E. 1：5000 高锰酸钾溶液

86. 为强效吸附剂，适用于有机及无机毒物中毒，但对氰化物中毒无效的洗胃液是

87. 为氧化剂，可破坏生物碱及有机物，可用于氰化物中毒的洗胃液是

88. 常用于毒物不明的急性中毒的洗胃液是

（89～90 题共用备选答案）
A. 鱼精蛋白
B. 乙酰半胱氨酸
C. 二巯丁二钠
D. 盐酸烯丙吗啡
E. 氟马西尼

89. 可用于对乙酰氨基酚中毒的解救药物是

90. 可用于铅中毒的解救药物是

三、综合分析选择题（共 20 题，每题 1 分。题目分为若干组，每组题目基于同一临床情景、病例、实例的背景信息逐题展开。每题的备选项中，只有 1 个最符合题意。）

（91～93 题共用题干）
患者，男性，70 岁，有糖尿病史，平时采用二甲双胍＋格列美脲控制血糖，否认有乙肝、伤寒、结核等传染病史。间断咳痰 3 年，近期加重伴有胸痛，咳嗽时左侧胸痛、乏力、食欲减退，右上腹疼痛等，入院就诊。查体：体温 36.4℃，脉搏 84 次／分，血压 130/80mmHg。左侧语颤增强，有胸膜摩擦音，双肺叩诊过清音，呼吸音粗，可闻及散在的干湿性啰音。诊断为肺结核（Ⅲ型）合并感染，左侧胸膜炎。

诊疗方案：①抗炎：5% 葡萄糖 250ml＋氨苄西林钠 5.0g，一日一次，静滴；②抗结核：5% 葡萄糖注射液 250ml＋异烟肼 0.3g，一日一次，静滴。

91. 在该患者用药过程中，出现了乏力、出汗、面色苍白、焦虑、颤抖等症状，原因可能是
A. 患者疾病（结核病）加重导致的后果
B. 异烟肼与氨苄西林相互作用导致的后果
C. 异烟肼与格列美脲相互作用导致的后果
D. 格列美脲与氨苄西林相互作用导致的后果
E. 二甲双胍与格列美脲相互作用导致的后果

92. 该患者在进行抗结核病的治疗过程中，容易出现的不良反应是
A. 诱发痛风
B. 类流感样症状
C. 排泄物呈现橘红色
D. 球后视神经炎
E. 周围神经病变

93. 由于糖尿病易增加耐药结核病的发病风险，故进行抗结核病治疗时，建议调整为联合用药。若该患者处于异烟肼高耐药地区，可选择的治疗方案为
A. 2HRZE/4HR 方案
B. 2HRZE/4HRE 方案
C. 2HRE/7HR 方案
D. 2RZE/7RZE 方案
E. 3HRZE/6HR 方案

（94～95 题共用题干）
患者，女性，35 岁，3 个月前体检查出患有 2 型糖尿病。实验室检查：空腹血糖 5.5mmol/L（正常值：3.9～6.1mmol/L），餐后 2 小时血糖 11.8mmol/L（正常值：＜7.8mmol/L），一直服用二甲双胍＋阿卡波糖控制。

94. 近期用药期间，该患者反应有出现心悸、大汗等低血糖表现，药师应建议该患者最好

随身携带
A. 胰岛素
B. 米饭
C. 蔗糖
D. 蜂蜜
E. 面包

95. 该患者采用二联治疗一段时间后，血糖仍未达到理想水平，且患者有降低体重的要求，药师可建议其加用的第三种降糖药物是
A. 吡格列酮
B. 格列本脲
C. 那格列奈
D. 艾塞那肽
E. 伏格列波糖

(96～97题共用题干)
患者，女性，28岁，2年前无明显诱因面部开始出现丘疹、脓疱疹，以双侧面颊及下颌部为主，局部伴轻微压痛，无瘙痒，未予重视。近半年因工作压力大、熬夜、作息不规律等因素，近期开始出现停经，伴有面部痤疮再发，呈逐渐加重趋势，在门诊以"多囊卵巢综合征"收入院。

96. 因该患者未来2年有生育的计划，为了诱导排卵，医生开具处方：枸橼酸氯米芬，单药使用，并建议其用药周期不超过
A. 1个月经周期
B. 3个月经周期
C. 6个月经周期
D. 9个月经周期
E. 12个月经周期

97. 经过6个月的治疗后，该患者依旧因无排卵而未受孕，医生建议换用的方案不包括
A. 氯米芬+促性腺激素
B. 氯米芬+糖皮质激素
C. 氯米芬+溴隐亭
D. 单用来曲唑

E. 单用二甲双胍

(98～100题共用题干)
患者，男性，66岁，患有高血压病史5年，因为注重身体状况，每年都进行常规体检，经体检后得知患者血压156/98mmHg，患者无主动脉狭窄情况。根据症状，主治医师给予患者开具处方降压药物卡托普利进行血压控制。

98. 若该患者长期服用该药物进行治疗，应该监测浓度的离子是
A. 钠离子
B. 镁离子
C. 钙离子
D. 钾离子
E. 氯离子

99. 无并存疾病的老年高血压患者不宜首选
A. 利尿剂
B. β受体阻滞剂
C. CCB
D. ACEI
E. ARB

100. 关于老年高血压的临床特点及血压治疗目标，说法错误的是
A. 高血压合并体位性血压变异和餐后低血压者增多
B. 夜间低血压多见，夜间高血压少见
C. 治疗的主要目标是SBP达标，第一步目标值为＜150/90mmHg
D. 对于高龄衰弱老年人，应预防血压过低引起的头晕、乏力、跌倒
E. 伴有前列腺增生或难治性的老年高血压，可加用α受体阻滞剂

(101～103题共用题干)
患者，男性，48岁。因"踝关节疼痛半月余"就诊。查体：大致正常。辅助检查尿蛋白(+)，血肌酐169μmol/L，血尿酸655μmol/L，其余

无明显异常。诊断为高尿酸血症。医嘱：丙磺舒 1000mg，一日 2 次；碳酸氢钠片 0.5g，一日 3 次。

101. 该患者使用丙磺舒治疗一段时间后，出现腰痛症状，且偶尔伴有血尿，进院检查：尿尿酸≥1000mg/24h，且肾功能受损，出现上尿路结石，应换用的药物是
A. 秋水仙碱
B. 苯溴马隆
C. 别嘌醇
D. 吲哚美辛
E. 糖皮质激素

102. 根据上题换用的药物，应监测该药物的不良反应是
A. 骨髓抑制
B. 肾结石
C. 皮疹
D. 胃溃疡
E. 口腔念珠菌感染

103. 若该患者同时患有高血压疾病，在降压的同时应注意血尿酸水平，可选用的降压药是
A. 氢氯噻嗪
B. 呋塞米
C. 利血平
D. 硝苯地平
E. 氯沙坦

（104～105 题共用题干）
患者，女性，12 岁，因发热头痛，并伴有全身肌肉酸痛、乏力、食欲减退等入院就诊，确诊为流行性感冒。

104. 若该患者是由乙型流感病毒感染所引起的感冒，可选用的药物是
A. 金刚烷胺
B. 阿比多尔
C. 奥司他韦
D. 阿莫西林
E. 阿奇霉素

105. 若该患者服用此药物进行治疗，应避免接种减毒流感活疫苗的时间范围为
A. 24 小时内
B. 36 小时内
C. 48 小时内
D. 1 周内
E. 2 周内

（106～108 题共用题干）
患者，男性，29 岁。既往癫痫病史 2 年，长期服用卡马西平，控制良好。1 周前，患者无明显诱因出现胸骨后烧灼感，无腹痛、腹泻、恶心、呕吐等。胃镜检查提示：胃食管反流病。医嘱：奥美拉唑＋多潘立酮。

106. 在服用多潘立酮的同时，应禁止与显著抑制 CYP3A4 酶并可能引起 QT 间期延长的药物合用，这些药物不包括
A. 胺碘酮
B. 红霉素
C. 氟康唑
D. 伏立康唑
E. 巴氯芬

107. 多潘立酮的服用时间为
A. 清晨
B. 餐前
C. 餐中
D. 餐后
E. 睡前

108. 关于奥美拉唑的作用机制与药效特点描述，错误的是
A. 不可逆性抑制质子泵
B. 作用强大，完全阻断各种刺激引起的胃酸分泌
C. 作用持久，药效递增
D. 持续用药易产生耐受性

E. 胃内 pH 维持平稳

（109～110 题共用题干）
患者，女性，65 岁，在睡眠中发病。CT 见左侧大脑半球大片状低密度影，有轻度占位效应，皮质髓质分界不清，血压 188/86mmHg，为重度高血压，临床和 CT 表现提示为缺血性脑卒中，患者于 3 个月前有脑梗死病史。

109. 对于该患者首先应考虑的治疗措施为
A. 口服阿司匹林 300mg
B. 口服华法林 3mg
C. 口服辛伐他汀 40mg
D. 静脉注射阿替普酶 0.9mg/kg
E. 静脉滴注呋塞米 100mg

110. 为保护该患者大脑神经功能，预防后遗损害，可应用的神经保护剂不包括
A. 尼莫地平
B. 加兰他敏
C. 依达拉奉
D. 丁苯酞
E. 胞二磷胆碱

四、多项选择题（共 10 题，每题 1 分。每题的备选项中，有 2 个或 2 个以上符合题意，错选、少选均不得分。）

111. 对一级文献的评价是药师必须掌握的专业技能，下列属于一级文献评价标准的有
A. 在研究对象方面，是否明确规定病例的内部和外部特征、病例的类型及其来源
B. 作者是否基于试验结果做出准确的结论
C. 作为起提纲挈领作用的前言，是否讲清楚"研究来源"和"研究目的"
D. 提供的信息是否有相应参考文献
E. 是否对所有相关的结果均进行了充分描述和详细分析

112. 根据安全性与危险性，将哺乳期用药分为 L1～L5 五个等级，L5 级即为哺乳期禁用。下列药物属于 L5 级别的有
A. 链霉素
B. 左旋多巴
C. 左炔诺孕酮
D. 卡莫司汀
E. 胰岛素

113. 关于咳嗽的用药指导和患者教育，说法正确的有
A. 感冒后咳嗽常为自限性，通常能自行缓解，抗菌药物治疗无效
B. 对感冒所伴随的咳嗽，通常选用右美沙芬的复方制剂
C. 5 岁以下儿童不宜应用喷托维林
D. 12 岁以下儿童慎用可待因
E. 对持续 1 周以上并伴有发热、皮疹、哮喘及肺气肿的咳嗽，应及时去医院明确诊断

114. 对于出血性脑血管疾病的患者，要积极进行内科治疗，控制血压，做好血糖管理。下列说法正确的有
A. 当急性脑出血患者收缩压＞220mmHg 时，应积极使用静脉降压药物降低血压
B. 蛛网膜下腔出血在去除疼痛等诱因后，如果收缩压＞180mmHg，可在血压监测下平稳控压
C. 当急性脑出血患者收缩压＞180mmHg 时，可使用口服降压药物控制血压
D. 血糖值可控制在 7.7～10.0mmol/L 的范围内，当血糖超过 10mmol/L 时，可给予胰岛素治疗
E. 当血糖低于 3.3mmol/L 时，可给予 5% 葡萄糖溶液口服治疗

115. 哮喘患者急性发作时可作为急救药物按需使用的有
A. 沙丁胺醇气雾剂
B. 色甘酸钠气雾剂
C. 泼尼松片
D. 孟鲁司特咀嚼片

E. 吸入用异丙托溴铵溶液

116. 关于高脂血症的患者教育,说法正确的有
A. 有冠心病病史患者,只要LDL-C暂时达标就可以停止治疗
B. 瑞舒伐他汀可在每日任何固定时间服用
C. 辛伐他汀避免与克拉霉素合用
D. 应用阿托伐他汀需监测肌酸激酶
E. 应用阿托伐他汀需监测氨基转移酶

117. 关于脑出血的内科治疗措施,说法正确的有
A. 蛛网膜下腔出血应绝对卧床4～6周
B. 过度烦躁不安的患者可适量应用镇静药
C. 加强口腔护理,及时吸痰,昏迷患者可酌情用抗菌药物预防感染
D. 需要脱水降颅压时,应给予甘露醇静脉滴注
E. 抬高床尾15°～30°,以减少脑部血流量,减轻脑水肿

118. 患者,男性,32岁,饮食及作息习惯不规律,近期出现饥饿时腹痛严重,伴恶心、厌食、腹胀等症状。诊断为幽门螺杆菌感染及十二指肠溃疡。关于该患者的治疗,属于常用药物的有
A. 奥美拉唑
B. 链霉素
C. 甲硝唑
D. 阿莫西林
E. 枸橼酸铋钾

119. 关于甲状腺功能亢进症的治疗方法,说法正确的有
A. 甲巯咪唑初始剂量30～45mg/d
B. 丙硫氧嘧啶成人初始剂量300～450mg/d
C. 抗甲状腺药物的疗效多在服药4周以后出现
D. 减量时,可根据病情每3～5天递减药量1次
E. 在药物减量过程中应定期随访

120. 关于铁剂与其他药物之间的相互作用说法,正确的有
A. 胃酸可以加快铁剂的解离,从而提高铁剂疗效
B. 四环素、考来烯胺、恩他卡朋需要与铁剂间隔2小时进行服用
C. 长期使用抑酸药可导致铁吸收出现障碍
D. 抗酸药不宜和铁剂同时服用
E. 尿液碱化剂碳酸氢钠和枸橼酸氢钾钠与铁剂需要间隔服用

临考密卷（六）

一、最佳选择题（共40题，每题1分。每题的备选项中，只有1个最符合题意）

1. 利用定量药理模型，以药物治疗窗为基准，药师与临床医师一起制订和调整适合患者的个体化给药方案，可以称为
A. 药物评价
B. 个体化药物治疗
C. 药物警戒
D. 循证医学
E. 药物不良事件

2. 下列容易混淆的中文药名中，描述不正确的是
A. 异丙嗪是抗组胺药，氯丙嗪是抗精神病药
B. 普鲁卡因是局麻药，普鲁卡因胺是抗心律失常药
C. 阿糖腺苷是抗肿瘤药，阿糖胞苷是抗病毒药
D. 氟西汀是抗抑郁药，长春西汀是周围血管舒张药
E. 柔红霉素是抗肿瘤药，罗红霉素是抗感染药

3. 患者，男性，57岁，患痛风数年，控制状态良好，近日因吃海鲜出现关节疼痛，想到药店拿消炎痛，则药师应给患者的药品是
A. 对乙酰氨基酚
B. 吲哚美辛
C. 萘普生
D. 布洛芬
E. 双氯芬酸钠

4. 下列不属于高警示药品的是
A. 10%氯化钠注射液
B. 20%葡萄糖注射液
C. 高锰酸钾外用制剂
D. 茶碱缓释片
E. 浓氯化钾注射液

5. 服用时不宜立刻饮水，以免冲淡药物而降低药效的是
A. 磷酸可待因糖浆
B. 非洛地平缓释片
C. 吲哚美辛胶囊
D. 聚乙二醇粉剂
E. 阿司匹林肠溶片

6. 长期服用某些药物后，虽然疾病已经治愈，但还有继续服用这些药物的愿望，此种不良反应属于
A. 过敏反应
B. 特异质反应
C. 心理依赖性
D. 生理依赖性
E. "三致"作用

7. 关于老年人药效学改变的特点，说法错误的是
A. 对大多数药物的敏感性降低
B. 对β受体阻滞剂的敏感性降低
C. 老年人身体内环境稳定调节功能降低
D. 同龄老年人个体间的用药剂量可相差数倍之多
E. 对阿片类药物的镇痛作用反应更强

8. 脂溶性较强，可分布到乳汁中，哺乳期妇女应避免使用的药物是
A. 华法林
B. 地西泮
C. 胰岛素
D. 青霉素G

E. 对乙酰氨基酚

9. 药师需学会阅读细菌药敏试验报告，并能根据药敏试验结果指导临床合理用药。下列关于药敏试验报告案例中药师意见正确的是
A. 患者甲，女性，50岁，诊断为尿路感染，尿液培养结果为大肠埃希菌，药敏试验结果：头孢呋辛（SDD），药师意见：大肠埃希菌对头孢呋辛耐药，不建议使用该药
B. 患者乙，男性，72岁，诊断为肺炎，痰培养结果为铜绿假单胞菌，药敏试验结果：头孢噻肟（S），药师意见：铜绿假单胞菌对头孢噻肟敏感，可使用该药
C. 患者丙，女性，31岁，诊断为肺炎，痰培养结果为肺炎链球菌，药敏试验结果：左氧氟沙星（S），药师意见：肺炎链球菌对左氧氟沙星敏感，可使用该药，也可选择莫西沙星
D. 患者丁，女性，25岁，诊断为急性膀胱炎，尿液培养结果为粪肠球菌，药敏试验结果：头孢曲松（S），药师意见：粪肠球菌对头孢曲松敏感，可使用该药
E. 患者戊，男性，40岁，诊断为尿路感染，尿液培养结果为肠球菌，药敏试验结果：氨苄西林（S），药师意见：肠球菌对氨苄西林敏感，可使用该药，也可选择青霉素

10. 患儿，女性，11岁，体重20kg，近期精神不振、食欲下降，伴随着全身乏力，进医院就诊。查体温：38.4℃，查WBC：$11.4×10^9$/L。医生处方：布洛芬片、阿莫西林胶囊。关于患者使用过程中的注意事项，说法错误的是
A. 布洛芬片宜餐后服用，可减少对胃肠道的刺激作用
B. 布洛芬是对症治疗，阿莫西林是对因治疗
C. 患儿每次服用布洛芬的剂量范围应该是300～450mg
D. 服药期间，应注意多饮水和果汁，补充能量、蛋白质和电解质
E. 如若该患儿有服用非甾体抗炎药诱发荨麻疹的病史，应换掉布洛芬

11. 关于痤疮用药指导和患者教育，说法错误的是
A. 维A酸类药物存在光分解现象，并可能增加皮肤敏感性，可同时配合使用皮肤屏障修复剂并适度防晒
B. 异维A酸有明确的致畸作用，治疗期间应严格避孕
C. 口服抗菌药物治疗2～3周后无效者，应加大剂量或延长疗程
D. 肥胖、血脂异常和肝病患者应慎用维A酸类药物
E. 口服抗菌药物联合外用维A酸类药物或过氧化苯甲酰可有效提高疗效并减少痤疮丙酸杆菌耐药性的产生

12. 患者，男性，30岁，咳嗽无痰、频频伴有喘息的症状，尤其夜晚会加重。到医院就诊，检查白细胞计数$8×10^9$/L，经诊断为急性支气管炎，应当采用的治疗方案是
A. 阿莫西林＋右美沙芬
B. 沙丁胺醇＋右美沙芬
C. 氨溴索＋右美沙芬
D. 苯海拉明＋沙丁胺醇
E. 阿莫西林＋沙丁胺醇

13. 患者，男性，72岁，患有COPD 8年，近1年来有5次因急性加重入院，给予抗感染等药物治疗。近日因咳嗽增加、痰液变脓、呼吸困难而再次入院治疗，检查：FEV_1＜30%。该患者适宜选用的抗感染药物是
A. 阿莫西林—克拉维酸钾
B. 阿奇霉素
C. 头孢呋辛
D. 头孢他啶
E. 阿米卡星

14. 对于老年高血压患者，建议血压目标值控制在
A. 120/80mmHg以下
B. 130/80mmHg以下

C. 140/90mmHg 以下
D. 150/90mmHg 以下
E. 160/90mmHg 以下

15. 患者，男性，62岁，临床诊断为慢性心力衰竭，入院治疗好转，出院医嘱：规律服用依那普利（10mg bid）、比索洛尔（10mg qd）、螺内酯（40mg qd）。一周后复诊心率一直在80次/分。针对该患者的情况，药师建议其可加用
A. 地高辛
B. 依普利酮
C. 氨氯地平
D. 福辛普利
E. 伊伐布雷定

16. 患者，女性，62岁，近两年出现一过性黑蒙、雾视，视野中有黑点、阴影摇晃，左侧手臂无力或麻木，同时伴随着胸闷、气短，经诊断确定为：伴有心房颤动的缺血性脑血管疾病。对于该疾病的常规治疗药物，不包括
A. 华法林
B. 达比加群酯
C. 氯吡格雷
D. 利伐沙班
E. 依度沙班

17. 患者，男性，55岁，癫痫全面发作，出现骨骼肌强直、肌阵挛等症状，给予丙戊酸钠治疗。在进行癫痫治疗的期间，应监测的内容不包括
A. 肝肾功能
B. 血常规
C. 血电解质
D. 凝血功能
E. 微量元素

18. 患者，女性，65岁，长期服用兰索拉唑进行抑酸治疗，近期新诊断出慢性心力衰竭，加用地高辛进行治疗。用药前及用药期间应定期监测的血清离子是
A. 血清钾离子
B. 血清钠离子
C. 血清钙离子
D. 血清镁离子
E. 血清氯离子

19. 可吸附多种病原体及其毒素，并通过改善细胞正常的吸收和分泌功能，减少肠细胞的运动失调和水、电解质丢失，从而治疗腹泻型IBS的药物是
A. 聚乙二醇4000
B. 利福昔明
C. 双八面体蒙脱石
D. 双歧杆菌四联活菌
E. 阿洛司琼

20. 关于甲减患者的用药注意事项与患者教育，说法错误的是
A. 甲减患者在治疗期间可能会出现甲状腺功能亢进的症状
B. 补充甲状腺激素的甲减患者，治疗初期能以TSH水平为治疗目标
C. 长期甲状腺素替代治疗的患者，建议其每2～3个月监测1次TSH水平
D. 妊娠期间不宜用左甲状腺素与抗甲状腺药物共同治疗甲状腺功能亢进症
E. 左甲状腺素钠片应于早餐前1小时，空腹将1日剂量一次性用水送服

21. 静脉给药后作用快，但持续时间短，可用于抢救糖尿病酮症酸中毒的胰岛素制剂是
A. 门冬胰岛素注射液
B. 甘精胰岛素注射液
C. 长效胰岛素
D.（重组）人胰岛素注射液
E. 精蛋白（重组）人胰岛素注射液

22. 关于透皮贴剂的使用注意事项，说法错误的是
A. 用前应将所要贴敷部位皮肤洗净晾干
B. 贴于无毛发的皮肤上，热敷以加速药物

吸收

C. 若皮肤有破损、溃烂、渗出、红肿，不宜贴敷

D. 不可贴敷于皮肤褶皱处

E. 定期更换，若出现刺激症状，及时向医生咨询

23. 用于胆石症的非手术治疗，属于钙通道阻滞剂，不可掰开嚼碎，避免卧位服用的药物是

A. 消炎利胆片
B. 西地碘含片
C. 匹维溴铵片
D. 山莨菪碱片
E. 熊去氧胆酸片

24. 患者，女性，59岁，于2天前无明显诱因出现尿频、尿急症状，每次尿量少，2天来症状未缓解，到医院就诊治疗，临床诊断为急性膀胱炎，病原学检查为大肠埃希菌感染。该患者不宜选用的药物是

A. 阿莫西林
B. 头孢氨苄
C. 头孢他啶
D. 四环素
E. 左氧氟沙星

25. 患者，男性，40岁，3月前诊断为肠易激综合征，近期患者因脓血便前来就诊。医生处方抗菌药物，其含有嘧啶咪唑环且具备全身生物利用度极低、对肠道菌群影响较小优点的是

A. 左旋咪唑
B. 硝酸咪康唑
C. 利福昔明
D. 利福平
E. 诺氟沙星

26. 患者，女性，59岁，诊断为2型糖尿病，经生活方式干预，未能有效控制血糖，予以二甲双胍进行药物治疗，药师应告知患者长期用药宜补充

A. 维生素A
B. 维生素B_1
C. 维生素B_{12}
D. 维生素D
E. 叶酸

27. 关于唑来膦酸盐用于治疗骨质疏松症的给药正确的是

A. 每天一次，po
B. 每周一次，po
C. 每周一次，ivgtt
D. 每年一次，po
E. 每年一次，ivgtt

28. 患者，男性，45岁，痛风病史10年，近日痛风急性发作，经药物治疗后缓解，在后期降尿酸时出现剥脱性皮炎，引起该症状的药物是

A. 别嘌醇
B. 丙磺舒
C. 秋水仙碱
D. 碳酸氢钠
E. 非布司他

29. 患者，男性，68岁，因前列腺增生症使用特拉唑嗪进行治疗，近日出现尿频、夜尿增多，诊断为膀胱过度活动症，可加用的治疗药物是

A. 坦索罗辛
B. 非那雄胺
C. 米多君
D. 度他雄胺
E. 奥昔布宁

30. 患者，女性，63岁，有慢性肾脏病史2年，近期复查血磷水平升高，为降低血磷水平可选择的药物治疗方案是

A. 氢氧化铝餐前服用
B. 碳酸钙睡前服用
C. 维生素D餐中服用
D. 碳酸钙餐中服用
E. 骨化三醇餐后服用

31. 患儿，男性，2岁，诊断为巨幼细胞贫血。该患者宜选择的治疗方案是
A. 促红细胞生成素（EPO）
B. 富马酸亚铁
C. 维生素 B_6
D. 维生素 B_9 和维生素 B_{12}
E. 维生素 B_3

32. 不会引起间质性肺病的抗肿瘤药物是
A. 吉非替尼
B. 厄洛替尼
C. 博来霉素
D. 埃克替尼
E. 纳武利尤单抗

33. 肿瘤患者经化疗后出现突发性刺痛，怀疑为神经病理性疼痛，可选择的药物是
A. 劳拉西泮
B. 吗啡
C. 对乙酰氨基酚
D. 卡马西平
E. 可待因

34. 患者，男性，69岁，因类风湿关节炎使用甲氨蝶呤片 10mg qw 进行控制病情发展方面治疗效果不达标，适宜调整的治疗方案正确的是
A. 停用甲氨蝶呤换用塞来昔布
B. 调整甲氨蝶呤剂量，改为 15mg qd
C. 停用甲氨蝶呤换用泼尼松
D. 联用柳氮磺吡啶
E. 联用曲马多

35. 患者，女性，65岁，有消化性溃疡病史，诊断为骨性关节炎，适宜选择的治疗药物是
A. 布洛芬
B. 硫唑嘌呤
C. 洛索洛芬
D. 双氯芬酸
E. 雷公藤

36. 患者，女性，63岁，有慢性肾脏病史3年，CCr 25mL/min，近一周右侧肋下皮肤先后出现疼痛、皮肤潮红斑继而出现成簇水疱，呈带状分布，诊断为带状疱疹。该患者抗病毒适宜选择的治疗方案是
A. 阿昔洛韦片 0.2g 每日 5 次
B. 利巴韦林片 0.5g 每日 3 次
C. 卡马西平片 0.1g 每日 2 次
D. 阿昔洛韦片 0.8g 每日 2 次
E. 阿昔洛韦片 0.8g 每日 3 次

37. 患者，男性，20岁，口角周围反复出现米粒大小簇集性水疱，未特殊处理可自行破溃后结痂，近期因右眼眼睑出现疱疹、水肿伴结膜炎就诊，诊断为右眼单纯疱疹，适宜选择的药物是
A. 阿昔洛韦软膏
B. 1% 碘苷滴眼液
C. 夫西地酸滴眼液
D. 0.25% 炉甘石洗剂
E. 色甘酸钠滴眼液

38. 关于阴道炎治疗说法错误的是
A. 甲硝唑可抑制乳杆菌生长而不影响厌氧菌的生长
B. 对于所有诊断为阴道毛滴虫病的非妊娠女性，即使没有症状，也需要治疗。
C. 细菌性阴道病与滴虫性阴道病均可以选择硝基咪唑类药物进行治疗
D. 滴虫性阴道炎患者在进行治疗时，性伴侣也需要同时进行治疗
E. 建议所有性活跃期女性无论其性伴侣是否接受治疗，在最初治疗后 3 个月内都需要随访

39. 关于多囊卵巢综合征说法错误的是
A. 若确诊后，需要立即启动激素干预方案
B. 二甲双胍适用于伴胰岛素抵抗的 PCOS
C. 奥利司他适用于伴肥胖的 PCOS
D. 青春期和育龄期 PCOS 女性高雄激素血症及多毛症、痤疮首选 COC 治疗

E. 螺内酯适用于 COC 治疗效果不佳、存在禁忌或不能耐受 COC 的高雄激素 PCOS 女性

40. 苯二氮䓬类药物中毒,可选择的解毒剂是
A. 氟马西尼
B. 维生素 K_1
C. 多巴胺
D. 苯丙胺
E. 亚甲蓝

二、配伍选择题(共 50 题,每题 1 分。题目分为若干组,每组题目对应同一组备选项,备选项可重复选用,也可不选用,每题只有 1 个选项最符合题意)

(41～42 题共用备选答案)
A. 红霉素
B. 瑞替普酶
C. 哌库溴铵
D. 阿昔洛韦
E. 氟罗沙星

41. 与氯化钾、氯化钠、氯化钙等注射液联合使用,可使其疗效降低的是

42. 与葡萄糖注射液配伍可使效价降低,溶解时宜用少量灭菌注射用水溶解的是

(43～44 题共用备选答案)
A. 利福平
B. 塞来昔布
C. 氯吡格雷
D. 卡马西平
E. 苯妥英钠

43. CYP2C9 的敏感底物是

44. CYP2C8 的强抑制剂是

(45～46 题共用备选答案)

A. 罗通定
B. 阿替洛尔
C. 维拉帕米
D. 硝苯地平
E. 复方氨基比林

45. 患者,男性,56 岁,前来购买"氨酰心安",该药品的通用名是

46. 患者,女性,35 岁,前来购买"颅痛定",该药品的通用名是

(47～48 题共用备选答案)
A. 配伍变化
B. 影响代谢
C. 影响分布
D. 影响吸收
E. 影响排泄

47. 氟西汀与华法林合用时,可增强出血风险,原因是

48. 促动力药甲氧氯普胺与其他口服药物合用时,可影响后者起效时间,原因是

(49～51 题共用备选答案)
A. 阿莫西林
B. 5% 葡萄糖溶液
C. 万古霉素
D. 沙利度胺
E. 卡马西平

49. 属于妊娠毒性 A 级的药物是

50. 属于妊娠毒性 B 级的药物是

51. 属于妊娠毒性 X 级的药物是

(52～54 题共用备选答案)
A. 中性粒细胞增多

B. 中性粒细胞减少
C. 红细胞增多
D. 嗜酸性粒细胞增多
E. 嗜碱性粒细胞减少

52. 患者，女性，25岁，既往体健，近期有流感患者接触史，随后出现发热，头痛，肌痛、全身不适。查体：T 39.2℃。该患者最可能出现的血象变化是

53. 患者，女性，49岁，既往体健，假期从平原地区快速前往西藏地区旅游，落地后发生严重不适，出现头晕、气短、胸闷。与去西藏前对比，该患者最可能出现的血象变化是

54. 患者，女性，59岁，近期荨麻疹发作，手臂出现风团疹伴瘙痒。该患者最可能出现的血象变化是

（55～56题共用备选答案）
A. 右美沙芬
B. 苯丙哌林
C. 喷托维林
D. 可待因
E. 羧甲司坦

55. 成人一次20～40mg，一日3次，适用于刺激性干咳或剧烈阵咳的镇咳药是

56. 对口腔黏膜有麻醉作用，需整片吞服的镇咳药是

（57～58题共用备选答案）
A. 替米沙坦
B. 奥利司他
C. 二甲双胍
D. 别嘌醇
E. 非诺贝特

57. 合并肥胖或超重的脂肪性肝病患者，宜选用的治疗药物是

58. 合并高三酰甘油血症的脂肪性肝病患者，宜选用的治疗药物是

（59～60题共用备选答案）
A. 胺碘酮
B. 氟卡尼
C. 阿替洛尔
D. 地高辛
E. 地尔硫䓬

59. 房颤患者，男性，60岁，伴有明显左心室肥大、心力衰竭、冠心病，复律后窦性心律的维持，首选的药物是

60. 可控制房颤患者的心室率，改善房颤相关症状的一线治疗药物是

（61～63题共用备选答案）
A. 持续泵入丙泊酚
B. 肌注咪达唑仑
C. 静注地西泮
D. 口服左乙拉西坦
E. 口服丙戊酸钠片

61. 对于难治性的癫痫持续状态的患者，可选用的治疗方案是

62. 对于持续癫痫患者，院前处理的方案是

63. 对于癫痫的育龄期妇女，可酌情选用的治疗方案是

（64～66题共用备选答案）
A. 餐前15～30分钟
B. 餐前0.5～1小时
C. 餐中
D. 餐后半小时
E. 餐后1.5小时及睡前

64. 抗酸药以液体制剂（如凝胶剂、混悬剂）疗效最佳，最佳给药时间为

65. 如果每天服用PPI一次，服用的时间为

66. 替普瑞酮的常用剂量是50mg tid，服用时间为

（67～68题共用备选答案）
A. 他汀类
B. 烟酸
C. 贝特类
D. ω-3脂肪酸制剂
E. 胆酸螯合剂

67. 治疗高胆固醇血症首选

68. 治疗高三酰甘油血症首选

（69～71题共用备选答案）
A. 5～10mg/d
B. 30～45mg/d
C. 50～100mg/d
D. 300～400mg/d
E. 300～500mg/d

69. 患者，男性，55岁，确诊为甲亢，临床上使用丙硫氧嘧啶治疗一段时间后，甲状腺功能已恢复正常，需继续采用其最低维持量是

70. 患者，女性，55岁，确诊为甲亢，临床上使用甲巯咪唑治疗一段时间后，甲状腺功能已恢复正常，需继续采用其最低维持量是

71. 患者，女性，50岁，确诊为甲亢，对常用ATD和碘剂均不耐受，改用碳酸锂进行短期治疗，应采用的剂量为

（72～74题共用备选答案）
A. 雷洛昔芬
B. 特立帕肽
C. 阿仑膦酸钠
D. 唑来膦酸盐
E. 鲑鱼降钙素

72. OP的常用药物治疗中，禁用于Paget病或有骨骼放疗史患者的药物是

73. OP的常用药物治疗中，能够抑制破骨细胞功能，从而抑制骨吸收，且临床上只有注射剂一种剂型的药物是

74. OP的常用药物治疗中，能制成鼻喷剂，但使用过程中可能会增加鼻炎风险的药物是

（75～76题共用备选答案）
A. 万古霉素，1g，ivgtt
B. 庆大霉素，1g，iv
C. 头孢曲松，1.5g，iv
D. 左氧氟沙星，0.5g，po
E. 亚胺培南，1g，iv

75. 患者，女性，35岁，肾盂肾炎严重感染者，且全身中毒症状较为明显，应给予

76. 患者，女性，32岁，肾盂肾炎感染者，病情严重且尿培养提示革兰阳性球菌，应给予

（77～78题共用备选答案）
A. 奥昔布宁
B. 坦索罗辛
C. 非那雄胺
D. 度他雄胺
E. 西地那非

77. 能同时阻断Ⅰ型和Ⅱ型 5α 还原酶的同工酶，显效快，服用1个月即可观察到症状缓解的药物是

78. 主要拮抗 M_2 和 M_3 受体，用于针对伴发膀

胱过度活动症的BPH患者的药物是

(79～80题共用备选答案)
A. 碳酸氢钠
B. 卡托普利
C. 人促红细胞生成素
D. 别嘌醇
E. 哌唑嗪

79. 患者,男性,62岁,CKD合并高血压,并伴有蛋白尿50mg/d,应选择的治疗药物是

80. 患者,男性,65岁,CKD并发肾性贫血,应选择的治疗药物是

(81～83题共用备选答案)
A. 间质性肺炎
B. 急性肾损伤
C. 外周神经毒性
D. 心脏毒性
E. 手足综合征

81. 贝伐珠单抗主要用于转移性结直肠癌和晚期、转移性或复发性非小细胞肺癌,它的主要不良反应是

82. 注射用长春新碱主要是用于治疗急性白血病、霍奇金淋巴瘤和恶性淋巴瘤,它的主要不良反应是

83. 博来霉素主要用于治疗头颈部、食管、宫颈、阴道和阴茎鳞状细胞癌、霍奇金病和恶性淋巴瘤等,它的主要不良反应是

(84～85题共用备选答案)
A. 美洛昔康
B. 依托度酸
C. 布洛芬
D. 萘丁美酮
E. 萘普生

84. 患者,男性,68岁,患骨性关节炎,无胃肠道基础疾病,最适宜的药物是

85. 患者,男性,70岁,患骨性关节炎,有十二指肠溃疡病史,最适宜的药物是

(86～87题共用备选答案)
A. 对乙酰氨基酚片
B. 阿昔洛韦片
C. 喷昔洛韦乳膏
D. 5%利多卡因贴剂
E. 1∶5000呋喃西林溶液

86. 患者,男性,22岁,确诊为带状疱疹,疱疹未破时,可采用的局部治疗是

87. 患者,女性,23岁,确诊为带状疱疹,疱疹破溃时,可采用的局部治疗是

(88～90题共用备选答案)
A. 碘解磷定
B. 亚硝酸钠
C. 硫代硫酸钠
D. 依地酸钙钠
E. 二巯丙醇

88. 可用于铜中毒的特效解毒剂是

89. 可用于镉中毒的特效解毒剂是

90. 可用于有机磷中毒的特效解毒剂是

三、综合分析选择题(共20题,每题1分。题目分为若干组,每组题目基于同一个临床情景、病例、实例或者案例的背景信息逐题展开。每题的备选项中,只有1个最符合题意)

(91～93题共用题干)
患者,女性,53岁。患者于20年前因饮食不节,加之劳累及情志不畅致上腹部胀满疼痛,

伴恶心呕吐,在当地县医院治疗,先后服用中药汤剂30余剂(具体用药不详),以及香砂养胃丸、三九胃泰颗粒、枸橼酸铋钾胶囊、复方维生素U胶囊、维酶素片等,症状时轻时重。在当地县人民医院胃镜检查提示为慢性萎缩性胃炎,反流性食管炎(Ⅰ度),目前症状有上腹痛、餐后饱胀感、食欲减退、嗳气、反酸、烧心等。

91. 患者近期因萎缩性胃炎出现了消化不良,药师应推荐选用的药物是
A. 乳酶生
B. 乳果糖
C. 洛哌丁胺
D. 蒙脱石散
E. 氧氟沙星

92. 针对患者出现食欲减退问题,药师应推荐选用的药物是
A. 乳酶生片
B. 干酵母片
C. 多潘立酮片
D. 甲氧氯普胺片
E. 铝碳酸镁咀嚼片

93. 针对患者出现反酸、烧心问题,药师应推荐选用的药物是
A. 二甲硅油
B. 铝碳酸镁
C. 多潘立酮
D. 硝酸甘油
E. 艾司奥美拉唑

(94～96题共用题干)
患者,男性,23岁,因临近公务员考试入睡困难约1周。患者于1周前因学习紧张,考试压力大,出现入睡困难,睡眠持续时间短,严重影响次日学习。既往体健,无肝、肾、糖尿病史,无药物过敏史,月经史、个人史及家族史无特殊,家中无精神病。查体:T 37.1℃,P 77次/分,R 18次/分,BP 132/84mmHg;无皮疹,浅表淋巴结未触及,巩膜不黄,颈软,颈静脉无怒张,心肺无异常;腹平软,肝脾未触及。实验室检查:未见异常,诊断为中度失眠。医生处方:地西泮。

94. 医生应告知患者服用注意事项,叙述错误的是
A. 坚持每晚服用1片
B. 每周给药2～4次
C. 不能饮酒
D. 服药后第二天不能开车上班
E. 不能突然停止服药

95. 关于目前推荐的抗失眠药物治疗策略,正确的是
A. 原发性失眠在非药物治疗无效时首选苯二氮䓬类抗失眠药
B. 失眠继发于或伴发于其他疾病时,应同时治疗原发或伴发疾病
C. 药物治疗开始后应及时开展血药浓度监测
D. BZRAs或褪黑素受体激动剂禁与抗抑郁药联合应用
E. 对于长期应用镇静催眠药物的慢性失眠患者,提倡药物连续治疗

96. 部分抗抑郁药物具有助眠、镇静作用,可以改善中青年和老年慢性失眠患者的睡眠状况,具有临床耐受性良好、无戒断效应特点的药物是
A. 帕罗西汀
B. 度洛西汀
C. 小剂量米氮平
D. 低剂量的多塞平
E. 氟哌噻吨美利曲辛

(97～99题共用题干)
患者,男性,43岁,工人,发热、咳嗽5天。患者5天前洗澡受凉后,出现寒战,体温高达40℃,伴咳嗽、咳痰,痰量不多,为白色黏痰。

无胸痛,无痰中带血,无咽痛及关节痛。门诊给双黄连及退热止咳药后,体温仍高,在38℃到40℃之间波动。病后纳差,睡眠差,大小便正常,体重无变化。既往体健,个人史、家族史无特殊。化验:Hb 130g/L, WBC 11.7×10⁹/L,中性粒细胞89%,嗜酸性粒细胞1%,淋巴细胞20%,PLT 210×10⁹/L,尿常规(-),便常规(-)。体检:T 38.5℃,P 100次/分,R 20次/分,BP 120/80mmHg。左上肺叩浊,语颤增强,可闻湿性啰音,心界不大,心率100次/分。诊断为社区获得性肺炎(左侧)。

97. 在下列社区获得性肺炎的药物治疗中,耐药率最高的是
  A. 莫西沙星
  B. 米诺环素
  C. 红霉素
  D. 阿莫西林
  E. 万古霉素

98. 该患者适宜的治疗方案是
  A. 阿莫西林
  B. 磺胺甲噁唑
  C. 阿奇霉素
  D. 头孢吡肟
  E. 磷霉素

99. 患者的痰培养结果在3天后显示:流感嗜血杆菌(产β-内酰胺酶),则需调整的治疗方案是
  A. 多西环素首剂200mg后,100mg po/iv, q12h
  B. 头孢唑林2g, iv, q8h
  C. 阿奇霉素500mg, po, qd
  D. 阿莫西林-克拉维酸钾1.2g, iv/po, q12h
  E. 亚胺培南500mg, iv, q6h

(100～102题共用题干)

患者,男性,65岁,4小时前即午饭后突感心前区痛,伴左肩臂酸胀,自含硝酸甘油1片未见好转,伴憋气、乏力、出汗,二便正常。既往糖尿病病史5年,一直口服降糖药物治疗,无药物过敏史,吸烟10年,每日20支左右,不饮酒。查体:T 37℃,P 100次/分,R 24次/分,BP 130/90mmHg,半卧位,口唇稍发绀,未见颈静脉怒张,心叩不大,心律100次/分,律齐,心尖部Ⅱ/6级收缩期吹风样杂音,两肺叩清,两肺底可闻及细小湿啰音。临床诊断:糖尿病,急性心肌梗死,急性左心衰竭。

100. 针对该患者急性心力衰竭的治疗药物可选用的是
  A. 呋塞米
  B. 单硝酸异山梨酯
  C. 阿司匹林
  D. 氨氯地平
  E. 胺碘酮

101. 可降低冠心病及心力衰竭患者死亡率并改善症状和运动耐力的药物是
  A. 卡托普利
  B. 伊伐布雷定
  C. 左西孟旦
  D. 地高辛
  E. 奈西利肽

102. 有ARB和脑啡肽酶(NEP)抑制双重作用,升高B型利钠肽(BNP)水平,发挥扩张血管、利尿排钠、阻断RAAS、抑制交感神经系统、抑制心肌细胞肥大增殖等作用的药物是
  A. 氯沙坦钾
  B. 依普利酮
  C. 奈西利肽
  D. 沙库巴曲缬沙坦
  E. 左西孟旦

(103～104题共用题干)

患者,男性,43岁,某IT公司高层管理人员,平时工作繁忙,三餐不规律。在3年前开始出现上腹痛,位置中上腹部,饥饿时腹痛加重。每年发作3～5次,患者长期自备铝碳酸

镁缓解症状。1周前患者因加班出现心悸、出汗、眼前发黑及腹痛严重被同事送往就医。检查：血红蛋白95g/L，血生化提示血肌酐（SCr）85μmol/L（正常值：53～106μmol/L），BUN 6.5mmol/L（正常值：3.2～7.1mmol/L），大便潜血阳性。诊断为上消化道出血，Hp(+)，十二指肠溃疡。

103. 进一步追问病情，患者自述从网上了解到自己有可能是冠心病、脑梗死前期症状，遂自行服用阿司匹林、阿托伐他汀钙半年，用药不规律。针对患者的情况可选用的根除Hp治疗方案是

A. 奥美拉唑＋枸橼酸铋钾＋克拉霉素＋甲硝唑
B. 奥美拉唑＋枸橼酸铋钾＋阿莫西林＋甲硝唑
C. 雷尼替丁＋枸橼酸铋钾＋阿莫西林＋四环素
D. 奥美拉唑＋克拉霉素＋阿莫西林＋硫糖铝
E. 奥美拉唑＋枸橼酸铋钾＋阿莫西林＋克拉霉素

104. 患者经规律治疗后病情好转，医生建议患者后期复查根除情况，则根除治疗结束后多久进行尿素呼气试验评估最为合适

A. 1～2周
B. 2～4周
C. 4～8周
D. 8～12周
E. 12～14周

（105～107题共用题干）

患者，女性，68岁，5年前因间断性腰背痛前来就诊，诊断为骨质疏松症。3个月前因摔倒而致右手尺骨骨折，1个月前腰背痛加重再次就医。查骨密度$L_{1～4}$椎体T值-3.1，股骨颈T值-2.2。既往有慢性胰腺炎、慢性腹泻史2年，无长期咖啡饮用、无糖皮质激素使用史。实验室检查：PTH（甲状旁腺激素）92pg/mL（正常值15～65pg/mL），骨钙素22.1μg/L（正常值4.6～10.2μg/L），血磷0.81mmol/L（正常值0.91～1.34mmol/L）。此次诊断为绝经后骨质疏松，慢性胰腺炎，继发性甲状旁腺功能亢进。

105. 针对该患者腰背痛加重的症状，适宜选择的药物是

A. 阿仑膦酸钠
B. 雷洛昔芬
C. 鲑鱼降钙素
D. 特立帕肽
E. 替勃龙

106. 该患者可选用的药物中，仅可用于绝经后妇女，不适用于男性骨质疏松症患者的是

A. 利塞膦酸盐
B. 依降钙素
C. 雷奈酸锶
D. 雷洛昔芬
E. 特立帕肽

107. 上题所选用的药物，禁忌证为

A. 雌激素受体阳性浸润性乳腺癌
B. 子宫肌瘤
C. 严重肾功能不全
D. 食管裂孔疝
E. 低镁血症

（108～110题共用题干）

患者，女性，31岁，面部痤疮反复发作3年余，停经5个月。患者3年前无明显诱因面部开始出现丘疹、脓疱疹，以双侧面颊及下颌部为主，局部伴轻微压痛，无瘙痒，未予重视。近半年因工作压力大、熬夜、作息不规律等因素，于当年2月份开始出现停经，伴有面部痤疮再发，呈逐渐加重趋势，双侧面颊可见数处密集的红色丘疹、脓疱疹，基底潮红，部分融合成片，伴有明显的痛痒感，难以忍受，由于搔抓，丘疹、脓疱疹顶端抓破后可见少量点状渗出及破溃面，边

界不清。7月初就诊于当地某三甲医院,经检查确诊为多囊卵巢综合征(高雄激素表型),予口服避孕药及面部局部外用药治疗后(具体不详),效果欠佳。为求进一步诊治,遂于当年9月份就诊于家庭医生健康管理中心。自发病以来,患者一般情况良好,无胸闷、心悸、无咽痛、无咳嗽、无恶心、呕吐,精神、饮食可,睡眠一般,二便正常,近期体重无明显变化。

108. 针对该患者的病情,一线的治疗策略是
A. 规律饮食与生活习惯
B. 奥利司他
C. 二甲双胍
D. 短效复方口服避孕药
E. 雄激素

109. 在采取了上题的治疗方案2个月后发现疗效不佳,则该患者应调整的治疗方案是
A. 泼尼松龙
B. 地屈孕酮
C. 短效复方口服避孕药
D. 氯米芬
E. 维A酸

110. 该患者有较强的生育愿望,则可优先考虑使用的诱导排卵的说明书许可用药是
A. 二甲双胍
B. 氯米芬
C. 来曲唑
D. 黄体酮
E. 人绝经期促性腺激素

四、多项选择题(共10题,每题1分。每题的备选项中,有2个或2个以上符合题意,错选、少选均不得分)

111. 下列药物中在贮存或滴注过程中必须遮光的有
A. 硝普钠
B. 万古霉素
C. 长春新碱
D. 放线菌素D
E. 尼莫地平

112. 下列药物中属于高警示药品的有
A. 胰岛素
B. 口服降糖药
C. 0.9%氯化钠注射液
D. 阿托品注射液(>5mg/支)
E. 硫酸镁注射液

113. 患者,女性,56岁,3年前因肾衰竭进行了肾脏移植手术,长期规律使用抗排异药物。近期因排异反应出现,前来咨询有关药物事宜。关于该患者的用药指导及患者教育,说法错误的有
A. 采取联合用药方案,利用免疫抑制剂协同作用,增加药物的免疫抑制效果
B. 如因药物剂量过小的原因而导致排异反应出现,则酌情增加药物剂量
C. 建议该患者空腹应用硫唑嘌呤降低不良反应
D. 如患者使用的环孢素早晚剂量没办法均分,则早晚剂量可以调整为不一样的剂量方案
E. 告知患者不可掰开西罗莫司,以免影响药物效果

114. 患者,女性,25岁,前来医院就诊,自述月经来潮时前2天内下腹坠痛严重,常呈阵发性,且伴有头痛、恶心、腹泻等症状。关于该患者的治疗方案,可常选用的有
A. 心理治疗
B. 保证充足休息和睡眠
C. 腹部热敷
D. 使用布洛芬
E. 手术切除子宫

115. 关于社区获得性肺炎辅助治疗,说法错误的有
A. 成人重症流感病毒肺炎患者通常需要使用

糖皮质激素来预防患者休克
B. 糖皮质激素能降低合并感染性休克CAP患者的病死率，推荐琥珀酸氢化可的松200mg/d
C. 使用糖皮质激素对非严重CAP患者降低死亡率或器官衰竭发生风险有明显益处
D. 中至重症CAP患者实施补液以保持水与电解质平衡、营养支持以及物理治疗等辅助治疗也是必要的
E. 合并低血压的CAP患者早期液体复苏是降低严重CAP病死率的重要措施

116. 患者，女性，42岁，晨起后突然右下肢肿胀、疼痛。体检时呈可凹性水肿、软组织张力增高。诊断为深静脉血栓形成，可使用的药物包括
A. 华法林
B. 尿激酶
C. 瑞替普酶
D. 阿司匹林
E. 达比加群酯

117. 某男性患者因脑外伤住院治疗，继发出现癫痫持续状态。关于该患者癫痫持续状态的治疗方案，说法正确的有
A. 首选苯二氮䓬类药物
B. 采取静脉用药，一般不用肌内注射
C. 为减少不良反应，应少量多次重复用药
D. 控制注射速度，注射过快可抑制呼吸
E. 同时监测血压和心电图

118. 患者，男性，32岁，患有溃疡性结肠炎，服用柳氮磺吡啶片治疗。药师给予的用药指导和教育，正确的有
A. 随餐服用可降低不良反应发生率
B. 可能引起皮疹、发热等过敏反应，严重者可出现Stevens-Johnson综合征
C. 可降低精子数量和活力
D. 用药期间应补充叶酸
E. 对磺胺类抗菌药过敏者可适用

119. 关于甲状腺功能亢进症的说法，正确的有
A. 易疲劳、畏寒、体重增加、记忆力减退
B. 甲状腺肿大和突眼为特征性体征
C. 保持良好的生活习惯，按时作息
D. 甲亢患者应尽量避免服用含碘的药物
E. 戒烟、戒酒，禁用浓茶、咖啡等兴奋性饮料

120. 患者，男性，59岁，诊断为慢性肾脏病G3a期。关于该患者生活方式指导意见说法，正确的有
A. 避免食盐摄入
B. 避免高脂饮食摄入
C. 适当控制动物内脏、海鲜类等高嘌呤饮食摄入
D. 采用优质低蛋白饮食，每日蛋白质摄入量控制在1.0~1.5g/kg
E. 注意个人卫生及饮食卫生，适当运动，注意休息

临考决胜卷（一）·答案解析

1. 正确答案：A
答案解析： 药学服务的对象是广大公众，包括患者及其家属、医护人员、卫生工作者、药品消费者和健康人群。故本题正确答案为 A。

2. 正确答案：E
答案解析： 药学服务的特殊人群包括特殊体质者、肝肾功能不全者、过敏体质者、小儿、老年人、孕妇及哺乳期妇女、血液透析者、听力障碍人士、视力障碍人士等。患有高血压和糖尿病的患者属于药学服务的重要人群。故本题正确答案为 E。

3. 正确答案：B
答案解析： ①麻醉药品和第一类精神药品处方的印刷用纸为淡红色，右上角标注"麻、精一"；②麻醉药品、第一类精神药品和毒性药品处方还应当包括患者身份证明编号，代办人姓名、身份证明编号；③第二类精神药品处方的印刷用纸为白色，右上角标注"精二"；④药师调剂处方时必须做到"四查十对"；⑤处方开具当日有效。故本题正确答案为 B。

4. 正确答案：D
答案解析： 鱼肝油的通用名为维生素 AD 胶丸。故本题正确答案为 D。

5. 正确答案：D
答案解析： 维生素 C 含有烯醇结构，奥美拉唑含有亚磺酰基（亚砜）结构，硫酸亚铁含有二价铁离子，这些结构均易被氧化，应避光保存。硝苯地平含有二氢吡啶环和硝基，遇光可发生光歧化反应而生成毒性产物，应避光保存。氯化钠属于无机盐，对光稳定。故本题正确答案为 D。

6. 正确答案：A
答案解析： 维生素 B_1、维生素 B_2 随食物缓慢进入小肠以利于吸收。头孢拉定餐前服用，进食可延缓药物吸收；磷酸铝凝胶餐前服用，以充分附着于胃壁；左甲状腺素清晨空腹顿服；硫酸亚铁餐后服用，减少胃肠道不良反应。故本题正确答案为 A。

7. 正确答案：B
答案解析： 可导致锥体外系反应的常见药物有氯丙嗪、利血平、甲基多巴、左旋多巴、甲氧氯普胺。故本题正确答案为 B。

8. 正确答案：C
答案解析： 含有马兜铃酸的中药引致肾损伤的主要特点是肾间质纤维化，可表现为急、慢性肾衰竭，其中以慢性肾衰竭最为多见。故本题正确答案为 C。

9. 正确答案：E
答案解析： 老年人的血浆蛋白浓度降低，导致游离药物浓度升高，药物作用增强。故本题正确答案为 E。

10. 正确答案：B
答案解析： 受精后半个月以内可造成胚胎死亡、流产或存活发育成正常个体，但不会造成胎儿畸形。本题陷阱在于服药时间距末次月经时间是 20 日，约受精后 6 日，不会造成胎儿畸形。故本题正确答案为 B。

11. 正确答案：E
答案解析： ①安全性：是药物治疗的前提；②有效性：是选择药物的首要标准；③经济性：以最低的药物成本（总成本，而不是单一的药费）实现最好的治疗效果；④方便性：可能影响患者对治疗的依从性。故本题正确答案为E。

12. 正确答案：D
答案解析： 嗜酸性粒细胞增多的常见原因：①过敏性疾病（支气管哮喘、荨麻疹、药物性皮疹、血管神经性水肿）；②皮肤病与寄生虫病；③血液系统疾病；④药物影响：头孢菌素类药物（头孢拉定、头孢氨苄、头孢呋辛、头孢哌酮、头孢噻肟）。故本题正确答案为D。

13. 正确答案：D
答案解析： 文拉法辛属于5-羟色胺和去甲肾上腺素再摄取抑制剂，对选择性5-羟色胺再摄取抑制剂（SSRIs）无效的严重抑郁症患者也有效。故本题正确答案为D。帕罗西汀、舍曲林、氟伏沙明、西酞普兰都属于SSRIs。

14. 正确答案：D
答案解析： 喷托维林的镇咳作用强度为可待因的1/3；苯丙哌林的镇咳作用较强，为可待因的2～4倍；右美沙芬的镇咳强度与可待因相似。故本题正确答案为D。

15. 正确答案：C
答案解析： 沙眼是沙眼衣原体感染，应选用对沙眼衣原体有效的药物治疗，如磺胺醋酰钠滴眼液、大环内酯类药物如红霉素眼膏、四环素类药物如金霉素眼膏。色甘酸钠是用于治疗过敏性结膜炎的药物；玻璃酸钠滴眼液是人工泪液，用于视疲劳和眼干燥症；毛果芸香碱滴眼液是降眼压药，主要用于青光眼；吡诺克辛滴眼液是白内障的常用药物。故本题正确答案为C。

16. 正确答案：D
答案解析： 既往有磺胺类药物过敏史，所以不能用磺胺醋酰钠滴眼液。氯霉素属于妊娠期禁用药物，利巴韦林是抗病毒药，不用于沙眼的治疗。醋酸可的松滴眼液是激素类药物，禁用于治疗慢性沙眼，会加重病情。硫酸锌滴眼液可用于沙眼的治疗，低浓度时呈收敛保护作用（锌离子能沉淀蛋白质），高浓度有杀菌和凝固作用，有利于创面愈合。故本题正确答案为D。

17. 正确答案：D
答案解析： ①异维A酸有明确的致畸作用，育龄期女性患者及其配偶应在治疗前1个月、治疗期间及治疗结束后3个月内严格避孕；②肥胖、血脂异常和肝病患者应慎用，必要时定期监测肝功能和血脂；③最常见的不良反应是皮肤黏膜干燥，建议配合皮肤屏障修复剂使用；④需与脂餐同服，以增加其口服吸收的生物利用度；⑤存在明显抑郁症状或抑郁症的患者慎用；⑥部分患者用药2～4周时会出现一过性皮疹加重现象。故本题正确答案为D。

18. 正确答案：A
答案解析： ①湿疹急性期，无水疱、糜烂、渗出时建议使用炉甘石洗剂、糖皮质激素乳膏或凝胶；大量渗出时应选冷湿敷，如硼酸溶液、0.1%盐酸小檗碱溶液、0.1%依沙吖啶溶液；有糜烂但渗出不多可用氧化锌油剂。②根据皮损的性质选择合适强度的糖皮质激素。轻度湿疹选择弱效的氢化可的松、地塞米松乳膏；中度湿疹可用中效的曲安奈德、糠酸莫米松乳膏；重度肥厚性皮损可用强效的哈西奈德、卤米松乳膏。注意儿童患者、面部及皮肤皱褶部位皮损患者使用弱效或中效糖皮质激素即有效。③钙调神经磷酸酶抑制剂如他克莫司软膏、吡美莫司乳膏对湿疹有治疗作用，尤其适合头面部及间擦部位湿疹。故本题正确答案为A。

19. 正确答案：A
答案解析： 急性支气管炎通常是由病毒感染支气管树引起，呈自限性，细菌感染并不常见。健康成年人中约95%的急性支气管炎继发于病毒感染，常见的病原体是呼吸道合胞病毒、甲

临考决胜卷（一）· 答案解析

型和乙型流感病毒、副流感病毒、鼻病毒等。有时可能是由变应原、刺激物和细菌感染引起的，刺激物包括吸入烟雾、污染空气、粉尘等。故本题正确答案为 A。

20. 正确答案：A
答案解析：非二氢吡啶类钙通道阻滞剂主要包括维拉帕米和地尔硫䓬 2 种药物，可用于降血压治疗，常见不良反应包括抑制心脏收缩功能和传导功能，有时也会出现牙龈增生。二至三度房室传导阻滞、心力衰竭患者禁止使用。故本题正确答案为 A。

21. 正确答案：C
答案解析：利尿药是心力衰竭治疗中改善症状的基石，是心力衰竭治疗中唯一能够控制体液潴留的药物，但不能作为单一治疗，一般用于慢性心力衰竭急性发作和明显的体液潴留时。一旦症状缓解、病情控制，即以最小有效剂量长期维持，并根据体液潴留的情况随时调整剂量。故本题正确答案为 C。

22. 正确答案：C
答案解析：对非心源性栓塞性缺血性脑卒中或短暂性脑缺血发作（TIA）患者，口服抗血小板药而非抗凝血药预防脑卒中复发及其他心血管事件的发生。首选阿司匹林，不能耐受阿司匹林者可考虑选用氯吡格雷等抗血小板治疗。阿司匹林（50～325mg/d）或氯吡格雷（75mg/d）单药治疗均可以作为首选抗血小板药。阿司匹林单药抗血小板治疗的最佳剂量为 75～150mg/d。阿司匹林（25mg）+缓释型双嘧达莫（200mg）2 次/天或西洛他唑（100mg）2 次/天均可作为阿司匹林和氯吡格雷的替代治疗药物。故本题正确答案为 C。

23. 正确答案：C
答案解析：①抗癫痫药不宜集中时间段服药，为保证 24 小时血药浓度稳定，每日 3 次服药应按照每 8 小时一次服药；②癫痫患者症状控制不能立即停药，一般如果持续 2 年以上没有发作，可与医师讨论停药事宜，且停药过程也需缓慢减量，逐渐停药；③停药后癫痫可能复发，复发多发生在停药 2 年内，复发率为 20%～40%；④癫痫患者可每 6～12 个月检查 1 次脑电图，发作次数增多者应及时进行脑电图检查。故本题正确答案为 C。

24. 正确答案：B
答案解析：胃食管反流病患者应避免可能加重胃食管反流的药物或食物，包括：①降低食管下括约肌压力的药物：抗胆碱药、巴比妥类药物、苯二氮䓬类药物（如地西泮）、咖啡因、二氢吡啶类钙通道阻滞剂、多巴胺、雌激素、尼古丁（如吸烟）、硝酸酯类、孕酮、四环素、茶碱；②直接刺激食管黏膜的药物：阿司匹林、双膦酸盐类、其他非甾体抗炎药、铁剂、奎尼丁、氯化钾等。故本题正确答案为 B。

25. 正确答案：C
答案解析：①强调休息、饮食和营养，重症患者和急性发作期患者应卧床休息，密切观察病情变化。②应给予易消化、少纤维、高营养饮食，补充多种维生素。③忌生冷、辛辣的食物。食物加工时做到蒸透、煮烂，少用或不用无营养价值的色素、香料和调味品。④部分患者发病可能与牛乳过敏或不耐受有关，故应注意询问有关病史并限制乳制品摄入。⑤急性发作期应给予流质饮食，严重者应禁食，通过静脉给予营养治疗，使肠道得到休息。故本题正确答案为 C。

26. 正确答案：B
答案解析：糖皮质激素适用于氨基水杨酸制剂治疗无效、急性发作期或重症的溃疡性结肠炎患者。故本题正确答案为 B。

27. 正确答案：B
答案解析：降钙素可明显缓解骨痛，对骨质疏松症及骨折引起的骨痛有效，新发骨折伴疼痛的患者可考虑短期使用降钙素。故本题正确答案为B。

28. 正确答案：A
答案解析： 痛风急性发作期的治疗重点是控制症状，不宜使用抑制尿酸生成药别嘌醇、非布司他，不宜使用促进尿酸排泄药丙磺舒、苯溴马隆。故本题正确答案为A。

29. 正确答案：D
答案解析： 部分药物，会引起暂时性/可逆性尿失禁，如抗胆碱药、抗抑郁药、利尿药、镇静催眠药、阿片类镇痛药等。故本题正确答案为D。

30. 正确答案：B
答案解析： 5α-还原酶抑制剂在治疗6～12个月后可诱导前列腺素上皮细胞凋亡，使前列腺体积缩小15%～25%、血清PSA水平降低约50%。故本题正确答案为B。

31. 正确答案：A
答案解析： ①口服铁剂是治疗缺铁性贫血的首选方法，宜选用二价铁剂，三价铁剂只有转化为二价铁剂后才能被吸收。②硫酸亚铁的胃肠道不良反应最明显，如不能耐受，可选择其缓释制剂或其他铁剂。不宜初始治疗用大剂量。③铁剂治疗有效者，在血红蛋白（Hb）恢复正常后仍需再补充铁剂4～6个月以补足储存铁，或在血清铁蛋白升至30～50μg/L后再停药。如果治疗4周后Hb较治疗前无改变甚或下降，需要进一步追查原因。故本题正确答案为A。

32. 正确答案：C
答案解析： 早期肿瘤的治疗目的是提高患者治愈率，尽可能尝试现有的治疗方法，对原发病进行积极治疗；中、晚期肿瘤的治疗目的是重视延长其生存时间，并提高生活质量等。故本题正确答案为C。

33. 正确答案：B
答案解析： 类风湿关节炎一经确诊，应尽早使用DMARDs治疗。该类药物较非甾体抗炎药（NSAIDs）发挥作用慢，明显改善症状需要1～6个月，故又称慢作用药。虽不具备即刻镇痛和抗炎作用，但有改善和延缓病情进展的疗效。推荐首选甲氨蝶呤（MTX），并将它作为联合治疗的基本药物。故本题正确答案为B。

34. 正确答案：A
答案解析： 甲氨蝶呤和氯喹均为改善病情的抗风湿药，该类药物发挥作用慢，明显改善症状需要1～6个月，氯喹服药3～4个月疗效达高峰，至少连服6个月才能宣布是否有效。故本题正确答案为A。

35. 正确答案：E
答案解析： 干扰素的不良反应有流感样症状、外周血细胞减少、神经精神系统反应（如情绪低落、焦虑和易怒）、甲状腺功能异常等自身免疫紊乱、糖尿病。少部分患者发生银屑病、白斑病、类风湿关节炎和系统性红斑狼疮样综合征等自身免疫异常疾病，应及时就诊，严重者须停药。少见的严重不良反应有肾损害、心血管并发症、视网膜病变、听力下降和间质性肺炎等，须停药。故本题正确答案为E。

36. 正确答案：C
答案解析： 艾滋病的传染源是被HIV感染的人，包括HIV感染者和艾滋病患者。HIV主要存在于传染源的血液、精液、阴道分泌物、胸腔积液、腹水、脑脊液、羊水和乳汁等体液中。经性途径传播（包括不安全的同性、异性和双性性接触）、经血液或血液制品传播（包括共用针具静脉注射毒品、不安全或不规范的介入医疗操作、文身等）及垂直传播（包括宫内感染、分娩时和哺乳传播）是艾滋病的主要传播途径。故本题正确答案为C。

37. 正确答案：B

答案解析：①对于所有诊断为阴道毛滴虫病的非妊娠女性，即使没有症状，也需要治疗。对无症状的女性进行治疗的理由有两个：一是如果不治疗，她们会继续传染给性伴侣；二是多达 1/3 的无症状的女性在 6 个月内出现症状。②滴虫性阴道炎患者可同时存在尿道、尿道旁腺、前庭大腺等多部位滴虫感染，治愈此病需全身用药，并避免阴道冲洗。主要治疗药物为硝基咪唑类药物。③初始治疗可选择替硝唑 2g，单次顿服；或甲硝唑 500mg，每日 2 次，连服 7 日。④滴虫性阴道炎主要经性行为传播，性伴侣应同时进行治疗，并告知患者及其性伴侣治愈（即治疗完成后均无症状）前应避免无保护性行为。⑤在初次治疗 3 个月内都需要随访，3 个月内未随访的患者需在 12 个月内复查。故本题正确答案为 B。

38. 正确答案：D

答案解析：妊娠合并外阴阴道假丝酵母菌病（VVC）：局部治疗为主，禁用口服唑类抗真菌药物。可选用克霉唑栓剂、硝酸咪康唑栓剂、制霉菌素栓剂，以 7 日疗法效果好。故本题正确答案为 D。

39. 正确答案：C

答案解析：外用杀精剂是一类由壬苯醇醚与基质制成的凝胶剂、泡沫剂、乳膏剂、涂膜剂、栓剂和片剂，因壬苯醇醚强烈的杀精作用使精子失去活性而达到避孕目的。该方法的效果较差，失败率高达 20% 以上，不作为避孕首选。故本题正确答案为 C。

40. 正确答案：D

答案解析：中毒者以立即洗胃最佳，通常在毒物进入体内 4~6 小时洗胃都有效，超过 4~6 小时毒物大多吸收。但是如果毒物的暴露量很大，或毒物的吸收存在胃-血-胃循环，尽管超过 6 小时，仍有洗胃的指征，如吗啡中毒。故本题正确答案为 D。

[41~42] 正确答案：B、A

答案解析：临床常用的溶剂有 5% 葡萄糖注射液和 0.9% 氯化钠注射液。两性霉素 B 不宜用氯化钠注射液溶解，应选择 5% 葡萄糖注射液溶解。故 41 题正确答案为 B。青霉素、阿昔洛韦不宜选用葡萄糖注射液溶解，应选择 0.9% 氯化钠注射液溶解。故 42 题正确答案为 A。

[43~44] 正确答案：D、B

答案解析：门诊处方一般不得超过 7 日用量。故 43 题正确答案为 D。急诊处方一般不得超过 3 日用量。故 44 题正确答案为 B。

[45~46] 正确答案：D、C

答案解析：硝酸异山梨酯的别名是消心痛。故 45 题正确答案为 D。硝苯地平的别名是心痛定。故 46 题正确答案为 C。

[47~48] 正确答案：B、D

答案解析：特异质反应指因先天遗传异常，用药后发生的药物异常反应。特异质反应与药物在正常人体中引起的药理作用性质相似，但表现为"低剂量高敏感"或"高剂量不敏感"的异常反应，例子：①葡糖-6-磷酸脱氢酶（G-6-PD）缺乏者服用伯氨喹容易出现溶血反应；②肝细胞内缺乏乙酰化酶者服用异烟肼后出现多发性神经炎；③假胆碱酯酶缺乏者应用琥珀胆碱后出现呼吸暂停反应。故 47 题正确答案为 B。撤药反应的特点：由于药物较长期应用，致使机体对药物的作用已经适应，而一旦停用该药，就会使机体处于不适应状态，主要表现是症状反跳，例子：①长期应用糖皮质激素类药物，停用后引起原疾病的复发，还可能导致病情恶化；②停用抗高血压药出现血压反跳，以及心悸、出汗等症状。故 48 题正确答案为 D。

[49~50] 正确答案：C、E

答案解析：口服避孕药可降低乳汁中的吡哆醇含量，使乳儿出现易激惹、尖叫、惊厥等神经精神系统症状。故49题正确答案为C。磺胺类在乳汁中的浓度与血浆中一致，可促使发生新生儿胆红素脑病。故50题正确答案为E。

[51～52] 正确答案：A、D
答案解析： 血尿酸增高见于痛风，急慢性肾炎，肾结核，肾积水等。故51题正确答案为A。肌酸激酶（CK）增高见于心肌梗死、各种肌肉疾病、脑血管疾病、他汀类药物不良反应。故52题正确答案为D。

[53～54] 正确答案：A、E
答案解析： 布洛芬：成人及12岁以上儿童，每次0.2～0.4g，每日3～4次；1～12岁儿童，每次5～10mg/kg，每6小时1次。故53题正确答案为A。对乙酰氨基酚：儿童按体重每次10～15mg/kg。故54题正确答案为E。

[55～56] 正确答案：B、D
答案解析： 胆汁反流、腹痛可用铝碳酸镁。故55题正确答案为B。胆汁分泌不足者可选择复方阿嗪米特肠溶片（每片含阿嗪米特75mg、胰酶100mg、纤维素酶10mg、二甲硅油50mg）1～2片，每日3次，餐后用药。故56题正确答案为D。

[57～58] 正确答案：A、B
答案解析： 甲氧西林敏感金黄色葡萄球菌的首选方案：苯唑西林、氟氯西林、头孢唑林。故57题正确答案为A。耐甲氧西林金黄色葡萄球菌的首选方案：万古霉素、替考拉宁、利奈唑胺。故58题正确答案为B。

[59～60] 正确答案：D、B
答案解析： 患者治愈后为预防脑卒中复发及其他心脑血管事件的发生，应进行抗血小板治疗或抗凝治疗。对伴发房颤、风湿性二尖瓣病变、人工机械瓣膜的缺血性脑卒中或TIA患者（感染性心内膜炎除外），建议选用口服华法林抗凝治疗。故59题正确答案为D。对非心源性栓塞性缺血性脑卒中或TIA患者，建议给予口服抗血小板药物而非抗凝药物预防脑卒中复发及其他心脑血管事件的发生。故60题正确答案为B。

[61～62] 正确答案：A、C
答案解析： 左旋多巴、苯海索可治疗帕金森病，苯海索可加重认知障碍，故晚发型或伴有智能减退的帕金森病患者首选苄丝肼-左旋多巴。故61题正确答案为A。多奈哌齐是胆碱酯酶抑制剂，可改善轻至重度阿尔茨海默病患者症状。故62题正确答案为C。

[63～64] 正确答案：A、D
答案解析： 合并糖尿病、慢性肾脏病、心力衰竭等高血压患者，建议控压目标是＜130/80mmHg。故63题正确答案为A。老年高血压患者，建议控压目标是＜150/90mmHg。故64题正确答案为D。

[65～67] 正确答案：D、B、C
答案解析： ACEI、ARB的禁忌证：双侧肾动脉狭窄、高钾血症、孕妇。故65题正确答案为D。氢氯噻嗪的禁忌证：痛风。故66题正确答案为B。α受体阻滞剂的禁忌证：直立性低血压。故67题正确答案为C。

[68～69] 正确答案：D、E
答案解析： 由于他汀类和贝特类（见丁酸类）药物合用有潜在增加肝功能受损和发生肌病的风险，开始合用时宜用小剂量，并密切监测肌酶和氨基转移酶，如无安全风险，可逐步增加他汀类的剂量。最佳给药方案是早晨用贝特类，晚上用他汀类。他汀类药物禁忌与吉非罗齐合用。故68题正确答案为D。由于服用较大剂量的ω-3多不饱和脂肪酸有增加出血的风险，并增加患者的热量摄入，故不宜长期应用。故69题正确答案为E。

临考决胜卷（一）·答案解析

[70～72] 正确答案：B、D、A
答案解析：苯妥英钠的不良反应：共济失调、视物模糊、牙龈增生、镇静作用。故70题正确答案为B。丙戊酸钠的不良反应：胃肠道功能紊乱、脱发、体重增加、肝毒性、血小板减少、低纤维蛋白原血症。故71题正确答案为D。卡马西平的不良反应：共济失调、复视、肝损伤、骨髓抑制、低钠血症、皮疹、发生抗惊厥药过敏综合征。故72题正确答案为A。

[73～74] 正确答案：C、E
答案解析：苯二氮䓬类药物起效快，数分钟至数小时起效，作用强，对急性期焦虑患者可考虑短期使用。故73题正确答案为C。5-HT_{1A}受体部分激动剂如丁螺环酮、坦度螺酮起效相对较慢，需2～4周才产生充分效果，持续治疗可增加疗效；镇静作用轻，较少引起运动障碍，无呼吸抑制，对认知功能的影响小。故74题正确答案为E。

[75～76] 正确答案：A、C
答案解析：阿莫西林的抗幽门螺杆菌作用强，不易产生耐药性，不过敏者的不良反应发生率低，是根除治疗的首选抗生素。故75题正确答案为A。对青霉素过敏者可用耐药率低的四环素替代阿莫西林。含左氧氟沙星的根除方案不作为初次治疗方案（耐药率高）。故76题正确答案为C。

[77～79] 正确答案：C、B、A
答案解析：铝制剂可导致便秘，大量服用可导致肠梗阻，长期服用能引起低磷血症，罕见骨软化。故77题正确答案为C。多潘立酮可促进脑垂体催乳素的释放，长期服用可出现乳房胀痛或溢乳现象。多潘立酮经CYP3A4代谢，可引起心电图Q-T间期轻度延长。故78题正确答案为B。质子泵抑制剂长期使用有导致骨折、低镁血症的风险，长期服用应警惕肠源性感染、肺炎风险，在治疗中尽量选择最低有效剂量和最短疗程。故79题正确答案为A。

[80～82] 正确答案：B、C、A
答案解析：丙硫氧嘧啶、甲巯咪唑的不良反应：粒细胞缺乏（监测血常规）、肝损害、过敏、关节痛。故80题正确答案为B。碘化钾的不良反应：过敏、关节痛、淋巴结肿大、腹痛、腹泻。故81题正确答案为C。碳酸锂的不良反应：口干、消化道不适、白细胞计数升高。故82题正确答案为A。

[83～84] 正确答案：A、D
答案解析：门冬胰岛素、赖脯胰岛素为速效胰岛素类似物，可于三餐前即刻使用，控制餐后高血糖。故83题正确答案为A。（重组）人胰岛素皮下注射一般于餐前30分钟给药，静脉给药可抢救糖尿病酮症酸中毒和高血糖高渗性昏迷。故84题正确答案为D。

[85～86] 正确答案：E、D
答案解析：雌激素受体调节剂如雷洛昔芬，有静脉栓塞病史或有血栓倾向者及肝肾功能不全者禁用，有雌激素依赖性肿瘤者、不明原因阴道出血者、孕妇及哺乳期妇女禁用。故85题正确答案为E。甲状旁腺激素如特立帕肽，禁用于Paget病或有骨骼放疗史的患者。故86题正确答案为D。

[87～88] 正确答案：A、C
答案解析：急性膀胱炎患者：有青霉素过敏史者不宜选用阿莫西林胶囊；莫西沙星的尿液药物浓度比其他同类药物更低，不建议用于尿路感染；阿奇霉素、米诺环素不用于尿路感染，宜选择复方磺胺甲噁唑片。故87题正确答案为A。妊娠期尿路感染：宜选用毒性小的抗菌药物（如阿莫西林、呋喃妥因或头孢菌素类）。故88题正确答案为C。

[89～90] 正确答案：E、A
答案解析：琥珀酸亚铁吸收平稳，在蛋白膜保护下，避免与胃酸和胃蛋白酶作用，不良反应少见，对胃黏膜的刺激性小。故89题正确答案

为 E。硫酸亚铁是口服铁剂中的标准制剂，是一种无机铁剂，最大的缺点是胃肠道不良反应明显，主要表现为腹痛、恶心、呕吐或便秘。故 90 题正确答案为 A。

91. 正确答案：D
答案解析：沙丁胺醇气雾剂属于短效 β_2 受体激动剂（SABA），这类药物应按需使用，不宜长期、单一、过量应用。不良反应包括骨骼肌震颤、低血钾、心律紊乱等。故本题正确答案为 D。

92. 正确答案：E
答案解析：长效 β_2 受体激动剂（LABA）和吸入性糖皮质激素（ICS）具有协同的抗炎和平喘作用，可获得相当于或优于加倍剂量 ICS 的疗效，并可增加患者的依从性、减少大剂量 ICS 的不良反应，尤其适用于中至重度持续哮喘患者的长期治疗。低剂量福莫特罗 -ICS 干粉吸入剂也可作为按需使用药物。目前在我国临床上应用的复合制剂有不同规格的福莫特罗 - 布地奈德干粉吸入剂、沙美特罗 - 替卡松干粉吸入剂和福莫特罗 - 倍氯米松气雾剂。故本题正确答案为 E。

93. 正确答案：D
答案解析：每次降级治疗都应视为一次试验，有可能失败，需要密切观察症状控制情况、呼气流量峰值（PEF）变化、危险因素等，并按期随访。降级治疗应选择适当时机，需避开患者呼吸道感染、妊娠、旅行期等情况。推荐的药物减量方案是首先减少糖皮质激素用量（口服或吸入），再减少使用次数（如由每日 2 次减至每日 1 次），然后再减去与激素合用的控制药物，以最低剂量 ICS 维持，直到最终停止治疗。通常每 3 个月减少 ICS 剂量的 25%～50% 安全可行。长期单独使用 LABA 有增加哮喘患者死亡的风险，故不推荐长期单独使用 LABA。故本题正确答案为 D。

94. 正确答案：B
答案解析：柳氮磺吡啶肠溶片不可压碎及掰开服用，应在每日固定时间服用，进餐时服用为佳。故本题正确答案为 B。

95. 正确答案：D
答案解析：柳氮磺吡啶服用期间应多饮水，保持高尿流量，以防结晶尿的发生，必要时服用碱化尿液的药物；禁用于对磺胺类药物过敏者，对呋塞米、砜类、噻嗪类利尿剂、磺酰脲类、碳酸酐酶抑制药及其他磺胺类药过敏者可出现交叉过敏；服药期间定期进行全血细胞计数检查。故本题正确答案为 D。柳氮磺吡啶的剂量相关性不良反应包括头痛、恶心和疲乏等，可通过将药物随餐服用或逐渐增加药物剂量得以减轻。过敏反应包括皮疹、发热、Stevens-Johnson 综合征、肝炎、肺炎、溶血性贫血、骨髓抑制等，服药期间应定期检查血常规，出现不良反应后及时停药。柳氮磺吡啶可降低精子数量和活力，停药可逆转；影响肠道对叶酸的吸收，用药期间常需补充叶酸。

96. 正确答案：C
答案解析：二甲双胍的每日剂量为 1000～2000mg（最大 2550mg），每日使用次数为 1～3 次。故本题正确答案为 C。

97. 正确答案：A
答案解析：α- 葡萄糖苷酶抑制剂（如阿卡波糖）常见胃肠道不良反应如腹胀、排气等，从小剂量开始，逐渐加量可减少不良反应。故本题正确答案为 A。

98. 正确答案：B
答案解析：对于老年患者应选择降糖平稳的长效胰岛素制剂，如甘精胰岛素（无血药浓度峰值），给药方法为 1 次 / 日，每日固定时间给药。故本题正确答案为 B。

99. 正确答案: D

答案解析: 抗尿路感染(UTI)药物治疗的总体原则:①选用对致病菌敏感的抗菌药物。无病原学结果前,一般首选对革兰阴性杆菌有效的抗菌药物,尤其是初发尿路感染。治疗 3 天症状无改善,应按尿细菌培养与药敏结果调整用药。②所选用抗菌药物在尿液和肾内的浓度较高。③选用肾毒性小、不良反应少的抗菌药物。④单一药物治疗失败、严重感染、混合感染、出现耐药菌株时应联合用药。⑤对不同类型的尿路感染给予不同的治疗疗程。⑥综合考虑感染部位、菌种类型、基础疾病、感染中毒症状程度等因素决策治疗方案。故本题正确答案为 D。

100. 正确答案: A

答案解析: 妊娠期尿路感染,建议在妊娠期前 3 个月每月行一次尿培养,一旦发生尿路感染,宜选用毒性小的抗菌药物(阿莫西林、呋喃妥因或头孢菌素类等)。妊娠合并急性膀胱炎治疗疗程为 3～7 天。故本题正确答案为 A。

101. 正确答案: D

答案解析: 他汀类药物的不良反应:①消化系统,恶心、腹泻、消化不良、ALT 或 AST 升高。②神经系统,失眠、头痛、视觉障碍、眩晕、外周神经病变等。③肌毒性,肌痛、肌无力,严重者引起横纹肌溶解症。④肝毒性,所有他汀类药都产生肝毒性,其发生率约 1%,且呈剂量依耐性。故本题正确答案为 D。

102. 正确答案: D

答案解析: 葡萄柚汁主要影响 CYP3A4 代谢并抑制 CYP3A4 的活性。因此,通过 CYP3A4 代谢的药物与葡萄柚汁同服会引起生物利用度增加。故本题正确答案为 D。

103. 正确答案: A

答案解析: 感冒的治疗主要是对症治疗,发热、头痛则选择解热镇痛药,儿童可以选用对乙酰氨基酚或布洛芬。故本题正确答案为 A。

104. 正确答案: D

答案解析: 感冒患者的咳嗽可以选择右美沙芬,或含有右美沙芬的复方制剂。注意:抗组胺药单一疗法对镇咳无效。故本题正确答案为 D。

105. 正确答案: A

答案解析: 普通感冒是由病毒感染引起的,抗生素治疗无效。故本题正确答案为 A。

106. 正确答案: B

答案解析: 甲状腺功能亢进症治疗首选抗甲状腺药,如丙硫氧嘧啶、甲巯咪唑。碳酸锂仅用于对抗甲状腺药和碘剂均不耐受的患者,临时控制甲状腺毒症。^{131}I 治疗和甲状腺次全切除手术用于口服药物疗效欠佳或不能耐受时。故本题正确答案为 B。

107. 正确答案: C

答案解析: 抗甲状腺药丙硫氧嘧啶、甲巯咪唑的主要不良反应有粒细胞缺乏、肝损害、过敏、胃肠道反应、关节痛等。故本题正确答案为 C。

108. 正确答案: D

答案解析: 患者服用抗甲状腺药要监测甲状腺功能、心脏情况,及时调整药物剂量。抗甲状腺药有导致粒细胞缺乏、肝损伤的不良反应,应监测血常规、肝功能。故本题正确答案为 D。

109. 正确答案: A

答案解析: ①盆腔炎性疾病的病原体有外源性及内源性 2 个来源,通常为混合感染,可能是外源性的衣原体或淋病奈瑟球菌感染造成输卵管损伤后容易继发内源性需氧菌及厌氧菌感染;②在细菌培养及药敏试验结果未出之前宜根据经验选择广谱抗菌药物覆盖可能的病原体，包括淋病奈瑟球菌、沙眼衣原体、支原体、厌氧菌和需氧菌等；③部分第三代、第四代头孢菌素的抗菌谱覆盖淋病奈瑟球菌，甲硝唑针对厌氧菌，四环素类或大环内酯类针对衣原体和支原体，所以治疗组合方案为第三代或第四代头孢菌素+甲硝唑+多西环素（或阿奇霉素，或米诺环素）；④喹诺酮类可覆盖淋病奈瑟球菌、衣原体、支原体。因此经验性治疗方案为氧氟沙星（或左氧氟沙星）+甲硝唑。故本题正确答案为A。

110. 正确答案：A
答案解析：①急性盆腔炎患者卧床休息，采取半卧位有利于脓液积聚于直肠子宫陷凹而使炎症局限。②治疗原则是以抗菌药物治疗为主，必要时行手术治疗。抗感染治疗原则为经验性、广谱性、及时性和个体化；在细菌培养及药敏试验结果未出之前宜根据经验选择广谱抗菌药物覆盖可能的病原体；在诊断48小时内及早用药将明显降低后遗症的发生风险。③静脉给药治疗者应在临床症状改善后继续静脉给药至少24小时，然后转为口服药物治疗，总治疗时间至少持续14日。故本题正确答案为A。

111. 正确答案：ABDE
答案解析：肾上腺素、维生素、肝素、糖皮质激素均需遮光保存，选项中维生素K_1、维生素B_{12}属于维生素类，甲钴胺是甲基化的维生素B_{12}，也需要遮光保存。故本题正确答案为ABDE。

112. 正确答案：BCE
答案解析：①咳嗽分为干咳或湿咳，对干咳可单用镇咳药；对痰液较多的湿咳则应以祛痰为主，不宜单纯使用镇咳药，应与祛痰剂合用，以利于痰液排出和加强镇咳效果。对痰液特别多的湿咳，应该慎重使用镇咳药，以免痰液排出受阻而滞留于呼吸道内或加重感染。②对持续1周以上并伴有发热、皮疹、哮喘及肺气肿的咳嗽应及时去医院明确诊断。③可待因是国家管制的麻醉药品，对此药物过敏者、痰多者、婴幼儿禁用；分娩期妇女用药可能引起新生儿呼吸抑制，并且可能由于个体可待因代谢水平的差异导致胎儿发生严重不良反应；药物可自乳汁排出，使婴儿具有潜在的严重不良反应，故哺乳期妇女慎用。④感冒后咳嗽常为自限性，通常能自行缓解，抗菌药物治疗无效。故本题正确答案为BCE。

113. 正确答案：BCDE
答案解析：慢性阻塞性肺病（COPD）的常用治疗药物：(1) 支气管舒张剂：①β_2受体激动剂（长效：××特罗，短效：沙丁胺醇、特布他林）；②抗胆碱药物（短效：异丙托溴铵；长效：噻托溴铵）；③甲基黄嘌呤类磷酸二酯酶抑制剂（茶碱）。(2) 抗炎药物：①糖皮质激素；②磷酸二酯酶-4抑制剂（罗氟司特）。(3) 其他药物：①祛痰药与黏液溶解剂（氨溴索、乙酰半胱氨酸、福多司坦、桉柠蒎）；②抗氧化剂。故本题正确答案为BCDE。

114. 正确答案：ACDE
答案解析：维拉帕米是非二氢吡啶类钙通道阻滞剂，有负性肌力作用，传导阻滞和心力衰竭患者不宜使用。选项中的其他药物均为心力衰竭的治疗药物。故本题正确答案为ACDE。

115. 正确答案：CE
答案解析：阿尔茨海默病的治疗药物：①胆碱酯酶抑制剂，如多奈哌齐、加兰他敏、卡巴拉汀；②非竞争性N-甲基-D-天冬氨酸（NMDA）受体阻滞剂，如美金刚。故本题正确答案为CE。

116. 正确答案：ADE
答案解析：促进铁剂吸收的食物：肉类、果糖、氨基酸、脂肪；促进铁剂吸收的药物：维生素C、稀盐酸。故本题正确答案为ADE。

117. 正确答案：AB
答案解析： 帕博利珠单抗和纳武利尤单抗可引起严重的免疫相关性不良反应，在使用之前应避免使用全身性糖皮质激素或免疫抑制剂。故本题正确答案为AB。

118. 正确答案：ACDE
答案解析： 疱疹后神经痛的一线药物包括普瑞巴林、加巴喷丁、卡马西平、阿米替林和5%利多卡因贴剂，二线药物包括阿片类药物。故本题正确答案为ACDE。

119. 正确答案：ABCD
答案解析： ①枸橼酸氯米芬（CC）：传统一线用药；②来曲唑（LE）：可作为多囊卵巢综合征诱导排卵的一线用药，并可用于CC抵抗或失败的多囊卵巢综合征女性的治疗；③二甲双胍：推荐在多囊卵巢综合征女性的辅助生殖治疗过程中使用二甲双胍，与CC联用或用于CC抵抗或失败者；④促性腺激素：适用于CC抵抗或失败的无排卵不孕者。故本题正确答案为ABCD。

120. 正确答案：AB
答案解析： 阿托品能拮抗乙酰胆碱的毒蕈碱样作用，提高机体对乙酰胆碱的耐受性。胆碱酯酶复活剂如碘解磷定、氯解磷定等对解除烟碱样作用（特别是肌肉纤维颤动）和促使昏迷患者苏醒的作用比较明显，与阿托品合用可取得协同效果。故本题正确答案为AB。

临考决胜卷（二）·答案解析

1. 正确答案：C
答案解析： 药物治疗管理指通过药师提供的药学服务，达到优化药物治疗和提高患者治疗结局的效果。旨在通过重整患者的医嘱或治疗方案，评估药物治疗的有效性、安全性和经济性，核查患者的用药依从性，使目标服务人群受益，特别是患有多种慢性疾病（如糖尿病、哮喘、高血压、高脂血症和充血性心力衰竭）的患者。故本题正确答案为 C。

2. 正确答案：A
答案解析： 按药物之间的关系换算，即 250mg=0.25g，500mg=0.5g，因此可服 1 粒或 2 粒。故本题正确答案为 A。

3. 正确答案：A
答案解析： 肥胖的 2 型糖尿病患者首选二甲双胍治疗，属于合理处方。支气管哮喘患者禁用吗啡，严重高血压患者禁用伪麻黄碱，消化性溃疡患者禁用阿司匹林，乳腺癌患者禁用甲氧氯普胺。B～E 选项均属于有禁忌证用药，不符合处方适宜性审核，属于不合理处方。故本题正确答案为 A。

4. 正确答案：D
答案解析： 处方调配：①仔细阅读处方，按照药品顺序逐一调配；②对麻醉药品等特殊管理药品分别登记账卡；③药品配齐后，与处方逐条核对药名、剂型、规格、数量和用法，准确而规范地书写标签；④调配好一张处方的所有药品后再调配下一张处方，以免发生差错；⑤对需要特殊保存的药品加贴醒目的标签以提示患者注意，如"置 2～8℃保存"；⑥有条件的医疗单位，尽量在每种药品外包装上分别加贴用法、用量、贮存条件等标签；⑦调配或核对后签名或盖章。故本题正确答案为 D。

5. 正确答案：C
答案解析： 处方前记包括医疗、预防、保健机构名称，费别（支付与报销类别），患者姓名、性别、年龄，门诊或住院病历号、科别或病区和床位号，临床诊断，开具日期等。正文分列药品名称、剂型、规格、数量和用法、用量。后记有医师签名或加盖专用签章，药品金额以及审核、调配、核对、发药的药师签名或加盖专用签章。故本题正确答案为 C。

6. 正确答案：E
答案解析： 葡萄柚汁主要影响 CYP3A4 代谢并抑制 CYP3A4 活性，因此通过 CYP3A4 代谢的药物与葡萄柚汁同服会引起生物利用度增加。与尼索地平、尼莫地平、硝苯地平、普拉地平等都有明显的相互作用，而对尼卡地平、尼群地平的影响不显著，对氨氯地平无影响。故本题正确答案为 E。

7. 正确答案：E
答案解析： 可导致再生障碍性贫血的药物有氯霉素、磺胺类、甲状腺功能亢进症治疗药物、非甾体抗炎药、抗肿瘤药、抗疟药等。故本题正确答案为 E。

8. 正确答案：A
答案解析： 泼尼松属于糖皮质激素，可促进肾小管对钠的重吸收，导致高血压。骨质疏松、消化性溃疡、血糖升高、感染也是糖皮质激素的常见不良反应。故本题正确答案为 A。

9. 正确答案：A
答案解析： 抗高血压药、利尿药、抗帕金森病药及阿片类镇痛药等均可引起便秘。故本题正确答案为 A。

10. 正确答案：D
答案解析：氧氟沙星、环丙沙星、莫西沙星等抗菌药物妊娠毒性分级 C 级，药物仅在权衡对胎儿的利大于弊时给予。故本题正确答案为 D。

11. 正确答案：B
答案解析：评价患者用药经济性的方法有最小成本分析、成本—效益分析、成本—效果分析、成本—效用分析。故本题正确答案为 B。

12. 正确答案：B
答案解析：①大量尿酸盐结晶见于高尿酸性肾病、急性痛风、慢性间质性肾炎。②大量草酸钙结晶及胱氨酸结晶多见于肾或膀胱结石。③感染引起结石时，尿中常见磷酸镁铵结晶。④大量磷酸钙结晶需警惕甲状旁腺功能亢进症、肾小管性酸中毒。⑤胆红素结晶多见于黄疸、急性重型肝炎；亮氨酸结晶多见于急性肝萎缩、急性磷中毒。⑥药物结晶：服用磺胺类药物，多与用药过量有关。故本题正确答案为 B。

13. 正确答案：D
答案解析：三叉神经痛首选卡马西平、加巴喷丁，如无效可加服苯妥英钠、巴氯芬、阿米替林等药物。故本题正确答案为 D。

14. 正确答案：D
答案解析：尿路感染以细菌感染为主，极少数为真菌、病毒、原虫感染。在细菌感染中，革兰阴性杆菌为尿路感染最常见致病菌，其中以大肠埃希菌最为常见。故本题正确答案为 D。

15. 正确答案：D
答案解析：糖皮质激素滴眼液虽具有抗菌、抗炎的优点，但有诱发真菌或病毒感染、延缓创伤愈合、升高眼压和导致白内障等风险。该类药物不能随意使用，不能给尚未确诊的"红眼"者开具此药，因为这种情况有时是由难以诊断的单纯疱疹病毒感染所致。如必须使用此类制剂，不应超 10 日，并在使用期间定期测量眼压。故本题正确答案为 D。

16. 正确答案：B
答案解析：人工泪液（玻璃酸钠滴眼液、羟甲基纤维素钠滴眼液、聚乙烯醇滴眼液等）可改善眼部干燥症状。故本题正确答案为 B。

17. 正确答案：E
答案解析：荨麻疹属于过敏性皮肤病，治疗上首选第二代非镇静性抗组胺药，包括西替利嗪、左西替利嗪、氯雷他定、地氯雷他定、非索非那定、阿伐斯汀、依巴斯汀、依匹斯汀、咪唑斯汀、苯磺贝他斯汀、奥洛他定等。故本题正确答案为 E。

18. 正确答案：B
答案解析：①创面不可涂有颜色的药物，如汞溴红（红汞）、甲紫（结晶紫），以免影响后续治疗中清创和对创面深度的判断。②切忌用塑料布包扎或覆盖创面，因其不透气，可致使创面发生浸渍而加速感染。③轻伤员可口服镇痛药或肌内注射哌替啶、吗啡等，重伤员多采用静脉滴注哌替啶或与异丙嗪合用（注意：不首选异丙嗪）。④轻至中度烫伤可口服"烧伤饮料"或含盐饮料，重度烫伤应予以静脉补液（血浆或血浆代用品、平衡盐溶液和等渗盐水等）。不宜喝白开水或无盐饮料，以免发生水中毒。故本题正确答案为 B。

19. 正确答案：B
答案解析：患者确诊为社区获得性肺炎，血常规白细胞计数低于正常值，且于流感流行季节发病，考虑为流感病毒性肺炎，推荐常规进行流感病毒抗原或核酸检查，并积极应用神经氨酸酶抑制剂抗病毒治疗，如奥司他韦或扎那米韦。故本题正确答案为 B。

20. 正确答案：D
答案解析：不稳定型心绞痛和非 ST 段抬高型

心肌梗死发作时,首剂口服非肠溶制剂或嚼服肠溶制剂300mg,随后75～100mg qd,长期维持。故本题正确答案为D。

21. 正确答案: A
答案解析:心肌重构驱动力来自神经-内分泌系统和细胞因子,尤其是肾素-血管紧张素-醛固酮系统(RAAS)和交感神经系统的过度激活。因此,抑制RAAS(ACEI/ARB和螺内酯)、抑制交感神经系统的过度激活(β受体阻滞剂)即可抑制心肌纤维化和心肌重构。ACEI(或ARB)、β受体阻滞剂和醛固酮受体阻滞剂曾经被称为心力衰竭治疗的"金三角"。故本题正确答案为A。

22. 正确答案: A
答案解析:避孕药可使凝血因子升高,使用较大剂量的雌激素可发生血栓性疾病。阿司匹林、银杏叶片的不良反应是出血倾向,会降低缺血性脑卒中的风险。故本题正确答案为A。

23. 正确答案: C
答案解析:苯海索是抗胆碱药,闭角型青光眼、前列腺增生患者禁用。可能会导致其认知功能下降,60岁及以上的患者最好不应用。故本题正确答案为C。

24. 正确答案: A
答案解析:氯吡格雷是前体药,需经过CYP2C19和CYP3A4酶转化为活性代谢物,奥美拉唑和艾司奥美拉唑抑制CYP2C19,从而降低氯吡格雷的疗效,有发生心血管血栓栓塞的风险。可选用泮托拉唑、雷贝拉唑等对氯吡格雷无影响的药物。故本题正确答案为A。

25. 正确答案: C
答案解析:美沙拉秦的不良反应相对少见且较轻,最常见的不良反应是头痛、消化不良和皮疹。该类药物的肾毒性尽管罕见,一旦发生却较严重,可表现为间质性肾炎;肾毒性发生的机制尚有争议,但所有服用此类药物的患者均应定期监测肾功能(如血清尿素氮、血肌酐等),特别是既往有肾病史的患者。故本题正确答案为C。

26. 正确答案: B
答案解析:①匹维溴铵进餐时整片吞服,不可咀嚼或掰嚼,不宜卧位或睡前服用;②熊去氧胆酸于早、晚进餐时服药,可减少胆汁、胆固醇的分泌,利于结石中胆固醇的溶解。故本题正确答案为B。

27. 正确答案: E
答案解析:雷洛昔芬是雌激素受体调节剂,主要用于绝经妇女骨质疏松症,不能用于男性患者。故本题正确答案为E。

28. 正确答案: B
答案解析:痛风缓解期的治疗重点是控制尿酸水平,宜选择抑制尿酸生成和促进尿酸排泄的药物,不宜使用秋水仙碱。故本题正确答案为B。

29. 正确答案: E
答案解析:治疗药物主要为抗胆碱药物,其通过竞争性抑制乙酰胆碱,从而抑制膀胱逼尿肌的不自主收缩,是治疗急迫性尿失禁的首选药物。故本题正确答案为E。

30. 正确答案: D
答案解析:$α_1$受体阻滞剂的典型不良反应为直立性低血压、眩晕、头痛、乏力、困倦、逆向射精等。服药期间注意监测血压,从卧位或坐位突然转为立位时可能会头晕甚至晕厥。采取睡前用药、体位改变时需缓慢等措施可有效预防。故本题正确答案为D。

31. 正确答案: D
答案解析:胃肠反应重或经胃肠不能吸收,或在需要快速补铁的情况下,可以选择静脉注射或肌内注射补铁治疗。静脉注射铁剂有右旋糖酐铁和蔗糖铁，注意首次用药前，先给予试验剂量，并且应具备治疗过敏反应的应急措施，1小时内无过敏反应再给予足量治疗。故本题正确答案为D。

32. 正确答案：A
答案解析：采用数字分级评分法或面部表情评分法等。数字分级评分法是用"0～10"的数字代表不同的疼痛程度，"0"为无痛，"10"为最剧烈的疼痛，让患者圈出一个最能代表其疼痛程度的数字：0分为无痛，1～3分为轻度疼痛，4～6分为中度疼痛，7～10分为重度疼痛。故本题正确答案为A。

33. 正确答案：B
答案解析：常用的改善病情的抗风湿药有甲氨蝶呤、硫唑嘌呤、氯喹、羟氯喹、环孢素、环磷酰胺、来氟米特、柳氮磺吡啶等，依那西普属于生物制剂。故本题正确答案为B。

34. 正确答案：A
答案解析：有溃疡病史的患者宜服用选择性COX-2抑制剂以减少胃肠道不良反应。塞来昔布属于选择性COX-2抑制剂，其余选项属于非选择性NSAIDs。故本题正确答案为A。

35. 正确答案：B
答案解析：对有消化性溃疡病史或上消化道不良反应危险性较高的老年人，宜服用选择性COX-2抑制剂以减少胃肠道不良反应。故本题正确答案为B。

36. 正确答案：C
答案解析：①治疗用药：首选推荐方案为恩曲他滨替诺福韦＋拉替拉韦或多替拉韦等整合酶抑制剂。②开始治疗用药的时间及疗程：在发生HIV暴露后尽可能在最短的时间内（尽可能在2小时内）进行预防性用药，最好不超过24小时；但即使超过24小时，也建议实施预防性用药。③用药疗程：连续服用28日。④暴露后的监测：于发生HIV暴露后立即检测HIV抗体，并且在4周、8周、12周和6个月后检测HIV抗体。故本题正确答案为C。

37. 正确答案：A
答案解析：细菌性阴道病有症状者首选甲硝唑400mg，口服，每日2次，连用7日；或克林霉素300mg，口服，每日2次，连用7日。由于无症状的细菌性阴道病患者经常在几个月内自发改善，并且在任何抗菌治疗后通常会伴随有症状的阴道酵母菌感染，因此应避免对无症状患者采取治疗。滴虫性阴道炎的患者可同时存在尿道、尿道旁腺、前庭大腺等多部位滴虫感染，治愈此病需要全身用药，并避免阴道冲洗，主要治疗药物为硝基咪唑类药物。故本题正确答案为A。

38. 正确答案：D
答案解析：外阴阴道假丝酵母菌病的临床表现：主要为外阴和阴道瘙痒、阴道分泌物增多，白色稠厚，呈凝乳状或豆腐渣样。治疗原则：局部用药，咪康唑栓剂1200mg，单次用药，放置于阴道内。故本题正确答案为D。

39. 正确答案：E
答案解析：短效复方口服避孕药是由雌激素、孕激素组成的复方制剂，其中雌激素成分主要为炔雌醇，孕激素成分则各不相同。主要避孕机制为抑制排卵，正确使用避孕药的有效率接近100%。若有漏服应及早补服，且警惕有妊娠可能。故本题正确答案为E。

40. 正确答案：C
答案解析：每次灌入洗胃液为300～400mL，最多不超过500mL，过多则易将毒物驱入肠中。故本题正确答案为C。

[41～42] 正确答案：B、A
答案解析：二级信息源：①不够全面：想获得

更全面的信息，只使用一个检索工具是不够的；②更新不够快：从文章的发表到建立引文索引需要时间；③需要专业知识查阅和评价：文摘是对原始文献的概括，文摘提供的信息不够全面甚至存在错误（有的摘要是由他人摘写而非原作的摘要），需要药师查阅和评价原文。故 41 题正确答案为 B。一级信息源：①阅读大量的一级文献要花费许多的时间；②要求读者具有对药学或医学文献进行评价的能力；③如果是单一临床试验得到的信息，其结果或结论有可能是错误的，可能会误导读者。故 42 题正确答案为 A。

[43～44] 正确答案：C、A
答案解析：prn 的含义：必要时（长期备用）。故 43 题正确答案为 C。iv 的含义：静脉注射。故 44 题正确答案为 A。

[45～46] 正确答案：B、A
答案解析：具有蛋白同化作用的药物可促使体格强壮、肌肉发达，增强爆发力。故 45 题正确答案为 B。利尿药可帮助人在短时间内急速降低体重。故 46 题正确答案为 A。

[47～48] 正确答案：B、A
答案解析：评价原则：①用药及反应发生时间顺序合理；②停药以后反应停止，或迅速减轻或好转（根据机体免疫状态，某些 ADR 可出现在停药数日以后）；③再次使用同一药物，反应再现，并可能明显加重（即激发试验阳性）；④有文献资料佐证；⑤排除原患疾病等其他混杂因素的影响。使用阿莫西林的患者，未再次给予阿莫西林，属于很可能。故 47 题正确答案为 B。使用干扰素的患者，5 条原则都符合，属于肯定。故 48 题正确答案为 A。

[49～50] 正确答案：A、C
答案解析：肝、肾双途径清除的药物给药方案：减量应用。故 49 题正确答案为 A。无肾毒性、经肾排泄的药物给药方案：无须调整剂量。故 50 题正确答案为 C。

[51～52] 正确答案：A、B
答案解析：对于轻度（IPSS＜8 分）至中度（IPSS 为 8～19 分）的 BPH/LUTS 患者，建议单用 α_1 受体阻滞剂作为初始治疗。目前常应用的是选择性 α_1 受体阻滞剂（多沙唑嗪、阿夫唑嗪、特拉唑嗪）和高选择性 α_{1A} 受体阻滞剂（坦索罗辛）。剂量适当的各种 α_1 受体阻滞剂取得的疗效相似，可使 IPSS 降低 35%～40%。故 51 题正确答案为 A。5α 还原酶抑制剂非那雄胺主要用于伴有前列腺体积增大的 BPH 患者，可缩小前列腺体积和减少急性尿潴留发生风险，6～12 个月后可使前列腺体积缩小 15%～25%，血清 PSA 水平降低约 50%。故 52 题正确答案为 B。

[53～54] 正确答案：B、A
答案解析：不需要避孕的痛经者可首选非甾体抗炎药，通过抑制前列腺素合成酶的活性而减少前列腺素产生，从而减轻或消除痛经；需要避孕者，可选择口服激素类药物，同时注意足够的休息和睡眠及腹部热敷、温水淋浴等一般治疗。故 53 题正确答案为 B。腹痛是由于平滑肌痉挛引起的，可用氢溴酸山莨菪碱口服、颠茄浸膏片，用药 24 小时后若症状未缓解，应立即就医。故 54 题正确答案为 A。

[55～56] 正确答案：E、B
答案解析：普适泰为植物制剂，主要成分是花粉提取物，对花粉过敏者不宜使用。故 55 题正确答案为 E。严重胃肠动力障碍、重症肌无力、闭角型青光眼、正在使用强 CYP3A4 抑制剂的重度肾功能不全和（或）肝功能障碍患者禁用 M 受体阻滞剂（奥昔布宁、索利那新、托特罗定）。故 56 题正确答案为 B。

[57～58] 正确答案：A、D
答案解析：由于大环内酯类药物可致心血管不良事件（尤其是 QT 间期延长或既往心律失常

的患者),同时我国常见的肺炎链球菌及肺炎支原体对大环内酯类药物的耐药率高,不建议单用大环内酯类药物。故 57 题正确答案为 A。合并难治性感染性休克的社区获得性肺炎(CAP)患者应按照拯救脓毒症运动指南使用糖皮质激素。糖皮质激素能降低合并感染性休克 CAP 患者的病死率,推荐琥珀酸氢化可的松 200mg/d。故 58 题正确答案为 D。

[59～60] 正确答案:C、B
答案解析:单纯性 COPD 可选用大环内酯类(阿奇霉素、克拉霉素)、第一或第二代头孢菌素(如头孢呋辛)等治疗。故 59 题正确答案为 C。复杂性 COPD 无铜绿假单胞菌感染风险者可选用阿莫西林克拉维酸,也可选用左氧氟沙星或莫西沙星口服或静脉治疗。故 60 题正确答案为 B。

[61～62] 正确答案:A、C
答案解析:少量咯血的治疗:以安慰和消除紧张情绪、卧床休息为主,可用氨基己酸、凝血酶、卡巴克络等药物止血。故 61 题正确答案为 A。严重结核中毒症状或高热持续不退者,可在抗结核药治疗的基础上使用糖皮质激素,如泼尼松每日 20～30mg。故 62 题正确答案为 C。

[63～64] 正确答案:B、A
答案解析:ACEI 的不良反应:引起干咳、血钾升高。故 63 题正确答案为 B。氢氯噻嗪的不良反应:引起低钾血症、高尿酸血症及电解质紊乱。故 64 题正确答案为 A。

[65～67] 正确答案:D、E、A
答案解析:β 受体阻滞剂的适应证:尤其适用于伴快速型心律失常、冠心病、心绞痛、慢性心力衰竭、交感神经活性增高及高动力状态的高血压患者。故 65 题正确答案为 D。α 受体阻滞剂的适应证:适用于高血压伴前列腺增生的患者,也用于难治性高血压患者。故 66 题正确答

案为 E。钙通道阻滞药的适应证:尤其适用于老年人高血压,单纯收缩期高血压,伴稳定性心绞痛、冠状动脉或颈动脉粥样硬化及周围血管病的患者。故 67 题正确答案为 A。

[68～69] 正确答案:A、C
答案解析:依折麦布能有效抑制肠道内胆固醇的吸收。故 68 题正确答案为 A。普罗布考通过渗入 LDL 颗粒核心中,影响脂蛋白代谢,使 LDL 易通过非受体途径清除,主要用于高胆固醇血症。故 69 题正确答案为 C。

[70～72] 正确答案:B、E、A
答案解析:苯巴比妥的不良反应:镇静作用、认知障碍、低钙血症、叶酸缺乏。故 70 题正确答案为 B。米氮平常见的不良反应:体重增加、倦怠。故 71 题正确答案为 E。卡马西平的不良反应:共济失调、复视、肝损伤、骨髓抑制、低钠血症、皮疹、抗惊厥药过敏综合征。故 72 题正确答案为 A。

[73～74] 正确答案:E、D
答案解析:吗氯贝胺属于单胺氧化酶抑制剂,与其他抗抑郁药合用会导致 5-羟色胺综合征,故不能与其他抗抑郁药合用。故 73 题正确答案为 E。圣约翰草提取物有诱导肝药酶的作用,会降低其他药物的血药浓度,影响治疗效果,如环孢素、他克莫司、华法林、伊立替康、伊马替尼等,故禁忌合用。故 74 题正确答案为 D。

[75～76] 正确答案:B、D
答案解析:胃黏膜保护剂枸橼酸铋钾、硫糖铝、米索前列醇应在餐前 1 小时及睡前服用。故 75 题正确答案为 B。吉法酯、替普瑞酮于餐后半小时服用。故 76 题正确答案为 D。

[77～79] 正确答案:A、D、C
答案解析:铋剂可引起口中有氨味、舌苔及粪便呈灰黑色、便秘等,停药后可自行消失,长期

大剂量服用可导致铋性脑病。故 77 题正确答案为 A。质子泵抑制剂（PPI）抑制 CYP2C19 活性，使华法林、地西泮、苯妥英钠的代谢减慢。故 78 题正确答案为 D。克拉霉素为 CYP3A4 强抑制剂，应关注与其他药物的相互作用，如与他汀类药物同服增加肌溶解风险。故 79 题正确答案为 C。

[80～82] 正确答案：D、B、C

答案解析：使用碳酸锂要注意监测血药浓度，血药浓度＞1.5mmol/L 易中毒。故 80 题正确答案为 D。甲巯咪唑有致新生儿皮肤缺损的报道，妊娠期禁忌使用。故 81 题正确答案为 B。碘化钾可诱发甲状腺危象，不作为甲状腺功能亢进症内科治疗的常规药物。故 82 题正确答案为 C。

[83～84] 正确答案：D、B

答案解析：磺酰脲类药物与磺胺类药物有交叉过敏反应，有磺胺类过敏史者不宜使用磺酰脲类药物。故 83 题正确答案为 D。胰岛素增敏剂可导致水肿、心力衰竭的不良反应，已有水肿、活动后呼吸困难是心力衰竭的表现，不宜使用胰岛素增敏剂。故 84 题正确答案为 B。

[85～86] 正确答案：E、B

答案解析：用于佝偻病的治疗：口服 2000～4000IU/d，1 个月后改为维持剂量 400～800IU/d。故 85 题正确答案为 E。用于佝偻病的预防：婴儿出生后应该尽早补充维生素 D 400～800IU。早产儿、低出生体重儿、双胎儿出生后即应补充维生素 D 800～1000IU/d，连用 3 个月后改为 400～800IU/d。故 86 题正确答案为 B。

[87～88] 正确答案：A、B

答案解析：米多君不良反应：卧位和坐位时高血压、头部感觉异常（头皮瘙痒、毛发竖立）、尿潴留和尿频。故 87 题正确答案为 A。米拉贝隆不良反应：高血压、鼻咽炎和尿路感染。故 88 题正确答案为 B。

[89～90] 正确答案：A、C

答案解析：静脉注射铁剂需注意滴注速度要求：200mg 铁至少滴注 30 分钟，故 89 题正确答案为 A。300mg 铁至少滴注 1.5 小时。故 90 题正确答案为 C。每次给药先缓慢滴注至少 15 分钟，密切观察，如无不良反应发生，可将剩余药量按上述滴速要求滴注完毕。

91. 正确答案：E

答案解析：患者发热、头痛、肌肉疼痛，应使用解热镇痛药（对乙酰氨基酚）；鼻塞应使用减轻鼻充血药（伪麻黄碱）；打喷嚏、流鼻涕、咽痛等卡他症状应选用抗过敏药（氯苯那敏）；咳嗽应选用镇咳药（右美沙芬）。综上所述，只有"酚麻美敏胶囊"抗感冒药组方中同时含有以上 4 种药物。故本题正确答案为 E。

92. 正确答案：C

答案解析：金刚烷胺仅对甲型流感有效，患者为普通感冒而非流感，在治疗时往往采取对症支持治疗。导致感冒的病毒及其血清型众多，且 RNA 病毒核酸与蛋白质变异频繁，因此很难研发出感冒疫苗，流感疫苗对普通感冒无效。故本题正确答案为 C。

93. 正确答案：E

答案解析：感冒的复方制剂中大都含有对乙酰氨基酚，而对乙酰氨基酚使用过量可导致药源性肝损伤。故本题正确答案为 E。

94. 正确答案：A

答案解析：该患者胆固醇高，故应首选他汀类药物降胆固醇，临床常用他汀类药物包括辛伐他汀（20～40mg，qn）、阿托伐他汀（10～80mg，qn）、普伐他汀（20～40mg，qn）、氟伐他汀（80mg，qn）、瑞舒伐他汀（5～20mg，qn）等。故本题正确答案为 A。

临考决胜卷（二）·答案解析

95. 正确答案：D
答案解析：该患者胆固醇控制不佳，增加他汀的剂量效果并不理想，目前临床一线的联用方案为他汀加依折麦布。故本题正确答案为D。

96. 正确答案：E
答案解析：对于高脂血症伴冠心病的患者，推荐调脂目标值为 LDL-C ＜ 1.8mmol/L。故本题正确答案为E。

97. 正确答案：E
答案解析：抗癫痫药中，托吡酯可引起恶心、厌食等症状从而导致体重下降。故本题正确答案为E。

98. 正确答案：B
答案解析：西咪替丁为强效的肝药酶抑制剂，可使同时服用的其他药物经肝脏代谢减慢，从而增加药效，增强不良反应。故本题正确答案为B。

99. 正确答案：A
答案解析：该患者除溃疡性结肠炎外，有慢性细菌性痢疾，对于伴感染的患者禁用洛哌丁胺，否则可能引起中毒性巨结肠。故本题正确答案为A。

100. 正确答案：B
答案解析：奥沙拉秦应于进餐时服用，可减轻腹泻不良反应症状。故本题正确答案为B。

101. 正确答案：E
答案解析：舌下片应用时宜注意：①给药时宜迅速，含服时把药片放于舌下；②含服时间一般控制在5分钟左右，以保证药物充分吸收；③不能用舌头在嘴中移动舌下片以加速其溶解，不要咀嚼或吞咽药物，不要吸烟、进食、嚼口香糖，保持安静，不宜多说话；④含服后30分钟内不宜进食或饮水。故本题正确答案为E。

102. 正确答案：D
答案解析：硝苯地平控释片是用激光技术在一个密闭的壳（这个壳就是药片，里面装满硝苯地平药粉）上打上很多个小洞制造出来的。当口服硝苯地平控释片时里面的药粉就会慢慢释放（所以叫做控释），人体也就慢慢吸收了，从而使药效达到稳态，血压平稳下降。硝苯地平控释片的药壳是会随大便排除的，属于正常现象；阿司匹林肠溶片有一定的胃肠道反应，用后如果喝酒可能会导致胃肠道造成刺激，导致药物效果受到影响，同时酒精还有可能会与药物发生反应，导致情况更加严重，因此患者服用阿司匹林后最好不要喝酒。硝酸甘油不良反应主要表现在直立性低血压引起的眩晕、头晕、昏厥、面颊和颈部潮红。故本题正确答案为D。

103. 正确答案：B
答案解析：神经氨酸酶抑制剂对甲型、乙型流感均有效，在流感流行季节应接受三价或四价流感疫苗注射；如果怀疑或确诊流感，建议尽早启动经验性抗病毒治疗，通常首选奥司他韦。故本题正确答案为B。

104. 正确答案：D
答案解析：重症病例或有重症流感高危因素的患者，应尽早给予抗流感病毒治疗，不必等待病毒核酸检测结果。发病48小时内进行抗病毒治疗可减少并发症、降低病死率、缩短住院时间，但发病时间超过48小时的重症患者依然可从抗病毒治疗中获益。故本题正确答案为D。

105. 正确答案：A
答案解析：①6月龄～5岁的儿童、60岁及以上的老年人、慢性疾病患者、医务人员、6月龄以下婴儿的家庭成员和看护人员，以及孕妇或准备在流感流行季节妊娠的女性为流感疫苗的优先接种对象。②孕妇在妊娠期的任一阶段均可接种流感疫苗，建议本年度的流感疫苗开始供应后尽早接种。③使用减毒流感活疫苗 2 周内不应服用奥司他韦；服用奥司他韦后 48 小时内不应使用减毒流感活疫苗；灭活流感疫苗与服用奥司他韦没有时间要求。④通常接种流感疫苗 2 周后可产生具有保护水平的抗体，6～8 个月后抗体滴度开始衰减，应每年接种。故本题正确答案为 A。

106. 正确答案：B
答案解析： 一般成年患者的左甲状腺素钠（L-T_4）替代剂量为 50～200μg/d，平均为 125μg/d。故本题正确答案为 B。

107. 正确答案：B
答案解析： 左甲状腺素钠片应于早餐前 1 小时空腹，将一日剂量一次性用水送服。故本题正确答案为 B。

108. 正确答案：E
答案解析： 甲状腺功能减退者需要终身服药。故本题正确答案为 E。

109. 正确答案：E
答案解析： 急性盆腔腹膜炎、卵巢囊肿、阴道炎的抗菌治疗方案：①以 β-内酰胺类抗菌药物为主的方案，可选用第二代、第三代头孢菌素类，头霉素类、氧头孢烯类抗菌素药物；②喹诺酮类药物与甲硝唑联合方案；③克林霉素与氨基糖苷类药物。故本题正确答案为 E。

110. 正确答案：B
答案解析： 患者为急性盆腔腹膜炎、卵巢囊肿、阴道炎，所以应该联合用药。故本题正确答案为 B。

111. 正确答案：ABCDE
答案解析： 医疗机构不得配制的品种：①市场上已有供应的品种；②含有未经国家药品监督管理局批准的活性成分的品种；③生物制品（除过敏反应原外）；④中药注射剂；⑤中药化学药组成的复方制剂；⑥麻醉药品、精神药品、医疗用毒性药品、放射性药品。故本题正确答案为 ABCDE。

112. 正确答案：BCD
答案解析： ①鼻用糖皮质激素的安全性和耐受性良好，其局部不良反应主要有鼻腔干燥、刺激感、鼻出血、咽炎和咳嗽等，症状多为轻度。掌握正确的鼻腔喷药方法可以减少鼻出血的发生，应指导患者避免朝向鼻中隔喷药。②鼻腔干燥、萎缩性鼻炎、正在接受单胺氧化酶抑制剂治疗的患者及 2 岁以内的患儿禁用鼻用减充血剂。③白三烯受体阻滞剂临床可用于过敏性鼻炎伴或不伴哮喘的治疗，每日用药 1 次，晚上睡前口服，疗程为 4 周以上。④口服抗组胺药罕见发生心脏毒性作用，但应引起重视，临床表现为 Q-T 间期延长、尖端扭转型室性心动过速等严重的心律失常。⑤鼻用减充血剂应严格控制使用次数及疗程，连续用药不超过 7 日。鼻用糖皮质激素用于轻度和中、重度过敏性鼻炎的治疗，疗程不少于 2 周；对于中至重度持续性过敏性鼻炎是首选药物，疗程为 4 周以上。故本题正确答案为 BCD。

113. 正确答案：ABCD
答案解析： 茶碱是甲基黄嘌呤类磷酸二酯酶抑制剂，治疗窗窄，需要监测血药浓度；茶碱在血清浓度正常范围内即可出现广泛的不良反应；可与包括强心苷类、香豆素等常用药物发生相互作用。急性尿潴留与茶碱类药物无关。故本题正确答案为 ABCD。

114. 正确答案：ABCE
答案解析： 增强华法林的作用药物：抗血小板药、非甾体抗炎药、鱼油、一些中药（如丹参、当归、银杏等）；食物：大蒜、洋葱、葡萄柚、芒果。减弱华法林的作用药物：维生素 K、苯巴比妥、雄激素、糖皮质激素、口服避孕药、螺内酯及一些中药（人参等）；食物：西蓝花、白菜、韭菜、菠菜、花菜、甘蓝。故本题正确答案为 ABCE。

115. 正确答案：BC

答案解析： 兴奋性症状的处理不建议使用抗精神病药。如果必须使用，可用小剂量的奥氮平或利培酮，抗精神病药增加痴呆患者的死亡风险。若出现1次漏服改善认知功能的药物，请尽快补服；若接近下次服药的时间，则无须补服。给予胆碱酯酶抑制剂后，如果症状有改善或稳定，应继续使用，停止用药可引起功能快速下降。故本题正确答案为BC。

116. 正确答案：BCD

答案解析： ①牛奶、蛋类、钙剂、磷酸盐、草酸盐等可抑制铁剂吸收，茶和咖啡中的鞣质与铁形成不可吸收的盐。②铁剂可引起肠道蠕动减慢而致便秘；部分患者的胃肠反应较重，可在餐后服用。③铁剂使粪便颜色变黑，可掩盖消化道出血而延误病情或引起误认为出血的担心。④除补铁外，合理膳食同样重要，宜多食含铁丰富的食物，如猪肝、黄豆、蔬菜、水果、大枣、蜂乳、芝麻、黑木耳等。提倡使用铁锅烹饪或煮粥，这样有助于铁元素的补充。同时注意要有足够蛋白质的摄入。故本题正确答案为BCD。

117. 正确答案：ABCDE

答案解析： ①非药物治疗方法：教会患者选择易于呼吸的体位，抬高床头；教会患者放松的技巧；减少烟雾及变应原；采用室内风扇空气循环（面部微风）来保证空气清爽；仅对有低氧血症的患者使用氧气。②药物治疗措施：阿片类药物口服或静脉注射、支气管扩张药、容量过多使用利尿药、抗焦虑药（如劳拉西泮）。故本题正确答案为ABCDE。

118. 正确答案：ABDE

答案解析： ①单纯疱疹是由人单纯疱疹病毒（HSV）感染所引起的一组以皮肤改变为主的常见传染病。HSV分为HSV-1型和HSV-2型。1型主要侵犯面部皮肤黏膜、脑及腰以上部位，2型主要侵犯生殖器、肛门等部位，以及感染新生儿。②一般症状轻且呈自限性，不需特殊治疗。必要时可给予局部或全身抗病毒治疗。③生殖器疱疹患者易感染HIV，艾滋病患者中的HSV感染率明显升高。HSV感染与癌症发病无关。④新生儿及免疫功能低下者应尽可能避免接触HSV感染者，可选用HSV疫苗进行预防接种。对患有生殖器疱疹的产妇宜行剖宫产，以避免胎儿分娩时感染。使用阴茎套是降低生殖器HSV-2传播风险的有效手段。故本题正确答案为ABDE。

119. 正确答案：ABCDE

答案解析： ①替勃龙代谢成3种化合物而产生雌、孕激素活性和弱的雄激素活性，对乳腺的刺激性较小，可能具有更高的乳腺安全性，有子宫的绝经期妇女应用此药不必加其他孕激素。②仅为改善泌尿生殖系统绝经综合征时，建议首选阴道局部雌激素治疗。当口服或经皮MHT不能完全改善泌尿生殖道局部症状时，可同时加用局部雌激素治疗。③有子宫的女性在补充雌激素时应加用足量、足疗程的孕激素以保护子宫内膜。④长期应用MHT，卵巢癌的发病风险可能轻度增加。⑤对于有血栓栓塞性疾病者尽量选择经皮给药。故本题正确答案为ABCDE。

120. 正确答案：ABDE

答案解析： 本类药物的急性中毒症状较抗精神病药严重，如一次吞服1.5～2g将会产生严重的中毒症状，致死量通常在2g以上。一般救治措施为催吐、洗胃，之后再行药用炭吸附、硫酸钠导泻及对症治疗。毒扁豆碱不应常规用于三环类抗抑郁药中毒患者的抗胆碱症状，因其可加重传导阻滞，进一步损伤心肌收缩力，导致心缩不全、血压降低、心动过缓，促发癫痫发作。故本题正确答案为ABDE。

临考决胜卷（三）·答案解析

1. 正确答案：C
答案解析：维生素类药物常存在单位与质量的换算，如维生素D每40000IU=1mg，即每400IU=10μg，则600IU=15μg。故本题正确答案为C。

2. 正确答案：E
答案解析：法律性：因开具处方或调配处方所造成的医疗差错或事故，医师和药师分别负有相应的法律责任。医师具有诊断权和开具处方权，但无调配处方权；药师具有审核、调配处方权，但无诊断权和修改处方权。故本题正确答案为E。

3. 正确答案：C
答案解析：麻醉药品、第一类精神药品、医疗用毒性药品、放射性药品、抗感染药物等药品处方，是否由具有相应处方权资质的医师开具。属于处方合法性审核。故本题正确答案为C。

4. 正确答案：D
答案解析：妊娠期女性如果确诊糖尿病，可以使用胰岛素注射液，且胰岛素注射液属于高警示药品。故本题正确答案为D。甲氨蝶呤、异维A酸片、注射用三氧化二砷都是妊娠期女性禁用的高警示药品；氯化钾片是妊娠毒性分级A级的药品，妊娠期女性使用安全，但不是高警示药品。

5. 正确答案：C
答案解析：右美沙芬属于非依赖性中枢镇咳药，镇咳作用与可待因相似，但无镇痛作用。右美沙芬可引起嗜睡，对驾车、高空作业或操作机器者宜慎用。故本题正确答案为C。

6. 正确答案：D
答案解析：由于药物较长期应用，致使机体对药物的作用已经适应，而一旦停用该药，就会使机体处于不适应状态，主要的表现是症状反跳。例如长期应用肾上腺糖皮质激素类药物，停用后引起原发疾病的复发，还可能导致病情恶化。故本题正确答案为D。

7. 正确答案：E
答案解析：任何年龄阶段的患者都应该重视针对个体疾病的非药物疗法，老年患者也不例外。在药疗之前首先考虑非药物治疗方案。故本题正确答案为E。

8. 正确答案：C
答案解析：透析患者有时会出现骨关节疼痛或头痛，可以服用非甾体抗炎药来缓解，如对乙酰氨基酚。除非有医嘱，否则避免服用阿司匹林，因为阿司匹林可以干扰凝血功能，还会刺激胃黏膜。故本题正确答案为C。

9. 正确答案：A
答案解析：长期应用肾上腺皮质激素、烟酸、甲状腺素等可导致嗜酸性粒细胞减少。故本题正确答案为A。长期应用肾上腺皮质激素可导致红细胞、中性粒细胞、白细胞、血小板增加，嗜酸性粒细胞、嗜碱性粒细胞、淋巴细胞减少。

10. 正确答案：D
答案解析：布洛芬的镇痛作用较强，比阿司匹林强16～32倍；抗炎作用较弱，退热作用与阿司匹林相似但较持久。胃肠道不良反应较轻，易于耐受。成人及12岁以上儿童用于退热、镇痛，一次0.2～0.4g；用于抗炎，一次0.2～0.6g；一日3～4次，一日安全剂量按非处方药不超过1.2g，处方药不超过2.4g（包括复方制剂、栓剂等）。1～12岁儿童，每次5～10mg/kg，每6小时一次。故本题正确答案为D。

11. 正确答案：A
答案解析： A族β溶血性链球菌是急性细菌性扁桃体炎最常见的细菌性病原体，青霉素是首选的抗菌药物，具有最低的成本、最高的获益，特别是在儿童和青少年患者中。大环内酯类药物和克林霉素的治疗效果与青霉素相同，但可引起更多的不良反应；而国内的细菌耐药性监测结果显示，A族β溶血性链球菌对大环内酯类药物和克林霉素耐药率较高，因此仅用于青霉素过敏的患者。抗菌治疗可选用口服青霉素V钾或阿莫西林，疗程10天；或苄星青霉素单次肌内注射。使用阿奇霉素的疗程为3天，克林霉素和头孢菌素类的疗程为5～7天。不应使用复方磺胺甲噁唑和四环素类，因为抗菌有效性不足并可能增加不良反应。故本题正确答案为A。

12. 正确答案：C
答案解析： 伊维菌素是一种由放线菌属新种产生的大环内酯类产物，对人体盘尾丝虫病治疗有特效。本药可破坏神经递质酪氨酸所介导的中枢神经系统突触传递过程，导致虫体神经系统麻痹而死亡。治疗蛔虫病的剂量为0.1mg/kg，空腹或睡前顿服。故本题正确答案为C。

13. 正确答案：E
答案解析： 春季卡他性结膜炎可应用2%色甘酸钠滴眼液，每次1～2滴，一日4次；重症者可适当增加到一日6次。故本题正确答案为E。

14. 正确答案：D
答案解析： 外用糖皮质激素制剂是治疗湿疹的主要药物，建议该患者局部使用氢化可的松软膏。故本题正确答案为D。

15. 正确答案：A
答案解析： 根据该患者血常规检查结果判断该患者无细菌感染指征。对于无细菌感染指征的急性单纯性支气管炎不建议常规使用抗菌药物。头孢呋辛酯为第二代头孢菌素。故本题正确答案为A。急性支气管炎治疗通常是对症和支持疗法，愈美片、氯化铵甘草合剂口服液、沙丁胺醇气雾剂、复方甲氧那明胶囊均为缓解该患者症状的药物。

16. 正确答案：B
答案解析： 罗氟司特为口服药物，1次/日，无直接舒张支气管作用。故本题正确答案为B。

17. 正确答案：B
答案解析： 异烟肼和左旋多巴的合用可导致高血压、心悸和面色潮红。故本题正确答案为B。

18. 正确答案：B
答案解析： 在可耐受和可持续的条件下，一些诊疗指南建议，部分有糖尿病、蛋白尿等高危患者的血压可进一步控制在130/80mmHg以下。故本题正确答案为B。

19. 正确答案：B
答案解析： 黏液性水肿昏迷时，根据需要补液，但是液体入量不宜过多。故本题正确答案为B。

20. 正确答案：C
答案解析： 噻唑烷二酮类（TZDs）的使用与骨折和心力衰竭风险增加相关，有心力衰竭（NYHA心功能分级Ⅱ级以上）、活动性肝病、严重骨质疏松或有骨折病史的患者应禁用本类药物。TZDs药物有罗格列酮、吡格列酮等。故本题正确答案为C。

21. 正确答案：B
答案解析： 降钙素是一种钙调节激素，能抑制破骨细胞的生物活性、减少破骨细胞数量,从而减少骨量丢失并增加骨量。降钙素类药物的另一突出特点是能明显缓解骨痛,对骨质疏松症及骨折引起的骨痛有效。目前应用于临床的降钙素类制剂有两种:鳗鱼降钙素类似物和鲑鱼降钙素(鲑降钙素)类似物。故本题正确答案为B。

22. 正确答案:D
答案解析:急性膀胱炎短程疗法可选用磺胺类、喹诺酮类、半合成青霉素类或头孢菌素类等抗菌药物,任选一种药物连用3天,约90%的患者可治愈。停服抗菌药物7天后,需进行尿细菌定量培养,如结果阴性,表示急性细菌性膀胱炎已治愈;如仍有菌尿,应继续给予2周抗菌药物治疗。故本题正确答案为D。

23. 正确答案:E
答案解析:多沙唑嗪为选择性 $α_1$ 受体阻滞剂,故A错误。能缩小前列腺体积并提高最大尿流率的是 $5α$ 还原酶抑制剂,故B错误。$5α$ 还原酶抑制剂的不良反应为性欲降低、勃起功能减退、射精障碍等,故C错误。能降低血清PSA水平的是 $5α$ 还原酶抑制剂,故D错误。IPSS表示国际前列腺症状评分,BPH表示良性前列腺增生症。故本题正确答案为E。

24. 正确答案:B
答案解析:肾性骨病与高磷、低钙血症患者,通过口服肠道磷结合剂或加强透析等方式,将血磷降至正常范围。碳酸钙是临床最常用的口服磷结合剂,降磷治疗时,碳酸钙应为餐中服用。肾脏功能发生衰竭时,就会缺乏活性形式的维生素D。部分透析患者需要服用活性维生素D以补充机体需要。应在晚上睡前服药。目前临床常用的药物是骨化三醇和阿法骨化醇。CKD表示慢性肾脏病。故本题正确答案为B。

25. 正确答案:D
答案解析:A为控制感染,属于一级预防。B为合理膳食,属于一级预防。C三级预防。E为减少职业与环境因素的暴露,属于一级预防。故本题正确答案为D。

26. 正确答案:E
答案解析:单一传统合成改善病情的抗风湿药(DMARDs)治疗类风湿关节炎未达标时,建议:(1)应用生物制剂;(2)联合另一种或两种传统合成DMARDs进行治疗,可选用的联合方案有:①甲氨蝶呤+柳氮磺吡啶;②甲氨蝶呤+羟氯喹(或氯喹);③甲氨蝶呤+来氟米特;④甲氨蝶呤+雷公藤。(3)一种DMARDs联合一种生物制剂进行治疗。联合用药时,可适当减少其中每种药物的剂量。依那西普、阿那白滞素均为生物制剂。故本题正确答案为E。

27. 正确答案:D
答案解析:肉类蛋白质中某些氨基酸会影响左旋多巴的作用,应限制摄入,早、中餐低蛋白饮食,以碳水化合物为主;应避免同时进食蛋白质类食物,应隔开2~3h。故本题正确答案为D。

28. 正确答案:E
答案解析:硝基咪唑类药物甲硝唑无论是口服还是阴道给药,由于"双硫仑样反应",治疗期间和治疗结束后的1日内均不可摄入酒精。BV和VVC患者的性伴侣不必进行治疗。阴道局部用药者需将药物放入阴道深处,保持外阴清洁,月经期避免用药。对于复发性VVC患者,治疗前建议进行阴道分泌物真菌培养和药敏试验。故本题正确答案为E。

29. 正确答案:C
答案解析:复方避孕药的常见不良反应:①类早孕反应;②阴道流血;③月经量减少或停经;④乳房胀痛;⑤体重增加;⑥皮肤褐斑;⑦血栓栓塞性疾病;⑧肿瘤影响等。故本题正确答案为 C。

30. 正确答案：C
答案解析：经常在弯腰起身后出现头晕现象是直立性低血压的表现，故会明显增加直立性低血压的××唑嗪不宜给该患者使用。使用坦索罗辛少见直立性低血压。故本题正确答案为 C。坦索罗辛与托特罗定联用主要适用于伴发膀胱过度活动症的 BPH 患者。

31. 正确答案：A
答案解析：伴有神经系统表现者对治疗反应各异，应连续肌注维生素 B_{12} 250～500μg；有时需要大剂量 1000μg，每周 1 次。对于不能明确是维生素 B_{12} 缺乏还是叶酸缺乏或二者同时缺乏者，应同时联合叶酸和维生素 B_{12} 治疗，否则单用叶酸会加重维生素 B_{12} 缺乏，从而加重神经系统损害。故本题正确答案为 A。

32. 正确答案：B
答案解析：当急性脑出血患者收缩压＞220mmHg 时，应积极使用静脉降压药物降低血压。故本题正确答案为 B。

33. 正确答案：E
答案解析：甲氨蝶呤联合氟尿嘧啶治疗乳腺癌时，应在甲氨蝶呤静脉滴注 6 小时后再给予氟尿嘧啶。故本题正确答案为 E。

34. 正确答案：B
答案解析：类风湿关节炎是一种慢性、以关节症状为主的全身性炎症性疾病，需要早期治疗、长期治疗，避免致残。故本题正确答案为 B。双氯芬酸为非甾体抗炎药，具有抗炎、镇痛、退热、消肿作用。使用甲氨蝶呤期间应适当补充叶酸。

35. 正确答案：D
答案解析：雷公藤可引起性腺抑制，导致男性不育和女性闭经。故本题正确答案为 D。塞来昔布的主要不良反应是诱发血栓形成而造成心肌梗死、心源性猝死。氯喹的主要不良反应是"金鸡纳"反应，如头痛、眼花、耳鸣、视网膜病变导致失明等，且药物起效慢，至少需要服用 6 个月才能宣布是否有效。甲氨蝶呤有骨髓抑制、肺毒性等。环孢素主要为肝、肾毒性。

36. 正确答案：A
答案解析：核苷（酸）类抗病毒药，均口服给药。故本题正确答案为 A。核苷（酸）类抗病毒药不良反应少而轻微，且抗 HBV 作用较强，不仅能有效治疗早期轻症肝炎患者，对失代偿期患者也能有效阻止疾病进展，适用于有 HBV 复制标志的乙肝患者；对经过规范干扰素 α 治疗无应答的患者，也可选用该类药物进行再治疗。

37. 正确答案：A
答案解析：卡马西平既可以用于三叉神经痛又可用于癫痫，还可用于带状疱疹后遗神经痛。故本题正确答案为 A。司来吉兰为单胺氧化酶 B 抑制剂，用于治疗帕金森病。利多卡因可以用于带状疱疹后遗神经痛的局部治疗。吗啡为带状疱疹后遗神经痛的二线治疗药物。阿米替林可用于带状疱疹后遗神经痛。

38. 正确答案：A
答案解析：确诊为淋病奈瑟球菌感染，首选非静脉给药（门诊治疗）方案或静脉给药（住院治疗）方案 A（以 β-内酰胺类抗菌药物为主的方案，可选用第二代头孢菌素或第三代头孢菌素类、头霉素类、氧头孢烯类抗菌药物），对于选择非第三代头孢菌素类药物者应加用针对淋病奈瑟球菌的药物。故本题正确答案为 A。为覆盖沙眼衣原体或支原体，可加用多西环素、米诺环素或阿奇霉素。为覆盖厌氧菌，加用硝基咪唑类药物甲硝唑。盆腔炎治疗方案 B 为喹诺酮类药物与甲硝唑联合方案如氧氟沙星联合甲硝唑。

39. 正确答案：E
答案解析： 复方避孕药的禁忌证包括妊娠状态；产后 21 天以内；血栓性静脉炎或血栓栓塞性疾病；心脑血管疾病；血管因素所致高血压；血压 > 160/100mmHg；确诊或可疑乳腺癌；确诊或可疑雌激素依赖性肿瘤；良、恶性肝脏肿瘤；缺血性心脏病，复杂的瓣膜性心脏病；中至重度心脏功能受损，正常或轻度心脏功能受损 < 6 个月；严重肝硬化、肝功能损伤，病毒性肝炎活动期；原因不明的阴道异常出血；吸烟（特别是年龄 > 35 岁的女性）；严重偏头痛；肾脏疾病，肾功能损伤；大手术后；系统性红斑狼疮伴抗磷脂抗体阳性。故本题正确答案为 E。

40. 正确答案：D
答案解析： 3%～5%鞣酸溶液可使大部分有机及无机化合物沉淀，如阿扑吗啡、士的宁、生物碱、强心苷类及铅、铝等重金属。故本题正确答案为 D。1605（对硫磷）、1059（内吸磷）、3911（甲拌磷）、乐果等中毒时禁用 1 :（5000～10000）高锰酸钾溶液洗胃。活性炭混悬液对氰化物中毒无效。淀粉溶液对中和碘有效，用于碘中毒洗胃，直至洗出液清澈且不显现蓝色为止。1%～2%氯化钠溶液或生理盐水常用于毒物不明的急性中毒，应避免使用热溶液以防血管扩张，促进毒物吸收。鸡蛋清可吸附砷、沉淀汞，可用于砷、汞等中毒。

[41～42] 正确答案：D、E
答案解析： 万古霉素不宜肌内注射或直接静脉注射，因滴注速度过快可致由组胺引起的非免疫性剂量相关反应（即"红人综合征"）。故 41 题正确答案为 D。应注意头孢曲松钠不宜与含钙注射液（葡萄糖酸钙注射液、氯化钙注射液、复方氯化钠注射液、乳酸钠林格注射液、复方乳酸钠葡萄糖注射液）直接混合，因可产生头孢曲松钠的白色细微浑浊或沉淀。故 42 题正确答案为 E。

[43～44] 正确答案：E、D
答案解析： 外周多巴脱羧酶抑制剂（卡比多巴或苄丝肼）和左旋多巴合用，能减少左旋多巴在外周代谢为多巴胺所导致的不良反应，增加其在脑组织脱羧转变成多巴胺而发挥疗效。故 43 题正确答案为 E。临床某些特殊情况应用吗啡或哌替啶治疗肾绞痛或胆绞痛时，常合用阿托品增加疗效，但是往往也增加了阿片类药物所致便秘和排尿困难的副作用，有时是患者难以耐受的便秘；这就属于疗效相加，副作用也相加或协同。故 44 题正确答案为 D。

[45～46] 正确答案：D、A
答案解析： β 受体阻滞剂有镇静效果，如射击、体操、滑雪、赛车等项目的运动员用后，可降低血压、减慢心率、减少心肌耗氧量，增加人体平衡功能、增强运动耐力，尤其能消除运动员比赛前的紧张心理，使之正常或超常发挥竞技水平，取得良好成绩。故 45 题正确答案为 D。可卡因会使运动员情绪高涨、斗志昂扬，还能产生欣快感，能忍受竞技造成的伤痛，并提高攻击力。但用量大时，会出现中毒症状，导致呼吸快而浅、血压上升等，严重时会因呼吸衰竭而死亡。故 46 题正确答案为 A。

[47～48] 正确答案：A、E
答案解析： 他汀类的调脂药宜在睡前服用，因为肝脏合成胆固醇的高峰期多在夜间，睡前服药有助于提高疗效。故 47 题正确答案为 A。胃黏膜保护剂如硫糖铝、果胶铋等，服药后在胃中形成保护膜，服药后 1 小时尽量不要饮水，以避免保护层被水冲掉。故 48 题正确答案为 E。

[49～51] 正确答案：A、E、C
答案解析： 胰岛素对乳儿安全无害。故 49 题正确答案为 A。格列喹酮等能分泌至乳汁中，引起新生儿黄疸，哺乳期女性不宜应用。故 50 题正确答案为 E。氯霉素在乳汁中的浓度为血清中的 1/2，有明显骨髓抑制作用，可引起灰婴综合征，故哺乳期禁用。故 51 题正确答案为

C。依那普利对乳儿肾脏有影响,避免应用。

[52～54] 正确答案:D、C、B

答案解析:成本—效用分析,是更细化的成本—效果分析,效用指标是指患者对某种药物治疗后所带来的健康状况偏好(即主观满意程度),主要为质量调整生命年(QALY)或伤残调整生命年(DALY)两种。其不仅关注药物治疗的直接效果,同时关注药物治疗对患者生活质量所产生的间接影响,着重分析医疗成本与患者生活质量提升的关系。故52题正确答案为D。成本—效果分析,与成本—效益分析的差异在于,药物治疗的效果不以货币为单位表示,而是用其他量化的方法表达治疗目的,如延长患者生命时间等。故53题正确答案为C。成本—效益分析,将药物治疗的成本与所产生的效益归化为以货币为单位的数字,用以评估药物治疗方案的经济性。故54题正确答案为B。最小成本分析可以为总体医疗费用的控制和医疗资源优化配置提供基本信息。

[55～56] 正确答案:B、D

答案解析:孕妇在流感流行季节应接受三价或四价流感疫苗注射;如果怀疑或确诊流感,建议尽早启动经验性抗病毒治疗,通常首选奥司他韦。故55题正确答案为B。阿比多尔为血凝素抑制剂,可用于成人甲型、乙型流感的治疗,每次200mg,每日3次,疗程5天。故56题正确答案为D。金刚烷胺、金刚乙胺为M_2离子通道阻滞剂,仅对甲型流感病毒有效,但目前临床监测资料显示甲型流感病毒对其耐药,不建议使用。

[57～58] 正确答案:E、B

答案解析:洛哌丁胺多用于无侵袭性腹泻症状的轻至中度旅行者腹泻,可以缩短1天的腹泻病程;但对于伴发热或明显腹痛等疑似炎性腹泻以及血性腹泻的患者应避免使用。故57题正确答案为E。对消化和吸收不良综合征以及因胰腺功能不全引起的消化不良性腹泻患者,

应用胰酶替代疗法。故58题正确答案为B。

[59～60] 正确答案:E、A

答案解析:0.1%羟苄唑、0.1%利巴韦林滴眼液可治疗流行性出血性结膜炎。故59题正确答案为E。春季卡他性结膜炎用2%色甘酸钠滴眼液治疗;过敏性结膜炎可用醋酸可的松、醋酸氢化可的松、色甘酸钠滴眼液或眼膏治疗。故60题正确答案为A。

[61～62] 正确答案:D、C

答案解析:甲氧西林耐药的金黄色葡萄球菌可选择万古霉素、替考拉宁、利奈唑胺。故61题正确答案为D。肺炎克雷伯菌是肠杆菌科细菌属中的一类菌,肠杆菌多属革兰氏阴性菌,产ESBL肠杆菌科细菌可选择亚胺培南、美罗培南、厄他培南、哌拉西林-他唑巴坦、头孢哌酮-舒巴坦。故62题正确答案为C。

[63～64] 正确答案:C、D

答案解析:尼可地尔是一种ATP敏感的钾通道开放剂,同时也是一种硝酸酯类药物,可扩张血管,因此具有双重冠状动脉扩张作用,适合有微循环障碍的女性冠心病患者。故63题正确答案为C。伊伐布雷定通过选择性抑制窦房结起搏电流以达到减慢心率的作用,从而延长心脏舒张期、改善冠状动脉灌注、降低心肌氧耗,对心肌收缩力和血压无影响。在慢性稳定型心绞痛患者中,如不能耐受β受体阻滞剂或β受体阻滞剂效果不佳时,窦性心律且心率>60次/分的患者可尝试此药物。故64题正确答案为D。

[65～67] 正确答案:A、C、E

答案解析:任何一种他汀类剂量倍增时,LDL-C进一步降低幅度仅约6%,即所谓"他汀类降脂疗效'6'效应"。故65题正确答案为A。考来烯胺属于胆酸螯合剂,为吸附胆固醇的树脂,可阻断肠道内胆汁酸中胆固醇的重吸收。故66题正确答案为C。依洛尤单抗可用于

纯合子型家族性高胆固醇血症，无论单用还是与他汀类联用，可使LDL-C降低40%~70%，减少心血管事件风险，用于冠状动脉粥样硬化性心血管疾病治疗。故67题正确答案为E。

[68~69] 正确答案：D、C
答案解析： 属于选择性5-HT再摄取抑制剂，临床用于治疗焦虑障碍应用最广泛的药物是帕罗西汀，尤其适用于老年人。故68题正确答案为D。SNRIs代表药物为文拉法辛和度洛西汀，主要用于抑郁症和广泛性焦虑障碍，对SSRIs无效的严重抑郁症患者也有效。故69题正确答案为C。

[70~71] 正确答案：A、B
答案解析： 蒙脱石散主要用于腹泻型肠易激综合征（IBS），具有吸附作用，在与其他药物同时服用时，可影响其他药物的吸收，应在服用该药前1小时使用其他药物。将该药倒入50ml温水中充分稀释，摇匀服用。故70题正确答案为A。匹维溴铵服用时切勿嚼碎、咀嚼，宜在进餐时用水吞服，不宜睡前吞服。故71题正确答案为B。复方地芬诺酯是盐酸地芬诺酯和阿托品的复方制剂，在地芬诺酯制剂中加入阿托品，可以减少地芬诺酯产生的依赖性，只宜用常规剂量短期治疗。环孢素A为免疫抑制剂，适用于对大剂量静脉滴注糖皮质激素无反应的急性重症溃疡性结肠炎患者。巴柳氮为5-氨基水杨酸前体药物，可用于溃疡性结肠炎。

[72~73] 正确答案：D、E
答案解析： 速效胰岛素类似物，如谷赖胰岛素注射液餐前0~15分钟或餐后立即给药。故72题正确答案为D。长效胰岛素类似物，如甘精胰岛素注射液1次/日，每日固定时间给药。故73题正确答案为E。

[74~75] 正确答案：B A
答案解析： 苯溴马隆适用于间歇期、慢性痛风（肾功能正常或轻至中度受损，尿尿酸＜600mg/24h，无肾结石）。故74题正确答案为B。别嘌醇适用于间歇期、慢性痛风（尿尿酸≥1000mg/24h，泌尿系统结石史，促进尿酸排泄药物无效时）。故75题正确答案为A。

[76~77] 正确答案：C、D
答案解析： 急性膀胱炎可选用磺胺类、喹诺酮类、半合成青霉素类或头孢菌素类等抗菌药物，任选一种药物连用3天。哺乳期尿路感染应选择经乳汁分泌少、对乳儿毒性小的抗菌药物。青霉素类对乳儿安全。头孢菌素类在乳汁中含量甚微，但第四代头孢菌素类如头孢匹罗、头孢吡肟例外。故76题正确答案为C。哺乳期避免使用喹诺酮类药物、磺胺类药物。急性肾盂肾炎严重感染全身中毒症状明显者，需住院静脉给药治疗，可经验性选择左氧氟沙星、哌拉西林-他唑巴坦、头孢曲松、头孢他啶、头孢吡肟。该患者年龄为17岁，禁止使用左氧氟沙星；有青霉素过敏史禁止使用氨苄西林。故77题正确答案为D。

[78~79] 正确答案：B、E
答案解析： 维生素C可促进叶酸转化成具有生理活性的四氢叶酸，并提高四氢叶酸及其衍生物的稳定性，故叶酸治疗时可加用维生素C。故78题正确答案为B。在不能确定只是由于单纯叶酸缺乏所引起的巨幼细胞贫血情况下，需要与维生素B_{12}联合治疗，以免加重神经精神损害。故79题正确答案为E。

[80~81] 正确答案：D、E
答案解析： 环磷酰胺和异环磷酰胺可引起出血性膀胱炎，表现为尿频、排尿困难等尿道刺激症状，继而出现血尿。故80题正确答案为D。使用环磷酰胺治疗时，需同步给予美司钠。故81题正确答案为E。

[82~83] 正确答案：B、E
答案解析： 对NSAIDs治疗4~6周无效的严

重骨关节炎（OA）或不能耐受 NSAIDs 治疗、持续疼痛、炎症明显者，可行关节腔内注射糖皮质激素。故 82 题正确答案为 B。医用几丁糖可促进软骨细胞外基质合成，降低炎症反应，调节软骨细胞代谢；适用于早、中期患者，每一疗程注射 2~3 次，每年 1~2 个疗程。故 83 题正确答案为 E。

[84~85] 正确答案：D、B
答案解析： 带状疱疹局部治疗以干燥和消炎为主，预防感染。疱疹破溃时，可酌情用 3% 硼酸溶液或 1:5000 呋喃西林溶液湿敷，或外用 0.5% 新霉素软膏或 2% 莫匹罗星软膏等。故 84 题正确答案为 D。治疗带状疱疹后遗神经痛（PHN）的一线药物包括神经病理性疼痛治疗药物（卡马西平、加巴喷丁和普瑞巴林）、三环类抗抑郁药（阿米替林）和 5% 利多卡因贴剂，二线药物包括阿片类药物。故 85 题正确答案为 B。阿昔洛韦是带状疱疹的抗病毒药物。芬太尼属于阿片类药物，为 PHN 的二线治疗药物。

[86~88] 正确答案：C、D、E
答案解析： 来曲唑可作为多囊卵巢综合征（PCOS）诱导排卵的一线药物，并可用于枸橼酸氯米芬抵抗或失败 PCOS 女性的治疗。因此来曲唑可作为想要怀孕的 PCOS 女性的首选治疗。故 86 题正确答案为 C。二甲双胍适用于伴胰岛素抵抗的 PCOS 女性，以及伴有不孕、氯米芬抵抗 PCOS 女性给予促性腺激素促排卵前的预治疗。故 87 题正确答案为 D。螺内酯适用于短效复方口服避孕药（COC）治疗效果不佳、存在禁忌或不能耐受 COC 的高雄激素 PCOS 女性。治疗多毛症需用至少 6 个月才见效。螺内酯通过抑制 17α-羟化酶而干扰卵巢和肾上腺合成类固醇激素的作用，能够与双氢睾酮竞争结合毛囊的雄激素受体而发挥拮抗雄激素作用，可使 PCOS 女性的毛发生长减少，毛发变细，改善高雄激素血症临床表现。故 88 题正确答案为 E。

[89~90] 正确答案：C、A
答案解析： 香豆素类杀鼠药中毒患者，可选择的特效解毒剂是静脉滴注维生素 K_1 10~30mg，一日 1~3 次。故 89 题正确答案为 C。静滴普萘洛尔用于瘦肉精中毒解救。有机氟化物中毒选择乙酰胺肌内注射，一次 2.5~5g，一日 2~4 次进行解救。氰化物中毒患者，可选择的特效解毒剂是静脉注射亚甲蓝，一次按体重 5~10mg/kg，最大剂量为 20mg/kg。故 90 题正确答案为 A。

91. 正确答案：C
答案解析： 乙肝病毒携带者/患者、丙肝病毒携带者/患者、肝功能损害患者或氨基转移酶升高超过正常范围上限者禁用阿戈美拉汀，禁与强效 CYP1A2 抑制剂（如氟伏沙明、环丙沙星）合用。故本题正确答案为 C。

92. 正确答案：B
答案解析： 严重心脏病、近期有心肌梗死急性发作史、癫痫、青光眼、尿潴留、对三环类药物过敏者禁用三环类抗抑郁药物。故本题正确答案为 B。

93. 正确答案：C
答案解析： 治疗幽门螺杆菌（Hp）的四联疗法中，PPI 和铋剂在餐前 30 分钟服用，抗生素在餐后服用。故本题正确答案为 C。

94. 正确答案：A
答案解析： 服用铋剂时不可以同时服用高蛋白食物（如牛奶），应间隔半小时。故本题正确答案为 A。

95. 正确答案：C
答案解析： 速效 $β_2$ 受体激动剂（SABA）是治疗哮喘急性发作的首选药物，常用沙丁胺醇和特布他林。首选吸入给药，吸入剂包括定量吸入气雾剂（MDI）、干粉剂和雾化溶液。故本题正确答案为 C。

96. 正确答案：D
答案解析：糖皮质激素联合使用是目前最常用的哮喘控制方案，联合制剂有沙美特罗-替卡松干粉吸入剂、布地奈德/福莫特罗吸入干粉剂。故本题正确答案为D。

97. 正确答案：A
答案解析：速效胰岛素类似物包括门冬胰岛素、赖脯胰岛素、谷赖胰岛素。故本题正确答案为A。

98. 正确答案：D
答案解析：注射胰岛素时宜注意：①每次注射时应变换注射部位，两次注射点要至少间隔2cm，以确保胰岛素稳定吸收，同时防止发生皮下脂肪营养不良；②未开启的胰岛素应冷藏保存，冷冻后的胰岛素不可再应用；③使用中的胰岛素笔芯不宜冷藏，可与胰岛素笔一起使用或随身携带，在室温下最长可保存4～6周。故本题正确答案为D。

99. 正确答案：E
答案解析：如3个月后空腹血糖控制理想但$HbA1_c$不达标，应考虑调整胰岛素治疗方案。故本题正确答案为E。

100. 正确答案：B
答案解析：奥美拉唑的成人标准剂量是20mg，qd。故本题正确答案为B。

101. 正确答案：E
答案解析：能加重胃食管反流的药物包括二氢吡啶类钙通道阻滞剂（硝苯地平等）、抗胆碱药物、巴比妥类药物、苯二氮䓬类药物（如地西泮）、咖啡因、多巴胺、雌激素、尼古丁（如吸烟）、硝酸酯类、孕酮、四环素、茶碱、阿司匹林、双膦酸盐类、其他非甾体抗炎药（NSAIDs）、铁剂、奎尼丁、氯化钾。故本题正确答案为E。

102. 正确答案：C
答案解析：稳定型冠心病患者如果行冠状动脉介入治疗，植入药物洗脱支架，暴露在血管内壁的支架能够刺激血小板形成血栓，故发生支架内血栓的风险极大，需进行阿司匹林（100mg qd）+氯吡格雷（75mg qd）或替格瑞洛（90mg bid）的双联抗血小板治疗至少持续12个月，待药物洗脱支架被完全内皮化；此后的抗血小板治疗一般选择阿司匹林，如果阿司匹林不能耐受可以选择氯吡格雷。故本题正确答案为C。

103. 正确答案：D
答案解析：稳定型冠心病患者如果行冠状动脉介入治疗，植入药物洗脱支架，暴露在血管内壁的支架能够刺激血小板形成血栓，故发生支架内血栓的风险极大，需进行阿司匹林（100mg qd）+氯吡格雷（75mg qd）或替格瑞洛（90mg bid）的双联抗血小板治疗至少持续12个月，待药物洗脱支架被完全内皮化；此后的抗血小板治疗一般选择阿司匹林，如果阿司匹林不能耐受可以选择氯吡格雷。目前没有证据支持可以长期单用替格瑞洛抗血小板治疗。故本题正确答案为D。

104. 正确答案：A
答案解析：抗血小板治疗对心脑血管疾病一级预防的获益主要体现在缺血性高危人群，但需要排除3类人群：①年龄>70岁或<40岁的人群；②出血高风险人群；③经评估出血风险大于血栓风险的患者。该患者出现消化道大出血症状需要立即停用抗血小板治疗。故本题正确答案为A。

105. 正确答案：A
答案解析：奥卡西平不良反应：镇静、疲劳、困倦、头晕、恶心、皮疹、低钠血症、共济失调、复视。故本题正确答案为A。

106. 正确答案：C

答案解析：丙戊酸钠不良反应较多，可出现严重的肝脏毒性，且容易造成月经不规则及多囊卵巢，因此计划怀孕者，不宜使用丙戊酸钠。故本题正确答案为C。

107. 正确答案：D
答案解析：癫痫患者擅自停药很可怕，如果持续2年以上没有癫痫发作，可与医生讨论停药事宜。故本题正确答案为D。

108. 正确答案：B
答案解析：常用的抗甲状腺药物（ATD）包括硫脲类和咪唑类，硫脲类包括丙硫氧嘧啶（PTU）和甲硫氧嘧啶等；咪唑类包括甲巯咪唑（MMI）和卡比马唑（CMZ）等，故本题正确答案为B。

109. 正确答案：D
答案解析：甲巯咪唑片的初始剂量是30～45mg/d，每日1～3次口服，治疗6～8周或用到甲状腺功能正常；逐渐减量至维持量5～10mg/d。故本题正确答案为D。

110. 正确答案：A
答案解析：甲巯咪唑片的不良反应是胆汁淤积性黄疸；其他不良反应与"丙硫氧嘧啶"相似。故本题正确答案为A。

111. 正确答案：ABCE
答案解析：不规范处方包括：①处方的前记、正文、后记内容缺项，文字不规范或不清晰（C正确）。②医师签名、签章不规范或者与签名、签章的备案留样不一致的；电子处方无医师的电子签名。③药师未对处方进行审核（处方后记的审核、调配、核对、发药栏目无审核调配药师及核对发药药师签名，或者单人值班调剂而未执行双签名规定）。④早产儿、新生儿、婴幼儿处方未写明体重或日、月龄的。⑤化学药、中成药与中药饮片未分别开具处方的（E正确）。⑥未使用药品规范名称开具处方的。⑦药品的剂量、规格、数量、单位等书写不规范或不清楚的（B正确）。⑧用法、用量使用"遵医嘱""自用"等含糊不清字句的。⑨处方修改未签名并注明修改日期，或药品超剂量使用未注明原因以及未再次签名确认的。⑩开具处方未写明临床诊断或临床诊断书写不全的。⑪单张门、急诊处方超过5种药品的。⑫无特殊情况下，门诊处方超过7日用量，急诊处方超过3日用量，慢性病、老年病或特殊情况下需要适当延长处方用量，但未注明理由的（A正确）。⑬开具麻醉药品、精神药品、医疗用毒性药品、放射性药品等特殊管理药品处方未执行国家有关规定的（包括处方用纸颜色、药品用量、证明文件等）。⑭医师未按照《抗菌药物临床应用管理办法》开具抗菌药物处方的。⑮中药饮片处方药物未按照"君、臣、佐、使"的顺序排列，或未按要求标注药物调剂、煎煮等特殊要求的。而重复用药属于用药不适宜处方。故本题正确答案为ABCE。

112. 正确答案：ABC
答案解析：5-ASA是前体药物，包括将5-ASA与相应的载体或2分子5-ASA通过偶氮键连接，偶氮键在结肠细菌偶氮键还原酶作用下水解，释放药物在结肠局部起效；柳氮磺吡啶（sulfasalazine, SASP）和巴柳氮的载体分别为磺胺吡啶和对氨基苯甲酰-β-丙氨酸，不同的是磺胺吡啶有抗菌活性，其吸收后会带来相应的不良反应，而对氨基苯甲酰-β-丙氨酸为无活性载体；奥沙拉秦为2分子5-ASA通过偶氮键连接的二聚体。故本题正确答案为ABC。

113. 正确答案：ACDE
答案解析：使用抗凝治疗时，应尽量避免肌内注射，以避免形成血肿。故本题正确答案为ACDE。

114. 正确答案：ABCDE
答案解析：医嘱清楚准确：①不使用不规范、不明确的缩写，例如，写"每天1次"而不写

"qd",可能被误认为"qid"(被误认为1天4次),或被误认为"od"(右眼)。②不使用不清楚的用法说明,如按说明书服用。③使用精确的药物剂量单位(如"mg")而不写剂型单位(例如"1片"或"1瓶"),但复方药物要说明剂型单位的数量。④按照标准命名法开具药方,使用药品的通用名,可注明商品名(如果医疗需要);避免下列各项:地方性命名、化学名、不被认可的缩写药名、只写首字母或化学符号。⑤在小数表达时使用引导零(例如0.5ml),而不使用末尾零(例如5.0ml),因为可能导致10倍的过量用药。尽可能避免使用小数(例如,不写0.5g而写500mg)。⑥"units"(单位)应拼写出全名,例如,10单位胰岛素,不缩写成"10U",因为可能被误认为是"100"。⑦开医嘱或写处方时(包括签名)应清晰易读,字迹不好的处方者需要把药方打印出来,如计算机系统不能录入,手写的药方必须易读(不能仅凭经验来辨认);字迹模糊的手写处方应被视为是潜在的错误。⑧口授药物处方和医嘱应只能在处方者没条件书写或直接录入计算机时被允许,处方者应缓慢、清晰地叙述药方,以免混淆;在药物剂量方面要给予特别的警示,接收者要再复读药方,当读到药名时应拼读2次;口述药方应记录并复印,复印件放置到患者病历中,以供处方者查询校对。⑨处方医师须尽可能地与患者、看护交流,说明药方和任何需要预防和观测的情况,包括过敏症状、高敏反应等。故本题正确答案为ABCDE。

115. **正确答案:** ABCD
答案解析: 地塞米松注射液不是高警示药品。故本题正确答案为ABCD。

116. **正确答案:** ABC
答案解析: A、B、C均有止痒作用,紫云膏是治疗冻疮用的扩血管药物。

117. **正确答案:** ABCDE
答案解析: 治疗过程中出现情绪低落、焦虑和易怒的患者应及时诊治,神经精神症状严重者或药物不能控制的患者应及时停用干扰素α。不能控制的甲状腺功能亢进症者如Graves病患者需停用干扰素α。发生药物不能控制的血糖升高或出现急性并发症如糖尿病酮症酸中毒或高渗性非酮症糖尿病昏迷者必须停用干扰素。出现少见的严重不良反应如肾脏损害、心血管并发症、视网膜病变、听力下降和间质性肺炎等,须停止干扰素α治疗。Graves病指毒性弥漫性甲状腺肿。故本题正确答案为ABCDE。

118. **正确答案:** CDE
答案解析: 处方具有法律性、技术性和经济性。故本题正确答案为CDE。

119. **正确答案:** ABDE
答案解析: 宜多喝水的药物有平喘药、利胆药、蛋白酶抑制剂、双膦酸盐、抗痛风药、抗尿结石药、电解质、磺胺类药、氨基糖苷类抗生素、氟喹诺酮类药物。去氨加压素为限制饮水的药物。故本题正确答案为ABDE。

120. **正确答案:** ABC
答案解析: DE选项属于针对性问题,故本题正确答案为ABC。

临考决胜卷（四）·答案解析

1. 正确答案：C
答案解析：高浓度向低浓度稀释，一般用公式"$C_浓 \times V_浓 = C_稀 \times V_稀$"。$30\% \times V_浓 = 5\% \times 600$，求得 $V_浓 = 100 mL$。故本题正确答案为C。

2. 正确答案：E
答案解析：急诊科处方印刷用纸为淡黄色，右上角标注"急诊"。故本题正确答案为E。其余选项均正确。

3. 正确答案：B
答案解析：氢氯噻嗪的别名是双克、双氢克尿噻；速尿是呋塞米的别名。故本题正确答案为B。

4. 正确答案：D
答案解析：温度过高或过低都能使药品变质，特别是温度过高与药品的挥发程度、形态变异及引起氧化、水解等变化和微生物的生长有很大关系。例如：脊髓灰质炎疫苗、牛痘菌苗放置处温度过高，就会很快失效；温度过低又易引起药品冻结或析出沉淀。因此，药品在贮存时要根据其不同性质选择适宜的温度。故本题正确答案为D。

5. 正确答案：A
答案解析：平喘药（沙丁胺醇、二羟丙茶碱）：哮喘多在凌晨发作，睡前服用止喘效果更好。故本题正确答案为A。调脂药（××他汀）：肝脏合成胆固醇峰期多在夜间，晚餐后服药有助于提高疗效。维生素 B_1、维生素 B_2 随食物缓慢进入小肠以利于吸收，宜餐后服药。抗抑郁药（氟西汀、帕罗西汀、瑞波西汀）：因抑郁、焦虑、猜疑等症状，常表现为晨重晚轻，宜清晨服药。胃黏膜保护剂（磷酸铝、复方三硅酸镁、复方铝酸铋）：餐前服药可充分地附着于胃壁，形成一层保护屏障。

6. 正确答案：D
答案解析：老年人使用普萘洛尔容易诱发头痛、眩晕、低血压。故本题正确答案为D。新生儿使用氯霉素易引起灰婴综合征。琥珀胆碱由假性胆碱酯酶代谢，假胆碱酯酶有遗传性缺陷的患者用琥珀胆碱时易产生呼吸暂停的风险。肾病患者用呋喃妥因后血药浓度升高可引起周围神经炎。抗生素、磺胺类药、非甾体类抗炎药、抗癫痫药等许多药品都可引起过敏反应。

7. 正确答案：C
答案解析：可引起锥体外系反应的药物：氯丙嗪及其衍生物的锥体外系反应发生率高。此外，利血平、氟哌啶醇、五氟利多、甲基多巴、左旋多巴、碳酸锂、甲氧氯普胺和吡罗昔康等也可致锥体外系反应。甲氧氯普胺与氯丙嗪都可引起药源性神经疾病（锥体外系反应），两者合用可加重锥体外系反应。故本题正确答案为C。

8. 正确答案：B
答案解析：新生儿的相对体表面积较成人大，而且皮肤角化层薄，皮肤对外部用药吸收快而多。尤其在皮肤黏膜有破损时，局部用药过多可致中毒。故本题正确答案为B。新生儿胃肠道正处于发育阶段，胃黏膜尚未发育完全，胃酸分泌量少，胃内酸度较低，胃排空慢，肠蠕动不规则，胆汁分泌功能不完全；上述因素使主要在胃内吸收的药物吸收较完全，而主要在十二指肠吸收的药物吸收减少。新生儿的相对总体液量比成人高，体液占体重的75%～80%，主要为细胞外液。水溶性药物被细胞外液稀释后浓度降低，排出也较慢，使血药峰浓度较高,易造成药物中毒。药物代谢的主要酶系统如细胞色素 P450 酶系、细胞色素 C 还原酶系等在新生儿肝脏中的活性接近成人,故新生儿肝脏对多数药物具有足够的代谢能力。但某些酶系在新生儿尚有不足,可使药物的代谢减慢,血浆半衰期延长,容易出现蓄积中毒。新生儿肾排泄功能较弱,对青霉素 G、吲哚美辛等药物排泄较慢,易蓄积中毒,故应用这些药物时应减少给药剂量或延长给药间隔时间。

9. 正确答案:D
答案解析:国家免疫规划疫苗为第一类疫苗,由政府免费向公民提供,包括乙肝疫苗、卡介苗、脊髓灰质炎灭活疫苗、脊髓灰质炎减毒活疫苗、百白破疫苗、白破疫苗、麻风疫苗、麻腮风疫苗、乙脑减毒活疫苗(乙脑灭活疫苗)、A 群流脑多糖疫苗、A 群 C 群流脑多糖疫苗、甲肝减毒活疫苗(甲肝灭活疫苗)。故本题正确答案为 D。第二类疫苗指由公民自费并且自愿接种的其他疫苗,常见的包括水痘减毒活疫苗、口服轮状病毒疫苗、流感疫苗、肺炎链球菌疫苗、狂犬病疫苗、b 型流感嗜血杆菌疫苗等。

10. 正确答案:C
答案解析:对不适合溶栓并经过严格筛选的缺血性脑卒中患者,特别是高纤维蛋白原血症者可选用降纤治疗。降纤药物可显著降低血浆纤维蛋白原,并有轻度溶栓和抑制血栓形成作用。降纤药物包括降纤酶、巴曲酶、蚓激酶、蕲蛇酶等。故本题正确答案为 C。

11. 正确答案:E
答案解析:育龄期妇女酌情选用奥卡西平、拉莫三嗪、左乙拉西坦;孕前 3 个月和孕初 3 个月每日加用叶酸 2.5~5mg。故本题正确答案为 E。

12. 正确答案:C
答案解析:对于多重耐药革兰阴性菌感染者,可选用厄他培南 1g, qd;亚胺培南 0.5g, q6h;美罗培南 1g, q8h。故本题正确答案为 C。

13. 正确答案:A
答案解析:对未形成溃疡的冻疮,轻轻按摩或温水湿敷,以促进血液循环,切忌以热水或热火烘烤。并可外敷紫云膏,一日 1 次。故本题正确答案为 A。

14. 正确答案:C
答案解析:非那雄胺的主要不良反应有性功能减退、射精障碍、瘙痒、皮疹、乳房增大。故本题正确答案为 C。

15. 正确答案:C
答案解析:福莫特罗属于 β_2 受体激动剂,该类药物的不良反应包括骨骼肌震颤、低血钾、心律紊乱等。布地奈德属于吸入性糖皮质激素(ICS),ICS 在口咽局部的不良反应包括声音嘶哑、咽部不适和念珠菌感染。故本题正确答案为 C。

16. 正确答案:B
答案解析:选择性 5-羟色胺再摄取抑制剂(SSRIs)能减轻焦虑或焦虑伴发的抑郁症状,尤其适用于老年人。SSRIs 药物包括氟西汀、帕罗西汀、舍曲林、氟伏沙明、西酞普兰、艾司西酞普兰。故本题正确答案为 B。

17. 正确答案:A
答案解析:雷美尔通是目前临床使用的褪黑素受体 MT_1 和 MT_2 激动剂,可缩短睡眠潜伏期、提高睡眠效率、增加总睡眠时间,可用于治疗以入睡困难为主诉的失眠以及昼夜节律失调性睡眠障碍;由于没有药物依赖性,也不会产生戒断症状,已获准长期使用治疗失眠,但目前我国尚未上市。故本题正确答案为 A。

18. 正确答案: D
答案解析: 重度肝功能不全者服用艾司奥美拉唑需减量; 肾功能不全者服用西咪替丁需减量; 严重肝、肾功能不全者服用吉法酯需减量; 严重肾功能不全者禁用胶体果胶铋; 肝、肾功能不全者服用米索前列醇无需调整剂量。故本题正确答案为D。

19. 正确答案: E
答案解析: 胆道感染在选用抗菌药物时可首选第三代头孢菌素(如头孢他啶、头孢曲松)与甲硝唑联用, 也可选用头孢哌酮-舒巴坦、哌拉西林-他唑巴坦。对于严重感染而危及生命的患者也可选用亚胺培南-西司他丁钠、美罗培南等。故本题正确答案为E。

20. 正确答案: B
答案解析: 主要不良反应: ①二甲双胍: 消化道反应; ②罗格列酮: 肝功能异常、头痛、上呼吸道感染、水肿; ③阿卡波糖: 腹胀、肠鸣音亢进、腹泻; ④格列美脲: 低血糖、消化道反应、过敏反应、肝功能异常; ⑤达格列净: 低血压、泌尿与生殖系统感染、酮症酸中毒。故本题正确答案为B。

21. 正确答案: E
答案解析: 雷奈酸锶是合成锶盐, 体外实验和临床研究均证实雷奈酸锶可同时作用于成骨细胞和破骨细胞, 具有抑制骨吸收和促进骨形成的双重作用, 可降低椎体和非椎体骨折的发生风险。故本题正确答案为E。

22. 正确答案: B
答案解析: 维生素D中毒后立即停用维生素D及其强化食品或钙剂, 停饮牛奶, 改饮豆浆。泼尼松 2mg/(kg·d), 口服; 降钙素 50～100IU/d, 肌注; 或者用双膦酸盐。补充水分以加速钙排泄。故本题正确答案为B。

23. 正确答案: E
答案解析: 对于不能明确是维生素B_{12}缺乏还是叶酸缺乏或二者同时缺乏者, 应同时联合叶酸和维生素B_{12}治疗, 否则单用叶酸会加重维生素B_{12}缺乏, 从而加重神经系统损害。故本题正确答案为E。

24. 正确答案: B
答案解析: 吉非替尼的特殊不良反应有间质性肺病、肝脏毒性、眼部症状。故本题正确答案为B。

25. 正确答案: D
答案解析: 磷结合剂有碳酸钙、碳酸镧和司维拉姆, 根据题干可知, 该患者的钙离子浓度偏高, 为避免血管发生异位钙化, 应选择不含钙的磷结合剂, 故本题正确答案为D。

26. 正确答案: C
答案解析: 安罗替尼的疗程: 服药2周, 停药1周, 有效可继续。故本题正确答案为C。

27. 正确答案: D
答案解析: 雷公藤主要不良反应是性腺抑制, 导致男性不育和女性闭经。雷公藤还可以引起纳差、恶心、呕吐、腹痛、腹泻等, 可有骨髓抑制作用, 并导致可逆性肝酶升高和血肌酐清除率下降, 其他不良反应包括皮疹、色素沉着、口腔溃疡、指甲变软、脱发、口干、心悸、胸闷、头痛、失眠等。故本题正确答案为D。

28. 正确答案: E
答案解析: 伴有喘息的急性支气管炎患者可选用的是β受体激动剂。故本题正确答案为E。

29. 正确答案: A
答案解析: 大环内酯类和喹诺酮类药物具有Q-T间期延长等心律失常的副作用。故本题正确答案为A。

30. 正确答案：E

答案解析：时间依赖性且抗菌作用持续时间长：该类药物虽然为时间依赖性，但由于抗菌后效应（PAE）或消除半衰期较长，使其抗菌作用持续时间延长。替加环素、利奈唑胺、阿奇霉素、四环素类、糖肽类等属于此类。一般推荐日剂量分 2 次给药方案，个别品种除外（如阿奇霉素等）。多黏菌素、达托霉素属于浓度依赖性抗生素。林克霉素属于时间依赖性但半衰期比较短的抗菌药物。故本题正确答案为 E。

31. 正确答案：D

答案解析：PDE-5 抑制剂禁忌用于定期使用或间歇使用任何品种与制剂形式硝酸酯类药物（硝酸甘油、硝酸异山梨酯、单硝酸异山梨酯等）的患者，两药联用会导致严重低血压。故本题正确答案为 D。

32. 正确答案：D

答案解析：可导致心脏毒性的药物主要有蒽环类（多柔比星、表柔比星等）。此外，紫杉醇、氟尿嘧啶及大剂量环磷酰胺也可引起心脏毒性。故本题正确答案为 D。氟胞嘧啶属于抗真菌药物。

33. 正确答案：C

答案解析：癌症疼痛患者镇痛药物使用时应按时给药，而不是按需给药。故本题正确答案为 C。WHO 的癌症三阶梯镇痛原则：癌症疼痛应按阶梯给药，轻度疼痛使用非甾体抗炎药镇痛；中度疼痛使用弱阿片类药物，如可待因、曲马多、二氢可待因镇痛；重度疼痛使用强阿片类药物，如吗啡、芬太尼、美沙酮、羟考酮等治疗。尽可能口服给药，提倡无创的给药方式。尽可能个体化给药，同时注意预防与处理药物的不良反应。

34. 正确答案：E

答案解析：有消化性溃疡病史的患者使用非选择性 NSAIDs，应同时加用 H_2 受体阻滞剂、质子泵抑制剂（PPI）或米索前列醇等胃黏膜保护剂。故本题正确答案为 E。老年人宜选用半衰期短的 NSAIDs。避免同时选用 2 种及以上的 NSAIDs。对有消化性溃疡病史的老年人，宜选用选择性 COX-2 抑制剂。NSAIDs 虽能减轻类风湿关节炎的症状，但不能改变病程和预防关节破坏，不能长期单独用于 RA 患者，必须与改善病情的抗风湿药联合应用。

35. 正确答案：B

答案解析：氨基葡萄糖为口服制剂，选择性作用于骨性关节，阻断骨性关节炎的病理进展过程，可缓解关节疼痛、改善关节功能。故本题正确答案为 B。骨性关节炎患者可关节腔注射的药物包括透明质酸钠、糖皮质激素、医用几丁糖、生长因子和富血小板血浆。

36. 正确答案：B

答案解析：干扰素 α 所致的中性粒细胞计数和血小板计数下降常为一过性，如中性粒细胞计数≤ $0.75×10^9$/L 和（或）血小板计数 $<50×10^9$/L，应降低干扰素 α 剂量；1～2 周后复查，如恢复，则逐渐增加至原量。中性粒细胞计数≤ $0.5×10^9$/L 和（或）血小板计数 $<50×10^9$/L，则应暂停使用干扰素 α。对中性粒细胞计数明显降低者，可试用人粒细胞刺激因子（G-CSF）或人粒细胞巨噬细胞刺激因子（GM-CSF）治疗。故本题正确答案为 B。注射用重组人白介素-11 可用于实体瘤、非髓性白血病化疗后Ⅲ、Ⅳ度血小板减少症的治疗。

37. 正确答案：C

答案解析：新生儿及免疫功能低下者应尽可能避免接触 HSV 感染者。故本题正确答案为 C。HSV 是双股 DNA 病毒，分为 HSV-1 和 HSV-2 两型，两者间存在交叉免疫。应消除对 HSV 感染导致癌症的误解。对患有生殖器疱疹的产妇，应行剖宫产，以避免胎儿分娩时感染。可选用 HSV 疫苗进行预防接种。

38. 正确答案：D
答案解析：盆腔炎患者抗感染治疗原则是经验性、广谱性、及时性和个体化。在细菌培养及药敏试验结果未出前宜根据经验性选择广谱抗菌药物覆盖可能的病原体，包括淋病奈瑟球菌、沙眼衣原体、支原体、厌氧菌和需氧菌等。故本题正确答案为D。

39. 正确答案：A
答案解析：单孕激素补充方案适用于绝经过渡期早期，调整卵巢功能衰退过程中出现的月经问题。故本题正确答案为A。单雌激素补充方案适用于子宫已切除的妇女，通常连续应用。雌、孕激素序贯方案适用于有完整子宫、围绝经期或绝经后仍希望有月经样出血的妇女。雌、孕激素连续联合方案适用于有完整子宫、绝经后不希望有月经样出血的妇女。

40. 正确答案：E
答案解析：巴比妥类镇静催眠药急性中毒后，服药4～6小时内的中毒患者均应立即洗胃。洗胃后可留置硫酸钠溶液于胃内（成人20～30g），以促进药物排泄。故本题正确答案为E。硫酸亚铁为口服铁剂，用于缺铁性贫血。硫酸镁用于巴比妥类镇静催眠药急性中毒者导泻，会加重患者昏迷症状，不宜选择。

[41～42] 正确答案：B、E
答案解析：呋塞米与多巴胺直接混合可形成黑色聚合物沉淀。故41题正确答案为B。万古霉素不宜肌内注射或直接静脉注射，因滴注速度过快可致由组胺引起的非免疫性剂量相关反应（即"红人综合征"）。尼莫地平遇光易变色，需要遮光处理。利巴韦林可致畸胎、肿瘤和溶血性贫血。切忌直接静脉注射，于临用前稀释，否则不仅引起剧痛，甚至可引发心脏停搏的药物是氯化钾注射液。故42题正确答案为E。

[43～44] 正确答案：C、E
答案解析：硫酸镁静脉注射可用于治疗先兆子痫，而口服用于导泻，外用湿敷则消肿。故43题正确答案为C。硫酸镁外用湿敷则消肿。故44题正确答案为E。

[45～46] 正确答案：A、D
答案解析：《麻醉药品和精神药品管理条例》中规定麻醉药品和第一类精神药品不得零售，调剂部门实行"五专管理"，即专用处方、专用账册、专册登记、专柜加锁、专人负责。故45题正确答案为A。医疗机构制剂是指医疗机构根据本单位临床需要经批准而配制、自用的固定处方制剂。配制的制剂应当是市场上没有供应的品种。医疗机构制剂只能在本医疗机构内凭执业（助理）医师的处方使用，不得进入市场流通。故46题正确答案为D。

[47～49] 正确答案：B、E、A
答案解析：叶酸为常用营养素，妊娠毒性为A级。故47题正确答案为B。氯霉素可引起灰婴综合征，妊娠毒性为C级。故48题正确答案为E。抗风湿的首选药物为甲氨蝶呤，有强致畸作用，妊娠毒性为X级。故49题正确答案为A。

[50～51] 正确答案：A、D
答案解析：药物性肝损伤常见的药物因素系由于直接毒性作用和代谢产物所致，如抗菌药物异烟肼、利福平、磺胺类药物引起的肝脏受损。故50题正确答案为A。顺铂引起的肾损害一般是可逆的，但大剂量或连续用也可产生不可逆性肾小管坏死。故51题正确答案为D。

[52～54] 正确答案：C、E、D
答案解析：血清淀粉酶活性测定主要用于急性胰腺炎的诊断。急性胰腺炎发病后6～12小时，血清淀粉酶开始升高，12～72小时达到高峰，3～5天恢复正常。故52题正确答案为C。血清尿素氮升高常见于急性肾小球肾炎、严

重的肾盂肾炎等。肾功能轻度受损时，血清尿素氮检测值可无变化，因此尿素氮测定不能作为肾病早期肾功能的测定指标；但对肾衰竭，尤其是氮质血症的诊断有重要价值。故53题正确答案为E。肌酸激酶为急性心肌梗死早期诊断指标之一，增高程度与心肌受损程度基本一致。故54题正确答案为D。

[55～56] 正确答案：C、D

答案解析：卡马西平可首选用于三叉神经痛，该药物常见的不良反应为共济失调、视物模糊、低钠血症等。故55题正确答案为C。服用含阿片类镇痛成分的药物（如氨酚待因、氨酚羟考酮）须加强患者教育，提醒可能出现的不良反应如便秘、头痛、眩晕。故56题正确答案为D。

[57～58] 正确答案：B、A

答案解析：第二代抗组胺药为过敏性鼻炎的一线治疗药物。这类药物起效快速，作用持续时间较长，能明显缓解鼻部症状（特别是鼻痒、打喷嚏和流鼻涕），对合并眼部症状也有效，但对改善鼻塞的效果有限。一般每天只需用药1次，疗程不少于2周。故57题正确答案为B。白三烯受体阻滞剂是过敏性鼻炎的一线治疗药物，其对鼻塞症状的改善作用优于第二代口服抗组胺药，而且能有效缓解打喷嚏和流鼻涕症状，也可首选用于阿司匹林诱发的哮喘。故58题正确答案为A。

[59～60] 正确答案：B、D

答案解析：单胺氧化酶B（MAO-B）抑制剂：如司来吉兰、雷沙吉兰。该类药物抑制MAO-B，从而防止多巴胺、肾上腺素等儿茶酚胺类递质的代谢失活，增强这些神经递质的功能。胃溃疡患者慎用司来吉兰，MAO-B避免与SSRI、SNRI合用。故59正确答案为B。金刚烷胺为促多巴胺释放剂，肾功能不全、癫痫、严重胃溃疡、肝病患者慎用，哺乳期妇女禁用，服用期间减量宜慢，突然停药会导致病情恶化，不宜夜间服用（不良反应有幻觉、精神紊乱）。故60正确答案为D。

[61～62] 正确答案：B、D

答案解析：对于已给予恰当治疗但仍有急性加重的既往吸烟COPD患者，可考虑使用大环内酯类抗菌药物，特别是阿奇霉素。故61题正确答案为B。铜绿假单胞菌感染的危险因素包括：①近1年内有住院史；②经常（＞4次/年）或近期（近3个月内）有抗菌药物应用史；③极重度COPD（FEV_1占预计值%＜30%）；④应用口服糖皮质激素（近2周服用泼尼松＞10mg/d）；⑤既往分离培养出铜绿假单胞菌。根据患者基本情况可判定该患者存在铜绿假单胞菌感染风险，应选择抗铜绿假单胞菌的药物如哌拉西林-他唑巴坦。故62题正确答案为D。

[63～65] 正确答案：A、B、D

答案解析：对于高血压合并糖尿病肾功能不全的患者，适宜选择ACEI/ARB类药物，对于肾脏有一定的保护作用，且能改善蛋白尿的病情。故63题正确答案为A。地尔硫䓬属于非二氢吡啶类钙通道阻滞剂。吲达帕胺属于利尿剂。对于高血压合并呼吸系统疾病，尤其是哮喘或慢阻肺，不宜选择洛尔类药物，这类药物会收缩支气管，加重病情。故64题正确答案为B。二氢吡啶类钙通道阻滞剂尤其适用于老年高血压，单纯收缩期高血压，伴稳定型心绞痛、冠状动脉或颈动脉粥样硬化及周围血管疾病患者，用药后不良反应为齿龈增生、足踝部水肿、面部潮红、心跳加快。故65题正确答案为D。

[66～67] 正确答案：B、D

答案解析：左西孟旦是一种钙增敏剂，属于新型正性肌力药。在中至重度急性失代偿性左心衰竭且对利尿剂和血管扩张剂反应不佳的患者中应用左西孟旦可以获益。故66题正确答案为B。伊伐布雷定主要用于NYHA心功能

Ⅱ～Ⅳ级、左心室射血分数≤35%的窦性心律患者,且合并以下情况之一者,可加用伊伐布雷定:已使用ACEI/ARB/ARNI、β受体阻滞剂、醛固酮受体阻滞剂,β受体阻滞剂已达到目标剂量或最大可耐受剂量,心率仍>70次/分。故67题正确答案为D。

[68～69] 正确答案:A、B
答案解析: 对口服抗凝药物华法林相关脑出血,静脉应用维生素K、新鲜冻干血浆和浓缩型凝血酶原复合物。故68题正确答案为A。普通肝素相关脑出血,静脉应用硫酸鱼精蛋白。故69题正确答案为B。

[70～71] 正确答案:E、B
答案解析: 米索前列醇可引起腹泻、腹痛,呈剂量依赖性,与食物同服可减轻,需注意该药有致畸性,禁用于妊娠期。故70题正确答案为E。枸橼酸铋钾主要不良反应有口中有氨味、舌苔及大便呈灰黑色、便秘,长期大剂量服用可导致铋性脑病。故71题正确答案为B。克拉霉素与甲硝唑可作为治疗幽门螺杆菌的抗生素用药。奥美拉唑为质子泵抑制剂,有强大的抑酸作用,不良反应有腹泻、低镁血症、骨折、感染风险、胃底腺息肉、维生素B_{12}缺乏。

[72～73] 正确答案:D、E
答案解析: 甲状腺功能减退症的治疗目标是将血清TSH和甲状腺激素水平恢复到正常范围内。主要的推荐治疗药物为左甲状腺素(L-T_4),需要终生服药。故72题正确答案为D。继发于垂体疾病的甲状腺功能减退症必须确定是否同时伴有肾上腺皮质功能不全,如果存在时,必须首先给予糖皮质激素治疗。故73题正确答案为E。

[74～75] 正确答案:D、B
答案解析: 磺酰脲类促胰岛素分泌剂(格列XX)禁用于磺胺类药物过敏的患者。故74题正确答案为D。TZDs(罗格列酮、吡格列酮)的使用与骨折和心力衰竭风险增加相关,有心力衰竭、活动性肝病、严重骨质疏松或有骨折病史的患者应禁用本类药物。故75题正确答案为B。

[76～77] 正确答案:D、A
答案解析: 对于中至重度压力性尿失禁患者可应用药物治疗,一般应用选择性α_1肾上腺素受体激动剂,如米多君。故76题正确答案为D。良性前列腺增生症引起的充盈性尿失禁可选用α肾上腺素受体阻滞剂,如多沙唑嗪;还可选用5α还原酶抑制剂,如非那雄胺。故77题正确答案为A。

[78～79] 正确答案:B、E
答案解析: 对于叶酸缺乏导致的巨幼细胞贫血可口服叶酸5～10mg tid;如果胃肠道吸收障碍可以用亚叶酸钙1mg肌注 qd。故78题正确答案为B。恶性贫血患者和全胃切除者(血清中检出内因子抗体)需要终生维持治疗,肌注(im)维生素B_{12},1次/月(qm)。故79题正确答案为E。

[80～81] 正确答案:C、A
答案解析: 对于蒽环类如多柔比星、表柔比星引起的心脏毒性,可选择维生素、辅酶Q、谷胱甘肽或右雷佐生预防或治疗。故80题正确答案为C。多柔比星是高致吐性化疗药。一般化疗药引起的呕吐可选的止吐药物主要有多巴胺受体阻滞剂(如甲氧氯普胺)、5-HT_3受体阻滞剂(如昂丹司琼、托烷司琼和帕洛诺司琼等)、皮质类固醇(如地塞米松)、抗胆碱药和抗组胺药(如苯海拉明)及NK-1受体阻滞剂(如阿瑞匹坦)等。该患者为乳腺癌患者,禁用甲氧氯普胺止吐。故81题正确答案为A。

[82～83] 正确答案:B、D
答案解析: 肿瘤坏死因子α(TNF-α)拮抗剂包括依那西普、英夫利西单抗和阿达木单抗。故

82题正确答案为B。抗CD20单抗药物有利妥昔单抗，主要用于TNF-α拮抗剂疗效欠佳的活动性类风湿关节炎。故83题正确答案为D。阿巴西普属于细胞毒性T淋巴细胞相关抗原4-免疫球蛋白。阿那白滞素属于白介素-1拮抗剂。托法替布属于JAK通路抑制剂。

[84～85] 正确答案：D、A
答案解析： 抗带状疱疹药物阿昔洛韦（肌酐清除率＞25ml/min），0.8g，每日5次口服，疗程7天；肌酐清除率10～25ml/min时，阿昔洛韦延长给药间隔，0.8g，每日3次；肌酐清除率＜10ml/min时，为每日2次。故84题正确答案为D。对首次单纯疱疹发作的患者，可用阿昔洛韦，0.2g，每日5次口服或0.4g，每日3次口服，疗程7～10天；也可选择伐昔洛韦1g，每日2次口服，或泛昔洛韦0.25g，每日3次口服，疗程7～10天。故85题正确答案为A。

[86～88] 正确答案：B、D、E
答案解析： 单纯性VVC可选择咪康唑栓剂100mg，每日一次，共7日。重度VVC在单纯性VVC治疗的基础上多延长一个疗程的治疗时间（即咪康唑栓剂100mg，每日一次，共14日）。故86题正确答案为B。1年内有症状并经真菌学证实的VVC发作≥3次，称为复发性VVC。治疗的关键在于积极寻找并祛除诱因，预防复发。抗真菌治疗方案分为强化治疗与巩固治疗，根据阴道分泌物真菌培养和药敏试验选择药物。在强化治疗达到真菌学治愈后，给予巩固治疗半年。强化治疗方案即在单纯性VVC治疗的基础上多延长1～2个疗程的治疗时间（即咪康唑栓剂100mg，每日一次，共14～21日）。故87题正确答案为D。由于无症状的细菌性阴道病患者经常在几个月内自发改善，并且任何抗菌治疗后通常会伴随有症状的阴道酵母菌感染，因此应避免对无症状BV患者采取治疗。故88题正确答案为E。

[89～90] 正确答案：B、E
答案解析： 有机磷中毒选择阿托品或解磷定进行解毒。故89题正确答案为B。硫酸镁可用于有机磷中毒的导泻。硫代硫酸钠可用于氰化物中毒的解救。乙酰半胱氨酸可用于对乙酰氨基酚的中毒解救。香豆素类杀鼠药中毒患者可以选择维生素K_1进行解救。故90题正确答案为E。

91. 正确答案：B
答案解析： 1级高血压（轻度）：收缩压为140～159mmHg和（或）舒张压为90～99mmHg；2级高血压（中度）：收缩压为160～179mmHg和（或）舒张压为100～109mmHg；3级高血压（重度）：收缩压为≥180mmHg和（或）舒张压为≥110mmHg。故本题正确答案为B。

92. 正确答案：B
答案解析： 由材料可知，该患者喜欢喝葡萄柚汁，葡萄柚汁为CYP3A4抑制剂，会导致洛伐他汀片的血药浓度升高，进而容易诱发不良反应。故本题正确答案为B。

93. 正确答案：B
答案解析： 服用羟甲戊二酰辅酶A还原酶抑制剂（他汀类药物），或他汀类药和贝特类药联合应用可增加肌病的发生危险，表现为肌酸激酶升高。故本题正确答案为B。

94. 正确答案：C
答案解析： 美托洛尔缓释片中间有瓣痕，可以瓣开服用。阿司匹林肠溶片应餐前服用。会引起干咳的是ACEI。氨氯地平为长效降血压药物，应清晨服用。故本题正确答案为C。

95. 正确答案：D
答案解析： 舒乐安定的通用名是艾司唑仑，故应给患者调剂艾司唑仑。故本题正确答案为D。

临考决胜卷（四）·答案解析

96. 正确答案：E
答案解析：由于长期服用抗失眠药物会出现药物依赖及停药反跳，原则上应使用最低有效剂量、间断给药（每周2～4次）、短期给药（常规用药不超过3～4周）、缓慢减药和逐渐停药（每天减掉原药的25%）。故本题正确答案为E。

97. 正确答案：D
答案解析：该患者给药剂量为2.0μg/(kg·d)，体重为7.5kg，即一日剂量为15μg，服用了3日，所以共15μg×3=45μg，故本题正确答案为D。

98. 正确答案：B
答案解析：左甲状腺素钠片应于早餐前1小时，空腹将1日剂量一次性用水送服。故本题正确答案为B。

99. 正确答案：D
答案解析：甲状腺功能亢进临床表现为体重减轻，故本题正确答案为D。

100. 正确答案：C
答案解析：发热分为：低热，37.4～38.0℃；中等度热，38.1～39.0℃；高热，39.1～41.0℃；超高热，41.0℃以上。故本题正确答案为C。

101. 正确答案：B
答案解析：通常认为在妊娠期，对乙酰氨基酚可在正常剂量范围内短期使用，但不推荐长期大剂量使用，因该药长期使用的安全性证据还不充分。故本题正确答案为B。

102. 正确答案：D
答案解析：成人WBC的正常范围是(4.0～10.0)×10^9/L，该患者高于正常值，考虑有细菌感染，可以配合使用抗生素，故B说法正确。由上一题可知，该患者使用的是对乙酰氨基酚，通常认为在妊娠期，对乙酰氨基酚可在正常剂量范围内短期使用，但不推荐长期大剂量使用，故本题正确答案为D。

103. 正确答案：C
答案解析：由材料可知，该患者为幽门螺杆菌阳性的胃溃疡，建议四联疗法根治，四联方案为2种抗生素+PPI+铋剂，AB为H$_2$受体阻滞剂，排除AB选项。同时因为该患者在服用氯吡格雷，氯吡格雷不宜与奥美拉唑、艾司奥美拉唑合用，排除DE选项。故本题正确答案为C。

104. 正确答案：D
答案解析：四联疗法中，两种抗生素为餐后立即口服，PPI和铋剂为餐前服用。故本题正确答案为D。

105. 正确答案：C
答案解析：硝苯地平有踝部水肿的不良反应；替米沙坦有高钾血症的不良反应；美托洛尔为β受体阻滞剂，有导致心动过缓的不良反应；氯吡格雷为抗血小板药物，可能导致出血的不良反应。故本题正确答案为C。

106. 正确答案：C
答案解析：阿司匹林或氯吡格雷预防房颤患者并发卒中的有效性远不如华法林，氯吡格雷与阿司匹林合用减少房颤患者并发卒中和非中枢性血栓栓塞的有效性也不如华法林。因此，不推荐抗血小板药物用于房颤患者血栓栓塞的预防。故本题正确答案为C。

107. 正确答案：C
答案解析：恢复窦性心律并维持复律后心律，可首选的药物为胺碘酮。故本题正确答案为C。

108. 正确答案：A
答案解析：β受体阻滞剂控制心室率可能改善房颤相关症状和心脏功能，可作为所有房颤患者的一线治疗药物。故本题正确答案为 A。

109. 正确答案：C
答案解析：β 受体激动剂通常用于伴有喘息的急性支气管炎患者。故本题正确答案为 C。

110. 正确答案：C
答案解析：复方甲氧那明胶囊每粒含盐酸甲氧那明 12.5mg，那可丁 7mg，氨茶碱 25mg，马来酸氯苯那敏 2mg。故本题正确答案为 C。

111. 正确答案：ACDE
答案解析：严重胃肠动力障碍、重症肌无力、闭角型青光眼、正在使用酮康唑等强 CYP3A4 抑制剂的重度肾功能不全、肝功能障碍患者禁用抗胆碱能药物（包括奥昔布宁、索利那新、托特罗定）。故本题正确答案为 ACDE。

112. 正确答案：ACDE
答案解析：服药标签用通俗易懂的语言写明用法、用量，如"每日3次，每次2片"，不应写成"每日2～3次，每次25mg"。对需特殊贮存条件的药品可加贴醒目标签，以提示患者注意，如"2～10℃冷处保存""避光保存"等。还可加贴特殊提示的标签，如"每日不超过6片""服药后不宜驾驶机动车、船"等。故本题正确答案为 ACDE。

113. 正确答案：ABCD
答案解析：①枸橼酸铋钾为胃黏膜保护剂，餐前给药，可充分地附着于胃壁，形成一层保护屏障。②甲氧氯普胺为促胃动力药，餐前给药，以利于促进胃蠕动和食物向下排空，帮助消化。③阿仑膦酸钠为钙、磷调节药，餐前给药，便于吸收，避免对食管和胃的刺激。④莫沙必利为促胃动力药，餐前给药，以利于促进胃蠕动和食物向下排空，帮助消化。⑤二甲双胍为降糖药，餐中服用，减少对胃肠道的刺激和不良反应。故本题正确答案为 ABCD。

114. 正确答案：ABCDE
答案解析：①工作光线明暗适中，阅读或工作时坐姿端正，避免长时间近距离接触视频终端设备。保持眼部较为湿润的微环境，采用局部按摩、功能训练等方法放松眼部肌肉，改善局部微环境。尽量保持乐观、放松的心情，适量户外活动有助于减轻视疲劳。②某些疾病如类风湿关节炎、糖尿病、甲状腺疾病容易引起干眼症，进而表现出视疲劳症状，应该积极治疗原发疾病。故本题正确答案为 ABCDE。

115. 正确答案：BCE
答案解析：①急性支气管炎患者应避免使用可待因，因其具有成瘾性。②长效 β₂ 受体激动剂福莫特罗快速起效，也可作为缓解喘息药物按需使用。③当临床考虑患有流感时，应立即使用神经氨酸酶抑制剂（奥司他韦、扎那米韦等）治疗流感。④当临床考虑患有百日咳时，应立即使用大环内酯类药物进行治疗，同时患者还需要隔离 5 天。⑤检测降钙素原有助于决定抗菌药物的使用（荟萃分析显示，降钙素原有助于鉴别诊断细菌性和非细菌性感染与炎症，其指导的抗菌药物治疗可减少抗菌药物暴露并提高生存率）。故本题正确答案为 BCE。

116. 正确答案：ACE
答案解析：ACEI、ARB、保钾利尿剂（如阿米洛利）均会引起血钾升高，高钾血症患者不能用。氢氯噻嗪、呋塞米会引起血钾降低。故本题正确答案为 ACE。

117. 正确答案：ABDE
答案解析：早发型帕金森病患者，在不伴有智能减退的情况下，若患者经济拮据，则可以选择价格较低的金刚烷胺，其他药物价格较贵。故其他药物不作推荐。故本题正确答案为 ABDE。

118. 正确答案：CD
答案解析：①利福昔明被美国 FDA 批准用于治

疗腹泻型肠易激综合征（IBS），3次/日，疗程14日，最多使用2个疗程。②洛哌丁胺是一种外周作用的μ-阿片受体激动剂，这是唯一一种用于IBS患者的止泻药物。③离子通道调节剂曲美布汀对胃肠道有双向调节作用，可改善IBS伴随的食欲缺乏、肠鸣音亢进、腹泻、便秘等消化系统异常表现，尤其适用于腹泻型IBS。④利那洛肽是鸟苷酸环化酶C激动剂，通过细胞内释放环鸟酸而刺激胃肠分泌，加快胃肠道运行，调节内脏敏感性，其可显著增加便秘型IBS患者自主排便频率、缓解腹痛症状。⑤复方地芬诺酯是盐酸地芬诺酯和阿托品的复方制剂，地芬诺酯现已代替阿片制剂成为应用广泛而有效的非特异性止泻药。该患者为便秘型IBS，故本题正确答案为CD。

119. 正确答案：AE
答案解析： 可引起或加重骨质疏松（OP）的药物：锂盐、抗癫痫药、糖皮质激素、肝素、苯妥英、质子泵抑制剂（≥1年）、甲状腺素（过度替代或抑制的剂量）、选择性5-羟色胺再摄取抑制剂等。故本题正确答案为AE。

120. 正确答案：ACDE
答案解析： ①果糖、氨基酸、维生素C可促进铁剂吸收。②肉类可促进铁剂吸收，但肥肉富含脂肪，脂肪会抑制胃酸的分泌，从而减少铁的吸收。③缺铁性贫血患者补铁的同时注意要有足够蛋白质的摄入。④除补铁外，合理膳食同样重要，宜多食含铁丰富的食物如猪肝、黄豆、蔬菜、水果、大枣、蜂乳、芝麻、黑木耳等。⑤茶和咖啡中的鞣质与铁形成不可吸收的盐。故本题正确答案为ACDE。

临考决胜卷（五）·答案解析

1. 正确答案：A
答案解析： 三级信息资源包括医药图书（工具书、教科书、手册等）、光盘或在线数据库、药学应用软件以及临床实践指南、系统评价或综述型文章等。故本题正确答案为A。文摘数据库、中国药学文摘属于二级信息。中国药学杂志、实验研究结果属于一级信息。

2. 正确答案：C
答案解析： 调配好一张处方的所有药品后再调配下一张处方，以免发生差错。故本题正确答案为C。

3. 正确答案：A
答案解析： 许多中药与化学药联用后，能使疗效提高，有时呈现很显著的协同作用。金银花能加强青霉素对耐药性金黄色葡萄球菌的杀菌作用。故本题正确答案为A。抗结核药异烟肼不宜与昆布片合用。乳酶生不宜与黄连上清丸联合应用。舒肝丸不宜与甲氧氯普胺合用。碳酸氢钠、氢氧化铝、胃舒平（复方氢氧化铝）、氨茶碱等不宜与山楂丸、保和丸、乌梅丸、五味子丸同用。

4. 正确答案：A
答案解析： 麻醉药品（可待因、哌替啶、芬太尼等）可以使运动员能长时间忍受肌肉酸痛。故本题正确答案为A。可卡因属于精神刺激剂，使运动员情绪高涨。人促红细胞生成素属于肽类激素，提高血液中携氧量。麻黄碱属于药品类易制毒化学品，增加供氧能力。甲睾酮属于蛋白同化激素，增强爆发力。

5. 正确答案：D
答案解析： 糖皮质激素的分泌呈昼夜节律性变化，峰值一般在清晨7～8时，谷值则在午夜0时。对于氢化可的松、泼尼松、泼尼松龙等药物，可每日1次，于早晨7～8时给药。故本题正确答案为D。多数平喘药宜于临睡前服用，因为凌晨0～2时是哮喘者对乙酰胆碱和组胺反应最为敏感的时间，即哮喘的高发时间。由于胆固醇主要在夜间合成，晚间临睡前服用他汀类调脂药比白天更加有效。氨基糖苷类抗生素的毒性在夜间高于白天，因此可增加白天剂量、降低夜间剂量以在增强疗效的同时降低毒性反应。任何时间服用血管紧张素Ⅱ受体阻滞剂均可达到全天有效控制血压的目的，但睡前服药可使昼夜血压比值增高，并有助于非杓型血压向杓型血压的转化。

6. 正确答案：E
答案解析： "不良反应/事件的结果"一栏是指本次药物不良反应经采取相应医疗措施后的结果，而不是指原患疾病的结果。例如患者的不良反应已经好转，后又死于原患疾病或与不良反应无关的并发症，此栏仍应填写"好转"；如有后遗症，需填写其临床表现。故本题正确答案为E。

7. 正确答案：A
答案解析： 丙硫氧嘧啶可引起的典型药源性疾病是粒细胞减少症。故本题正确答案为A。

8. 正确答案：E
答案解析： 软胶囊需整粒吞服，如日剂量不能被精确均分为2次，早、晚可给予不同剂量；必要时可改用口服溶液。故本题正确答案为E。

9. 正确答案：B
答案解析： 林可霉素和阿莫西林均属于时间依赖性抗菌药物，需要日剂量一天多次给药。故本题正确答案为 B。时间依赖性且抗菌作用持续时间长的药物一般日剂量一天两次给药,但阿奇霉素半衰期较长,应一天一次给药。

10. 正确答案：B
答案解析：口服抗组胺药罕见发生心脏毒性作用,但应引起重视,临床表现为 QT 间期延长、尖端扭转型室性心动过速等严重心律失常。鼻用抗组胺药安全性好,口苦为其主要不良反应,发生率在 1.4%～16.7% 之间。其他不良反应少见,包括鼻腔烧灼感、鼻出血、头痛和嗜睡等。故本题正确答案为 B。

11. 正确答案：E
答案解析：七叶洋地黄双苷滴眼液作用于睫状肌,通过增强睫状肌的功能和增加睫状肌的血流量来改善眼部调节功能,从而达到治疗视疲劳的目的。故本题正确答案为 E。

12. 正确答案：C
答案解析：在湿疹的系统治疗中,一般不主张常规使用糖皮质激素。但可用于病因明确、短期可以祛除病因的患者,如接触因素、药物因素引起者或自身敏感性皮炎等；对于严重水肿、泛发性皮疹、红皮病等为迅速控制症状者也可以短期应用,但必须慎重,以免发生全身不良反应及病情反跳性加重。故本题正确答案为 C。

13. 正确答案：B
答案解析：短程加强治疗适用于部分哮喘患者出现短期症状加重,如发生病毒性上呼吸道感染或季节性变应原暴露时,可选择增加维持用药剂量 1～2 周的方法。故本题正确答案为 B。

14. 正确答案：E
答案解析：ALT＜3 倍 ULN（正常范围上限）,无明显症状及黄疸者,可在密切观察下保肝治疗,并酌情停用肝损伤发生率高的抗结核药物。PTA 表示凝血酶原活动度。故本题正确答案为 E。

15. 正确答案：D
答案解析：新型口服抗凝药物（NOAC）有用药方法简单、大出血和致命性出血风险较低等特点。新型口服抗凝药物包括达比加群酯、利伐沙班和阿哌沙班。故本题正确答案为 D。

16. 正确答案：D
答案解析：利伐沙班已经被批准用于深静脉血栓形成（DVT）的预防和治疗。该药口服剂量的 2/3 经代谢后,经肾脏和肝脏各排泄 50%；另有 1/3 以原型经肾脏排泄。轻至中度（肌酐清除率 30～49ml/min）肾功能不全的患者可以正常使用,无需调整剂量。故本题正确答案为 D。

17. 正确答案：C
答案解析：①一级预防：避免接触杀虫剂、锰、一氧化碳等；防止脑动脉硬化,治疗高血压、糖尿病和高脂血症；避免或减少应用奋乃静、利血平、氯丙嗪等药物。②二级预防：早期发现、早期诊断、早期治疗。③三级预防：运动可防止和推迟关节强直和肢体挛缩,注意直立性低血压,晚期卧床患者防止关节挛缩、压疮、坠积性肺炎。A、D、E 选项为一级预防,B 选项为三级预防。故本题正确答案为 C。

18. 正确答案：C
答案解析：对高碳酸血症明显的慢性阻塞性肺疾病（COPD）急性加重期、限制性通气功能障碍失代偿期的患者禁用苯二氮䓬类药物（BZDs）。BZDs 有 ××西泮、××唑仑。故本题正确答案为 C。

19. 正确答案：A
答案解析：服用碳酸锂时应监测药物浓度,当血锂浓度＞1.5mmol/L,可出现不同程度的中毒症状,如脑病综合征（意识模糊、震颤、反射亢进、癫痫发作、昏迷)、休克、肾功能损害等;当血锂浓度超过 1.5～2.0mmol/L 可能危及生命。老年患者更易出现。故本题正确答案为 A。

20. 正确答案：B
答案解析： ①艾塞那肽不推荐用于 CKD 4～5 期患者。②利格列汀在 CKD 4～5 期时无需减量。③沙格列汀可用于 CKD 1～2 期患者，不推荐用于 CKD 3～5 期患者。④伏格列波糖可用于 CKD 1～3 期患者，慎用于 CKD 4～5 期患者。⑤格列本脲仅可用于 CKD 1～2 期的患者。故本题正确答案为 B。

21. 正确答案：D
答案解析： 别嘌醇服用后可出现眩晕，用药期间不宜驾驶车船、飞机和操作机械。故本题正确答案为 D。

22. 正确答案：D
答案解析： 我国指南推荐在药物首次治疗或改变治疗后每年、效果稳定后每 1～2 年重复骨密度测量。故本题正确答案为 D。

23. 正确答案：E
答案解析： 普瑞凯希是一种聚乙二醇重组尿酸氧化酶，适用于大部分难治性痛风，可用于其他药物疗效不佳或存在禁忌证的成年难治性痛风患者。故本题正确答案为 E。

24. 正确答案：D
答案解析： 对不适于用抗胆碱药物的急迫性尿失禁患者可选用 β_3 肾上腺素受体激动剂，代表药物为米拉贝隆。故本题正确答案为 D。

25. 正确答案：A
答案解析： 口服铁剂是治疗缺铁性贫血的首选方法。故本题正确答案为 A。

26. 正确答案：C

答案解析：黏液性水肿昏迷的治疗：补充甲状腺激素，首选 T_3 静脉注射，每 4 小时 10μg，直至患者症状改善，清醒后改为口服。故本题正确答案为 C。

27. 正确答案：A
答案解析： 蒽环类抗生素容易引起急、慢性心脏毒性，可导致左心室功能受损、心衰等。可以采用维生素、辅酶 Q 或右雷佐生等药物进行预防。故本题正确答案为 A。

28. 正确答案：E
答案解析： 维生素 D 用于佝偻病的治疗剂量是：口服剂量 2000～4000IU/d(50～100μg/d)，1 个月后改为维持量 400～800IU/d。口服困难或腹泻时，可采用大剂量突击疗法，可一次性肌注 15 万～30 万 IU(3.75～7.5mg)，1 个月后口服维持量。故本题正确答案为 E。

29. 正确答案：A
答案解析： 抗胆碱药、抗抑郁药、利尿剂、镇静催眠药、阿片类镇痛药等可导致暂时尿失禁。故本题正确答案为 A。雌激素缺乏可引起尿失禁。

30. 正确答案：A
答案解析： 合并慢性肾脏病(CKD)或心力衰竭的 2 型糖尿病患者，无论其糖化血红蛋白是否达标，若无禁忌证，都应在二甲双胍的基础上加用钠-葡萄糖协同转运蛋白-2 抑制剂(SGLT-2i)。故本题正确答案为 A。

31. 正确答案：E
答案解析： 铁剂治疗有效者，在 Hb 恢复正常后仍需补充铁剂 4～6 个月以补足储存铁，或在血清铁蛋白升至 30～50μg/L 后再停药。故本题正确答案为 E。口服铁剂尽管空腹吸收较好，但铁剂会导致胃灼热感、恶心、上腹部等胃肠道反应常使患者不能耐受，建议餐后服用，可有较好的耐受性和依从性。铁剂可导致便秘，大便颜色变黑。钙剂可抑制铁剂吸收，不建议钙剂和铁剂同服。治疗 4 周后复查血常规，如 Hb 无升高甚至下降，需要进一步追查原因。

32. 正确答案：D
答案解析： 前列腺特异性抗原（PSA）用于男性前列腺癌诊断。癌胚抗原（CEA）主要用于结直肠癌等腺癌诊断。故本题正确答案为 D。

33. 正确答案：A
答案解析： 阿片类药物完全激动剂无封顶效应，可待因个体镇痛的需要而增加剂量。完全激动剂包括吗啡、二氢吗啡酮、可待因、羟考酮、美沙酮、芬太尼。故本题正确答案为 A。阿片类药物有生理依赖性、耐受性、心理依赖性。

34. 正确答案：C
答案解析： 来氟米特主要不良反应有腹泻、瘙痒、高血压、肝酶升高、皮疹、脱发和一过性白细胞计数下降等。服药初期应定期监测肝功能和白细胞计数。因有致畸作用，故孕妇禁服。与 MTX 合用有协同作用。故本题正确答案为 C。

35. 正确答案：A
答案解析： 塞来昔布增加心肌梗死风险；消化性溃疡风险较低；不抑制血小板活性；如联合服用华法林会增加 INR；中至重度肝功能不全患者避免使用；可引起肾损害；磺胺类过敏者禁用。故本题正确答案为 A。

36. 正确答案：D
答案解析： 睡前注射干扰素 α 可减轻流感样症状。故本题正确答案为 D。

37. 正确答案：B
答案解析： 开始治疗用药的时间及疗程在发生 HIV 暴露后尽可能在最短的时间内（尽可能在 2 小时内）进行预防性用药，最好不超过 24 时；但即使超过 24 小时，也建议实施预防性用药。用药疗程为连续服用 28 日。故本题正确答案为 B。

38. 正确答案：E
答案解析： 该患者阴道分泌物有鱼腥臭味，诊断为细菌性阴道炎，选择甲硝唑进行治疗。盆腔炎的治疗，方案 A：以 β-内酰胺类抗菌药物为主的方案或头霉素类、氧头孢烯类抗菌药物。方案 B：喹诺酮类药物与甲硝唑联合方案。同时为覆盖非典型病原微生物，可加用多西环素。故本题正确答案为 E。克霉唑属于抗真菌药物，对细菌感染无效。

39. 正确答案：E
答案解析： 无论雌激素剂量如何，复方避孕药都会导致血压轻微升高（即 6~8mmHg 幅度）。血压通常会在停药 3~6 个月内恢复到原来水平。故本题正确答案为 E。

40. 正确答案：A
答案解析： 阿扑吗啡是一种催吐剂，但吗啡中毒、磷化锌中毒时禁止使用。故本题正确答案为 A。

[41~42] 正确答案：C、A
答案解析： 奥沙利铂与氯化钠注射液生成二氯二氨铂，使疗效降低。故 41 题正确答案为 C。红霉素静滴时若以氯化钠或含盐类的注射液溶解，可形成溶解度较小的红霉素盐酸盐，产生胶状不溶物，使溶液出现白色浑浊或结块沉淀。故 42 题正确答案为 A。

[43~44] 正确答案：C、D
答案解析： 无适应证用药：临床上无明显细菌感染指征，但常被给予抗菌药物。患者感冒，但无感染诊断（白细胞计数正常），给予阿莫西林口服。故 43 题正确答案为 C。存在用药禁忌证时，绝对禁止使用；因为患者服用后会

出现严重的不良反应甚至中毒。表现在：①忽略药品说明书的提示；②忽略病情和患者的基础疾病。如胃溃疡患者禁用阿司匹林，否则易造成胃出血甚至胃穿孔；吗啡有抑制呼吸中枢的作用，故支气管哮喘及肺源性心脏病患者禁用。故44题正确答案为D。

[45～46] 正确答案：A、D
答案解析： 属于CYP3A4敏感底物的是辛伐他汀。故45题正确答案为A。属于CYP3A4强抑制剂的是克拉霉素。故46题正确答案为D。卡马西平、苯妥英钠、利福平为肝药酶诱导剂。

[47～49] 正确答案：C、A、E
答案解析： 服用硫酸亚铁时大量食用脂肪性食物，会抑制胃酸的分泌，减少铁的吸收。茶叶中鞣酸与多种金属离子（铁剂、钙剂、铋剂、铝剂）发生沉淀，影响药物的吸收。故47题正确答案为C。服用抗结核药异烟肼不宜食用富含组胺的鱼类，异烟肼可干扰鱼类所含蛋白质的分解，使酪胺和组胺在人体内积聚，发生中毒。故48题正确答案为A。有些药可抑制酶的活性，干扰乙醇的代谢，使血中的乙醇浓度增高、乙醛蓄积体内，出现"双硫仑样反应"，表现有面部潮红、头痛、眩晕、腹痛、胃痛、恶心、呕吐、气促、嗜睡、血压降低、幻觉等。所以在使用抗滴虫药甲硝唑、替硝唑，抗生素头孢曲松、头孢哌酮，抗精神病药氯丙嗪等期间应避免饮酒。故49题正确答案为E。

[50～51] 正确答案：E、B
答案解析： 特异质反应又称遗传药理学不良反应，是指因先天性遗传异常，少数患者用药后发生与药物本身药理作用无关的有害反应。如肝细胞内缺乏N-乙酰转移酶的人群服用异烟肼后出现多发性神经炎等。故50题正确答案为E。后遗效应指停药后，血药浓度已降至最低治疗水平以下时，遗留下来的生物学效应。如服用巴比妥类药物后出现次晨的宿醉现象。故51题正确答案为B。继发反应指由于药物的治疗作用所引起的不良后果。致畸作用是指药物在并不损害母体的情况下，引起胚胎和胎儿的发育障碍。撤药反应是由于药物较长期应用，致使机体对药物的作用已经适应，而一旦停用该药，就会使机体处于不适应状态，主要的表现是症状反跳。

[52～54] 正确答案：C、E、D
答案解析： 时间依赖性且抗菌作用持续时间长的药物虽然为时间依赖性，但由于抗生素后效应（PAE）或消除半衰期较长，使其抗菌作用持续时间延长。替加环素、利奈唑胺、阿奇霉素、四环素类、糖肽类等属于此类。故52题正确答案为C。多黏菌素属于浓度依赖性抗细菌药物。林可霉素属于时间依赖性抗细菌药物。时间依赖性且抗真菌作用持续时间长的药物虽然为时间依赖性，但由于抗真菌后效应（PAFE）较长，使其抗真菌作用持续时间延长。代表药物有唑类抗真菌药物，如氟康唑、伊曲康唑和伏立康唑等。故53题正确答案为E。浓度依赖性且具有长PAFE的药物抗真菌效应和临床疗效在很大范围内随着药物浓度增高而增加。代表药物有两性霉素及其脂质制剂和棘白菌素类药物，如卡泊芬净、米卡芬净等。故54题正确答案为D。

[55～56] 正确答案：B、C
答案解析： A族β溶血性链球菌是最常见的细菌性病原体，青霉素是首选的抗菌药物，可选用口服青霉素V钾或阿莫西林，疗程10天；或苄星青霉素单次肌内注射。故55题正确答案为B。A族β溶血性链球菌对大环内酯类药物和克林霉素耐药率较高，因此仅用于青霉素过敏的患者。使用阿奇霉素的疗程为3天，克林霉素和头孢菌素类的疗程为5～7天。故56题正确答案为C。不应使用复方磺胺甲噁唑和四环素类，因为抗菌有效性不足并可能增加不良反应。呼吸喹诺酮类药物对A族链球菌有抗菌活性，但由于抗菌谱广，增加结核分枝杆菌对喹诺酮类药物的耐药性，不建议用于常

规治疗。

[57～58] 正确答案：D、C

答案解析：铜绿假单胞菌感染首选头孢他啶、头孢吡肟、头孢哌酮、头孢哌酮-舒巴坦、哌拉西林-他唑巴坦、亚胺培南、美罗培南、环丙沙星、左氧氟沙星、阿米卡星。故57题正确答案为D。不产酶的肠杆菌科细菌感染，应首选头孢唑林、头孢呋辛、头孢曲松。故本题正确答案为C。

[59～60] 正确答案：A、E

答案解析：噻嗪类利尿剂仅适用于有轻度液体潴留、伴有高血压且肾功能正常的心力衰竭患者。氢氯噻嗪为噻嗪类利尿剂。故59题正确答案为A。地高辛的适应证：应用利尿剂、ACEI/ARB/ARNI、β受体阻滞剂和醛固酮受体阻滞剂后仍持续有症状的HFrEF患者。HFrEF表示射血分数降低的心力衰竭。ACEI（或ARB）、β受体阻滞剂和醛固酮受体阻滞剂曾经被称为心力衰竭治疗的"金三角"。故60题正确答案为E。

[61～62] 正确答案：A、D

答案解析：常用的胆碱酯酶抑制剂有3种：多奈哌齐、卡巴拉汀和加兰他敏，其中多奈哌齐起始剂量5mg/d，1个月后增至10mg/d。故61题正确答案为A。美金刚单药或与多奈哌齐合用对中至重度AD患者有一定疗效。美金刚的不良反应有幻觉、神志不清、头晕、头痛、腹泻、便秘和疲倦。故62题正确答案为D。

[63～65] 正确答案：D、E、A

答案解析：米氮平适用于各种抑郁发作，尤其是重度抑郁和明显焦虑障碍、激越及失眠的患者。故63题正确答案为D。阿戈美拉汀属于褪黑素受体激动剂，乙肝病毒携带者/患者、丙肝病毒携带者/患者、肝功能损害患者或氨基转移酶升高超过正常范围上限者禁用，禁与强效CYP1A2抑制剂（如氟伏沙明、环丙沙星）合用。故64题正确答案为E。氟哌噻吨美利曲辛不推荐用于心肌梗死的恢复早期、各种程度的心脏传导阻滞或心律失常及冠状动脉缺血患者。故65题正确答案为A。

[66～68] 正确答案：B、C、A

答案解析：环孢素A起效快，主要适用于对大剂量静脉滴注糖皮质激素无反应的急性重症UC患者，使80%的患者避免施行手术。故66题正确答案为B。轻、中型活动性UC患者，当病变局限在直肠及乙状结肠时，应使用5-ASA灌肠剂；也可以联合口服与局部用5-ASA制剂，甚至局部用或口服激素治疗。故67题正确答案为C。柳氮磺吡啶可降低精子数量和活力，停药后可逆转；影响肠道对叶酸的吸收，用药期间常需补充叶酸。故68题正确答案为A。

[69～70] 正确答案：A、D

答案解析：匹维溴铵无明显的抗胆碱不良反应，可用于合并前列腺增生症、尿潴留和青光眼的肠易激综合征患者。该药服用时切勿嚼碎、咀嚼，宜在进餐时用水吞服，不宜睡前吞服。故69题正确答案为A。复方地芬诺酯可导致婴幼儿呼吸抑制，2岁以下儿童禁用。故70题正确答案为D。

[71～73] 正确答案：B、A、C

答案解析：钠-葡萄糖协同转运蛋白-2抑制剂（卡格列净、恩格列净、达格列净）的主要不良反应有低血压、泌尿与生殖系统感染、酮症酸中毒。故71题正确答案为B。α-葡萄糖苷酶抑制剂（阿卡波糖、伏格列波糖）的主要不良反应有腹胀、肠鸣音亢进、腹泻。故72题正确答案为A。二肽基肽酶-4抑制剂（西格列汀、维格列汀、沙格列汀、利格列汀、阿格列汀）主要不良反应有：肌痛、关节痛、腹痛、头痛。故73题正确答案为C。

[74～75] 正确答案：B、D

答案解析：绝经后女性和老年人每日钙的摄入推荐量为1000～1200mg。故74题正确答案为B。65岁及以上老年人因缺乏日照以及摄入和吸收障碍而常有维生素D缺乏，推荐摄入量为600IU（15μg）/d。故75题正确答案为D。

[76～77] 正确答案：D、C
答案解析：米多君不良反应包括卧位和坐位时高血压、头部感觉异常（头皮瘙痒、毛发竖立）、尿潴留和尿频。故76题正确答案为D。5α还原酶抑制剂（××雄胺）的不良反应包括性欲降低、勃起功能减退、射精障碍等。故77题正确答案为C。

[78～80] 正确答案：A、D、B
答案解析：除他达拉非外，西地那非、伐地那非对视网膜中的PDE-6有选择性抑制作用，可致视觉异常，主要表现为眩光、蓝视。故78题正确答案为A。育亨宾能选择性拮抗突触前的α₂受体，促进去甲肾上腺素的释放，使海绵体神经末梢释放较多的去甲肾上腺素，减少阴茎静脉回流而利于充血勃起。故79题正确答案为D。各种原因所致的原发性或继发性（如药物去势、手术切除、外伤等）性腺功能减退症患者往往合并ED，如无禁忌，对此类患者可给予雄激素治疗，可增强性欲，亦可改善勃起功能。故80题正确答案为B。

[81～82] 正确答案：B、A
答案解析：恩替卡韦和替诺福韦被推荐为临床治疗乙肝的一线药物。故81题正确答案为B。去羟肌苷、双脱氧胞苷、司他夫定等由于不良反应较大，目前已不作为抗HIV的一线治疗方案的选择。故82题正确答案为A。

[83～85] 正确答案：E、D、C
答案解析：建议短效复方口服避孕药（COC）作为青春期和育龄期PCOS女性高雄激素血症及多毛症、痤疮的首选治疗药物。故83题正确答案为E。来曲唑可作为PCOS诱导排卵的一线用药；并可用于枸橼酸氯米芬（CC）抵抗或失败的PCOS女性的治疗。故84题正确答案为D。二甲双胍适用于伴胰岛素抵抗的PCOS女性，以及伴有不孕、氯米芬抵抗的PCOS女性给予促性腺激素促排卵前的预治疗。故85题正确答案为C。

[86～88] 正确答案：D、E、C
答案解析：活性炭混悬液（0.2%～0.5%）为强效吸附剂，可阻止毒物吸收，适用于有机及无机毒物中毒，但对氰化物中毒无效。故86题正确答案为D。1：5000高锰酸钾溶液为氧化剂，可破坏生物碱及有机物，常用于巴比妥类、阿片类、士的宁、烟碱、奎宁、毒扁豆碱及砷化物、氰化物、无机磷等药物或毒物中毒。故87题正确答案为E。1%～2%氯化钠溶液或生理盐水常用于毒物不明的急性中毒。故88题正确答案为C。

[89～90] 正确答案：B、C
答案解析：乙酰半胱氨酸用于对乙酰氨基酚过量所致的中毒。故89题正确答案为B。二巯丁二钠（二巯琥珀酸钠）用于锑、铅、汞、砷的中毒，并预防镉、钴、镍的中毒。故90题正确答案为C。

91. 正确答案：C
答案解析：格列美脲为磺酰脲类降糖药，本身就容易产生低血糖，而异烟肼又为肝药酶抑制剂，会导致格列美脲的代谢减少，血药浓度升高，从而加强其降糖的作用，进一步诱发低血糖。故本题正确答案为C。

92. 正确答案：E
答案解析：由材料可知，该患者使用的是异烟肼来治疗肺结核，异烟肼的常见不良反应为周围神经病变和肝毒性。故本题正确答案为E。

93. 正确答案：B

答案解析：在异烟肼高耐药地区，可选择2HRZE/4HRE方案。异烟肼（H）、利福平（R）、吡嗪酰胺（Z）、乙胺丁醇（E）。故本题正确答案为B。

94. 正确答案：D
答案解析：阿卡波糖为α-葡萄糖苷酶抑制剂。应用α-葡萄糖苷酶抑制剂的患者如果出现低血糖，治疗时需食用葡萄糖或蜂蜜，而食用蔗糖或淀粉类食物纠正低血糖的效果差。故本题正确答案为D。

95. 正确答案：D
答案解析：如果患者需要降低体重，则选择具有减重效果的降糖药物，如钠-葡萄糖协同转运蛋白-2抑制剂或胰高血糖素样肽-1受体激动剂（类似物）。艾塞那肽为胰高血糖素样肽-1受体激动剂（类似物）。故本题正确答案为D。

96. 正确答案：C
答案解析：单用枸橼酸氯米芬用药建议不超过6个月经周期。故本题正确答案为C。

97. 正确答案：E
答案解析：单用枸橼酸氯米芬若治疗6～12个月后仍无排卵或受孕者，可给予氯米芬加促性腺激素或糖皮质激素、溴隐亭治疗，或用二线或三线治疗方案。来曲唑可用于枸橼酸氯米芬抵抗或失败的多囊卵巢综合征女性的治疗。故本题正确答案为E。

98. 正确答案：D
答案解析：卡托普利属于血管紧张素转化酶抑制剂（ACEI），会导致血钾升高，血清钾高达一定水平甚至可能发生死亡的危险，因此需要注意监测钾离子浓度。故本题正确答案为D。

99. 正确答案：B
答案解析：利尿剂、CCB、ACEI或ARB及其固定复方制剂均可作为老年高血压初始或联合药物治疗。无并存疾病的老年高血压患者不宜首选β受体阻滞剂。故本题正确答案为B。

100. 正确答案：B
答案解析：老年人血压昼夜节律异常的发生率高：夜间低血压或夜间高血压多见，清晨高血压，亦常见。故本题正确答案为B。

101. 正确答案：C
答案解析：别嘌醇的作用机制是抑制尿酸生成，适用于痛风间歇期、慢性痛风（尿尿酸≥1000mg/24h，泌尿系统结石史，促进尿酸排泄药物无效时）的患者。故本题正确答案为C。

102. 正确答案：C
答案解析：别嘌醇的主要不良反应：过敏反应、皮疹、瘙痒性丘疹、血小板减少及贫血、胆囊炎、AST及ALT升高。故本题正确答案为C。

103. 正确答案：E
答案解析：由材料可知，该患者尿蛋白（+），故应首选ACEI/ARB类的降压药，因其扩张入球小动脉>出球小动脉，能够有效降低肾小球囊内压力，减少蛋白尿，延缓肾小球硬化进程，保护健存肾功能，同时又不使尿酸水平升高，故本题正确答案为E。

104. 正确答案：C
答案解析：金刚烷胺仅对甲型流感病毒有效。阿比多尔可用于成人甲型、乙型流感的治疗。奥司他韦对甲型、乙型流感均有效。阿莫西林和阿奇霉素均为抗生素，故本题正确答案为C。

105. 正确答案：C
答案解析：但由于磷酸奥司他韦可能会抑制流感活疫苗病毒的复制，故除非临床需要，在接种减毒流感疫苗2周内不应服用磷酸奥司他韦，而在服用磷酸奥司他韦后48小时内不应接种减毒流感活疫苗。故本题正确答案为C。

106. 正确答案：E
答案解析：多潘立酮因其可引起QT间期延长，导致心律失常，因此不宜与红霉素等可能延长QT间期的CYP3A4酶强抑制剂（如氟康唑、伏立康唑、克拉霉素、胺碘酮、泰利霉素等）联用。故本题正确答案为E。

107. 正确答案：B
答案解析：多潘立酮为促动力药，在餐前30分钟用药。故本题正确答案为B。

108. 正确答案：D
答案解析：PPI的作用方式：不可逆性抑制质子泵。药效特点：①作用强大，完全阻断各种刺激引起的胃酸分泌；②作用持久、药效递增，3~5天后达到稳态；③持续用药无耐受性。抑酸效果：胃内pH维持平稳。故本题正确答案为D。

109. 正确答案：A
答案解析：近3个月有脑卒中或心肌梗死病史的患者为静脉溶栓的禁忌证，对于不符合静脉溶栓或血管内取栓适应证且无禁忌证的缺血性脑卒中患者应在发病后尽早给予口服阿司匹林150~300mg/d治疗。故本题正确答案为A。

110. 正确答案：B
答案解析：目前临床常用的神经保护剂有丁苯酞、胞二磷胆碱、依达拉奉、尼莫地平等。加兰他敏为胆碱酯酶抑制剂，主要用于治疗痴呆。故本题正确答案为B。

111. 正确答案：ABCE
答案解析：提供的信息是否有相应参考文献属于三级信息的评价内容，故本题正确答案为ABCE。

112. 正确答案：ABCD
答案解析：胰岛素对乳儿安全无害，故不属于哺乳期禁用药物。故本题正确答案为ABCD。

113. 正确答案：ABCE
答案解析：12岁以下儿童禁用可待因，故本题正确答案为ABCE。

114. 正确答案：ABD
答案解析：当急性脑出血患者收缩压＞220mmHg时，应积极使用静脉降压药物降低血压；当患者收缩压＞180mmHg时，可使用静脉降压药物控制血压，根据患者临床表现调整降压速度。血糖低于3.3mmol/L时，可给予10%~20%葡萄糖溶液口服或注射治疗。故本题正确答案为ABD。

115. 正确答案：ACE
答案解析：哮喘患者有症状时按需使用缓解药物又称急救药物，这些药物通过迅速解除支气管痉挛从而缓解哮喘症状，包括速效吸入性和短效口服 β_2 受体激动剂（沙丁胺醇、特布他林）、全身性糖皮质激素（如泼尼松）、吸入性抗胆碱药物（异丙托溴铵）、短效茶碱等。故本题正确答案为ACE。色甘酸钠、白三烯受体阻滞剂（孟鲁司特）为控制哮喘病情的药物，需要每天使用并长时间维持治疗。

116. 正确答案：BCDE
答案解析：①ASCVD患者（冠心病、缺血性脑卒中、TIA、周围动脉粥样硬化病）或者ASCVD高危、很高危患者需要在医生的指导下长期甚至终生接受调脂治疗，不能因为LDL-C暂时达标就停止治疗。②长半衰期的阿托伐他汀与瑞舒伐他汀可在每日任何固定时间服用。③避免辛伐他汀、洛伐他汀与大环内酯类抗菌药物合用。④药物治疗过程中，应根据医生的要求监测血脂（如LDL-C、HDL-C等）、肌酸激酶、肝功能、肾功能等。故本题正确答案为BCDE。

117. 正确答案：ABCD

答案解析： 脑出血急性期绝对卧床休息，定期翻身，防止压疮；翻身时注意保护头部，动作轻稳，以免加重出血；抬高床头15°～30°，以减少脑部血流量，减轻脑水肿。故本题正确答案为ABCD。

118. 正确答案：ACDE

答案解析： 常选用四联疗法：PPI+铋剂+2种抗生素，抗生素常用阿莫西林、甲硝唑、氟喹诺酮类、四环素类药物，氨基糖苷类药物对于幽门螺杆菌的疗效较差，不作为常用药物。故本题正确答案为ACDE。

119. 正确答案：ABCE

答案解析： ①甲巯咪唑初始剂量30～45mg/d，甲巯咪唑作用维持时间长，可每天单次服用。②丙硫氧嘧啶成人初始剂量300～450mg/d，分3次口服。③由于甲状腺素（T_4）的血浆半衰期为7日，加之甲状腺内储存的甲状腺激素释放约需2周时间，所以抗甲状腺药物的疗效多在服药4周以后出现。④减量时，可根据病情每2～4周递减药量1次。⑤在药物减量过程中应定期随访，包括基础心率、体重，监测白细胞计数、甲状腺激素水平，必要时查TSH。故本题正确答案为ABCE。

120. 正确答案：ABCDE

答案解析： ①胃酸可以促进三价铁转化为二价铁，加快铁剂的解离，从而提高铁剂的吸收。②四环素、考来烯胺等阴离子药可在肠道与铁络合，恩他卡朋在胃肠道能与铁形成螯合物，和铁制剂的服药间隔至少为2～3小时。③抑酸药物（质子泵抑制剂、H_2受体阻滞剂）会抑制胃酸的分泌，从而影响三价铁转化为二价铁，需避免长期服用。④抗酸剂会中和胃酸，提高胃内pH，影响铁剂吸收。⑤尿液碱化剂碳酸氢钠和枸橼酸氢钾钠也会中和胃酸，破坏胃内酸环境，降低铁剂吸收。故本题正确答案为ABCDE。

临考决胜卷（六）·答案解析

1. 正确答案：B
答案解析： 在药物代谢动力学/药物效应动力学原理指导下，应用现代先进的药物监测、药物基因组学分析技术进行治疗药物监测（TDM），通过测定患者体内的药物暴露、药理标志物或药效指标，利用定量药理模型，以药物治疗窗为基准，药师与临床医师一起制定和调整适合患者的个体化给药方案。故本题正确答案为B。

2. 正确答案：C
答案解析： 阿糖腺苷是抗病毒药，阿糖胞苷是抗肿瘤药。故本题正确答案为C。

3. 正确答案：B
答案解析： 吲哚美辛别名消炎痛。故本题正确答案为B。

4. 正确答案：D
答案解析： 茶碱类药物（静脉途径）属于高警示药品。故本题正确答案为D。其余选项均为高警示药品。

5. 正确答案：A
答案解析： 糖浆剂可在口咽部黏膜表面形成一层保护膜，以便快速缓解呼吸道症状，服用后不宜立刻饮水，以免冲淡药物而降低药效。故本题正确答案为A。

6. 正确答案：C
答案解析： 长期服用某些药物后，虽然疾病已经治愈，但还有继续服用这些药物的愿望，即为心理依赖性。故本题正确答案为C。停药后若出现一些病态征象，不用药就不能维持正常的生理功能，严重者甚至发生惊厥或死亡，属于生理依赖性。

7. 正确答案：A
答案解析： 老年人的靶器官对某些药物的敏感性增加，如与中青年人相比，中枢神经系统的改变在药物反应性中对质量和数量的变化尤为敏感，阿片类药物的镇痛作用更强；而对少数药物的反应性降低，如β受体激动剂或拮抗剂。老年人身体内环境稳定调节功能降低，如体位稳定性、直立循环反应、体温调节、大肠与膀胱自由性控制等变化均可影响药效。故本题正确答案为A。

8. 正确答案：B
答案解析： 脂溶性高的药物易分布到乳汁中，但母乳中分布的药量不会超过母体摄取量的1%～2%。如地西泮脂溶性较强，可分布到乳汁中，哺乳期妇女应避免使用。故本题正确答案为B。

9. 正确答案：C
答案解析： S是指敏感，"敏感"指常规推荐剂量的抗菌药物治疗时，抗菌药物在感染部位所能达到的浓度可抑制该菌株的生长。肺炎链球菌对左氧氟沙星敏感，可预测其对莫西沙星敏感；反之不成立。故本题正确答案为C。SDD是剂量依赖性敏感，"剂量依赖性敏感"指菌株敏感性取决于患者所用药物的剂量；当药敏试验结果为SDD时，通过提高给药剂量或增加用药频率（在药物剂量安全范围内），可提高临床疗效。铜绿假单胞菌对头孢曲松、头孢噻肟、阿莫西林、氨苄西林天然耐药，如果药敏结果提示铜绿假单胞菌对这些药物敏感，应联系检验科复核。粪肠球菌对头孢菌素类、克林霉素、阿米卡星、复方磺胺甲噁唑天然耐药，如果药敏结果提示粪肠球菌对这些药物敏感，应联系检验科复核。肠球菌对青霉素敏感，可预测其对氨苄西林、阿莫西林、哌拉西

临考决胜卷（六）·答案解析

林等敏感；但氨苄西林敏感，不能预测青霉素敏感。

10. 正确答案：C
答案解析： 为避免药物对胃肠道的刺激，布洛芬等非选择性非甾体抗炎药宜在餐后服药（肠溶制剂则宜空腹或餐后2小时服用），不宜空腹服药，因此A说法正确。正常人的体温在37℃左右，该患者体温为38.4℃，属于发热，WBC正常值为$(4.0 \sim 10.0) \times 10^9/L$，WBC升高常见于细菌感染，由此可见，该患者主要是细菌感染引起的发热，因此B说法正确。1～12岁儿童，每次服用布洛芬退热5～10mg/kg，该患者为20kg，因为该患儿每次服用布洛芬的剂量范围应为100～200mg，因此C说法错误。服药期间，应注意多饮水和果汁，补充能量、蛋白质和电解质，D说法正确。服用阿司匹林或其他非甾体抗炎药后诱发哮喘、荨麻疹或过敏反应的患者，禁用布洛芬，E说法正确。故本题正确答案为C。

11. 正确答案：C
答案解析： 口服抗菌药物治疗2～3周后无效者要及时停用或换用其他治疗。故本题正确答案为C。

12. 正确答案：B
答案解析： 成人白细胞计数正常值为$(4.0 \sim 10.0) \times 10^9/L$，该患者白细胞计数正常，提示无细菌感染，因此不需要使用抗菌药物，由此可排除AE选项。氨溴索为祛痰药，该患者咳嗽无痰，故不应使用氨溴索，由此排除C选项。苯海拉明为抗组胺药物，一般主要用于过敏引起的疾病，如过敏性的支气管炎可选用，该题没有提示患者是过敏引起的，因此不选D选项。沙丁胺醇为支气管扩张剂，可减轻患者喘息的症状；右美沙芬为镇咳药物，可减轻患者咳嗽的症状，故本题正确答案为B。

13. 正确答案：D
答案解析： 由题干可知，该患者已符合抗菌药物的应用指征，因此要判断其预后不良危险因素，包括：年龄≥65岁；$FEV_1 \leq 50\%$；每年急性加重次数≥2次；合并心脏疾病；需持续氧疗。具备1项及以上预后不良危险因素者为复杂性慢性阻塞性肺病（COPD），否则为单纯性COPD。由题干可知该患者为复杂性COPD。而阿奇霉素和头孢呋辛是单纯性COPD的治疗药物，故排除BC选项。临床上选择抗菌药物要考虑有无铜绿假单胞菌感染的危险因素：①近1年内有住院史；②经常（>4次/年）或近期（近3个月内）有抗菌药物应用史；③极重度COPD（$FEV_1 < 30\%$）；④应用口服糖皮质激素（近2周服用泼尼松>10mg/d）；⑤既往分离培养出铜绿假单胞菌。该患者符合①②③，因此要考虑有铜绿假单胞菌感染的风险，在治疗上宜选用环丙沙星或左氧氟沙星、哌拉西林-他唑巴坦、头孢他啶、头孢吡肟。A选项属于无铜绿假单胞菌感染风险的治疗药物，故A也排除。E不属于COPD患者抗菌药物治疗的用药，因此E也排除。故本题正确答案为D。

14. 正确答案：D
答案解析： 一般患者血压控制目标值为140/90mmHg以下。在可耐受和可持续的条件下，一些诊疗指南建议，部分有糖尿病、蛋白尿等高危患者的血压可进一步控制在130/80mmHg以下。对于老年高血压患者，建议控制在<150/90mmHg。故本题正确答案为D。

15. 正确答案：E
答案解析： 临床主要用于NYHA心功能Ⅱ～Ⅳ级、左心室射血分数≤35%的窦性心律患者，且合并以下情况之一者，可加用伊伐布雷定：①已使用ACEI/ARB/ARNI、β受体阻滞剂、醛固酮受体阻滞剂，β受体阻滞剂已达到目标剂量或最大可耐受剂量，心率仍大于70次/分；②心率>70次/分，对β受体阻滞剂禁忌或不能耐受者。由题干可知，该患者符合①的情况，因此可建议其加用伊伐布雷定。故本题正确答案为E。

16. 正确答案：C
答案解析：对伴发房颤、风湿性二尖瓣病变、人工机械瓣膜的TIA患者（感染性心内膜炎除外），建议选用口服华法林抗凝治疗。对伴有心房颤动的缺血性脑卒中或TIA患者，新型口服抗凝药可作为华法林的替代药物，包括达比加群酯、利伐沙班、阿哌沙班以及依度沙班，选择何种药物应考虑个体化因素。若不能接受口服抗凝药物治疗，推荐应用阿司匹林单药治疗，也可以选择阿司匹林联合氯吡格雷抗血小板治疗。TIA为短暂性脑缺血发作。故本题正确答案为C。

17. 正确答案：E
答案解析：癫痫治疗初期，肝肾功能、血常规、血电解质每1～3个月复查1次。如复查无异常变化，可每6～12个月定期复查。应用丙戊酸盐者应增加凝血功能检测，治疗前半年应每1～3个月监测肝功能1次。故本题正确答案为E。

18. 正确答案：D
答案解析：服用抑酸药物的同时服用地高辛或其他可能导致低镁血症的药物（如利尿剂）的患者需要长期服用PPI时，可考虑在开始用药前测定血镁浓度，并在治疗期间定期监测。PPI表示质子泵抑制剂。故本题正确答案为D。

19. 正确答案：C
答案解析：双八面体蒙脱石由于其特殊的带电荷性质和分布不均匀性，可吸附多种病原体及其毒素，并通过改善细胞正常的吸收和分泌功能，减少肠细胞的运动失调和水、电解质丢失，恢复肠蠕动的正常节律，从而可缓解肠易激综合征（IBS）症状，主要用于腹泻型IBS；成人口服给药，一次1袋，每日3次。故本题

正确答案为C。

20. 正确答案：B
答案解析：甲减的治疗目标是将血清TSH和甲状腺激素水平恢复到正常范围内。TSH表示促甲状腺激素。故本题正确答案为B。

21. 正确答案：D
答案解析：（重组）人胰岛素注射液可皮下给药，也可以静脉给药，当用于抢救糖尿病酮症酸中毒和高血糖高渗性昏迷的患者时，宜静脉给药。故本题正确答案为D。

22. 正确答案：B
答案解析：使用透皮贴剂时宜注意：①用前将所要贴敷部位的皮肤清洗干净，并稍稍晾干；②从包装内取出贴片，揭去附着的薄膜，但不要触及含药部位；③贴于无毛发或是刮净毛发的皮肤上，轻轻按压使之边缘与皮肤贴紧，不宜热敷；④皮肤有破损、溃烂、渗出、红肿的部位不要贴敷；⑤不要贴在四肢下端、皮肤的皱褶处或紧身衣服底下，选择一处不进行剧烈运动的部位，如胸部或上臂；⑥定期更换或遵医嘱更换，若发现给药部位出现红肿或刺激症状，可向医生咨询。故本题正确答案为B。

23. 正确答案：C
答案解析：匹维溴铵：作为钙通道阻滞剂，它能解除含Oddi括约肌在内的消化道平滑肌痉挛，无心血管不良反应和抗胆碱能作用，可于排石后服用，餐时服用，每次50mg，一天3次，口服。需整片吞服，不可咀嚼或掰嚼，不宜卧位或睡前服用。故本题正确答案为C。

24. 正确答案：D
答案解析：急性膀胱炎：短程疗法可选用磺胺类、喹诺酮类、半合成青霉素类或头孢菌素类等抗菌药物。故本题正确答案为D。

临考决胜卷（六）· 答案解析

25. 正确答案：C
答案解析：利福昔明是利福霉素家族的半合成广谱抗生素，含独特的嘧啶咪唑环，难溶于水，全身生物利用度极低，肠道吸收少，对肠道菌群影响较小。故本题正确答案为C。

26. 正确答案：C
答案解析：二甲双胍可抑制维生素B_{12}的吸收，所以长期服用二甲双胍需补充维生素B_{12}。故本题正确答案为C。

27. 正确答案：E
答案解析：唑来膦酸盐用于治疗骨质疏松症的给药剂量及用法为：4mg或5mg，静脉滴注，给药时间＞15分钟，每年一次。故本题正确答案为E。

28. 正确答案：A
答案解析：别嘌醇可引起皮肤过敏反应及肝、肾功能损伤，严重者可发生致死性剥脱性皮炎等超敏反应综合征。故本题正确答案为A。

29. 正确答案：E
答案解析：$α_1$受体阻滞剂（××唑嗪、坦索罗辛）与M受体阻滞剂（奥昔布宁、索利那新、托特罗定）合用同时拮抗下尿路$α_1$肾上腺素能受体与胆碱能受体，从而达到协同作用。主要用于临床表现为伴发膀胱过度活动症的前列腺增生症患者，在缓解尿频、减少夜尿方面优于单药治疗。故本题正确答案为E。

30. 正确答案：D
答案解析：碳酸钙可在肠道与食物的磷结合生成磷酸钙排出体外，减少外源性磷摄入，同时补充钙摄入，达到升高血钙、降低血磷的目的。碳酸钙降磷治疗时，碳酸钙应为餐中服用。故本题正确答案为D。慢性肾脏病不推荐使用氢氧化铝降血磷，避免铝中毒风险。

31. 正确答案：D
答案解析：该患者2岁，诊断为巨幼细胞贫血，缺乏叶酸和维生素B_{12}可能影响发育，故需及时干预补充，而在不确定是缺乏叶酸（维生素B_9）还是维生素B_{12}时，应该同时补充。故本题正确答案为D。促红细胞生成素（EPO）可用于肾性贫血的治疗。富马酸亚铁可用于缺铁性贫血的治疗。维生素B_6可用于周围神经病变。

32. 正确答案：E
答案解析：PD-1抑制剂（如帕博利珠单抗、纳武利尤单抗）可导致免疫相关性肺炎。故本题正确答案为E。

33. 正确答案：D
答案解析：抗惊厥药物对神经病理性疼痛（尤其是突发性刺痛、戳痛、撕裂痛）比较有效，对持续性感觉异常也有治疗作用。其治疗神经病理性疼痛（刺痛）可能是通过减慢受损神经的不正常电传导及抑制神经元过度兴奋实现的。常选择加巴喷丁、卡马西平和普瑞巴林。故本题正确答案为D。

34. 正确答案：D
答案解析：类风湿关节炎患者使用单一传统合成的改善病情的抗风湿药（DMARDs）治疗未达标时，建议：①应用生物制剂；②联合另一种或两种传统合成DMARDs进行治疗，如甲氨蝶呤+柳氮磺吡啶；③一种DMARDs联合一种生物制剂进行治疗。故本题正确答案为D。塞来昔布为非甾体抗炎药，泼尼松为糖皮质激素，均不能长期单独用于类风湿关节炎的治疗。甲氨蝶呤用于类风湿关节炎的治疗多采用每周1次给药，常用剂量为7.5～25mg/w。

35. 正确答案：C
答案解析：洛索洛芬为选择性COX-2抑制剂，对消化道无明显刺激作用。故本题正确答案为C。布洛芬、双氯芬酸为非选择性非甾体抗炎药，慎用于有消化性溃疡病史的患者。硫唑嘌吟、雷公藤用于改善类风湿关节炎病情。

36. 正确答案：E
答案解析：目前批准带状疱疹患者使用的抗病毒药物主要包括阿昔洛韦、伐昔洛韦、泛昔洛韦、溴夫定和膦甲酸钠。阿昔洛韦主要经肾排泄，肾功能不全患者需减量使用。肌酐清除率＞25ml/min，0.8g，每日5次口服，疗程7天；肌酐清除率10～25ml/min时阿昔洛韦延长给药间隔，0.8g，每日3次；肌酐清除率＜10ml/min时为每日2次。CC_r为肌酐清除率。故本题正确答案为E。

37. 正确答案：B
答案解析：眼部单纯疱疹可使用1%碘苷滴眼液滴眼。故本题正确答案为B。阿昔洛韦软膏、0.25%炉甘石洗剂用于单纯疱疹皮肤局部治疗。夫西地酸滴眼液用于细菌感染导致的结膜炎。色甘酸钠滴眼液用于春季卡他性结膜炎和过敏性结膜炎。

38. 正确答案：A
答案解析：甲硝唑可抑制厌氧菌生长而不影响乳杆菌的生长，是较理想的治疗药物。故本题正确答案为A。治疗原则对于所有诊断为阴道毛滴虫病的非妊娠女性，即使没有症状，也需要治疗。理由有二：一是如果不治疗，她们会继续传染给性伴侣；二是多达1/3的无症状女性在6个月内出现症状。同时由于滴虫性阴道炎患者再感染率很高，建议所有性活跃期女性无论其性伴侣是否接受治疗，在最初治疗后3个月内都需要随访，3个月内未随访的患者需再12个月内复查。

39. 正确答案：A
答案解析：由于PCOS病因不明，尚无有效的治愈方案，治疗目的主要为缓解临床症状、解决生育问题、提高生命质量，并进行远期并发症的预防及长期管理。生活方式干预是PCOS女性首选的一线治疗策略，可有效改善PCOS女性健康相关的生命质量。故本题正确答案为A。

40. 正确答案：A
答案解析：氟马西尼是第一个苯二氮䓬类药物的拮抗剂，用于对抗苯二氮䓬类药物超剂量使用后的镇静作用及定向障碍，并具有抗惊厥活性和抗癫痫作用。故本题正确答案为A。

[41～42] 正确答案：C、B
答案解析：哌库溴铵与氯化钾、氯化钠、氯化钙等注射液联合使用，可使其疗效降低。故41题正确答案为C。瑞替普酶与葡萄糖注射液配伍可使效价降低，溶解时宜用少量灭菌注射用水溶解，不宜用葡萄糖注射液稀释。故42题正确答案为B。

[43～44] 正确答案：、C
答案解析：CYP2C9的敏感底物包括塞来昔布。故43题正确答案为B。CYP2C8的强抑制剂包括氯吡格雷、吉非罗齐。故44题正确答案为C。

[45～46] 正确答案：B、A
答案解析：阿替洛尔别名为"氨酰心安"。故45题正确答案为B。罗通定的别名为"颅痛定"。故46题正确答案为A。维拉帕米的别名为"异搏定"。硝苯地平的别名为"心痛定"。复方氨基比林的别名为"安痛定"。

[47～48] 正确答案：C、D
答案解析：影响分布：不同药物与血浆蛋白的结合力不同。当两种药物合用时，结合力强的药物可把结合力弱的药物置换出来，使后者的游离型药物浓度增高，引起不良反应。如氟西汀和华法林或洋地黄毒苷同服，氟西汀与血浆蛋白的结合力强，可取代与血浆蛋白结合弱的华法林或洋地黄毒苷，使华法林或洋地黄毒苷的游离型血药浓度升高，超出安全范围而引起药源性疾病。故47题正确答案为C。影响吸

临考决胜卷（六）·答案解析

收：两种药品同时使用，如果其中一种药能影响胃排空，就可能影响第二种药抵达肠道的时间，从而延缓或加速第二种药品的吸收。故48题正确答案为D。

[49～51] 正确答案：B、A、D
答案解析： 葡萄糖溶液属于营养素，为妊娠毒性A级。故49题正确答案为B。阿莫西林为妊娠毒性B级。故50题正确答案为A。沙利度胺为妊娠毒性X级。故51题正确答案为D。

[52～54] 正确答案：B、C、D
答案解析： 该患者近期有流感患者接触史，出现的症状与流感症状相似，可能的诊断为感染流感病毒，流感病毒感染会使白细胞（中性粒细胞）减少。故52题正确答案为B。该患者从低海拔地区快速前往高海拔地区，出现了明显的"高原病"症状，原因是高海拔地区空气稀薄，无法满足身体需求，红细胞会代偿性增多。故53题正确答案为C。该患者荨麻疹发作，属于过敏性疾病，发作时会引起嗜酸性粒细胞增多。故54题正确答案为D。

[55～56] 正确答案：B、B
答案解析： 苯丙哌林起效迅速，镇咳效力为可待因的2～4倍。可抑制外周传入神经，亦可部分抑制咳嗽中枢，适用于刺激性干咳或剧烈阵咳。故55题正确答案为B。苯丙哌林对口腔黏膜有麻醉作用，需整片吞服，不可嚼碎。故56题正确答案为B。

[57～58] 正确答案：B、E
答案解析： 合并肥胖或超重的脂肪性肝病患者，宜选用奥利司他。故57题正确答案为B。合并高三酰甘油血症的脂肪性肝病患者，宜选用非诺贝特。故58题正确答案为E。

[59～60] 正确答案：A、C
答案解析： 对伴有明显左心室肥大、心力衰竭、冠心病的房颤患者，胺碘酮作为首选药物。故59题正确答案为A。β受体阻滞剂控制心室率可能改善房颤相关症状和心脏功能，可作为所有房颤患者的一线治疗药物。故60题正确答案为C。

[61～63] 正确答案：A、B、D
答案解析： 对于难治性的癫痫持续状态，可采用持续泵入丙泊酚。故61题正确答案为A。对于持续癫痫患者，院前处理肌注10mg咪达唑仑。故62题正确答案为B。育龄期的癫痫妇女酌情选用奥卡西平、拉莫三嗪、左乙拉西坦。故63题正确答案为D。

[64～66] 正确答案：E、B、D
答案解析： 抗酸药以液体制剂（如凝胶剂、混悬剂）疗效最佳，由于作用时间短，服药时间应为症状出现或将要出现时，以餐后1.5小时及睡前给药最佳。故64题正确答案为E。服药时间影响PPI的最佳药效，每天1次服药的时间应为早餐前0.5～1小时；如果每天服药2次，第二次应于晚餐前0.5～1小时给药。故65题正确答案为B。替普瑞酮的常用剂量是50mg tid，于饭后半小时服药。故66题正确答案为D。

[67～68] 正确答案：A、C
答案解析： 降低血胆固醇首选他汀类。故67题正确答案为A。治疗高三酰甘油血症首选贝特类。故68题正确答案为C。

[69～71] 正确答案：C、A、E
答案解析： 丙硫氧嘧啶给药剂量为300～450mg/d，分3次口服，治疗6～8周或用到甲状腺功能正常；逐渐减量至维持量50～100mg/d。故69题正确答案为C。甲巯咪唑的给药剂量是30～45mg/d，每日1～3次口服，治疗6～8周或用到甲状腺功能正常；逐渐减量至维持量5～10mg/d。故70题正确答案为A。碳酸锂适用于短期治疗，用于对常用ATD（抗甲状腺药物）和碘剂均不耐受的患者；

300～500mg/d，每 8 小时 1 次。故 71 题正确答案为 E。

[72～74] 正确答案：B、D、E
答案解析： 特立帕肽禁用于 Paget 病或有骨骼放疗史的患者。故 72 题正确答案为 B。双膦酸盐与骨骼羟磷灰石的亲和力高，能够特异性结合到骨重建活跃的骨表面，抑制破骨细胞功能，从而抑制骨吸收。目前用于防治骨质疏松症的双膦酸盐主要包括阿仑膦酸钠、唑来膦酸盐、利塞膦酸钠、伊班膦酸钠、依替膦酸二钠和氯膦酸二钠等。阿仑膦酸盐可口服，故 73 题正确答案为 D。鲑鱼降钙素（鲑降钙素）用药前补充钙剂和维生素 D 数日，鼻喷剂会增加鼻炎的风险。故 74 题正确答案为 E。

[75～76] 正确答案：C、A
答案解析： 肾盂肾炎严重感染全身中毒症状明显者需住院静脉给药治疗。经验性选择的常用药物：左氧氟沙星 0.5g，qd；哌拉西林-他唑巴坦 3.375～4.500g，q8h；头孢曲松 1.0～2.0g，qd；头孢他啶 2.0g，q12h；头孢吡肟 2.0g，q12h。故 75 题正确答案为 C。肾盂肾炎患者病情严重且尿培养提示革兰阳性球菌，应经验性选择万古霉素（1g，静脉滴注，每 12 小时 1 次），但应检测血药浓度，肾功能不全者根据肌酐清除率调整剂量。故 76 题正确答案为 A。

[77～78] 正确答案：D、A
答案解析： 度他雄胺同时阻断 I 型和 II 型 5α 还原酶的同工酶，显效快，服用 1 个月即可观察到症状缓解。故 77 题正确答案为 D。抗胆碱药物（M 受体阻滞剂）是主要作用于 M_2 受体和 M_3 受体的拮抗剂，包括奥昔布宁、索利那新、托特罗定，用于针对伴发膀胱过度活动症的 BPH 患者。BPH 表示良性前列腺增生症。故 78 题正确答案为 A。

[79～80] 正确答案：B、C
答案解析： ACEI/ARB，因其扩张入球小动脉作用大于出球小动脉，能够有效降低肾小球囊内压力，减少蛋白尿，延缓肾小球硬化进程，保护健存肾功能。故 79 题正确答案为 B。人促红细胞生成素可用于治疗肾性贫血。故 80 题正确答案为 C。

[81～83] 正确答案：B、C、A
答案解析： 靶向药物引起的肾毒性易被忽略，如抗血管生成的 VEGF 抑制剂如贝伐珠单抗可导致高血压、蛋白尿及急性肾损伤等。故 81 题正确答案为 B。紫杉醇、长春新碱、奥沙利铂是易引起外周神经毒性的典型药物代表。抗肿瘤药物引起的肺毒性主要包括肺纤维化、肺水肿、间质性肺炎等。故 82 题正确答案为 C。导致肺毒性的典型化疗药物如博来霉素，累积剂量超过 300mg 或联合放疗都可使肺毒性发生风险增高或程度加重。故 83 题正确答案为 A。

[84～85] 正确答案：C、B
答案解析： 美洛昔康半衰期为 20h，依托度酸半衰期为 8.3h，布洛芬半衰期为 2h，萘丁美酮半衰期为 24h，萘普生半衰期为 14h。老年人宜选用半衰期短的非甾体抗炎药。故 84 题正确答案为 C。美洛昔康和依托度酸均为选择性的 COX-2 抑制剂，但依托度酸没有消化道不良反应，故 85 题正确答案为 B。

[86～87] 正确答案：C、E
答案解析： 带状疱疹疱疹未破可外用 0.25% 炉甘石洗剂或阿昔洛韦软膏或喷昔洛韦乳膏。故 86 题正确答案为 C。带状疱疹疱疹破溃时，可酌情用 3% 硼酸溶液或 1：5000 呋喃西林溶液湿敷，或外用 0.5% 新霉素软膏或 2% 莫匹罗星软膏等。故 87 题正确答案为 E。

[88～90] 正确答案：D、D、A
答案解析： 依地酸钙钠（解铅乐、EDTACa-Na）用于铅、锰、铜、镉等中毒，尤以铅中毒疗效好，也可用于镭、钚、铀、钍中毒。故 88、89 题

正确答案为 D。碘解磷定用于有机磷中毒。故 90 题正确答案为 A。

91. 正确答案：A
答案解析：萎缩性胃炎或蛋白质进食过多的消化不良者可选用乳酶生 0.3～1g, 1 日 3 次；胃蛋白酶 0.2～0.4g, 1 日 3 次。餐前用药。故本题正确答案为 A。

92. 正确答案：B
答案解析：食欲减退可选用增进食欲药：维生素 B_1、维生素 B_6, 10mg, 1 日 3 次；干酵母片, 0.5～2g, 1 日 3 次。故本题正确答案为 B。

93. 正确答案：E
答案解析：质子泵抑制剂对于抑制胃酸分泌作用强于 H_2 受体阻滞剂，常用药物有奥美拉唑、艾司奥美拉唑、泮托拉唑、兰索拉唑和雷贝拉唑等，每日 1 次，每次 1 片，于早餐前服用。故本题正确答案为 E。

94. 正确答案：A
答案解析：由于长期服用会有药物依赖及停药反弹，原则上使用最低有效剂量、间断给药（每周 2～4 次）、短期给药（常规用药不超过 3～4 周）、缓慢减药和逐渐停药（每天减掉原药的 25%）。故本题正确答案为 A。

95. 正确答案：B
答案解析：目前推荐的抗失眠的药物治疗策略为：①失眠继发于或伴发于其他疾病时，应同时治疗原发或伴发疾病；②药物治疗开始后应监测并评估患者的治疗反应，长期性、难治性失眠应在专科医生指导下用药；③原发性失眠首选短效 non-BZDs，如唑吡坦、佐匹克隆、右佐匹克隆和扎来普隆；④如首选药物无效或无法依从，更换为另一种短效或中效的 BZRAs 或者褪黑素受体激动剂；⑤BZRAs 或褪黑素受体激动剂可以与抗抑郁药联合应用；⑥对于长期应用镇静催眠药物的慢性失眠患者，不提倡药物连续治疗，建议采用间歇治疗或按需治疗的服药方式。故本题正确答案为 B。

96. 正确答案：D
答案解析：低剂量的多塞平（3～6mg/d）：因具有专一性抗组胺机制，可以改善中青年和老年慢性失眠患者的睡眠状况，具有临床耐受性良好、无戒断效应的特点。故本题正确答案为 D。

97. 正确答案：C
答案解析：我国肺炎链球菌及肺炎支原体对大环内酯类药物耐药率高，不建议单用大环内酯类药物。故本题正确答案为 C。

98. 正确答案：A
答案解析：该患者既往体健，可优先考虑 β-内酰胺类药物治疗。对于门诊轻症社区获得性肺炎（CAP）患者，根据临床特征鉴别细菌性肺炎、支原体/衣原体肺炎和病毒性肺炎，门诊轻症支原体/衣原体和病毒性肺炎多呈自限性。无合并症，最近 3 个月无抗菌药物用药史的门诊轻症 CAP 患者尽量使用生物利用度好的口服抗感染药物治疗，建议口服阿莫西林或阿莫西林-克拉维酸治疗。故本题正确答案为 A。

99. 正确答案：D
答案解析：针对流感嗜血杆菌（产 β-内酰胺酶）可考虑使用阿莫西林-克拉维酸钾或第三代头孢菌素如头孢呋辛、头孢曲松等药物治疗。故本题正确答案为 D。

100. 正确答案：A
答案解析：心力衰竭常用的药物有 ACEI/ARB、β 受体阻滞剂、醛固酮受体阻滞剂、利尿剂、强心苷类药物及抢救可用的吗啡等。利尿剂可消除水钠潴留，有效缓解心力衰竭患者的呼吸困难及水肿，改善运动耐量。恰当使用利尿剂是心力衰竭药物治疗取得成功的关键和基础。

故本题正确答案为 A。

101. 正确答案：A
答案解析：ACEI 能降低心力衰竭患者的住院风险和死亡率，改善症状和运动耐力。随机对照临床试验证实，无论轻、中、重度心力衰竭，不论有无冠心病，都能从中获益。因此，若无禁忌，所有射血分数保留的心力衰竭患者均应使用 ACEI；如果不能耐受，选择 ARB。故本题正确答案为 A。

102. 正确答案：D
答案解析：血管紧张素受体－脑啡肽酶抑制剂（ARNI）有 ARB 和脑啡肽酶（NEP）抑制双重作用，升高 B 型利钠肽（BNP）水平，发挥扩张血管、利尿排钠、阻断 RAAS、抑制交感神经系统、抑制心肌细胞肥大增殖等作用。目前 ARNI 代表药物是沙库巴曲缬沙坦，与依那普利相比，沙库巴曲缬沙坦使心血管性死亡和心力衰竭住院风险降低 20%。故本题正确答案为 D。

103. 正确答案：B
答案解析：根除幽门螺杆菌的一线方案为 PPI+铋剂+2 种抗生素，患者既往有他汀类药物用药史，故强效肝药酶抑制剂克拉霉素禁用。故本题正确答案为 B。

104. 正确答案：C
答案解析：多数患者根除治疗后不需要复查胃镜，可采用非侵入性方法检测 Hp，尿素呼气试验是其中的最佳选择。评估应在根除治疗结束后 4～8 周进行，此期间服用抗菌药物、铋剂和某些具有抗菌作用的中药或 PPI 均会影响检测结果。故本题正确答案为 C。

105. 正确答案：C
答案解析：降钙素类药物的突出特点是能明显缓解骨痛，对骨质疏松症及骨折引起的骨痛有效。故本题正确答案为 C。

106. 正确答案：D
答案解析：选择性雌激素受体调节剂雷洛昔芬仅用于绝经后妇女，不适用于男性骨质疏松症患者。故本题正确答案为 D。

107. 正确答案：C
答案解析：雷洛昔芬药物总体安全性良好，有静脉栓塞病史或有血栓倾向者以及肝肾功能不全者禁用。故本题正确答案为 C。

108. 正确答案：A
答案解析：生活方式干预是多囊卵巢综合征（PCOS）女性首选的一线治疗策略，可有效改善 PCOS 女性健康相关的生命质量。故本题正确答案为 A。

109. 正确答案：C
答案解析：建议短效复方口服避孕药作为青春期和育龄期 PCOS 女性高雄激素血症及多毛症、痤疮的首选治疗。故本题正确答案为 C。

110. 正确答案：B
答案解析：枸橼酸氯米芬为 PCOS 诱导排卵的传统一线用药，属于说明书许可用药；我国关于来曲唑的促排卵用法未列入药品说明书中，用药前需向 PCOS 女性充分交代情况，权衡利弊后方可应用。故本题正确答案为 B。

111. 正确答案：ACDE
答案解析：少数注射药物性质不稳定，遇光易变色，因此在贮存或滴注过程中必须遮光，如对氨基水杨酸钠、硝普钠、放线菌素 D、长春新碱、尼莫地平、左氧氟沙星、培氟沙星、莫西沙星等。故本题正确答案为 ACDE。

112. 正确答案：ABDE
答案解析：胰岛素、口服降糖药物、阿托品注射液（≥5mg/支）、硫酸镁注射液属于高警示药品。高渗氯化钠注射液（浓度＞0.9%）属于高警示药品。故本题正确答案为 ABDE。

113. 正确答案：ABDE
答案解析： 硫唑嘌呤建议与食物同服以减轻胃肠道不适症状，故说法错误。故本题正确答案为 ABDE。

114. 正确答案：ABCD
答案解析： 痛经是女性特别常见的疼痛类型，与子宫内膜周期性脱落出血引起女性体内前列腺素水平升高等原因有关，常选择生活方式干预和药物治疗，不建议直接手术治疗，更不建议盲目切除子宫。故本题正确答案为 ABCD。

115. 正确答案：AC
答案解析： ①成人重症流感病毒肺炎患者不要常规使用糖皮质激素。在流感病毒引起的肺炎中，一项荟萃分析表明，接受皮质类固醇治疗的患者死亡率可能会增高。这一发现可能反映了先天免疫在抵御流感方面的重要性。②合并难治性感染性休克的 CAP 患者应按照《拯救脓毒症运动指南》使用糖皮质激素。③目前尚无证据表明，使用糖皮质激素对非严重 CAP 患者降低死亡率或器官衰竭发生风险的益处；而对严重 CAP 患者的研究数据有限。④CAP 是感染性疾病的最主要死因，除了针对病原体的抗感染治疗外，中至重症患者实施补液以保持水与电解质平衡、营养支持以及物理治疗等辅助治疗也是必要的。⑤合并低血压的 CAP 患者早期液体复苏是降低严重 CAP 病死率的重要措施。低氧血症患者的氧疗和辅助通气也是改善患者预后的重要治疗手段。此外，雾化吸入、体位引流、胸部物理治疗等也被用于 CAP 的治疗。故本题正确答案为 AC。

116. 正确答案：ABCE
答案解析： 抗凝是深静脉血栓形成（DVT）的基本治疗，可抑制血栓蔓延，利于血栓自溶和管腔再通，降低肺栓塞（PE）发生率和病死率。抗凝药物有普通肝素、低分子量肝素、维生素 K 拮抗剂（华法林）和新型口服抗凝药物。溶栓药物尿激酶最常用，对急性期 DVT 的治疗具有起效快、效果好、过敏反应少的特点。新型溶栓药物包括瑞替普酶、替奈普酶等，溶栓效果好、单次给药有效，使用方便，不需调整剂量，且半衰期长。故本题正确答案为 ABCE。

117. 正确答案：ABDE
答案解析： 癫痫持续状态入院治疗的原则是采取静脉用药，一般不用肌内注射，婴儿可以直肠用药；一次应用足够剂量以达到完全控制发作的目的，切忌少量多次重复用药；首选苯二氮䓬类药物。成人地西泮 10～20mg 静脉注射，儿童为 0.1～1.0mg/kg，应注意静脉注射速度过快可抑制呼吸。应同时监测血压和心电图。故本题正确答案为 ABDE。

118. 正确答案：ABCD
答案解析： ①柳氮磺吡啶的不良反应较其他美沙拉秦制剂多见，其中剂量相关的不良反应包括头痛、恶心和疲乏等，可通过将药物随餐服用或逐渐增加药物剂量得以减轻。②可能引起皮疹、发热等过敏反应，严重者可出现 Stevens-Johnson 综合征，禁用于对磺胺类药物过敏者。③柳氮磺吡啶可降低精子数量和活力，停药后可逆转。④柳氮磺吡啶影响肠道对叶酸的吸收，用药期间常需补充叶酸。⑤服用期间应多饮水。故本题正确答案为 ABCD。

119. 正确答案：BCDE
答案解析： ①临床表现为多食、消瘦、畏热、多汗、易激动、大便次数增多或腹泻、女性月经稀少。②有不同程度的甲状腺肿大和突眼等特征性体征。③生活方式应均衡膳食，给予充足蛋白质、维生素（尤其是维生素 B 和维生素 C）及钙和铁；保持良好的生活习惯，按时作息，睡眠充足，劳逸结合，避免情绪波动；患者出汗多，应保证足量饮水，戒烟、戒酒，禁用浓茶、咖啡等兴奋性饮料。④甲亢患者应尽量避免服用含碘的药物（如胺碘酮、西地碘等），并禁食富碘食物（如海带、紫菜、虾皮等海产品，碘盐等）。故本题正确答案为 BCDE。

120. 正确答案： BCE

答案解析： ①CKD 患者应低盐饮食。②CKD 患者避免高脂食物的摄入。③由于 CKD 患者尿酸排泄障碍，多数患者常并发高尿酸血症，建议适当控制动物内脏、海鲜类等高嘌呤饮食摄入。④根据《中国卫生行业标准：慢性肾脏病患者膳食指导》(2017 版)，建议非透析 CKD 患者采用优质低蛋白饮食。蛋白质摄入量一般为 0.6～0.8g/(kg·d)，为补充透析造成的蛋白质（氨基酸）丢失，血液透析患者或腹膜透析患者蛋白质摄入推荐量为 1.0～1.2g/(kg·d)；其中优质蛋白质应不少于 50%。⑤由于 CKD 患者免疫力较低，易并发感染，建议注意个人卫生以及饮食卫生，适当运动，注意休息。故本题正确答案为 BCE。

国家执业药师职业资格考试

执业药师药学
临考决胜卷

（药学专业知识二）

重庆三智学科技有限公司 主编

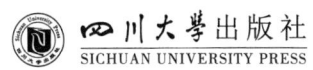

图书在版编目（CIP）数据

执业药师药学临考决胜卷 / 重庆三智学科技有限公司主编． -- 成都：四川大学出版社，2024.7． -- ISBN 978-7-5690-7034-7

Ⅰ．R192.8

中国国家版本馆CIP数据核字第20245W7X47号

书　　名：	执业药师药学临考决胜卷
	Zhiye Yaoshi Yaoxue Linkao Jueshengjuan
主　　编：	重庆三智学科技有限公司

选题策划：	庞国伟　王　锋
责任编辑：	刘柳序
责任校对：	王　锋
装帧设计：	吕建坤
责任印制：	王　炜

出版发行：	四川大学出版社有限责任公司
	地址：成都市一环路南一段24号（610065）
	电话：（028）85408311（发行部）、85400276（总编室）
	电子邮箱：scupress@vip.163.com
	网址：https://press.scu.edu.cn
印前制作：	重庆三智学科技有限公司
印刷装订：	重庆川康印务有限公司

成品尺寸：	210 mm×285 mm
印　　张：	38
字　　数：	1027千字

版　　次：	2024年8月 第1版
印　　次：	2024年8月 第1次印刷
定　　价：	198.00元（全四册）

本社图书如有印装质量问题，请联系发行部调换

版权所有 ◆ 侵权必究

扫码获取数字资源

四川大学出版社
微信公众号

前言

执业药师是保证药品和药学服务质量,保证用药安全、有效、经济、合理,保护人民健康不可或缺和不可替代的药学技术力量。国家执业药师资格考试,是执业药师职业准入控制的重要手段,是执业药师的首要环节。通过国家执业药师资格考试,获得执业药师资格证书,是药学技术人员注册成为执业药师,合法执行药学技术业务的必要条件之一。

国家执业药师职业资格考试实行全国统一大纲、统一命题、统一组织的考试制度,原则上每年举行一次。执业药师职业资格考试分为药学、中药学两个专业类别。药学类考试科目为:药学专业知识(一)、药学专业知识(二)、药事管理与法规、药学综合知识与技能四个科目;中药学类考试科目为:中药学专业知识(一)、中药学专业知识(二)、药事管理与法规、中药学综合知识与技能四个科目。考试以四年为一个周期,参加全部科目考试的人员须在连续四个考试年度内通过全部科目的考试;免试部分科目的人员须在连续两个考试年度内通过应试科目。

本试卷由多年从事执业药师考试教学的专家团队,紧密围绕最新版考试大纲精心编写而成,其所含题目数量、题型分配、难易程度以及知识点构架等均完全紧扣考试考察要求。因此具有极强的实战性与演练性,直击考试核心"腹地",内容精、考点准,是参加执业药师考试考生的必备考前冲刺试卷。

在此,祝各位考生顺利通过考试!

目 录

临考决胜卷（一） …………………………………………………………… 1
临考决胜卷（二） …………………………………………………………… 14
临考决胜卷（三） …………………………………………………………… 26
临考决胜卷（四） …………………………………………………………… 38
临考决胜卷（五） …………………………………………………………… 50
临考决胜卷（六） …………………………………………………………… 62
临考决胜卷（一）·答案解析 ……………………………………………… 74
临考决胜卷（二）·答案解析 ……………………………………………… 86
临考决胜卷（三）·答案解析 ……………………………………………… 97
临考决胜卷（四）·答案解析 ……………………………………………… 107
临考决胜卷（五）·答案解析 ……………………………………………… 117
临考决胜卷（六）·答案解析 ……………………………………………… 127

临考决胜卷（一）

一、最佳选择题（共 40 题，每题 1 分，每题的备选项中，只有 1 个最符合题意）

1. 抗癫痫药从结构上分为：二苯并氮䓬类、乙内酰脲类、巴比妥类、苯二氮䓬类、脂肪酸衍生物及其他抗癫痫药。分属前五类药物的是
   A. 氯硝西泮、苯巴比妥、苯妥英钠、卡马西平、唑尼沙胺
   B. 苯妥英钠、卡马西平、苯巴比妥、拉莫三嗪、氯硝西泮
   C. 氯硝西泮、苯妥英钠、氨己烯酸、卡马西平、丙戊酸钠
   D. 奥卡西平、苯妥英钠、扑米酮、氯硝西泮、丙戊酸钠
   E. 卡马西平、苯巴比妥、苯妥英钠、非氨酯、氯硝西泮

2. 关于镇痛药使用的注意事项的说法，错误的是
   A. 哌替啶不适用于癌性疼痛的治疗
   B. 口服给药，尽量避免创伤性给药，尤其是强阿片类药
   C. "按时"给药，而不是"按需"给药
   D. 按阶梯给药，对于中度疼痛者应选用弱阿片类药
   E. 为避免严重不良反应，晚期癌痛患者应严格限制用量

3. 本身无药理活性，可通过血-脑脊液屏障，在脑内经多巴脱羧酶脱羧形成多巴胺后发挥药理作用的抗帕金森病药物是
   A. 左旋多巴
   B. 恩他卡朋
   C. 苯海索
   D. 司来吉兰
   E. 卡比多巴

4. 患者，女性，27 岁，体重 50kg。因骨性关节炎使用对乙酰氨基酚片治疗，适宜该患者的口服给药方案是
   A. 0.65g, q12h
   B. 0.65g, q8h
   C. 0.65g, qd
   D. 1g, qd
   E. 1g, q8d

5. 关于镇咳药作用强度的比较，正确的是
   A. 右美沙芬≥可待因＞喷托维林＞苯丙哌林
   B. 可待因＞苯丙哌林＞喷托维林＞右美沙芬
   C. 苯丙哌林＞右美沙芬≥可待因＞喷托维林
   D. 喷托维林＞右美沙芬＞可待因＞苯丙哌林
   E. 苯丙哌林＞喷托维林＞右美沙芬≥可待因

6. 可刺激胃黏膜，引起轻微的恶心，反射性引起支气管黏膜腺体分泌增加的祛痰药是
   A. 溴己新、氯化铵
   B. 乙酰半胱氨酸、愈创甘油醚
   C. 羧甲司坦、桔梗流浸膏
   D. 氯化铵、愈创甘油醚
   E. 喷托维林、乙酰半胱氨酸

7. 具有抗酸、吸附、局部止血和保护溃疡面的作用，但长期便秘者慎用的药物是
   A. 法莫替丁
   B. 氢氧化铝
   C. 氢氧化镁
   D. 铝碳酸镁
   E. 泮托拉唑

8. 患者，女性，38 岁，经常胃痛，大便呈柏油样，拟进行胃肠钡餐检查。检查前宜服用的准备药物是
   A. 胶体果胶铋

B. 多糖铁复合物

C. 匹维溴铵

D. 曲美布汀

E. 多潘立酮

9. 降酶速度快、降幅大，对多种化学毒物引起的 ALT 升高均有明显降低作用的药物是

A. 甘草酸二铵

B. 硫普罗宁

C. 多烯磷脂酰胆碱

D. 熊去氧胆酸

E. 联苯双酯

10. 可用于治疗由非侵袭性大肠埃希菌菌株引起的旅行性腹泻的药物是

A. 洛哌丁胺

B. 复方地芬诺酯

C. 次水杨酸铋

D. 消旋卡多曲

E. 利福昔明

11. 起效快，作用维持时间较短，适用于高血压急症的药物是

A. 福辛普利

B. 卡托普利

C. 赖诺普利

D. 厄贝沙坦

E. 缬沙坦

12. 关于二氢吡啶类钙通道阻滞剂的说法，错误的是

A. 二氢吡啶类主要扩张动脉，对静脉影响较小

B. 尼莫地平可用于既往有脑卒中病史的老年高血压患者

C. 红霉素可显著增加非洛地平的生物利用度

D. 硝苯地平主要作用于窦房结和房室结处的钙通道

E. 氨氯地平可用于外周血管痉挛性疾病，改善大多数雷诺综合征患者的症状

13. 心绞痛急性发作的首选治疗措施是

A. 口服硝苯地平控释片

B. 舌下含服硝酸甘油片

C. 静脉注射硝普钠

D. 口服单硝酸异山梨酯片

E. 左胸前区贴敷硝酸异山梨酯

14. 抗血栓药比伐卢定属于

A. 直接凝血酶抑制剂

B. 直接因子Xa抑制剂

C. 血栓素 A_2 抑制剂

D. 磷酸二酯酶抑制剂

E. 二磷酸腺苷（ADP）P2Y12 受体拮抗剂

15. 患者，36 岁，体重指数 29，10 天前进食海鲜后足部大拇趾肿痛突然发作，并逐渐加重，一晚未眠，遂到医院挂急诊，抽血化验提示血尿酸达 720mmol/L，临床诊断：痛风急性期。临床医嘱开具：双氯芬酸缓释胶囊 100mg 1 日 1 次，别嘌醇初始单剂量 100mg 顿服，治疗后疼痛不但不缓解反而加剧。引起该现象最有可能的原因是

A. 双氯芬酸的口服剂量低，镇痛效果弱

B. 别嘌醇对痛风急性期无直接疗效，且使组织中尿酸盐结晶减少和血尿酸水平下降速度过快，促使关节痛风石表面溶解，形成不溶性结晶加重炎症

C. 别嘌醇的初始单剂量太低，应给予 200mg 一次

D. 双氯芬酸与别嘌醇有相互作用，不宜联合使用

E. 双氯芬酸加剧痛风石的析出，引起症状进一步加重

16. 急性缺血性脑卒中，阿替普酶的治疗时间窗是在症状发作后

A. 30min 内

B. 1h 内

C. 3h 内

D. 6h 内

E. 12h 内

17. 癌症患者在接受化疗后，由于白细胞减少而出现继发感染，为避免因白细胞减少造成免疫功能降低。适宜该患者使用的药物是
   A. 重组人血小板生成素
   B. 重组人促红素
   C. 重组人尿激酶原
   D. 重组人凝血因子Ⅸ
   E. 重组人粒细胞巨噬细胞刺激因子

18. 患者，男性，55岁，慢性心力衰竭，长期用药物规律治疗，近期出现乳房胀痛且异常发育。引起该不良反应的药物是
   A. 呋塞米
   B. 依普利酮
   C. 螺内酯
   D. 氢氯噻嗪
   E. 氨苯蝶啶

19. 下列利尿药中，与同类药物相比耳毒性更大，因此临床使用受到限制的是
   A. 呋塞米
   B. 阿米洛利
   C. 布美他尼
   D. 依他尼酸
   E. 吲达帕胺

20. 属于重组人生长激素的适应证的是
   A. 严重急性食管静脉曲张破裂出血
   B. 严重急性胃或十二指肠溃疡出血
   C. 糖尿病酮症酸中毒的辅助治疗
   D. 重度烧伤的治疗
   E. 胰腺外科术后并发症的预防和治疗

21. 关于糖皮质激素的药代动力学特征，可将糖皮质激素分为短效、中效、长效。以下属于长效糖皮质激素的是
   A. 泼尼松、曲安西龙
   B. 可的松、氢化可的松
   C. 泼尼松龙、甲泼尼龙
   D. 地塞米松、倍他米松
   E. 可的松、泼尼松

22. 头孢菌素类药物的抗菌作用机制是
   A. 与细菌细胞内膜上主要的青霉素结合蛋白（PBP）结合，使细菌细胞壁合成过程中的交叉连接不能形成，导致细菌细胞壁合成障碍
   B. 与细菌的30S核糖体结合，影响蛋白质合成过程的多个环节，使蛋白质的合成受阻
   C. 与细菌的50S核糖体亚基的供位相结合，竞争性阻断了肽链延伸过程中的肽基转移作用或移位作用，从而终止蛋白质的合成
   D. 选择性干扰细菌DNA回旋酶或拓扑异构酶Ⅳ，抑制DNA的合成和复制而导致细菌死亡
   E. 作用于二氢叶酸合成酶，干扰细菌叶酸代谢

23. 为防止亚胺培南在近端肾小管中被正常人类肾脱氢肽酶Ⅰ灭活，需联合使用的药物是
   A. 甲氧苄啶
   B. 西司他丁
   C. 克拉维酸
   D. 舒巴坦
   E. 他唑巴坦

24. 关于硝基咪唑类药物的临床用药评价的说法，不正确的是
   A. 还原代谢物可抑制细菌的DNA代谢过程，促使细菌死亡
   B. 对厌氧菌有强大的抗菌作用
   C. 对滴虫、阿米巴、贾第鞭毛虫、利什曼原虫等有强大抗原虫作用
   D. 中枢神经系统疾病患者慎用
   E. 可用于艰难梭菌导致的假膜性肠炎的治疗

25. 以下不属于抗疱疹病毒药物的是
   A. 阿糖腺苷
   B. 阿昔洛韦
   C. 膦甲酸钠
   D. 福米韦生

E. 恩替卡韦

26. 既可用于呼吸道合胞病毒引起的病毒性肺炎，也可用于肝功能代偿期的慢性丙型肝炎患者的药物是
A. 利巴韦林
B. 索磷布韦维帕他韦
C. 阿德福韦酯
D. 拉米夫定
E. 干扰素

27. 临床作为控制疟疾复发和阻止疟疾传播首选药的是
A. 双氢青蒿素
B. 伯氨喹
C. 磺胺多辛
D. 吡喹酮
E. 羟氯喹

28. 可用于治疗6岁及以上儿童、成人肝吸虫病的药物是
A. 乙胺嘧啶
B. 伊维菌素
C. 噻嘧啶
D. 三氯苯达唑
E. 阿苯达唑

29. 主要用于非小细胞肺癌的治疗，用药时需重点关注骨髓抑制不良反应的药物是
A. 博来霉素
B. 奥沙利铂
C. 卡铂
D. 羟喜树碱
E. 长春新碱

30. 下列药物中，可增加甲氨蝶呤及其代谢物的溶解度，加速其排泄，减少毒性作用的是
A. 丙磺舒
B. 阿司匹林
C. 苯妥英钠

D. 顺铂
E. 碳酸氢钠

31. 长春新碱抗肿瘤的作用机制是
A. 与微管蛋白结合，抑制微管聚合
B. 抑制二氢叶酸还原酶
C. 抑制胸腺核苷酸合成酶
D. 抑制DNA多聚酶
E. 与DNA发生共价结合，破坏其结构与功能

32. 缓解成人过敏性鼻炎，口服氯雷他定的常用剂量是
A. 一次2mg，一日1次
B. 一次5mg，一日1次
C. 一次10mg，一日1次
D. 一次10mg，一日2次
E. 一次15mg，一日1次

33. 可用于治疗慢性疾病中出现的低磷血症的药物是
A. 氯化钾
B. 二磷酸果糖
C. 门冬氨酸钾镁
D. 葡萄糖
E. 乳酸钠

34. 属于戊酸雌二醇适应证的是
A. 血栓性静脉炎
B. 习惯性流产
C. 乳腺癌
D. 卵巢癌
E. 晚期前列腺癌

35. 属于长效避孕药的是
A. 双炔失碳酯肠溶片
B. 复方己酸羟孕酮注射液
C. 复方孕二烯酮片
D. 左炔诺孕酮片
E. 米非司酮片

36. 通过选择性激动 α₂ 受体,促进房水流出和减少房水生成而降低眼压的药物是
A. 毛果芸香碱
B. 卡替洛尔
C. 乙酰唑胺
D. 溴莫尼定
E. 曲伏前列素

37. 属于肾上腺素 α 受体激动药,可缓解鼻黏膜充血肿胀引起的鼻塞的药物是
A. 利多卡因
B. 左卡巴斯汀
C. 麻黄碱
D. 倍氯米松
E. 度米芬

38. 可用于治疗疥疮和阴虱病的药物是
A. 莫匹罗星
B. 林旦
C. 过氧苯甲酰
D. 克霉唑
E. 制霉菌素

39. 可有效杀灭痤疮丙酸杆菌,为炎性痤疮首选外用抗菌药的是
A. 异维 A 酸
B. 阿达帕林
C. 克林霉素
D. 苯甲酸苄酯
E. 过氧苯甲酰

40. 可抑制角鲨烯环氧酶活性,用于治疗浅表皮肤真菌感染的药物是
A. 特比萘芬
B. 联苯苄唑
C. 两性霉素 B
D. 阿莫罗芬
E. 环吡酮胺

二、配伍选择题(共60题,每题1分。题目分为若干组,每组题目对应同一组备选项,备选项可重复选用,也可不选用。每题只有1个备选项最符合题意)

(41～43题共用备选答案)
A. 帕罗西汀
B. 舍曲林
C. 度洛西汀
D. 米氮平
E. 吗氯贝胺

41. 口服吸收缓慢,主要通过选择性抑制 5-HT 再摄取而发挥抗抑郁作用的药物是

42. 未经治疗的窄角型青光眼患者禁用,主要通过抑制 5-HT 及去甲肾上腺素(NE)再摄取而发挥抗抑郁作用的药物是

43. 通过抑制 A 型单胺氧化酶,减少去甲肾上腺素、5-HT 及多巴胺的降解,增强去甲肾上腺素、5-HT 和多巴胺能神经功能,发挥抗抑郁作用的药物是

(44～45题共用备选答案)
A. 吡拉西坦
B. 多奈哌齐
C. 倍他司汀
D. 艾地苯醌
E. 尼麦角林

44. 可激活脑线粒体呼吸活性,改善脑缺血部位的能量代谢,使脑内 ATP 产生增加进而改善脑功能的药物是

45. 可拮抗 α 受体,增强特拉唑嗪对心脏的抑制作用的药物是

(46～47题共用备选答案)
A. 双氯芬酸
B. 布洛芬

C. 吲哚美辛
D. 尼美舒利
E. 对乙酰氨基酚

46. 可引起肝损伤，12岁以下儿童禁用的非甾体抗炎药是

47. 不良反应大，不作为治疗关节炎的首选药仅在其他非甾体抗炎药无效时才考虑使用的药物是

（48～49题共用备选答案）
A. 吡拉西坦
B. 茴拉西坦
C. 多奈哌齐
D. 石杉碱甲
E. 银杏叶提取物

48. 患者，女性，39岁，正在使用抗血小板药物治疗。该患者不可使用的脑功能改善及抗记忆障碍药是

49. 患者，男性，44岁，患有癫痫病。该患者禁用的脑功能改善及抗记忆障碍药是

（50～51题共用备选答案）
A. 孟鲁司特
B. 沙丁胺醇
C. 布地奈德
D. 异丙托溴铵
E. 色甘酸钠

50. 具有速效、短效、高选择性特点，属于 β_2 受体激动剂的平喘药是

51. 选择性拮抗 M_3 受体，扩张支气管平滑肌，缓解哮喘症状的药物是

（52～53题共用备选答案）
A. 短效 β_2 受体激动剂
B. 长效 β_2 受体激动剂
C. M胆碱受体拮抗剂
D. 黄嘌呤类药物
E. 白三烯受体拮抗剂

52. 不宜单独使用，可与吸入型肾上腺糖皮质激素联合使用，仅适用于轻、中度哮喘和稳定期控制的药物是

53. 不宜单独使用，须与吸入型肾上腺糖皮质激素联合使用，用于中、重度持续哮喘患者长期治疗的药物是

（54～56题共用备选答案）
A. 昂丹司琼
B. 苯海拉明
C. 氯丙嗪
D. 帕洛诺司琼
E. 阿瑞匹坦

54. 属于长效的 $5-HT_3$ 受体拮抗剂，不推荐7日内重复给药的止吐药是

55. 属于多巴胺受体拮抗剂的止吐药是

56. 可透过血-脑屏障，占领脑内 NK-1 受体，可用于预防高度致吐性化疗药物所致恶心和呕吐的药物是

（57～58题共用备选答案）
A. 与维A酸细胞核受体有较高亲和力
B. 能抑制皮肤角质形成细胞的过度增生和诱导其分化，从而使银屑病表皮细胞的增生和分化得到纠正
C. 通过角蛋白表达正常化，促进角朊细胞末端分化
D. 可抑制表皮细胞的有丝分裂，使皮肤增生速率恢复正常
E. 抑制细胞代谢酶代谢，使酶失去活性，降低增生表皮的有丝分裂，使表皮细胞增殖恢复

正常

57. 卡泊三醇治疗银屑病的作用机制是

58. 煤焦油治疗银屑病的作用机制是

(59～61题共用备选答案)
A. 普伐他汀
B. 普罗布考
C. 考来烯胺
D. 依折麦布
E. 苯扎贝特

59. 通过阻滞胆汁酸在肠道内重吸收，使胆汁酸在肝内合成增加，进而消耗肝内胆固醇的调节血脂药是

60. 通过抑制小肠胆固醇转运蛋白，减少肠道内胆固醇吸收，从而降低血浆及肝脏胆固醇储存量的调节血脂药是

61. 通过增强脂蛋白脂酶的活性，加速脂蛋白的分解，同时也能减少肝脏中脂蛋白合成的药物是

(62～64题共用备选答案)
A. 达比加群酯
B. 兰索拉唑
C. 甲氨蝶呤
D. 布洛芬
E. 奥美拉唑

62. 因抑制CYP2C19的活性，可导致氯吡格雷活性代谢物转化减少，降低氯吡格雷的临床有效性的药物是

63. 可干扰阿司匹林对血小板的抑制作用，降低阿司匹林的心血管保护作用的药物是

64. 为外流转运体P-糖蛋白(P-gp)的底物，应避免与P-gp抑制剂如胺碘酮联合应用的药物是

(65～67题共用备选答案)
A. 重组人凝血因子Ⅷ
B. 艾曲泊帕乙醇胺
C. 甲萘氢醌
D. 醋硝香豆素
E. 氨甲环酸

65. 患者，男性，63岁，因接受肿瘤化疗后出现血小板减少症。该患者宜选用的药物是

66. 患者，女性，51岁，因急性缺血性脑卒中给予重组链激酶溶栓治疗，用药后患者出现皮肤瘀斑、血管损伤处出血等现象。该患者宜选用的药物是

67. 患者，男性，48岁，入院接受结肠癌手术，术后因合并肺部感染，静脉给予头孢哌酮舒巴坦钠治疗6天，观察到手术切口和静脉输液穿刺部位有少量渗血。该患者宜选用的药物是

(68～69题共用备选答案)
A. 维生素B_4
B. 维生素B_6
C. 维生素B_{12}
D. 维生素C
E. 维生素B_2

68. 被称为腺嘌呤，是体内辅酶和核酸的组成和活性成分，并具有刺激骨髓白细胞增生作用的药物是

69. 被称为钴胺素，在体内转化成甲基钴胺后才具有活性，并可促进核酸合成和红细胞成熟的药物是

(70～72题共用备选答案)
A. 索利那新

B. 赛洛多辛
C. 非那雄胺
D. 特拉唑嗪
E. 西地那非

70. 对前列腺平滑肌上α受体具有高选择性,松弛前列腺平滑肌,减轻良性前列腺增生症患者下尿路症状,使尿流通畅的药物是

71. 可缩小前列腺的体积,降低PSA水平,能够降低良性前列腺增生症患者发生急性尿潴留风险的药物是

72. 选择性作用于膀胱,解除膀胱逼尿肌痉挛,抑制逼尿肌不自主收缩,改善膀胱储尿功能的药物是

（73～75题共用备选答案）
A. 普萘洛尔
B. 丙硫氧嘧啶
C. 甲巯咪唑
D. 左甲状腺素
E. 地塞米松

73. 治疗开始时可能出现心动过速、心悸及失眠等不良反应的药物是

74. 可引起中性粒细胞聚集,诱导中性粒细胞浆质抗体的药物是

75. 可引起胰岛素自身免疫综合征,诱发产生胰岛素自身抗体,导致高游离胰岛素血症的药物是

（76～78题共用备选答案）
A. 特立帕肽
B. 瑞格列奈
C. 米格列醇
D. 达格列净
E. 艾塞那肽

76. 属于促胰岛素分泌剂的是

77. 属于GLP-1受体激动剂的是

78. 属于SGLT-2抑制剂的是

（79～80题共用备选答案）
A. 头孢唑林
B. 头孢呋辛
C. 头孢曲松
D. 头孢他啶
E. 头孢吡肟

79. 属于第二代头孢菌素类药物,可用于预防手术后切口感染的是

80. 属于第四代头孢菌素类药物,可用于治疗中性粒细胞减少伴发热的是

（81～82题共用备选答案）
A. 双硫仑样反应
B. 耳、肾毒性
C. 肌腱断裂
D. 再生障碍性贫血
E. 肝毒性、牙齿黄染

81. 患者,男性,56岁,由于铜绿假单胞菌感染导致脑膜炎,医生处方庆大霉素治疗。该患者治疗期间需关注的不良反应是

82. 患者,女性,45岁,由于伤寒杆菌感染导致伤寒,使用环丙沙星治疗。该患者治疗期间需关注的不良反应是

（83～84题共用备选答案）
A. 磺胺嘧啶
B. 羧苄西林
C. 利奈唑胺
D. 链霉素
E. 复方磺胺甲噁唑

83. 患者，男性，43岁，无青霉素过敏史，因胃癌住院化疗，住院期间出现干咳、高热、气促、发绀，经实验室检测，确定为肺孢子菌病，首选的治疗药物是

84. 患者，男性，56岁，既往有青霉素过敏史，因重症肺炎在 ICU 治疗，肺泡灌洗液培养提示为耐甲氧西林金黄色葡萄球菌（MRSA），宜选用的治疗药物是

（85～86题共用备选答案）
A. 异烟肼
B. 利福平
C. 吡嗪酰胺
D. 乙胺丁醇
E. 阿米卡星

85. 对各型结核分枝杆菌都有高度选择性，是目前杀菌作用最强的抗结核药，对其他细菌无作用的是

86. 对细胞外及在中性或碱性环境中的结核分枝杆菌无效，又称之为"半杀菌药"的是

（87～88题共用备选答案）
A. 咪康唑
B. 酮康唑
C. 氟康唑
D. 伊曲康唑
E. 艾沙康唑

87. 属于咪唑类药物，因严重的肝毒性，目前较少用于治疗系统性真菌感染的是

88. 属于三唑类药物，抗菌谱可覆盖毛霉菌属的是

（89～90题共用备选答案）
A. 奥司他韦
B. 金刚烷胺
C. 阿比多尔
D. 法匹拉韦
E. 博洛昔韦

89. 可增强流感病毒血凝素的稳定性，阻止其在酸性环境下转变为融合状态的血凝素，阻止病毒包膜与宿主细胞膜融合，临床上用于甲或乙型流感病毒的预防和治疗的药物是

90. 通过抑制甲型流感病毒的非糖基化基质蛋白 M_2 蛋白的离子通道，抑制病毒脱壳和复制，通过影响血凝素而干扰病毒组装临床上用于甲型流感病毒的预防和治疗，对乙型流感病毒无效的药物是

（91～93题共用备选答案）
A. 他莫昔芬
B. 戈舍瑞林
C. 来曲唑
D. 氟他胺
E. 丙酸睾酮

91. 属于抗雄激素类，主要用于治疗晚期前列腺癌的药物是

92. 属于雌激素受体拮抗剂，主要用于治疗绝经前、后乳腺癌的药物是

93. 属于芳香氨酶抑制剂，主要用于治疗绝经后乳腺癌的药物是

（94～95题共用备选答案）
A. 维生素 E
B. 维生素 B_2
C. 维生素 A
D. 维生素 B_6
E. 维生素 C

94. 可用于防治坏血病的维生素是

95. 可用于治疗先兆流产和习惯性流产的维生素是

(96～97题共用备选答案)
A. 甲羟孕酮
B. 溴隐亭
C. 达那唑
D. 西地那非
E. 利托君

96. 既可用于治疗子宫内膜异位症,也可用于治疗遗传性血管性水肿的药物是

97. 既可用于治疗勃起功能障碍,也可用于治疗肺动脉高压的药物是

(98～100题共用备选答案)
A. 卡波姆
B. 阿昔洛韦
C. 夫西地酸
D. 毛果芸香碱
E. 阿托品

98. 治疗单纯疱疹病毒性角膜炎,宜选用的药物是

99. 治疗青光眼,宜选用的药物是

100. 治疗干眼症,宜选用的药物是

三、综合分析选择题(共10题,每题1分。题目分为若干组,每组题基于同一个临床情景、病例、实例或者案例的背景信息逐题展开。每题的备选项中,只有1个最符合题意)

(101～103题共用题干)
患者,男性,51岁,高血压病史8年,规律服用依那普利、氢氯噻嗪、硝苯地平控制血压。1个月前无明显诱因,于餐后1小时左右出现反酸、烧心、偶有口干、嗳气、吞咽困难症状,入院检查,内镜发现食管黏膜出现溃疡,诊断为反流性食管炎,医生处方:西咪替丁、多潘立酮。

101. 多潘立酮的促胃肠动力作用机制是
A. 拮抗外周多巴胺 D_2 受体
B. 拮抗中枢及外周多巴胺 D_2 受体
C. 激动外周多巴胺 D_2 受体
D. 激动中枢及外周多巴胺 D_2 受体
E. 既可拮抗多巴胺 D_2 受体,又能抑制乙酰胆碱酯酶

102. 关于西咪替丁的临床用药评价,说法错误的是
A. 可阻断组胺与胃壁细胞上的 H_2 受体结合,抑制胃酸分泌
B. 服药期间,可导致维生素C、铁、镁、钙吸收减少
C. 有咪唑环结构,对肝药酶有较强的诱导作用,可显著增加华法林的消除速度
D. 可透过血-脑屏障,引起头痛、头晕、乏力等,用药期间不可驾驶车辆
E. 首先经过肝脏代谢,代谢物再经过肾脏排泄,肝功能不全时易出现蓄积

103. 用药一段时间后,患者主诉乳房胀痛,请药师确认可能导致该反应的药物是
A. 依那普利、氢氯噻嗪
B. 氢氯噻嗪、多潘立酮
C. 硝苯地平、西咪替丁
D. 多潘立酮、依那普利
E. 西咪替丁、多潘立酮

(104～106题共用题干)
患者,女性,55岁,近期出现心悸、胸闷、乏力,自觉有心脏停跳感等症状,来院就诊,诊断为室性心律失常,并伴有冠状动脉供血不足,医生处方胺碘酮治疗。

104. 胺碘酮的作用机制为

A. 阻滞β肾上腺素能受体，降低交感神经效应，从而减慢窦性节律，减慢传导
B. 轻度阻滞钠通道，可使传导减慢，异位节律点的自律性降低
C. 抑制多种钾通道，延长动作电位时程和有效不应期
D. 阻断L型钙通道，减慢房室传导速度，减低窦房结自律性
E. 选择性作用于钾通道，延长钾通道开放时间，使动作电位时程缩短

105. 作为药师，应告知患者用药期间的注意事项不包括
A. 关注呼吸系统不良反应，定期摄胸片，提早发现肺部并发症
B. 关注甲状腺功能的改变，定期检查甲状腺功能
C. 关注视力的变化，可能出现角膜色素沉着或视物模糊
D. 可致光过敏反应，日光暴露部位皮肤呈蓝灰色，应避免日晒
E. 可引起血糖紊乱，应密切监测血糖，若发生低血糖反应，需停用本药

106. 关于胺碘酮的药物相互作用，说法错误的是
A. 与Ia类抗心律失常药物联合使用可引起尖端扭转型室性心动过速
B. 与抗肝炎病毒药索非布韦、达卡他韦等联用时可出现严重的、危及生命的心动过缓
C. 与华法林合用可降低华法林的抗凝作用
D. 与地高辛合用，可引起地高辛血药浓度升高，中毒风险增加
E. 与奥利司他合用，胺碘酮吸收减少，疗效降低

（107～110题共用题干）
患者，男性，73岁，BMI 27.32kg/m²。既往有高血压病史10年、2型糖尿病病史3年，心功能Ⅰ级，肝、肾功能正常，目前服用的药物有卡托普利片、氢氯噻嗪片、盐酸二甲双胍片。近日复检，患者空腹血糖7.8mmol/L，糖化血红蛋白8.4%，血压140/85mmHg，心率78次/分。

107. 为控制血糖，医生建议加服达格列净。达格列净的作用机制是
A. 高选择性抑制胃肠二肽基肽酶-4（DPP-4）
B. 抑制肠内水解多糖、双糖的α-葡萄糖苷酶
C. 激动肠道的胰高血糖素样肽-1（GLP-1）受体
D. 激活过氧化物酶体增殖因子受体-γ（PPAR-γ）
E. 阻滞肾小管钠-葡萄糖协同转运蛋白-2（SGLT-2）对糖的转运和重吸收，促进肾脏对葡萄糖的排泄

108. 关于达格列净的描述，不正确的是
A. 在饮食和运动基础上，可作为单药治疗，控制2型糖尿病患者的血糖，1型糖尿病患者不适用
B. 推荐起始剂量为5mg，一日1次，晨服，不受进食限制
C. 重度肾损害，eGFR低于30mL/（min·1.73㎡）患者禁用
D. 肝功能受损患者无需调整给药剂量
E. 与降压药物联合使用可能减弱降压作用，避免联用

109. 用药过程中需重点关注的不良反应不包括
A. 血管神经性水肿
B. 胃肠道反应
C. 水、电解质紊乱
D. 心力衰竭
E. 生殖泌尿道感染

110. 患者用药一段时间后，出现病情加重，夜间憋喘，活动困难，气急、心悸等就医，诊断为心功能Ⅲ级，应避免使用的降糖药物是
A. 格列美脲
B. 罗格列酮

C. 阿卡波糖

D. 利拉鲁肽

E. 恩格列净

四、多项选择题（共10题，每题1分。每题的备选项中，有2个或2个以上符合题意，错选、少选均不得分）。

111. 关于抗精神病药氯氮平不良反应的说法，正确的有

A. 无恶性综合征的不良反应

B. 与第一代药物相比，更易引起代谢综合征，应定期检查血糖

C. 有抗胆碱能作用，表现为口干、视物模糊、便秘和尿潴留

D. 可损害肝功能

E. 较少引起锥体外系不良反应

112. 关于苯溴马隆临床用药评价的说法，不正确的有

A. 可降低尿尿酸水平，升高血尿酸水平

B. 应用期间限制水分的摄入

C. 可同时使用碳酸氢钠碱化尿液促进尿酸外排

D. 在给药最初几日宜合用秋水仙碱或抗炎药

E. 可增强口服抗凝血药的作用，合用时应调整抗凝血药剂量

113. 关于便秘治疗药，说法正确的有

A. 微生态制剂为治疗慢性便秘的一线药物

B. 甘油灌肠特别适用于出口梗阻型便秘

C. 过量应用硫酸镁会导致电解质紊乱

D. 番泻叶可能有致畸或诱发子宫收缩风险，妊娠期应避免使用

E. 鲁比前列酮属于促分泌药

114. 关于强心苷类正性肌力药作用特点的说法，正确的有

A. 地高辛属于中效强心苷，主要经肝脏代谢，受肾功能影响小

B. 洋地黄毒苷属于长效强心苷，体内清除缓慢，有蓄积性

C. 毛花苷丙（西地兰C）属于速效强心苷，口服吸收不规则，采取静脉注射

D. 去乙酰毛花苷（西地兰D）属于速效强心苷，溶解性和稳定性好

E. 毒毛花苷K属于速效强心苷，起效最快、排泄也快，蓄积性低

115. 对血小板的抑制作用不可逆，择期手术者需提前停用一段时间的药物有

A. 噻氯匹定

B. 利伐沙班

C. 替格瑞洛

D. 氯吡格雷

E. 阿司匹林

116. 直接抑制远曲小管近端腔壁上的Na^+-Cl^-共转运子功能的利尿药有

A. 氢氯噻嗪

B. 依他尼酸

C. 阿米洛利

D. 氯噻酮

E. 美托拉宗

117. 不属于促进骨形成的药物有

A. 特立帕肽

B. 骨化三醇

C. 依替膦酸二钠

D. 替勃龙

E. 一氟磷酸二钠

118. 关于病原微生物耐药性的说法，正确的有

A. 可分为天然耐药性和获得性耐药性

B. 经质粒介导的耐药性在自然界中最为多见

C. 经质粒介导的耐药性在自然界中最重要

D. 临床上抗菌药物治疗失败与钝化酶或灭活酶的形成有关

E. 代谢拮抗药的增加可导致耐药性的产生

119. 四环素类抗菌药物属于快速抑菌剂，且抗菌谱广，抗菌范围包括
A. 支原体
B. 衣原体
C. 立克次体
D. 土拉菌
E. 铜绿假单胞菌

120. 主要用于治疗晚期或转移性非小细胞肺癌，属于酪氨酸激酶抑制剂的药物有
A. 伊马替尼
B. 厄洛替尼
C. 吉非替尼
D. 贝伐珠单抗
E. 曲妥珠单抗

临考决胜卷（二）

一、最佳选择题（共 40 题，每题 1 分，每题的备选项中，只有 1 个最符合题意）

1. 患者，男性，29 岁。因流行性感冒出现发热使用布洛芬缓释胶囊治疗，适宜该患者的口服给药方案是
 A. 0.3g，qd
 B. 0.3g，bid
 C. 0.3g，tid
 D. 0.2g，qd
 E. 0.2g，qid

2. 抗癫痫药（AEDs）是可以消除或减轻癫痫发作频率的药物，即消除或减轻大脑对各种导致发作的刺激的反应。主要的 AEDs 在结构上分传统 AEDs 和新型 AEDs。分属这两类药物的是
 A. 卡马西平、苯巴比妥
 B. 加巴喷丁、唑尼沙胺
 C. 丙戊酸钠、左乙拉西坦
 D. 加巴喷丁、苯妥英钠
 E. 氨己烯酸、奥卡西平

3. 苯二氮䓬类镇静催眠药中，从胃肠道吸收最快的是
 A. 地西泮
 B. 氟西泮
 C. 苯巴比妥
 D. 异戊巴比妥
 E. 三唑仑

4. 属于非麻醉性镇痛药的是
 A. 洛索洛芬、曲马多
 B. 吗啡、可待因
 C. 尼美舒利、丁丙诺啡
 D. 美沙酮、双氢可待因
 E. 喷他佐辛、布托啡诺

5. 氟伏沙明和环丙沙星是 CYP1A2 系统的强效抑制剂，因为会明显升高合用药物的血清浓度，所以不应合用的药物是
 A. 唑吡坦
 B. 地西泮
 C. 佐匹克隆
 D. 雷美替胺
 E. 水合氯醛

6. 关于中枢性镇咳药临床应用的说法，错误的是
 A. 通常还具有较强的镇痛、镇静作用
 B. 属于对因治疗药物，痰多黏稠患者不宜单独使用
 C. 重复给药可产生耐受性，久用有成瘾性
 D. 长期用药要预防便秘
 E. 服药期间不得驾驶车、船，从事高空作业

7. 关于孟鲁司特临床应用的说法，错误的是
 A. 用于哮喘的预防和长期治疗，每日 1 次，睡前服用
 B. 用于减轻过敏性鼻炎引起的症状，每日 1 次，按需服用
 C. 孟鲁司特颗粒剂包装袋打开后，应在 15 分钟内服用全部的剂量
 D. 2～5 岁儿童使用孟鲁司特的剂量为 1 次 5mg，每日 1 次
 E. 与扎鲁司特和依拉司特相比，孟鲁司特对阿司匹林哮喘疗效更好

8. 关于铋剂的描述，不正确的是
 A. 牛奶可促进铋剂的吸收，服药期间应同服牛奶
 B. 不得同食高蛋白饮食，如牛奶
 C. 剂量过大时，可导致铋剂脑病现象
 D. 两种铋剂不宜联用

E. 服药期间大便呈灰黑色属于正常现象

9. 关于雷尼替丁临床用药评价的说法,不正确的是
A. 以原型从肾脏排泄,肾功能不全者易造成药物在体内蓄积
B. 与磺酰脲类降糖药合用时应警惕可能发生的低血糖或高血糖
C. 不属于肝药酶抑制剂,不影响茶碱、华法林、地西泮等药物的代谢
D. 具有轻度抗雄性激素作用,与西咪替丁相比,更易导致男性乳房肿胀
E. 苯丙酮尿症患者、8岁以下儿童禁用

10. 下列选项中,不属于凝血因子Ⅹ抑制剂的特点的是
A. 生物化依达肝素为第一个长效、易中和的抗凝血药
B. 作用直接,选择性高
C. 血浆半衰期均较长,每日仅服用1~2次
D. 磺达肝癸钠可用于防治静脉血栓
E. 治疗窗宽,但仍需监测INR

11. 可被肝药酶CYP2C9和CYP3A4代谢,代谢产物仍具降压活性的ARB类药物是
A. 奥美沙坦酯
B. 缬沙坦
C. 厄贝沙坦
D. 氯沙坦
E. 坎地沙坦酯

12. 关于硝酸酯类药物合理使用的说法,错误的是
A. 单硝酸异山梨酯胃肠道吸收完全,无肝脏首关效应,生物利用度高,适用于冠心病的长期治疗
B. 硝酸异山梨酯本身药理活性差,主要的药理作用源于其活性代谢产物5-单硝酸异山梨酯
C. 硝酸甘油起效最快,舌下含服是治疗心绞痛急性发作的首选措施
D. 已使用5-磷酸二酯酶抑制剂者禁止应用
E. 为防止耐受性的发生,15min内不应重复用药

13. 患者,男性,55岁,慢性心力衰竭,目前使用沙库巴曲缬沙坦、美托洛尔、螺内酯治疗,其中美托洛尔已达到目标剂量,但心率仍≥80次/分。该患者宜联用的药物是
A. 依那普利
B. 厄贝沙坦
C. 伊伐布雷定
D. 米力农
E. 呋塞米

14. 属于抗胆碱能药物,易通过血-脑屏障,能有效预防晕动病的药物是
A. 东莨菪碱
B. 甲氧氯普胺
C. 帕洛诺司琼
D. 地塞米松
E. 劳拉西泮

15. 15mg或20mg剂量的片剂与食物同服可提高其生物利用度的药物是
A. 替格瑞洛
B. 阿哌沙班
C. 利伐沙班
D. 达比加群酯
E. 替罗非班

16. 抑制磷酸二酯酶,升高血小板内环磷酸腺苷(cAMP)浓度,抑制血小板聚集,主要用于"限有慢性动脉闭塞症诊断且明确的溃疡、间歇性跛行及严重疼痛体征的患者"的药物是
A. 氯吡格雷
B. 阿司匹林
C. 西洛他唑
D. 替格瑞洛
E. 替罗非班

17. 盐酸倍他司汀主要分布在
A. 脂肪组织
B. 皮肤
C. 肝脏
D. 脾脏
E. 肾脏

18. 可直接阻断远曲小管末端和集合小管管腔膜上的 Na^+ 通道,而减少 Na^+ 的重吸收,同时减少 K^+ 的排泌,从而产生排 Na^+、利尿、保 K^+ 作用的利尿药是
A. 美托拉宗
B. 依普利酮
C. 布美他尼
D. 氨苯蝶啶
E. 甘露醇

19. 患者,女性,58岁,既往有磺胺药物过敏史,近日体力活动后即感疲劳乏力、呼吸困难,休息后可自行缓解,下肢出现对称性凹陷性水肿、发绀,诊断为充血性心力衰竭。为减轻患者明显液体潴留,可选择的药物是
A. 呋塞米
B. 依他尼酸
C. 氢氯噻嗪
D. 布美他尼
E. 吲达帕胺

20. 肾上腺皮质激素为一类甾体激素,根据分泌部分可分为三类。关于肾上腺皮质激素的分泌部位及主要作用的描述,不正确的是
A. 糖皮质激素由束状带分泌,可调节糖、蛋白质、脂肪代谢
B. 盐皮质激素由球状带分泌,可调节水、电解质代谢
C. 孕激素由球状带分泌
D. 氮皮质激素由网状带分泌,作用于性器官
E. 雌激素和雄激素属于氮皮质激素

21. 起效快,代谢慢,维持时间长,肾功能不全者无须调整给药剂量的抗甲状腺药是
A. 甲状腺片
B. 左甲状腺素
C. 甲巯咪唑
D. 丙硫氧嘧啶
E. 卡比马唑

22. 属于长效和强效的特异性胃肠道脂肪酶抑制剂,是目前首选的口服减肥药的是
A. 奥利司他
B. 奥司他韦
C. 奥昔布宁
D. 二甲双胍
E. 特立帕肽

23. 属于碳青霉烯类药物,对革兰阴性菌、革兰阳性菌、厌氧菌均具有较强抗菌作用的是
A. 头孢他啶
B. 美罗培南
C. 头孢美唑
D. 氨曲南
E. 拉氧头孢

24. 患者,男性,24岁,有青霉素过敏性休克史,用红霉素替代治疗溶血性链球菌感染,可能出现的不良反应是
A. 尖端扭转型室性心动过速
B. 跟腱断裂
C. 牙齿永久性变色
D. 结晶尿
E. 吉海反应

25. 关于左氧氟沙星临床用药注意事项的描述,不正确的是
A. 与胺碘酮联合使用,出现 QT 间期延长和尖端扭转型室性心动过速的风险增加
B. 与含铝、镁的抗酸药合用,可干扰左氧氟沙星的吸收
C. 与非甾体抗炎药合用,可降低癫痫发作风险
D. 与华法林合用,可增加出血风险

E. 有肝毒性，可导致急性肝炎甚至致死

26. 关于奥司他韦临床应用评价的说法，错误的是
A. 奥司他韦属于前体药，可用于甲型和乙型流感的治疗
B. 1岁以上儿童可以使用奥司他韦治疗
C. 应严格掌握奥司他韦的适应证，避免使用奥司他韦预防流感
D. 治疗流感时，理想状态应在流感症状开始36h内进行治疗
E. 奥司他韦治疗流感时，成人一次75mg，一日2次，疗程5日

27. 患者，女性，孕6周，首次诊断为慢性乙型肝炎，可选用治疗的药物是
A. 干扰素
B. 利巴韦林
C. 恩替卡韦
D. 拉米夫定
E. 替诺福韦酯

28. 患者，男性，35岁，因工作需要进入疫区，不慎感染疟疾，医生处方奎宁片，患者用药后需重点关注的不良反应是
A. 吉海反应
B. 水杨酸反应
C. 锥体外系反应
D. 光敏反应
E. "金鸡纳"反应

29. 患者，女性，40岁，因发热、腹痛、腹泻、乏力1周就诊，查体：肝脾大，粪便检查可见血吸虫虫卵，诊断为血吸虫病，宜选用的治疗药物是
A. 甲苯咪唑
B. 甲硝唑
C. 噻嘧啶
D. 吡喹酮
E. 伊维菌素

30. 具有严重的神经毒性，可导致永久性的感觉异常和功能障碍，且遇冷加重的药物是
A. 卡铂
B. 顺铂
C. 奥沙利铂
D. 依托泊苷
E. 阿糖胞苷

31. 可使DNA单链断裂，不良反应常见间质性肺炎的药物是
A. 羟喜树碱
B. 博来霉素
C. 氟尿嘧啶
D. 阿糖胞苷
E. 多柔比星

32. 使用柔红霉素后最需要关注的典型不良反应是
A. 泌尿系统毒性
B. 肺毒性
C. 神经毒性
D. 心脏毒性
E. 肌毒性

33. 关于肠内营养乳剂（TPF-D）临床用药评价的说法，不正确的是
A. 为专供糖尿病患者使用的肠内全营养制剂
B. 不含牛奶蛋白，适用于对牛奶蛋白过敏的患者
C. 对乳糖有先天性不耐受的患者禁用
D. 可管饲或口服使用
E. 30℃以下，需冰冻、密闭保存

34. 不仅可促进和维持女性患者黄体功能，使黄体合成孕激素，还可使垂体功能不足的男性患者的睾丸产生雄激素，促使睾丸下降和第二性征发育的药物是
A. 聚甲酚磺醛
B. 溴隐亭
C. 绒促性素

D. 醋酸棉酚

E. 普拉睾酮

C. 伏立康唑

D. 两性霉素 B

E. 灰黄霉素

35. 通过激动子宫平滑肌中的 β₂ 受体，抑制子宫平滑肌的收缩频率和强度，用于预防早产的药物是

A. 硫酸镁

B. 利托君

C. 缩宫素

D. 垂体后叶素

E. 米索前列醇

40. 关于外用糖皮质激素的说法，错误的是

A. 具有抗炎、抗菌作用，可抑制或杀灭病原体

B. 主要用于接触性皮炎、脂溢性皮炎的治疗

C. 儿童、老年人宜选择弱效或软性糖皮质激素

D. 不宜用于皮肤溃疡或有皮肤萎缩的部位

E. 不可长期、大面积应用

36. 可用于检查眼底前的散瞳和治疗虹膜睫状体炎的眼用制剂是

A. 碘苷滴眼液

B. 硫酸阿托品眼用凝胶

C. 四环素可的松眼膏

D. 曲伏前列素滴眼液

E. 重组人干扰素 α2b 滴眼液

二、配伍选择题（共 60 题，每题 1 分。题目分为若干组，每组题目对应同一组备选项，备选项可重复选用，也可不选用。每题只有 1 个备选项最符合题意）

（41～42 题共用备选答案）

A. 喹硫平

B. 氯丙嗪

C. 阿立哌唑

D. 氟哌啶醇

E. 氯氮平

37. 既有抗心律失常作用，又有局部麻醉作用，可用于表面麻醉的药物是

A. 丁卡因

B. 普鲁卡因

C. 利多卡因

D. 倍氯米松

E. 糠酸莫米松

41. 在第一代抗精神病药中，诱发癫痫发作风险最高的药物是

42. 在第二代抗精神病药中，无便秘、尿潴留不良反应的药物是

（43～44 题共用备选答案）

A. 双氯芬酸钠

B. 氟比洛芬

C. 吲哚美辛

D. 塞来昔布

E. 对乙酰氨基酚

38. 维 A 酸乳膏可用于治疗寻常痤疮，其给药频次是

A. 每晚 1 次

B. 每日早上 1 次

C. 每日 2 次

D. 每日 3 次

E. 每日 4 次

39. 可用于治疗深部和皮下真菌感染，属于多烯类的抗真菌药物是

A. 克霉唑

B. 特比萘芬

43. 主要用于解热镇痛，但几乎没有抗炎作用的药物是

44. 属于芳基丙酸类，可减轻内脏平滑肌痛感的药物是

（45～46题共用备选答案）
A. 碳酸氢钠
B. 别嘌醇
C. 地塞米松
D. 秋水仙碱
E. 布洛芬

45. 必须在痛风性关节炎的急性炎症症状消失后方开始应用的药物是

46. 可致可逆性的维生素B_{12}吸收不良的药物是

（47～48题共用备选答案）
A. 羧甲司坦
B. 氨溴索
C. 氯化铵
D. 碘化钾
E. 乙酰半胱氨酸

47. 可用于干咳及痰不易咳出、纠正代谢性碱中毒的药物是

48. 适用于大量黏痰阻塞而引起的呼吸困难，还可用于对乙酰氨基酚中毒的解救的药物是

（49～50题共用备选答案）
A. 布地奈德
B. 沙丁胺醇
C. 噻托溴铵
D. 孟鲁司特
E. 西替利嗪

49. 长期吸入给药可能引起口腔、咽喉部的白假丝酵母菌感染，吸入后应立即漱口的药物是

50. 起效慢，可引起尿潴留、排尿困难，前列腺增生患者慎用的平喘药是

（51～52题共用备选答案）
A. 西咪替丁
B. 伏诺拉生
C. 氢氧化铝
D. 匹维溴铵
E. 艾司奥美拉唑

51. 经酸催化转换为活性形式，通过二硫键与质子泵的巯基呈不可逆的结合，从而抑制胃酸分泌的药物是

52. 无须酸的激活，可直接作用于质子泵，起效迅速，较容易达到抑酸状态的药物是

（53～55题共用备选答案）
A. 硫普罗宁
B. 葡醛内酯
C. 异甘草酸镁
D. 腺苷蛋氨酸
E. 还原型谷胱甘肽

53. 在体内可与含羟基或羧基的毒物结合，形成低毒或无毒结合物排出体外，起到解毒和保护肝脏作用的药物是

54. 可与体内过氧化物和自由基结合，保护细胞中含巯基的蛋白质和酶，参与多种外源性、内源性有毒物质减毒反应的药物是

55. 可提供巯基，与青霉胺性质相似，具有保护肝脏组织及细胞作用的药物是

（56～57题共用备选答案）
A. 美沙拉秦
B. 消旋卡多曲
C. 地衣芽孢杆菌活菌
D. 洛哌丁胺
E. 蒙脱石

56. 可用于控制急、慢性腹泻的症状，2岁以下

儿童禁用的止泻药是

57. 是一种脑啡肽酶抑制剂,具有抑制分泌的作用,能减少大便的量并缩短腹泻持续时间的药物是

(58～60题共用备选答案)
A. 胺碘酮
B. 苯妥英钠
C. 普鲁卡因胺
D. 维拉帕米
E. 普罗帕酮

58. 因其注射液中含有苯甲醇,禁用于儿童肌内注射的药物是

59. 长期使用可能出现狼疮样综合征的药物是

60. 连续应用可能出现咳嗽、呼吸困难和肺纤维化的药物是

(61～63题共用备选答案)
A. 硝普钠
B. 普萘洛尔
C. 氨氯地平
D. 依那普利
E. 氢氯噻嗪

61. 患者,女性,41岁,既往有动脉粥样硬化、冠心病,近日因心绞痛急性发作就医,血压161/93mmHg,心率122次/分。该患者宜首选的药物是

62. 患者,男性,60岁,心功能不全Ⅲ级,因急性心力衰竭伴明显肺水肿入院,血压211/110mmHg。该患者宜首选的药物是

63. 患者,女性,63岁,糖尿病病史10年,高血压病史6年,近期查体:血压164/102mmHg,尿常规示蛋白尿(+++)。该患者宜首选的药物是

(64～65题共用备选答案)
A. 阿托伐他汀
B. 氟伐他汀
C. 辛伐他汀
D. 洛伐他汀
E. 普伐他汀

64. 半衰期长,可在1天内任何时间服用的药物是

65. 与利福平合用,生物利用度可下降50%的药物是

(66～67题共用备选答案)
A. 钙通道阻滞剂
B. 抗血小板药
C. 高效利尿药
D. 醛固酮受体拮抗药
E. 正性肌力药

66. 具有预防心肌梗死,改善预后的药物是

67. 用于缓解心肌缺血和减轻心绞痛症状的药物是

(68～70题共用备选答案)
A. 华法林
B. 维生素K
C. 阿司匹林
D. 替格瑞洛
E. 氯吡格雷

68. 属于水杨酸类,直接抑制血小板COX-1的药物是

69. 属于环戊基三唑嘧啶类,直接作用于P2Y12受体的药物是

70. 属于香豆素类,可抑制肝脏合成凝血因子的药物是

(71～73题共用备选答案)
A. 凝血酶
B. 抗凝血酶Ⅲ
C. 纤溶酶原
D. 凝血因子Xa
E. 纤维蛋白

71. 达比加群酯的作用靶点是

72. 阿替普酶的作用靶点是

73. 那屈肝素钙的作用靶点是

(74～76题共用备选答案)
A. 索利那新
B. 坦索罗辛
C. 非那雄胺
D. 度他雄胺
E. 特拉唑嗪

74. 治疗良性前列腺增生症用药中,对前列腺上 α_{1A} 受体具有选择性拮抗作用的药物是

75. 治疗良性前列腺增生症用药中,对Ⅱ型 5α-还原酶具有选择性抑制作用的药物是

76. 治疗良性前列腺增生症用药中,对膀胱上的 M_3 受体具有选择性拮抗作用的药物是

(77～79题共用备选答案)
A. 普通胰岛素
B. 甘精胰岛素
C. 地特胰岛素
D. 门冬胰岛素
E. 长效胰岛素

77. 皮下注射应在餐前30min给药,静脉注射可用于抢救糖尿病酮症酸中毒的胰岛素或胰岛素类似物是

78. 既可餐前5～10min皮下注射给药,也可餐后立即给药的胰岛素或胰岛素类似物是

79. 每日1次固定时间给药,作用持续时间超过24h,无明显峰值时间的胰岛素或胰岛素类似物是

(80～82题共用备选答案)
A. 格列本脲
B. 那格列奈
C. 阿卡波糖
D. 西格列汀
E. 二甲双胍

80. 患者,男性,46岁,既往有磺胺药过敏史,近日确诊为2型糖尿病,避免使用的降糖药物是

81. 患者,男性,67岁,2型糖尿病病史10年,因叶酸及维生素 B_{12} 缺乏,血液学检查后确诊为巨幼细胞贫血,避免使用的降糖药物是

82. 患者,女性,56岁,2型糖尿病病史5年,近日因肠梗阻住院,择期手术,避免使用的降糖药物是

(83～84题共用备选答案)
A. 头孢他啶
B. 头孢吡肟
C. 头孢曲松
D. 头孢孟多
E. 头孢唑林

83. 属于第一代头孢菌素类药物,常用于围手术期预防术后切口感染的药物是

84. 属于第三代头孢菌素类药物,尤其适合用于铜绿假单胞菌感染的药物是

(85～86题共用备选答案)
A. 甲硝唑

B. 亚胺培南
C. 呋喃妥因
D. 磺胺嘧啶
E. 利奈唑胺

85. 用药期间应多喝水,以防结晶尿和结石的发生的药物是

86. 应用6个月或以上可发生弥漫性间质性肺炎或肺纤维化的药物是

(87～88题共用备选答案)
A. 氟康唑
B. 卡泊芬净
C. 氟胞嘧啶
D. 两性霉素B
E. 克霉唑

87. 主要用于诊断已经确立的深部真菌感染和作为美洲利什曼原虫病的替代治疗的药物是

88. 口服吸收差,目前主要作为局部应用的药物是

(89～90题共用备选答案)
A. 阿昔洛韦
B. 泛昔洛韦
C. 伐昔洛韦
D. 喷昔洛韦
E. 伐更昔洛韦

89. 为喷昔洛韦的前体药,生物利用度较喷昔洛韦提高至77%的药物是

90. 为更昔洛韦的前体药,口服生物利用度是更昔洛韦的10倍的药物是

(91～93题共用备选答案)
A. 纳武利尤单抗
B. 帕博利珠单抗
C. 长春新碱
D. 替莫唑胺
E. 环磷酰胺

91. 属于破坏DNA的烷化剂,主要用于多形性胶质母细胞瘤的药物是

92. 属于微管蛋白活性抑制药,仅用于静脉注射的药物是

93. 属于免疫检查点抑制剂,主要用于晚期恶性黑色素瘤二线治疗的药物是

(94～95题共用备选答案)
A. 门冬氨酸钾镁
B. 二磷酸果糖
C. 氯化钙
D. 乳酸钠
E. 氯化铵

94. 可碱化尿液,用于代谢性酸中毒的药物是

95. 可用于甲状旁腺功能亢进症术后的"骨饥饿综合征"的药物是

(96～97题共用备选答案)
A. 去氧孕烯
B. 庚酸炔诺酮
C. 孕二烯酮
D. 地屈孕酮
E. 左炔诺孕酮

96. 可与炔雌醚组成口服长效避孕药,每月口服一次,还可通过改变剂型,作为长效避孕药的药物是

97. 可与戊酸雌二醇组成注射长效避孕针,每月注射一次作用可维持30天的药物是

(98～100题共用备选答案)

A. 呋麻滴鼻液
B. 复方薄荷脑滴鼻液
C. 羟甲唑啉鼻喷剂
D. 氨溴索片
E. 度米芬含片

98. 既可抑菌，又可抑制痛觉神经和刺激腺体分泌的药物是

99. 既可抑菌，又可使鼻黏膜血管收缩的药物是

100. 具有杀菌作用，可用于咽喉炎及扁桃体炎的药物是

三、综合分析选择题（共10题，每题1分。题目分为若干组，每组题基于同一个临床情景、病例、实例或者案例的背景信息逐题展开。每题的备选项中，只有1个最符合题意）

（101～103题共用题干）
患者，女性，76岁，高血压、2型糖尿病、冠心病病史18年。4小时前家属发现患者不能唤醒，入院检查：CT见左侧大脑半球大片状低密度影，有轻度占位效应，皮质髓质分界不清；血压188/102mmHg。诊断为缺血性脑卒中、高血压3级、2型糖尿病、冠心病。

101. 为缓解脑梗死急性期意识障碍，可选用的药物是
A. 阿替普酶
B. 阿司匹林
C. 尼莫地平
D. 胞磷胆碱钠
E. 二甲双胍

102. 可促进梗死灶内及灶周微血管增多，重构缺血区微循环，并具有抗脑血栓形成和抗血小板聚集作用的药物是
A. 石杉碱甲

B. 丁苯酞
C. 尼麦角林
D. 倍他司汀
E. 加兰他敏

103. 具有较强的血管扩张作用，临床可用于急、慢性周围血管障碍的药物是
A. 尼麦角林
B. 艾地苯醌
C. 奥拉西坦
D. 胞磷胆碱钠
E. 恩他卡朋

（104～106题共用题干）
患者，女性，69岁，BMI 23kg/m²，既往有哮喘病史，47岁绝经后经常出现腰背部疼痛，活动后加重，近5年身高降低，驼背明显。就诊后检查结果：血钙1.97mmol/L，血磷1.39mmol/L，诊断为老年性骨质疏松症，医生处方唑来膦酸治疗。

104. 唑来膦酸的给药方式是
A. 一次4mg，静脉滴注给药，3～4周1次
B. 一次5mg，静脉滴注给药，1年1次
C. 一次5mg，静脉滴注给药，3年1次
D. 一次4mg，口服给药，3～4周1次
E. 一次5mg，口服给药，3年1次

105. 用药过程中，患者可能出现的不良反应不包括
A. 食管炎、消化不良
B. 肾功能损害
C. 颌骨坏死
D. 哮喘发作
E. 低钙血症

106. 首次静脉滴注唑来膦酸钠后，出现高热和肌肉酸痛等"类流感样"反应，建议对症治疗的药物是
A. 对乙酰氨基酚

B. 可待因

C. 降钙素

D. 双醋瑞因

E. 哌替啶

（107~110题共用题干）

患者，男性，52岁，BMI 27kg/m²。近日午后体温升高，一般为37~38℃之间，伴有低热、乏力、消瘦、夜间盗汗等全身症状和咳嗽、咯血等呼吸系统表现，确诊为肺结核，肝、肾功能正常。医生处方异烟肼、利福平、乙胺丁醇进行初步治疗。

107. 联合用药时，需重点关注的不良反应是

A. 肝毒性

B. 骨髓抑制

C. 听力缺陷

D. 双硫仑样反应

E. 低血糖

108. 关于异烟肼临床应用评价的描述，不正确的是

A. 精神病和癫痫的患者禁止使用

B. 为了避免耐药性，异烟肼用于结核病的预防和治疗时都不可以单独使用

C. 可导致变态反应，且多发生在用药后3~7周

D. 与对乙酰氨基酚合用，导致肝肾毒性增加

E. 与含铝抗酸药合用，异烟肼血药浓度降低

109. 用药过程中出现的与利福平有关的不良反应是

A. 肌力减退、反射减弱、共济失调等周围神经炎

B. 畏寒、呼吸困难等类流感综合征

C. 视物模糊、眼痛等球后视神经炎

D. 急性痛风

E. 皮肤发热、拉紧感

110. 乙胺丁醇的给药方式是

A. 结核初治，5mg/kg，顿服

B. 结核初治，5mg/kg，1日2次

C. 结核初治，15mg/kg，顿服

D. 结核初治，15mg/kg，1日2次

E. 结核初治，15mg/kg，1日3次

四、多项选择题（共10题，每题1分。每题的备选项中，有2个或2个以上符合题意，错选、少选均不得分）。

111. 关于阿片类镇痛药的药物相互作用的说法，正确的有

A. 与阿托品合用，可加重便秘，还可加重麻痹性肠梗阻和尿潴留危险

B. 与硫酸镁合用，可减弱呼吸抑制和低血压风险

C. 与甲氧氯普胺合用，使甲氧氯普胺效应减低

D. 与单胺氧化酶抑制剂合用，可发生严重的不良反应

E. 广谱抗生素诱发的假膜性肠炎，出现严重水样泻时，不宜应用阿片类镇痛药

112. 关于非甾体抗炎药（NSAIDs）的药物相互作用，说法正确的有

A. NSAIDs与β受体拮抗剂合用，可使β受体拮抗剂的抗高血压作用增强

B. NSAIDs可降低环孢素的肾毒性，两者合用可增强疗效

C. 应用苯巴比妥的患者，长期应用对乙酰氨基酚可增加肝毒性的危险

D. 布洛芬可增加地高辛、甲氨蝶呤、口服降糖药的血药浓度

E. 除塞来昔布、萘丁美酮外，NSAIDs与肝素等抗凝血药合用可增加出血风险

113. 阿托品属于抗胆碱药，其临床应用包括

A. 抗休克

B. 缓解内脏绞痛

C. 治疗缓慢型心律失常

D. 全身麻醉前给药

E. 解救有机磷酸酯类农药中毒

114. 具有长效性和平稳性，每日只需给药一次的钙通道阻滞剂有
A. 氨氯地平片
B. 拉西地平片
C. 乐卡地平片
D. 硝苯地平控释片
E. 硝苯地平片

115. 外周血白细胞数持续低于 $3.5×10^9/L$ 称为白细胞减少症，可升高白细胞计数的药物有
A. 艾曲泊帕乙醇胺
B. 小檗胺
C. 司坦唑醇
D. 重组人促红素
E. 利可君

116. 关于利尿药的说法，正确的有
A. 甘露醇应静脉滴注给药，若析出结晶，则不可再使用
B. 甘油果糖起效缓慢，作用维持时间长，无反跳现象
C. 螺内酯为保钾利尿药中作用最强的药物
D. 呋塞米可作为原发性高血压的一线用药
E. 氢氯噻嗪具有抗利尿作用，可用于治疗尿崩症

117. 患者，女性，28岁，孕7周，诊断为甲状腺功能减退症，使用左甲状腺素钠片治疗。对该患者的用药指导，正确的有
A. 妊娠期妇女禁止使用左甲状腺素
B. 哺乳期妇女使用适量甲状腺素对婴儿无影响
C. 起效较慢，几周后才能达到最高疗效
D. 停药后药物作用仍能存在几周
E. 超过60岁的老年患者使用剂量比年轻人低25%

118. 氨基糖苷类药物的不良反应有
A. 耳蜗神经功能障碍
B. 肾小管肿胀
C. 心肌抑制
D. 过敏反应
E. 骨髓抑制

119. 患者，男性，34岁，由于严重痤疮，正在使用米诺环素辅助治疗。关于四环素类药物的相关知识点，描述不正确的有
A. 四环素类药物尤其适用于立克次体、衣原体、支原体感染
B. 多西环素可导致牙齿黄染、二重感染和光敏感性
C. 碳酸氢钠、镁剂会减少四环素类药物的吸收
D. 渗透进入组织与体液的程度为米诺环素＜多西环素＜四环素
E. 抗菌作用机制是与核糖体的50S亚基结合，影响蛋白质的合成

120. 属于表皮生长因子受体（EGFR）酪氨酸激酶抑制剂的药物有
A. 吉非替尼
B. 舒尼替尼
C. 厄洛替尼
D. 奥希替尼
E. 伊马替尼

临考决胜卷（三）

一、最佳选择题（共40题，每题1分，每题的备选项中，只有1个最符合题意）

1. 水溶性他汀类药物能够选择性抑制肝脏合成胆固醇，而对肾上腺、性腺、心脏、大脑等部位的胆固醇合成影响极低，既有效降低了血清胆固醇水平，又减少了肝脏以外组织不良反应的发生。水溶性较强的他汀类药物是
   A. 洛伐他汀
   B. 普伐他汀
   C. 辛伐他汀
   D. 氟伐他汀
   E. 阿托伐他汀

2. 患者，男性，58岁，诊断为溃疡性结肠炎，使用柳氮磺吡啶治疗。使用该药物期间建议该患者补充
   A. 维生素K
   B. 钙
   C. 维生素B_6
   D. 叶酸
   E. 维生素C

3. 以下CCB类药物均可每日1次给药，除了
   A. 氨氯地平
   B. 左旋氨氯地平
   C. 硝苯地平
   D. 乐卡地平
   E. 拉西地平

4. 患者，男性，67岁，诊断为高胆固醇血症。使用辛伐他汀治疗，服用该药的时间最好是
   A. 早餐前
   B. 早餐后
   C. 中午
   D. 下午
   E. 晚上

5. 属于血管紧张素受体脑啡肽酶抑制剂，可用于射血分数降低的慢性心力衰竭患者的药物是
   A. 米力农
   B. 地高辛
   C. 依那普利
   D. 伊伐布雷定
   E. 沙库巴曲缬沙坦

6. LMWHs的效价U均指
   A. 抗因子Ⅱa的活性
   B. 抗因子Ⅸa的活性
   C. 抗因子Ⅹa的活性
   D. 抗因子Ⅺa的活性
   E. 抗因子Ⅻa的活性

7. 对小肠和结肠平滑肌无明显作用的促胃肠动力药是
   A. 多潘立酮
   B. 甲氧氯普胺
   C. 西沙必利
   D. 伊托必利
   E. 莫沙必利

8. 使用阿片类镇痛药时，应规避不利的应用方法，以下叙述错误的是
   A. 皮下或肌内注射时，患者应卧床休息一段时间
   B. 当休克患者血压偏低，外周毛细血管流通不畅时，可考虑皮下注射
   C. 硬膜外与蛛网膜下腔给药不得使用含防腐剂的制剂
   D. 门诊患者按需以选用本类药与对乙酰氨基酚等非甾体抗炎药组成的复方制剂为宜

E. 哌替啶不适用于癌性疼痛治疗

9. 患者,男性,79岁。诊断为帕金森病,医生开具药物治疗。患者用药4天后发现小便变为红棕色,可能应用的药物是
A. 苯海索
B. 恩他卡朋
C. 金刚烷胺
D. 卡比多巴
E. 司来吉兰

10. 可待因是前体药,需经肝药酶转化为吗啡而发挥镇痛作用,参与转化的肝药酶是
A. CYP1A2
B. CYP3A4
C. CYP2C9
D. CYP2D6
E. CYP2C19

11. 患者,男性,42岁。因关节痛就诊,诊断为痛风,既往肾结石病史,医生在开具治疗药物时应避免的是
A. 非布司他
B. 苯溴马隆
C. 秋水仙碱
D. 别嘌醇
E. 碳酸氢钠

12. 在雾化过程中,下列雾化液或药粉接触到患者的眼睛,可导致眼睛疼痛、结膜充血的药物是
A. 噻托溴铵
B. 特布他林
C. 布地奈德
D. 沙美特罗
E. 氨溴索

13. 与雷尼替丁合用时,普萘洛尔的作用时间延长,是因为雷尼替丁
A. 减少肾血流量
B. 促进利多卡因吸收
C. 减少肝血流量
D. 有药效上的协同作用
E. 抑制肝药酶

14. 用维生素 B_{12} 治疗巨幼细胞贫血48小时内应该监测的电解质是
A. 钠
B. 钾
C. 锂
D. 钙
E. 锌

15. 吲达帕胺发挥利尿作用用于治疗原发性高血压时,用药时间最好为
A. 每天早晨
B. 每天中午
C. 每天下午
D. 每天晚上
E. 每天睡前

16. 对于膀胱过度活动症伴有或不伴有急迫性尿失禁的药物治疗应首选
A. A型肉毒毒素
B. β_3 肾上腺受体激动剂
C. M受体拮抗药
D. α_1 受体拮抗药
E. 5α-还原酶抑制剂

17. 某些慢性疾病使用泼尼松长期治疗,为减少外源性激素对下丘脑-垂体-肾上腺皮质轴的抑制,推荐的给药时间是
A. 上午8时左右
B. 中午12时左右
C. 下午4时左右
D. 睡前
E. 晚餐前

18. 作用持续时间长达42h,且无血药浓度峰值的胰岛素/胰岛素类似物是

A. 重组人胰岛素
B. 门冬胰岛素
C. 甘精胰岛素
D. 德谷胰岛素
E. 赖脯胰岛素

19. 单用可引起低血糖的口服降糖药是
A. 二甲双胍
B. 阿卡波糖
C. 罗格列酮
D. 格列美脲
E. 西格列汀

20. 关于阿糖腺苷使用的叙述,错误的是
A. 即配即用,配得的溶液不可冷藏以免析出结晶
B. 注射部位疼痛,必要时可加盐酸利多卡因注射液解除疼痛症状
C. 不可与含钙的溶液配伍
D. 可与蛋白质溶液配伍输注
E. 不宜与别嘌呤醇合用

21. 由于长期使用质子泵抑制剂而引起的不良反应是
A. 精神障碍
B. 血清催乳素升高
C. 呃逆、腹胀
D. 骨折
E. 便秘

22. 头孢菌素为时间依赖性抗菌药物,血浆半衰期较短,几乎无抗生素后效应,抗菌活性与细菌接触药物的时间长短密切相关,头孢菌素显示满意的杀菌效果需 %T＞MIC 至少达到
A. 30%～40%
B. 40%～50%
C. 50%～60%
D. 60%～70%
E. 70%～80%

23. 氨基糖苷类抗菌药物的特点是
A. 快速杀菌,对静止期细菌也有较强的作用
B. 无浓度依赖性
C. 无抗菌后效应
D. 碱性环境中抗菌活性减弱
E. 无初次接触效应

24. 患者,男性,11 岁,体重 35kg。因过敏性鼻炎遵医嘱服用氯雷他定,正确的用法用量为
A. 一日 1 次,一次 5mg
B. 一日 2 次,一次 5mg
C. 一日 1 次,一次 10mg
D. 一日 2 次,一次 10mg
E. 氯雷他定禁用于 12 岁以下儿童

25. 伊曲康唑与肝药酶的关系是
A. CYP3A4 酶的抑制剂
B. CYP3A4 酶的诱导剂
C. 伊曲康唑主要经 CYP1A2 酶代谢
D. 伊曲康唑主要经 CYP2C9 酶代谢
E. 伊曲康唑主要经 CYP3A5 酶代谢

26. 关于索磷布韦维帕他韦使用的叙述,错误的是
A. 用于初治和复治的非肝硬化及肝硬化患者,不需要联合使用利巴韦林
B. 肝功能不全患者需调整给药剂量
C. 轻度或中度肾功能损害患者无需调整剂量
D. 头痛、疲劳和恶心是接受 12 周药物治疗患者最常见不良事件
E. 开始治疗前应对所有患者进行当前或既往乙型肝炎病毒(HBV)感染迹象检测

27. 大剂量连续服用可出现叶酸缺乏症状的药物是
A. 氯喹
B. 伯氨喹
C. 甲苯咪唑
D. 乙胺嘧啶
E. 青蒿素

28. 依托泊苷注射液不得用于儿童肌内注射,这是因为含有
A. 甲醇
B. 乙醇
C. 乙酸
D. 苯甲醇
E. 乙酸乙酯

29. 属于细胞周期特异性药物的是
A. 柔红霉素
B. 奥沙利铂
C. 甲氨蝶呤
D. 氟尿嘧啶
E. 长春碱

30. 属于抗雄激素类的抗肿瘤药是
A. 炔雌醇
B. 他莫昔芬
C. 阿那曲唑
D. 丙酸睾酮
E. 氟他胺

31. 对外周神经系统有较大毒性的药物是
A. 5-氟尿嘧啶
B. 甲氨蝶呤
C. 喜树碱
D. 巯嘌呤
E. 长春新碱

32. 阿托品药理作用较强,应用时需关注其剂量,对于儿童而言,其最低致死量为
A. 10mg
B. 30mg
C. 80mg
D. 100mg
E. 130mg

33. 一般补钾速度不超过
A. 0.75mg/min
B. 0.75mg/h
C. 0.75g/min
D. 0.75g/h
E. 0.75g/d

34. 以肠内营养乳剂(TPF-D)作为唯一营养来源的患者,推荐剂量为一日
A. 10mL/kg
B. 20mL/kg
C. 30mL/kg
D. 40mL/kg
E. 50mL/kg

35. 依赖性小,不引起戒断反应和反跳性失眠,但可能发生催乳素水平升高和睾丸素水平下降的镇静催眠药是
A. 地西泮
B. 佐匹克隆
C. 雷美替胺
D. 唑吡坦
E. 戊巴比妥

36. 在治疗过程中同时使用糖皮质激素可能抑制其作用;同时使用非雄激素类固醇可进一步促进生长速度的是
A. 生长抑素
B. 生长激素
C. 甲状腺素
D. 胰岛素
E. 性激素

37. 患者,男性,37岁,因反酸、烧心,拟进行胃镜检查。胃镜检查前,用于表面麻醉和润滑的局部麻醉药是
A. 普鲁卡因
B. 西地碘
C. 利多卡因
D. 布地奈德
E. 丁卡因

38. 炎性痤疮首选的外用抗菌用药是

A. 壬二酸
B. 红霉素
C. 林可霉素
D. 夫地西酸
E. 过氧苯甲酰

39. 下列选项中，不属于糖皮质激素的药理作用的是
A. 抗过敏
B. 抗休克
C. 抗病毒
D. 抗炎
E. 免疫抑制

40. 关于碘剂作用的说法，正确的是
A. 小剂量抑制甲状腺激素的合成，大剂量抑制甲状腺激素的释放
B. 大剂量促进甲状腺激素的合成，小剂量促进甲状腺激素的释放
C. 小剂量促进甲状腺激素的合成，大剂量促进甲状腺激素的释放
D. 小剂量促进甲状腺激素的合成，也促进甲状腺激素的释放抑制
E. 小剂量促进甲状腺激素的合成，大剂量抑制甲状腺激素的释放

二、配伍选择题（共60题，每题1分。题目分为若干组，每组题目对应同一组备选项，备选项可重复选用，也可不选用。每题只有1个备选项最符合题意）

（41～43题共用备选答案）
A. 1周
B. 2周
C. 3周
D. 4周
E. 5周

41. 停用氟西汀后需间隔多长时间才能换用吗氯贝胺

42. 停用帕罗西汀后需间隔多长时间才能换用吗氯贝胺

43. 停用吗氯贝胺后需间隔多长时间才能换用氟西汀

（44～46题共用备选答案）
A. 吡拉西坦
B. 倍他司汀
C. 多奈哌齐
D. 丁苯酞
E. 尼麦角林

44. 在临床主要用于内耳眩晕症，亦可用于脑动脉硬化、缺血性脑血管疾病及高血压所致直立性眩晕、耳鸣的药物是

45. 主要用于治疗轻、中度急性缺血性脑卒中的药物是

46. 主要用于急、慢性脑血管疾病和代谢性脑供血不足的药物是

（47～49题共用备选答案）
A. 丙磺舒
B. 阿司匹林
C. 秋水仙碱
D. 别嘌醇
E. 塞来昔布

47. 可抑制磷脂酶 A_2，减少单核细胞和中性粒细胞释放前列腺素和白三烯的药物是

48. 抑制黄嘌呤氧化酶，阻止次黄嘌呤和黄嘌呤代谢为尿酸，减少尿酸生成的药物是

49. 抑制近端肾小管对尿酸盐的重吸收，使尿酸排出增加，减少尿酸沉积的药物是

（50～51题共用备选答案）

A. 甲氨蝶呤
B. 柳氮磺吡啶
C. 来氟米特
D. 羟氯喹
E. 金制剂

50. 主要抑制合成嘧啶的二氢乳清酸脱氢酶使活化淋巴细胞的生长受抑的药物是

51. 抑制细胞内二氢叶酸还原酶，使嘌呤合成受抑，同时具抗炎作用的药物是

（52～54题共用备选答案）
A. 甲氧氯普胺
B. 多潘立酮
C. 奥美拉唑
D. 莫沙必利
E. 伊托必利

52. 既可拮抗多巴胺D_2受体，又能抑制乙酰胆碱酯酶活性的药物是

53. 禁止与红霉素或其他可能会延长QT间期的CYP3A4酶强效抑制剂合用的是

54. 主要不良反应为锥体外系反应的是

（55～56题共用备选答案）
A. 愈创甘油醚
B. 氨溴索
C. 糜蛋白酶
D. 氯化铵
E. 羧甲司坦

55. 雾化吸入给药时，患者经常性吸入可能导致气管上皮鳞状化生，并偶可致过敏反应的黏痰溶解剂是

56. 镰状细胞贫血患者使用时可引起缺氧或酸中毒的祛痰药是

（57～59题共用备选答案）
A. 塞来昔布
B. 阿司匹林
C. 吲哚美辛
D. 对乙酰氨基酚
E. 尼美舒利

57. 有心肌梗死病史或脑卒中病史者禁用的药物是

58. 血友病或血小板减少症患者禁用的药物是

59. 癫痫、帕金森病及精神疾病患者禁用的药物是

（60～61题共用备选答案）
A. 达格列净
B. 考来烯胺
C. 氢氯噻嗪
D. 阿托品
E. 苯妥英钠

60. 可用于治疗地高辛中毒引起的快速型心律失常的药物是

61. 可用于治疗地高辛中毒引起的心动过缓和传导阻滞的药物是

（62～64题共用备选答案）
A. 华法林
B. 肝素
C. 氯吡格雷
D. 达比加群酯
E. 利伐沙班

62. 可与奥美拉唑发生相互作用而降低临床有效性的药物是

63. 过量所致的出血可用依达赛珠单抗解救的药物是

64. 过量所致的出血可用鱼精蛋白解救的药物是

(65～67题共用备选答案)
A. 建议首次剂量300mg,嚼碎后服用以快速吸收,以后每天75～100mg维持
B. 每天75～150mg
C. 每天100～200mg
D. 每天75～100mg
E. 发病后尽早服用阿司匹林150～300mg/d

65. 患者,男性,42岁,用于该患者降低急性心肌梗死发病风险时,阿司匹林的用法用量为

66. 患者,女性,55岁,用于该患者脑卒中的二级预防时,阿司匹林的用法用量为

67. 患者,男性,49岁,用于该患者降低稳定型和不稳定型心绞痛发病风险时,阿司匹林的用法用量为

(68～70题共用备选答案)
A. 托拉塞米
B. 氨苯蝶啶
C. 依普利酮
D. 吲达帕胺
E. 甘油果糖

68. 属于醛固酮受体拮抗药的是

69. 属于肾小管上皮Na^+通道阻滞剂的是

70. 属于渗透性利尿药的是

(71～73题共用备选答案)
A. 格列吡嗪
B. 格列齐特
C. 格列喹酮
D. 胰岛素
E. 罗格列酮

71. 空腹血糖较高者可选用

72. 糖尿病合并轻、中度肾功能不全者可选用

73. 糖尿病合并心血管疾病者可选用

(74～76题共用备选答案)
A. 四环素类、大环内酯类、林可霉素类、利福平等
B. 氯霉素、磺胺类药、异烟肼、甲硝唑、氟康唑等
C. 某些第三代头孢菌素、乙胺丁醇、氨苄西林、青霉素G等
D. 红霉素等大环内酯类、氯霉素、喹诺酮类、利福平、甲氧苄啶等
E. 林可霉素类、磷霉素、复方磺胺甲噁唑

74. 在骨组织中有较高的浓度或可达治疗水平的抗菌药物有

75. 分泌至胆汁中的药物浓度较高的抗菌药物有

76. 可以透过正常血-脑屏障进入脑脊液中的抗菌药物有

(77～79题共用备选答案)
A. 两性霉素B
B. 氟胞嘧啶
C. 伊曲康唑
D. 万古霉素
E. 卡泊芬净

77. 抑制真菌中由细胞色素P450介导的14α-甾醇去甲基化,从而抑制真菌细胞膜主要固醇类——麦角固醇的生物合成,损伤真菌细胞膜并改变其通透性,以致细胞内重要物质摄取受影响或流失而使真菌死亡的是

78. 通过与敏感真菌细胞膜上的甾醇(主要

为麦角固醇)相结合,引起细胞膜的通透性改变,导致细胞内重要物质如钾离子、核苷酸和氨基酸等外漏,从而破坏细胞的正常代谢抑制其生长的是

79. 通过非竞争性抑制 β-(1,3)-D-糖苷合成酶,从而破坏真菌细胞壁糖苷合成的是

(80～82题共用备选答案)
A. 拉米夫定(LAM)
B. 替比夫定(LdT)
C. 恩替卡韦(ETV)
D. 阿德福韦酯(ADV)
E. 替诺福韦酯(TDF)

80. 对于妊娠期间首次诊断CHB的患者,可以使用的抗病毒药物是

81. 抗病毒治疗期间意外妊娠的患者,若正在服用恩替卡韦,可不终止妊娠,建议更换为

82. 若正在接受IFN-α治疗的乙肝患者意外妊娠,建议向妊娠妇女和家属充分告知风险,由其决定是否继续妊娠,若决定继续妊娠则要换用

(83～85题共用备选答案)
A. 西司他丁
B. 亚胺培南
C. 厄他培南
D. 美罗培南
E. 克拉维酸

83. 对大多数肠杆菌科细菌和厌氧菌有活性,但对铜绿假单胞菌、不动杆菌及革兰阳性菌(尤其是肠球菌和耐青霉素肺炎球菌)的活性不及其他碳青霉烯类药物的是

84. 治疗可能引起中枢神经系统毒性,包括精神状态改变、肌阵挛和癫痫发作,故不应用于治疗脑膜炎的是

85. 可用于中、重度细菌性感染,半衰期长,可以一日1次给药的是

(86～87题共用备选答案)
A. 碘苷滴眼剂
B. 毛果芸香碱滴眼液
C. 噻吗洛尔滴眼剂
D. 氧氟沙星滴眼剂
E. 托吡卡胺滴眼剂

86. 通过激动M胆碱受体使瞳孔缩小,视近物清楚的药物是

87. 为嘧啶类抗病毒药,抑制病毒DNA中胸腺嘧啶核苷的合成的药物是

(88～90题共用备选答案)
A. 曲妥珠单抗
B. 利妥昔单抗
C. 贝伐珠单抗
D. 帕博利珠单抗
E. 英夫利昔单抗

88. 治疗转移性结直肠癌宜选用的单克隆抗体是

89. 治疗非霍奇金淋巴瘤宜选用的单克隆抗体是

90. 治疗乳腺癌宜选用的单克隆抗体是

(91～93题共用备选答案)
A. 主要经肝脏清除
B. 经肝、肾双途径清除
C. 主要经肾脏排泄
D. 主要经呼吸道排泄
E. 主要经皮肤排泄

91. 大环内酯类的主要清除途径是

92. 头孢哌酮的主要清除途径是

93. 氨基糖苷类的主要排泄途径是

（94～95题共用备选答案）

A. 口服1日4～8mg，连服5～10日

B. 口服，1次10～20mg，每4～8小时1次，连用2～3日；血止后每隔3日递减1/3剂量，直至维持量每日100mg，连续用药至血止后21日停药

C. 于月经后半周期（撤药性出血的第16～25日）开始口服，1次10mg，1日1次，连用10～14日，酌情应用3～6个周期

D. 1日30mg，连服6个月

E. 1次100mg，1日3次；或1次口服500mg，1日1～2次

94. 甲羟孕酮口服用于功能性闭经的用法用量是

95. 甲羟孕酮口服用于功能失调性子宫出血（功血）止血的用法用量是

（96～98题共用备选答案）

A. 短效口服避孕药

B. 长效避孕药

C. 事后避孕药

D. 女性用阴道杀精药

E. 男用避孕药

96. 左炔诺孕酮属于

97. 米非司酮属于

98. 壬苯醇醚属于

（99～100题共用备选答案）

A. 煤焦油

B. 地蒽酚

C. 卡泊三醇

D. 阿维A酯

E. 他扎罗汀

99. 能抑制皮肤角质形成细胞的过度增生和诱导其分化的是

100. 通过角蛋白表达正常化，促进角朊细胞末端分化的是

三、综合分析选择题（共10题，每题1分。题目分为若干组，每组题基于同一个临床情景、病例、实例或者案例的背景信息逐题展开。每题的备选项中，只有1个最符合题意）

（101～104题共用题干）

患者，男性，68岁，诊断为冠心病，经皮冠状动脉介入术置入支架。医生给予氯吡格雷、阿司匹林抗血小板治疗。

101. 氯吡格雷抗血小板作用明显降低的人群是

A. 超快代谢型患者

B. 快代谢型患者

C. 中间代谢型患者

D. 慢代谢型患者

E. 完整功能代谢型患者

102. 关于氯吡格雷使用的描述，错误的是

A. 从单次负荷量300mg开始，然后以75mg，每日1次连续服药

B. 在常规服药时间的12小时内漏服，应立即补服一次标准剂量，并按照常规服药时间服用下一次剂量

C. 超过常规服药时间的12小时后漏服，应在下次常规服药时间服用加倍剂量

D. 发现氯吡格雷抗血小板作用不足者可进行代谢酶基因型检测

E. 治疗过程中需要重点关注是否有出血现象

103. 近日，患者诊断为胃溃疡，需要使用抑酸药。但氯吡格雷说明书不推荐氯吡格雷与奥美拉唑联合使用，因为两者竞争共同的肝药酶。该肝药酶是
A. CYP2B6
B. CYP2C19
C. CYP2D6
D. CYP2E1
E. CYP1A2

104. 对氯吡格雷作用影响最小的PPI是
A. 奥美拉唑
B. 艾司奥美拉唑
C. 右兰索拉唑
D. 兰索拉唑
E. 泮托拉唑

（105～107题共用题干）
患者，男性，60岁，BMI 28kg/m²，慢性心力衰竭病史5年，2型糖尿病病史2年，未规律治疗，经体育锻炼及饮食控制，血糖未达标，体检肝、肾功能正常。

105. 患者首选的降糖药物是
A. 二甲双胍
B. 阿卡波糖
C. 格列美脲
D. 达格列净
E. 罗格列酮

106. 为了更好地耐受，首选药物的给药时间是
A. 早晨空腹服药
B. 三餐后服药
C. 睡前服药
D. 随三餐分次服用
E. 两餐间服药

107. 首选药物的典型不良反应是
A. 磺胺样过敏反应
B. 体重增加
C. 腹泻、腹痛、食欲减退
D. 腹痛、腹胀、排气增加、肠鸣响
E. 生殖泌尿道感染

（108～110题共用题干）
患者，男性，48岁。因发作性喘息3个月就诊，发作时憋喘、全身大汗、全身发绀、端坐不能平卧，肺部可闻及哮鸣音。诊断为支气管哮喘，静脉滴注地塞米松。

108. 患者支气管哮喘急性发作，此时应给予的治疗是
A. 吸入沙美特罗
B. 口服孟鲁司特
C. 吸入噻托溴铵
D. 吸入沙丁胺醇
E. 吸入布地奈德

109. 药师应教育患者不得擅自增加用药剂量，否则可导致心律不齐，这是因为出现了严重的
A. 低镁血症
B. 低钙血症
C. 高钠血症
D. 高钾血症
E. 低钾血症

110. 现用"沙美特罗/氟替卡松 50/250"每次1吸，每日2次，已4个月，症状缓解。近2周来，每周均有1次发作。此时应采取的最佳措施是
A. 改用地塞米松静注
B. 改用泼尼松口服
C. 加用抗IgE治疗
D. 加用白三烯受体拮抗剂
E. 碳酸氢钠口服

四、多项选择题（共10题，每题1分。每题的备选项中，有2个或2个以上符合题意，错选、少选均不得分）。

111. 下列禁止使用四环素类的人群有
A. 妊娠期妇女
B. 近期准备怀孕的妇女
C. 8岁以下儿童
D. 有四环素类药物过敏史者
E. 老年人

112. 属于β-内酰胺酶抑制剂的有
A. 克拉维酸
B. 舒巴坦
C. 他唑巴坦
D. 阿维巴坦
E. 西司他丁

113. 奥司他韦不仅可用于治疗甲型和乙型流感，还可作为甲型和乙型流感的预防用药。关于奥司他韦的预防性应用，说法正确的有
A. 可用于成人和13岁及以上青少年的甲型和乙型流感的预防
B. 流感预防时的推荐剂量为1次75mg，1日1次，至少7日
C. 流感预防应在密切接触后2日内开始用药
D. 奥司他韦可在流感高发季节代替流感疫苗
E. 三价灭活流感疫苗可以在服用奥司他韦前后的任何时间使用

114. 患者，男性，59岁，诊断为急性心绞痛，医生处方硝酸甘油片舌下含服，药师应交代的注意事项包括
A. 服药时尽量采取坐、卧位
B. 口腔黏膜干燥者先用水润湿口腔后再舌下含服
C. 服药后可能出现头痛、面部潮红
D. 咳嗽是典型的不良反应
E. 如15min内给药总量达3片后，症状仍不能缓解，应及时就医

115. 可减少青霉素类抗菌药的肾小管分泌而延长其血浆半衰期的药物有
A. 丙磺舒
B. 阿司匹林
C. 吲哚美辛
D. 保泰松
E. 磺胺类

116. 可以抗良性前列腺增生症的药物有
A. α受体激动剂
B. M胆碱受体激动剂
C. α_1受体拮抗剂
D. 5α-还原酶抑制剂
E. 5型磷酸二酯酶抑制剂

117. 关于微生态制剂的作用特点的描述，正确的有
A. 抑制肠内有害菌，维持人体微生态平衡
B. 维持正常肠蠕动，缓解便秘
C. 可用于肠道菌群失调引起的腹泻
D. 促进机体对营养物的消化
E. 只可用于腹泻，对便秘无效

118. 关于异烟肼的叙述，正确的有
A. 对结核分枝杆菌选择性高，作用强
B. 对繁殖期和静止期的结核分枝杆菌均有作用
C. 对细胞内的结核分枝杆菌无作用
D. 易产生耐药性
E. 为肝药酶抑制剂

119. 熊去氧胆酸的禁忌证有
A. 妊娠及哺乳期妇女
B. 严重肝功能不全者
C. 胆道完全梗阻者
D. 急性胆囊炎、胆管炎
E. 胆结石钙化者出现胆管痉挛

120. 抗早产药可松弛子宫平滑肌，抑制其收缩，有利于胎儿在体内安全生长，防治早产。关于抗早产药的说法，正确的有
A. 利托君、硫酸镁均为抗早产药
B. 利托君为肾上腺素β_2受体激动剂

C. 硫酸镁能直接抑制子宫平滑肌的动作电位，使宫缩频率减少
D. 早产指妊娠在 28～37 周之间结束
E. 利托君的保胎作用机制是使腺苷酸环化酶的活性降低

临考决胜卷（四）

一、最佳选择题（共 40 题，每题 1 分，每题的备选项中，只有 1 个最符合题意）

1. 可以将胆固醇带到肝脏进行分解代谢，从而降低血液中的胆固醇含量的是
   A. LDL
   B. IDL
   C. VLDL
   D. HDL
   E. 甘油三酯

2. NSAIDs 解热的作用机制是
   A. 作用于外周，使 PG 合成减少
   B. 抑制内热源的释放
   C. 抑制中枢前列腺素的合成
   D. 抑制缓激肽的生成
   E. 使体温调节失灵

3. 禁用于冠状动脉旁路移植手术（CABG）围手术期疼痛治疗的是
   A. 尼美舒利
   B. 美洛昔康
   C. 塞来昔布
   D. 依托考昔
   E. 双氯芬酸

4. 痛风急性发作期禁用抑制尿酸生成药的原因是
   A. 加速尿酸形成
   B. 增加 PGI_2 表达
   C. 促进炎性因子表达
   D. 增加细胞液渗出
   E. 可加重关节炎急性期症状

5. 适用于 COPD 治疗的 M 胆碱受体拮抗剂是
   A. 阿托品
   B. 孟鲁司特
   C. 沙美特罗
   D. 噻托溴铵
   E. 沙丁胺醇

6. 可作为某些结缔组织病，如系统性红斑狼疮、皮肌炎（多肌炎）等疾病的首选治疗药物的是
   A. 非甾体抗炎药
   B. 柳氮磺吡啶
   C. 甲氨蝶呤
   D. 来氟米特
   E. 糖皮质激素

7. 米索前列醇的常见不良反应不包括
   A. 腹部绞痛
   B. 便秘
   C. 皮疹
   D. 头痛
   E. 头晕

8. 支气管哮喘是常见的呼吸系统疾病，常用的平喘药有 $β_2$ 受体激动剂、M 胆碱受体拮抗剂、黄嘌呤类、白三烯受体拮抗剂和吸入性肾上腺糖皮质激素等。关于平喘药的说法，错误的是
   A. 吸入性肾上腺糖皮质激素可引起口腔及咽喉部念珠菌定植与感染（鹅口疮）、声音嘶哑等
   B. M 胆碱受体拮抗剂长期使用容易产生耐药性，可引起口腔干燥与苦味
   C. 哺乳期妇女使用沙丁胺醇时，早产儿会出现暂时性低血糖
   D. 孟鲁司特适用于 15 岁及以上哮喘患者的预防和长期治疗，包括预防白天和夜间的哮喘症状，治疗对阿司匹林敏感的哮喘以及预防运动诱发的支气管哮喘

E. 白三烯受体拮抗剂起效缓慢,一般连续应用4周才见疗效,且有蓄积性,仅适用于轻、中度哮喘和稳定期的控制

9. 患者,女性,18个月,腹泻。禁用的药品是
A. 双八面体蒙脱石散
B. 双歧三联活菌胶囊
C. 洛哌丁胺胶囊
D. 地衣芽孢杆菌胶囊
E. 口服补液盐

10. 几乎完全经粪便排泄的ARB药物是
A. 坎地沙坦
B. 奥美沙坦
C. 氯沙坦
D. 缬沙坦
E. 替米沙坦

11. 属于长效的苯二氮䓬类镇静催眠药的是
A. 艾司唑仑
B. 三唑仑
C. 夸西泮
D. 拉莫三嗪
E. 唑吡坦

12. 不属于骨化三醇药理作用的是
A. 促进肠细胞的钙转运
B. 可促进细胞大量合成钙结合蛋白
C. 是钙在肠道中被主动吸收的调节剂
D. 与肠壁细胞内的胞质受体结合
E. 抑制肠钙入血

13. 与肝素比较,低分子量肝素的特点不包括
A. 皮下给药时,生物利用度高于普通肝素
B. 可以1日仅给药1次或2次,且可在门诊给药
C. 发生肝素诱导的血小板减少症(HIT)的风险较高
D. 给药相对容易且不会通过胎盘,因此其为妊娠期首选的抗凝药

E. 骨质疏松发生率较低

14. 患者,男性,51岁,长期口服阿司匹林。为减少手术中和手术后出血风险,该患者择期手术前需提前停用阿司匹林的时间是
A. 1～3天
B. 4～6天
C. 7～10天
D. 11～15天
E. 16～20天

15. 氢氯噻嗪的主要作用部位在
A. 近曲小管
B. 集合管
C. 髓袢升支
D. 髓袢升支粗段
E. 远曲小管近端

16. 患者,女性,孕8周,诊断为"甲状腺功能减退症",给予左甲状腺素钠片治疗。对该患者的用药指导,错误的是
A. 孕期甲减可能对胎儿造成不良影响,服药期间应监测甲状腺功能
B. 服用左甲状腺素钠片期间如出现心悸、多汗或体重下降,应及时就诊
C. 左甲状腺素钠极少通过胎盘,治疗剂量下对胎儿无不良影响
D. 应于早餐后将一日剂量左甲状腺素钠片一次性用温水送服
E. 左甲状腺素钠起效较慢,一般几周后才能达到最佳疗效

17. 抗胆碱作用很弱,但具有抑制磷酸二酯酶的作用的药物是
A. 黄酮哌酯
B. 奥昔布宁
C. 索利那新
D. 托特罗定
E. A型肉毒毒素

18. 关于抗甲状腺药物的叙述，错误的是
A. 甲巯咪唑可抑制甲状腺素激素的合成
B. 甲巯咪唑可阻断甲状腺中和血液循环中已有的 T_3 和 T_4 的作用
C. 卡比马唑在体内逐渐水解，游离出甲巯咪唑而发挥作用
D. 卡比马唑的疗效与不良反应优于其他硫脲类药，但不适用于甲状腺危象
E. 大剂量的碘有抗甲状腺的作用，但服用时间过长可使甲亢病情加重

19. 降糖作用迅速，被称为"餐时血糖调节剂"的降糖药是
A. 瑞格列奈
B. 格列美脲
C. 二甲双胍
D. 普萘洛尔
E. 格列喹酮

20. 关于胰高血糖素样肽-1受体激动剂使用的描述，错误的是
A. 目前国内上市的此类药物均需皮下注射
B. 可与西格列汀联用
C. 本类药物可减少口服药物的吸收程度和速度
D. 常见不良反应有胃肠道不适、胰腺炎、体重减轻和过敏反应
E. 禁用于1型糖尿病患者

21. 美国FDA批准的第一个治疗唇疱疹的非处方药，主要用于口面部疱疹局部治疗是
A. 阿昔洛韦
B. 喷昔洛韦
C. 多可沙诺
D. 更昔洛韦
E. 泛昔洛韦

22. 患者，女性，9岁，静脉滴注美洛西林后立即出现胸闷、气短、呼吸困难、喉头水肿，考虑为青霉素类抗菌药物的过敏反应。按照其发生机制，该患者发生的过敏反应在分型上属于
A. Ⅰ型变态反应
B. Ⅱ型变态反应
C. Ⅲ型变态反应
D. Ⅳ型变态反应
E. Ⅴ型变态反应

23. 成人使用美罗培南每日剂量不得超过
A. 3g
B. 4g
C. 5g
D. 6g
E. 7g

24. 治疗金黄色葡萄球菌引起的急慢性骨髓炎及关节感染的首选药是
A. 青霉素类
B. 头孢菌素类
C. 碳青霉烯类
D. 大环内酯类
E. 林可霉素类

25. 在抗结核药中杀菌效果最强的是
A. 异烟肼
B. 青霉素
C. 乙胺丁醇
D. 吡嗪酰胺
E. 利福平

26. 关于奥司他韦的叙述，不正确的是
A. 不能取代流感疫苗
B. 对甲型流感和乙型流感以外的其他疾病无效
C. 可以替代流感疫苗
D. 不推荐用于肌酐清除率小于10mL/min的患者
E. 肌酐清除率10～30mL/min的患者，需要调整剂量

27. 控制疟疾复发和传播宜选用的抗疟药是

A. 乙胺嘧啶
B. 伯氨喹
C. 青蒿素
D. 氯喹
E. 奎宁

28. 奥沙利铂治疗过程中,应推迟下一周期用药的白细胞或血小板数值是
A. 白细胞计数≤4×10^9/L 或血小板计数≤150×10^9/L
B. 白细胞计数≤3.5×10^9/L 或血小板计数≤120×10^9/L
C. 白细胞计数≤3×10^9/L 或血小板计数≤100×10^9/L
D. 白细胞计数≤2.5×10^9/L 或血小板计数≤75×10^9/L
E. 白细胞计数≤2×10^9/L 或血小板计数≤50×10^9/L

29. 紫杉醇注射液的剂量相关性毒性反应是
A. 神经毒性
B. 骨髓抑制
C. 消化道反应
D. 脱发
E. 心脏毒性

30. 用于抗艾滋病病毒的药物是
A. 利巴韦林
B. 扎那米韦
C. 齐多夫定
D. 阿昔洛韦
E. 更昔洛韦

31. 会加重奥沙利铂所致的严重神经系统毒性（感觉障碍、痉挛）的行为是
A. 温泉浴
B. 日光浴
C. 冷水浴
D. 饮用热饮
E. 接触塑料制品

32. 属于雌激素受体阻断剂的抗肿瘤药是
A. 炔雌醇
B. 他莫昔芬
C. 阿那曲唑
D. 丙酸睾酮
E. 氟他胺

33. 使用后可能引起白细胞及血小板减少的是
A. 四环素可的松眼膏
B. 利福平滴眼剂
C. 红霉素眼膏
D. 妥布霉素眼膏
E. 氧氟沙星滴眼剂

34. 关于维生素的使用,正确的是
A. 肌内注射维生素 B_1 需做皮肤敏感试验,静脉注射不需要
B. 维生素 C 以空腹服用为宜
C. 长期服用维生素 D 应随访监测暗适应试验
D. 大量应用维生素 E 可致血清胆固醇及三酰甘油降低
E. 维生素 B_1 大量应用可使尿酸浓度呈假性降低

35. 关于中/长链脂肪乳注射液(C8-24)使用的说法,错误的是
A. 本品不宜与电解质在同一瓶内混合
B. 含脂肪乳剂的混合输注液最好在 24 小时内均匀输注
C. 本品不可与其他营养素在混合袋内混合使用
D. 患者第一天的治疗剂量不宜超过 250mL
E. 应同时使用糖类输液,糖类输液提供的能量应不少于 40%

36. 不属于溴隐亭的禁忌证有
A. 心脏病患者
B. 周围血管性疾病患者
C. 妊娠期妇女
D. 心肌梗死者

E. 高血糖患者

37. 关于毛果芸香碱的临床应用注意事项,说法错误的是
A. 为减少不良反应,滴眼时需用手指压迫内眦
B. 哺乳期妇女服药期间宜暂停哺乳
C. 用药期间出现出汗、呕吐、腹泻等反应,应及时就诊
D. 抗胆碱药不能用于毛果芸香碱毒性反应
E. 儿童慎用

38. 患者,女性,42岁,诊断为疥疮,使用林旦治疗。用药后需洗浴,将药液彻底洗去,洗浴的时间是
A. 用药 3 小时后
B. 用药 6 小时后
C. 用药 9 小时后
D. 用药 12 小时后
E. 用药 24 小时后

39. 过氧乙酸需要随用随配,若为二元瓶装,配制方法是
A. 可将 AB 液混合摇匀后放置,在 10～20 小时内使用
B. 可将 AB 液混合摇匀后放置,在 10～20 小时后使用
C. 可将 AB 液混合摇匀后放置,在 24～48 小时内使用
D. 可将 AB 液混合摇匀后放置,在 24～48 小时后使用
E. 可将 AB 液混合摇匀后即可使用

40. 关于他扎罗汀治疗银屑病的叙述,错误的是
A. 不用于 18 岁以下银屑病者
B. 成人每晚(睡前半小时)1 次,一般 12 周,使用面积应不超过 20% 体表面积
C. 育龄期妇女用药前 2 周,应进行血清或尿液妊娠试验
D. 对严重的银屑病效果显著

E. 局部用他扎罗汀过量,可引起皮肤剥离

二、配伍选择题(共 60 题,每题 1 分。题目分为若干组,每组题目对应同一组备选项,备选项可重复选用,也可不选用。每题只有 1 个备选项最符合题意)

(41～43 题共用备选答案)
A. 苯巴比妥
B. 地西泮
C. 苯妥英钠
D. 卡马西平
E. 加巴喷丁

41. 通过减少钠离子内流而使神经细胞膜稳定,限制钠通道介导的发作性放电扩散的抗癫痫药是

42. 与 GABAA 受体结合,通过延长 GABA 介导的氯离子通道开放的时间,增强 GABA 的作用,使跨膜的氯离子流增加,引起神经元超极化的抗癫痫药是

43. 与电压依赖性钙通道的 α2-δ 亚基结合,可能抑制钙离子内流并减少神经递质释放的抗癫痫药是

(44～46 题共用备选答案)
A. 左旋多巴
B. 托卡朋
C. 苯海索
D. 司来吉兰
E. 金刚烷胺

44. 帕金森病对症治疗最有效的药物是

45. 治疗帕金森病时,单用无效的 COMT 抑制剂是

46. 对经治疗后仍有持续性震颤的较晚期帕金

森病患者也有效的抗胆碱能药是

(47～49题共用备选答案)
A. 对乙酰氨基酚
B. 吲哚美辛
C. 布洛芬
D. 双氯芬酸
E. 美洛昔康

47. 对造血系统有抑制作用的是

48. 起效迅速，可用于痛经及拔牙后镇痛的是

49. 以上药物，出现胃肠道溃疡及出血风险最低的是

(50～51题共用备选答案)
A. 多索茶碱
B. 孟鲁司特
C. 沙美特罗
D. 异丙托溴铵
E. 沙丁胺醇

50. 可与吸入性肾上腺糖皮质激素合用的长效 β_2 受体激动剂是

51. 可与吸入性肾上腺糖皮质激素合用的长效 M 受体拮抗剂是

(52～54题共用备选答案)
A. 能在溃疡表面形成保护膜
B. 有抗雄激素样作用
C. 注射液仅用葡萄糖溶解
D. 抑制 H^+, K^+-ATP 酶活性
E. 具有锥体外系反应

52. 西咪替丁的典型不良反应为

53. 氢氧化铝的作用特点为

54. 泮托拉唑的作用机制是

(55～56题共用备选答案)
A. 喷托维林
B. 苯丙哌林
C. 可待因
D. 右美沙芬
E. 羧甲司坦

55. 选择性抑制延髓咳嗽中枢，并具有微弱的阿托品样作用，适用于各种原因引起的无痰干咳的药物是

56. 可阻断肺-胸膜的牵张感受器产生的肺迷走神经反射，适用于各种原因引起的刺激性干咳的药物是

(57～59题共用备选答案)
A. Ang I
B. AT_1
C. 缓激肽
D. Ang II
E. ACE

57. 福辛普利的作用靶点是

58. 奥美沙坦的作用靶点是

59. 卡托普利可引起干咳，是因为该药使体内堆积的物质是

(60～62题共用备选答案)
A. 用于治疗退行性关节疾病(骨关节炎及相关疾病)
B. 用于活动性类风湿关节炎，亦用于对非甾体类抗炎药效果不显著或无法耐受的患者，可延缓类风湿关节炎病变发展，改善症状，耐受性好
C. 适用于治疗风湿性关节炎、类风湿关节炎、骨关节炎、强直性脊柱炎和神经炎等
D. 适用于成人类风湿关节炎，有改善病情作

用；也用于狼疮性肾炎
E. 适用于溃疡性结肠炎、克罗恩病、类风湿关节炎、脊柱关节病、强直性脊柱炎、反应性关节炎、银屑病关节炎、儿童慢性关节炎、其他风湿病等

60. 双醋瑞因的适应证是

61. 来氟米特的适应证是

62. 金诺芬的适应证是

(63～64题共用备选答案)
A. 肝素
B. 华法林
C. 达比加群酯
D. 尿激酶
E. 阿哌沙班

63. 可增强抗凝血酶Ⅲ(AT-Ⅲ)的活性，抑制凝血酶(因子Ⅱa)和其他凝血因子(因子Ⅸa、Xa、Ⅺa、Ⅻa)的抗凝药是

64. 与维生素K结构相似，在体内有抗凝血作用的药物是

(65～67题共用备选答案)
A. 0.4mg
B. 15～30mg
C. 5～15mg
D. 1mg
E. 1～5mg

65. 口服叶酸预防胎儿先天性神经管畸形，育龄妇女从妊娠起至妊娠后3个月末1日1次，1次的剂量为

66. 治疗巨幼细胞贫血，成人口服叶酸每日剂量为

67. 治疗巨幼细胞贫血，儿童口服叶酸每日剂量为

(68～70题共用备选答案)
A. 泮托拉唑
B. 雷贝拉唑
C. 艾司奥美拉唑
D. 艾普拉唑
E. 右兰索拉唑

68. 以上药物是奥美拉唑的 S 型对映体的是

69. 以上药物是兰索拉唑的 R 型对映体的是

70. 又称为埃索美拉唑的是

(71～73题共用备选答案)
A. 骨质疏松症
B. Cushing 综合征体型
C. 青光眼
D. 胰腺炎
E. 消化性溃疡

71. 属于糖皮质激素早期治疗常见的不良反应是

72. 属于持续大剂量应用糖皮质激素引起的不良反应是

73. 属于糖皮质激素引起的隐匿或延迟不良反应与并发症的是

(74～76题共用备选答案)
A. 作为细胞膜的重要组分，特异性地与肝细胞膜结合，促进肝细胞膜再生，协调磷脂和细胞膜功能，降低脂肪浸润，增强细胞膜的防御能力，起到稳定、保护、修复细胞膜的作用
B. 降低血清丙氨酸氨基转移酶(ALT)水平
C. 通过各种机制发挥抗炎作用，有类似激素的作用

D. 促进胆汁分泌，减轻胆汁淤滞
E. 提供疏基或葡萄糖醛酸，增强解毒功能

74. 双环醇片作为保护肝细胞药的作用机制是

75. 异甘草酸镁作为保护肝细胞药的作用机制是

76. 腺苷蛋氨酸作为保护肝细胞药的作用机制是

（77～79题共用备选答案）
A. 氨苄西林
B. 青霉素V
C. 苯唑西林
D. 哌拉西林
E. 天然青霉素

77. 属于耐青霉素酶类青霉素，对产青霉素酶的金黄色葡萄球菌有较好作用的是

78. 属于广谱青霉素，主要作用于对青霉素敏感的革兰阳性菌以及部分革兰阴性杆菌的是

79. 属于抗铜绿假单胞菌青霉素，对革兰阳性菌的作用较天然青霉素或氨基青霉素为差，但对某些革兰阴性杆菌包括铜绿假单胞菌有抗菌活性的是

（80～82题共用备选答案）
A. 洛伐他汀
B. 辛伐他汀
C. 普伐他汀
D. 氟伐他汀
E. 阿托伐他汀

80. 不经过肝药酶代谢的药物是

81. 水溶性较强，不具有脂溶性的药物是

82. 以上药物中蛋白结合率最低的是

（83～85题共用备选答案）
A. 格列本脲
B. 格列吡嗪
C. 胰岛素
D. 格列美脲
E. 格列喹酮

83. 患者，女性，49岁，患有2型糖尿病，既往有心肌梗死病史，不宜选用的降糖药是

84. 患者，男性，53岁，患有2型糖尿病，因急性感染中毒性休克入院，宜选用的降糖药是

85. 患者，男性，43岁，患有2型糖尿病，伴轻度的肾功能不全，宜选用的降糖药是

（86～87题共用备选答案）
A. 三氯苯达唑
B. 乙胺嗪
C. 伊维菌素
D. 氯硝柳胺
E. 三苯双脒

86. 为广谱肠道驱虫药，用于治疗钩虫（尤其是美洲钩虫）、蛔虫感染的是

87. 用于人体和动物绦虫感染，为治疗牛带绦虫、短小膜壳绦虫、阔节裂头绦虫等感染的良好药物是

（88～90题共用备选答案）
A. 奥美拉唑
B. 地塞米松
C. 西咪替丁
D. 苯海拉明
E. 对乙酰氨基酚

88. 为预防紫杉醇注射液的过敏反应，在治疗

前12小时及6小时应口服

89. 为预防紫杉醇注射液的过敏反应，治疗前30~60分钟应肌内注射

90. 为预防紫杉醇注射液的过敏反应，治疗前30~60分钟应静脉注射

(91~93题共用备选答案)
A. 血清半衰期短，在胸水、心包积液、腹水、滑膜液和尿液中可达到治疗浓度，胆汁浓度超过血清浓度（无胆道梗阻时），脑脊液中浓度低
B. 对致病菌的杀菌效应和临床疗效取决于 C_{max}，而与作用时间关系不密切
C. 在胸水、心包积液、腹水、滑膜液和尿液中可达到治疗浓度，胆汁浓度超过血清浓度（无胆道梗阻时），脑脊液中浓度低（头孢呋辛除外）
D. 体内分布广泛，半衰期长，头孢吡肟有引发癫痫发作的风险，尤其是肾功能不全患者未适当降低剂量时
E. 血浆半衰期长，体内分布广，组织穿透力强，在胸水、心包积液、腹水、滑膜液和尿液中可达到治疗浓度，胆汁浓度超过血清浓度（无胆道梗阻时），有一定量渗入脑脊液中

91. 第一代头孢菌素的作用特点是

92. 第二代头孢菌素的作用特点是

93. 第三代头孢菌素的作用特点是

(94~95题共用备选答案)
A. 甲萘氢醌
B. 聚桂醇
C. 氨甲环酸
D. 鱼精蛋白
E. 卡络磺钠

94. 能增强毛细血管对损伤的抵抗力，稳定血管及其周围组织中酸性黏多糖的是

95. 在曲张静脉旁注射后能使曲张静脉周围纤维化，压迫曲张静脉，达到止血目的的是

(96~98题共用备选答案)
A. 米非司酮
B. 左炔诺孕酮
C. 羟孕酮
D. 戈那瑞林
E. 溴隐亭

96. 可终止妊娠的是

97. 与炔雌醇组成复方制剂作为短效口服避孕药的是

98. 单用治疗习惯性流产、月经不调、子宫内膜异位症、功能性子宫出血的是

(99~100题共用备选答案)
A. 愈创甘油醚
B. 羧甲司坦
C. 溴己新
D. 喷托维林
E. 苯丙哌林

99. 能分解痰液中的黏液成分，使黏痰液化，痰液黏度降低而易于咳出的祛痰药是

100. 分裂黏蛋白、糖蛋白多肽链上的分子间的二硫键，使分子变小，降低痰液黏度的祛痰药是

三、综合分析选择题（共10题，每题1分。题目分为若干组，每组题基于同一个临床情景、病例、实例或者案例的背景信息逐题展开。每题的备选项中，只有1个最符合题意）

(101～103题共用题干)

患者,男性,20岁,因尿少、水肿及高血压1周入院,伴乏力、纳差1个月。实验室检查发现贫血、血尿、蛋白尿,补体C3正常,血肌酐和尿素氮均升高,B超示双肾增大,临床诊断为"急性肾衰竭"。

101. 该患者首选的利尿药是
A. 呋塞米
B. 乙酰唑胺
C. 吲达帕胺
D. 氨苯蝶啶
E. 氢氯噻嗪

102. 长期应用该药物可引起
A. 高钾血症
B. 高钠血症
C. 高镁血症
D. 高尿酸血症
E. 高氯碱血症

103. 关于该药注意事项的描述,不正确的是
A. 应用前应询问药物过敏史,对磺胺类药过敏者不宜使用
B. 肠道外用药宜静脉给药,不主张肌内注射
C. 静脉注射时宜用葡萄糖注射液稀释
D. 静脉用药剂量为口服的1/2时即可达到同样疗效
E. 为避免夜尿过多,应该白天给药

(104～106题共用题干)

患者,男性,70岁,有高血压病史。体检:血压160/95mmHg,无主动脉狭窄。医师处方卡托普利片控制血压。

104. 该患者使用卡托普利,除了应定期监测血肌酐、血尿素氮外,还应监测的指标是
A. 血钙
B. 血镁
C. 血钾
D. 血氯
E. 血钠

105. 该患者用药过程中可能发生的典型不良反应是
A. 刺激性干咳
B. 光过敏
C. 低血糖
D. 口干
E. 骨质疏松

106. 服药3个月后,血压控制未达标,检查发现该患者同型半胱氨酸水平升高,应联合应用的药品是
A. 维生素C
B. 维生素E
C. 维生素A
D. 叶酸
E. 烟酸

(107～110题共用题干)

患儿,女性,5岁,体重25kg,有癫痫史、青霉素过敏史。因急性胆囊炎合并腹腔感染住院治疗,体征和实验室检查:白细胞计数$15.8×10^9$/L,体温39.5℃,肝、肾功能正常,医师处方美罗培南静脉滴注(说明书规定儿童剂量为一次20mg/kg)。

107. 患儿应用美罗培南的合理用法是
A. 一次0.5g, qd
B. 一次0.5g, q12h
C. 一次0.5g, q8h
D. 一次0.5g, q4h
E. 一次0.5g, qod

108. 若疗程较长,有可能导致维生素缺乏症,应适时补充的维生素是
A. 维生素A
B. 维生素E
C. 维生素C

D. 维生素 D
E. 维生素 K

109. 用药过程中,应密切监测的不良反应是
A. 前庭神经功能障碍
B. 承重关节损伤
C. 日光性皮炎
D. 视网膜神经炎
E. 中枢神经系统症状

110. 患儿用药过程中,若癫痫复发,不可选用的抗癫痫药是
A. 丙戊酸钠
B. 乙琥胺
C. 地西泮
D. 左乙拉西坦
E. 氯硝西泮

四、多项选择题(共10题,每题1分。每题的备选项中,有2个或2个以上符合题意,错选、少选均不得分)。

111. 以下药物与单胺氧化酶抑制剂合用可引起严重不良反应的有
A. 阿米替林
B. 马普替林
C. 可待因
D. 西酞普兰
E. 米氮平

112. 以下过敏介质阻释剂中,属于 H_1 受体拮抗剂的有
A. 色甘酸钠
B. 酮替芬
C. 曲尼司特
D. 西替利嗪
E. 氯雷他定

113. 患者,男性,72岁,原发性肾病综合征伴心力衰竭,低蛋白血症(18.17g/L),下肢重度凹陷性水肿,给予呋塞米80mg静脉滴注,24小时尿量为1000ml,疗效不明显。为加强利尿治疗,宜选择的给药方案有
A. 转换为布美他尼 1mg 静脉注射 q4h
B. 转换为氢氯噻嗪 50mg 口服 qd
C. 加用螺内酯 20mg 口服 qd
D. 加用布洛芬 300mg 口服 qd
E. 转换为呋塞米片 100mg 口服 qd

114. 有关减鼻充血药作用特点的描述,正确的有
A. 外周血管舒张
B. 外周血管收缩
C. 缓解鼻黏膜充血肿胀引起的鼻塞
D. 有肾上腺素 α 受体激动药、肾上腺素 $β_1$ 受体激动药
E. 减少鼻腔分泌物或鼻出血

115. 普通肝素作用的凝血因子有
A. 因子Ⅱa
B. 因子Ⅸa
C. 因子Ⅹa
D. 因子Ⅺa
E. 因子Ⅻa

116. 治疗良性前列腺增生症用药中,易发生直立性低血压的有
A. 特拉唑嗪
B. 多沙唑嗪
C. 阿夫唑嗪
D. 坦索罗辛
E. 赛洛多辛

117. 二甲双胍的特点包括
A. 对体重无影响
B. 单药不显著增加低血糖风险
C. 具有明确的心血管保护作用
D. 提高外周组织(肌肉、脂肪)胰岛素的敏感性
E. 提高肠道胰高血糖素样肽-1(GLP-1)水平

118. 对磺胺类抗菌药物过敏的患者，应避免使用的药物有
A. 呋塞米
B. 丙磺舒
C. 氢氯噻嗪
D. 格列本脲
E. 塞来昔布

119. 关于乙酰半胱氨酸的使用描述，正确的有
A. 储存期间应避免接触空气、氧化剂、某些金属、橡胶
B. 不宜与青霉素、头孢菌素等抗菌药物同时使用
C. 碱性条件下作用增强，酸性条件下作用减弱
D. 与硝酸甘油合用可增加低血压和头痛的发生率
E. 颗粒剂可加入果汁服用

120. 长期给予孕激素类药物时，注意事项包括
A. 检查肾功能
B. 乳房检查
C. 应按 28 天周期计算孕激素的用药日期
D. 不宜吸烟
E. 检查肝功能

临考决胜卷（五）

一、最佳选择题（共40题，每题1分，每题的备选项中，只有1个最符合题意）

1. 5型磷酸二酯酶抑制剂不用于
A. 因糖尿病导致的勃起功能障碍患者
B. 因脊髓损伤导致的勃起功能障碍患者
C. 因经尿道前列腺切除术导致的勃起功能障碍患者
D. 女性性欲减退症
E. 肺动脉高压

2. 维A酸联合过氧苯甲酰治疗寻常痤疮的正确用法是
A. 将两药的凝胶或乳膏充分混合后应用
B. 两药的凝胶或乳膏间隔2小时交替使用
C. 睡前应用维A酸凝胶或乳膏，晨起洗漱后应用过氧苯甲酰凝胶
D. 晨起洗漱后应用维A酸凝胶或乳膏，睡前应用过氧苯甲酰凝胶
E. 前额、颜面部应用维A酸凝胶或乳膏，胸背上部应用过氧苯甲酰凝胶

3. 患者，女性，35岁。因多年不孕，准备采用试管婴儿辅助生殖，以下可用于促排卵的药物是
A. 戈那瑞林
B. 绒促性素
C. 己烯雌酚
D. 他莫昔芬
E. 醋酸棉酚

4. 应用曲妥珠单抗治疗乳腺癌前对患者必须进行基因筛查，筛查的项目是
A. 表皮生长因子受体
B. 血管内皮生长因子
C. B淋巴细胞表面的CD20抗原
D. 人表皮生长因子受体-2
E. 雌激素受体

5. 关于多柔比星的给药方式，错误的是
A. 静脉注射
B. 静脉滴注
C. 鞘内注射
D. 膀胱灌注
E. 动脉冲入

6. 在老年患者及总用药剂量超过400U的患者中发生肺毒性的风险增加的是
A. 卡莫司汀
B. 丝裂霉素
C. 博来霉素
D. 环磷酰胺
E. 奥利沙铂

7. 对蛔虫、钩虫、蛲虫病有较好的疗效，适于集体治疗的抗寄生虫药是
A. 哌嗪
B. 噻嘧啶
C. 阿苯达唑
D. 左旋咪唑
E. 三苯双脒

8. 关于奈韦拉平使用的叙述，错误的是
A. 最普遍的不良反应为皮疹
B. 对伴有全身症状的高敏反应的皮疹患者，必须永久性停药
C. 服用奈韦拉平不能再采用口服避孕药及其他激素法进行避孕
D. 奈韦拉平不能与酮康唑同时用药
E. 曾因服用本品引起肝炎而中断治疗的患者可以在监护下重新服用

9. 患者，男性，39岁。因下颌肿胀伴发热4天入院，诊断为下颌软组织蜂窝织炎。血培养结果为革兰阳性球菌，MRSA（+）。对该患者的治疗应首选

A. 亚胺培南

B. 氯霉素

C. 万古霉素

D. 头孢哌酮

E. 氧氟沙星

10. 属于单环β-内酰胺类抗菌药物是

A. 氨曲南

B. 头孢唑林

C. 氨苄西林

D. 舒巴坦

E. 亚胺培南

11. β-内酰胺酶抑制剂的抑酶活性由强到弱的顺序是

A. 克拉维酸＞舒巴坦＞他唑巴坦

B. 舒巴坦＞克拉维酸＞他唑巴坦

C. 他唑巴坦＞舒巴坦＞克拉维酸

D. 舒巴坦＞他唑巴坦＞克拉维酸

E. 他唑巴坦＞克拉维酸＞舒巴坦

12. 属于浓度依赖性抗菌药物的是

A. 氨基糖苷类药物

B. 青霉素类药物

C. 林可霉素

D. 头孢菌素类药物

E. 大环内酯类药物

13. 奥利司他的作用机制是抑制胃肠道的

A. 脂肪酶

B. 淀粉酶

C. 蛋白酶

D. 胰酶

E. 胃蛋白酶

14. 不属于胰岛素适应证的是

A. 1型糖尿病

B. 细胞内缺钾

C. 糖尿病酮症酸中毒

D. 糖尿病合并严重感染

E. 初诊的肥胖者的2型糖尿病

15. 螺内酯的作用部位是

A. 髓袢升支粗段

B. 远曲小管近端

C. 远曲小管远端和集合管

D. 近曲小管

E. 髓袢升支细段

16. 可升高白细胞计数，用于化疗所致的中性粒细胞减少症的药物是

A. 硫酸亚铁

B. 重组人促红素

C. 维生素 B_{12}

D. 人血白蛋白

E. 重组人粒细胞集落刺激因子

17. 可用于治疗甲氨蝶呤引起的巨幼细胞贫血的药物是

A. 维生素 B_{12}

B. 叶酸

C. 叶酸 + 维生素 B_{12}

D. 亚叶酸钙

E. 红细胞生成素

18. 关于华法林的作用特点，描述错误的是

A. 华法林对已生成的凝血因子无抑制作用，抗凝血作用要待功能正常的凝血因子消耗后才显现，因此起效较慢，需要几日才能达到所需的药效

B. 口服生物利用度＞90%，在3～9小时达血药浓度峰值

C. 进食会延长达血药浓度峰值时间

D. 进食会减少药物吸收量

E. 被肝代谢清除，无活性的代谢物从尿中排泄，肾功能不全者不必调整剂量

19. 患者，女性，48岁。因病情需要抗凝治疗，在应用肝素5天后复查血常规提示 PLT $50×10^9$/L。关于该患者的下一步治疗，说法正确的是
A. 继续肝素抗凝治疗，每日复查血常规
B. 患者出现明显的不良反应，应停用肝素
C. 患者因不良反应，不宜继续使用肝素抗凝，可改为新型口服抗凝血药
D. 立即使用鱼精蛋白静脉滴注，拮抗肝素的作用，以防出血
E. 立即用维生素 K_1 拮抗肝素

20. 对急需抗凝处理，又需要长期抗凝的患者，以下最好的治疗方案是
A. 华法林
B. 肝素
C. 低分子量肝素
D. 华法林 + 低分子量肝素
E. 肝素 + 低分子量肝素

21. 强心苷类药物地高辛安全、有效的血药浓度是
A. 1.0～2.0ng/mL
B. 0.5～1.0mg/mL
C. 0.5～1.0ng/mL
D. 5～10ng/mL
E. 5～10mg/mL

22. 硝酸甘油舒张血管平滑肌的作用机制是
A. 对血管的直接舒张作用
B. 产生一氧化氮（NO），活化鸟苷酸环化酶
C. 阻断 α 肾上腺素受体
D. 阻断 β 肾上腺素受体
E. 阻滞钙通道

23. 患者，男性，59岁。体检诊断为高血压，并伴有左心室肥厚，该患者最宜服用的抗高血压药是
A. 钙通道阻滞剂
B. 利尿剂
C. 神经节阻滞药
D. 中枢性抗高血压药
E. 血管紧张素转换酶抑制剂

24. 易发生持续性干咳不良反应的药物是
A. 氢氯噻嗪
B. 硝苯地平
C. 福辛普利
D. 硝酸甘油
E. 利血平

25. 患者，女性，41岁。因长期工作劳累，睡眠不足，出现心悸，心电图显示窦性心动过速，宜选用的抗心律失常药是
A. 胺碘酮
B. 普萘洛尔
C. 氟卡尼
D. 地高辛
E. 苯妥英钠

26. 没有镇静和"宿醉"现象，不属于巴比妥类和苯二氮䓬类的镇静与催眠药是
A. 苯巴比妥
B. 异戊巴比妥
C. 地西泮
D. 阿普唑仑
E. 佐匹克隆

27. 下列不是苯妥英钠适应证的是
A. 强直-阵挛发作
B. 三叉神经痛
C. 洋地黄中毒引起的室性心律失常
D. 隐性营养不良型大疱性表皮松解症
E. 抑郁症

28. 关于抗抑郁药米氮平作用特点的说法，错误的是
A. 属于 5-羟色胺及去甲肾上腺素再摄取抑制剂
B. 不属于CYP450酶系的强效或中效抑制剂，

因此药物相互作用风险小
C. 口服吸收快而完全
D. 对组胺 H_1 受体亲和力较高,具有特异性的镇静作用
E. 不良反应常见体重增加、困倦

29. 关于吗啡镇痛作用机制的描述,正确的是
A. 降低外周神经末梢对疼痛的感受性
B. 激动中枢阿片受体
C. 抑制中枢阿片受体
D. 抑制大脑边缘系统
E. 抑制中枢前列腺素合成

30. 与左旋多巴合用治疗帕金森病,可增强疗效的是
A. 卡比多巴
B. 维生素 B_6
C. 氯丙嗪
D. 山莨菪碱
E. 利血平

31. 关于对乙酰氨基酚的描述,错误的是
A. 解热、镇痛作用强,几乎无抗炎作用,不适用于抗风湿治疗
B. 只能使发热者的体温下降,对正常人的体温无影响
C. 常作为发热的首选药物
D. 是治疗轻至中度骨性关节炎的首选药物
E. 属于选择性 COX-2 抑制剂,无明显的消化道不良反应

32. 因抑制血管内皮的前列腺素生成,使血管内的前列腺素和血小板中的血栓素动态平衡失调而致血栓形成风险增加的非甾体抗炎药是
A. 阿司匹林
B. 双氯芬酸
C. 塞来昔布
D. 吲哚美辛
E. 布洛芬

33. 患者,男性,38 岁。有长期便秘病史,因胃痛就医,诊断为胃溃疡。该患者治疗胃溃疡应避免使用的药物是
A. 西咪替丁
B. 氢氧化铝
C. 奥美拉唑
D. 雷贝拉唑
E. 法莫替丁

34. 伴发应激性溃疡且不能停用非甾体抗炎药的患者,首选的治疗药物是
A. 胃黏膜保护剂
B. H_2 受体拮抗剂
C. 质子泵抑制剂
D. 米索前列醇
E. 抗酸剂

35. 关于联苯双酯用于肝病患者治疗时的特点,错误的是
A. 对 ALT、AST 的降低作用明显
B. 对化学药物导致的 ALT 升高有明显的降低作用
C. 降酶速度快、降幅大
D. 对多种化学毒物引起的 ALT 升高均有明显的降低作用
E. 远期疗效差,停药后易反跳

36. 松弛前列腺平滑肌,缓解膀胱和下尿道急性症状的药物是
A. 西地那非
B. 非那雄胺
C. 坦索罗辛
D. 他达拉非
E. 度他雄胺

37. 可以避免心脏及中枢神经系统发生严重不良反应的 M 胆碱受体拮抗剂是
A. 奥昔布宁
B. 黄酮哌酯
C. 托特罗定

D. 索利那新
E. 赛洛多辛

38. 刺激肠液分泌的泻药是
   A. 乳果糖
   B. 比沙可啶
   C. 硫酸镁
   D. 聚乙二醇 4000
   E. 聚卡波非钙

39. 国际酒精药品和交通安全委员会（ICADTS）抗组胺药驾驶安全分类中，第Ⅲ类为严重影响驾驶安全，或导致伤害的药物，属于此类的药物是
   A. 西替利嗪
   B. 苯海拉明
   C. 氯雷他定
   D. 氯苯那敏
   E. 咪唑斯汀

40. 可引起低钾血症，严重时导致恶性心律失常甚至心源性猝死的药物是
   A. 阿米洛利
   B. 乙酰唑胺
   C. 螺内酯
   D. 氢氯噻嗪
   E. 氨苯蝶啶

二、配伍选择题（共 60 题，每题 1 分。题目分为若干组，每组题目对应同一组备选项，备选项可重复选用，也可不选用。每题只有 1 个备选项最符合题意）

（41～42 题共用备选答案）
   A. 氯霉素滴眼液
   B. 四环素可的松眼膏
   C. 氧氟沙星滴眼液
   D. 碘苷滴眼液
   E. 更昔洛韦眼用凝胶

41. 对巨细胞病毒作用最强的药物是

42. 长期使用可引起视神经炎或视神经乳头炎的药物是

（43～44 题共用备选答案）
   A. 可待因
   B. 苯丙哌林
   C. 喷托维林
   D. 右美沙芬
   E. 依普拉酮

43. 12 岁以下儿童禁用的是

44. 2 岁以下儿童禁用的是

（45～46 题共用备选答案）
   A. 维生素 B_{12}
   B. 维生素 B_1
   C. 叶酸
   D. 维生素 B_6
   E. 维生素 K

45. 长期应用抗结核病药异烟肼应及时补充的药物是

46. 可降低左旋多巴的抗帕金森病疗效的药物是

（47～48 题共用备选答案）
   A. 吉非替尼
   B. 利妥昔单抗
   C. 曲妥珠单抗
   D. 厄洛替尼
   E. 西妥昔单抗

47. 治疗乳腺癌的靶向抗肿瘤药是

48. 治疗淋巴瘤的靶向抗肿瘤药是

(49～50题共用备选答案)
A. 塞替派
B. 环磷酰胺
C. 替莫唑胺
D. 氮芥
E. 奥沙利铂

49. 对恶性淋巴瘤疗效显著,还可治疗自身免疫性疾病的药物是

50. 可作为治疗结直肠癌的首选药之一,但易产生神经毒性的药物是

(51～52题共用备选答案)
A. 金刚烷胺
B. 阿昔洛韦
C. 更昔洛韦
D. 恩替卡韦
E. 利巴韦林

51. 可用于预防HIV（人类免疫缺陷病毒）感染者巨细胞病毒视网膜炎的药物是

52. 既可用于呼吸道合胞病毒感染,也可用于治疗肝功能代偿期的慢性丙型肝炎的药物是

(53～54题共用备选答案)
A. 肌肉震颤
B. 红人综合征
C. 抗生素相关性腹泻
D. 溶血性贫血
E. 血小板减少

53. 患者,男性,79岁。既往有2型糖尿病病史20年,有青霉素过敏史,因车祸导致左下肢开放性骨折,术后发生骨髓炎,给予克林霉素治疗15余日,临床应关注的典型不良反应是

54. 患者,女性,52岁。为葡萄糖-6-磷酸脱氢酶缺乏症患者,如果使用复方磺胺甲噁唑,可能引发的药源性疾病是

(55～57题共用备选答案)
A. 沙利度胺
B. 萘普生
C. 高钙食品
D. 抗血管生成药
E. 氨基糖苷类抗菌药物

55. 可使双膦酸盐的吸收下降,服用双膦酸盐后2小时内避免摄入的是

56. 与双膦酸盐同时使用,有引起肾功能不全的报道,故禁止合用的非甾体类抗炎药是

57. 与唑来膦酸合用可增加多发性骨髓瘤患者发生肾功能不全风险的谷氨酸衍生物是

(58～61题共用备选答案)
A. 头孢呋辛
B. 头孢他啶
C. 头孢米诺
D. 头孢噻肟
E. 头孢曲松

58. 对于轻至中度敏感菌感染可每日1次给药的药物是

59. 治疗铜绿假单胞菌感染的药物是

60. 严禁与含钙注射液混合的药物是

61. 快速静脉注射（<60秒）可能引起致命性心律失常的药物是

(62～63题共用备选答案)
A. 头孢他啶
B. 头孢噻肟
C. 氨曲南
D. 头孢美唑

E. 拉氧头孢

62. 属于头霉素类抗菌药物的是

63. 属于氧头孢烯类抗菌药物的是

（64～65题共用备选答案）
A. 哌拉西林
B. 维生素 B_{12} 和维生素 B_6
C. 秋水仙碱
D. 阿奇霉素
E. 庆大霉素

64. 氯霉素可导致贫血或周围神经炎的发生，是因为其拮抗

65. 与氯霉素合用可增加毒性的抑制骨髓的药物是

（66～67题共用备选答案）
A. 呋塞米
B. 布美他尼
C. 依他尼酸
D. 托拉塞米
E. 氢氯噻嗪

66. 最易引起耳毒性，且可发生永久性耳聋的药物是

67. 听力有缺陷及急性肾衰竭者宜选用的袢利尿药是

（68～69题共用备选答案）
A. 硫酸亚铁
B. 维生素 B_{12}
C. 重组人促红素
D. 叶酸
E. 维生素 B_6

68. 大剂量能拮抗苯巴比妥、苯妥英钠和扑米酮的抗癫痫作用的药物是

69. 用药期间为防止缺铁，可同时补充铁剂的药物是

（70～72题共用备选答案）
A. 维生素 K_1
B. 鱼精蛋白
C. 葡萄糖酸钙
D. 氨甲苯酸
E. 依达赛珠单抗

70. 肝素过量可选用的拮抗药是

71. 双香豆素应用过量可选用的拮抗药是

72. 达比加群酯过量可使用的解救药物是

（73～74题共用备选答案）
A. 蛇毒血凝酶
B. 甲萘氢醌
C. 鱼精蛋白
D. 卡巴克洛
E. 氨基己酸

73. 能使凝血因子Ⅰ降解为纤维蛋白单体的药物是

74. 属于促凝血因子合成的药物是

（75～76题共用备选答案）
A. 普萘洛尔
B. 硝苯地平
C. 尼莫地平
D. 氟桂利嗪
E. 硝酸甘油

75. 治疗各种类型的心绞痛都可选用的药物是

76. 治疗变异型心绞痛不宜选用的药物是

(77～79题共用备选答案)
A. 阿托伐他汀
B. 非诺贝特
C. 考来烯胺
D. 依折麦布
E. 阿昔莫司

77. 属于羟甲基戊二酰辅酶A还原酶抑制剂的是

78. 可抑制胆固醇转运蛋白的活性，有效减少胆固醇吸收的是

79. 属于贝丁酸类调节血脂药的是

(80～81题共用备选答案)
A. 奥美拉唑
B. 西沙必利
C. 碳酸氢钠
D. 莫沙必利
E. 碳酸钙

80. 有良好的促胃肠动力作用，无心脏不良反应的促胃肠动力药是

81. 具有心脏毒性的促胃肠动力药是

(82～83题共用备选答案)
A. 甲氧氯普胺
B. 甲地孕酮
C. 昂丹司琼
D. 阿瑞匹坦
E. 奥美拉唑

82. 属于多巴胺受体拮抗剂的止吐药物是

83. 属于5-HT₃受体拮抗剂的止吐药物是

(84～85题共用备选答案)
A. 蒙脱石
B. 复方地芬诺酯
C. 次水杨酸铋
D. 消旋卡多曲
E. 药用炭

84. 可减少肠液分泌，用于治疗成人及1岁以上儿童急性腹泻的药物是

85. 可吸附有毒有害物质，用于治疗腹泻及肾衰竭的药物是

(86～87题共用备选答案)
A. 米氮平
B. 西酞普兰
C. 文拉法辛
D. 曲唑酮
E. 度洛西汀

86. 主要通过抑制突触前膜对5-羟色胺(5-HT)的再摄取；拮抗5-HT₁受体；拮抗中枢α₁受体，拮抗突触前膜α₂受体增加NE释放的药物是

87. 主要通过阻断中枢NE能和5-HT能神经末梢突触前α₂受体，增加NE和5-HT间接释放，增强中枢NE能及5-HT能神经功能，并拮抗5-HT₂、5-HT₃受体以调节5-HT₁功能，从而达到抗抑郁作用的药物是

(88～89题共用备选答案)
A. 吡拉西坦
B. 银杏叶提取物
C. 多奈哌齐
D. 艾地苯醌
E. 胞磷胆碱钠

88. 可清除氧自由基生成，促进脑血液循环，用于治疗脑部、周边(耳部、眼部)等血液循环障碍的药物是

89. 激活脑线粒体呼吸活性、改善脑缺血的脑能量代谢的药物是

（90～91题共用备选答案）
A. 非布司他
B. 碳酸氢钠
C. 别嘌醇
D. 秋水仙碱
E. 苯溴马隆

90. 患者，男性，49岁，BMI 27.5kg/m²。既往有动脉粥样硬化性心脏病、高尿酸血症、痛风，患者诉昨晚10点起右脚大拇趾关节处疼痛难忍，宜使用的药物是

91. 患者，男性，60岁。痛风缓解期，复查血尿酸为562μmol/L，尿液的pH为6.5，分型诊断为尿酸排泄障碍，此时宜使用的促进尿酸排泄药是

（92～93题共用备选答案）
A. 愈创木酚磺酸钾
B. 氨溴索
C. 羧甲司坦
D. 氯苯那敏
E. 氯化铵

92. 属于恶心性祛痰药的是

93. 属于黏痰稀释剂的是

（94～96题共用备选答案）
A. 小剂量糖皮质激素替代疗法
B. 早期、大剂量、短期冲击疗法
C. 抗菌药物与糖皮质激素合用
D. 一般剂量长期疗法
E. 糖皮质激素与肾上腺素合用

94. 肾上腺皮质功能不全者采用

95. 感染性休克者采用

96. 肾病综合征患者采用

（97～98题共用备选答案）
A. 碘、碘化物
B. 丙硫氧嘧啶
C. 左甲状腺素
D. 鲨肝醇
E. 左炔诺孕酮

97. 可引起中性粒细胞减少的药物是

98. 可引起心悸、心绞痛发作的药物是

（99～100题共用备选答案）
A. 过敏
B. 食管炎
C. 高钙血症
D. 甲状腺功能亢进
E. 增加发生乳腺癌的风险

99. 应用降钙素可能引起

100. 应用阿仑膦酸钠可能引起

三、综合分析选择题（共10题，每题1分。题目分为若干组，每组题基于同一个临床情景、病例、实例或者案例的背景信息逐题展开。每题的备选项中，只有1个最符合题意）

（101～103题共用题干）
患者，女性，61岁，体重73kg。临床诊断为2型糖尿病，既往有慢性肾炎病史，目前轻度肾功能不全。

101. 该患者宜选用的药物是
A. 二甲双胍
B. 格列本脲

C. 格列喹酮
D. 普萘洛尔
E. 罗格列酮

102. 经治疗,患者的空腹血糖逐渐改善,餐后血糖依然处于12mmol/L左右,可考虑加用的药物是
A. 阿卡波糖
B. 格列齐特
C. 利拉鲁肽
D. 西格列汀
E. 吡格列酮

103. 假设3年后患者的肾炎病情加重,肾功能恶化,为重度肾功能不全,治疗应选择的药物是
A. 胰岛素
B. 二甲双胍
C. 恩格列净
D. 格列美脲
E. 吡格列酮

(104~105题共用题干)
患者,男性,18岁。因"喘息、气急、胸闷"入院,经检查诊断为支气管哮喘。

104. 控制哮喘急性发作的首选药物及给药方式是
A. 沙丁胺醇吸入给药
B. 氨茶碱口服
C. 噻托溴铵雾化给药
D. 氟替卡松吸入给药
E. 孟鲁司特口服

105. 经询问病史,该患者有青光眼,应避免使用的药物是
A. 沙丁胺醇
B. 氨茶碱
C. 噻托溴铵
D. 氟替卡松

E. 孟鲁司特

(106~107题共用题干)
患者,男性,53岁。近3年来经常头痛、头晕、耳鸣、心悸、记忆减退、手脚麻木,近2年来于清晨睡醒时经常出现心前区疼痛并向右肩部放射。就诊时,血压172/103mmHg,心电图表现为弓背向下型ST段抬高。临床诊断为高血压伴变异型心绞痛。

106. 此患者最宜使用的抗高血压药是
A. 中枢性抗高血压药
B. 利尿剂
C. 血管紧张素转换酶抑制剂
D. 钙通道阻滞剂
E. 钾通道开放剂

107. 该药物常见的不良反应不包括
A. 心率加快
B. 干咳
C. 牙龈增生
D. 足踝部水肿
E. 血压降低

(108~110题共用题干)
患者,女性,16岁。拔牙2天后出现寒战、高热,伴咳嗽、咳痰,迁延未愈。14天后突然咳出大量脓臭痰及坏死组织,并有咯血,来诊。查体:体温39.1℃,脉搏90次/分,右肺部叩诊呈浊音,可于右肺底听到湿啰音。实验室检查:白细胞计数$28×10^9/L$,中性粒细胞0.92,核左移明显,并有毒性颗粒,痰液留置可分层。

108. 该患者应考虑为
A. 大叶性肺炎
B. 肺结核
C. 支气管扩张
D. 支气管肺癌
E. 肺脓肿

109. 如欲明确是哪种致病菌,宜做的检查是
A. 痰细胞学检查
B. 咳出的痰直接涂片
C. 咳出的痰进行细胞培养
D. 通过环甲膜穿刺吸取痰液,进行痰涂片和需氧菌、厌氧菌检查
E. 血常规检查

110. 如结果证实是金黄色葡萄球菌感染,治疗宜首选
A. 红霉素
B. 万古霉素
C. 灰黄霉素
D. 庆大霉素
E. 青霉素 G

四、多项选择题(共 10 题,每题 1 分。每题的备选项中,有 2 个或 2 个以上符合题意,错选、少选均不得分)

111. 抗纤维蛋白溶解的抗出血药有
A. 艾曲泊帕乙醇胺
B. 氨甲环酸
C. 氨基己酸
D. 矛头蝮蛇血凝酶
E. 络磺钠

112. 关于解热、镇痛、抗炎药的作用特点,描述正确的有
A. 通过抑制中枢前列腺素的合成发挥解热作用
B. 抑制外周病变部位的 COX,抑制前列腺素的合成而发挥镇痛作用
C. 抑制炎症部位前列腺素的合成,发挥抗炎作用
D. 对临床常见的慢性钝痛有良好的镇痛效果
E. 对各种创伤引起的剧痛和内脏平滑肌绞痛无效

113. 关于中枢性镇咳药的注意事项,正确的有

A. 用药 10 日如症状未缓解,宜停药就诊
B. 儿童不宜使用中枢性镇咳药
C. 乙醇可增强右美沙芬的镇静作用,用药期间不宜饮酒
D. 能抑制支气管腺体分泌,痰多的患者不宜使用
E. 与单胺氧化酶抑制剂合用可出现痉挛、反射亢进、异常发热、昏睡等症状

114. 关于促肾上腺皮质激素的描述,正确的有
A. 兴奋肾上腺皮质细胞合成及分泌肾上腺皮质激素,包括糖皮质激素、盐皮质激素、雄激素
B. 促肾上腺皮质激素可用于活动性风湿病、严重的支气管哮喘、严重的皮炎等
C. 用于促皮质素兴奋试验,评估肾上腺功能
D. 刺激肾上腺皮质分泌雄激素,因而痤疮和多毛的发生率较使用糖皮质激素高
E. 静脉滴注时遇碱性溶液配伍可发生混浊、失效。本品粉针剂使用时不可用氯化钠注射液溶解,也不宜加入氯化钠中静脉滴注

115. 合用可增强胰岛素的作用,容易出现低血糖的药物有
A. 口服降血糖药
B. 地塞米松
C. 甲状腺素
D. 普萘洛尔
E. 乙醇

116. 干扰肿瘤细胞有丝分裂的药物有
A. 多柔比星
B. 长春新碱
C. 长春碱
D. 紫杉醇
E. 门冬酰胺酶

117. 属于抗流感病毒药的有
A. 金刚乙胺

B. 奥司他韦
C. 阿比多尔
D. 法匹拉韦
E. 拉替拉韦

118. 氯化钙的适应证包括
A. 低钙血症
B. 高钾血症
C. 高镁血症
D. 作为强心药,用于心脏复苏
E. 过敏性疾病

119. 关于孕激素的药理作用,正确的叙述有
A. 增加 RNA 合成,使增殖期子宫内膜变为分泌期
B. 通过负反馈最终抑制排卵
C. 长期大剂量应用使子宫内膜腺癌和乳腺癌组织萎缩坏死
D. 维持早孕蜕膜组织和抑制子宫肌肉收缩作用,故可以保胎
E. 可使宫颈黏液变稠,不利于精子穿透

120. 属于细菌耐药性发生机制的有
A. 钝化酶或灭活酶的形成
B. 细菌细胞壁、膜的通透性改变
C. 靶位组成部位的改变,使抗生素不能与靶位结合
D. 代谢拮抗剂的增加或细菌酶系的变化
E. 细菌细胞膜上的主动外排系统增强

临考决胜卷（六）

一、最佳选择题（共40题，每题1分，每题的备选项中，只有1个最符合题意）

1. 氨基酸的充分利用取决于
A. 热卡是否足够
B. 氨基酸的补充是否足够
C. 是否同时补充葡萄糖
D. 人体内是否需要脂肪
E. 是否给与足够非蛋白质热量

2. 治疗炎性痤疮的首选外用抗菌药物是
A. 过氧苯甲酰
B. 壬二酸
C. 维A酸
D. 阿达帕林
E. 二硫化硒

3. 关于溴隐亭的说法，错误的是
A. 既可以抑制泌乳，又可以用于抗帕金森病
B. 与左旋多巴合用治疗帕金森病时能增强药效
C. 用于治疗闭经或乳溢可产生短期疗效，但不宜久用
D. 治疗期间应严格避孕，一旦妊娠，建议人工流产
E. 有严重精神病病史和患心肌梗死者禁用

4. 酪氨酸激酶抑制剂吉非替尼的特征性不良反应是
A. 皮疹
B. 血压升高
C. 骨髓抑制
D. 心肌损伤
E. 麻痹性肠梗阻

5. 有些化疗药物存在心脏毒性，在每个化疗周期前应该进行心电图或超声心动检查，排除心脏病变。下列化疗药物中，具有典型心脏毒性的是
A. 吉西他滨
B. 卡铂
C. 表柔比星
D. 奥沙利铂
E. 环磷酰胺

6. 环磷酰胺属于
A. 破坏DNA的烷化剂
B. 破坏DNA的铂类化合物
C. 破坏DNA的抗生素类药物
D. 拓扑异构酶抑制剂
E. 干扰核酸生物合成的药物

7. 关于吡喹酮的说法，错误的是
A. 用于各种血吸虫病、华支睾吸虫病、肺吸虫病、姜片虫病以及绦虫病和囊虫病的治疗
B. 对眼囊虫病有特效
C. 少数病例出现心悸、胸闷等症状，心电图显示T波改变和期前收缩
D. 治疗期间与停药后24小时内勿进行驾驶、机械操作等工作
E. 治疗后由于虫体被杀死后释放出大量的抗原物质，可引起发热、嗜酸性粒细胞增多、皮疹等，偶可引起过敏性休克

8. 关于阿糖腺苷的用药注意事项，说法错误的是
A. 用于治疗疱疹病毒感染所致的口炎、皮炎、脑炎及巨细胞病毒感染
B. 即配即用，配得的溶液不可冷藏，以免析出结晶
C. 应快速静脉滴注
D. 不可与含钙的溶液配伍

E. 别嘌醇可加重本品对神经系统的毒性,不宜合用

9. 关于氨基糖苷类药物的抗菌谱,错误的说法是
A. 抗菌谱广,对需氧的革兰阴性杆菌具有很强的抗菌作用
B. 多数品种对铜绿假单胞菌有抗菌活性
C. 链霉素、阿米卡星对结核分枝杆菌有良好的作用
D. 对多数革兰阳性菌的作用较差
E. 对各种厌氧菌均有效

10. 对青霉素过敏患者的革兰阴性菌感染宜选用
A. 头孢氨苄
B. 头孢噻吩
C. 双氯西林
D. 克拉维酸
E. 氨曲南

11. 关于青霉素的描述,错误的是
A. 属于繁殖期杀菌剂
B. 属于时间依赖性抗菌药物
C. 无抗生素后效应和首剂效应
D. 当%T>MIC达到40%～50%时,青霉素类抗菌药物可显示满意的杀菌效果
E. 对多数革兰阴性杆菌有效

12. 属于时间依赖性药物,且抗菌作用时间较长,该类药物不包括
A. 阿奇霉素
B. 克拉霉素
C. 四环素类
D. 达托霉素
E. 利奈唑胺

13. 关于奥利司他的不良反应和禁忌证,说法错误的是
A. 常见油性斑点、胃肠排气增多、大便紧急感、脂肪泻、大便次数增多和大便失禁
B. 肝脏氨基转移酶AST、ALT和碱性磷酸酶升高
C. 可使脂溶性维生素的吸收增加
D. 慢性吸收不良综合征患者禁用
E. 器质性肥胖患者禁用

14. 心力衰竭患者使用可降低总死亡风险的降血糖药是
A. 格列美脲
B. 艾塞那肽
C. 二甲双胍
D. 比格列酮
E. 达格列净

15. 属于Ⅰ型和Ⅱ型5α-还原酶双重抑制剂的药物是
A. 非那雄胺
B. 依立雄胺
C. 度他雄胺
D. 坦索罗辛
E. 西洛多辛

16. 治疗膀胱过度活动症的M胆碱受体拮抗剂的不良反应不包括
A. 口干
B. 心率加快
C. 视物模糊
D. 认知障碍
E. 腹泻

17. 关于氢氯噻嗪临床应用的说法,错误的是
A. 与磺胺类药物存在交叉过敏反应
B. 老年患者服药后易发生低血压及肾功能损害
C. 可用于治疗中枢性或肾性尿崩症
D. 对血糖和尿酸无影响,可长期服用
E. 服药期间应定期复查电解质水平

18. 对某些癌症患者,在抗癌药物治疗后,还

需使用重组人粒细胞集落刺激因子,其目的是
A. 预防过敏反应
B. 预防癌症复发
C. 预防出血过多
D. 预防低氧血症
E. 预防粒细胞缺乏

19. 以下能促进铁剂吸收的药物是
A. 胰酶
B. 碳酸氢钠
C. 质子泵抑制剂
D. H_2 受体拮抗剂
E. 维生素 C

20. 关于氯吡格雷的描述,错误的是
A. 对择期手术者,如血小板治疗并非必需,应于术前停用 7 日以上
B. 如果漏服,在常规服药时间的 12 小时内应立即补服 1 次标准剂量
C. 如果漏服超过常规服药时间的 12 小时后,则无须补服
D. 抗血小板作用随着 CYP2C19 基因型不同而有差异,在慢代谢型者中的抗血小板作用增强
E. 不推荐与奥美拉唑、艾司奥美拉唑等 CYP2C19 抑制剂合用

21. 过量或长期应用不会引起出血的药物是
A. 肝素
B. 华法林
C. 低分子量肝素
D. 链激酶
E. 多酶片

22. 抗血小板药西洛他唑属于
A. 维生素 K 拮抗剂
B. 二磷酸腺苷 P2Y12 受体拮抗剂
C. 整合素受体拮抗剂
D. 磷酸二酯酶抑制剂
E. 直接凝血酶抑制剂

23. 唯一被美国 FDA 确认能有效治疗慢性心力衰竭的正性肌力药是
A. 地高辛
B. 甲地高辛
C. 去乙酰毛花苷
D. 洋地黄毒苷
E. 毒毛花苷 K

24. 患者,女性,62 岁。诊断为急性心绞痛,医师处方为硝酸甘油片舌下含服。关于患者可能出现的不良反应,错误的叙述是
A. 反射性心率加快
B. 血压下降、晕厥
C. 头痛、面部潮红
D. 顽固性咳嗽
E. 血硝酸盐水平升高

25. 合用胰岛素导致低血糖,并掩盖低血糖反应的抗高血压药是
A. 氨氯地平
B. 卡托普利
C. 硝普钠
D. 哌唑嗪
E. 普萘洛尔

26. 既往使用 ACEI 引起严重干咳,伴有糖尿病、肾病的高血压患者宜选择的药物是
A. 氯沙坦
B. 甲基多巴
C. 阿利吉仑
D. 利血平
E. 硝苯地平

27. 兼有第 II 类和第 III 类抗心律失常药特性的是
A. 奎尼丁
B. 比索洛尔
C. 索他洛尔
D. 溴苄胺
E. 胺碘酮

28. 仅用于治疗失眠的药物是
A. 地西泮
B. 佐匹克隆
C. 苯巴比妥
D. 氟西泮
E. 咪达唑仑

29. 阿糖胞苷属于
A. 胸苷酸合成酶抑制剂
B. DNA 多聚酶抑制剂
C. 核苷酸还原酶抑制剂
D. 二氢叶酸还原酶抑制剂
E. 嘌呤核苷酸互变抑制剂

30. 具有抑制 5-羟色胺及去甲肾上腺素再摄取作用,用于难治性抑郁症且疗效明显的抗抑郁药是
A. 马普替林
B. 阿米替林
C. 西酞普兰
D. 文拉法辛
E. 吗氯贝胺

31. 治疗胆绞痛最应该选用
A. 哌替啶
B. 阿托品
C. 阿司匹林 + 哌替啶
D. 阿托品 + 哌替啶
E. 氯丙嗪 + 哌替啶

32. 左旋多巴治疗帕金森病的机制是
A. 在脑内转变为 DA,补充纹状体内 DA 的不足
B. 提高纹状体中乙酰胆碱的含量
C. 提高纹状体中 5-羟色胺的含量
D. 降低黑质中乙酰胆碱的含量
E. 阻断黑质中的胆碱受体

33. 关于布洛芬的描述,正确的是
A. 不能用于治疗风湿疼痛
B. 可以治疗痛经
C. 属于麻醉性镇痛药
D. 布洛芬的半衰期长,制成缓释制剂是毫无意义的
E. 只有解热作用,没有镇痛作用

34. 关于其他药物与抗痛风药的相互作用,错误的是
A. 秋水仙碱可降低口服抗凝血药、抗高血压药的作用
B. 别嘌醇与呋塞米同用可降低其控制痛风和高尿酸血症的效力
C. 别嘌醇与双香豆素同用时,抗凝血药的效应可加强
D. 丙磺舒可促进肾小管对吲哚美辛的排出,使其血浆药物浓度降低而疗效减弱
E. 苯溴马隆的促尿酸排泄作用可因水杨酸盐、吡嗪酰胺等拮抗而减弱

35. 患者,男性,49 岁。诊断为胃溃疡,医师处方雷尼替丁 150mg bid、胶体果胶铋 150mg qid。关于该患者用药的注意事项,说法错误的是
A. 胶体果胶铋具有中和胃酸、胆汁酸的作用
B. 胶体果胶铋须餐前 1 小时及睡前给药
C. 肾功能不全者可出现铋的蓄积,可导致神经病变
D. 孕妇禁用铋剂
E. 抗酸药可干扰胶体果胶铋的作用,不能同时服用

36. 患者,女性,31 岁。近期经常上腹灼烧痛、反酸疼痛,多出现在上午 9 点及下午 5 点,有时夜间痛醒,进食后缓解,X 线钡餐诊断为十二指肠溃疡。该患者宜使用的治疗药物是
A. 颠茄
B. 多潘立酮
C. 奥美拉唑
D. 甲氧氯普胺
E. 莫沙必利

37. 可用于治疗胆固醇型胆结石及胆汁缺乏性脂肪泻的药物是
A. 门冬氨酸钾镁
B. 还原型谷胱甘肽
C. 多烯磷脂酰胆碱
D. 复方甘草酸苷
E. 熊去氧胆酸

38. 患者，女性，28岁，孕22周。诊断为轻度便秘，宜选用的药物是
A. 蓖麻油
B. 乳果糖
C. 硫酸镁
D. 普芦卡必利
E. 利那洛肽

39. 属于第一代抗组胺药物的是
A. 特非那定
B. 色甘酸钠
C. 孟鲁司特
D. 苯海拉明
E. 西替利嗪

40. 属于肥大细胞稳定剂，同时还兼有抗组胺作用的药物是
A. 色甘酸钠
B. 氯苯那敏
C. 酮替芬
D. 依巴斯汀
E. 普仑司特

二、配伍选择题（共60题，每题1分。题目分为若干组，每组题目对应同一组备选项，备选项可重复选用，也可不选用。每题只有1个备选项最符合题意）

（41～42题共用备选答案）
A. 7～14日
B. 3～7日
C. 5日内
D. 1～2日
E. 28～30日

41. 氯吡格雷75mg，一日1次重复给药，抑制作用逐步增强达到稳态的时间是

42. 氯吡格雷中止治疗后血小板聚集和出血时间逐渐回到基线水平的时间是

（43～44题共用备选答案）
A. 治疗骨关节炎急性期和慢性期的症状和体征、急性痛风性关节炎、原发性痛经
B. 具有抗炎、镇痛、解热作用，适用于治疗风湿性关节炎、类风湿关节炎、骨关节炎、强直性脊柱炎和神经炎等
C. 用于普通感冒或流行性感冒引起的发热，也用于缓解轻至中度疼痛如头痛、关节痛、偏头痛、牙痛、肌肉痛、神经痛、痛经
D. 用于关节炎，可缓解疼痛和肿胀；软组织损伤和炎症；解热；其他：偏头痛、痛经、手术后痛、创伤后痛等
E. 用于各种急、慢性关节炎和软组织风湿所致的疼痛以及创伤后、术后的疼痛、牙痛、头痛等，对成年人及儿童的发热有解热作用，起效迅速，可用于痛经及拔牙后镇痛

43. 依托考昔的适应证是

44. 吲哚美辛的适应证是

（45～46题共用备选答案）
A. 曲妥珠单抗
B. 氟他胺
C. 阿那曲唑
D. 他莫昔芬
E. 布舍瑞林

45. 乳腺癌患者绝经前后均可使用的内分泌治疗药是

46. 只能用于绝经后乳腺癌患者的内分泌治疗药是

(47～48题共用备选答案)
A. 氯化钠注射液稀释
B. 5%葡萄糖注射液稀释
C. 先用乳酸钠注射液溶解,再用氯化钠注射液或5%葡萄糖注射液进一步稀释
D. 先用氯化钠注射液溶解,再用5%葡萄糖注射液进一步稀释
E. 先用氯化钠注射液溶解,再用氯化钠注射液或5%葡萄糖注射液进一步稀释

47. 羟喜树碱注射液的溶媒选择要求是

48. 注射用奥沙利铂的溶媒选择要求是

(49～50题共用备选答案)
A. 每次75mg,每日2次,连续5日
B. 每次75mg,每日2次,连续7日
C. 每次75mg,每日1次,连续5日
D. 每次75mg,每日1次,连续7日
E. 每次75mg,每日2次,连续10日

49. 奥司他韦治疗流感,成人和13岁以上青少年的推荐口服剂量是

50. 奥司他韦预防流感,推荐的口服剂量是

(51～52题共用备选答案)
A. 呋喃妥因
B. 呋喃唑酮
C. 呋喃西林
D. 青霉素
E. 阿莫西林

51. 可用于治疗难以根除的幽门螺杆菌感染的药物是

52. 主要用于反复发作性尿路感染的预防药物是

(53～55题共用备选答案)
A. 青霉素
B. 氯霉素
C. 克拉霉素
D. 庆大霉素
E. 两性霉素

53. 可引起神经-肌肉接头传导阻滞的抗生素是

54. 临床上治疗军团菌和衣原体混合感染可选用的药物是

55. 可与PPI、铋剂联合使用治疗幽门螺杆菌感染的药物是

(56～58题共用备选答案)
A. 索利那新
B. 奥昔布宁
C. 托特罗定
D. 黄酮哌酯
E. 氨苯蝶啶

56. 脂溶性强,能透过血-脑屏障,可通过阻断M_1受体产生镇静、失眠、意识混乱和认知障碍等不良反应,用于治疗膀胱过度活动症用药的是

57. 不易透过血-脑屏障,药理作用单一,主要用于治疗膀胱过度活动症的非选择性M受体拮抗药是

58. 对M_3受体选择性高,可避免心脏及中枢神经系统的严重不良反应,用于治疗膀胱过度活动症用药的是

(59～61题共用备选答案)
A. 泼尼松
B. 甲泼尼龙

C. 可的松
D. 地塞米松
E. 氢化可的松

59. 对糖皮质激素受体亲和力最高的糖皮质激素是

60. 抗炎作用最强的糖皮质激素是

61. 对糖代谢影响最大，对水盐代谢影响最小的糖皮质激素是

（62～63题共用备选答案）
A. 双膦酸盐
B. 依普黄酮
C. 降钙素
D. 骨化三醇
E. 葡萄糖酸钙

62. 特别适用于治疗伴有骨痛的骨质疏松症的药物是

63. 特别适用于治疗围绝经期骨质疏松症的药物是

（64～65题共用备选答案）
A. 呋塞米
B. 螺内酯
C. 甘露醇
D. 氢氯噻嗪
E. 氨苯蝶啶

64. 竞争拮抗醛固酮作用而利尿的药物是

65. 阻滞肾小管上皮细胞钠通道的药物是

（66～67题共用备选答案）
A. 桉柠蒎
B. 氨溴索
C. 羧甲司坦

D. 乙酰半胱氨酸
E. 氯化铵

66. 具有较强的黏痰溶解作用，不仅能溶解白色黏痰，也能溶解脓性痰的药物是

67. 可用于支气管造影术后促进造影剂排出的药物是

（68～69题共用备选答案）
A. 卡比马唑片
B. 复方碘口服液
C. 甲巯咪唑片
D. 甲状腺片
E. 丙硫氧嘧啶片

68. 可引起胰岛素自身免疫综合征的抗甲状腺药物是

69. 可引起抗中性粒细胞胞质抗体相关性血管炎的抗甲状腺药物是

（70～71题共用备选答案）
A. 硫酸亚铁
B. 维生素B_{12}
C. 重组人促红素
D. 叶酸
E. 维生素B_6

70. 小剂量可以预防胎儿先天性神经管畸形的药物是

71. 唯一一种需要内因子辅助吸收的维生素是

（72～73题共用备选答案）
A. 氨甲环酸
B. 维生素 C
C. 维生素K_1
D. 人凝血因子Ⅷ
E. 重组人凝血因子Ⅸ

72. 防治新生儿出血症应选用的药物是

73. 防治甲型血友病应选用的药物是

（74～75题共用备选答案）
A. 硝酸甘油
B. 硝苯地平
C. 普萘洛尔
D. 胍乙啶
E. 洛伐他汀

74. 通过抑制 Ca²⁺ 内流，治疗变异型心绞痛的药物是

75. 变异型心绞痛患者不宜选用的药物是

（76～77题共用备选答案）
A. 匹维溴铵
B. 多潘立酮
C. 东莨菪碱
D. 甲氧氯普胺
E. 曲美布汀

76. 对胃肠道蠕动有双向调节作用，可用于肠易激综合征的药物是

77. 既有解痉作用，又增加肠道蠕动能力，不得嚼碎服用的药物是

（78～80题共用备选答案）
A. 氟伐他汀
B. 普伐他汀
C. 阿托伐他汀
D. 瑞舒伐他汀
E. 洛伐他汀

78. 属于内酯型前药，需要在体内代谢为羧酸形式才具有活性的药物是

79. 在体内不经细胞色素 P450 酶代谢的药物是

80. 严重肾功能不全患者使用时无须调整剂量的药物是

（81～82题共用备选答案）
A. 东莨菪碱
B. 多潘立酮
C. 昂丹司琼
D. 阿瑞匹坦
E. 阿托品

81. 中至高度致吐性化疗药物引起的急性呕吐应选择的药物是

82. 常与糖皮质激素和 5-HT₃ 受体拮抗剂组成三药联合方案，预防高致吐性化疗药物引起的急性和迟发性恶心、呕吐的药物是

（83～84题共用备选答案）
A. 柳氮磺吡啶
B. 口服补液盐Ⅲ
C. 洛哌丁胺
D. 诺氟沙星
E. 蒙脱石

83. 用于治疗溃疡性结肠炎的药物是

84. 肠道感染性腹泻患者可选用的抗感染药是

（85～86题共用备选答案）
A. 米氮平
B. 西酞普兰
C. 吗氯贝胺
D. 阿米替林
E. 度洛西汀

85. 对组胺 H₁ 受体的亲和力较高，还具有特异性镇静作用的药物是

86. 可导致抗利尿激素分泌异常（增多），用药前、后及用药期间应定期监测血压的药物是

（87～88题共用备选答案）
A. 倍他司汀
B. 胞磷胆碱
C. 尼麦角林
D. 丁苯酞
E. 依达拉奉

87. 不良反应少，对芹菜过敏者禁用的药物是

88. 不良反应偶见出血性膀胱炎的药物是

（89～90题共用备选答案）
A. 非布司他
B. 苯溴马隆
C. 秋水仙碱
D. 别嘌醇
E. 阿司匹林

89. 肾结石患者禁用的药物是

90. 痛风患者应避免使用的药物是

（91～92题共用备选答案）
A. 可予10%～25%葡萄糖注射液滴注，每日100g葡萄糖即可控制病情
B. 应用高渗性25%～50%葡萄糖注射液滴注，常与20%甘露醇注射液联合应用
C. 一般采用50%葡萄糖注射液20～40mL，快速静脉注射
D. 一般可给予10%～25%葡萄糖注射液静脉滴注，同时补充体液
E. 应用5%～25%葡萄糖注射液滴注，加入适量胰岛素，于3～4小时滴毕

91. 用于严重饥饿性酮症严重者的治疗方案是

92. 用于高钾血症的治疗方案是

（93～94题共用备选答案）
A. 前列腺素衍生物
B. 碳酸酐酶抑制剂
C. α_2 受体激动剂
D. 拟胆碱药
E. β 受体拮抗剂

93. 选择性直接作用于M胆碱受体，引起缩瞳，眼压下降，并有调节痉挛等作用的是

94. 减少睫状体的房水生成的是

（95～96题共用备选答案）
A. 主要经肝脏清除
B. 经肝、肾双途径清除
C. 主要经肾脏排泄
D. 主要经呼吸道排泄
E. 主要经皮肤排泄

95. 莫西沙星的主要清除途径是

96. 甲硝唑的主要清除途径是

（97～100题共用备选答案）
A. 沙丁胺醇
B. 氨茶碱
C. 色甘酸钠
D. 扎鲁司特
E. 噻托溴铵

97. 属于短效 β_2 受体激动剂的是

98. 属于过敏介质阻释剂的是

99. 属于长效M胆碱受体拮抗剂的是

100. 属于白三烯受体拮抗剂的是

三、综合分析选择题（共10题，每题1分。题目分为若干组，每组题基于同一个临床情景、

病例、实例或者案例的背景信息逐题展开。每题的备选项中,只有1个最符合题意)

(101～103题共用题干)
患者,男性,60岁。有2型糖尿病病史18年。现服用二甲双胍0.5g,每日3次;阿卡波糖0.1g,每日3次;罗格列酮4mg,每日1次。既往有高血压病史6年,冠心病病史6年,心功能I级;轻度肾功能不全,长期服用贝那普利、阿司匹林。

101. 患者拟次日行冠状动脉血管造影检查,应暂停使用的药物是
A. 阿卡波糖
B. 罗格列酮
C. 二甲双胍
D. 阿司匹林
E. 贝那普利

102. 患者在行冠状动脉血管造影检查后突发心悸、饥饿,血糖3.8mmol/L,应首选进食
A. 蔗糖
B. 阿卡波糖
C. 葡萄糖
D. 无糖饼干
E. 麦芽糖

103. 患者用药一段时间后出现冠心病加重、夜间憋喘、活动困难,诊断为冠心病、心功能Ⅲ级。此时应停用的药物是
A. 二甲双胍
B. 阿卡波糖
C. 贝那普利
D. 罗格列酮
E. 阿司匹林

(104～105题共用题干)
患儿,男性,5岁,体重21kg。以"咳嗽、憋喘3天"为主诉入院,临床诊断为急性支气管炎,支气管哮喘,处方药物:阿奇霉素干混悬剂100mg,口服,1次/日;丙酸氟替卡松吸入气雾剂1喷125μg,吸入,2次/日;沙丁胺醇气雾剂1喷0.1mg,吸入,3次/日;孟鲁司特钠片4mg,口服,1次/日。

104. 吸入性糖皮质激素的不良反应不包括
A. 声音嘶哑
B. 口腔及咽喉部的白假丝酵母菌感染
C. 咽部不适
D. 可能导致骨质疏松症
E. 血糖降低

105. 患儿出院带"丙酸氟替卡松吸入气雾剂",下列说法不正确的是
A. 只能吸入给药
B. 属于长效β_2受体激动剂
C. 作为哮喘维持治疗药物
D. 可根据患者症状逐渐减量
E. 应在吸气时吸入

(106～107题共用题干)
患者,男性,72岁,在晨练中突然感觉胸痛,倒地不起,周围伙伴急忙拨打"120"。医务人员赶到现场后,初步诊断是稳定型心绞痛急性发作。经简单急救后,将患者送至医院治疗。医生为患者开具了下列药物:阿司匹林肠溶片、洛伐他汀、硝苯地平、硝酸异山梨酯、卡托普利。

106. 所开具的药物中,针对患者稳定型心绞痛急性发作时应采用的首选药物是
A. 卡托普利
B. 硝酸异山梨酯
C. 硝苯地平
D. 洛伐他汀
E. 阿司匹林肠溶片

107. 所开具的阿司匹林用途是
A. 镇痛
B. 解热

C. 抗炎
D. 防止冠状动脉血栓形成
E. 防止胃溃疡

（108～110题共用题干）
患儿，男性，6岁。长期偏食。近2个月面色渐苍白，自诉全身无力。体检：肝肋下4cm，脾肋下1cm。血常规：Hb 70g/L，RBC 3.0×10^{12}/L，Ret 2.0%，WBC PIT 均正常，MCV 74fl，MCH 26pg，MCHC 30%，考虑为缺铁性贫血。

108. 关于口服铁剂注意事项的描述，不正确的是
A. 服用铁剂时可以喝果汁，但不能喝牛奶
B. 口服型铁剂服用时间还根据个体反应而定
C. 进食促进铁剂的吸收
D. 维生素C与本品同服，有利于吸收
E. 服用无机铁剂胃肠道不良反应不能耐受时，可换用有机铁剂

109. 服用铁剂期间，需定期检查的项目不包括
A. 血红蛋白
B. 血小板计数
C. 血清铁蛋白
D. 网织红细胞计数
E. 血清铁

110. 口服硫酸亚铁期间，可引起大便颜色变为
A. 红色
B. 蓝色
C. 黑色
D. 绿色
E. 紫色

四、多项选择题（共10题，每题1分。每题的备选项中，有2个或2个以上符合题意，错选、少选均不得分）。

111. 异烟肼的作用特点包括
A. 对繁殖期和静止期结核分枝杆菌均有强大杀灭作用
B. 活性不受环境pH的影响
C. 仅对细胞内结核菌有杀灭作用
D. 结核菌对异烟肼易产生耐药性
E. 对结核分枝杆菌之外的细菌几乎无作用

112. 与肝素、香豆素等抗凝血药或抗血小板药合用不会增加出血风险的药物有
A. 塞来昔布
B. 阿司匹林
C. 萘丁美酮
D. 对乙酰氨基酚
E. 布洛芬

113. 与单胺氧化酶抑制剂有相互作用的镇咳药有
A. 喷托维林
B. 苯丙哌林
C. 可待因
D. 厄多司坦
E. 右美沙芬

114. 生长抑素的不良反应包括
A. 短期的血压降低
B. 腹痛、胃痉挛、恶心、呕吐
C. 血糖降低及有低血糖风险
D. 一过性高血糖
E. 快速静脉注射时可见短期的血压升高

115. 关于二甲双胍的描述，正确的有
A. 可改善人体对胰岛素的敏感性，减轻患者的体重
B. 降低2型糖尿病肥胖患者发生心血管事件和死亡的风险
C. 肝功能不良、既往有乳酸酸中毒史者慎用
D. 维生素B$_{12}$、叶酸和铁缺乏者禁止使用
E. 营养不良、脱水等全身情况较差者，孕妇及哺乳期妇女禁用

116. 阿昔洛韦的适应证有

A. 单纯疱疹病毒感染
B. 单纯疱疹脑炎
C. 弥散型带状疱疹
D. 免疫缺陷者患水痘
E. 急性视网膜坏死

D. 依替米星
E. 头孢哌酮

117. 关于紫杉醇不同剂型特点的比较，正确的有
A. 紫杉醇注射液需用非PVC的输液器，过滤器微孔膜应＜0.22μm
B. 紫杉醇脂质体需用5%葡萄糖注射液250～500ml稀释，对输液器无特殊要求
C. 白蛋白结合型紫杉醇的过敏反应发生率极低，无须用预防过敏的药物
D. 紫杉醇脂质体不容易发生过敏反应，无须进行预处理
E. 白蛋白结合型紫杉醇需用0.9%氯化钠注射液100ml稀释

118. 禁与二磷酸果糖配伍的药物有
A. 酸性药物
B. 碱性药物
C. 钙剂
D. 钾盐
E. 钠盐

119. 关于雌激素的使用注意事项，叙述正确的有
A. 长期大剂量使用雌激素增加子宫内膜癌和乳腺癌的发生可能
B. 应用最低有效量，时间尽可能缩短，以减少不良反应
C. 与卡马西平同时使用可减低雌激素的效应
D. 有胆汁淤积性黄疸史者禁用
E. 与抗凝血药合用可降低后者的抗凝血效应

120. 不属于浓度依赖性抗菌药物的有
A. 环丙沙星
B. 阿奇霉素
C. 阿米卡星

临考决胜卷（一）·答案解析

1. 正确答案：D
答案解析： 抗癫痫药从结构上分为：二苯并氮䓬类（卡马西平、奥卡西平）、乙内酰脲类（苯妥英钠）、巴比妥类（如苯巴比妥、扑米酮）、苯二氮䓬类（如氯硝西泮）、脂肪酸衍生物（丙戊酸钠）及其他抗癫痫药。故本题正确答案为D。

2. 正确答案：E
答案解析： 镇痛药的使用原则：①口服给药，尽量避免创伤性给药，尤其是对于强阿片类药；②"按时"给药，而不是"按需"给药，以达到最低血浆药物浓度、峰值与谷值比；③按阶梯给药，对于轻度疼痛患者首选非甾体抗炎药；对于中度疼痛者应选用弱阿片类药；对于重度疼痛者应选用强阿片类药；④用药应个体化，剂量根据患者需要由小到大，直至患者疼痛消失，不应对剂量限制过严，导致用药不足，应注意患者的实际疗效。故本题正确答案为E。哌替啶在体内可转变为毒性代谢产物去甲哌替啶，产生神经系统毒性，表现为震颤、抽搐、癫痫大发作。因此，不适用于癌性疼痛治疗。

3. 正确答案：A
答案解析： 左旋多巴为多巴胺（DA）的前体，本身并无药理活性，可通过血-脑脊液屏障，在脑内经多巴脱羧酶脱羧形成多巴胺后发挥药理作用。故本题正确答案为A。恩他卡朋为儿茶酚胺氧位甲基转移酶抑制剂。苯海索为中枢抗胆碱药。司来吉兰为单胺氧化酶-B抑制剂。卡比多巴为外周多巴脱羧酶抑制剂。

4. 正确答案：B
答案解析： 对乙酰氨基酚属于非甾体抗炎药，其用法用量：①用于退热镇痛：成人口服常用剂量一次0.3～0.6g，一日3～4次（即每6～8h一次），一日量不得超过2g，退热疗程一般不超过3日；②用于骨性关节炎：成人常用量，口服缓释片，一次0.65～1.3g，8h一次，一日最大量不得超过4g。故本题正确答案为B。

5. 正确答案：C
答案解析： 苯丙哌林的镇咳作用较强，为可待因的2～4倍，右美沙芬镇咳强度与可待因相等或略强，喷托维林镇咳作用强度约为可待因的1/3。因此镇咳作用强度的比较顺序为苯丙哌林＞右美沙芬≥可待因＞喷托维林。故本题正确答案为C。

6. 正确答案：D
答案解析： 恶心性祛痰药可刺激胃黏膜，引起轻微的恶心，反射性引起支气管黏膜腺体分泌增加，降低痰液黏性，使痰液稀释而易于咳出，代表药物有氯化铵、愈创甘油醚、桔梗流浸膏。故本题正确答案为D。溴己新、乙酰半胱氨酸为黏痰溶解剂。羧甲司坦为黏液稀释剂。喷托维林为镇咳药。

7. 正确答案：B
答案解析： 氢氧化铝为抗酸药，具有抗酸、吸附、局部止血和保护溃疡面等作用，但可引起便秘，与剂量相关，长期便秘者慎用。故本题正确答案为B。

8. 正确答案：C
答案解析： 匹维溴铵可用于：①对症治疗与肠道功能紊乱有关的疼痛、排便异常和肠道不适；②对症治疗与胆道功能紊乱有关的疼痛；③为钡灌肠做准备，应于检查前3天开始用药，剂量为每天200mg。故本题正确答案为C。

9. 正确答案：E
答案解析： 联苯双酯为降酶药，对多种化学毒物引起的 ALT 升高均有明显的降低作用，并且降酶速度快、降幅大，短期作用较好。故本题正确答案为 E。

10. 正确答案：E
答案解析： 利福昔明是广谱肠道抗生素，临床可用于对利福昔明敏感的病原菌引起的肠道感染，包括急性和慢性肠道感染、腹泻综合征、夏季腹泻、旅行性腹泻和小肠结膜炎等。故本题正确答案为 E。抗动力药（如洛哌丁胺、复方地芬诺酯）和抗分泌药（如次水杨酸铋、消旋卡多曲）不能用作细菌性腹泻的基本治疗药物。

11. 正确答案：B
答案解析： 福辛普利、卡托普利和赖诺普利属于血管紧张素转化酶抑制剂（ACEI），多数 ACEI 作用时间可维持 24h，但卡托普利起效快，作用维持时间短，适用于高血压急症。故本题正确答案为 B。厄贝沙坦和缬沙坦属于血管紧张素Ⅱ受体拮抗剂（ARB），所有的 ARB 起效时间在 2h 左右，作用持续时间在 24h 以上。

12. 正确答案：D
答案解析： 二氢吡啶类钙通道阻滞剂（XX 地平）主要作用于血管平滑肌上的 L 型钙通道，发挥舒张血管和降压作用，而非二氢吡啶类钙通道阻滞剂（如维拉帕米、地尔硫䓬）对窦房结和房室结处的钙通道具有选择性。故本题正确答案为 D。

13. 正确答案：B
答案解析： 硝酸甘油舌下含服吸收迅速完全，起效最快，2～3 分钟起效，5 分钟达最大效应，作用持续时间也最短，20～30 分钟，是心绞痛急性发作的首选治疗药物。故本题正确答案为 B。

14. 正确答案：A
答案解析： 比伐卢定属于直接凝血酶（因子Ⅱa）抑制剂。直接因子Xa 抑制剂的代表药物是利伐沙班、阿哌沙班、艾多沙班等。血栓素 A_2 抑制剂的代表药物是阿司匹林。磷酸二酯酶抑制剂的代表药物是双嘧达莫、西洛他唑。二磷酸腺苷（ADP）P2Y12 受体拮抗剂的代表药物是噻氯匹定、氯吡格雷、替格瑞洛。故本题正确答案为 A。

15. 正确答案：B
答案解析： 痛风急性发作期应选择非甾体抗炎药（阿司匹林及水杨酸钠禁用）和秋水仙碱，缓解期尽快排酸和抑制尿酸合成。必须在痛风性关节炎的急性炎症症状消失后（一般在发作后 2 周左右）开始应用抑酸药别嘌醇治疗。别嘌醇不能控制痛风性关节炎的急性炎症症状，不能作为抗炎药使用，因为别嘌醇促使尿酸结晶重新溶解时可再次诱发并加重关节炎急性期症状。故本题正确答案为 B。

16. 正确答案：C
答案解析： 急性缺血性脑卒中的阿替普酶治疗应在症状发作后的 3h 内开始。故本题正确答案为 C。

17. 正确答案：E
答案解析： 化疗、放疗对骨髓造血功能都有不同程度的抑制作用，表现为白细胞计数减少，抗感染能力降低，容易继发感染。若化疗期间出现白细胞计数降低，常使用升白细胞的药物，如重组人粒细胞刺激因子、重组人粒细胞巨噬细胞刺激因子、蛋白同化激素、利可君、小檗胺、维生素 B_4（腺嘌呤）、鲨肝醇等。故本题正确答案为 E。

18. 正确答案：C
答案解析： 螺内酯和依普利酮具有心脏保护作用，可有效减少心衰患者醛固酮生成和活性增加造成的心脏损伤，提高轻、中、重度心衰患者生活质量和生存率。螺内酯与雄激素受体亲和力高，抑制作用强，长期用药可出现男性乳房发育、性欲减退等不良反应，依普利酮对性激素影响较轻，不良反应更少。故本题正确答案为C。

19. 正确答案：D
答案解析： 袢利尿药（如呋塞米、布美他尼、依他尼酸）具有耳毒性，依他尼酸与其他药物相比耳毒性更大，因此临床使用受到限制，主要用作对含磺酰胺基团、磺胺类药物过敏或不耐受患者的替代药物。故本题正确答案为D。

20. 正确答案：D
答案解析： 重组人生长激素用于：①因内源性生长激素缺乏所引起的儿童生长缓慢；②重度烧伤的治疗；③已明确的下丘脑-垂体疾病所致的生长激素缺乏症和经两种不同的生长激素刺激试验确诊的生长激素显著缺乏。故本题正确答案为D。严重急性食管静脉曲张破裂出血、严重急性胃或十二指肠溃疡出血、糖尿病酮症酸中毒的辅助治疗、胰腺外科术后并发症的预防和治疗属于生长抑素的适应证。

21. 正确答案：D
答案解析： 糖皮质激素按照药代动力学特征分为：①长效：地塞米松、倍他米松；②中效：泼尼松、泼尼松龙、甲泼尼龙、曲安西龙；③短效：氢化可的松、可的松。故本题正确答案为D。

22. 正确答案：A
答案解析： 头孢菌素类抗菌药物的抗菌作用机制与青霉素类药物相同，与细菌细胞内膜上主要的青霉素结合蛋白（PBP）结合，使细菌细胞壁合成过程中的交叉连接不能形成，导致细菌细胞壁合成障碍。故本题正确答案为A。

23. 正确答案：B
答案解析： 亚胺培南在近端肾小管中被正常人类肾脱氢肽酶Ⅰ灭活，西司他丁是肾脱氢肽酶Ⅰ的特异性抑制剂，故联合西司他丁可防止亚胺培南灭活。故本题正确答案为B。

24. 正确答案：C
答案解析： 硝基咪唑类药物对厌氧菌有强大的抗菌作用，对原虫如滴虫、阿米巴虫、贾第鞭毛虫也有强大抗原虫作用，为治疗原虫和厌氧菌感染的重要选用药物，对利什曼原虫疗效不佳。故本题正确答案为C。

25. 正确答案：E
答案解析： ①核苷类抗疱疹病毒药：阿昔洛韦、更昔洛韦、伐昔洛韦、伐更昔洛韦、喷昔洛韦、泛昔洛韦、昔多福韦、阿糖腺苷、索利夫定；②非核苷类抗疱疹病毒药：膦甲酸钠、福米韦生、多可沙诺。恩替卡韦属于抗肝炎病毒药物。故本题正确答案为E。

26. 正确答案：A
答案解析： 利巴韦林属于广谱抗病毒药物，适用于呼吸道合胞病毒引起的病毒性肺炎与支气管炎、皮肤疱疹病毒感染、肝功能代偿期的慢性丙型肝炎患者。故本题正确答案为A。索磷布韦维帕他韦用于治疗成人慢性丙型肝炎病毒感染。阿德福韦酯和拉米夫定属于抗乙型肝炎病毒药物。干扰素可用于治疗慢性乙型肝炎和慢性丙型肝炎（最好与利巴韦林联合使用）。

27. 正确答案：B
答案解析： 伯氨喹可杀灭间日疟、三日疟、恶性疟和卵形疟组织期的虫株，尤以间日疟为著，也可杀灭各种疟原虫的配子体，对恶性疟的作用尤强，临床作为控制复发和阻止疟疾传播的首选药。故本题正确答案为B。

28. 正确答案：D
答案解析： 三氯苯达唑为抗肝片吸虫药，可用于治疗6岁及以上儿童、成人肝吸虫病。故本题正确答案为D。乙胺嘧啶主要用于疟疾的预防，以及治疗弓形虫病。伊维菌素主要用于治疗盘尾丝虫病和类圆线虫病以及钩虫、蛔虫、鞭虫、蛲虫感染。噻嘧啶主要用于治疗蛔虫、钩虫、蛲虫或混合感染。阿苯达唑主要用于治疗蛔虫病、蛲虫病、钩虫病。

29. 正确答案：C
答案解析： 卡铂抗肿瘤谱与顺铂相似，多用于非小细胞肺癌、头颈部及食管癌、卵巢癌等。铂类化合物中，顺铂引起恶心、呕吐、肾毒性和耳毒性的不良反应最严重；卡铂引起骨髓抑制的不良反应最严重；奥沙利铂的神经毒性强。故本题正确答案为C。奥沙利铂主要用于治疗胃肠道癌、结直肠癌。

30. 正确答案：E
答案解析： 甲氨蝶呤属于弱酸性药物，主要由肾小球滤过和肾小管分泌排泄，碱性药物如碳酸氢钠可碱化尿液，增加甲氨蝶呤及其代谢物的溶解度，加速排泄，减少毒性作用。故本题正确答案为E。弱酸性药物（如丙磺舒）及水杨酸类药物（如阿司匹林），可竞争性地抑制甲氨蝶呤的肾小管分泌，减慢其排泄，使其维持高血浆浓度状态，易致中毒。甲氨蝶呤与血浆蛋白结合率较高的药物如苯妥英钠合用，可使甲氨蝶呤的血浆蛋白结合率下降，游离型药物增加，而使其血药浓度增高。甲氨蝶呤与具有肾毒性的药物如顺铂合用，可减慢甲氨蝶呤的排泄，易导致严重的骨髓抑制。

31. 正确答案：A
答案解析： 长春碱类药物的作用机制为与微管蛋白结合，抑制微管聚合，从而使纺锤丝不能形成，细胞有丝分裂停止于中期。故本题正确答案为A。

32. 正确答案：C
答案解析： 氯雷他定可用于缓解过敏性鼻炎有关的症状，如喷嚏、流涕、鼻痒等，用法用量：口服：①成人及12岁以上儿童：一日1次，一次10mg。②2～12岁儿童：体重＞30kg者，一日1次，一次10mg；体重≤30kg者，一日1次，一次5mg。故本题正确答案为C。

33. 正确答案：B
答案解析： 二磷酸果糖可用于心肌缺血引起的各种症状，如心绞痛、心肌梗死和心力衰竭，慢性疾病（酒精中毒、长期营养不良、慢性呼吸衰竭）中出现的低磷血症。故本题正确答案为B。氯化钾用于防治低钾血症，治疗洋地黄中毒引起的频发性、多源性期前收缩或快速心律失常。门冬氨酸钾镁用于低钾血症、低钾及洋地黄中毒引起的心律失常、急性黄疸性肝炎、肝细胞功能不全和急、慢性肝炎的辅助治疗。葡萄糖用于补充能量和体液、低血糖症、高钾血症、饥饿性酮症等疾病的治疗。乳酸钠用于代谢性酸中毒，碱化体液或尿液，也可用于高钾血症或普鲁卡因胺引起的心律失常伴有酸血症者。

34. 正确答案：E
答案解析： 戊酸雌二醇的适应证：①补充雌激素不足，如萎缩性阴道炎、女性性腺功能减退症、外阴阴道萎缩、绝经期血管舒缩症状、卵巢切除、原发性卵巢衰竭等；②晚期前列腺癌（乳腺癌、卵巢癌患者禁用）；③与孕激素类药物合用，能抑制排卵，可作为避孕药。故本题正确答案为E。急性血栓性静脉炎或血栓栓塞者禁用戊酸雌二醇。

35. 正确答案：B
答案解析： 长效避孕药：①口服长效避孕药：左炔诺孕酮、氯地孕酮与炔雌醚组成的复方制剂；②注射长效避孕针：复方己酸羟孕酮注射液、复方庚酸炔诺酮注射液；③埋植剂：左炔诺孕酮埋植剂；④含药阴道环：左炔诺孕酮避孕环、甲硅环；⑤含药宫内节育器：孕酮节育器。故本题正确答案为B。双炔失碳酯肠溶片、复方孕二烯酮片为短效避孕药。左炔诺孕酮片为紧急避孕药。米非司酮片为事后避孕药。

36. 正确答案：D
答案解析：α₂受体激动剂的代表药物有溴莫尼定、安普乐定，可促进房水流出和减少房水生成，降低眼压。故本题正确答案为D。毛果芸香碱属于拟胆碱药。卡替洛尔属于β受体拮抗剂。乙酰唑胺属于碳酸酐酶抑制剂。曲伏前列素属于前列腺素衍生物。

37. 正确答案：C
答案解析：肾上腺素α受体激动药的代表药物有麻黄碱、去氧肾上腺素、呋麻滴鼻液（还可抑菌），可使外周血管收缩，缓解鼻黏膜充血肿胀引起的鼻塞，减轻鼻腔分泌物或鼻出血。故本题正确答案为C。利多卡因属于局部麻醉药。左卡巴斯汀属于H₁受体拮抗剂，倍氯米松属于局部用糖皮质激素，均用于防治季节性及常年性过敏性鼻炎。度米芬属于阳离子型表面活性剂，用于治疗咽喉炎。

38. 正确答案：B
答案解析：林旦是杀灭疥虫的有效药物，亦有杀灭虱和虱卵的作用，可用于治疗疥疮和阴虱病。故本题正确答案为B。莫匹罗星用于治疗各种细菌性皮肤感染。过氧苯甲酰用于治疗寻常痤疮。克霉唑用于治疗浅表皮肤真菌感染。制霉菌素用于治疗皮肤、黏膜念珠菌病。

39. 正确答案：E
答案解析：过氧苯甲酰为强氧化剂，易分解，遇有机物分解出新生态氧和苯甲酸，有杀灭痤疮丙酸杆菌、抗炎、轻度溶解粉刺作用，对痤疮丙酸杆菌无耐药性，为炎性痤疮首选外用抗菌药。故本题正确答案为E。

40. 正确答案：A
答案解析：特比萘芬属于丙烯胺类药物，为角鲨烯环氧酶的非竞争性、可逆性抑制剂，可用于治疗浅表皮肤真菌感染。故本题正确答案为A。联苯苄唑属于咪唑类抗真菌药。两性霉素B属于多烯类抗真菌药物，可影响细胞膜的通透性。阿莫罗芬属于吗啉类抗真菌药，通过干扰真菌细胞膜麦角固醇的合成导致真菌死亡。环吡酮胺属于吡啶酮类抗真菌药物，作用于真菌细胞膜。

[41～43] 正确答案：B、C、E
答案解析：选择性5-羟色胺再摄取抑制剂的代表药物有舍曲林、氟西汀、帕罗西汀、西酞普兰等，本类药物除舍曲林口服吸收缓慢外，其他药物口服吸收均较良好。故41题正确答案为B。5-HT及去甲肾上腺素再摄取抑制剂的代表药物有度洛西汀、文拉法辛。对度洛西汀过敏者、正在服用单胺氧化酶抑制剂者及未经治疗的窄角型青光眼患者禁用度洛西汀。故42题正确答案为C。单胺氧化酶抑制剂的代表药物为吗氯贝胺，通过抑制A型单胺氧化酶，减少去甲肾上腺素（NE）、5-HT及多巴胺的降解，增强NE、5-HT和多巴胺能神经功能，从而发挥抗抑郁作用。故43题正确答案为E。米氮平属于NE能及特异性5-HT能抗抑郁药，可拮抗中枢NE能和5-HT能神经末梢突触前α₂受体，增加NE和5-HT的间接释放，增强中枢NE能及5-HT能神经的功能，并能拮抗5-HT₂、5-HT₃受体以调节5-HT₁功能。

[44～45] 正确答案：D、E
答案解析：艾地苯醌可激活脑线粒体呼吸活性，改善脑缺血部位的能量代谢，改善脑内葡萄糖利用率，使脑内ATP产生增加，进而改善脑功能。故44题正确答案为D。尼麦角林具有较强的α受体拮抗作用和血管扩张作用，能增强α肾上腺素受体拮抗药或β肾上腺素受体拮抗药（如普萘洛尔）对心脏的抑制作用，两者应禁止合用。故45题正确答案为E。

[46～47] 正确答案：D、C
答案解析：尼美舒利可引起肝损伤，12岁以下

儿童禁用。故46题正确答案为D。吲哚美辛不良反应较大,治疗关节炎已不作为首选用药,仅在其他非甾体抗炎药无效时才考虑使用。故47题正确答案为C。

[48～49] 正确答案:E、D
答案解析: 银杏叶提取物禁用于对银杏或银杏叶提取物中任何成分过敏者及使用抗血小板药物或抗凝血药者。故48题正确答案为E。石杉碱甲禁用于癫痫、肾功能不全、机械性肠梗阻、心绞痛患者。故49题正确答案为D。

[50～51] 正确答案:B、D
答案解析: 沙丁胺醇属于短效 β_2 受体激动剂,口服给药后30min内起效,吸入可快速起效(3～5min),具有速效、短效、高选择性特点,用于治疗支气管哮喘或喘息性慢性支气管炎伴支气管痉挛。故50题正确答案为B。异丙托溴铵属于M胆碱受体拮抗剂,能选择性拮抗 M_3 受体,扩张支气管平滑肌,缓解哮喘症状。故51题正确答案为D。孟鲁司特为白三烯受体拮抗剂。布地奈德为吸入型肾上腺糖皮质激素。色甘酸钠为过敏介质阻释剂。

[52～53] 正确答案:E、B
答案解析: 白三烯受体拮抗剂起效慢,作用弱,治疗哮喘时不宜单独使用,可与吸入型肾上腺糖皮质激素联合使用;仅适用于轻、中度哮喘和稳定期的控制,或合并应用以减少肾上腺糖皮质激素和 β_2 受体激动剂的剂量。故52题正确答案为E。长效 β_2 受体激动剂不推荐单独使用,须与吸入型肾上腺糖皮质激素联合应用,适用于中、重度持续哮喘患者的长期治疗。故53题正确答案为B。

[54～56] 正确答案:D、C、E
答案解析: 昂丹司琼和帕洛诺司琼都属于 $5-HT_3$ 受体拮抗剂,其中帕洛诺司琼属于长效的 $5-HT_3$ 受体拮抗剂,半衰期约40小时,因对频繁(每日连续或隔日交替)给药的安全性和有效性未评价,因此不推荐7日内重复给药。故54题正确答案为D。氯丙嗪为多巴胺受体拮抗剂,主要拮抗脑内多巴胺受体,小剂量抑制延脑催吐化学感受区的多巴胺受体,大剂量时直接抑制呕吐中枢。故55题正确答案为C。阿瑞匹坦属于神经激肽-1(NK-1)受体拮抗剂,可与其他止吐药物联合给药,用于预防高度致吐性抗肿瘤化疗的初次和重复治疗过程中出现的急性和迟发性恶心和呕吐。故56题正确答案为E。苯海拉明属于抗组胺药物。

[57～58] 正确答案:B、D
答案解析: 卡泊三醇能抑制皮肤角质形成细胞的过度增生和诱导其分化,从而使银屑病表皮细胞的增生和分化得到纠正。故57题正确答案为B。煤焦油可抑制表皮细胞的有丝分裂,使皮肤增生速率恢复正常。故58题正确答案为D。

[59～61] 正确答案:C、D、E
答案解析: 考来烯胺为胆汁酸结合树脂,可阻滞胆汁酸在肠内的重吸收,导致胆汁酸在肝内合成增加,由于胆汁酸的合成是以胆固醇为底物,进而使得肝内胆固醇减少。故59题正确答案为C。依折麦布为胆固醇吸收抑制剂,可选择性抑制小肠胆固醇转运蛋白,有效减少肠道内胆固醇吸收,降低血浆胆固醇水平以及肝脏胆固醇储存量。故60题正确答案为D。苯扎贝特为贝丁酸类药物。可以增强脂蛋白脂酶的活性,加速脂蛋白的分解,同时也能减少肝脏中脂蛋白的合成。故61题正确答案为E。普伐他汀为羟甲基戊二酰辅酶A还原酶抑制剂,通过竞争性抑制内源性胆固醇合成限速酶HMG-CoA还原酶,减少肝细胞内胆固醇合成。普罗布考为抗氧化剂,通过降低胆固醇合成与促进胆固醇分解,使血胆固醇和低密度脂蛋白降低,有显著的抗氧化作用,能抑制泡沫细胞的形成,延缓动脉粥样硬化斑块的形成,消退已形成的动脉粥样硬化斑块。

[62～64] 正确答案：E、D、A
答案解析：氯吡格雷是前药，部分经CYP2C19介导，代谢为活性代谢产物，奥美拉唑或艾司奥美拉唑竞争性抑制肝药酶CYP2C19，导致氯吡格雷活性代谢产物转化减少，血小板抑制作用降低，故不推荐氯吡格雷与奥美拉唑或艾司奥美拉联合使用。兰索拉唑、右兰索拉唑、泮托拉唑对氯吡格雷的抗血小板活性影响较小。故62题正确答案为E。布洛芬会干扰阿司匹林对血小板的不可逆抑制作用，降低阿司匹林的心血管保护作用，应避免合用。故63题正确答案为D。达比加群酯为外流转运体P-糖蛋白的底物，与强效P-糖蛋白抑制剂（胺碘酮、维拉帕米、奎尼丁、克拉霉素）合用，可导致达比加群酯的血药浓度升高，应避免合用。故64题正确答案为A。

[65～67] 正确答案：B、E、C
答案解析：艾曲泊帕乙醇胺是一种可口服的、小分子血小板生成素（TPO）受体激动剂，可与人TPO受体的跨膜结构域相互作用，启动信号级联反应，诱导骨髓祖细胞增殖和分化，产生和TPO类似的生理活性，使血小板计数升高并减少或防止出血。故65题正确答案为B。氨甲环酸为抗纤维蛋白溶解药，可用于溶栓过量所致的严重出血。故66题正确答案为E。甲萘氢醌属于维生素K类，适用于维生素K缺乏引起的出血：①梗阻性黄疸、胆瘘、慢性腹泻等疾病导致的出血；②香豆素类、水杨酸钠、长期应用广谱抗生素等药物导致的出血；③新生儿出血。故67题正确答案为C。重组人凝血因子Ⅷ主要用于防治甲型血友病和获得性凝血因子Ⅷ缺乏而致的出血症状及这类患者的手术出血治疗。醋硝香豆素为维生素K拮抗剂，属于抗凝药。

[68～69] 正确答案：A、C
答案解析：维生素B_4又称腺嘌呤，是体内辅酶和核酸的组成和活性成分，具有刺激骨髓白细胞增生的作用，可用于防治各种原因引起的白细胞减少症、急性粒细胞减少症，尤其是防治肿瘤放化疗引起的白细胞减少症。故68题正确答案为A。维生素B_{12}又称钴胺素，在体内转化成甲基钴胺和辅酶B_{12}后才具有活性，缺乏时可致DNA合成障碍而影响红细胞的成熟，引起巨幼细胞贫血。故69题正确答案为C。

[70～72] 正确答案：B、C、A
答案解析：α_1受体拮抗药通过阻滞α_1受体，使前列腺平滑肌松弛，缓解膀胱出口梗阻的动力性因素，减轻下尿路症状，尿流通畅。XX唑嗪对前列腺和外周血管平滑肌上的α_1受体都有拮抗作用，因此在使用过程中易发生直立性低血压；坦索罗辛（坦洛新）和赛洛多辛对前列腺上α_{1A}受体具有高选择性，而对外周血管平滑肌α_1受体则几乎无影响，因此只用于BPH治疗。故70题正确答案为B。非那雄胺为5α-还原酶抑制剂，通过降低前列腺内双氢睾酮的含量，抑制前列腺的增生，缩小前列腺体积，还可降低血清前列腺特异性抗原（PSA）水平，长期服用可降低良性前列腺增生/下尿路症状患者发生急性尿潴留和需要手术治疗的风险，延缓疾病进展。故71题正确答案为C。索利那新属于选择性M_3受体拮抗剂，选择性作用于膀胱，解除膀胱逼尿肌痉挛，抑制逼尿肌不自主收缩，改善膀胱储尿功能，可作为膀胱过度活动症伴有或不伴有急迫性尿失禁的首选治疗药物。故72题正确答案为A。西地那非为5型磷酸二酯酶抑制剂，是男性勃起功能障碍的治疗药物。

[73～75] 正确答案：D、B、C
答案解析：甲状腺激素类药（如左甲状腺素）的不良反应包括：心动过速、心悸、心律不齐、心绞痛、头痛、肌肉无力和痉挛、潮红、发热、呕吐、月经紊乱、震颤、坐立不安、失眠、多汗、体重下降和腹泻等。故73题正确答案为D。丙硫氧嘧啶可引起中性粒细胞胞质抗体相关性血管炎，发病的机制是中性粒细胞聚集，诱导中性粒细胞胞质抗体，可导致肾脏损伤。故

临考决胜卷（一）·答案解析

74 题正确答案为 B。甲巯咪唑可引起胰岛素自身免疫综合征，诱发产生胰岛素自身抗体，导致高游离胰岛素血症，诱发低血糖反应。故 75 题正确答案为 C。

[76～78] 正确答案：B、E、D
答案解析： 促胰岛素分泌剂包括：①磺酰脲类：格列本脲、格列美脲、格列喹酮、格列齐特等；②非磺酰脲类：瑞格列奈、那格列奈、米格列奈。故 76 题正确答案为 B。胰高血糖素样肽-1（GLP-1）受体激动剂包括艾塞那肽、利拉鲁肽、贝那鲁肽等。故 77 题正确答案为 E。钠-葡萄糖转运蛋白-2（SGLT-2）抑制剂包括达格列净、恩格列净、卡格列净等。故 78 题正确答案为 D。特立帕肽属于促进骨形成药。米格列醇属于 α-葡萄糖苷酶抑制剂。

[79～80] 正确答案：B、E
答案解析： 头孢呋辛属于第二代头孢菌素类药物，临床上可用于预防手术后切口感染和敏感菌导致的下呼吸道感染和尿路感染等。故 79 题正确答案为 B。头孢吡肟属于第四代头孢菌素类药物，常用于治疗中性粒细胞减少伴发热。故 80 题正确答案为 E。头孢唑林属于第一代头孢菌素类药物。头孢曲松和头孢他啶属于第三代头孢菌素类药物。

[81～82] 正确答案：B、C
答案解析： 庆大霉素属于氨基糖苷类药物，典型不良反应包括：①耳毒性：前庭、耳蜗神经功能障碍；②肾毒性：损害近曲小管上皮细胞，引起肾小管肿胀，甚至坏死；③神经-肌肉接头处传递阻断：引起心肌抑制、血压下降、肢体瘫痪、呼吸肌麻痹；④过敏反应。故 81 题正确答案为 B。环丙沙星属于氟喹诺酮类药物，典型不良反应包括：①关节病变：肌痛、腱鞘炎、跟腱炎和肌腱断裂；②软骨损害：影响 18 岁以下儿童软骨发育；③光敏反应；④视觉障碍：双视、色视；⑤心脏毒性：QT 间期延长；⑥中枢神经系统症状：头痛、头晕、睡眠不良、可致精神症状；⑦血糖紊乱。故 82 题正确答案为 C。

[83～84] 正确答案：E、C
答案解析： 复方磺胺甲噁唑由磺胺甲噁唑和甲氧苄啶组成，二者联用增强抗菌作用，为目前治疗肺孢子菌病的首选药物，可用于艾滋病患者及中性粒细胞缺乏患者的肺孢子菌病的预防用药。故 83 题正确答案为 E。利奈唑胺对耐甲氧西林的金黄色葡萄球菌有良好抗菌作用，可用于耐甲氧西林的金黄色葡萄球菌引起的院内获得性肺炎、复杂性皮肤和皮肤软组织感染及耐万古霉素的屎肠球菌感染，包括伴发的菌血症的治疗。故 84 题正确答案为 C。

[85～86] 正确答案：A、C
答案解析： 异烟肼对各型结核分枝杆菌都有高度选择性抗菌作用，是目前抗结核药物中具有最强杀菌作用的合成抗菌药物，对其他细菌无作用。故 85 题正确答案为 A。吡嗪酰胺对静止期缓慢生长或巨噬细胞内及干酪病灶内的结核分枝杆菌有杀灭作用，因对细胞外及在中性或碱性环境中的结核分枝杆菌无效，又称为"半杀菌药"。故 86 题正确答案为 C。

[87～88] 正确答案：B、E
答案解析： 咪唑类药物包括酮康唑、咪康唑、克霉唑、益康唑等，其中酮康唑因为有严重的肝毒性，目前已很少用于治疗系统性真菌感染。益康唑、克霉唑和咪康唑口服吸收差，主要作为局部用药。故 87 题正确答案为 B。氟康唑、伊曲康唑和艾沙康唑属于三唑类药物，其中艾沙康唑抗菌谱可覆盖毛霉菌属。氟康唑主要用于念珠菌属和隐球菌属。伊曲康唑抗菌谱拓展至曲霉属。故 88 题正确答案为 E。

[89～90] 正确答案：C、B
答案解析： 阿比多尔属于细胞血凝素抑制剂，能增强流感病毒血凝素的稳定性，阻止其在酸性环境下转变为融合状态的血凝素，阻止

病毒包膜与宿主细胞膜融合，临床上用于甲或乙型流感病毒的预防和治疗。故89题正确答案为C。金刚烷胺属于非糖基化基质蛋白抑制剂，主要通过抑制甲型流感病毒的非糖基化基质蛋白M_2蛋白的离子通道，抑制病毒脱壳和复制，通过影响血凝素而干扰病毒组装，只对亚洲甲型流感病毒有抑制作用，因乙型流感病毒不携带M_2蛋白，故对乙型流感病毒无效。故90题正确答案为B。

[91～93] 正确答案：D、A、C
答案解析： 氟他胺属于抗雄激素类药，适用于晚期前列腺癌患者。故91题正确答案为D。雌激素受体拮抗剂主要包括他莫昔芬、托瑞米芬、氟维司群，其中他莫昔芬主要用于治疗乳腺癌（雌激素受体阳性者，绝经前、后均可使用）、化疗无效的晚期卵巢癌和晚期子宫内膜癌。故92题正确答案为A。芳香氨酶抑制剂主要包括来曲唑、阿那曲唑、依西美坦，主要用于治疗绝经后乳腺癌。故93题正确答案为C。戈舍瑞林为促黄体激素释放激素类似物。丙酸睾酮为雄激素类药物。

[94～95] 正确答案：E、A
答案解析： 维生素C可用于防治坏血病，以及创伤愈合期、急慢性传染病、紫癜及过敏性疾病的辅助治疗，也可用于特发性高铁血红蛋白血症、慢性铁中毒的治疗等。故94题正确答案为E。维生素E可用于治疗先兆流产和习惯性流产。故95题正确答案为A。维生素B_2可用于防治口角炎、咽喉炎、舌炎、唇炎、面部脂溢性皮炎等。维生素A可用于防治角膜软化、干眼症、夜盲症、皮肤角质粗糙等。维生素B_6可用于防治药物中毒或引起的维生素B_6缺乏、脂溢性皮炎、口唇干裂；也可用于妊娠呕吐及放疗或化疗所致的呕吐，新生儿遗传性维生素B_6依赖综合征、遗传性铁粒幼细胞贫血。

[96～97] 正确答案：C、D
答案解析： 达那唑的适应证：①子宫内膜异位症的治疗；②纤维囊性乳腺病；③自发性血小板减少性紫癜、遗传性血管性水肿、系统性红斑狼疮；④男子女性化乳房、青春期性早熟。故96题正确答案为C。西地那非可用于治疗勃起功能障碍、肺动脉高压。故97题正确答案为D。甲羟孕酮用于治疗月经不调、功能失调性子宫出血及子宫内膜异位症等。溴隐亭用于预防分娩后及早产后的泌乳。利托君用于预防早产。

[98～100] 正确答案：B、D、A
答案解析： 治疗单纯疱疹病毒性角膜炎应选用抗眼部病毒感染药，如阿昔洛韦、更昔洛韦、重组人干扰素 α-2b 等。故98题正确答案为B。治疗青光眼主要用降眼压药，如毛果芸香碱、噻吗洛尔、溴莫尼定、安普乐定、布林佐胺、醋甲唑胺、乙酰唑胺、拉坦前列素等。故99题正确答案为D。治疗干眼症的药物有润滑类药物（玻璃酸钠、卡波姆、聚乙二醇、羟丙甲纤维素、羧甲纤维素钠、右旋糖酐70）、牛血清提取物、细胞因子类药物（重组人表皮生长因子、重组牛碱性成纤维细胞生长因子）。故100题正确答案为A。夫西地酸为抗眼部细菌感染药，用于治疗细菌性结膜炎。阿托品为散瞳药，用于治疗虹膜睫状体炎、检查眼底前的散瞳等。

101. 正确答案：A
答案解析： 多潘立酮是外周性多巴胺受体拮抗剂，直接拮抗胃肠道多巴胺D_2受体及血-脑屏障外的化学感受器触发区的多巴胺受体，促进胃肠蠕动，使张力恢复正常，促进胃排空。故本题正确答案为A。

102. 正确答案：C
答案解析： 西咪替丁有咪唑环结构，对肝药酶有较强的抑制作用，可显著降低环孢素、茶碱、卡马西平、华法林等药物在体内的消除速度。故本题正确答案为C。

103. 正确答案：E
答案解析：西咪替丁具有轻度抗雄性激素作用，长期用药可出现男性乳房肿胀、胀痛以及女性溢乳。多潘立酮可导致血清催乳素水平升高、男子乳房女性化等。故本题正确答案为E。

104. 正确答案：C
答案解析：胺碘酮为Ⅲ类抗心律失常药，作用机制为抑制多种钾通道，延长动作电位时程和有效不应期。故本题正确答案为C。

105. 正确答案：E
答案解析：胺碘酮的典型不良反应为尖端扭转型室速、光敏感性（皮肤灰蓝色变）、角膜色素沉着、胃肠道不适、肺毒性（注意询问病史和体检，定期摄胸片，以早期发现此并发症）、甲状腺功能障碍（此药含碘量高，应定期检查甲状腺功能），对血糖无明显影响。故本题正确答案为E。

106. 正确答案：C
答案解析：胺碘酮抑制肝药酶，能增加华法林、地高辛等药物的血药浓度，使其疗效增加，不良反应也增加。故本题正确答案为C。

107. 正确答案：E
答案解析：钠-葡萄糖协同转运蛋白-2抑制剂（如达格列净）可阻滞肾小管钠-葡萄糖协同转运蛋白-2（SGLT-2）对糖的转运和重吸收，促进肾脏对葡萄糖的排泄，轻度降低2型糖尿病患者的血糖水平。故本题正确答案为E。

108. 正确答案：E
答案解析：达格列净可减轻水钠潴留，和降压药联合使用可能加强降压作用，引发低血压风险。故本题正确答案为E。

109. 正确答案：D
答案解析：卡托普利属于血管紧张素转化酶抑制剂，典型不良反应有干咳、血管神经性水肿和高血钾。二甲双胍的典型不良反应为胃肠道反应，包括腹泻、腹痛、食欲减退、厌食等。氢氯噻嗪属于噻嗪类利尿药，最常见的不良反应为水、电解质紊乱，包括低钾血症、低氯性碱中毒、低钠血症、低血容量、血氨升高、高钙血症等。达格列净的典型不良反应为生殖泌尿道感染。心力衰竭为噻唑烷二酮类胰岛素增敏剂的典型不良反应。故本题正确答案为D。

110. 正确答案：B
答案解析：罗格列酮属于噻唑烷二酮类胰岛素增敏剂，禁用于心功能Ⅲ级和Ⅳ级的心力衰竭患者，或者有心力衰竭病史患者。故本题正确答案为B。

111. 正确答案：BCDE
答案解析：①恶性综合征（NMS）是一种严重的抗精神病药物不良反应，几乎所有的抗精神病药物均可引起；②第二代抗精神病药物（如氯氮平）可引起体重增加及糖脂代谢异常等代谢综合征的不良反应，应定期检查血糖，避免发生糖尿病或酮症酸中毒；③氯丙嗪、硫利达嗪、氯氮平、奥氮平等有外周抗胆碱能反应，表现为口干、视物模糊、便秘和尿潴留等；④氯氮平、奥氮平、氯丙嗪等常见肝功能损害的不良反应；⑤第一代抗精神病药物容易引起锥体外系反应，而第二代抗精神病药物较少引起此不良反应。故本题正确答案为BCDE。

112. 正确答案：AB
答案解析：①苯溴马隆属于促进尿酸排泄药，可抑制近端肾小管对尿酸盐的重吸收，使尿酸排出增加，降低血尿酸水平，从而升高尿尿酸水平；②使用促进尿酸排泄药期间，需大量饮水，以增加尿量；③碳酸氢钠为碱化尿液药，临床上往往将其与促进尿酸排出的药物合用，以提高降尿酸的效果；④促进尿酸排泄药可使尿酸结晶重新溶解，有可能导致痛风急性发作。为了避免在治疗初期痛风急性发作，建议在给药最初几日合用秋水仙碱或抗炎药；⑤苯溴马隆的促尿酸排泄作用可因水杨酸盐、吡嗪酰胺等拮抗而减弱，但可增强口服抗凝血药的作用，合用时应调整抗凝血药剂量。故本题正确答案为AB。

113. 正确答案：BCDE
答案解析： ①微生态制剂可通过调节肠道菌群失衡，促进肠道蠕动和胃肠动力恢复，可作为慢性便秘的长期辅助用药，但不是治疗慢性便秘的一线药物；②甘油灌肠可润滑并刺激肠壁，软化粪便，特别适用于排便障碍型便秘（出口梗阻型便秘）以及粪便干结、粪便嵌塞的老年患者；③过量应用渗透性泻药中的盐类泻药（如硫酸镁）会导致电解质紊乱；④蒽醌类泻药（如番泻叶）可能有致畸或诱发子宫收缩风险，妊娠期应避免使用；⑤鲁比前列酮、利那洛肽属于促分泌药，可增加肠液分泌，疏松粪便，从而加快排便频率。故本题正确答案为BCDE。

114. 正确答案：BCDE
答案解析： ①地高辛属于中效强心苷，不经肝脏代谢，主要以原型从肾脏排出，适用于肝功能不全者；②洋地黄毒苷属于长效强心苷，体内清除缓慢，有蓄积性，主要经肝脏代谢，受肾功能影响小，可用于肾功能不全者；③毛花苷丙（西地兰C）属于速效强心苷，口服吸收不规则，采取静脉注射；④去乙酰毛花苷（西地兰D）属于速效强心苷，溶解性和稳定性好；⑤毒毛花苷K属于速效强心苷，起效最快、排泄也快，蓄积性低。故本题正确答案为BCDE。

115. 正确答案：ADE
答案解析： ①噻氯匹定为无活性的前体药，经细胞CYP450代谢成活性产物后，通过作用于P2Y12受体起效，从而抑制ADP介导的血小板聚集，并且抑制作用不可逆，为避免外科及口腔科择期手术中出血量增多，术前10~14天应停药；②氯吡格雷亦是无活性的前体药，通过选择性、不可逆地结合P2Y12受体，进而阻断ADP等激动剂诱导的血小板聚集；择期手术者应在术前停用氯吡格雷7日以上；③阿司匹林对血小板聚集的抑制作用是不可逆的，可持续数日，择期手术者为减少出血风险，需提前停用7~10日；④利伐沙班是竞争性、可逆性直接因子Xa抑制剂；⑤替格瑞洛不需经肝脏代谢而直接作用于P2Y12受体，且其拮抗P2Y12的作用可逆。故本题正确答案为ADE。

116. 正确答案：ADE
答案解析： 中效利尿药包括噻嗪类（氢氯噻嗪、甲氯噻嗪）和类噻嗪类（吲达帕胺、氯噻酮、美托拉宗），直接抑制远曲小管近端腔壁上的Na^+-Cl^-共转运子的功能，由此减少了肾小管上皮细胞对Na^+和Cl^-的再吸收，促进肾小管液中Na^+、Cl^-和水的排出。故本题正确答案为ADE。依他尼酸属于袢利尿药（高效利尿药），作用于肾小管髓袢升支粗段的Na^+-K^+-$2Cl^-$同向转运子而发挥利尿作用。阿米洛利属于留钾利尿药，作用于远曲小管远端和集合管腔膜上的Na^+通道。

117. 正确答案：BCD
答案解析： 抗骨质疏松药的分类：①钙剂和维生素D及其活性代谢物：钙剂（如碳酸钙）、维生素D及其活性代谢物（如骨化三醇、阿法骨化醇）；②抑制骨吸收药：双膦酸盐类（依替膦酸二钠、氯屈膦酸二钠、帕米膦酸二钠、阿仑膦酸钠）、雌激素类（替勃龙、雌激素等）、其他类（依普黄酮、雷洛昔芬、降钙素等）；③促进骨形成药：氟制剂（氟化钠、一氟磷酸二钠等）、特立帕肽、骨生长因子。故本题正确答案为BCD。

118. 正确答案：ABCDE
答案解析： ①病原微生物的耐药性可分为天然耐药性和获得性耐药性两种，前者系遗传特征，一般不会改变；后者系由病原微生物体内脱氧核糖核酸（DNA）的改变而产生；②经质粒介导的耐药性在自然界中最为多见；③经质粒介导的耐药性在自然界中也最重要；④钝化酶或灭活酶的形成，是临床上抗感染药治疗失败的原因之一，如β-内酰胺酶、氨基糖苷类钝化酶、氯霉素乙酰转移酶；⑤代谢拮抗药的增加或细菌酶系的变化也属于耐药性发生的机制。故本题正确答案为ABCDE。

119. 正确答案：ABCD
答案解析：四环素类抗菌药物属于广谱抗菌药物，抗菌谱包括革兰阳性、革兰阴性需氧菌和厌氧菌，立克次体、支原体、衣原体、螺旋体、诺卡菌、放线菌、布鲁菌、土拉菌（兔热病）等，但对铜绿假单胞菌无作用。故本题正确答案为ABCD。

120. 正确答案：BC
答案解析：属于酪氨酸激酶抑制剂的药物有伊马替尼、厄洛替尼、吉非替尼，其中厄洛替尼、吉非替尼主要用于表皮生长因子受体（EGFR）基因具有敏感突变的局部晚期或转移性非小细胞肺癌（NSCLC）患者的治疗。故本题正确答案为BC。伊马替尼主要用于治疗慢性粒细胞白血病（CML）急变期、加速期或干扰素α治疗失败后的慢性期患者，以及不能手术切除或发生转移的恶性胃肠道间质肿瘤（GIST）患者。贝伐珠单抗、曲妥珠单抗属于单克隆抗体。

临考决胜卷（二）·答案解析

1. 正确答案：B
答案解析： 布洛芬属于非甾体抗炎药，其用法用量：①成人口服，解热镇痛，缓释剂型，一次0.3g，一日2次（早晚各一次）。普通片剂，一次0.2g，若持续疼痛或发热，可间隔4～6小时重复用药一次，24小时不超过4次；②儿童口服，解热镇痛，混悬滴剂，每次5～10mg/kg，需要时每6～8小时可重复使用，每24小时不超过4次。故本题正确答案为B。

2. 正确答案：C
答案解析： 传统抗癫痫药包括卡马西平、苯二氮䓬类、苯巴比妥、苯妥英钠、扑米酮、丙戊酸。新型抗癫痫药包括非氨酯、加巴喷丁、拉莫三嗪、左乙拉西坦、奥卡西平、替加宾、托吡酯、氨己烯酸、唑尼沙胺。故本题正确答案为C。

3. 正确答案：A
答案解析： 苯二氮䓬类药物口服1～2小时内从胃肠道吸收，地西泮吸收最快。故本题正确答案为A。

4. 正确答案：A
答案解析： 非麻醉性镇痛药包括非甾体抗炎药（如洛索洛芬、尼美舒利）、中枢性镇痛药（如曲马多）。麻醉性镇痛药依来源可分为三类：①阿片生物碱：吗啡、可待因；②半合成吗啡样镇痛药：双氢可待因、丁丙诺啡、氢吗啡酮、羟吗啡酮；③合成阿片类镇痛药：芬太尼、舒芬太尼、美沙酮、右丙氧芬、左啡诺、布托啡诺、喷他佐辛、非那佐辛等。故本题正确答案为A。

5. 正确答案：D
答案解析： 雷美替胺由CYP1A2系统代谢，小部分也通过CYP2C9及CYP3A4系统代谢。氟伏沙明和环丙沙星是CYP1A2系统的强效抑制剂，因为会明显升高雷美替胺的血清浓度，不应与雷美替胺合用。CYP2C9或CYP3A4系统的其他抑制剂也可能增加雷美替胺毒性风险。故本题正确答案为D。

6. 正确答案：B
答案解析： 中枢性镇咳药属于对症治疗药物，用药7日如症状未缓解，宜停药就诊。痰多黏稠患者不宜单独使用。中枢性镇咳药除了镇咳作用外，通常还具有较强的镇痛、镇静作用（如可待因），可用于中度以上疼痛、局麻或全麻时镇静。故本题正确答案为B。

7. 正确答案：D
答案解析： 孟鲁司特的用法用量：1日1次，①1～5岁儿童患者，一次4mg；②6～14岁儿童患者，一次5mg；③15岁及以上患者，一次10mg。孟鲁司特起效慢，不能控制哮喘急性症状，临床主要用于成人及儿童哮喘的预防和长期治疗（每日一次，睡前服用）、减轻过敏性鼻炎引起的症状（每日一次，按需服用）。孟鲁司特见光易分解，且易被氧化，应避光保存，包装袋打开后，应在15分钟内服用全部的剂量。孟鲁司特可用于对阿司匹林敏感的哮喘以及预防运动诱发的支气管收缩，而扎鲁司特和依拉司特对阿司匹林所致哮喘无效。故本题正确答案为D。

8. 正确答案：A
答案解析： 铋剂能与蛋白质结合，形成蛋白质-铋复合物，所以不能同食牛奶。为防止铋中毒，两种铋剂不宜联用。服药期间大便呈灰黑色，如患者无其他不适则属于正常现象。故本题正确答案为A。

临考决胜卷（二）·答案解析

9. 正确答案：D
答案解析：西咪替丁具有轻度抗雄性激素作用，长期用药可出现男性乳房肿胀、胀痛以及女性溢乳等，而雷尼替丁对性激素的影响较轻，与西咪替丁相比，不易导致男性乳房肿胀。雷尼替丁以原型从肾脏排泄，肾功能不全者易导致药物在体内蓄积。雷尼替丁可干扰磺酰脲类降糖药的药效，导致低血糖或高血糖。雷尼替丁不属于肝药酶抑制剂，不影响茶碱、华法林、地西泮等药物的代谢。苯丙酮尿症、既往有急性间歇性血卟啉病史者、8岁以下儿童禁用雷尼替丁。故本题正确答案为D。

10. 正确答案：E
答案解析：凝血因子X抑制剂治疗窗宽，无需监测INR。故本题的正确答案为E。

11. 正确答案：D
答案解析：氯沙坦、坎地沙坦酯、奥美沙坦酯是仅有的三个有活性代谢物的ARB类药物；坎地沙坦和奥美沙坦酯化后成前体药，在经过胃肠道吸收过程中完全去酯化，代谢成为具活性的坎地沙坦和奥美沙坦；氯沙坦可被肝药酶CYP2C9和CYP3A4代谢，在体内约14%的氯沙坦上的羟甲基可被肝脏氧化代谢为甲酸类的衍生物，是一个非竞争性的AT_1受体的拮抗剂，其活性是氯沙坦的10～40倍。故本题正确答案为D。

12. 正确答案：E
答案解析：心绞痛急性发作，舌下含服硝酸甘油0.25～0.5mg，每5min可重复一片，如15min内总量达3片后疼痛持续存在，应立即就医。故本题正确答案为E。

13. 正确答案：C
答案解析：伊伐布雷定是一种单纯降低心率的药物，主要用于：①已使用ACEI/ARB/ARNI、β受体拮抗剂、醛固酮受体拮抗剂，β受体拮抗剂已达到目标剂量或最大耐受剂量，心率仍≥70次/分；②心率≥70次/分，对β受体拮抗剂禁忌或不能耐受者。故本题正确答案为C。

14. 正确答案：A
答案解析：东莨菪碱属于抗胆碱能药物，易通过血-脑屏障，能有效预防晕动病，可抗晕车、晕船。甲氧氯普胺为多巴胺受体拮抗剂。帕洛诺司琼属于$5-HT_3$受体拮抗剂。地塞米松属于糖皮质激素。劳拉西泮属于苯二氮䓬类药物。故本题正确答案为A。

15. 正确答案：C
答案解析：15mg或20mg剂量的利伐沙班显示出溶出限制性吸收，生物利用度和吸收率随着剂量增高而下降，这一现象在空腹状态下比在饱食状态下更为明显，因此为提高生物利用度，其15mg或20mg的片剂应与食物同服；进食对10mg剂量的利伐沙班无明显影响。故本题正确答案为C。阿哌沙班无需与食物同服。

16. 正确答案：C
答案解析：西洛他唑属于磷酸二酯酶抑制剂，可使血小板内环磷酸腺苷（cAMP）浓度上升，抑制血小板聚集，并可使血管平滑肌细胞内的cAMP浓度上升，使血管扩张，增加末梢动脉血流量。目前西洛他唑主要用于"限有慢性动脉闭塞症诊断且明确的溃疡、间歇性跛行及严重疼痛体征的患者"。故本题正确答案为C。氯吡格雷、替格瑞洛为二磷酸腺苷（ADP）P2Y12受体拮抗剂。阿司匹林为血栓素A_2抑制剂。替罗非班属于血小板糖蛋白（GP）Ⅱb/Ⅲa受体拮抗剂。

17. 正确答案：C
答案解析：盐酸倍他司汀口服后吸收快而完全，服药3～5小时后达血药浓度峰值。药物分布肝脏最高，其次为脂肪组织、脾、肾。倍他司汀在肝脏广泛代谢为无活性的代谢产物，于给药后3日内由尿液排泄，清除半衰期为3.5

小时。故本题正确答案为C。

18. 正确答案：D
答案解析： 肾小管上皮细胞 Na^+ 通道阻滞剂的代表药物有氨苯蝶啶和阿米洛利，主要作用于远曲小管末端与集合小管，可直接阻断管腔膜上的 Na^+ 通道而减少 Na^+ 的重吸收，由此降低了肾小管管腔内驱动 K^+ 分泌的负电位，从而减少 K^+ 的排泄，抑制了 Na^+-K^+ 的交换，从而产生排 Na^+、利尿、保 K^+ 的作用。故本题正确答案为D。美托拉宗属于类噻嗪类利尿药，通过直接抑制远曲小管近端的 Na^+-Cl^- 共转运体而发挥利尿作用。依普利酮属于醛固酮受体拮抗剂。布美他尼为袢利尿药，通过抑制分布在髓袢升支粗段的 Na^+、K^+-$2Cl^-$ 同向转运体而发挥利尿作用。甘露醇属于渗透性利尿药，作用机制为：①增加肾血流；②提高肾小管内液渗透浓度，减少肾小管对水及 Na^+、Cl^-、K^+、Mg^{2+}、Ca^{2+} 和磷盐等电解质的重吸收。

19. 正确答案：B
答案解析： 利尿药可以改善水肿症状，是心衰治疗中唯一能够控制体液潴留的药物。患者既往有磺胺过敏史，禁止使用有磺酰胺基团的药物，包括：①袢利尿药（呋塞米、布美他尼）；②噻嗪类和类噻嗪类利尿药（氢氯噻嗪、吲达帕胺）。依他尼酸不含磺酰胺基团，不会引起磺胺样过敏反应。故本题正确答案为B。

20. 正确答案：C
答案解析： 肾上腺皮质激素按照分泌部位和作用特点分为：①由肾上腺皮质中层束状带分泌的，可调节糖、蛋白质、脂肪代谢的糖皮质激素；②由肾上腺皮质外层球状带分泌的，可调节水、电解质代谢的盐皮质激素；③由肾上腺皮质网状带分泌的，作用于性器官的氮皮质激素，如孕激素、雌激素和雄激素。故本题正确答案为C。

21. 正确答案：C
答案解析： 硫脲类药物包括甲巯咪唑、丙硫氧嘧啶和卡比马唑，其中甲巯咪唑作用较丙硫氧嘧啶强，且起效快而代谢慢，维持时间长，肾功能不全者无须调整剂量。故本题正确答案为C。丙硫氧嘧啶用于老年人尤其是肾功能减退者，用药量应减少。卡比马唑属于前体药，需游离出甲巯咪唑才发挥作用，开始起效较慢，但维持时间长。甲状腺片和左甲状腺素属于甲状腺激素类药物。

22. 正确答案：A
答案解析： 奥利司他为目前首选的口服减肥药，属于长效、强效的特异性胃肠道脂肪酶抑制剂，使胃和小肠腔内胃脂肪酶和胰脂肪酶失活，不能将食物中的脂肪（主要是三酰甘油）水解为可吸收的游离脂肪酸和单酰基甘油。故本题正确答案为A。

23. 正确答案：B
答案解析： 碳青霉烯类药的代表药为亚胺培南、美罗培南、厄他培南等。碳青霉烯类药物是广谱抗菌药，对革兰阳性菌、革兰阴性菌、需氧菌、厌氧菌均有很强的抗菌活性。故本题正确答案为B。头孢他啶属于第三代头孢菌素类药物。头孢美唑属于头霉素类。氨曲南属于单环 β-内酰胺类药。拉氧头孢属于氧头孢烯类。

24. 正确答案：A
答案解析： 大环内酯类药物（红霉素、克拉霉素、阿奇霉素、泰利霉素）的不良反应包括：胃肠道反应、肝毒性（肝增大、AST/ALT 升高）、心脏毒性（心律失常、尖端扭转型室性心动过速）、耳毒性（耳蜗神经损伤的耳聋、耳鸣、前庭神经功能损害）。故本题正确答案为A。

25. 正确答案：C
答案解析： 左氧氟沙星与非甾体抗炎药联合使用，γ-氨基丁酸受抑制，导致中枢神经系统兴奋，增加癫痫发作风险。故本题正确答案为C。左氧氟沙星具有心脏毒性，与其他影响QT间期的药物如胺碘酮、奎尼丁、氯丙嗪、氟康唑等联合使用，出现QT间期延长、尖端扭转型室性心动过速、心脏停搏等心脏毒性风险增加，应禁止合用。含铝、镁的抗酸药，含铁制剂，含锌的多种维生素可干扰左氧氟沙星的口服吸收。氟喹诺酮类（XX沙星）属于肝药酶抑制剂，与华法林合用，可增加出血风险。左氧氟沙星有肝毒性，可导致急性肝炎甚至致死，65岁以上患者风险增大。

26. 正确答案：C
答案解析：奥司他韦属于前体药，可用于成人和1岁及以上儿童的甲型和乙型流感治疗；用于成人和13岁及以上青少年的甲型和乙型流感预防。故本题正确答案为C。

27. 正确答案：E
答案解析：替诺福韦酯属于抗乙型肝炎病毒药物，可用于妊娠期间首次诊断为慢性乙型肝炎患者。故本题正确答案为E。

28. 正确答案：E
答案解析：当奎宁或氯喹日剂量超过1g时，可致"金鸡纳"反应。故本题正确答案为E。

29. 正确答案：D
答案解析：吡喹酮为抗血吸虫药，适用于各种血吸虫病、华支睾吸虫病、肺吸虫病、姜片虫病以及绦虫病和囊虫病。故本题正确答案为D。甲苯咪唑用于治疗蛲虫、蛔虫、鞭虫、十二指肠钩虫、粪类圆线虫和绦虫单独感染及混合感染。甲硝唑用于治疗滴虫病和阿米巴病。噻嘧啶用于蛔虫、钩虫、蛲虫或混合感染。伊维菌素主要用于治疗盘尾丝虫病和类圆线虫病以及钩虫、蛔虫、鞭虫、蛲虫感染。

30. 正确答案：C
答案解析：奥沙利铂的神经毒性强，呈剂量依赖性，累积量超过800mg/m²时，部分患者可导致永久性的感觉异常和功能障碍，且遇冷加重，静脉滴注期间不可食用冷食和饮用冷水，并避免接触冰冷的物体。故本题正确答案为C。

31. 正确答案：B
答案解析：博来霉素可使DNA单链断裂，不良反应常见间质性肺炎、白细胞计数减少。故本题正确答案为B。

32. 正确答案：D
答案解析：蒽环类抗肿瘤抗生素（如柔红霉素）的不良反应主要是骨髓抑制和心脏毒性。故本题正确答案为D。

33. 正确答案：E
答案解析：肠内营养乳剂（TPF-D）为营养成分完全，专供糖尿病患者使用的肠内全营养制剂。其是高浓度营养液，使用过程中必须监测液体平衡，使用前摇匀。25℃以下，密闭保存，不得冰冻。开启后最多可在冰箱内（2～10℃）保存24h。故本题正确答案为E。

34. 正确答案：C
答案解析：绒促性素为妊娠期妇女尿中提取的促性腺激素类药物，其药理作用：①对女性能促进和维持黄体功能，使黄体合成孕激素；②对男性能使垂体功能不足者的睾丸产生雄激素，促使睾丸下降和第二性征的发育；③可促进卵泡生成和成熟，并模拟生理性黄体生成素（LH）的高峰而促排卵。故本题正确答案为C。

35. 正确答案：B
答案解析：利托君为肾上腺素β$_2$受体激动剂，可激动子宫平滑肌中的β$_2$受体，抑制子宫平滑肌的收缩频率和强度，减少子宫的活动而延长妊娠期。同时由于其可使腺苷酸环化酶的活性增强（cAMP增多）而产生保胎作用。故本题正确答案为 B。硫酸镁的镁离子能直接抑制子宫平滑肌的动作电位，对子宫平滑肌的收缩产生抑制作用，使宫缩频率减少，强度减弱，用于早产的治疗。缩宫素、垂体后叶素、米索前列醇为子宫收缩药及引产药。

36. 正确答案：B
答案解析： 阿托品属于散瞳药，可用于虹膜睫状体炎、检查眼底前的散瞳、验光配镜屈光度检查前的散瞳。故本题正确答案为 B。碘苷、重组人干扰素 α-2b 属于抗眼部病毒感染药，用于治疗单纯疱疹病毒性角膜炎。四环素可的松属于抗眼部细菌感染药，用于治疗沙眼、结膜炎等。曲伏前列素属于降眼压药，用于治疗青光眼。

37. 正确答案：C
答案解析： 利多卡因属于Ⅰb类钠通道阻滞剂类抗心律失常药，也属于局部麻醉药，用于表面麻醉、阻滞麻醉。故本题正确答案为 C。

38. 正确答案：A
答案解析： 维 A 酸乳膏可用于治疗寻常痤疮，每晚 1 次，涂于患处。故本题正确答案为 A。

39. 正确答案：D
答案解析： 两性霉素 B 抗真菌活性最强，是唯一可用于治疗深部和皮下真菌感染的多烯类药物。故本题正确答案为 D。克霉唑属于咪唑类抗真菌药物。特比萘芬属于丙烯胺类抗真菌药物。伏立康唑属于三唑类抗真菌药物。灰黄霉素属于非多烯类抗真菌药物。

40. 正确答案：A
答案解析： 外用糖皮质激素具有抗炎作用，能抑制多种原因引起的炎症和炎症各个阶段，但抗炎不抗菌，糖皮质激素类药物对病原体并无抑制或杀灭作用。故本题正确答案为 A。

[41～42] 正确答案：B、C
答案解析： 在第一代抗精神病药中，氯丙嗪诱发癫痫发作风险最高，氟哌啶醇的风险最低。故 41 题正确答案为 B。在第二代抗精神病药中，氯氮平和奥氮平更易出现外周抗胆碱作用（如便秘、尿潴留），喹硫平可导致轻度的便秘、尿潴留，阿立哌唑无此不良反应。故 42 题正确答案为 C。

[43～44] 正确答案：E、B
答案解析： 对乙酰氨基酚解热、镇痛作用强，主要用于普通感冒或流行性感冒引起的发热，也用于缓解轻至中度疼痛，但几乎没有抗炎作用。故 43 题正确答案为 E。芳基丙酸类属于非选择性 COX 抑制剂，代表药物有布洛芬、萘普生、氟比洛芬，其中氟比洛芬可减轻内脏平滑肌痛感。故 44 题正确答案为 B。

[45～46] 正确答案：B、D
答案解析： 别嘌醇不能控制痛风性关节炎的急性炎症症状，不能作为抗炎药使用。其促使尿酸结晶重新溶解时可再次诱导并加重关节炎急性期症状，必须在痛风性关节炎的急性炎症症状消失后（一般在发作后两周左右）方开始应用。故 45 题正确答案为 B。秋水仙碱可致可逆性的维生素 B_{12} 吸收不良，还可降低口服抗凝血药、抗高血压药的作用。故 46 题正确答案为 D。

[47～48] 正确答案：C、E
答案解析： 氯化铵属于恶心性祛痰药，可用于干咳及痰不易咳出者。氯化铵被吸收后，氯离子进入血液和细胞外液，使尿液酸化，可纠正代谢性碱中毒。故 47 题正确答案为 C。乙酰半胱氨酸具有较强的黏痰溶解作用，适用于大量黏痰阻塞而引起的呼吸困难，还可用于对乙酰氨基酚中毒的解救，以及治疗环磷酰胺引起的出血性膀胱炎。故 48 题正确答案为 E。

[49～50] 正确答案：A、C
答案解析：布地奈德属于吸入型肾上腺糖皮质激素，长期吸入给药可能引起口腔、咽喉部的白假丝酵母菌感染，表现为声音嘶哑、咽部不适，吸药后用水漱口及局部应用抗真菌药物可降低发生率。故49题正确答案为A。噻托溴铵属于M胆碱受体拮抗剂，起效慢，不作为支气管痉挛急性发作的抢救治疗药物，常见抗胆碱能效应（口干、便秘、尿潴留、排尿困难、瞳孔扩大、眼压增高、视物模糊），前列腺增生、闭角型青光眼患者慎用。故50题正确答案为C。

[51～52] 正确答案：E、B
答案解析：质子泵抑制剂（如艾司奥美拉唑）为前体药，经小肠口服吸收或静脉给药后，由血液进入壁细胞后并不能直接作用于质子泵，而是在壁细胞经微管的酸性环境中，经酸催化转换为活性形式，即亚磺酰胺的活性形式，然后通过二硫键与质子泵的巯基呈不可逆的结合，形成亚磺酰胺与质子泵的复合物，抑制H^+、K^+-ATP酶的活性，从而抑制胃酸分泌。故51题正确答案为E。伏诺拉生属于钾竞争性酸阻滞剂，对质子泵的抑制作用无需酸的激活，可以直接作用于质子泵，因此能够快速起效，在1h内就能达到最大效果，可以较容易地达到最佳抑酸状态，主要用于反流性食管炎。故52题正确答案为B。

[53～55] 正确答案：B、E、A
答案解析：葡醛内酯在体内可与含羟基或羧基的毒物结合，形成低毒或无毒结合物排出体外，起到解毒和保护肝脏作用。故53题正确答案为B。还原型谷胱甘肽主要在肝脏合成，广泛分布于各组织器官，可与体内过氧化物和自由基结合，对抗氧化剂对巯基的破坏，保护细胞中含巯基的蛋白质和酶，参与多种外源性、内源性有毒物质的减毒反应。故54题正确答案为E。硫普罗宁是一种与青霉胺性质相似的含巯基药物，具有保护肝脏组织及细胞的作用。故55题正确答案为A。异甘草酸镁通过各种机制发挥抗炎作用，有类似激素的作用，具有较强的抗炎、保护细胞膜及改善肝功能的作用。腺苷蛋氨酸为利胆药，可促进胆汁分泌，减轻胆汁淤滞。

[56～57] 正确答案：D、B
答案解析：洛哌丁胺为阿片受体激动剂，可降低肠道动力，用于控制急、慢性腹泻的症状，禁用于2岁以下儿童。故56题正确答案为D。消旋卡多曲是一种脑啡肽酶抑制剂，具有抑制分泌的作用，能减少大便的量并缩短腹泻持续时间，可用于1个月以上婴儿和儿童以及成人急性腹泻。故57题正确答案为B。

[58～60] 正确答案：A、C、A
答案解析：胺碘酮注射液禁用于3岁以下儿童，因含有苯甲醇，禁用于儿童肌内注射。故58题正确答案为A。普鲁卡因胺属于广谱抗心律失常药，长期使用可能出现狼疮样反应，已很少使用。故59题正确答案为C。胺碘酮可引起肺毒性，起病隐匿，最早表现为咳嗽，但病情发展时可出现发热和呼吸困难，表现为急性肺炎，还可能引起慢性肺间质纤维化。故60题正确答案为A。

[61～63] 正确答案：B、A、D
答案解析：普萘洛尔为β受体拮抗剂，可减慢心率、降低心肌收缩力、降低心肌耗氧量，既可减轻心绞痛症状，又可预防心肌梗死和改善预后，在临床上适用于高血压、心绞痛、快速型心律失常。故61题正确答案为B。硝普钠扩血管作用较强，静脉滴注可用于高血压急症（高血压危象、高血压脑病、恶性高血压）、急性心力衰竭、急性肺水肿。故62题正确答案为A。依那普利为血管紧张素转换酶抑制剂（ACEI），可改善糖尿病患者多蛋白尿或微量蛋白尿，延缓肾脏损害。故63题正确答案为D。

[64～65] 正确答案：A、B

答案解析：阿托伐他汀半衰期长，可在1天内的任何时间服用，并不受进餐影响。故64题正确答案为A。氟伐他汀经CYP2C9代谢，利福平作为CYP2C9的诱导剂，可以使氟伐他汀的生物利用度下降50%。故65题正确答案为B。辛伐他汀、洛伐他汀、阿托伐他汀经肝药酶CYP3A4代谢。普伐他汀不经过肝脏细胞色素P450酶代谢。

[66～67] 正确答案：B、A

答案解析：目前，慢性稳定型心绞痛的治疗主要有两个目标，第一是预防心肌梗死和猝死，第二是减轻和缓解症状。具有预防心肌梗死，改善预后作用的药物包括：①抗血小板药（阿司匹林、氯吡格雷、替格瑞洛）；②抗凝药；③他汀类药物；④ACEI类或ARB；⑤β受体拮抗剂。故66题正确答案为B。用于缓解心肌缺血和减轻心绞痛症状的药物有三类：①硝酸酯类；②β受体拮抗剂；③钙通道阻滞剂。故67题正确答案为A。其中β受体拮抗剂兼具改善缺血、减轻症状与预防心肌梗死和改善预后两方面作用。

[68～70] 正确答案：C、D、A

答案解析：阿司匹林是水杨酸类，通过与血小板COX-1活性部位的羟基发生不可逆的乙酰化，导致COX-1失活，继而阻断了花生四烯酸转化为TXA_2的途径，从而抑制了TXA_2途径的血小板聚集。故68题正确答案为C。二磷酸腺苷（ADP）P2Y12受体拮抗剂细分为噻吩并吡啶类（噻氯匹定、氯吡格雷）和非噻吩并吡啶类（替格瑞洛），替格瑞洛属于环戊基三唑嘧啶类药物，不需经肝脏代谢而直接作用于P2Y12受体，且其拮抗P2Y12的作用可逆。故69题正确答案为D。香豆素类抗凝药为维生素K拮抗剂，包括华法林、双香豆素和醋硝香豆素。故70题正确答案为A。

[71～73] 正确答案：A、C、B

答案解析：达比加群酯属于竞争性、可逆性、直接凝血酶抑制剂，可抑制凝血酶（因子Ⅱa），从而阻止纤维蛋白原转化为纤维蛋白，预防血栓形成，作用靶点为凝血酶。故71题正确答案为A。阿替普酶属于纤溶酶原激活剂，通过激活纤溶酶原，加速纤维蛋白溶解，使血栓溶解，作用靶点为纤溶酶原。故72题正确答案为C。那屈肝素钙为低分子量肝素，通过增强抗凝血酶Ⅲ的活性发挥抗凝作用，作用靶点为抗凝血酶Ⅲ。故73题正确答案为B。

[74～76] 正确答案：B、C、A

答案解析：特拉唑嗪、坦索罗辛为$α_1$受体拮抗剂，其中特拉唑嗪对前列腺和外周血管平滑肌上的$α_1$受体都有拮抗作用，使用过程中容易出现直立性低血压，坦索罗辛对前列腺平滑肌上的$α_{1A}$受体具有高选择性，对血管平滑肌上的$α_1$受体影响较少，较少发生低血压。故74题正确答案为B。雄激素需在5α-还原酶的作用下转化为双氢睾酮（DHT）才能发挥雄激素对前列腺的刺激增生作用，5α-还原酶有两类同工酶，Ⅰ型主要分布在前列腺以外的组织中；Ⅱ型为前列腺内的主要5α-还原酶类型，起主要作用。非那雄胺和依立雄胺（爱普列特）为Ⅱ型5α-还原酶抑制剂，度他雄胺为Ⅰ型、Ⅱ型5α-还原酶抑制剂（双重抑制剂）。故75题正确答案为C。索利那新属于选择性M_3受体拮抗剂，可松弛膀胱逼尿肌，改善膀胱储尿功能，也用于治疗BPH，但很少单独使用，常与$α_1$受体拮抗剂联合使用。故76题正确答案为A。

[77～79] 正确答案：A、D、B

答案解析：普通胰岛素属于短效胰岛素，应在餐前30min皮下注射给药，静脉注射可用于抢救糖尿病酮症酸中毒和高血糖高渗性昏迷。故77题正确答案为A。门冬胰岛素属于速效胰岛素类似物，起效快，作用时间短，既可餐前5～10min皮下注射给药，也可餐后立即给药。故78题正确答案为D。甘精胰岛素属于长效胰岛素类似物，每日1次固定时间给药，作用持续时间超过24h，无明显峰值时间；长效胰岛素峰值时间为8～24h；地特胰岛素峰值时间为3～14h。故79题正确答案为B。

[80～82] 正确答案：A、E、C
答案解析： 格列本脲属于磺酰脲类促胰岛素分泌药，可导致磺胺样过敏反应，对磺胺类药物过敏患者禁止使用。故80题正确答案为A。二甲双胍避免用于铁、叶酸和维生素B_{12}缺乏者。故81题正确答案为E。阿卡波糖属于α-葡萄糖苷酶抑制剂，常见不良反应为胃肠道反应，最常见胃胀、腹胀、排气增加、腹痛、胃肠道痉挛性疼痛、肠鸣响，还可能出现腹泻、便秘、肠梗阻和肠鸣音亢进，有明显的消化道和吸收障碍的慢性胃肠道功能紊乱、肠梗阻和肠溃疡患者禁止使用。故82题正确答案为C。

[83～84] 正确答案：E、A
答案解析： 头孢唑林属于第一代头孢菌素类药物，可用于敏感菌感染引起的呼吸道、尿道等感染，也常用于预防手术后切口感染。故83题正确答案为E。头孢他啶属于第三代头孢菌素类药物，适用于敏感革兰阴性杆菌，尤其是铜绿假单胞菌所致感染。故84题正确答案为A。

[85～86] 正确答案：D、C
答案解析： 磺胺类药物可导致结晶尿和结石，故应用期间应多饮水，保持正常尿量，必要时应加服碱化尿液药物。故85题正确答案为D。长期应用呋喃妥因6个月或以上者可发生弥漫性间质性肺炎或肺纤维化，故不宜长期预防用药。故86题正确答案为C。

[87～88] 正确答案：D、E
答案解析： 两性霉素B属于多烯类抗真菌药物，为广谱抗真菌药物，是深部真菌感染的主要选择药物之一，主要用于已经确立的深部真菌感染，也可作为美洲利什曼原虫病的替代治疗药物。故87题正确答案为D。咪唑类药物中克霉唑、咪康唑和益康唑口服吸收差，主要作为局部用药使用。故88题正确答案为E。

[89～90] 正确答案：B、E
答案解析： 泛昔洛韦属于喷昔洛韦的前体药，口服后代谢为喷昔洛韦，生物利用度可提高至77%。故89题正确答案为B。伐更昔洛韦属于更昔洛韦的前体药，口服后在肠道和肝脏中水解为更昔洛韦，发挥相同的抗病毒作用，口服生物利用度是更昔洛韦的10倍。故90题正确答案为E。

[91～93] 正确答案：D、C、B
答案解析： 属于破坏DNA的烷化剂有环磷酰胺、替莫唑胺、塞替派、氮芥等，其中替莫唑胺主要用于多形性胶质母细胞瘤或间变性星形细胞瘤。故91题正确答案为D。属于微管蛋白活性抑制药的有长春新碱、长春碱、长春地辛、长春瑞滨、紫杉醇、多西他赛等，其中长春新碱仅用于静脉注射，药液外漏可导致组织坏死，一旦外漏应立即停止输液，并给予相应处理。故92题正确答案为C。免疫检查点抑制剂包括：①程序性细胞死亡蛋白-1（PD-1）抑制剂：帕博利珠单抗、纳武利尤单抗；②程序性细胞死亡蛋白-配体1（PD-L1）抑制剂：阿特珠单抗、阿伟鲁单抗，其中帕博利珠单抗主要用于晚期恶性黑色素瘤的二线治疗与晚期非小细胞肺癌一线单药/联合化疗治疗。故93题正确答案为B。纳武利尤单抗主要用于治疗表皮生长因子受体（EGFR）基因突变阴性和间变性淋巴瘤激酶（ALK）阴性、既往接受过含铂方案化疗后疾病进展或不可耐受的局部晚期或转移性非小细胞肺癌（NSCLC）成人患者以及食管癌的二线治疗。环磷酰胺主要用于恶性淋巴瘤、急性或慢性淋巴细胞白血病等。

[94～95] 正确答案：D、C
答案解析： 乳酸钠可碱化尿液，用于代谢性酸

中毒；也可用于高钾血症或普鲁卡因胺引起的心律失常伴有酸血症者。故 94 题正确答案为 D。氯化钙的适应证：①低钙血症、高钾血症、高镁血症以及钙通道阻滞剂中毒；②血钙过低引起的手足抽搐、肠绞痛、输尿管绞痛；③解救镁盐中毒；④甲状旁腺功能亢进症术后的"骨饥饿综合征"；⑤过敏性疾病；⑥作为强心剂，用于心脏复苏。故 95 题正确答案为 C。门冬氨酸钾镁用于低钾血症、低钾及洋地黄中毒引起的心律失常，急性黄疸性肝炎、肝细胞功能不全和急、慢性肝炎的辅助治疗。二磷酸果糖用于心肌缺血引起的各种症状，如心绞痛、心肌梗死和心力衰竭，慢性疾病（酒精中毒、长期营养不良、慢性呼吸衰竭）中出现的低磷血症。氯化铵可酸化尿液，用于纠正代谢性碱中毒。

[96～97] 正确答案：E、B
答案解析： 左炔诺孕酮单方制剂可作为紧急避孕药；与炔雌醇组成复方制剂可作为短效口服避孕药；与炔雌醚组成复方制剂，可作为每月口服一次的长效避孕药，还可通过改变剂型，作为长效避孕药（宫内节育器、硅胶棒）。故 96 题正确答案为 E。庚酸炔诺酮为长效孕激素，与戊酸雌二醇配伍组成复方庚酸炔诺酮注射液，每月注射一次作用可维持 30 天。故 97 题正确答案为 B。去氧孕烯、孕二烯酮与炔雌醇组成复方制剂，作为短效口服避孕药。

[98～100] 正确答案：B、A、E
答案解析： 复方薄荷脑滴鼻液为鼻黏膜保护药，兼有抑菌、抑制痛觉神经和刺激腺体分泌的作用，用于干燥性鼻炎和萎缩性鼻炎。故 98 题正确答案为 B。呋麻滴鼻液为血管收缩药，除抑菌外，还可使鼻黏膜血管收缩，缓解急、慢性鼻炎的鼻塞症状。故 99 题正确答案为 A。度米芬为阳离子型表面活性剂，具有广谱杀菌作用，可用于咽喉炎及扁桃体炎等。故 100 题正确答案为 E。

101. 正确答案：D
答案解析： 胞磷胆碱钠为核苷类衍生物，可改善脑组织代谢，促进大脑功能恢复、促进苏醒。故本题正确答案为 D。

102. 正确答案：B
答案解析： 丁苯酞能促进中枢神经功能改善和恢复，其机制包括：①能促进梗死灶内及灶周微血管增多，恢复缺血区微动脉管径，增加血流速度，重构缺血区微循环；②保护线粒体功能，抑制神经细胞凋亡；③恢复缺血区脑组织能量代谢，改善脑细胞能量平衡；④抗脑血栓形成和抗血小板聚集作用。故本题正确答案为 B。

103. 正确答案：A
答案解析： 尼麦角林为半合成的麦角衍生物，具有较强的 α 受体拮抗作用和血管扩张作用，主要用于急、慢性脑血管病和代谢性脑供血不足，也用于急、慢性周围血管障碍，如肢体血管闭塞性疾病、雷诺综合征及其他末梢循环不良症状。故本题正确答案为 A。

104. 正确答案：B
答案解析： 唑来膦酸用于治疗绝经后女性骨质疏松症，应静脉滴注给药，一次 5mg，一年 1 次。故本题正确答案为 B。

105. 正确答案：D
答案解析： 唑来膦酸属于双膦酸盐类药物，典型不良反应：①类流感样症状：高热、肌肉酸痛；②胃肠道反应：食管炎、消化不良；③肾功能损害：高浓度快速注入，在血液中与钙螯合形成复合物，导致肾衰竭；④低钙血症；⑤颌骨坏死。故本题正确答案为 D。哮喘发作属于降钙素的不良反应。

106. 正确答案：A
答案解析： 注射唑来膦酸钠可致"类流感样"反应，表现为高热、肌肉酸痛等症状，可给予对乙酰氨基酚以解热镇痛治疗。故本题正确答案为 A。

107. 正确答案：A
答案解析： 异烟肼可引起肝损伤，服药期间饮酒可使肝损伤的发生率增加；利福平的主要不良反应是肝毒性，与其他抗结核药特别是异烟肼联合使用时，利福平促使异烟肼加速代谢为单乙酰肼而增加肝毒性。故本题正确答案为 A。

108. 正确答案：B
答案解析： 异烟肼用于结核病的预防时，既可单用，也可与其他抗结核药物联合使用，用药一般不超过 2 种。异烟肼用于结核病的治疗时，不可单独用药。故本题正确答案为 B。

109. 正确答案：B
答案解析： 利福平可导致类流感样综合征，表现为畏寒、呼吸困难、头晕、发热、头痛、肌肉骨骼疼痛、寒战等，采用利福平间歇疗法治疗时易发生。故本题正确答案为 B。异烟肼可导致周围神经炎，表现为肌力减退、反射减弱、共济失调等。乙胺丁醇用药过程中可能出现视物模糊、眼痛等球后视神经炎和急性痛风、高尿酸血症、皮肤发热拉紧感。

110. 正确答案：C
答案解析： 乙胺丁醇可与食物同服，一日剂量分次服用可能达不到有效血药浓度，因此应一日剂量顿服。结核初治，15mg/kg，顿服。故本题正确答案为 C。

111. 正确答案：ACDE
答案解析： ①阿片类镇痛药与抗胆碱药尤其是阿托品合用，不仅能加重便秘，还可增加麻痹性肠梗阻和尿潴留危险；②硫酸镁与阿片类镇痛药合用可增强中枢抑制，增加呼吸抑制和低血压风险；③阿片类镇痛药可引起胃肠道蠕动减缓，括约肌痉挛，使甲氧氯普胺效应减低；④单胺氧化酶抑制剂与阿片类镇痛药尤其是吗啡、哌替啶合用可发生严重的，甚至致死的不良反应；⑤广谱抗生素诱发的假膜性肠炎，出现严重水样泻时，不宜应用阿片类镇痛药，易引起毒物自肠腔排出缓慢，痊愈延迟。故本题正确答案为 ACDE。

112. 正确答案：CDE
答案解析： ① NSAIDs 与 β 受体拮抗剂合用，由于前列腺素的血管舒张作用被抑制，后者的抗高血压作用会降低；②通过肾前列腺素介导的作用，NSAIDs 会增加环孢素的肾毒性，在合用期间要测定肾功能，对老年患者尤其需要仔细监测肾功能；③应用巴比妥类（如苯巴比妥）药物的患者，长期应用对乙酰氨基酚，会降低对乙酰氨基酚的疗效，增加肝毒性的危险；④布洛芬可增加地高辛、甲氨蝶呤、口服降糖药的血药浓度，不宜同用；⑤除塞来昔布、萘丁美酮外，NSAIDs 与肝素等抗凝血药合用可增加出血风险。故本题正确答案为 CDE。

113. 正确答案：ABCDE
答案解析： 阿托品的临床应用：①各种内脏绞痛，如胃肠绞痛及膀胱刺激症状。对胆绞痛、肾绞痛的疗效较差。②全身麻醉前给药，严重盗汗和流涎症。③迷走神经过度兴奋所致的窦房阻滞、房室阻滞等缓慢型心律失常。④抗休克。⑤解救有机磷酸酯类农药中毒。故本题正确答案为 ABCDE。

114. 正确答案：ABCD
答案解析： 第一代 CCB 如硝苯地平片半衰期短、清除率高，作用持续时间短，很难实现 24 小时有效覆盖，需一日 3 次给药。第二代 CCB 如硝苯地平控释片，以独特的胃肠膜控制技术和零级释放模式使药物 24 小时均匀释放，保证了药物治疗的长效性和平稳性。第三代 CCB 包括氨氯地平、左旋氨氯地平、乐卡地平和拉西地平。氨氯地平和左旋氨氯地平血浆半衰期较长。乐卡地平和拉西地平与血管平滑肌细胞膜的磷脂双分子层紧密结合，因此具有"膜控"特点，作用时间较长。第三代CCB均具有起效平缓、作用平稳、持续时间久、抗高血压谷峰比值高的特点，因此患者血压波动小。一般来说第二代的硝苯地平控释片和第三代的CCB都具有一日一次、有效平稳降压的作用。故本题正确答案为ABCD。

115. 正确答案：BCE
答案解析：升白细胞药物包括重组人粒细胞刺激因子、重组人粒细胞巨噬细胞刺激因子、蛋白同化激素（甲睾酮、丙酸睾酮、十一酸睾酮、司坦唑醇、群勃龙等）、利可君、小檗胺、维生素B_4（腺嘌呤）、鲨肝醇、脱氧核苷酸钠。故本题正确答案为BCE。艾曲泊帕乙醇胺为促血小板生成药。重组人促红素为促红细胞生成药。

116. 正确答案：BE
答案解析：①除作肠道准备用，甘露醇应静脉滴注给药，若遇冷析出结晶，可置热水中或用力振荡，待结晶完全溶解后再使用；②甘油果糖与甘露醇相比，起效缓慢，维持时间长，无反跳现象，尤其适合慢性颅内压高的患者；③阿米洛利为保钾利尿药中作用最强的药物；④与噻嗪类利尿药相比，由于疗效差、半衰期短，呋塞米不作为原发性高血压的一线用药，仅当噻嗪类药物疗效不佳，尤其伴有肾功能不全时或出现高血压危象时，可使用袢利尿药；⑤氢氯噻嗪具有抗利尿作用，可用于治疗肾性尿崩症和加压素无效的垂体性尿崩症。故本题正确答案为BE。

117. 正确答案：BCDE
答案解析：左甲状腺素极少通过胎盘，治疗剂量下对胎儿无不良影响，但妊娠期使用需监测甲状腺功能评估使用。由乳汁分泌甚微，故哺乳期妇女使用适量甲状腺素对婴儿无不良影响。左甲状腺素属于人工合成的左旋甲状腺素（L-T_4），在体内转变为三碘甲状腺原氨酸（T_3）后发挥作用，故起效慢，几周后才能达到最高疗效。停药后药物作用仍能存在几周。老年患者对甲状腺激素较为敏感，超过60岁的老年患者甲状腺激素替代需要量比年轻人低25%。故本题正确答案为BCDE。

118. 正确答案：ABCD
答案解析：氨基糖苷类药物的不良反应：
①耳毒性：前庭损害，耳蜗功能损害；②肾毒性：损害近曲小管上皮细胞，引起肾小管肿胀，甚至坏死；③阻断神经-肌肉接头处传递（肌松作用）：心肌抑制、肢体瘫痪，甚至引起呼吸麻痹、呼吸衰竭；④过敏反应。故本题正确答案为ABCD。

119. 正确答案：DE
答案解析：①四环素类属于广谱抗菌药物，对革兰阳性菌、革兰阴性菌、需氧菌和厌氧菌有作用，尤其适用于立克次体、衣原体、支原体感染；②多西环素可导致牙齿黄染、二重感染和光敏感性；③四环素类与抗酸药（如碳酸氢钠）合用吸收减少，活性降低，与多价阳离子（铝、钙、铁、镁、铋）合用，可形成不溶性络合物，口服吸收率减少；④渗透进入组织与体液的程度为米诺环素＞多西环素＞四环素；⑤四环素类药物与细菌核糖体30S亚基结合，抑制肽链延长和细菌蛋白质的合成。故本题正确答案为DE。

120. 正确答案：ACD
答案解析：酪氨酸激酶抑制剂分为：①表皮生长因子受体（EGFR）酪氨酸激酶抑制剂：吉非替尼、厄洛替尼、奥希替尼、埃克替尼、阿法替尼、克唑替尼；②Bcr/Abl酪氨酸激酶抑制剂：伊马替尼；③血管内皮生长因子受体（VEGFR）酪氨酸激酶抑制剂：舒尼替尼。故本题正确答案为ACD。

临考决胜卷（三）·答案解析

1. 正确答案：B

答案解析：他汀类药物中，水溶性较强的有普伐他汀和瑞舒伐他汀。故本题正确答案为B。

2. 正确答案：D

答案解析：柳氮磺吡啶抑制还原型叶酸跨膜转运，可导致细胞内叶酸缺乏，并促发与治疗相关的巨幼细胞贫血，因此推荐所有使用者补充叶酸，剂量为每天1mg。故本题正确答案为D。

3. 正确答案：C

答案解析：硝苯地平的用法用量：硝苯地平片剂，需要一日3次给药。其余四个选项的药物是第三代CCB，一日1次给药。故本题正确答案为C。

4. 正确答案：E

答案解析：辛伐他汀宜晚间顿服。故本题正确答案为E。

5. 正确答案：E

答案解析：沙库巴曲缬沙坦属于血管紧张素受体脑啡肽酶抑制剂，可用于射血分数降低的慢性心力衰竭成人患者。故本题正确答案为E。

6. 正确答案：C

答案解析：LMWHs的效价U均指抗因子Xa的活性。故本题正确答案为C。

7. 正确答案：A

答案解析：多潘立酮是外周多巴胺受体阻滞剂，直接阻断胃肠道多巴胺D_2受体及血－脑屏障外的化学感受器触发区的多巴胺受体，促进胃肠蠕动，使张力恢复正常，促进胃排空，增加胃窦和十二指肠运动，协调幽门的收缩，同时抑制恶心、呕吐，并有效地防止胆汁反流，通常也能增强食管的蠕动和食管下括约肌的张力，但对小肠和结肠平滑肌无明显作用。故本题正确答案为A。

8. 正确答案：B

答案解析：①使用阿片类镇痛药时，需按患者年龄、性别、精神状态、体重、身高、健康情况及存在的病理生理情况调整用药量。皮下或肌内注射时，患者应卧床休息一段时间，以免出现头痛、恶心、呕吐、晕眩甚至直立性低血压。休克患者血压偏低，外周毛细血管流通不畅，不宜做皮下注射。②硬膜外与蛛网膜下腔给药不得使用含防腐剂的制剂，给药后需加强随访，如出现呼吸抑制或低血压等，应立即予以纠正。③门诊患者的镇痛，按需以选用本类药与对乙酰氨基酚等非甾体抗炎药组成的复方制剂为宜，既可镇痛，又减少本类药的用量。④哌替啶在体内可转变为毒性代谢产物去甲哌替啶，产生神经系统毒性，表现为震颤、抽搐、癫痫大发作。因此，不适于用于癌性疼痛治疗。故本题正确答案为B。

9. 正确答案：B

答案解析：抗帕金森病药恩他卡朋的不良反应：使尿液变成红棕色，但这种现象无害。故本题正确答案为B。

10. 正确答案：D

答案解析：可待因为前体药，约15%经CYP2D6代谢为吗啡。故本题正确答案为D。

11. 正确答案：B

答案解析：痛风性关节炎急性发作期，有中、重度肾功能不全或肾结石者禁用苯溴马隆。苯溴马隆为促进尿酸排泄药，此类药可抑制近端肾小管对尿酸盐的重吸收，使尿酸排出增加，从而降低血尿酸浓度，减少尿酸沉积，但升高尿尿酸水平而易导致肾结石。故本题正确答案为B。

12. 正确答案：A
答案解析： 噻托溴铵：药粉误入眼内可能引起或加重窄角型青光眼、眼睛疼痛或不适、短暂视物模糊、视觉晕轮或彩色影像，并伴有结膜充血引起的红眼和角膜水肿的症状。故本题正确答案为A。

13. 正确答案：C
答案解析： 雷尼替丁的临床应用注意：雷尼替丁可减少肝脏血流，因而与普萘洛尔、利多卡因等代谢受肝血流量影响较大的药物合用时，可延长这些药物的作用。故本题正确答案为C。

14. 正确答案：B
答案解析： 应用维生素 B_{12} 治疗巨幼细胞贫血，在起始48小时内，监测血钾水平，以防止低钾血症。故本题正确答案为B。

15. 正确答案：A
答案解析： 吲达帕胺用作利尿剂时，最好每天早晨给药一次，以免夜间起床排尿。故本题正确答案为A。

16. 正确答案：C
答案解析： 膀胱过度活动症伴有或不伴有急迫性尿失禁的药物治疗首选M受体拮抗药，其疗效和安全性已经获得广泛的循证医学证据。故本题正确答案为C。

17. 正确答案：A
答案解析： 人体糖皮质激素的分泌具有昼夜节律性，由于皮质醇的分泌呈阵发性，血浆浓度常出现较大的峰形波动，且存在昼夜节律变化。一日上午8时左右为分泌高潮，随后逐渐下降，午夜12时为低潮，这是由ACTH分泌的昼夜节律所引起。故本题正确答案为A。

18. 正确答案：D
答案解析： 甘精胰岛素与德谷胰岛素无血药浓度峰值，其他胰岛素均有峰值。甘精胰岛素作用持续时间是30h，德谷胰岛素作用持续时间是42h。故本题正确答案为D。

19. 正确答案：D
答案解析： 单用可引起低血糖的口服降糖药是磺酰脲类促胰岛素分泌药（格列美脲）以及非磺酰脲类促胰岛素分泌药两类，其余各类口服降糖药单用不增加低血糖发生的风险。故本题正确答案为D。

20. 正确答案：D
答案解析：（1）注意事项：①肝、肾功能不全者慎用；②即配即用，配得的溶液不可冷藏以免析出结晶；③本品不可静脉推注或快速滴注；④如注射部位疼痛，必要时可加盐酸利多卡因注射液解除疼痛症状。（2）相互作用：①不可与含钙的溶液配伍；②不宜与血液、血浆及蛋白质溶液配伍；③别嘌醇可加重本品对神经系统的毒性，不宜与别嘌醇合用；④与干扰素同用，可加重不良反应。故本题正确答案为D。

21. 正确答案：D
答案解析： 如果患者长期服用质子泵抑制剂，在用药过程中，要注意可能出现的骨折风险（尤其是老年患者）；定期监测血镁水平，防止低镁血症的出现。故本题正确答案为D。

22. 正确答案：D
答案解析： 头孢菌素为时间依赖性抗菌药物，血浆半衰期较短，几乎无抗生素后效应，抗菌活性与细菌接触药物的时间长短密切相关，当 %T > MIC 达到60%～70%，头孢菌素可显示满意的杀菌效果。故本题正确答案为D。

23. 正确答案：A

答案解析： 氨基糖苷类药物为浓度依赖性速效杀菌剂，对繁殖期和静止期的细菌均有杀菌作用；在碱性环境中抗菌作用增强，具有抗生素后效应；具有首剂现象，细菌与药物首次接触时，能迅速被药物杀死，当细菌再次或多次接触同一种药物时，抗菌效果明显下降。故本题正确答案为A。

24. 正确答案：C

答案解析： 氯雷他定的用法用量：口服。成人及12岁以上儿童：一日1次，一次10mg。2～12岁儿童：体重＞30kg者，一日1次，一次10mg；体重≤30kg者：一日1次，一次5mg。故本题正确答案为C。

25. 正确答案：A

答案解析： 伊曲康唑的药物相互作用：伊曲康唑及其主要代谢产物羟基伊曲康唑为细胞色素P4503A4酶系统的抑制剂。伊曲康唑主要经CYP3A4酶代谢，所以该酶的抑制剂可使本品的药物浓度增高。故本题正确答案为A。

26. 正确答案：B

答案解析： 索磷布韦维帕他韦的用法用量与临床应用注意：①用于治疗成人慢性丙型肝炎病毒（HCV）感染。用于初治和复治的非肝硬化及肝硬化患者，不需要联合使用利巴韦林。②肝功能不全患者：无需调整给药剂量。③肾功能不全患者：对于轻度或中度肾功能损害患者，无需调整剂量。尚未对重度肾功能损害患者进行评估。④头痛、疲劳和恶心是在接受12周药物治疗的患者中报告的最常见（发生率≥10%）的不良事件。⑤HCV和HBV合并感染患者中的乙型肝炎病毒再激活风险，在开始丙通沙（索磷布韦400mg/维帕他韦100mg）治疗前对所有患者进行当前或既往乙型肝炎病毒（HBV）感染迹象检测。故本题正确答案为B。

27. 正确答案：D

答案解析： 二氢叶酸还原酶抑制剂乙胺嘧啶大剂量连续服用（如25mg/d连续1个月以上）可出现叶酸缺乏的症状。故本题正确答案为D。

28. 正确答案：D

答案解析： 依托泊苷注射液含苯甲醇，禁用于儿童肌内注射。故本题正确答案为D。

29. 正确答案：E

答案解析： 长春碱类作用机制为与微管蛋白结合，抑制微管聚合，从而使纺锤丝不能形成，细胞有丝分裂停止于中期，属细胞周期特异性药物，主要作用于M期细胞。干扰转录过程和阻止RNA合成的药物（如柔红霉素）、破坏DNA的铂类化合物（如奥沙利铂）、干扰核酸生物合成的药物（如甲氨蝶呤、氟尿嘧啶）均属于细胞增殖周期非特异性抑制剂。故本题正确答案为E。

30. 正确答案：E

答案解析： 抗雄激素类抗肿瘤药的代表药为氟他胺。该药是一种非甾体的雄激素拮抗剂，适用于晚期前列腺癌患者。其作用机制为此药与雄激素竞争肿瘤部位的雄激素受体、组织细胞对雄激素的摄取，抑制雄激素与靶器官的结合。故本题正确答案为E。

31. 正确答案：E

答案解析： 长春新碱对外周神经系统毒性较大。故本题正确答案为E。

32. 正确答案：A

答案解析： 阿托品：成人最低致死量为80～130mg，儿童为10mg。故本题正确答案为A。

33. 正确答案：D

答案解析： 一般补钾速度不超过0.75g/h（10mmol/h）。故本题正确答案为D。

34. 正确答案：C
答案解析：肠内营养乳剂（TPF-D）的用法用量：本品通过管饲或口服使用，应按照患者体重和消耗状况计算每日用量。以本品作为唯一营养来源的患者：推荐剂量为按体重一日30mL/kg，平均剂量为一日2000mL（1800kcal）。故本题正确答案为C。

35. 正确答案：C
答案解析：雷美替胺属于褪黑素受体激动剂，没有催眠、戒断反应和反跳性失眠等不良反应，并且依赖性小，但可能发生催乳素水平升高和睾丸素水平下降。故本题的正确答案为C。

36. 正确答案：B
答案解析：在生长激素治疗过程中同时使用糖皮质激素可能抑制生长激素的作用；同时使用非雄激素类固醇可进一步促进生长速度。故本题正确答案为B。

37. 正确答案：E
答案解析：局部麻醉药的分类及代表药物：丁卡因、克罗宁可用于腔道（如消化道插管镜检）表面麻醉和润滑。故本题正确答案为E。

38. 正确答案：E
答案解析：过氧苯甲酰为强氧化剂，易分解，遇有机物缓慢分解出新生态氧和苯甲酸，有杀灭痤疮丙酸杆菌、抗炎、轻度溶解粉刺作用，对痤疮丙酸杆菌无耐药性，为炎性痤疮首选外用抗菌用药。故本题正确答案为E。

39. 正确答案：C
答案解析：①抗炎作用：糖皮质激素在药理剂量时能抑制感染性和非感染性炎症，减轻充血、降低毛细血管的通透性，抑制淋巴细胞、粒细胞、巨噬细胞等炎症细胞向炎症部位移动，阻止炎症介质发生反应，如激肽类、组胺、慢反应物质等，抑制吞噬细胞的功能，稳定溶酶体膜，阻止补体参与炎症反应，抑制炎症后组织损伤的修复等。②免疫抑制作用。③抗毒素作用。④抗休克作用。⑤对代谢的影响。⑥对血液和造血系统的作用。⑦其他作用：可以使结缔组织的病理增生减轻，中枢神经系统的兴奋性提高，胃酸及胃蛋白酶分泌得到促进等。故本题的正确答案为C。

40. 正确答案：E
答案解析：小剂量碘剂是合成甲状腺激素的原料，可预防单纯性甲状腺肿；大剂量有抗甲状腺作用，主要是抑制甲状腺激素的释放。故本题正确答案为E。

[41～43] 正确答案：E、B、B
答案解析：换用不同种类的抗抑郁药时，应该间隔一定的时间，以利于药物的清除，防止药物相互作用。氟西汀需停药5周才能换用单胺氧化酶抑制剂吗氯贝胺。故41题正确答案为E。其他5-HT再摄取抑制剂（如本题中的帕罗西汀）需停药2周才能换用单胺氧化酶抑制剂吗氯贝胺。故42题正确答案为B。单胺氧化酶抑制剂吗氯贝胺在停用2周后才能换用5-HT再摄取抑制剂。故43题正确答案为B。

[44～46] 正确答案：B、D、E
答案解析：倍他司汀在临床主要用于内耳眩晕症，亦可用于脑动脉硬化、缺血性脑血管疾病及高血压所致直立性眩晕、耳鸣。故44题正确答案为B。丁苯酞主要用于治疗轻、中度急性缺血性脑卒中。故45题正确答案为D。尼麦角林主要用于急、慢性脑血管疾病和代谢性脑供血不足，如脑动脉硬化、脑血栓形成、脑栓塞、短暂性脑缺血发作。故46题正确答案为E。

[47～49] 正确答案：C、D、A
答案解析：（1）秋水仙碱的作用机制：①抑制粒细胞浸润和白细胞趋化，与中性粒细胞微管蛋白的亚单位结合而改变细胞膜功能，包括抑制中性粒细胞的趋化、黏附和吞噬作用；②

抑制磷脂酶 A_2，减少单核细胞和中性粒细胞释放前列腺素和白三烯；③抑制局部细胞产生 IL-6 等，从而达到控制关节局部疼痛、肿胀及炎症反应的作用。故 47 题正确答案为 C。(2) 别嘌醇的作用机制：别嘌醇及其代谢物氧嘌呤醇均能抑制黄嘌呤氧化酶，阻止次黄嘌呤和黄嘌呤代谢为尿酸，从而减少尿酸的生成，降低血尿酸和尿尿酸含量。故 48 题正确答案为 D。(3) 丙磺舒的作用机制：可抑制近端肾小管对尿酸盐的重吸收，使尿酸排出增加，从而降低血尿酸浓度，减少尿酸沉积，亦促进尿酸结晶的重新溶解。故 49 题正确答案为 A。

[50～51] 正确答案：C、A
答案解析： 来氟米特：主要抑制合成嘧啶的二氢乳清酸脱氢酶，使活化淋巴细胞的生长受抑。故 50 题正确答案为 C。甲氨蝶呤（MTX）：主要抑制细胞内二氢叶酸还原酶，使嘌呤合成受抑，同时具抗炎作用。故 51 题正确答案为 A。柳氮磺吡啶：在肠微生物作用下分解成 5-氨基水杨酸和磺胺吡啶，抑制前列腺素的合成以及其他炎症介质白三烯的合成，从而发挥抗炎抗风湿的作用。羟氯喹和氯喹：抗疟药本身具有抗炎、调节免疫等作用。金制剂：含金的口服抗风湿药，能减少类风湿因子及其抗体形成，抑制前列腺素合成和溶菌酶的释放，并有与免疫球蛋白补体结合的作用，阻断关节炎的发展。

[52～54] 正确答案：E、B、A
答案解析： 伊托必利既可拮抗多巴胺 D_2 受体，又能抑制乙酰胆碱酯酶活性。故 52 题正确答案为 E。多潘立酮与显著抑制 CYP3A4 酶的药物合用，可导致多潘立酮的血药浓度增加，禁止与红霉素或其他可能会延长 QT 间期的 CYP3A4 酶强效抑制剂合用。故 53 题正确答案为 B。甲氧氯普胺易透过血-脑屏障，故易引起锥体外系反应，常见嗜睡和倦怠，莫沙必利属于 5-HT_4 受体激动剂，奥美拉唑属于质子泵抑制剂，均无延长 QT 间期作用及锥体外系不良反应。故 54 题正确答案为 A。

[55～56] 正确答案：C、D
答案解析： 糜蛋白酶以雾化吸入给药时，患者经常性吸入可能导致气管上皮鳞状化生，并偶可致过敏反应，现已逐渐被其他祛痰药取代。故 55 题正确答案为 C。镰状细胞贫血患者使用氯化铵可引起缺氧或酸中毒。故 56 题正确答案为 D。

[57～59] 正确答案：A、B、C
答案解析： 对磺胺类药过敏者禁用塞来昔布；有心肌梗死病史或脑卒中病史者禁用塞来昔布；重度肝损伤者禁用塞来昔布。故 57 题正确答案为 A。血友病或血小板减少症患者禁用阿司匹林。故 58 题正确答案为 B。癫痫、帕金森病及精神疾病患者使用吲哚美辛可加重病情。故 59 题正确答案为 C。大部分 NSAIDs 可透过胎盘屏障，并由乳汁中分泌，对胎儿或新生儿产生严重影响，因此禁用于妊娠期及哺乳期妇女。12 岁以下儿童禁用尼美舒利；肛门炎者禁止直肠给予双氯芬酸和吲哚美辛。

[60～61] 正确答案：E、D
答案解析： 使用强心苷类药物若出现快速型心律失常，停药，补钾，首选苯妥英钠，次选利多卡因。故 60 题正确答案为 E。对强心苷引起的心动过缓和房室传导阻滞等缓慢型心律失常者宜采用阿托品治疗。故 61 题正确答案为 D。

[62～64] 正确答案：C、D、B
答案解析： 奥美拉唑属于 CYP2C19 抑制剂，氯吡格雷部分由 CYP2C19 代谢为活性产物，合用抑制此酶活性的药物将导致氯吡格雷活性代谢产物水平降低并降低临床有效性。故 62 题正确答案为 C。依达赛珠单抗是一种人源化单克隆抗体片段（Fab）药物，结合达比加群及其酰基葡萄糖醛酸代谢产物的亲和力，高于达比加群结合凝血酶的亲和力，并可中和其抗凝作

用。故63题正确答案为D。鱼精蛋白能中和肝素，1mg硫酸鱼精蛋白可中和约100U肝素。故64题正确答案为B。

[65～67] 正确答案：A、B、B
答案解析： 阿司匹林的适应证与用法用量：（1）适应证：≤100mg规格产品作为抗血小板药使用：①降低急性心肌梗死疑似患者的发病风险；②预防心肌梗死复发；③脑卒中的二级预防；④降低短暂性脑缺血发作（TIA）及其继发脑卒中的风险；⑤降低稳定型和不稳定型心绞痛患者的发病风险；⑥动脉外科手术或介入手术后，如经皮冠脉腔内成形术（PTCA）、冠状动脉旁路术（CABG）、颈动脉内膜剥离术、动静脉分流术；⑦预防大手术后深静脉血栓形成和肺栓塞；⑧降低有心血管危险因素（冠心病家族史、糖尿病、血脂异常、高血压、肥胖、抽烟史、年龄大于50岁者）者心肌梗死发作的风险；⑨卒中急性期。（2）≤100mg规格产品：适应证①：建议首次剂量300mg，嚼碎后服用以快速吸收，以后每天75～100mg维持。故65题正确答案为A。适应证②～⑥：每天75～150mg；适应证⑦：每天100～200mg；适应证⑧：每天75～100mg；适应证⑨：卒中急性期，未溶栓治疗且无阿司匹林禁忌证的患者，发病后尽早服用阿司匹林150～300mg/d，急性期后按适应证③使用。故66题正确答案为B，故67题正确答案为B。

[68～70] 正确答案：C、B、E
答案解析： 利尿药的分类：①袢利尿药：呋塞米、托拉塞米、布美他尼、依他尼酸。②噻嗪类与类噻嗪类利尿药：噻嗪类（氢氯噻嗪、氯噻嗪）、类噻嗪类（氯噻酮、吲达帕胺、美托拉宗）。③保钾利尿药：醛固酮受体拮抗药（螺内酯、依普利酮）。故68题正确答案为C。肾小管上皮Na^+通道抑制剂（氨苯蝶啶、阿米洛利）。故69题正确答案为B。④渗透性利尿药（脱水剂）：甘露醇、甘油果糖、葡萄糖（高渗）。故70题正确答案为E。⑤碳酸酐酶抑制剂：乙酰唑胺、醋甲唑胺。

[71～73] 正确答案：B、C、A
答案解析： 空腹血糖较高者宜选用长效的格列齐特和格列美脲，故71题正确答案为B。轻、中度肾功能不全者宜选用格列喹酮，故72题正确答案为C。既往发生心肌梗死或存在心血管疾病高危因素者，宜选格列美脲、格列吡嗪，不宜选择格列本脲，故73题正确答案为A。

[74～76] 正确答案：E、A、B
答案解析： 林可霉素类、磷霉素、复方磺胺甲噁唑在骨组织中有较高的浓度或可达治疗水平。故74题正确答案为E。分泌至胆汁中的药物浓度因不同药物种类而异，以四环素类、大环内酯类、林可霉素类、利福平等的浓度较高，故75题正确答案为A。除氯霉素、磺胺类药、异烟肼、甲硝唑、氟康唑等以外，抗菌药物很少透过正常血-脑屏障进入脑脊液中，故76题正确答案为B。

[77～79] 正确答案：C、A、E
答案解析： 吡咯类药物（伊曲康唑）作用机制是抑制真菌中由细胞色素P450介导的14α-甾醇去甲基化，从而抑制真菌细胞膜主要固醇类——麦角固醇的生物合成，损伤真菌细胞膜并改变其通透性，以致细胞内重要物质摄取受影响或流失而使真菌死亡。故77题正确答案为C。两性霉素B通过与敏感真菌细胞膜上的甾醇（主要为麦角固醇）相结合，引起细胞膜的通透性改变，导致细胞内重要物质如钾离子、核苷酸和氨基酸等外漏，从而破坏细胞的正常代谢抑制其生长。故78题正确答案为A。卡泊芬净是半合成的棘白菌素，通过非竞争性抑制β-(1,3)-D-糖苷合成酶，从而破坏真菌细胞壁糖苷的合成。故79题正确答案为E。

临考决胜卷（三）·答案解析

[80～82] 正确答案：E、E、E
答案解析： 对于妊娠期间首次诊断慢性乙肝（CHB）的患者，可使用 TDF 抗病毒治疗。故 80 题正确答案为 E。抗病毒治疗期间意外妊娠的患者，若正在服用 TDF，建议继续妊娠；若正在服用恩替卡韦，可不终止妊娠，建议更换为 TDF 继续治疗。故 81 题正确答案为 E。若正在接受 IFN-α 治疗，建议向妊娠期妇女和家属充分告知风险，由其决定是否继续妊娠，若决定继续妊娠则要换用 TDF 治疗。应用 TDF 时，母乳喂养不是禁忌证。故 82 正确答案为 E。

[83～85] 正确答案：C、B、C
答案解析： 厄他培南的抗菌谱比亚胺培南或美罗培南窄，对大多数肠杆菌科细菌和厌氧菌有活性但对铜绿假单胞菌、不动杆菌及革兰阳性菌（尤其是肠球菌和耐青霉素肺炎球菌）的活性不及其他碳青霉烯类药物。该类药物临床适应证广，在多重耐药菌感染、需氧菌与厌氧菌混合感染、重症感染及免疫缺陷患者感染等的抗菌治疗中发挥着重要作用。厄他培南可用于中、重度细菌性感染，其半衰期长，可以一日 1 次给药。故 83 题正确答案为 C、85 题正确答案为 C。亚胺培南、西司他丁治疗可能引起中枢神经系统毒性，包括精神状态改变、肌阵挛和癫痫发作，故亚胺培南不应用于治疗脑膜炎。故 84 正确答案为 B。

[86～87] 正确答案：B、A
答案解析： 毛果芸香碱：拟胆碱药，选择性直接作用于 M 胆碱受体，引起缩瞳，眼压下降，并有调节痉挛等作用。通过激动瞳孔括约肌的 M 胆碱受体，使瞳孔括约肌收缩。缩瞳引起前房角间隙扩大，房水易回流，使眼压下降。由于睫状肌收缩，悬韧带松弛，使晶状体屈光度增加，故视近物清楚，视远物模糊，称为调节痉挛。故 86 题正确答案为 B。碘苷为嘧啶类抗病毒药，能与胸腺嘧啶核苷竞争性抑制磷酸化酶，特别是 DNA 聚合酶，从而抑制病毒 DNA 中胸腺嘧啶核苷的合成，或代替胸腺嘧啶核苷渗入病毒 DNA 中，产生有缺陷的 DNA，使其失去感染力或不能重新组合，使病毒停止繁殖或失去活性而得到抑制。故 87 题正确答案为 A。

[88～90] 正确答案：C、B、A
答案解析： 贝伐珠单抗主要用于转移性结直肠癌和晚期、转移性或复发性非小细胞肺癌。故 88 题正确答案为 C。利妥昔单抗可用于复发或耐药的滤泡性中央型淋巴瘤，未经治疗的 CD20 阳性Ⅲ～Ⅳ期滤泡性非霍奇金淋巴瘤以及 CD20 阳性弥漫大 B 细胞性非霍奇金淋巴瘤。故 89 题正确答案为 B。曲妥珠单抗可用于人表皮生长因子受体-2 过度表达的转移性乳腺癌、已接受过 1 个或多个化疗方案的转移性乳腺癌、联合紫杉烷类药治疗未接受过化疗的转移性乳腺癌。帕博利珠单抗属于免疫治疗药，主要用于晚期恶性黑色素瘤的二线治疗与晚期非小细胞肺癌一线单药/联合化疗治疗。英夫利昔单抗属于抗风湿药物。故 90 题正确答案为 A。

[91～93] 正确答案：A、B、C
答案解析： 主要经肝脏清除：氯霉素、利福平、大环内酯类、克林霉素、林可霉素、异烟肼、两性霉素 B、四环素类、酮康唑、伊曲康唑、伏立康唑、卡泊芬净、甲硝唑等。故 91 题正确答案为 A。经肝、肾双途径清除：美洛西林、哌拉西林、头孢哌酮、头孢曲松、头孢噻肟、氨曲南、环丙沙星、莫西沙星等。故 92 题正确答案为 B。主要经肾脏排泄：氨基糖苷类、糖肽类、头孢唑林、头孢他啶、头孢吡肟、多黏菌素、羧苄西林、左氧氟沙星、亚胺培南、美罗培南、磺胺类等。故 93 正确答案为 C。

[94～95] 正确答案：A、B
答案解析： 甲羟孕酮的用法用量：①功能性闭经：口服，一日 4～8mg，连服 5～10 日。故 94 题正确答案为 A。②功能失调性子宫出血（功血）止血：口服，一次 10～20mg，每

4～8小时一次，连用2～3日；血止后每隔3日递减1/3剂量，直至维持量每日100mg，连续用药至血止后21日停药。故95题正确答案为B。

[96～98] 正确答案：A、C、D
答案解析： 女性激素类避孕药：①短效口服避孕药：左炔诺孕酮、去氧孕烯、孕二烯酮、双炔失碳酯。故96题正确答案为A。②长效避孕药：羟孕酮、庚酸炔诺酮。③事后避孕药：米非司酮。故97题正确答案为C。女性用阴道杀精药：壬苯醇醚。故98题正确答案为D。男用避孕药：棉酚。

[99～100] 正确答案：C、D
答案解析： 卡泊三醇能抑制皮肤角质形成细胞的过度增生和诱导其分化。故99题正确答案为C。阿维A酯通过角蛋白表达正常化，促进角朊细胞末端分化。故100题正确答案为D。

101. 正确答案：D
答案解析： 氯吡格雷的临床应用应注意CYP2C19参与活性代谢产物和中间代谢产物2-氧-氯吡格雷的形成。根据CYP2C19代谢型，将患者分为超快代谢、快代谢、中间代谢、慢代谢型，其中，在超快、快和中间代谢型受试者之间没有观察到氯吡格雷活性代谢物血药浓度和平均血小板聚集抑制率（IPA）数据的明显差异，而慢代谢型受试者中的活性代谢血药浓度比快代谢者型受试低63%～71%，慢代谢型受试者中的抗血小板作用降低。故本题正确答案为D。

102. 正确答案：C
答案解析： 氯吡格雷如果漏服，且超过常规服药时间的12小时后漏服，应在下次常规服药时间服用标准剂量，无须剂量加倍。故本题正确答案为C。

103. 正确答案：B
答案解析： 根据氯吡格雷原研厂家的说明书，不推荐氯吡格雷与奥美拉唑或艾司奥美拉唑联合使用。一部分（20%左右）氯吡格雷被CYP2C19代谢为活性代谢产物，使用抑制CYP2C19的药物会导致氯吡格雷活性代谢产物转化减少，血小板抑制作用降低。故本题正确答案为B。

104. 正确答案：C
答案解析： 研究显示右兰索拉唑（日剂量60mg），对氯吡格雷的影响是所有PPI中最小的。故本题正确答案为C。

105. 正确答案：A
答案解析： 二甲双胍是2型糖尿病患者的首选用药，是2型糖尿病患者控制高血糖的一线用药和药物联合中的基本用药，首选用于单纯饮食控制及体育锻炼治疗无效的2型糖尿病，尤其是肥胖的2型糖尿病。故本题正确答案为A。

106. 正确答案：D
答案解析： 为了患者更好耐受，二甲双胍最好随三餐分次服药。故本题正确答案为D。

107. 正确答案：C
答案解析： 二甲双胍的典型不良反应：①胃肠道反应：腹泻、腹痛、食欲减退、胃胀、厌食等；②口腔金属味、口苦；③乳酸性酸中毒；④体重减轻。故本题正确答案为C。

108. 正确答案：D
答案解析： 哮喘急性发作时，吸入的药物到达小呼吸道的量可能会减少，故患者应首先使用快速、短效的支气管扩张剂（如沙丁胺醇）、全身性糖皮质激素和抗组胺药。沙美特罗吸入给药10～20后分钟开始起效，支气管扩张作用持续12小时，不适用于缓解支气管痉挛的急性症状，适用于慢性支气管哮喘的预防和维持治疗，特别适用于防治夜间哮喘发作，也用于慢性阻塞性肺疾病伴呼吸道痉挛的治疗。白三烯受体阻滞剂（如孟鲁司特）的起效缓慢，一般连续应用4周后才见疗效，仅适用于轻、中度哮喘和稳定期的控制，或合用以减少糖皮质激素和β_2受体激动剂的剂量。在治疗急性哮喘上，白三烯受体阻断剂疗效尚未确定，不宜应用于急性发作的治疗或解除哮喘急性发作时的支气管痉挛，不宜突然代替糖皮质激素。噻托溴铵干粉吸入剂从肺吸收，作为长效M胆碱受体拮抗剂，不适用于缓解急性支气管痉挛，适用于可逆性气道阻塞的维持治疗和COPD。吸入性糖皮质激素（如布地奈德）为控制呼吸道炎症的预防性用药，起效缓慢且须连续和规律地应用2日以上方能充分发挥作用，仅能较低程度地起到应急性支气管扩张作用，且给药后需要一定的潜伏期，在哮喘发作时不能立即奏效，不适宜用于哮喘急性发作者，不应作为哮喘急性发作的首选药。故本题正确答案为D。

109. 正确答案：E
答案解析： β_2受体激动剂可能会引起低钾血症。黄嘌呤衍生物、肾上腺糖皮质激素、利尿药合用及缺氧都可能增加低钾血症的发生，因此，在这种情况下需监测血钾水平。应告诫患者有诱发低血钾而造成心律不齐的可能性，特别是联用洋地黄类药物患者。故本题正确答案为E。

110. 正确答案：D
答案解析： 根据表现，患者现阶段的治疗从急性期治疗过渡到预防和长期治疗。白三烯受体拮抗剂适用于哮喘的长期治疗和预防。对接受吸入型肾上腺糖皮质激素治疗的哮喘患者加用白三烯受体拮抗剂后，应在医生指导下根据患者的耐受情况适当减少肾上腺糖皮质激素的剂量。有些患者可逐渐减量直至完全停用吸入型肾上腺糖皮质激素，但不应当用白三烯受体拮抗剂突然替代吸入型肾上腺糖皮质激素。故本题正确答案为D。

111. 正确答案：ABCD
答案解析： 老年人慎用四环素，不是禁用。故本题正确答案为ABCD。

112. 正确答案：ABCD
答案解析： 克拉维酸、舒巴坦、他唑巴坦、阿维巴坦均为β-内酰胺酶抑制剂。故本题正确答案为ABCD。

113. 正确答案：ABCE
答案解析： 奥司他韦不能取代流感疫苗。故本题正确答案为ABCE。

114. 正确答案：ABCE
答案解析： 服用硝酸甘油的注意事项：含服时尽量采取坐位或卧位，用药后由卧位突然站立时必须谨慎，以防止发生直立性低血压；舌下黏膜干燥可使部分患者舌下含服无效，建议黏膜明显干燥者可用水或盐水润湿后再行含服。服药后可能出现头痛、面部潮红。如15min内给药总量达3片后，症状仍不能缓解，应及时就医，硝酸甘油不会引起咳嗽。故本题正确答案为ABCE。

115. 正确答案：ABCDE
答案解析： 丙磺舒、阿司匹林、吲哚美辛、保泰松和磺胺类药可减少青霉素类抗菌药的肾小管分泌而延长其血浆半衰期，故本题正确答案为ABCDE。

116. 正确答案：CDE
答案解析： 良性前列腺增生症的治疗药主要包括：① α_1受体拮抗剂：特拉唑嗪、多沙唑嗪、阿夫唑嗪；其中α_{1A}受体拮抗剂：坦索罗辛、赛洛多辛；松弛前列腺平滑肌，减轻膀胱出口压力（减少动力因素）。② 5α-还原酶抑制剂（非那雄胺、依立雄胺、度他雄胺），干扰睾酮对前列腺的刺激作用，减少膀胱出口梗阻（减少静力因素)。③植物制剂(普适泰)等。④5型磷酸二酯酶抑制剂(如他达拉非)和抗胆碱药(如奥昔布宁、托特罗定、索利那新)。故本题正确答案为CDE。

117. 正确答案：ABCD
答案解析：正常微生物制成的活的微生态制剂，可调节肠道菌群，构建肠道微生态平衡，可以防止和治疗腹泻，促进机体对营养物的消化，合成机体所需的维生素，增强机体免疫力。微生态制剂虽不是治疗慢性便秘的一线药物，但可通过调节肠道菌群失衡，促进肠道蠕动和胃肠动力恢复。故本题的正确答案为ABCD。

118. 正确答案：ABDE
答案解析：异烟肼穿透性强，故对细胞内外的结核分枝杆菌均有作用，属于全效杀菌剂。故本题正确答案为ABDE。

119. 正确答案：ABCDE
答案解析：熊去氧胆酸的禁忌证有妊娠及哺乳期妇女性，严重肝功能不全者，胆道完全梗阻者，急性胆囊炎胆管炎者，胆结石钙化者出现胆管痉挛。故本题正确答案为ABCDE。

120. 正确答案：ABCD
答案解析：早产系指妊娠在28～37周之间结束，此时娩出的新生儿发育尚未成熟，死亡率较高。利托君、硫酸镁为抗早产药，其中硫酸镁能直接抑制子宫平滑肌的动作电位，对子宫平滑肌的收缩产生抑制作用，使宫缩频率减少，强度减弱。利托君为肾上腺素β_2受体激动剂，可使腺苷酸环化酶的活性增强(cAMP增多)而产生保胎作用。故本题正确答案为ABCD。

临考决胜卷（四）·答案解析

1. 正确答案：D
答案解析： 高密度脂蛋白（HDL）的主要功能是从血液中将胆固醇带回到肝脏，由肝脏进行分解代谢，从而降低血液中的胆固醇含量；而低密度脂蛋白（LDL）的主要功能是从肝脏中将胆固醇转运至血液中，从而使血液中胆固醇的含量增高。正常情况下，两者在体内处于动态平衡状态，维持体内正常的血脂平衡。在血浆中 LDL 水平过高时，巨噬细胞等由于摄入了经氧化变性的 LDL，变成泡沫细胞，并沉积在血管壁上，这是动脉硬化的原因，所以为了防止动脉硬化，希望降低血液中的 LDL、IDL 和 VLDL 的水平，增加 HDL 的水平。故本题正确答案为 D。

2. 正确答案：C
答案解析： NSAIDs 的解热作用可能通过作用于下视丘体温调节中枢，通过抑制中枢前列腺素的合成，引起外周血管扩张，皮肤血流增加，出汗，使散热增加而起解热作用。这类药物只能使发热者的体温下降，而对正常体温者没有影响。故本题正确答案为 C。

3. 正确答案：A
答案解析： 尼美舒利临床应用注意事项：禁用于冠状动脉旁路移植手术（CABG）围手术期疼痛的治疗；12 岁以下儿童禁止使用。故本题正确答案为 A。

4. 正确答案：E
答案解析： 抑制尿酸生成药别嘌醇本身无抗白细胞趋化、抗炎或镇痛作用，在急性期应用无直接疗效，且使尿酸结晶重新溶解时可再次诱导并加重关节炎急性期症状。故本题正确答案为 E。

5. 正确答案：D
答案解析： 噻托溴铵是 M 胆碱受体拮抗剂，适用于 COPD 的维持治疗。阿托品用于各种内脏绞痛、严重盗汗和流涎等，一般不用于 COPD 的治疗；孟鲁司特属于白三烯受体拮抗剂；沙丁胺醇属于短效 $β_2$ 受体激动剂。故本题正确答案为 D。

6. 正确答案：E
答案解析： 糖皮质激素是某些结缔组织病，如系统性红斑狼疮、皮肌炎（多肌炎）等的首选治疗药物，有强大的抗炎作用。故本题的正确答案为 E。

7. 正确答案：B
答案解析： 米索前列醇最常见的不良反应是剂量依赖性的腹部绞痛、腹痛和腹泻。其他常见不良反应包括皮疹、头晕、头痛。故本题正确答案为 B。

8. 正确答案：B
答案解析： M 胆碱受体拮抗剂：不易产生耐药性，适用于有吸烟史的老年哮喘患者。可导致支气管痉挛，还可出现视物模糊、青光眼。①短效 M 胆碱受体拮抗剂：异丙托溴铵；②长效 M 胆碱受体拮抗剂：噻托溴铵。故本题的正确答案为 B。

9. 正确答案：C
答案解析： 一般情况下，由于抑制肠蠕动可能导致肠梗阻、巨结肠和中毒性巨结肠时，不应使用盐酸洛哌丁胺胶囊。如发生便秘、腹胀和肠梗阻，应立即停用本品。盐酸洛哌丁胺胶囊禁止用于小于 2 岁的患儿。故本题正确答案为 C。

10. 正确答案：E
答案解析：替米沙坦几乎完全经粪便排泄，其他药物都是经双通道排泄，其中坎地沙坦酯、奥美沙坦酯和氯沙坦经肾脏排泄的比例更大。故本题正确答案为E。

11. 正确答案：C
答案解析：苯二氮䓬类镇静催眠药包括短效类（三唑仑）、中效类（艾司唑仑、劳拉西泮、替马西泮）、长效类（氟西泮、夸西泮），拉莫三嗪属于抗癫痫药物；唑吡坦属于非苯二氮䓬类镇静催眠药。故本题正确答案为C。

12. 正确答案：E
答案解析：骨化三醇是食物或药物中的钙在肠道中被主动吸收的调节剂。骨化三醇通过与肠壁细胞内的胞质受体结合，可促进细胞大量合成钙结合蛋白，从而促进肠细胞的钙转运，使肠钙吸收入血，纠正低血钙，缓解肌肉骨骼疼痛，并有助于恢复或降低过高的血清碱性磷酸酶和甲状旁腺激素的水平。故本题的正确答案为E。

13. 正确答案：C
答案解析：低分子量肝素发生肝素诱导的血小板减少症（HIT）的风险较低。故本题正确答案为C。

14. 正确答案：C
答案解析：由于阿司匹林对血小板聚集的抑制作用可持续数天，可能导致手术中或手术后增加出血，有指南推荐，为减少出血风险，需提前停用阿司匹林7～10天。故本题正确答案为C。

15. 正确答案：E
答案解析：噻嗪类利尿药的作用机制是抑制远曲小管近端腔壁上 Na^+-Cl^- 共转运体的功能，由此减少了肾小管上皮细胞对 Na^+ 和 Cl^- 的再吸收，促进肾小管液中 Na^+、Cl^- 和水的排出。故本题正确答案为E。

16. 正确答案：D
答案解析：左甲状腺素成人初始剂量一日25～50μg，一日一次，随后每隔2周以25μg调整至适宜剂量，以保证稳定的正常新陈代谢。餐前服用。故本题的正确答案为D。

17. 正确答案：A
答案解析：黄酮哌酯具有与奥昔布宁相同的作用特点，只是该药的抗胆碱作用很弱，此外黄酮哌酯还具有抑制磷酸二酯酶的作用。故本题的正确答案为A。

18. 正确答案：B
答案解析：甲巯咪唑通过抑制甲状腺激素的合成来治疗甲状腺功能亢进症，甲巯咪唑并不阻断甲状腺中和血液循环中已有的甲状腺素（T_4）和三碘甲状腺原氨酸（T_3）的作用。卡比马唑在体内逐渐水解，游离出甲巯咪唑而发挥作用，故作用开始较慢、维持时间较长，在疗效与不良反应方面优于其他硫脲类药，但不适用于甲状腺危象。大剂量的碘有抗甲状腺的作用，在甲亢患者中尤为明显。但由于其作用时间短暂（最多维持2周），且服用时间过长时，不仅作用消失，且可使病情加重，因此不能作为常规的抗甲状腺药。故本题正确答案为B。

19. 正确答案：A
答案解析：非磺酰脲类（又称格列奈类）快进快出，吸收快、起效快，作用时间短，能有效模拟生理性胰岛素分泌；既可降低空腹血糖，又可降低餐后血糖，可降低 HbA1c 0.3%～1.5%，降糖速度亦快，无须餐前0.5小时服用，因而又称为"餐时血糖调节剂"。代表药物有瑞格列奈、那格列奈、米格列奈。故本题正确答案为A。

20. 正确答案：B
答案解析：由于对降低血糖似乎没有叠加作

用，GLP-1受体激动剂一般不应与DPP-4抑制剂（西格列汀）联用。故本题正确答案为B。

21. 正确答案：C
答案解析：多可沙诺主要用于口面部疱疹的局部治疗，10%多可沙诺软膏是美国FDA批准的第一个治疗唇疱疹的非处方药。故本题的正确答案为C。

22. 正确答案：A
答案解析：青霉素类用药后可发生严重的过敏反应，如过敏性休克（Ⅰ型变态反应）。其他过敏反应尚有血清病型反应（Ⅲ型变态反应）、溶血性贫血（Ⅱ型变态反应）、白细胞计数减少、药疹、荨麻疹、接触性皮炎、哮喘发作等。故本题正确答案为A。

23. 正确答案：D
答案解析：美罗培南成人一日最大剂量不得超过6g。故本题正确答案为D。

24. 正确答案：E
答案解析：林可霉素类是治疗金黄色葡萄球菌引起的急慢性骨髓炎及关节感染的首选药。故本题正确答案为E。

25. 正确答案：A
答案解析：异烟肼对结核分枝杆菌有高选择性，是目前杀菌作用最强的抗结核药，对其他细菌几乎无作用。故本题正确答案为A。

26. 正确答案：C
答案解析：奥司他韦使用的注意事项：①在使用该药物治疗期间，应该对患者的自我伤害和谵妄事件等异常行为进行密切监测。②奥司他韦不能取代流感疫苗。③对肌酐清除率在10～30mL/min的患者，用于治疗和预防的推荐剂量应做调整。奥司他韦不推荐用于肌酐清除率小于10mL/min的患者，和严重肾衰竭需定期进行血液透析和持续腹膜透析的患者。故

本题的正确答案为C。

27. 正确答案：B
答案解析：伯氨喹可杀灭间日疟、三日疟、恶性疟和卵形疟组织期的虫株，尤以间日疟为著，也可杀灭各种疟原虫的配子体，对恶性疟的作用尤强，对红内期虫体的作用很弱，因此不能控制疟疾症状的发作，临床作为控制复发和阻止疟疾传播的首选药。故本题正确答案为B。

28. 正确答案：E
答案解析：当出现白细胞计数≤$2×10^9$/L或血小板计数≤$50×10^9$/L，应推迟下一周期用药，直到恢复正常。故本题正确答案为E。

29. 正确答案：B
答案解析：紫杉醇注射液的临床应用注意。骨髓抑制是剂量相关性毒性反应。故本题正确答案为B。

30. 正确答案：C
答案解析：齐多夫定为抗HIV药；利巴韦林为抗丙型肝炎病毒药；扎那米韦为抗流感病毒药；阿昔洛韦、更昔洛韦为抗疱疹病毒药。故本题的正确答案为C。

31. 正确答案：C
答案解析：奥沙利铂遇冷可加重神经毒性，甚至可因咽喉痉挛而致严重后果，使用期间不可食用冷食和饮用冷水，并避免接触冰冷的物体。为减轻神经毒性可口服维生素B_1、B_6和烟酰胺等。故本题正确答案为C。

32. 正确答案：B
答案解析：具有抗肿瘤效果的激素类药物主要分为：（1）抗雌激素类：①雌激素受体拮抗剂：他莫昔芬、托瑞米芬。②芳香氨酶抑制剂：来曲唑、阿那曲唑。（2）抗雄激素类：氟他胺。（3）促黄体激素激动剂：天然的促黄体激

素释放激素、合成的促黄体激素释放激素类似物。此外，还有雌激素类（己烯雌酚、炔雌醇）、雄激素类（丙酸睾酮）、孕激素类（甲羟孕酮、甲地孕酮）等。故本题正确答案为B。

33. 正确答案：B
答案解析：利福平滴眼剂可能引起血小板和白细胞减少，并导致伤口愈合延迟和齿龈出血等症状。故本题的正确答案为B。

34. 正确答案：B
答案解析：维生素 B_1 正常剂量下对肾功能正常者几乎无毒性。大剂量肌内注射时，偶见过敏性休克，应在注射前取其注射液用注射用水10倍稀释后取0.1ml做皮肤敏感试验，以防过敏反应，且不宜静脉注射。大剂量应用时，测定尿酸浓度可呈假性增高，尿胆原可呈假阳性。维生素C以空腹服用为宜，但对患消化性溃疡者慎用，以免对溃疡面产生刺激，导致溃疡恶化、出血或穿孔。大量服用维生素C后不可突然停药，如果突然停药可引起药物的戒断反应，使症状加重或复发，应逐渐减量直至完全停药；突然停药可能出现坏血病症状。长期服用维生素A应随访监测暗适应试验、眼震颤、血浆胡萝卜素及维生素A含量。大量应用维生素E可致血清胆固醇及三酰甘油升高。故本题正确答案为B。

35. 正确答案：C
答案解析：一般情况下，本品不宜与电解质、其他药物或其他附加剂在同一瓶内混合。本品可与葡萄糖和氨基酸溶液经外周或中心静脉输入。在相容和稳定性得到验证的前提下，本品可与其他营养素在混合袋内混合后使用。含脂肪乳剂的混合输注液的输注时间不少于16小时，最好能够24小时内均匀输注。使用本品应同时使用糖类输液，糖类输液提供的能量应不少于40%。患者第一天的治疗剂量不宜超过250mL，如患者无不良反应，随后剂量可增加。故本题正确答案为C。

36. 正确答案：E
答案解析：溴隐亭禁忌证：①对麦角生物碱过敏者、心脏病患者、周围血管性疾病患者及妊娠期妇女禁用；②有严重精神病病史和患心肌梗死者禁用。故本题正确答案为E。

37. 正确答案：D
答案解析：用药期间如出现流涎、出汗、呕吐、腹泻等反应，应及时就诊，并及时给予抗胆碱药如阿托品等进行对抗治疗。滴眼时需用手指压迫内眦，以免药液流入鼻腔吸收引起全身不良反应；哺乳期妇女服药期间宜暂停哺乳；儿童慎用毛果芸香碱，在确有应用指征时，应权衡利弊后决定是否使用。故本题正确答案为D。

38. 正确答案：E
答案解析：药物应涂抹在自颈部以下全身各部位，用药24小时后洗浴。换下的衣服及床单等均应煮沸消毒。必要时首次治疗1周后可重复治疗1次。故本题正确答案为E。

39. 正确答案：D
答案解析：过氧乙酸的用法用量：随用随配，配制时要保证浓度，因为溶液不稳定。若为二元瓶装，可将AB液混合摇匀后放置24～48小时后使用，一般浓度可达16%以上。最常用的稀释倍数是500倍，即用20%的本品2mL加水998mL制得，实际含过氧乙酸浓度0.04%。故本题正确答案为D。

40. 正确答案：D
答案解析：他扎罗汀对严重的银屑病无效。故本题正确答案为D。

[41～43] 正确答案：C、A、E
答案解析：乙内酰脲类药物通过减少钠离子内流而使神经细胞膜稳定，限制钠通道介导的发作性放电的扩散。代表药苯妥英钠。故41题正确答案为C。与GABAA受体结合，通过延长

GABA 介导的离子通道开放的时间，增强 GABA 的作用，使跨膜的氯离子流增加，引起神经元超极化的抗癫痫药是苯巴比妥。故 42 题正确答案为 A。加巴喷丁与电压依赖性钙通道的 α2-δ 亚基结合，抑制钙离子内流并减少神经递质释放。故 43 题正确答案为 E。

[44～46] 正确答案：A、B、C

答案解析：帕金森病对症治疗最有效的药物是左旋多巴，若症状明显，尤其是运动徐缓相关症状显著的话，应首选左旋多巴。故 44 题正确答案为 A。COMT 抑制剂托卡朋和恩他卡朋单用无效，但与左旋多巴联用时可延长和加强左旋多巴的作用，因此将其用作左旋多巴增效剂是有益的。COMT 的抑制可减弱左旋多巴及多巴胺的甲基化作用，从而延长血浆中左旋多巴的半衰期，产生更稳定的左旋多巴血浆浓度，并延长每剂左旋多巴的疗效。故 45 题正确答案为 B。苯海索是最常用的抗胆碱能药，对于经左旋多巴或多巴胺治疗后仍有持续性震颤的较晚期 PD 患者也有用。故 46 题正确答案为 C。

[47～49] 正确答案：B、D、E

答案解析：吲哚美辛对造血系统有抑制作用，再生障碍性贫血、粒细胞减少等患者慎用。故 47 题正确答案为 B。双氯芬酸用于各种急、慢性关节炎和软组织风湿所致的疼痛，以及创伤后、术后的疼痛和牙痛、头痛等；对成年人及儿童的发热有解热作用。双氯芬酸起效迅速，可用于痛经及拔牙后镇痛。故 48 题正确答案为 D。美洛昔康对 COX-2 比对 COX-1 的抑制作用强，有一定的选择性，出现胃肠道溃疡及出血的风险略低于其他传统非甾体抗炎药。故 49 题正确答案为 E。

[50～51] 正确答案：C、D

答案解析：沙美特罗是长效 β₂ 受体激动剂，可与吸入性肾上腺糖皮质激素合用。故 50 题正确答案为 C。异丙托溴铵是长效 M 受体拮抗剂，可与吸入性肾上腺糖皮质激素合用。故 51 题正确答案为 D。

[52～54] 正确答案：B、A、D

答案解析：西咪替丁有抗雄激素样作用，出现男性乳房女性化，女性泌乳，故 52 题正确答案为 B。氢氧化铝片剂可以嚼碎服用，与胃液混合形成凝胶，覆盖在溃疡表面形成保护膜。故 53 题正确答案为 A。泮托拉唑的作用机制是抑制 H^+，K^+-ATP 酶活性。故 54 题正确答案为 D。西咪替丁、氢氧化铝、泮托拉唑这三个药物均无注射液仅用葡萄糖溶解的要求，亦无锥体外系反应，故 CE 不选。

[55～56] 正确答案：A、B

答案解析：喷托维林为人工合成的非成瘾性中枢性镇咳药，选择性抑制延髓咳嗽中枢，并具有微弱的阿托品样作用和局麻作用，适用于各种原因引起的无痰干咳。故 55 题正确答案为 A。苯丙哌林阻断肺-胸膜的牵张感受器产生的肺迷走神经反射，并具有罂粟样平滑肌解痉作用，适用于各种原因引起的刺激性干咳。故 56 题正确答案为 B。

[57～59] 正确答案：E、B、C

答案解析：ACEI 类药（卡托普利、福辛普利）的降压机制是通过抑制 ACE，减低循环系统和血管组织 RAS 活性，减少 Ang Ⅱ 的生成和升高缓激肽水平，对缺血心肌具有保护作用，从而改善心脏的收缩和舒张功能；舒张血管从而减低外周阻力，抑制血管肥厚，从而减低血管僵硬程度，改善动脉顺应性，改善血管内皮功能；促进水钠排泄，减轻水钠潴留。故 57 题正确答案为 E。ARB 类药物（奥美沙坦）能够阻断不同途径生成的 Ang Ⅱ 与受体 AT_1 结合，避免 AT_1 受体激活产生对心血管损害的作用。故 58 题正确答案为 B。ACEI 类药（卡托普利、福辛普利）可导致缓激肽、P 物质堆积，引起咳嗽等不良反应。故 59 题正确答案为 C。

[60~62] 正确答案：A、D、B
答案解析：双醋瑞因用于治疗退行性关节疾病（骨关节炎及相关疾病）。故 60 题正确答案为 A。来氟米特适用于成人类风湿关节炎，有改善病情作用；也用于狼疮性肾炎。故 61 题正确答案为 D。金诺芬主要用于活动性类风湿关节炎，亦用于对非甾体类抗炎药效果不显或无法耐受的患者，可延缓类风湿关节炎病变发展，改善症状，耐受性好。故 62 题正确答案为 B。

[63~64] 正确答案：A、B
答案解析：肝素可增强抗凝血酶Ⅲ（AT-Ⅲ）的活性，抑制凝血酶（因子Ⅱa）和其他凝血因子（因子Ⅸa、Ⅹa、Ⅺa、Ⅻa）。故 63 题正确答案为 A。华法林的结构与维生素 K 相似，可竞争性拮抗维生素 K 的作用，仅能体内抗凝，在体外无抗凝血作用，达比加群酯属于直接凝血酶抑制，尿激酶属于溶栓药，阿哌沙班属于凝血因子Ⅹa 抑制，这些药物均无与维生素 K 相似的结构。故 64 题正确答案为 B。

[65~67] 正确答案：A、B、C
答案解析：叶酸口服剂量：① 0.4mg 规格：预防胎儿先天性神经管畸形，育龄妇女从计划妊娠起至妊娠后 3 个月末，一次 0.4mg，一日 1 次。故 65 题正确答案为 A。② 5mg 规格：成人，一次 5~10mg，一日 15~30mg，直至血象恢复正常。故 66 题正确答案为 B。儿童，一次 5mg，一日 3 次（或一日 5~15mg，分 3 次）。故 67 题正确答案为 C。

[68~70] 正确答案：C、E、C
答案解析：艾司奥美拉唑和右兰索拉唑分别是奥美拉唑和兰索拉唑的手性药物。艾司奥美拉唑（即埃索美拉唑）是奥美拉唑的 S 型对映体，故 68 题正确答案为 C、70 题正确答案为 C。右兰索拉唑是兰索拉唑的 R 型对映体。故 69 正确答案为 E。

[71~73] 正确答案：E、B、A
答案解析：(1) 糖皮质激素早期治疗常见的不良反应：失眠，情绪不稳定，食欲亢进，体重增加或二者兼有，潜在危险因素或其他药物毒性，高血压，糖尿病，消化性溃疡，寻常痤疮。故 71 题正确答案为 E。(2) 持续大剂量应用糖皮质激素引起的不良反应为 Cushing 综合征体型，HPA 轴抑制，感染，骨坏死，肌病，伤口愈合不良。故 72 题正确答案为 B。(3) 糖皮质激素引起的隐匿的或延迟的不良反应与并发症：骨质疏松症，皮肤萎缩，白内障，动脉粥样硬化，生长迟滞，脂肪肝。故 73 题正确答案为 A。

[74~76] 正确答案：B、C、D
答案解析：降酶药（联苯双酯、双环醇片）特点是降低血清丙氨酸氨基转移酶（ALT）作用肯定，但对天冬氨酸氨基转移酶（AST）作用不明显。故 74 题正确答案为 B。抗炎类药（甘草甜素制剂，如复方甘草甜素、甘草酸二铵、异甘草酸镁）通过各种机制发挥抗炎作用，有类似激素的作用。故 75 题正确答案为 C。利胆药（腺苷蛋氨酸、熊去氧胆酸）可促进胆汁分泌，减轻胆汁淤滞。故 76 题正确答案为 D。

[77~79] 正确答案：C、A、D
答案解析：甲氧西林、苯唑西林等耐青霉素酶类青霉素，对产青霉素酶的金黄色葡萄球菌有较好作用。故 77 题正确答案为 C。氨苄西林、阿莫西林等广谱青霉素，主要作用于对青霉素敏感的革兰阳性菌以及部分革兰阴性杆菌如大肠埃希菌、奇异变形杆菌、沙门菌属和流感嗜血杆菌等。故 78 题正确答案为 A。哌拉西林等抗铜绿假单胞菌青霉素，对革兰阳性菌的作用较天然青霉素或氨基青霉素为差，但对某些革兰阴性杆菌包括铜绿假单胞菌有抗菌活性。故 79 题正确答案为 D。

[80~82] 正确答案：C、C、C
答案解析：在选项中的 5 个药物中，只有普伐

他汀不经过肝药酶代谢,脂溶性差,蛋白结合率较低。故 80 题正确答案为 C、81 题正确答案为 C、82 题正确答案为 C。

[83～85] 正确答案: A、C、E
答案解析: 既往有心肌梗死病史,不宜选用的降糖药是格列本脲。故 83 题正确答案为 A。急性感染中毒性休克入院,宜选用的降糖药是胰岛素。故 84 题正确答案为 C。伴轻度的肾功能不全,宜选用的降糖药是格列喹酮。故 85 题正确答案为 E。

[86～87] 正确答案: E、D
答案解析: 三苯双脒为广谱肠道驱虫药,用于治疗钩虫(尤其是美洲钩虫)、蛔虫感染。故 86 题正确答案为 E。氯硝柳胺用于人体和动物绦虫感染,为治疗牛带绦虫、短小膜壳绦虫、阔节裂头绦虫等感染的良好药物。故 87 题正确答案为 D。

[88～90] 正确答案: B、D、C
答案解析: 为预防紫杉醇注射液的过敏反应,应在治疗前 12 小时及 6 小时口服地塞米松 20mg。故 88 题正确答案为 B。为预防紫杉醇注射液的过敏反应,治疗前 30～60 分钟肌内注射苯海拉明 50mg 并静脉注射西咪替丁 300mg 或雷尼替丁 50mg。故 89 题正确答案为 D、90 题正确答案为 C。

[91～93] 正确答案: A、C、E
答案解析: 第一代头孢菌素类血清半衰期短,在胸水、心包积液、腹水、滑膜液和尿液中可达到治疗浓度,胆汁浓度超过血清浓度(无胆道梗阻时),脑脊液中浓度低。故 91 题正确答案为 A。第二代头孢菌素类在胸水、心包积液、腹水、滑膜液和尿液中可达到治疗浓度,胆汁浓度超过血清浓度(无胆道梗阻时),脑脊液中浓度低(头孢呋辛除外)。故 92 题正确答案为 C。第三代头孢菌素血浆半衰期长,体内分布广,组织穿透力强,在胸水、心包积液、腹水、滑膜液和尿液中可达到治疗浓度,胆汁浓度超过血清浓度(无胆道梗阻时),有一定量渗入脑脊液中。故 93 题正确答案为 E。

[94～95] 正确答案: E、B
答案解析: 卡络磺钠能增强毛细血管对损伤的抵抗力,稳定血管及其周围组织中的酸性黏多糖,降低毛细血管的通透性,增强受损毛细血管端的回缩作用,从而缩短止血时间。故 94 题正确答案为 E。血管硬化剂聚桂醇是一种硬化剂,在曲张静脉旁注射后能使曲张静脉周围纤维化,压迫曲张静脉,达到止血目的。故 95 题正确答案为 B。

[96～98] 正确答案: A、B、C
答案解析: 米非司酮与前列腺素药物序贯使用,可用于终止停经 49 日内的妊娠。故 96 题正确答案为 A。左炔诺孕酮与炔雌醇组成复方制剂作为短效口服避孕药。故 97 题正确答案为 B。羟孕酮单用治疗习惯性流产、月经不调、子宫内膜异位症、功能性子宫出血等。故 98 题正确答案为 C。

[99～100] 正确答案: C、B
答案解析: 黏痰溶解剂(氨溴索、溴己新、乙酰半胱氨酸、桉柠蒎):从不同途径,分解液中的黏液成分如黏多糖和黏蛋白,使黏痰液化,痰液黏度降低而易于咳出。本类药物均适用于痰液黏稠不易咳出的患者。故 99 题正确答案为 C。黏液稀释剂: 羧甲司坦具有 5 方面的药理作用。①分裂黏蛋白、糖蛋白多肽链上的分子间的二硫键,使分子变小,降低痰液的黏度,并改变其组分和流变学特性,调节黏液分泌。②增加黏膜纤毛的转运,从而增加痰液排出。③改善呼吸道分泌细胞的功能,修复黏膜,促进气管分泌。④抑制支气管杯状细胞的增生。⑤对抗炎症和修复黏膜,增加抗感染药物向支气管黏膜和上皮组织的渗透,提高抗生素在呼吸道的药物浓度,并抑制血浆的渗出。故 100 题正确答案为 B。

101. 正确答案：A
答案解析：急性肾衰竭时，呋塞米可增加尿量和钾的排出，冲洗肾小管，减少肾小管萎缩和坏死的发生概率。故本题正确答案为A。

102. 正确答案：D
答案解析：呋塞米造成的水、电解质紊乱，常为过度利尿所引起，表现为低血容量（低血压）、低血钾、低血钠、低钾性代谢性碱血症，长期应用还可引起低镁血症。呋塞米可能造成高尿酸血症。这与利尿后血容量降低、细胞外液容积减少，尿酸经近曲小管的重吸收增加有关；另外，本类药和尿酸竞争有机酸分泌途径也是原因之一。长期用药时多数患者可出现高尿酸血症。故本题正确答案为D。

103. 正确答案：C
答案解析：呋塞米结构中含有磺酰胺基，对磺胺类药和噻嗪类利尿药过敏者，对本品可能过敏，应用前宜询问药物过敏史。肠道外用药宜静脉给药，不主张肌内注射。常规剂量静脉注射时间应超过1～2分钟，大剂量静脉注射时每分钟不超过4mg/分，静脉用药剂量为口服的1/2即可达到同样疗效。注射液为加碱制成的钠盐注射液，碱性较强，故静脉注射时宜用氯化钠注射液稀释，而不宜葡萄糖注射液稀释。为避免夜尿过多，应该白天给药。故本题正确答案为C。

104. 正确答案：C
答案解析：开始使用ACEI时或调整剂量的前后，应定期监测血肌酐、血尿素氮和电解质，尤其是血钾的水平。血钾升高到>6.0mmol/L或者血肌酐增加>50%或高于265μmol/L时应停用ACEI。故本题正确答案为C。

105. 正确答案：A
答案解析：血管紧张素转化酶抑制剂（ACEI）可以抑制缓激肽的降解，缓激肽增多可引起缓激肽效应，发生刺激性干咳、血管神经性水肿等不良反应。故本题正确答案为A。

106. 正确答案：D
答案解析：伴同型半胱氨酸升高的H型高血压应补充叶酸和维生素B_{12}。故本题正确答案为D。

107. 正确答案：C
答案解析：根据说明书规定儿童剂量为一次20mg/kg，患儿体重25kg，即一次0.5g，每8h给药1次。故本题正确答案为C。

108. 正确答案：E
答案解析：长期应用美罗培南可出现维生素K缺乏症，应适时补充维生素K。故本题正确答案为E。

109. 正确答案：E
答案解析：碳青霉烯类药尤其是亚胺培南西司他丁可引起中枢神经系统严重不良反应。故本题正确答案为E。

110. 正确答案：A
答案解析：碳青霉烯类药与丙戊酸钠合用时，可促进丙戊酸钠代谢，导致其血浆药物浓度降低至有效浓度以下，甚至引发癫痫发作。故本题正确答案为A。

111. 正确答案：ABCDE
答案解析：抗抑郁药的药物相互作用：单胺氧化酶抑制剂与三环类抗抑郁药（阿米替林）、四环类抗抑郁药（马普替林）、选择性5-羟色胺再摄取抑制剂（西酞普兰）、阿片类镇痛药（可待因）及去甲肾上腺素能和特异性5-HT能抗抑郁药（米氮平）等药物合用均可发生严重的甚至致死的不良反应。故本题正确答案为ABCDE。

112. 正确答案：BDE
答案解析：过敏介质阻释剂分肥大细胞膜稳定

剂、H_1 受体拮抗剂。(1) 肥大细胞膜稳定剂：①色甘酸钠，稳定肺组织肥大细胞膜，抑制过敏介质释放。此外，尚可阻断引起支气管痉挛的神经反射，降低哮喘患者的气道反应性。②曲尼司特，其作用机制除与色甘酸钠相似外，还能直接拮抗组胺和白三烯的支气管平滑肌收缩作用，如与 $β_2$ 受体激动剂联合应用，不仅提高平喘效果，还可防止 $β_2$ 肾上腺素受体向下调节而稳定 $β_2$ 受体激动剂的疗效。(2) H_1 受体拮抗剂中，酮替芬、西替利嗪、氯雷他定不仅可高选择性地抑制 H_1 受体，抑制组胺诱导的气道高反应性，还兼有稳定肺组织肥大细胞膜和拮抗其他介质，降低急性、慢性哮喘反应的作用，可用于预防哮喘发作。故本题正确答案为 BDE。

113. 正确答案：AC
答案解析： 疗效不明显，说明出现袢利尿药抵抗。袢利尿药抵抗可由限制和（或）液体不依从、药物不能到达肾脏、利尿药分泌减少、肾脏对药物反应不足、大量利尿后的钠潴留等多种原因所致。应采取措施：①限制患者的液体及钠盐的摄入量；②改变袢利尿剂的用量、用法；③加用能产生利尿效果的醛固酮拮抗剂；④与噻嗪类利尿剂短期联合使用；⑤改口服为静脉持续滴注等。为加强利尿治疗，可以缩短给药时间间隔，与其他利尿药物合用，增强治疗效果。故本题的正确答案为 AC。

114. 正确答案：BCE
答案解析： 肾上腺素 α 受体激动药、肾上腺素 $α_1$ 受体激动药使外周血管收缩，缓解鼻黏膜充血肿胀引起的鼻塞，减少鼻腔分泌物或鼻出血。故本题的正确答案为 BCE。

115. 正确答案：ABCDE
答案解析： 肝素可抑制因子 Ⅱa、Ⅸa、Ⅹa、Ⅺa、Ⅻa。故本题正确答案为 ABCDE。

116. 正确答案：ABC
答案解析： $α_1$ 受体拮抗剂的不良反应：特拉唑嗪、多沙唑嗪和阿夫唑嗪对前列腺和外周血管平滑肌上 $α_1$ 受体都有拮抗作用，因此，在使用过程中易发生直立性低血压、眩晕，甚至有"首剂效应"和出现晕厥。坦索罗辛（坦洛新）和赛洛多辛对前列腺上 $α_{1A}$ 受体具有高选择性，而对外周血管平滑肌 $α_1$ 受体则几乎无影响，因此只用于 BPH 治疗，在使用过程中很少发生低血压。故本题正确答案为 ABC。

117. 正确答案：BCDE
答案解析： 二甲双胍的药理作用与作用机制：作用于肝脏，抑制糖异生，减少肝糖输出；作用于外周组织（肌肉、脂肪），改善肌肉糖原合成，降低游离脂肪酸水平，提高胰岛素的敏感性，增加对葡萄糖的摄取和利用；作用于肠道，抑制肠壁细胞摄取葡萄糖，提高胰高血糖素样肽 -1（GLP-1）水平。二甲双胍具有血糖改善明显、有利于减轻体重、单药不显著增加低血糖风险、明确的心血管保护作用等特点。故本题正确答案为 BCDE。

118. 正确答案：ABCDE
答案解析： 袢利尿药（呋塞米、布美他尼、托拉塞米）、噻嗪类利尿药（氢氯噻嗪、甲氯噻嗪）、丙磺舒、塞来昔布、磺酰脲类促胰岛素分泌药（格列本脲、格列美脲、格列吡嗪）及碳酸酐酶抑制剂（醋甲唑胺、乙酰唑胺）与磺胺类抗菌药物有结构类似之处，可能存在交叉过敏，对以上药物过敏的患者，应避免使用磺胺类抗菌药物。故本题正确答案为 ABCDE。

119. 正确答案：ABDE
答案解析： 乙酰半胱氨酸为巯基化合物，易被氧化，可与金属离子络合，储存期间应避免接触空气、氧化剂、某些金属、橡胶。它能减弱青霉素、头孢菌素、四环素类药物的抗菌活性，故不宜与这些抗菌药物合用。必须合用时，间隔 4 小时以上或交替用药。黏痰溶解作用在

pH 7.0 时最强，酸性环境下作用显著减弱，故酸性药物可降低本品疗效，加服适量碳酸氢钠能增强疗效。与硝酸甘油合用可增加低血压和头痛的发生率。颗粒剂可加入果汁服用。故本题的正确答案为 ABDE。

120. 正确答案：BCDE
答案解析：孕激素类药物的注意事项：①长期用药需注意检查肝功能，特别注意乳房检查。②长期给予孕激素应按 28 天周期计算孕激素的用药日期。③长期使用孕激素妇女不宜吸烟。故本题正确答案为 BCDE。

临考决胜卷（五）·答案解析

1. 正确答案：D
答案解析：5 型磷酸二酯酶抑制剂主要适应证如下。①治疗勃起功能障碍：对于有勃起功能障碍的男性，包括那些因糖尿病、脊髓损伤、经尿道前列腺切除术以及不明原因的勃起功能障碍患者都有帮助作用。②肺动脉高压：由于 NO 是肺血管阻力的重要调节因子，该类药也可用于治疗肺动脉高压。故本题正确答案为 D。

2. 正确答案：C
答案解析：过氧苯甲酰与维 A 酸同时、同部位外用有配伍禁忌，若需合用，可以早、晚交替使用。维 A 酸对紫外线敏感，不宜日间使用，因此睡前应用维 A 酸凝胶或乳膏，晨起洗漱后应用过氧苯甲酰凝胶。故本题正确答案为 C。

3. 正确答案：B
答案解析：绒促性素是胎盘产生的一种糖蛋白激素。由孕妇尿中提取。它能刺激性腺活动，对女性可促使卵泡成熟和排卵，对男性可促进生精小管功能及睾丸间质细胞的活动，以增加雄激素的产生，促使睾丸下降并促进精子生成。常用于性功能低下、习惯性流产、严重子宫出血、闭经、不孕症、隐睾症等。故本题正确答案为 B。

4. 正确答案：D
答案解析：曲妥珠单抗治疗乳腺癌前应进行人表皮生长因子受体-2 的筛查。故本题正确答案为 D。

5. 正确答案：C
答案解析：多柔比星可以静脉注射、静脉滴注或动脉冲入，临用前加注射用水溶解，浓度为 2mg/mL。本品可用于浆膜腔内给药和膀胱灌注，但不能用于鞘内注射；外渗后可引起局部组织坏死，需确定静脉通畅后才能给药。故本题正确答案为 C。

6. 正确答案：C
答案解析：博来霉素在老年患者及总用药剂量超过 400U 的患者中发生肺毒性的风险增加，对于存在显著肺功能减退的患者应慎用。故本题正确答案为 C。

7. 正确答案：D
答案解析：左旋咪唑对蛔虫、钩虫、蛲虫和粪类圆线虫病有较好的疗效。由于本品单剂量的有效率较高，故适于集体治疗。对班氏丝虫、马来丝虫和盘尾丝虫成虫及微丝蚴的活性较乙胺嗪高，但远期疗效较差。故本题正确答案为 D。

8. 正确答案：E
答案解析：①妊娠、哺乳和生育用药：奈韦拉平能够通过胎盘并存在于乳汁中，建议 HIV 感染母亲不要给她们的婴儿哺乳。②奈韦拉平最普遍的临床毒性为皮疹；用奈韦拉平治疗的患者曾报道出现过肝炎、严重或危及生命的肝毒性及急性肝炎等。对由于严重皮疹、皮疹伴全身症状、过敏反应和奈韦拉平引起的肝炎而中断奈韦拉平治疗的患者不能重新服用。对伴有全身症状的高敏反应的皮疹患者，必须永久性停药。③女性服用奈韦拉平不能再采用口服避孕药及其他激素法进行避孕。奈韦拉平会降低口服避孕药（包括一些激素类避孕品）的血浆浓度。④奈韦拉平不能与酮康唑同时用药。也会增加肝代谢而降低美沙酮的血浆浓度。故本题正确答案为 E。

9. 正确答案：C
答案解析： 糖肽类药物（如万古霉素）可用于治疗耐药金黄色葡萄球菌或对β-内酰胺类过敏的严重感染，如葡萄球菌所致的败血症、心内膜炎、骨髓炎、肺部感染等，以及肠球菌或草绿色链球菌所致的心内膜炎。故本题正确答案为C。

10. 正确答案：A
答案解析： 氨曲南是第一个成功用于临床的单环β-内酰胺类抗菌药物，对需氧革兰阴性菌有较强的抗菌作用，对革兰阳性菌和厌氧菌作用差。故本题正确答案为A。

11. 正确答案：E
答案解析： 舒巴坦的抑酶活性比克拉维酸低，但稳定性增强。他唑巴坦为青霉烷砜类的另一个不可逆性β-内酰胺酶抑制剂，其抑酶谱广度和活性都强于克拉维酸和舒巴坦。抑酶活性强弱排序为他唑巴坦＞克拉维酸＞舒巴坦。故本题正确答案为E。

12. 正确答案：A
答案解析： 浓度依赖性抗菌药物对致病菌的杀菌效应和临床疗效取决于C_{max}，而与作用时间关系不密切。即血浆峰浓度C_{max}越高，清除致病菌的作用越迅速、越强。氨基糖苷类药物、喹诺酮类药物、多黏菌素、硝基咪唑类药物、达托霉素属于这类抗菌药物。故本题正确答案为A。

13. 正确答案：A
答案解析： 奥利司他是长效和强效的特异性胃肠道脂肪酶抑制剂，通过与胃和小肠腔内的胃脂肪酶和胰脂肪酶的活性丝氨酸部位形成共价键使酶失活而发挥治疗作用，失活的酶不能将食物中的脂肪（主要是甘油三酯）水解为可吸收的游离脂肪酸和单酰甘油。未消化的甘油三酯不能被身体吸收，从而减少热量摄入，控制体重。故本题正确答案为A。

14. 正确答案：E
答案解析： ①1型糖尿病必须用胰岛素终身治疗；②当口服降血糖药失效或存在口服降血糖药的禁忌证时，仍需使用胰岛素控制高血糖；③合并严重的代谢紊乱（如糖尿病酮症酸中毒、高渗性昏迷或乳酸酸中毒）、重度感染、急性心脑血管意外者；④合并妊娠、分娩及大手术者；⑤用于纠正细胞内缺钾，和葡萄糖合用静脉给药时促进钾进入细胞，可能引起低钾血症。故本题正确答案为E。

15. 正确答案：C
答案解析： 螺内酯属于醛固酮受体拮抗剂，属于保钾利尿剂，其作用于肾远曲小管和集合管，利尿作用比较弱，但是缓慢而持久。故本题正确答案为C。

16. 正确答案：E
答案解析： 重组人粒细胞集落刺激因子可升高白细胞计数，用于化疗所致的中性粒细胞减少症。硫酸亚铁治疗缺铁性贫血。重组人促红素治疗肾性贫血。维生素B_{12}用于治疗巨幼细胞贫血。人血白蛋白是营养药。故本题正确答案为E。

17. 正确答案：D
答案解析： 甲氨蝶呤、乙胺嘧啶能阻止叶酸转化为四氢叶酸，从而拮抗叶酸的治疗作用，因此甲氨蝶呤引起的巨幼细胞贫血应使用亚叶酸钙治疗。故本题正确答案为D。

18. 正确答案：D
答案解析： ①华法林对已生成的凝血因子无抑制作用，抗凝血作用要待功能正常的凝血因子消耗后才显现，因此起效较慢，需要几日才能达到所需的药效；②口服生物利用度＞90%，在3～9小时达血药浓度峰值；③进食会延长达血药浓度峰值时间，但不减少药物吸收量（D选项错误）；④被肝代谢清除，无活性的代谢物从尿中排泄，肾功能不全者不必调整剂量。故本题正确答案为D。

19. 正确答案：C
答案解析： 肝素导致的血小板减少症一般出现在用药后5～10天，一旦出现严重的血小板减少症，应停用肝素，可以改为不导致血小板减少症的新型口服抗凝血药。鱼精蛋白是肝素导致出血后的解救药物，不是对抗血小板减少症的药物。故本题正确答案为C。

20. 正确答案：D
答案解析： 急需抗凝首选肝素，起效快，但不能长期使用；需要长期抗凝血治疗宜选择口服抗凝血药华法林，但华法林起效慢，因此采取肝素（或低分子量肝素）+华法林序贯治疗。即在肝素应用的同时加入华法林等口服双香豆素类抗凝血药，36～48小时后停用肝素，之后单独使用口服抗凝血药维持治疗。故本题正确答案为D。

21. 正确答案：C
答案解析： 血清地高辛浓度为0.5～1.0ng/mL是相对安全的，但是判断是否中毒及剂量调整需结合临床症状，不能单凭药物浓度来判定是否中毒。故本题正确答案为C。

22. 正确答案：B
答案解析： 硝酸酯类药物进入平滑肌细胞分解产生一氧化氮（NO），NO与巯基相互作用生成亚硝基巯醇，使cGMA生成增多，cGMA可激活cGMA依赖性蛋白激酶，它使钙离子从细胞内释放而松弛平滑肌。故本题正确答案为B。

23. 正确答案：E
答案解析： 血管紧张素转换酶抑制剂抑制血管紧张素转换酶（ACE），减低循环系统和血管组织RAS的活性，减少AngⅡ生成和升高缓激肽水平，对缺血的心肌具有保护作用，从而改善心脏的收缩和舒张功能。选项中的钙通道阻滞剂、利尿剂虽属于一线抗高血压药，但是对左心室肥厚无治疗作用。故本题正确答案为E。

24. 正确答案：C
答案解析： ACEI（普利类）可以导致缓激肽蓄积，最常见的不良反应为干咳。故本题正确答案为C。

25. 正确答案：B
答案解析： β受体拮抗剂是唯一能减少心源性猝死而降低总死亡率的抗心律失常药。β受体拮抗剂适用于合并心房颤动、窦性心动过速的患者，减慢心室率，甚至预防心力衰竭患者发生心房颤动。故本题正确答案为B。

26. 正确答案：E
答案解析： 新型镇静与催眠药如佐匹克隆、唑吡坦的不良反应少，不会导致镇静和"宿醉"现象，是目前治疗失眠的一线药物。故本题正确答案为E。

27. 正确答案：E
答案解析： ①苯妥英钠可治疗强直-阵挛发作、单纯及复杂部分性发作、继发性全面发作和癫痫持续状态；②苯妥英钠可治疗三叉神经痛、隐性营养不良型大疱性表皮松解症、发作性舞蹈手足徐动症、发作性控制障碍、肌强直及三环类抗抑郁药过量时心脏传导障碍等；③苯妥英钠可用于治疗洋地黄中毒所致的室性及室上性心律失常。故本题正确答案为E。

28. 正确答案：A
答案解析： 米氮平属于去甲肾上腺素能及特异性5-羟色胺能抗抑郁药，口服吸收快而完全，药物相互作用风险小，对组胺H_1受体亲和力较高，具有特异性的镇静作用。不良反应常见体重增加、困倦，严重不良反应有急性骨髓功能抑制。故本题正确答案为A。

29. 正确答案：B
答案解析：吗啡通过激动中枢阿片受体，减少 P 物质释放，阻断疼痛传导而达到镇痛的目的。故本题正确答案为 B。

30. 正确答案：A
答案解析：①卡比多巴是外周多巴脱羧酶抑制剂，可抑制外周左旋多巴的脱羧作用，降低外周多巴胺生成，减轻左旋多巴的不良反应，进而使进入中枢的左旋多巴增多，提高脑内的多巴胺浓度，增强左旋多巴的疗效；②维生素 B_6、氯丙嗪、利血平可降低左旋多巴的疗效，应避免同时使用。故本题正确答案为 A。

31. 正确答案：E
答案解析：对乙酰氨基酚属于非选择性非甾体抗炎药，解热、镇痛作用强，几乎无抗炎作用，常作为治疗发热的首选药物，是治疗轻至中度骨性关节炎的首选药物；小治疗剂量的对乙酰氨基酚相对安全，但大剂量有肝毒性，因为对乙酰氨基酚大部分在肝脏代谢，且其中间代谢产物对肝脏有毒性作用。对乙酰氨基酚属于非选择性 COX 抑制剂。故本题正确答案为 E。

32. 正确答案：C
答案解析：选择性 COX-2 抑制剂（如塞来昔布）能抑制血管内皮的前列腺素生成，使血管内的前列腺素和血小板中的血栓素动态平衡失调，导致血栓素升高，促进血栓形成，因而存在心血管不良反应风险。故本题正确答案为 C。

33. 正确答案：B
答案解析：铝剂、钙剂可致便秘，与剂量相关。长期大剂量服用可造成严重便秘，该患者长期便秘，不宜服用氢氧化铝。故本题正确答案为 B。

34. 正确答案：C
答案解析：质子泵抑制剂是抑制胃酸分泌和防治消化性溃疡最有效的药物。故本题正确答案为 C。

35. 正确答案：A
答案解析：①联苯双酯降低血清丙氨酸转氨酶（ALT）的作用明显，但对天冬氨酸转氨酶（AST）的作用不明显；②降酶速度快、降幅大；③对多种化学毒物引起的 ALT 升高均有明显的降低作用；④远期疗效较差，停药后可能有反跳症状，反跳病例可再重新服药，服药后 ALT 仍可下降，甚至恢复正常。故本题正确答案为 A。

36. 正确答案：C
答案解析：$α_1$ 受体拮抗剂（坦索罗辛）在前列腺及尿道以阻断 $α_{1A}$ 受体为主，在膀胱逼尿肌中以阻断 $α_{1D}$ 受体为主。阻断这些 $α_1$ 受体，能使前列腺平滑肌松弛，尿道闭合压降低，缓解膀胱出口梗阻的动力性因素，减轻下尿路症状，尿流通畅，达到减轻患者症状的目的。故本题正确答案为 C。

37. 正确答案：D
答案解析：在膀胱中，M_3 受体是目前已知的唯一直接参与膀胱收缩的重要受体。索利那新是选择性 M_3 受体拮抗剂，对膀胱有更高的选择性，可以避免心脏及中枢神经系统发生严重不良反应。故本题正确答案为 D。

38. 正确答案：B
答案解析：刺激性泻药通过对肠肌间神经丛的作用，刺激结肠收缩和蠕动，缩短结肠转运时间，同时可刺激肠液分泌。药物包括比沙可啶、蒽醌类药物（如大黄、番泻叶及麻仁丸等中药）和蓖麻油等。故本题正确答案为 B。

39. 正确答案：B
答案解析：国际酒精药品和交通安全委员会（ICADTS）针对驾驶员和从事机械操作、精密仪器操作人员，将抗组胺药总结为三类，第Ⅲ

类药物严重影响驾驶安全，或导致伤害，服药期间不能从事驾驶或操作，且停药后需再次评估药物后续影响，再决定何时恢复驾驶或操作。属于第Ⅲ类药物的均为第一代抗组胺药，药物包括苯海拉明、氯马斯汀、异丙嗪、曲普利啶。故本题正确答案为 B。

40. 正确答案：D
答案解析：噻嗪类利尿剂引起的低血钾，严重时可导致恶性心律失常，甚至心源性猝死；与保钾利尿药合用可减少低钾血症的发生。故本题正确答案为 D。

[41～42] 正确答案：E、A
答案解析：更昔洛韦眼用凝胶对巨细胞病毒作用最强，精神病患者及神经中毒症状者慎用。故 41 题正确答案为 E。氯霉素滴眼液大剂量长期使用（超过 3 个月）可引起视神经炎或视神经乳头炎（特别是小儿）。故 42 题正确答案为 A。

[43～44] 正确答案：A、C
答案解析：可待因为前体药，约 15% 经 CYP2D6 代谢为吗啡，有四种代谢类型：超快型、快速型、正常型和缓慢代谢型。若儿童为超快代谢型基因，易出现嗜睡、呼吸困难、中毒甚至致死，因此为 CYP2D6 超快代谢型者禁用，12 岁以下儿童禁用。故 43 题正确答案为 A。喷托维林禁用于 2 岁以下儿童。故 44 题正确答案为 C。

[45～46] 正确答案：D、D
答案解析：长期应用抗结核病药异烟肼可致维生素 B_6 缺乏，及时补充维生素 B_6 不仅弥补丢失，且可防治抗结核分枝杆菌药所致的神经系统不良反应。故 45 题正确答案为 D。小剂量维生素 B_6（5mg/d）与左旋多巴合用可降低后者的抗帕金森病疗效。但制剂中若含有脱羧酶抑制剂如卡比多巴时，对左旋多巴无影响。故 46 题正确答案为 D。

[47～48] 正确答案：C、B
答案解析：乳腺癌的靶向药物有曲妥珠单抗、依帕珠单抗等。治疗恶性淋巴瘤有效的靶向药物，临床上常用的是利妥昔单抗。故 47 题正确答案为 C。利妥昔单抗是一种大分子的单克隆抗体，主要靶向 CD20 表达阳性的 B 细胞恶性淋巴瘤。故 48 题正确答案为 B。

[49～50] 正确答案：B、E
答案解析：环磷酰胺对恶性淋巴瘤疗效显著，还可治疗自身免疫性疾病。故 49 题正确答案为 B。奥沙利铂可作为治疗结直肠癌的首选药之一，但易产生神经毒性，用药期间应注意监测患者神经功能。故 50 题正确答案为 E。

[51～52] 正确答案：C、E
答案解析：更昔洛韦主要用于预防获得性免疫缺陷综合征患者巨细胞病毒性视网膜炎。故 51 题正确答案为 C。利巴韦林的适应证有呼吸道合胞病毒引起的病毒性肺炎与支气管炎、皮肤疱疹病毒感染、肝功能代偿期的慢性丙型肝炎。故 52 题正确答案为 E。

[53～54] 正确答案：C、D
答案解析：假膜性肠炎属于抗生素相关性腹泻，克林霉素在疗程中甚至在疗程后数周有引起伴严重水样腹泻的假膜性肠炎的可能。故本品不宜与抗蠕动止泻药合用，因其可使结肠内的毒素延迟排出，从而导致腹泻迁延和加剧。故 53 题正确答案为 C。缺乏葡萄糖-6-磷酸脱氢酶者使用磺胺类药物易发生溶血性贫血，通常为剂量依赖性。故 54 题正确答案为 D。

[55～57] 正确答案：C、B、A
答案解析：钙剂可使双膦酸盐的吸收下降，服用双膦酸盐后 2 小时内避免食用高钙食品（牛奶或奶制品）及含矿物质的维生素或抗酸剂。故 55 题正确答案为 C。双膦酸盐类与非甾体类抗炎药同时使用有引起肾功能不全的报道，故禁止与萘普生合用。故 56 题正确答案为 B。

唑来膦酸与沙利度胺合用可增加多发性骨髓瘤患者发生肾功能不全的风险。故57题正确答案为A。

[58～61] 正确答案：E、B、E、D
答案解析： 头孢曲松：①新生儿高胆红素血症患者禁用。②为避免在肺或肾中头孢曲松-钙盐沉淀，造成致命性危害，禁止本品与含钙的药物（包括胃肠外营养液）同时进行静脉给药。③肌酐清除率≥5mL/min时日剂量少于2g，不需进行剂量调整。④肌内或静脉给药，每24小时1～2g或每12小时0.5～1g，每日最大剂量为4g。故58题正确答案为E、60题正确答案为E。头孢他啶适用于敏感的革兰阴性杆菌感染，尤其适用于铜绿假单胞菌等所致的感染，与氨基糖苷类抗生素联用对部分铜绿假单胞菌和大肠埃希菌有累加作用。故59题正确答案为头B。孢噻肟快速静脉注射（<60秒）可能引起致命性心律失常。故61题正确答案为D。

[62～63] 正确答案：D、E
答案解析： 头霉素类药：头孢美唑、头孢替坦、头孢米诺。故62题正确答案为D。氧头孢烯类：拉氧头孢。故63正确答案为E。

[64～65] 正确答案：B、C
答案解析： 氯霉素能拮抗维生素B_6，增加机体B_6需求量，它也可拮抗维生素B_{12}的造血作用，可导致贫血或周围神经炎的发生。故64题正确答案为B。氯霉素与秋水仙碱、保泰松和青霉胺等可抑制骨髓的药物同用，可增加毒性。故65题正确答案为C。

[66～67] 正确答案：C、B
答案解析： 袢利尿药的耳毒性呈剂量依赖性，常发生于快速静脉注射，而采取口服给药的发生率最低。依他尼酸最易引起耳毒性，且可发生永久性耳聋。故66题正确答案为C。布美他尼的耳毒性最小，为呋塞米的1/6，对听力有缺陷及急性肾衰竭者宜选用布美他尼。故67题正确答案为B。

[68～69] 正确答案：D、C
答案解析： 大剂量叶酸能拮抗苯巴比妥、苯妥英钠和扑米酮的抗癫痫作用，可使癫痫发作的临界值明显降低，并使敏感患者的发作次数增多。故68题正确答案为D。重组人促红素治疗期间因出现有效造血，铁的需求量增加，通常会出现血清铁浓度下降，如果患者的血清铁蛋白低于100ng/mL或转铁蛋白饱和度低于20%，应每日补充铁剂。故69题正确答案为C。

[70～72] 正确答案：B、A、E
答案解析： 肝素过量可用鱼精蛋白解救。故70题正确答案为B。双香豆素过量可用维生素K_1解救。故71题正确答案为A。达比加群酯过量出血的解救药是依达赛珠单抗。故72题正确答案为E。利伐沙班和阿哌沙班目前还没有解救药物。

[73～74] 正确答案：A、B
答案解析： 蛇毒血凝酶具有类凝血酶样作用，能促进血管破损部位的血小板聚集，并释放一系列凝血因子及血小板因子Ⅲ，使凝血因子Ⅰ降解生成纤维蛋白Ⅰ单体，进而交联聚合成难溶性纤维蛋白，促使出血部位的血栓形成和止血。故73题正确答案为A。促凝血因子合成药有甲萘氢醌、维生素K、甲萘醌亚硫酸氢钠。故74题正确答案为B。

[75～76] 正确答案：E、A
答案解析： 硝酸酯类药物适用于各种心绞痛的治疗，但连续用药易产生耐药性。故75题正确答案为E。非选择性β受体拮抗剂普萘洛尔可导致冠状动脉痉挛，禁用于变异型心绞痛。故76题正确答案为A。

临考决胜卷（五）·答案解析

[77～79] 正确答案：A、D、B
答案解析： 羟甲基戊二酰辅酶 A 还原酶抑制剂：他汀类药物。故 77 题正确答案为 A。胆固醇吸收抑制剂：依折麦布。故 78 题正确答案为 D。贝丁酸类药物：贝特类药物。故 79 题正确答案为 B。

[80～81] 正确答案：D、B
答案解析： 选项中只有西沙必利和莫沙必利属于促胃肠动力药。莫沙必利的结构改造克服西沙必利对心脏的不良反应，不导致心电图 QT 间期延长。故 80 题正确答案为 D。西沙必利可能延长 QT 间期，有心脏毒性，已撤市。故 81 题正确答案为 B。

[82～83] 正确答案：A、C
答案解析： 甲氧氯普胺为多巴胺受体拮抗剂；故 82 题正确答案为 A。昂丹司琼为 $5-HT_3$ 受体拮抗剂。故 83 题正确答案为 C。

[84～85] 正确答案：D、E
答案解析： 消旋卡多曲可以减少肠液分泌，用于成人及 1 岁以上儿童的急性腹泻。故 84 题正确答案为 D。可吸附有毒有害物质，可用于治疗腹泻及肾衰竭的药物是药用炭。因为药用炭也可吸附肠道内的肌酐、尿酸等有毒物质。蒙脱石也是吸附剂，可以用于腹泻的治疗，但不能用于肾衰竭的治疗。故 85 题正确答案为 E。

[86～87] 正确答案：D、A
答案解析： 曲唑酮属于 5-HT 受体拮抗剂/再摄取抑制剂，其作用机制是抑制突触前膜对 5-HT 的再摄取；拮抗 $5-HT_1$ 受体；拮抗中枢 α_1 受体，拮抗突触前膜 α_1 受体增加 NE 释放。故 86 题正确答案为 D。米氮平主要是通过阻断中枢 NE 能和 5-HT 能神经末梢突触前 α_2 受体，增加 NE 和 5-HT 间接释放，增强中枢 NE 能及 5-HT 能神经功能，并拮抗 $5-HT_2$、$5-HT_3$ 受体以调节 $5-HT_1$ 功能，从而达到抗抑郁作用的。故 87 题正确答案为 A。

[88～89] 正确答案：B、D
答案解析： 银杏叶提取物可清除氧自由基生成，抑制细胞脂质过氧化，促进脑血液循环，改善脑细胞代谢，进而改善脑功能。用于治疗脑部、周边（耳部、眼部）等血液循环障碍，还可用于治疗末梢循环障碍如各种动脉闭塞症、间歇性跛行、手脚麻痹冰冷、四肢酸痛。故 88 题正确答案为 B。艾地苯醌可激活脑线粒体呼吸活性，改善脑缺血的脑能量代谢，改善脑内的葡萄糖利用率，使脑内的 ATP 产生增加，进而改善脑功能。故 89 题正确答案为 D。

[90～91] 正确答案：D、E
答案解析： 患者既往有高尿酸血症、痛风，突然右脚大拇趾关节处疼痛难忍，是痛风急性发作的表现，应首选秋水仙碱治疗。故 90 题正确答案为 D。痛风缓解期，分型诊断为尿酸排泄障碍，治疗方向应促进尿酸排泄，用丙磺舒或者苯溴马隆。故 91 题正确答案为 E。

[92～93] 正确答案：E、C
答案解析： 恶心性祛痰药氯化铵、愈创甘油醚、桔梗流浸膏；刺激性祛痰药碘化钾、愈创木酚磺酸钾。故 92 题正确答案为 E。黏痰溶解剂溴己新、氨溴索、乙酰半胱氨酸、桉柠蒎、厄多司坦、福多司坦、美司坦、糜蛋白酶；黏痰稀释剂羧甲司坦。故 93 题正确答案为 C。

[94～96] 正确答案：A、B、D
答案解析： 小剂量代替疗法：用于肾上腺皮质功能不全者，每日给生理需要量，一般上午 8 时给药，或早晨给药 2/3、夜间给药 1/3。故 94 题正确答案为 A。大剂量冲击疗法：用于严重中毒性感染及各种休克者，宜短期内用大剂量，如氢化可的松，用药时间一般不超过 3 日。故 95 题正确答案为 B。一般剂量长期疗法：用于结缔组织病、肾病综合征、顽固性支气管哮喘、中心视网膜炎患者等。故 96 题正确答案

为 D。

[97～98] 正确答案：B、C
答案解析：抗甲状腺药物（如丙硫氧嘧啶）最严重的不良反应是粒细胞减少症，即可引起中性粒细胞减少，用药期间应定期监测血常规。故 97 题正确答案为 B。甲状腺激素类药物（如左甲状腺素）可引起心动过速、心悸、心绞痛、心律失常、暂时性低血压、月经紊乱、体重减轻、骨骼肌痉挛、肌无力等不良反应。故 98 题正确答案为 C。

[99～100] 正确答案：A、B
答案解析：应用降钙素可能引起过敏，使用前应做皮肤敏感试验。故 99 题正确答案为 A。阿仑膦酸钠最常见的不良反应是食管炎。故 100 题正确答案为 B。

101. 正确答案：C
答案解析：格列喹酮主要经胆汁排泄（仅有 5% 左右经肾排泄），可用于轻至中度肾功能不全患者。故本题正确答案为 C。

102. 正确答案：A
答案解析：α-葡糖苷酶抑制剂（如阿卡波糖）适用于以碳水化合物为主要食物成分和餐后血糖升高的患者，可降低餐后血糖峰值，拉平昼夜的血糖曲线，适用于老年人。故本题正确答案为 A。

103. 正确答案：A
答案解析：糖尿病合并严重肾功能不全的患者应选择胰岛素治疗。严重肾功能不全者禁用促胰岛素分泌药、二甲双胍、胰岛素增敏剂、钠-葡萄糖协同转运蛋白 2 抑制剂。故本题正确答案为 A。

104. 正确答案：A
答案解析：哮喘急性期首选短效 β₂ 受体激动剂吸入给药。注意应按需间歇使用，不宜长期、单一使用，也不宜过量应用。故本题正确答案为 A。

105. 正确答案：C
答案解析：M 胆碱受体拮抗剂的代表药物有异丙托溴铵、噻托溴铵，可使瞳孔扩大、眼压升高，青光眼患者不宜使用。故本题正确答案为 C。

106. 正确答案：D
答案解析：变异型心绞痛的治疗应首选钙通道阻滞剂，且该类药物有降压作用。故本题正确答案为 D。

107. 正确答案：B
答案解析：钙通道阻滞剂常见不良反应：①过度扩血管，导致低血压、面部潮红、头痛、下肢及踝部水肿等；②心脏抑制（非二氢吡啶类药物），出现心脏停搏、心动过缓、房室传导阻滞和心力衰竭；③反射性交感神经兴奋，心率加快、心功能不全；④牙龈增生。故本题正确答案为 B。

108. 正确答案：E
答案解析：肺脓肿是由多种病因引起的肺组织化脓性病变，早期为化脓性炎症，继而坏死形成脓肿。如急性吸入性肺脓肿起病急骤，患者畏寒、发热，体温可高达 39～40℃，伴咳嗽、咳黏液痰或黏液脓痰，炎症波及局部胸膜，可引起胸痛；7～10 天后咳嗽加剧，脓肿破溃咳出大量脓臭痰及坏死组织；继发性感染时可有白细胞计数升高，核左移。故本题正确答案为 E。

109. 正确答案：D
答案解析：通过环甲膜穿刺吸取痰液，进行痰涂片和需氧菌、厌氧菌检查可确诊。故本题正确答案为 D。

110. 正确答案：E

答案解析： 金黄色葡萄球菌感染引起的脓肿、菌血症、心内膜炎、肺炎、蜂窝织炎等的治疗首选青霉素。若是金黄色葡萄球菌感染引起的骨髓炎的治疗则首选克林霉素。故本题正确答案为 E。

111. 正确答案：BC
答案解析： 艾曲泊帕乙醇胺属于促血小板生成药。氨甲环酸、氨基己酸属于抗纤维蛋白溶解药。矛头蝮蛇血凝酶属于蛇毒血凝酶。卡络磺钠属于毛细血管止血药。故本题正确答案为 BC。

112. 正确答案：ABCDE
答案解析： 解热、镇痛、抗炎药分别抑制中枢、外周、炎症部位的前列腺素合成而发挥解热、镇痛、抗炎作用，此外还有抗风湿作用；对慢性钝痛有效，对各种创伤引起的剧痛和内脏平滑肌绞痛无效。故本题正确答案为 ABCDE。

113. 正确答案：BCDE
答案解析： ①用药 7 日如症状未缓解，宜停药就诊（A 选项错误）；②由于呼吸抑制、镇静的副作用，一般不宜给儿童应用，1 岁以下儿童禁用；③乙醇可增强中枢性镇咳药的中枢抑制作用，用药期间不宜饮酒；④抑制支气管腺体分泌，痰液较多，单用镇咳药将使痰液滞留在气道；⑤与单胺氧化酶抑制剂合用可出现痉挛、反射亢进、异常发热、昏睡等症状，故正在使用单胺氧化酶抑制剂者或服用单胺氧化酶抑制剂停药不满 2 周的患者禁用。故本题正确答案为 BCDE。

114. 正确答案：ABCDE
答案解析： ①肾上腺皮质激素包括糖皮质激素、盐皮质激素和雄激素。②用于活动性风湿病、类风湿关节炎、红斑狼疮等免疫性疾病；亦用于严重的支气管哮喘、严重的皮炎等过敏性疾病及急性白血病、霍奇金病等，与促进糖皮质激素分泌增多有关；目前临床也用于促皮质素兴奋试验，评估肾上腺功能。③长期使用可产生糖皮质激素的副作用。促皮质素刺激肾上腺皮质分泌雄激素，因而痤疮和多毛的发生率较使用糖皮质激素高。④ACTH 静脉滴注时遇碱性溶液配伍可发生混浊、失效。本品粉针剂使用时不可用氯化钠注射液溶解，也不宜加入氯化钠中静脉滴注。⑤由于应用促皮质素时皮质醇的负反馈作用，下丘脑-垂体-肾上腺皮质轴对应激的反应能力降低，突然撤除促皮质素可引起垂体功能减退，因而停药时也应逐渐减量。故本题正确答案为 ABCDE。

115. 正确答案：ADE
答案解析： ①蛋白同化激素能减低葡萄糖耐量，增强胰岛素的作用；②β 受体拮抗剂（如普萘洛尔等）可阻断肾上腺素的升血糖反应，干扰机体调节血糖的功能，与胰岛素合用时要注意调整剂量，否则易引起低血糖；③乙醇能直接导致低血糖，应避免酗酒和空腹饮酒；④口服降血糖药与胰岛素有协同作用；⑤肾上腺皮质激素、甲状腺素、生长激素能对抗胰岛素的降血糖作用。故本题正确答案为 ADE。

116. 正确答案：BCDE
答案解析： 干扰有丝分裂的药物：抑制蛋白质合成与功能的药物包括如下三类。①微管蛋白活性抑制药：长春碱类，如长春新碱、长春碱、长春地辛、长春瑞滨；紫杉烷类，如紫杉醇、紫杉醇脂质体、白蛋白结合型紫杉醇、多西他塞。②干扰核糖体功能的药物：高三尖杉酯碱类，如三尖杉酯碱、高三尖杉酯碱；③影响氨基酸供应的药物：L-门冬酰胺酶。多柔比星属于作用于核酸转录药物。故本题正确答案为 BCDE。

117. 正确答案：ABCD
答案解析： 抗流感病毒药的分类：神经氨酸酶抑制剂：奥司他韦、扎那米韦、帕拉米韦、拉尼米韦；非糖基化基质蛋白抑制剂：金刚乙胺、金刚烷胺；RNA 聚合酶抑制剂：法匹拉韦、博洛昔韦；细胞血凝素抑制剂：阿比多尔。拉替拉韦属于抗逆转病毒药蛋白酶抑制剂。故本题正确答案为ABCD。

118. 正确答案：ABCDE
答案解析：①低钙血症、高钾血症、高镁血症（解救镁盐中毒）以及钙通道阻滞剂中毒（心功能异常）；②血钙过低引起的手足抽搐、肠绞痛、输尿管绞痛；③作为强心药，用于心脏复苏；④过敏性疾病；⑤甲状旁腺功能亢进症术后的"骨饥饿综合征"。故本题正确答案为ABCDE。

119. 正确答案：ABCDE
答案解析：①孕激素通过染色体的交互作用，增加RNA合成，使增殖期子宫内膜变为分泌期；②长期应用可抑制腺垂体黄体生成素的释放，抑制排卵；③长期大剂量应用使子宫内膜腺癌和乳腺癌组织萎缩坏死；④孕激素有维持早孕蜕膜组织和抑制子宫肌肉收缩作用，故可以保胎；⑤孕激素可使宫颈黏液变稠，不利于精子穿透。故本题正确答案为ABCDE。

120. 正确答案：ABCDE
答案解析：①钝化酶或灭活酶的形成最常见；②药物不能到达其靶位，如细菌细胞壁、膜的通透性改变，细菌细胞膜上的主动外排系统增强；③靶位组成部位的改变，使抗生素不能与靶位结合；④代谢拮抗剂的增加或细菌酶系的变化。故本题正确答案为ABCDE。

临考决胜卷（六）·答案解析

1. 正确答案：E
答案解析： 若要保证氨基酸的充分利用，前提是给予足够的非蛋白质热量，否则补充的氨基酸会被当做热量消耗。故本题正确答案为 E。

2. 正确答案：A
答案解析： 过氧苯甲酰为强氧化剂，易分解，遇有机物缓慢分解出新生态氧和苯甲酸，有杀灭痤疮丙酸杆菌、抗炎、轻度溶解粉刺的作用，对痤疮丙酸杆菌无耐药性，为治疗炎性痤疮的首选外用抗菌药物。故本题正确答案为 A。

3. 正确答案：D
答案解析： ①既可以抑制泌乳，又可以用于抗帕金森病；与左旋多巴合用治疗帕金森病时能增强药效，故应适当减量。②用于治疗闭经或乳溢可产生短期疗效，但不宜久用。治疗期间女性患者可以妊娠（D 选项错误），如需计划生育，应使用不含雌激素的避孕药或其他措施。③有严重精神病病史和心肌梗死患者禁用。故本题正确答案为 D。

4. 正确答案：A
答案解析： ①常见皮疹，严重程度可预示疗效；②腹泻，中至重度腹泻者可口服洛哌丁胺，部分患者可能需要减量，采取适当的治疗措施；③间质性肺炎，发生率低但属于严重不良反应，一旦发生可能危及生命；④ QT 间期延长，如奥希替尼、克唑替尼；⑤肝功能损害，应定期检查肝功能。故本题正确答案为 A。

5. 正确答案：C
答案解析： 蒽环类抗肿瘤药如表柔比星的毒性主要是骨髓抑制和心脏毒性。故本题正确答案为 C。

6. 正确答案：A
答案解析： 破坏 DNA 的烷化剂主要有氮芥、环磷酰胺、塞替派、白消安、替莫唑胺等。故本题正确答案为 A。

7. 正确答案：B
答案解析： ①吡喹酮用于各种血吸虫病、华支睾吸虫病、肺吸虫病、姜片虫病、绦虫病和囊虫病的治疗。②吡喹酮的常见不良反应有头晕、头痛、恶心、腹痛、腹泻、乏力、四肢酸痛等；少数病例出现心悸、胸闷等症状，心电图显示 T 波改变和期前收缩，一过性肝脏氨基转移酶升高。③治疗后由于虫体被杀死后释放出大量的抗原物质，可引起发热、嗜酸性粒细胞增多、皮疹等，偶可引起过敏性休克，必须注意观察。④眼囊虫病患者禁用（B 选项错误）。合并眼囊虫病时，须先手术摘除虫体，然后进行药物治疗。⑤治疗期间与停药后 24 小时内勿进行驾驶、机械操作等工作。故本题正确答案为 B。

8. 正确答案：C
答案解析： ①用于治疗疱疹病毒感染所致的口炎、皮炎、脑炎及巨细胞病毒感染；②即配即用，配得的溶液不可冷藏，以免析出结晶；③不可静脉注射或快速滴注（C 选项错误）；④不可与含钙的溶液配伍；⑤别嘌醇可加重本品对神经系统的毒性，不宜合用。故本题正确答案为 C。

9. 正确答案：E
答案解析： ①对需氧的革兰阴性杆菌均有良好的抗菌作用；②对革兰阴性球菌的作用差；③对多数革兰阳性菌的作用较差（但对金黄色葡萄球菌有较好的抗菌作用）；④链霉素、阿米卡星对结核分枝杆菌和其他分枝杆菌属亦有良好的作用；⑤对厌氧菌无效（E选项错误）。故本题正确答案为E。

10. 正确答案：E
答案解析：头孢氨苄、头孢噻吩、双氯西林都属于β-内酰胺类药物，也存在抗菌谱和过敏的问题，克拉维酸作为β-内酰胺酶抑制剂，本身是没有抗菌作用的。而氨曲南为单环类的β-内酰胺类药物，只对需氧革兰阴性菌作用较好。故本题正确答案为E。

11. 正确答案：E
答案解析：①属于时间依赖性抗菌药物，血浆半衰期较短，约30分钟，有效血浆浓度可维持5小时；②几乎无抗生素后效应，应每日分次给药（每隔6小时给药1次）；③对繁殖期细菌的作用明显，对静止期细菌的影响较小；④当%T＞MIC达到40%～50%时，青霉素类抗菌药物可显示满意的杀菌效果；⑤青霉素主要用于革兰阳性、革兰阴性球菌感染，以及某些革兰阳性杆菌感染。对多数革兰阴性杆菌无效。故本题正确答案为E。

12. 正确答案：D
答案解析：时间依赖性且抗菌作用时间较长的药物虽然为时间依赖性，但由于PAE或$t_{1/2}$较长，使其抗菌作用持续时间延长。阿奇霉素、克拉霉素、四环素类、替加环素、糖肽类、利奈唑胺属于这类药物。故本题正确答案为D。

13. 正确答案：C
答案解析：①抗肥胖症药的典型不良反应为胃肠道不良反应，常见油性斑点、胃肠排气增多、大便紧急感、脂肪泻、大便次数增多和大便失禁；少见呼吸道感染、头痛、月经失调、焦虑、疲劳、泌尿道感染、过敏；罕见肝脏氨基转移酶AST及ALT、碱性磷酸酶升高，以及严重的肝炎等；②禁忌证：慢性吸收不良综合征、胆汁淤积患者；器质性肥胖患者（如甲状腺功能减退）；③药物相互作用：可使脂溶性维生素的吸收减少。如正在服用含有维生素A、维生素D和维生素E的制剂（如一些复方维生素类制剂），应在服用本品2小时后或在睡前服用。故本题正确答案为C。

14. 正确答案：E
答案解析：达格列净可显著降低心力衰竭恶化的风险、心血管死亡风险、全因死亡风险，适用于心力衰竭患者。故本题正确答案为E。

15. 正确答案：C
答案解析：①属于Ⅰ型和Ⅱ型5α-还原酶双重抑制剂的是度他雄胺；②属于Ⅱ型5α-还原酶抑制剂的是非那雄胺和依立雄胺。故本题正确答案为C。

16. 正确答案：E
答案解析：上述药物主要是通过阻断M_3受体治疗膀胱过度活动症，对其他部位的M_1、M_2受体也有不同程度的阻断作用，表现为口干、便秘（E选项错误）、排尿困难、尿潴留、头痛、视物模糊等常见的抗胆碱能不良反应。其中对心脏M_2受体的阻断可引起心率加快、QT间期延长并导致室性心动过速。故本题正确答案为E。

17. 正确答案：D
答案解析：①氢氯噻嗪是中效利尿药，有一定的抗利尿作用，可以用于治疗中枢性或肾性尿崩症；②氢氯噻嗪是排钾利尿药，服药期间应定期复查电解质水平；③与磺胺类药物存在交叉过敏反应，老年患者服药后易发生低血压及肾功能损害；④长期、大剂量应用可能引起糖耐量降低、高血糖症，可干扰肾小管排泄尿酸，引起高尿酸血症。故本题正确答案为D。

18. 正确答案：E
答案解析：在抗癌药物治疗后，还需使用重组人粒细胞刺激因子，其目的是预防粒细胞缺乏。故本题正确答案为E。

临考决胜卷（六）·答案解析

19. 正确答案：E
答案解析：①维生素 C 与铁剂同服，铁剂的吸收增加，但也容易导致胃肠道反应；②口服铁剂与碱性药物如胰酶，抗酸药如碳酸氢钠，抑酸剂如质子泵抑制剂、H_2 受体拮抗剂合用可抑制吸收；③与磷酸盐类、鞣酸（如浓茶）、四环素同用，易产生沉淀而影响吸收。故本题正确答案为 E。

20. 正确答案：D
答案解析：①对择期手术者，如血小板治疗并非必需，应于术前停用 7 日以上；②如果漏服，在常规服药时间的 12 小时内应立即补服 1 次标准剂量，如果漏服超过常规服药时间的 12 小时后则无须补服；③抗血小板作用随着 CYP2C19 基因型不同而有差异，在慢代谢型者中的抗血小板作用减弱（D 选项错误），因为氯吡格雷是前体药，需要在肝药酶的作用下代谢为有活性的产物才能发挥作用；④不推荐与奥美拉唑、艾司奥美拉唑等 CYP2C19 抑制剂合用，因为可导致氯吡格雷活性代谢物的水平降低，并降低临床有效性。故本题正确答案为 D。

21. 正确答案：E
答案解析：多酶片是助消化药，不会引起出血。肝素、华法林、低分子量肝素属于抗凝血药，链激酶属于溶栓药，过量或长期应用会引起出血。故本题正确答案为 E。

22. 正确答案：D
答案解析：双嘧达莫、西洛他唑属于磷酸二酯酶抑制剂。故本题正确答案为 D。

23. 正确答案：A
答案解析：地高辛口服制剂是唯一被美国 FDA 确认能有效治疗慢性心力衰竭的正性肌力药。一般而言，急性心力衰竭并非地高辛的应用指征，急性心力衰竭应使用其他合适的治疗措施（常为静脉给药），地高辛仅可作为长期治疗措施的开始阶段而发挥部分作用。故本题正确答案为 A。

24. 正确答案：D
答案解析：不良反应主要有搏动性头痛、面部潮红或有烧灼感、血压下降、晕厥、反射性心率加快、血硝酸盐水平升高。顽固性咳嗽是血管紧张素转换酶抑制剂（ACEI）的典型不良反应。故本题正确答案为 D。

25. 正确答案：E
答案解析：β 受体拮抗剂会使糖原分解减少，合用胰岛素导致低血糖，并掩盖低血糖反应。故本题正确答案为 E。

26. 正确答案：A
答案解析：氯沙坦不会导致缓激肽、P 物质蓄积，一般无咳嗽、血管神经性水肿的不良反应，临床应用与 ACEI 相似，且可用于不能耐受 ACEI 引起的咳嗽的患者。故本题正确答案为 A。

27. 正确答案：C
答案解析：索他洛尔兼有第Ⅱ类抗心律失常药的 β 受体阻断作用，作为第Ⅲ类抗心律失常药发挥作用需要高于 80mg 的剂量。因为兼有 β 受体阻断作用，可起到部分保护作用，因此致心律失常作用相对较小。故本题正确答案为 C。

28. 正确答案：B
答案解析：A、D、E 选项均属于苯二氮䓬类药物，临床上可用于抗焦虑、镇静催眠，部分药物还可用于抗惊厥；C 选项为巴比妥类药物，除镇静催眠作用外，还有抗惊厥和麻醉作用；B 选项属于环吡咯酮类药物，是新型镇静与催眠药，有镇静催眠、抗焦虑、肌肉松弛、抗惊厥作用，但适应证仅用于各种失眠。故本题正确答案为 B。

29. 正确答案：B
答案解析：阿糖胞苷属于抗代谢抗肿瘤药，是DNA多聚酶抑制剂，可干扰细胞代谢过程，导致肿瘤细胞死亡。故本题正确答案为B。

30. 正确答案：D
答案解析：文拉法辛和度洛西汀具有抑制5-羟色胺及去甲肾上腺素再摄取作用，用于治疗难治性抑郁症且疗效明显。故本题正确答案为D。

31. 正确答案：D
答案解析：哌替啶用于治疗各种剧痛，如创伤性疼痛、手术后疼痛、麻醉前用药或局部麻醉与静吸复合麻醉辅助用药等。对内脏绞痛应与阿托品配伍应用。故本题正确答案为D。

32. 正确答案：A
答案解析：左旋多巴是前药，可通过血-脑屏障，在脑内经多巴脱羧酶脱羧形成多巴胺后发挥药理作用。故本题正确答案为A。

33. 正确答案：B
答案解析：布洛芬属于芳基丙酸类非甾体抗炎药，具有解热、镇痛、抗炎作用，可以制成缓释制剂；适用于治疗风湿性关节炎、类风湿关节炎、骨关节炎、强直性脊柱炎和神经炎，也用于轻或中度疼痛及痛经的镇痛。故本题正确答案为B。

34. 正确答案：D
答案解析：丙磺舒可抑制肾小管对吲哚美辛、萘普生及氨苯砜的排出，使后三者的血浆药物浓度增高而毒性增加。故本题正确答案为D。

35. 正确答案：A
答案解析：①铋剂宜在餐前1小时服用，服药时避免同服牛奶等高蛋白饮食；如需要合用，应至少间隔0.5小时。②铋剂有一定的肾毒性。长期服用时，肾功能不全者可出现铋的蓄积，可导致神经病变、脑病、骨关节病、牙龈炎、口炎和结肠炎。③肾功能不全者、孕妇禁用铋剂。④胃黏膜保护药需要在胃的酸性环境中形成弥散性的保护层覆盖于溃疡面上，抗酸药可干扰本品的作用，不能同时服用。硫糖铝具有中和胃酸、胆汁酸的作用，A选项错误。故本题正确答案为A。

36. 正确答案：C
答案解析：质子泵抑制剂可用于胃和十二指肠溃疡、消化性溃疡急性出血等胃酸分泌过多相关疾病。选项中颠茄属于解痉药，多潘立酮、甲氧氯普胺、莫沙必利属于促胃肠动力药。故本题正确答案为C。

37. 正确答案：E
答案解析：①熊去氧胆酸限制羟基-甲基戊二酰辅酶的活性，使胆固醇合成和分泌减少，防止和溶解胆固醇结石；②增强肝细胞的分泌能力，增加胆汁分泌，治疗肝内胆汁淤积。故本题正确答案为E。

38. 正确答案：B
答案解析：妊娠期便秘的治疗首先建议患者改变生活方式；其次容积性泻药、聚乙二醇、乳果糖的安全性好、作用缓和，且对胎儿无不良影响，可作为妊娠期便秘患者的首选泻药。比沙可啶和番泻叶可引起肠道痉挛，长期使用可引起电解质紊乱。蒽醌类泻药和蓖麻油有致畸或诱发子宫收缩的风险，应避免使用。故本题正确答案为B。

39. 正确答案：D
答案解析：全身用抗过敏药包括：（1）抗组胺药：①第一代：苯海拉明、氯苯那敏、赛庚啶、异丙嗪、去氯羟嗪、酮替芬、茶苯海明等；②第二代：特非那定、非索非那定、氯雷他定、奥洛他定、卢帕他定、阿伐斯汀、贝他斯汀、依巴斯汀、依美斯汀、西替利嗪、左西替利嗪等。（2）肥大细胞稳定剂：色甘酸钠、酮替芬、奥洛他定。(3) 白三烯受体拮抗剂：孟鲁司特、普仑司特、异丁司特。(4) 血栓素 A_2 受体拮抗剂：塞曲司特。(5) 其他抗过敏药：曲尼司特。故本题正确答案为 D。

40. 正确答案：C
答案解析：肥大细胞稳定剂也称过敏反应介质阻滞剂，代表药物是色甘酸钠、酮替芬、奥洛他定，其中酮替芬和奥洛他定也兼属于抗组胺药。故本题正确答案为 C。

[41～42] 正确答案：B、C
答案解析：(1) 血小板寿命 7～14 日，每日约更新总量的 1/10。(2) 氯吡格雷 75mg，每日 1 次重复给药，从第 1 日开始明显抑制 ADP 诱导的血小板聚集，抑制作用逐步增强并在 3～7 日达到稳态。故 41 题正确答案为 B。在稳态时，每日服用氯吡格雷 75mg，对 ADP 诱导的血小板聚集平均抑制水平为 40%～60%，一般在中止治疗后 5 日内血小板聚集和出血时间逐渐回到基线水平。故 42 题正确答案为 C。

[43～44] 正确答案：A、D
答案解析：依托考昔用于治疗骨关节炎急性期和慢性期的症状和体征、急性痛风性关节炎、原发性痛经。故 43 题正确答案为 A。吲哚美辛用于关节炎，可缓解疼痛和肿胀；软组织损伤和炎症；解热；其他：偏头痛、痛经、手术后痛、创伤后痛等。故 44 题正确答案为 D。

[45～46] 正确答案：D、C
答案解析：雌激素受体拮抗剂（他莫昔芬）是目前临床上最常用的内分泌治疗药，主要用于治疗乳腺癌（雌激素受体阳性者绝经前后均可使用）、化疗无效的晚期卵巢癌和晚期子宫内膜癌。故 45 题正确答案为 D。芳香氨酶抑制剂（阿拉曲唑）阻断卵巢以外的组织雄烯二酮及睾酮经芳香化作用转化成雌激素，达到抑制乳癌细胞生长、治疗肿瘤的目的。由于其不能抑制卵巢功能，故不能用于绝经前乳腺癌患者。

适应证为绝经后乳腺癌。故 46 题正确答案为 C。

[47～48] 正确答案：A、B
答案解析：羟喜树碱仅限应用 0.9% 氯化钠注射液稀释，不宜用葡萄糖等酸性溶液溶解和稀释。故 47 题正确答案为 A。奥沙利铂与氯化钠和碱性溶液（特别是氟尿嘧啶）之间存在配伍禁忌，溶剂需用 5% 葡萄糖注射液稀释。故 48 题正确答案为 B。

[49～50] 正确答案：A、D
答案解析：在流感症状开始（理想状态为 36 小时内）应开始治疗。奥司他韦在成人和 13 岁以上青少年的推荐口服剂量为每次 75mg，每日 2 次，连续 5 日。故 49 题正确答案为 A。用于与流感患者密切接触后的流感预防时的推荐剂量为每次 75mg，每日 1 次，至少 7 日，应在密切接触后的 2 日内开始用药。故 50 题正确答案为 D。

[51～52] 正确答案：B、A
答案解析：呋喃唑酮仅用于治疗难以根除的幽门螺杆菌感染。故 51 题正确答案为 B。呋喃妥因的尿液浓度高，在酸性尿液中的活性强。主要用于敏感菌所致的急性单纯性下尿路感染，也用于反复发作性尿路感染的预防。故 52 题正确答案为 A。

[53～55] 正确答案：D、C、C
答案解析：氨基糖苷类药物（庆大霉素）可引起神经－肌肉接头传导阻滞的不良反应。故 53 题正确答案为 D。大环内酯类抗菌药物（克拉霉素）的抗菌谱包括军团菌、衣原体、支原体等，可以用于治疗军团菌和衣原体混合感染。故 54 题正确答案为 C。克拉霉素可与 PPI、铋剂联合使用治疗幽门螺杆菌感染。故 55 题正确答案为 C。

[56～58] 正确答案：B、C、A
答案解析：奥昔布宁的脂溶性强，能透过血-脑屏障，可通过阻断 M_1 受体产生镇静、失眠、意识混乱和认知障碍等不良反应。故56题正确答案为B。托特罗定的亲脂性较奥昔布宁差，不易透过血-脑屏障。故57题正确答案为C。对 M_3 受体选择性高的药物（如索利那新），可以避免心脏及中枢神经系统的严重不良反应。故58正确答案为A。

[59～61] 正确答案：B、D、D
答案解析：甲泼尼龙对糖皮质激素受体亲和力最高。故59题正确答案为B。地塞米松抗炎作用最强。故60题正确答案为D。地塞米松对糖代谢影响最大，但对水盐代谢影响最小。故61题正确答案为D。

[62～63] 正确答案：C、B
答案解析：降钙素对骨质疏松症相关的疼痛有镇痛作用，可抑制前列腺素合成；可通过中枢神经系统直接发挥中枢镇痛作用；降钙素尚能抑制枸橼酸和乳酸溶酶体酶等疼痛因子的释放，并能增强其他镇痛药的效果。故62题正确答案为C。依普黄酮属于选择性雌激素受体调节剂，特别适用于围绝经期骨质疏松症的治疗，绝经超过2年以上者方可应用。故63题正确答案为B。

[64～65] 正确答案：B、E
答案解析：保钾利尿药有醛固酮受体拮抗剂如螺内酯、依普利酮。故64题正确答案为B。肾小管上皮细胞钠通道阻滞剂如氨苯蝶啶、阿米洛利。故65题正确答案为E。

[66～67] 正确答案：D、A
答案解析：乙酰半胱氨酸具有较强的黏痰溶解作用，不仅能溶解白色黏痰，也能溶解脓性痰。故66题正确答案为D。桉柠蒎除促进黏痰溶解外，还有抗炎作用，可减轻支气管黏膜肿胀、扩张支气管，并可用于支气管造影术后促进造影剂排出。故67题正确答案为A。

[68～69] 正确答案：C、E
答案解析：甲巯咪唑可引起胰岛素自身免疫综合征。诱发胰岛素产生自身抗体，引起血糖升高；进一步刺激胰岛细胞分泌胰岛素，导致高胰岛素血症，诱发低血糖反应。故68题正确答案为C。丙硫氧嘧啶可引起抗中性粒细胞胞质抗体（ANCA）相关性血管炎，肾脏受累多见，严重者需要大剂量糖皮质激素治疗。故69题正确答案为E。

[70～71] 正确答案：D、B
答案解析：小剂量叶酸用于预防胎儿先天性神经管畸形。故70题正确答案为D。维生素 B_{12} 是唯一一种需要内因子辅助吸收的维生素。故71题正确答案为B。

[72～73] 正确答案：C、D
答案解析：防治新生儿出血症应选用维生素 K_1。故72题正确答案为C。防治甲型血友病应选用的药物是人凝血因子Ⅷ。故73题正确答案为D。

[74～75] 正确答案：B、C
答案解析：硝苯地平通过阻滞钙通道，抑制细胞的 Ca^{2+} 内流，降低心肌收缩力，进而降低心肌耗氧量而产生抗心绞痛作用，临床上用于变异型心绞痛的治疗。故74题正确答案为B。普萘洛尔通过阻断 β 受体减慢心率、减弱心肌收缩力而降低心肌耗氧量，产生抗心绞痛作用。但由于 β 受体拮抗效应可致冠状动脉和支气管平滑肌收缩，因此不宜用于冠状动脉痉挛所致的变异型心绞痛以及哮喘的治疗。故75题正确答案为C。

[76～77] 正确答案：E、A
答案解析：曲美布汀是双向调节胃肠道蠕动的药物，可抑制运动功能亢进肌群的运动，同时也可增进运动功能低下肌群的运动。故76题

正确答案为 E。匹维溴铵抑制钙离子流入肠道平滑肌细胞,防止肌肉过度收缩而达到解痉作用,并增加肠道蠕动能力。该药进餐时用水吞服,切勿咀嚼或掰碎药片,不要在卧位时或临睡前服用。故 77 题正确答案为 A。

[78～80] 正确答案:E、B、C
答案解析: 洛伐他汀、辛伐他汀属于内酯型前体药,须在肝脏中水解为开环羟基酸型方有药理活性。故 78 题正确答案为 E。普伐他汀不受 CYP3A4 的代谢影响。故 79 题正确答案为 B。肾功能不会对阿托伐他汀的血药浓度产生影响,也不会对降血脂效果产生影响,因此严重肾功能不全患者使用时无须调整剂量。故 80 题正确答案为 C。

[81～82] 正确答案:C、D
答案解析: 昂丹司琼是 5-HT$_3$ 受体拮抗剂,能高效地预防化疗所致恶心、呕吐(CINV),特别是对于中至高度致吐性化疗药物引起的急性呕吐,5-HT$_3$ 受体拮抗剂是治疗的基础药物。故 81 题正确答案为 C。阿瑞匹坦是口服的 NK-1 受体拮抗剂,与其他止吐药联合给药,用于预防高度致吐性抗肿瘤化疗初次和重复治疗过程中出现的急性和迟发性恶心、呕吐。故 82 题正确答案为 D。

[83～84] 正确答案:A、D
答案解析: 溃疡性结肠炎、克罗恩病患者均可使用柳氮磺吡啶、美沙拉秦治疗。故 83 题正确答案为 A。肠道抗感染药首选喹诺酮类,也可以根据情况选用阿奇霉素、利福昔明、小檗碱。故 84 题正确答案为 D。

[85～86] 正确答案:A、E
答案解析: 米氮平对组胺 H$_1$ 受体的亲和力较高,因此还具有特异性镇静作用。临床广泛用于治疗中度抑郁、广泛性焦虑障碍和伴有紧张性头痛的抑郁症。故 85 题正确答案为 A。文拉法辛、度洛西汀可导致抗利尿激素分泌异常(增多),用药前、后及用药期间应定期监测血压。故 86 题正确答案为 E。

[87～88] 正确答案:D、A
答案解析: 丁苯酞的不良反应少,禁用于对芹菜过敏者。故 87 题正确答案为 D。倍他司汀的不良反应常见口干、食欲缺乏、恶心、呕吐、胃部不适、心悸等,偶有头晕、头痛、头胀、多汗,偶见出血性膀胱炎、发热及过敏反应如皮疹、皮肤瘙痒等。故 88 题正确答案为 A。

[89～90] 正确答案:B、E
答案解析: 痛风性关节炎急性发作期有中至重度肾功能不全或肾结石患者禁用苯溴马隆。故 89 题正确答案为 B。水杨酸类药物如阿司匹林可减少尿酸排泄,痛风患者禁用。故 90 题正确答案为 E。

[91～92] 正确答案:A、E
答案解析: 用于饥饿性酮症,轻者口服,严重者可予 10%～25% 注射液滴注,一日 100g 葡萄糖即可控制病情。故 91 题正确答案为 A。用于高钾血症,应用 5%～25% 注射液滴注,每 2～4g 葡萄糖加入胰岛素 1U,于 3～4h 滴毕。故 92 题正确答案为 E。

[93～94] 正确答案:D、E
答案解析: 拟胆碱药,选择性直接作用于 M 胆碱受体,引起缩瞳,眼压下降,并有调节痉挛等作用。通过激动瞳孔括约肌的 M 胆碱受体,使瞳孔括约肌收缩。缩瞳引起前房角间隙扩大,房水易回流,使眼压下降。由于睫状肌收缩,悬韧带松弛,使晶状体屈光度增加,故视近物清楚,视远物模糊,称为调节痉挛。故 93 题正确答案为 D。β 受体拮抗剂可减少睫状体的房水生成。故 94 题正确答案为 E。

[95～96] 正确答案:B、A
答案解析: 经肝、肾双途径清除:美洛西林、哌拉西林、头孢哌酮、头孢曲松、头孢噻肟、

氨曲南、环丙沙星、莫西沙星等。故95题正确答案为B。主要经肝脏清除的药物：氯霉素、利福平、大环内酯类、克林霉素、林可霉素、异烟肼、两性霉素B、四环素类、酮康唑、伊曲康唑、伏立康唑、卡泊芬净、甲硝唑等。故96题正确答案为A。

[97～100] 正确答案：A、C、E、D
答案解析： 属于短效 β_2 受体激动剂的是沙丁胺醇、特布他林。故97题正确答案为A。过敏介质阻释剂有色甘酸钠、曲尼司特。故98题正确答案为C。属于长效M胆碱受体拮抗剂是噻托溴铵。故99题正确答案为E。属于白三烯受体拮抗剂的是××司特，如孟鲁司特、扎鲁司特等。故100题正确答案为D。

101. 正确答案：C
答案解析： 二甲双胍避免与含碘造影剂、甲氧氯普胺、罗非昔布合用。故本题正确答案为C。

102. 正确答案：C
答案解析： 阿卡波糖可使蔗糖分解为果糖和葡萄糖的速度更加缓慢，因此如果患者发生急性低血糖，不宜使用蔗糖，而应该使用葡萄糖纠正低血糖反应。故本题正确答案为C。

103. 正确答案：D
答案解析： 罗格列酮属于胰岛素增敏剂，其不良反应：①常见体重增加和水肿、心力衰竭风险增加，心功能Ⅲ级和Ⅳ级的心力衰竭者或有心力衰竭史者禁用；②增加女性骨折的患病风险；③常见贫血、血红蛋白降低、血容量增加、血细胞比容降低。在开始治疗后的4～12周更为明显。故本题正确答案为D。

104. 正确答案：E
答案解析： 常见口腔及咽喉部念珠菌定植与感染（鹅口疮）、声音嘶哑、咽喉部不适；长期大剂量应用可引起骨质疏松症、高血压、糖尿病（E选项错误）、下丘脑-垂体-肾上腺轴抑制、肥胖症、白内障、青光眼、肌无力、皮肤变薄导致皮纹和瘀斑。故本题正确答案为E。

105. 正确答案：B
答案解析： 丙酸氟替卡松吸入气雾剂是吸入性糖皮质激素，只能吸入给药，且在吸气时吸入，用于轻度持续型哮喘的长期治疗及抗过敏反应。故本题正确答案为B。

106. 正确答案：B
答案解析： 稳定型心绞痛患者主要是由于冠状动脉狭窄造成心肌供血不足，急性发作时需使用具有快速扩血管作用的硝酸酯类药物，舌下给药起效快。故本题正确答案为B。

107. 正确答案：D
答案解析： 稳定型心绞痛患者容易诱发血栓栓塞性疾病，需要服用阿司匹林抗血小板聚集治疗，防止冠状动脉血栓形成，降低心肌梗死的发生率。故本题正确答案为D。

108. 正确答案：C
答案解析： ①酸性条件可以促进铁的吸收，因此铁剂可以和富含维生素C的饮品及果汁一起服用，而抗酸药不能与铁剂同服。服用铁剂时，还应避免与牛奶、茶、咖啡同用，特别是茶叶，因茶叶中的鞣酸与铁结合成不易吸收的物质，而牛奶含磷高，会与铁竞争，影响铁的吸收。②口服铁剂常有胃肠道反应，如胃肠不适、腹痛、腹泻或便秘等副作用，饭前空腹服用有利于铁的吸收，但服用时间还需根据个体反应而定，若空腹不能耐受，可改为饭后服用，并将每日用量分3次服用。③无机铁剂的胃肠道不良反应较有机铁剂明显，但价格低廉。故本题正确答案为C。

109. 正确答案：B
答案解析： 服用铁剂期间需定期做下列检查，以观察治疗效果：血红蛋白、网织红细胞计数、血清铁蛋白及血清铁。故本题正确答案为B。

110. 正确答案：C
答案解析：硫酸亚铁可减少肠蠕动，引起便秘，并排黑便。故本题正确答案为C。

111. 正确答案：ABDE
答案解析：①异烟肼对结核分枝杆菌具有高度抗菌作用，对繁殖期和静止期细菌均有强大杀灭作用，且不受环境pH的影响，对细胞内外结核菌都能杀灭；②结核分枝杆菌对本品易产生耐药性，与其他抗结核药物合用后，可以明显地延缓或防止耐药性菌的出现；③异烟肼对各型结核分枝杆菌都有高度选择性抗菌作用，对其他细菌几乎无作用。故本题正确答案为ABDE。

112. 正确答案：AC
答案解析：除塞来昔布、萘丁美酮外，非甾体抗炎药与肝素、香豆素等抗凝血药或抗血小板药合用可增加出血风险。故本题正确答案为AC。

113. 正确答案：BCE
答案解析：苯丙哌林、可待因、右美沙芬与单胺氧化酶抑制剂合用可出现痉挛、反射亢进、昏睡等症状，不宜合用。故本题正确答案为BCE。

114. 正确答案：BCE
答案解析：①快速静脉注射生长抑素时可见干呕、面部潮红和短期的血压升高，这些现象可以通过缓慢注射（超过1分钟）加以避免；②快速静脉滴注有时可见腹痛、胃痉挛、恶心、呕吐、眩晕、腹泻和面部潮红，以及全身发痒；③由于生长抑素对胰高血糖素的分泌具有阻断作用，因此开始使用生长抑素时会出现血糖降低及有低血糖风险。故本题正确答案为BCE。

115. 正确答案：ABCDE
答案解析：①二甲双胍可改善肌肉糖原合成，降低游离脂肪酸水平，提高人体对胰岛素的敏感性，增加外周组织对葡萄糖的摄取和利用；②可降低2型糖尿病肥胖患者发生心血管事件和死亡的风险；③从小剂量开始，在500～2000mg/d的剂量范围的疗效呈现剂量依赖性；④维生素B_{12}、叶酸和铁缺乏者禁用，对有维生素B_{12}摄入或吸收不足倾向的患者应每年监测血常规，每2～3年监测1次血清维生素B_{12}水平；⑤既往有乳酸酸中毒史者慎用；⑥营养不良、脱水等全身情况较差者禁用。故本题正确答案为ABCDE。

116. 正确答案：ABCDE
答案解析：①单纯疱疹病毒感染：用于免疫缺陷者初发和复发性黏膜皮肤感染的治疗以及反复发作病例的预防，也用于单纯疱疹脑炎的治疗；②带状疱疹：用于免疫缺陷者严重带状疱疹或免疫功能正常者弥散型带状疱疹的治疗；③免疫缺陷者患水痘的治疗；④急性视网膜坏死的治疗。故本题正确答案为ABCDE。

117. 正确答案：ABCE
答案解析：紫杉醇脂质体容易发生过敏反应，须进行预处理。过敏反应可能会引起过敏性休克，严重者危及生命。需要能够及时地使用抗组胺药以进行抗过敏治疗。故本题正确答案为ABCE。

118. 正确答案：BC
答案解析：二磷酸果糖宜单独应用，勿添加其他药物，尤其禁忌溶于碱性溶液和钙盐溶液中。故本题正确答案为BC。

119. 正确答案：ABCDE
答案解析：①长期大剂量使用雌激素增加子宫内膜癌和乳腺癌的发生可能，应用最低有效量，时间尽可能缩短，以减少不良反应；②有胆汁淤积性黄疸病史者禁用，已知或怀疑患有乳腺癌者禁用，急性血栓性静脉炎或血栓栓塞者禁用；③与卡马西平同时使用可减低雌激素的效应；④与抗凝血药合用可降低后者的抗凝血效应。故本题正确答案为ABCDE。

120. 正确答案：BE
答案解析： 头孢类、青霉素类、大环内酯类（阿奇霉素）属于时间依赖型。故本题正确答案为BE。

国家执业药师职业资格考试

执业药师药学
临考决胜卷

（药学专业知识一）

重庆三智学科技有限公司 主编

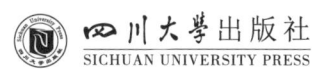

图书在版编目（CIP）数据

执业药师药学临考决胜卷 / 重庆三智学科技有限公司主编． -- 成都：四川大学出版社，2024．7． -- ISBN 978-7-5690-7034-7

Ⅰ．R192.8

中国国家版本馆CIP数据核字第20245W7X47号

书　　名：	执业药师药学临考决胜卷
	Zhiye Yaoshi Yaoxue Linkao Jueshengjuan
主　　编：	重庆三智学科技有限公司

选题策划：庞国伟　王　锋
责任编辑：刘柳序
责任校对：王　锋
装帧设计：吕建坤
责任印制：王　炜

出版发行：四川大学出版社有限责任公司
　　　　　地址：成都市一环路南一段24号（610065）
　　　　　电话：（028）85408311（发行部）、85400276（总编室）
　　　　　电子邮箱：scupress@vip.163.com
　　　　　网址：https://press.scu.edu.cn
印前制作：重庆三智学科技有限公司
印刷装订：重庆川康印务有限公司

成品尺寸：210mm×285mm
印　　张：38
字　　数：1027千字

版　　次：2024年8月 第1版
印　　次：2024年8月 第1次印刷
定　　价：198.00元（全四册）

本社图书如有印装质量问题，请联系发行部调换

版权所有　◆　侵权必究

扫码获取数字资源

四川大学出版社
微信公众号

前言

执业药师是保证药品和药学服务质量，保证用药安全、有效、经济、合理，保护人民健康不可或缺和不可替代的药学技术力量。国家执业药师资格考试，是执业药师职业准入控制的重要手段，是执业药师的首要环节。通过国家执业药师资格考试，获得执业药师资格证书，是药学技术人员注册成为执业药师，合法执行药学技术业务的必要条件之一。

国家执业药师职业资格考试实行全国统一大纲、统一命题、统一组织的考试制度，原则上每年举行一次。执业药师职业资格考试分为药学、中药学两个专业类别。药学类考试科目为：药学专业知识（一）、药学专业知识（二）、药事管理与法规、药学综合知识与技能四个科目；中药学类考试科目为：中药学专业知识（一）、中药学专业知识（二）、药事管理与法规、中药学综合知识与技能四个科目。考试以四年为一个周期，参加全部科目考试的人员须在连续四个考试年度内通过全部科目的考试；免试部分科目的人员须在连续两个考试年度内通过应试科目。

本试卷由多年从事执业药师考试教学的专家团队，紧密围绕最新版考试大纲精心编写而成，其所含题目数量、题型分配、难易程度以及知识点构架等均完全紧扣考试考察要求。因此具有极强的实战性与演练性，直击考试核心"腹地"，内容精、考点准，是参加执业药师考试考生的必备考前冲刺试卷。

在此，祝各位考生顺利通过考试！

目 录

临考决胜卷（一）……………………………………………… 1

临考决胜卷（二）……………………………………………… 18

临考决胜卷（三）……………………………………………… 36

临考决胜卷（四）……………………………………………… 51

临考决胜卷（五）……………………………………………… 67

临考决胜卷（六）……………………………………………… 82

临考决胜卷（一）·答案解析 ………………………………… 94

临考决胜卷（二）·答案解析 ………………………………… 106

临考决胜卷（三）·答案解析 ………………………………… 118

临考决胜卷（四）·答案解析 ………………………………… 129

临考决胜卷（五）·答案解析 ………………………………… 141

临考决胜卷（六）·答案解析 ………………………………… 149

临考决胜卷（一）

一、最佳选择题（共40题，每题1分。每题的备选项中，只有1个最符合题意）

1. 下列关于口服散剂的特点，说法错误的是
   A. 包装、贮存、运输及携带较方便
   B. 对光、湿、热敏感的药物一般不宜制成散剂
   C. 一般为细粉，粒径小、比表面积小，易分散
   D. 便于特殊群体如婴幼儿与老人服用
   E. 对于中药散剂，其包含各种粗纤维和不能溶于水的成分，完整保存了药材的药性

2. 按分散系统分类，属于分散度最大的热力学稳定体系是
   A. 乳剂
   B. 溶胶剂
   C. 混悬剂
   D. 低分子溶液剂
   E. 高分子溶液剂

3. 下列关于注射剂的药液配制，说法有误的是
   A. 配制的方法包括浓配法和稀配法
   B. 配制过程中应严格校准剧毒药注射液
   C. 对于不易滤清的小量注射可用纸浆混炭处理
   D. 使用活性炭时需注意酸化后才可使用
   E. 配置过程中不可加稳定剂及惰性气体

4. 在临床上采用多种注射剂配伍联合用药时，既要保证各种药物作用的有效性，又要防止发生配伍禁忌。如某药为过饱和溶液，加入氯化钠溶液即可引起结晶析出。该药物为
   A. 阿昔洛韦
   B. 血液
   C. 青霉素G
   D. 20%甘露醇注射液
   E. 静脉注射用脂肪乳剂

5. 冻干制剂预冻温度过高、升华供热过快可使部分内容物熔化为液体，从而导致
   A. 产品萎缩
   B. 含水量偏高
   C. 含水量偏低
   D. 喷瓶
   E. 外观不饱满

6. 地西泮膜剂处方组成如下，下列说法错误的是
   内层含主药的药膜（500张膜剂用量）：
   地西泮微粉　　1g　　　PVA（17-88）　　3.9g
   水　　　　　　15mL
   外层避光包衣膜：
   PVA（17-88）　4.5g　　甘油　　　　0.1g
   二氧化钛　　　0.1g　　糖精　　　　0.005g
   食用蓝色素　　0.005g　液状石蜡　　0.005g
   水　　　　　　12mL

   A. PVA为成膜材料
   B. 甘油为致孔剂
   C. 二氧化钛为遮光剂
   D. 糖精为矫味剂
   E. 液状石蜡为脱膜剂

7. 原料药用乙醇、油或适宜的溶剂制成的溶液、乳状液或混悬液，供无破损皮肤揉擦用的液体制剂是
   A. 甘油剂
   B. 涂膜剂
   C. 露剂
   D. 搽剂
   E. 醑剂

8. 下列关于胶囊特点的说法，错误的是
   A. 起效快、生物利用度高

B. 帮助液态药物固体剂型化
C. 提高药物稳定性
D. 能使药物达到缓释、控释和定位释放作用
E. 尤其适合婴幼儿和老人等特殊群体服用

9. 下列关于气雾剂的临床应用与注意事项,说法错误的是
A. 气雾剂中有大量抛射剂,使用前不能摇晃储药罐
B. 使用激素类药物应漱口和刷牙
C. 贮存时应注意避光、避热、避冷冻、避摔碰
D. 抛射剂在常压下沸点低于室温,需安全保管
E. 使用时尽量使药物随气流方向进入支气管深部,然后闭口并屏气10秒钟后用鼻慢慢呼气

10. 可适当增加滴眼剂的黏度,既可延长药物与作用部位的接触时间,又能降低药物对眼的刺激的附加剂是
A. 聚维酮
B. 卡波姆
C. 氯化钠
D. 硼酸
E. 硝酸苯汞

11.《中国药典》规定,启用后使用期限不得超过4周的制剂不包括
A. 眼用制剂
B. 多剂量包装的鼻用制剂
C. 多剂量包装的耳用制剂
D. 涂膜剂
E. 外用软膏剂

12. 一般由国家药典委员会核准,命名原则参见《中国药典》的是
A. 化学名
B. 通用名
C. 商品名
D. 别名
E. 结构名

13. 光照会加速药物的降解,药物的结构与光敏性有一定的关系。含酚类、双键结构的药物一般对光敏感,以下属于对光敏感的酚类药物的是
A. 维生素 B_2
B. 氯丙嗪
C. 硝普钠
D. 氢化可的松
E. 吗啡

14. 用于衡量活性药物从片剂、胶囊剂或颗粒剂等普通制剂在规定条件下溶出的速率和程度的是
A. 溶出度
B. 释放度
C. 崩解时限
D. 生物利用度
E. 生物等效性

15. 收载有片剂、注射剂、糖浆剂等多种剂型的定义、基本要求和常规的检查项目的是
A.《中国药典》一部凡例
B.《中国药典》二部正文
C.《中国药典》三部凡例
D.《中国药典》四部通则
E.《中国药典》三部正文

16. 下列属于补充疗法的是
A. 对乙酰氨基酚降低体温
B. 硝酸甘油缓解心绞痛
C. 胰岛素治疗糖尿病
D. 抗生素治疗感染性疾病
E. 抗高血压药降低患者过高的血压

17. 下列属于发挥药物效应的协同作用的是
A. 普鲁卡因注射液中加入少量肾上腺素
B. 组胺和肾上腺素合用
C. 苯巴比妥和避孕药合用
D. 肝素过量引起出血,用静注鱼精蛋白注射液解救
E. 苯海拉明和组胺 H_1 受体激动药合用

18. 下列关于药物含量或效价测定的说法正确的是
A. 含量限度的测定只能采用《中国药典》收载的方法
B. 当含量限度未规定上限时,系指不超过101.0%
C. 制剂的含量(效价)的限度一般用有效物质所占的百分数表示
D. 原料药的含量测定均用含量占标示量的百分率来表示
E. 采用"效价测定"的抗生素或生化药品,其含量限度用重量单位表示

19. 下列选项中既属于第一信使又属于第二信使的是
A. 环磷腺苷
B. 钙离子
C. 环磷鸟苷
D. 二酰甘油
E. 一氧化氮

20. 小剂量阿司匹林预防心肌梗死、心源性猝死的效果肯定。可以明显抑制上午 6:00—9:00 的心肌梗死的发作高峰。阿司匹林的给药方式是
A. 隔日口服 325mg
B. 每日一次 100mg
C. 清晨给药 81mg
D. 日高夜低
E. 8:00 时 1 次予以全天剂量

21. 下列属于酶抑制剂的是
A. 灰黄霉素
B. 西咪替丁
C. 卡马西平
D. 苯巴比妥
E. 利福平

22. 有机化学中最常见的一种非共价作用形式,也是药物和生物大分子作用的最基本化学键合形式是
A. 共价键
B. 氢键
C. 离子键
D. 偶极相互作用
E. 疏水性相互作用

23. 以芳基丙酸(药物化学骨架如图所示)为骨架的药物类别是

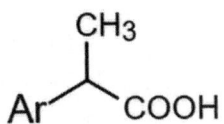

A. 非甾体抗炎药
B. 抗菌药
C. 抗精神病药
D. 镇静催眠药
E. 钙通道阻滞药

24. 药物结构中不同的官能团的改变可使整个分子的理化性质、电荷密度等发生变化,进而改变或影响药物与受体的结合、影响药物在体内的吸收和转运,最终影响药物的药效,有时会产生毒副作用。下列官能团中,在体内代谢时易产生强亲电性亚胺-醌,表现出潜在的毒副作用的是
A. 酰胺
B. 芳香胺
C. 季铵基团
D. 胍基
E. 伯胺

25. 下列不属于第Ⅱ相生物转化的是
A. 与葡萄糖醛酸结合
B. 与硫酸结合
C. 与甲基结合
D. O-脱烷基化反应
E. 与硫酸结合

26. 药物的第Ⅰ相生物转化也称为药物官能团化反应,下列反应中属于第Ⅰ相生物转化的是
A. 抗结核药对氨基水杨酸在体内代谢生成对

乙酰氨基水杨酸

B. 肾上腺素在体内代谢生成3-O-甲基肾上腺素

C. 支气管扩张药沙丁胺醇的酚羟基在体内形成硫酸酯化结合物

D. 水杨酸在体内代谢生成水杨酰甘氨酸

E. 保泰松在体内代谢生成羟布宗

27. 药物在体内发生代谢作用，生成有反应活性的物质，引发毒性作用，这类毒性被称作药物的特质性毒性。下列有关特质性毒性的说法，错误的是

A. 与药理作用同时发生，无滞后效应

B. 产生的后果通常比副作用严重

C. 剂量—效应关系不明显

D. 降血糖药曲格列酮引起的硬化性腹膜炎属于特质性毒性

E. 双氯芬酸引起的肝脏毒性属于特质性毒性

28. 下列关于吗啡（结构如图所示）的说法，错误的是

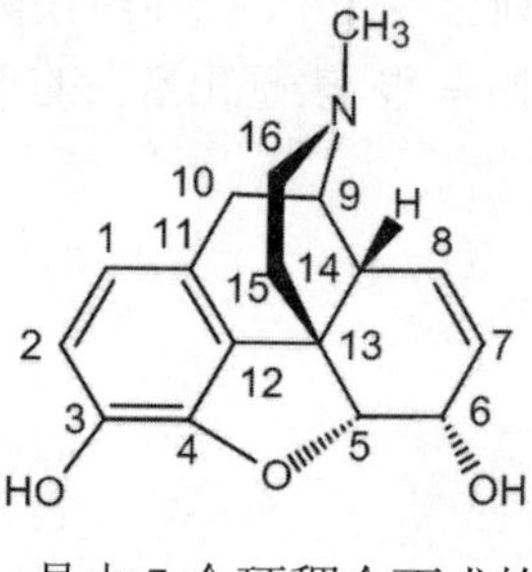

A. 是由5个环稠合而成的复杂立体结构，左旋吗啡主要发挥镇痛作用，而右旋吗啡则发挥镇咳作用

B. 3位是具有弱酸性的酚羟基，17位是碱性的 N- 甲基叔胺，因此吗啡具有酸碱两性

C. 口服虽可吸收，但由于肝首关效应大，生物利用度低，故一般制成注射剂或缓释片

D. 主要代谢产物为3- 葡萄糖苷酸代谢物和6- 葡萄糖苷酸代谢物

E. 吗啡及其盐类的化学性质不稳定，在光照下就能被空气氧化变质

29. 非甾体抗炎药按含有的药效团分为羧酸类和非羧酸类两大类，含有羧酸药效团的非甾体抗炎药物主要有：芳基乙酸类药物和芳基丙酸类药物。下列关于羧酸类非甾体抗炎药的叙述，错误的是

A. 舒林酸药用结构为顺式体，在体外无效，在体内被还原为甲硫基化合物而显示生物活性

B. 吲哚美辛2位的甲基取代基会产生立体排斥作用，加强了与受体的作用

C. 吲哚美辛大约50%被代谢为5位 O- 去甲基化的代谢物，有10%代谢物与葡萄糖醛酸结合

D. 双氯芬酸钠主要代谢产物为苯环羟基化衍生物，均有抗炎镇痛活性，但活性均低于本品

E. 布洛芬的代谢物包括羟基化产物，羟基化产物进一步被氧化成羧酸代谢物，均有抗炎镇痛活性，但活性均低于本品

30. 将异丙肾上腺素分子中的邻二羟基改为间二羟基得到硫酸特布他林，其对气管 β_2 受体选择性较高，且不易被COMT、MAO 或硫酸酯酶代谢，化学稳定性提高，可口服，作用持久。将特布他林苯环上两个酚羟基酯化制成双二甲氨基甲酸酯前药，则此药物是

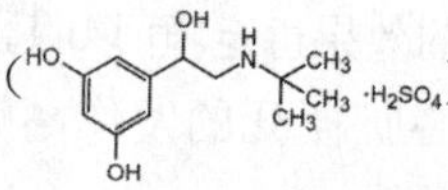

A.

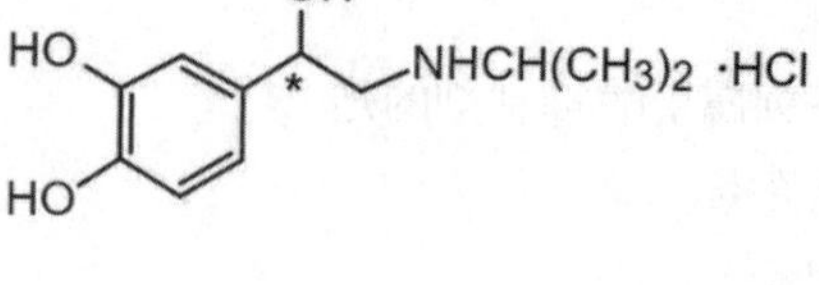

B.

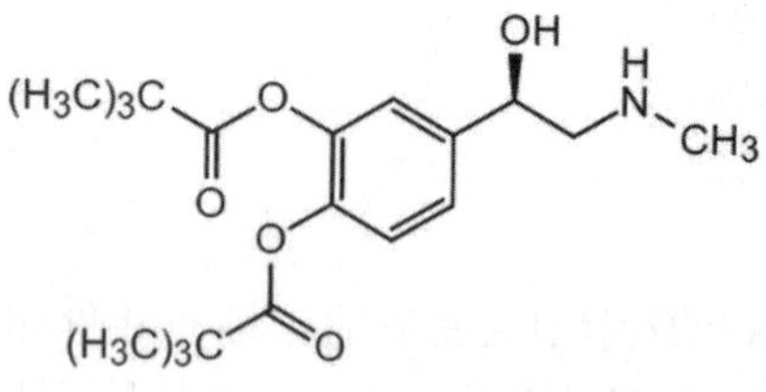

C. [structure]

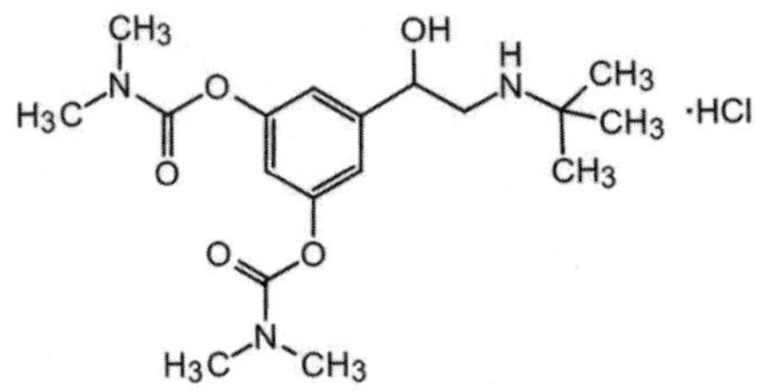

D. [structure]

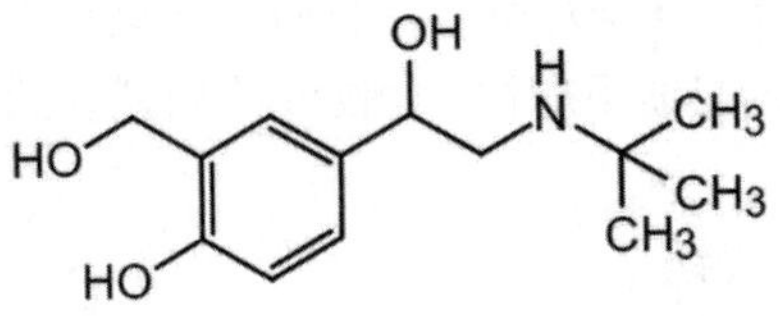

E. [structure]

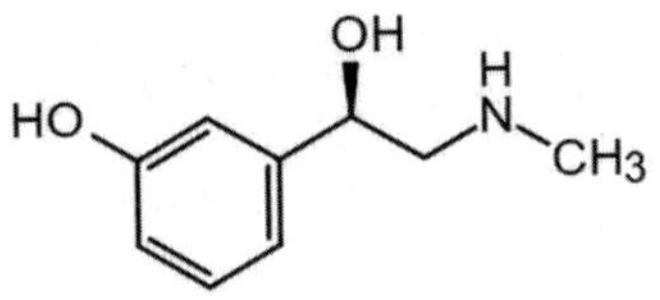

31. 地尔硫䓬的代谢如图所示，其中 A 代谢途径发生的是

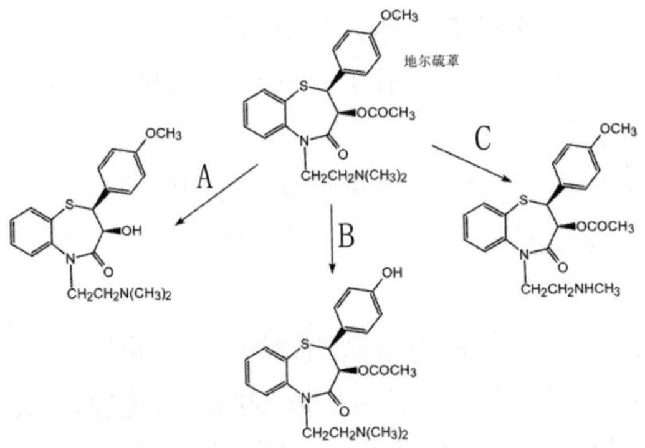

[结构图：地尔硫䓬代谢途径 A、B、C]

A. N- 脱甲基
B. O- 脱甲基
C. 脱乙酰基
D. 甲基化
E. 乙酰化

32. 在体外没有活性，在肝脏和肾脏经过两次羟基化后才具有活性，能促进小肠黏膜、肾小管对钙、磷的吸收，促进骨代谢，维持血钙、血磷平衡的药物是

A. 维生素 A
B. 维生素 D_2
C. 维生素 D_3
D. 维生素 E
E. 维生素 K

33. 难以透过正常血-脑屏障，血浆蛋白结合率为 93%，第一个用于临床的耐酶青霉素是

A. 苯唑西林
B. 磺苄西林
C. 哌拉西林
D. 非奈西林
E. 甲氧西林

34. 喹诺酮类抗菌药基本结构如下，是一类具有 1,4-二氢-4-氧代喹啉（或氮杂喹啉）-3-羧酸结构的化合物，主要用于尿路感染、肠道感染及皮肤软组织感染等。下列关于该类药物的说法错误的是

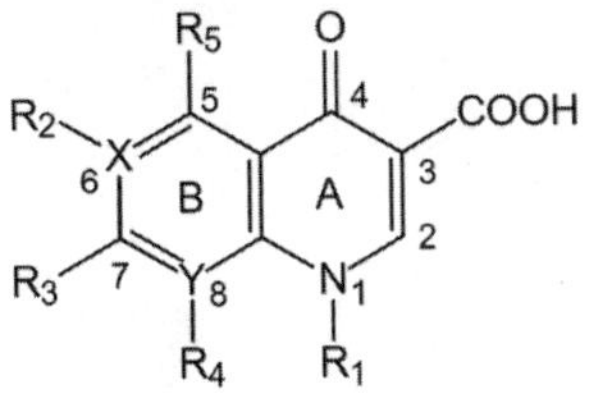

[喹诺酮类基本结构图]

A. 作用靶点是 DNA 螺旋酶和拓扑异构酶Ⅳ
B. 喹诺酮类抗菌药分子中的关键药效团是 B 环
C. 容易引起缺钙、贫血、缺锌等副作用
D. 盐酸左氧氟沙星毒副作用最小
E. 8 位引入氟原子增加了光毒性

35. 属于嘌呤核苷类衍生物，在细胞内能迅速代谢为活性成分 2,3-二脱氧腺苷-5-三磷酸，可用于对齐多夫定治疗无效的晚期 HIV 感染的药物是

A. [扎西他滨结构]
扎西他滨

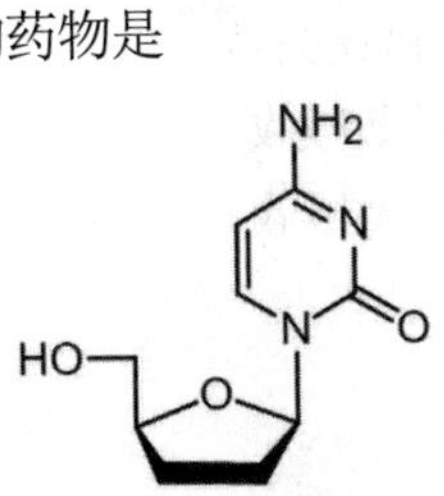

B.
齐多夫定

C.
奈韦拉平

D.
去羟肌苷

E.
地拉韦定

36. 大多数药物转运的方式为简单扩散。下列关于简单扩散的说法，错误的是
A. 解离度大的药物易扩散吸收
B. 脂溶性大的药物易扩散吸收
C. 不需要消耗能量
D. 顺浓度梯度转运
E. 不存在结构特异性

37. 某药物的清除率为120mL/min，表观分布容积为52L，则该药物的消除半衰期为

A. 1h
B. 2h
C. 3h
D. 4h
E. 5h

38. 胃排空速率是影响药物吸收的重要生理因素。胃排空速率加快，吸收或疗效减弱的药物不包括
A. 三硅酸镁
B. 维生素B_2
C. 阿司匹林
D. 核黄素
E. 氢氧化铝

39. 华法林与保泰松合用引起出血的原因是
A. 保泰松诱导了肝脏中代谢华法林的主要药物代谢酶
B. 保泰松对华法林有增敏作用
C. 保泰松抑制了肝脏中代谢华法林的主要药物代谢酶
D. 保泰松对华法林的药效有协同作用
E. 保泰松与华法林竞争结合血浆蛋白

40. 下列关于房室模型的说法，错误的是
A. 房室并不代表特定的解剖组织或器官，它是为区分各种分布特征而设置的抽象概念
B. 每个房室具有动力学"均一性"，凡在同一房室内的各部位中的药物，均处于动态平衡
C. 单室模型代表着身体各组织药物浓度都一样
D. 单室模型是一种最简单的药动学房室模型
E. 双室模型假设身体由两部分组成，即药物分布速率比较大的中央室与分布较慢的周边室

二、配伍选择题（共60题，每题1分。题目分为若干组，每组题目对应同一组备选项，备选项可重复选用，也可不选用。每题只有1个备选项最符合题意）

(41～42题共用备选答案)
A. 微囊片
B. 肠溶片
C. 分散片
D. 咀嚼片
E. 泡腾片

41. 可含于口中吮服或吞服,也可加水分散后口服的是

42. 要求加水溶解后服用的是

(43～44题共用备选答案)
A. 分层
B. 絮凝
C. 合并与破裂
D. 转相
E. 酸败

43. 乳剂受外界因素及微生物的影响,出现变质的现象是

44. 乳滴ζ-电位降低出现的聚集的现象是

(45～46题共用备选答案)
A. 糊精
B. 甲基纤维素
C. 微晶纤维素
D. 羧甲基淀粉钠
E. 淀粉浆

45. 通常作为稀释剂使用,但由于具有较强的结合力与良好的可压性,亦有"干黏合剂"之称的是

46. 在口服固体制剂中,常作为高效崩解剂使用的是

(47～49题共用备选答案)
A. 主药
B. 助悬剂
C. 药物载体
D. 抗氧剂
E. 囊材

47. 复方甲地孕酮微囊注射液中加入羧甲基纤维素钠是作为

48. 两性霉素B脂质体冻干制品中加入α-维生素E是作为

49. 紫杉醇白蛋白纳米粒中加入人血清白蛋白(纳米级)是作为

(50～51题共用备选答案)
A. 渗透压调节剂
B. 增溶剂
C. 黏合剂
D. 助悬剂
E. 润湿剂

复方硫黄洗剂的处方组成如下:

沉降硫黄硫酸锌樟脑酯	30g
硫酸锌	30g
樟脑酯	250mL
羧甲基纤维素钠	5g
甘油	100mL
纯化水	加至1000mL

50. 在该处方中,羧甲基纤维素钠是作为

51. 在该处方中,甘油是作为

(52～53题共用备选答案)
A. 防腐剂
B. 助溶剂
C. 助悬剂
D. 增溶剂
E. 潜溶剂

52. 甲硝唑使用水-乙醇混合溶剂时溶解度提高5倍,水-乙醇混合溶剂是作为

53. 制备难溶性药物溶液时,加入聚山梨酯是作为

(54～56题共用备选答案)
A. 生物不稳定性
B. 物理不稳定性
C. 化学不稳定性
D. 结构不稳定性
E. 生化不稳定性

54. 头孢氨苄发生水解反应造成含量下降属于

55. 布洛芬混悬剂中药物颗粒结块属于

56. 微生物污染导致药物分解变质属于

(57～58题共用备选答案)
A. 氢键
B. 共价键
C. 离子-偶极相互作用
D. 范德华力
E. 离子键

57. β内酰胺类抗生素药物与作用靶标结合所形成的键合类型是

58. 去甲肾上腺素与$β_2$肾上腺素受体结合所形成的键合类型是

(59～61题共用备选答案)
A. 停药反应
B. 继发反应
C. 毒性反应
D. 后遗效应
E. 变态反应

59. 治疗剂量下治疗作用本身带来的间接结果,称为

60. 停药后,血药浓度已降至最小有效浓度以下时残存的药理效应称为

61. 患者长期应用某种药物,突然停药后出现原有疾病加剧的现象称为

(62～64题共用备选答案)
A. 巯基化合物
B. 热原
C. 重金属
D. 细菌内毒素
E. 硫酸盐

62. 信号杂质一般无毒性,但其含量的多少可反映药物纯度和生产工艺或生产过程问题,常见的是

63. 检查对象明确为某一物质,螺内酯检查项下的特殊杂质是

64. 化学药品注射剂一般首选检查项是

(65～67题共用备选答案)
A. 阿托品用于解除胃肠道痉挛时所引起的口干、心悸、便秘等反应
B. 使用氨基糖苷类药物所引起的耳鸣、听力减退甚至耳聋等反应
C. 服用巴比妥类催眠药后,次晨出现的乏力、困倦等反应
D. 长期服用中枢性降压药可乐定治疗高血压,突然停药后次日出现血压明显升高
E. 使用头孢菌素类药物所引起皮疹、瘙痒、荨麻疹等反应

65. ADR是指不符合用药目的并给患者带来不适或痛苦的反应。其中属于后遗效应的是

66. ADR是指不符合用药目的并给患者带来

不适或痛苦的反应。其中属于停药反应的是

67. ADR 是指不符合用药目的的并给患者带来不适或痛苦的反应。其中属于副作用的是

（68～69题共用备选答案）
A. 苯巴比妥
B. 二甲双胍
C. 肾上腺素
D. 甲氧苄啶
E. 氢氯噻嗪

68. 为减少普鲁卡因的吸收，增强普鲁卡因的作用，可在普鲁卡因注射液中加入的药物是

69. 为使降压作用相加，可与阿替洛尔联合应用的药物是

（70～71题共用备选答案）
A. 药理性拮抗
B. 生化性拮抗
C. 生理性拮抗
D. 相加作用
E. 相减作用

70. 一种药物与特异性受体结合后，阻止激动药与其结合，从而降低药效的是

71. 两个激动药分别作用于生理作用相反的两个特异性受体的是

（72～73题共用备选答案）
A. 酮洛芬
B. 普萘洛尔
C. 雷尼替丁
D. 吡罗昔康
E. 地尔硫䓬

生物药剂学分类系统根据药物溶解度和渗透性的不同组合将药物分为四类

72. 属于第Ⅱ类低溶解度、高渗透性的亲脂性分子药物的是

73. 属于第Ⅳ类低溶解度、低渗透性的疏水性分子药物的是

（74～75题共用备选答案）
A. 多巴胺
B. 组胺
C. 氯普噻吨
D. 己烯雌酚
E. 氯胺酮

74. 具有几何异构体，其反式异构体的两个酚羟基排列的空间距离与雌二醇的两个羟基的距离相近的药物是

75. 扭曲式构象由于两个药效基团—OH 和—NH_2 间的距离与受体不匹配故没有活性的药物是

（76～77题共用备选答案）
A.
B.
C.
D.

E. [结构图：对乙酰氨基酚，4-羟基苯基乙酰胺]

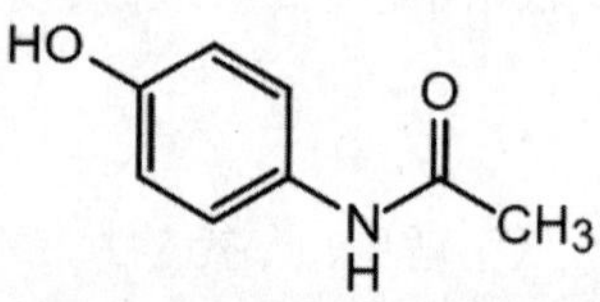

76. 结构中含有环戊酮甲基，可用于类风湿关节炎的药物是

77. 吡罗昔康中的苯环由噻吩替代得到的药物是

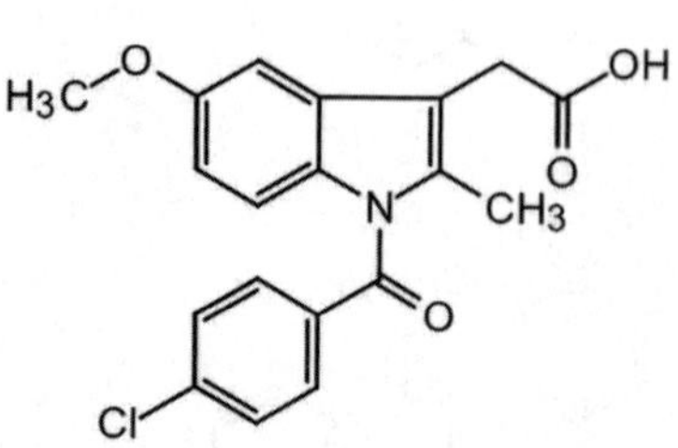

E. [结构图：2,4-二氟联苯基水杨酸]

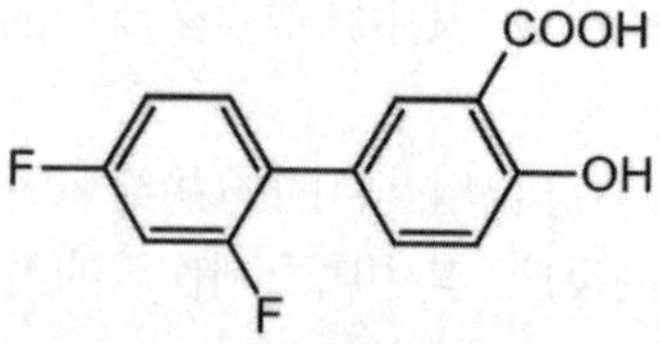

78. 基于已有COX-2抑制药的结构构建了药效团，以不饱和吡咯烷酮作为支架，连接有甲磺酰基取代苯和甲基苯形成的药物结构设计出的药物是

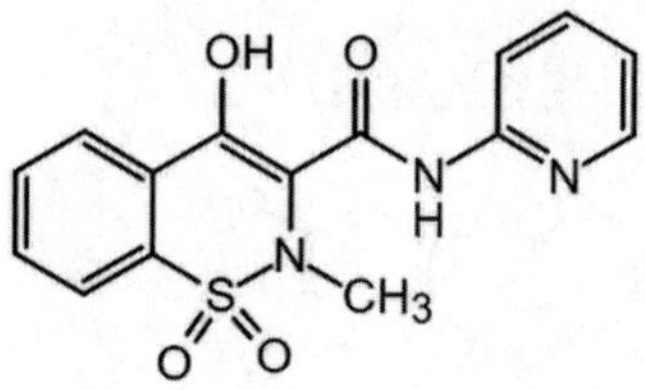

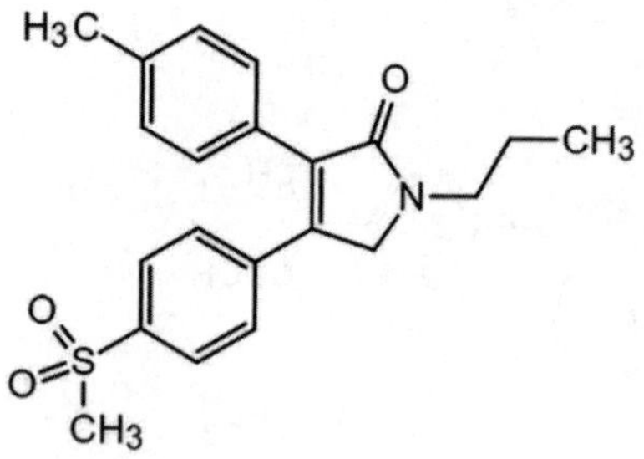

79. 骨架为1,2-苯并噻嗪结构，含有烯醇型羟基药效团的非甾体抗炎药是

80. 水杨酸的5位上引入2,4-二氟苯基得到的水杨酸类药物是

（78～80题共用备选答案）

A. [结构图：塞来昔布]

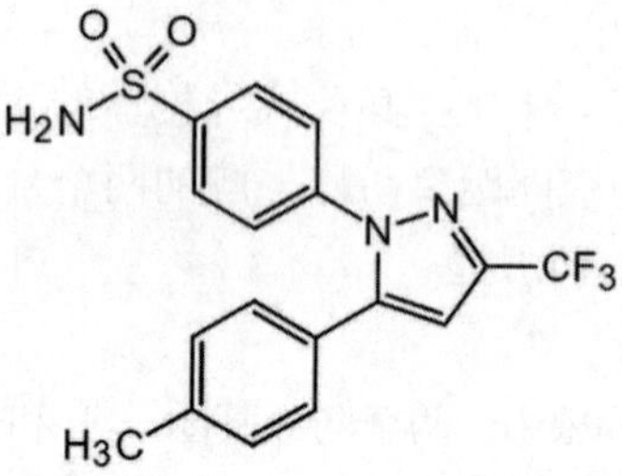

B. [结构图：吡罗昔康类——N-吡啶基]

C. [结构图：含甲磺酰苯基的吡咯烷酮]

D. [结构图：吲哚美辛]

（81～83题共用备选答案）

A. [结构图：泮托拉唑类，3,4-二甲氧基吡啶+二氟甲氧基苯并咪唑]

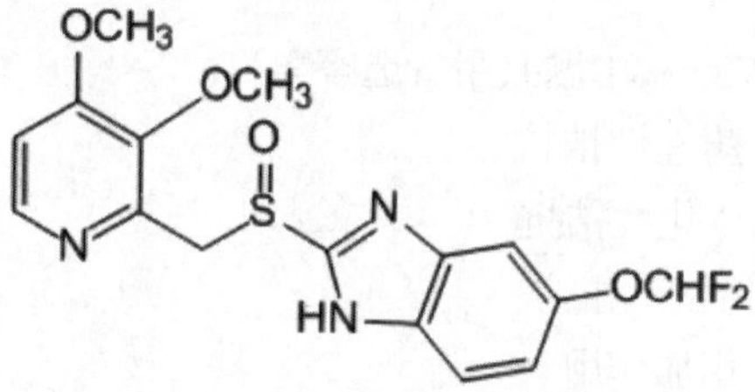

B. [结构图：哌啶甲基苯氧丙基乙酰胺]

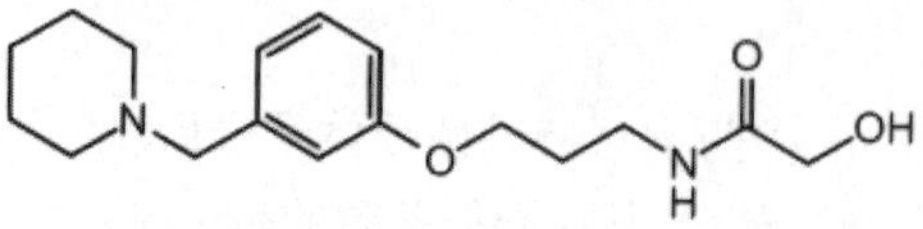

C. [结构图：奥美拉唑类似物]

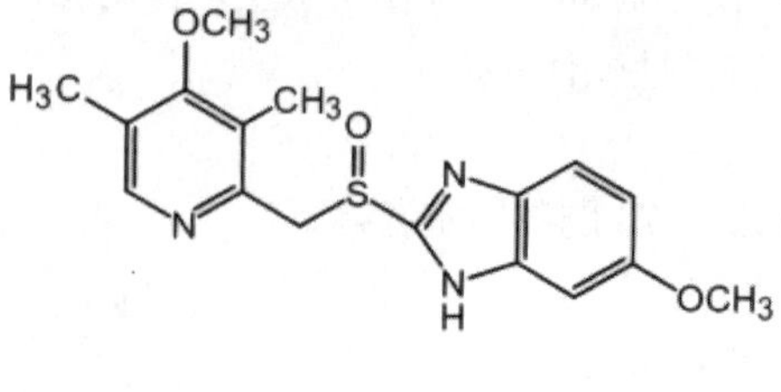

D. [结构图：兰索拉唑，OCH₂CF₃]

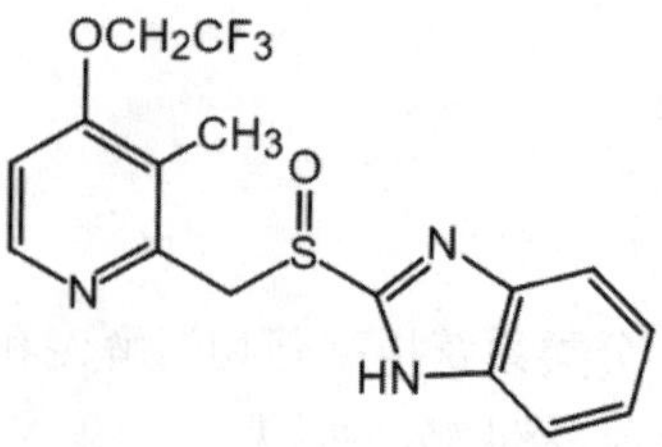

E. [化学结构图：雷尼替丁·HCl]

D. [化学结构图：达比加群酯]

81. 化学结构中含有二氟甲氧基的质子泵抑制剂是

82. 结构中呋喃环的 H_2 受体拮抗剂抗溃疡药是

83. 结构中含哌啶甲苯环的 H_2 受体拮抗剂抗溃疡药是

E. [化学结构图：替罗非班]

(84～85题共用备选答案)

A. [化学结构图：华法林钠]

84. 口服给药经胃肠道吸收后，部分转化为原药，以原药和前药两种形式进入门静脉的抗凝血药是

85. 化学结构中包含精氨酸、哌啶和四氢喹啉的三脚架结构，与凝血酶的活性部位形成立体型结合的抗凝血药是

B. [化学结构图：氯吡格雷]

(86～87题共用备选答案)

A. [化学结构图：塞利洛尔]

B. [化学结构图：卡维地洛]

C. [化学结构图：阿加曲班]

C. [化学结构图：噻吗洛尔]

D. 吲哚洛尔

E. 纳多洛尔

C.

D.

E.

86. 分子中含有二羟基四氢萘结构,半衰期最长,无膜稳定和内在拟交感活性的药物是

87. 分子中含脲结构片段,能通过胎盘屏障,在体内不被代谢,以原型排出的药物是

(88～89题共用备选答案)

A.

B.

88. 结构中含有二乙氨基侧链的长效镇静催眠药是

89. 将分子中的三氮唑环替换为咪唑环,同样具有高脂溶性的药物是

(90～91题共用备选答案)
A. 淋巴转运
B. 膜动转运
C. 被动转运
D. 易化扩散
E. 主动转运

90. 不需要载体,膜两侧的浓度差越大,转运速度越快的跨膜转运方式是

91. 转运速度与载体量有关、消耗能量，往往出现饱和现象的跨膜转运方式是

（92～94题共用备选答案）
A. 药物的几何异构对药物作用的影响
B. 药物分子的电荷分布对药效的影响
C. 药物的构象异构对药物活性的影响
D. 药物的手性结构对药物作用的影响
E. 药物结构中的取代基对药效的影响

92. 抗过敏药氯苯那敏，其右旋体的活性高于左旋体的原因是

93. 氯普噻吨，其顺式异构体的抗精神病作用比反式异构体强5～10倍的原因是

94. 组胺可同时作用于组胺 H_1 和 H_2 受体，产生两种不同药理活性的原因是

（95～97题共用备选答案）
A. 生物等效
B. 首关效应
C. 生物转化
D. 淋巴循环
E. 肠-肝循环

95. 药物在体内吸收、分布的同时可能伴随着化学结构上的转变，这是药物的

96. 药物在尚未吸收进入血液循环之前，在肠黏膜和肝脏被代谢而使进入血液循环的原型药量减少的现象，称为

97. 随胆汁排入十二指肠的药物或其代谢物，在肠道中重新被吸收，经门静脉返回肝脏，重新进入血液循环的现象，称为

（98～100题共用备选答案）
A. 羧酸
B. 烃基
C. 卤素
D. 羟基
E. 巯基

98. 有较强的电负性，会产生电性诱导效应，还会增加分子脂溶性的基团是

99. 有较强的亲核性，可用作解毒药的基团是

100. 对产生中枢副作用的药物，可减少副作用的基团是

三、综合分析选择题（共10题，每题1分。题目分为若干组，每组题目基于同一个临床情景、病例、实例或者案例的背景信息逐题展开。每题的备选项中，只有1个最符合题意）

（101～104题共用题干）
西替利嗪（化学结构如图所示）用于治疗季节性过敏性鼻炎（花粉症）。对急性和慢性的皮肤、眼部、呼吸道等变态反应性疾病均有较好的疗效，常用于过敏性鼻炎、皮炎、眼结膜炎、哮喘、荨麻疹等。盐酸西替利嗪咀嚼片的处方如下：

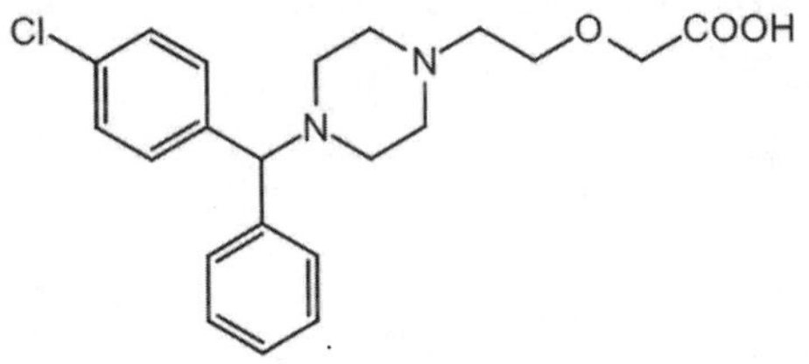

盐酸西替利嗪　　5g　　　　甘露醇　　　192.5g
乳糖　　　　　　70g　　　　微晶纤维素　61g
预胶化淀粉　　　10g　　　　硬脂酸镁　　7.5g
苹果酸　　　　　适量　　　　阿司帕坦　　适量
8%聚维酮乙醇溶液　　　　100mL
制成1000片

101. 下列关于西替利嗪的结构、性质和代谢的说法，正确的是
A. 拮抗组胺 H_2 受体发挥抗过敏作用

B. 从结构上来看，属于哌啶类药物
C. 脂溶性大，易透过血-脑屏障，镇静作用较强
D. 含有一个手性中心，具有旋光性，右旋体活性比左旋体活性更强
E. 主要以原型通过肾脏消除

102. 下列关于片剂特点的说法，错误的是
A. 种类较多，可满足不同临床医疗需要
B. 剂量准确、服用方便
C. 某些含挥发性成分的片剂，贮存期内含量会下降
D. 化学性质不稳定
E. 运输、使用、携带方便

103. 在盐酸西替利嗪咀嚼片处方中，苹果酸的作用是
A. 填充剂
B. 矫味剂
C. 润滑剂
D. 黏合剂
E. 防腐剂

104. 在盐酸西替利嗪咀嚼片的处方中，聚维酮乙醇溶液的作用是
A. 黏合剂
B. 崩解剂
C. 润滑剂
D. 矫味剂
E. 填充剂

(105～107题共用题干)
生命的生长和繁殖离不开遗传物质的复制，因此通过阻断遗传物质的复制可以达到抑制生长发育的目的。对于抗病毒和抗肿瘤治疗，都有相应的核苷类似物，通过"伪品掺入"的方式，抑制病毒复制和抑制肿瘤细胞复制，最终达到治疗目标。

105. 通过妨碍生理构象和碱基堆积起到抗肿瘤作用的胞嘧啶衍生物是

A. 卡莫氟

B. 卡培他滨

C. 扎西他滨

D. 盐酸阿糖胞苷

E. 司他夫定

106. 具有双脱氧硫代胞苷结构的逆转录酶抑制药是

A.

去羟肌苷

B.

拉米夫定

C.

齐多夫定

D.

吉西他滨

E.

卡培他滨

107. 在治疗剂量范围内，拉米夫定的药动学呈线性关系。下列说法不正确的是

A. 剂量增加时，拉米夫定的消除速率常数不变
B. 拉米夫定的平均稳态血药浓度和剂量成正比
C. 拉米夫定的 AUC 和剂量成正比
D. 剂量增加时，拉米夫定的半衰期增加
E. 剂量增加时，拉米夫定的清除率不变

（108～110 题共用题干）

奥美拉唑的 S-异构体被开发为药物艾司奥美拉唑上市，是第一个上市的光学活性质子泵抑制药。其化学结构式如下：

108. 下列关于艾司奥美拉唑结构组成的说法，正确的是

A. 咪唑环 + 含硫醚的四原子链 + 胍基
B. 吡啶环 + 甲基亚磺酰基 + 苯并咪唑
C. 嘧啶环 + 甲基亚磺酰基 + 苯并吡唑
D. 噻唑环 + 含硫醚的四原子链 + 胍基
E. 哌啶环 + 甲基亚磺酰基 + 苯并咪唑

109. 艾司奥美拉唑的作用靶点是

A. H^+, K^+-ATP 酶
B. 胃泌素受体

C. 多巴胺 D_2 受体
D. 组胺 H_1 受体
E. 组胺 H_2 受体

110. 下列关于艾司奥美拉唑的说法，错误的是
A. 艾司奥美拉唑和奥美拉唑的 R-异构体能产生作用强度相同的抗酸分泌作用
B. 艾司奥美拉唑比奥美拉唑的 R-异构体在体内的代谢清除率低，经体内循环更易重复循环，维持时间更长
C. 艾司奥美拉唑在体内 98% 经由 CYP2C19 催化代谢，大部分代谢产物为羟基化物，被清除至体外
D. 艾司奥美拉唑在肝脏首关效应较小
E. 艾司奥美拉唑制成盐可提高稳定性

四、多项选择题（共 10 题，每题 1 分。每题的备选项中，有 2 个或 2 个以上符合题意。错选、少选均不得分）

111. 口服片剂在制备过程中可能会出现裂片，导致裂片的原因是
A. 细粉太多
B. 片剂压力过大
C. 压缩压力不足
D. 黏性力差
E. 物料塑性较差

112. 乳剂制成后在放置过程中常出现的不稳定的现象。包括
A. 转相
B. 絮凝
C. 分层
D. 合并与破裂
E. 溶出超限

113. 下列关于口腔黏膜给药制剂的质量要求，说法正确有
A. 含片应在 10min 内全部崩解或溶化
B. 舌下片在 5min 内全部崩解或溶化

C. 口腔贴片应进行释放度检查
D. 口腔贴片不能加入着色剂
E. 口腔贴片体积小，柔性好且黏附性强，能保证与黏膜紧密接触

114. 下列可以除去药液中热原的方法有
A. 离子交换法
B. 超滤法
C. 酸碱法
D. 高温法
E. 凝胶滤过法

115. 氯霉素的结构如下图所示，氯霉素发生的第 I 相生物转化反应有

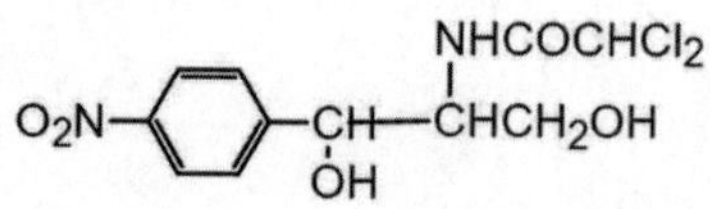

$$O_2N-\text{C}_6\text{H}_4-\underset{OH}{\text{CH}}-\underset{}{\text{CH}}-\text{CH}_2\text{OH}$$
（NHCOCHCl_2）

A. 芳环羟基化反应
B. N-脱烷基反应
C. O-脱烷基反应
D. 氧化脱卤素
E. 硝基还原

116. 20 世纪 60 年代初，半合成头孢菌素类开始用于临床。下列关于头孢菌素类抗生素说法正确的是
A. 头孢菌素的 β-内酰胺环化学稳定性比青霉素差
B. 多数的头孢菌素类抗生素均具有耐酸的性质
C. 7 位的酰胺基是抗菌谱的决定性基团
D. 第二代头孢菌素抗革兰阳性菌的作用较第一代强
E. 硫酸头孢匹罗对大多数的革兰阳性菌和革兰阴性菌产生高度活性

117. 下列关于气雾剂质量要求的说法，正确的有
A. 无毒性、无刺激性
B. 泄露和压力检查应符合规定，确保安全使用

C. 抛射剂为适宜的高沸点液体
D. 均应符合微生物限度检查的要求
E. 应置冷处保存，并避免暴晒、受热、敲打、撞击

118. 下列关于药动学参数及临床意义的说法错误的是

A. 半衰期和消除速率常数均能表示药物从体内消除的快慢
B. 表观分布容积代表药物在体内分布的生理空间
C. 亲脂性药物的表观分布容积往往超过体液总体积
D. 表观分布容积大的药物，表示其血中药物浓度高
E. 肝、肾功能下降时，药物的半衰期延长，清除率减小

119. 下列药物与口服避孕药合用时，可能降低其代谢速度的药物有

A. 苯巴比妥
B. 苯妥英钠
C. 利福平
D. 氯霉素
E. 西咪替丁

120. 单室模型血管外给药的血药浓度-时间曲线如图所示。下列关于其特点，说法有误的是

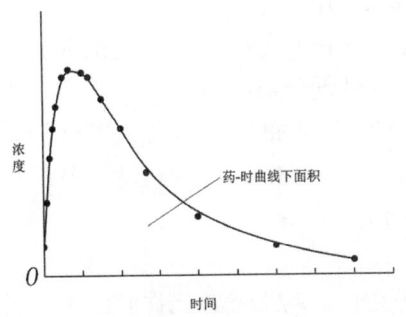

A. 峰左边的吸收相，其吸收速度大于消除速度
B. T_{max} 为峰浓度，C_{max} 为达峰时间

C. 峰右边的消除相，可反映药物的消除情况
D. 到达峰顶的瞬间，吸收速度等于消除速度
E. 曲线通常呈现浓度先降后升的特点

临考决胜卷（二）

一、最佳选择题（共 40 题，每题 1 分。每题的备选项中，只有 1 个最符合题意）

1. 表面活性剂在药物制剂中应用广泛。下列有关表面活性剂的说法错误的是
A. 表面活性剂系指具有很强的表面活性、加入少量就能使液体的表面张力显著上升的物质
B. 表面活性剂分子是一种既亲水又亲油的两亲性分子
C. 表面活性剂能改变细胞膜的通透性，可影响药物吸收
D. 描述表面活性剂性质的参数为亲水亲油平衡值，缩写为 HLB
E. 阳离子型表面活性剂又称为季铵化合物

2. 下列不属于混悬剂的质量要求检查的项目是
A. 重新分散性
B. 沉降容积比
C. 微粒大小
D. 融变时限
E. 絮凝度

3. 药物的溶解度是指在一定温度（气体在一定压力）下，在一定量溶剂中达到饱和时溶解的最大药量。下列关于影响药物溶解度的因素说法错误的是
A. 若药物分子间的作用力大于药物分子与溶剂分子间作用，则药物溶解度大
B. 温度对溶解度的影响取决于溶解过程是吸热过程还是放热过程
C. 不同晶型药物的溶解度大小为：无定型＞亚稳定型＞稳定型
D. 一般可溶性药物的溶解度与药物粒子大小无关
E. 对于难溶性药物，当药物粒子很小时，药物溶解度随粒径减小而增加

4. 下列关于乳状液型注射剂，说法错误的是
A. 乳状液型注射剂存在贮存稳定性差的问题，可制成静脉注射用冻干乳改善
B. 乳剂中液滴的分散度很大，药物吸收快、药效发挥快及生物利用度高
C. 可减少药物的刺激性及毒副作用
D. 可增加难溶性药物的溶解度
E. 静脉用乳状液型注射液中所有乳滴粒径应在 6μm 以下

5. 微球和微囊均需要检查的项目是
A. 粒度分布
B. 体外释放度
C. 载药量
D. 包封率
E. 有机溶剂残留检测

6. 下列关于生物技术药物注射剂的注意事项，说法错误的是
A. 由于多肽和蛋白质分子在溶液中的稳定性与溶液的 pH 密切相关，因此需要加入 pH 调节剂和缓冲盐
B. 组成蛋白质的氨基酸部分易被氧化，因此可加入甘露醇、山梨醇、蔗糖、葡萄糖等稳定剂
C. 由于生物技术药物制剂的特殊性，制剂中不能加入 EDTA 等螯合剂
D. 为防止蛋白的变性，可以在制剂中添加少量的表面活性剂分子
E. 生物技术药物的结构和性质多与内源性生物分子相似，对温度、pH 等敏感，很容易被降解或失活

7. 下列关于气雾剂说法，错误的是
A. 气溶胶形成与病人的吸入行为无关
B. 泄露和压力检查应符合规定
C. 抛射剂为适宜的高沸点液体

D. 大多数现有的 MDIs 没有剂量计数器

E. 气雾剂应无毒性、无刺激性

8. 下列属于栓剂水溶性基质的是

A. 叔丁基羟基茴香醚

B. 鲸蜡醇

C. 椰油酯

D. 甘油明胶

E. 可可豆脂

9. 下列关于药品名称的叙述，错误的是

A. 根据制剂命名原则，制剂名＝药物通用名＋剂型名

B. 药品通用名通常是指有活性的药物物质，而不是最终的药品

C. 商品名又称为品牌名，是由新药开发者在申报药品上市时选定的

D. 药品化学名也称为国际非专利药品名称（INN），是 WHO 推荐使用的

E. 含有相同药物活性成分的药品在不同国家不同生产企业可能以不同的商品名销售

10. 下列关于药物剂型重要性的叙述，错误的是

A. 硫酸镁口服用作泻下药，静脉滴注则具有镇静、解痉作用

B. 注射剂、吸入气雾剂发挥药效很快，常用于急救

C. 氨茶碱改成栓剂则可消除心跳加快的不良反应

D. 主药易发生降解的，可以制成固体制剂

E. 静脉注射用脂质体是微粒制剂，可以改变药物的作用靶点

11. 下列关于《中国药典》的叙述，错误的是

A.《中华人民共和国药典》和药品标准为国家药品标准

B. 凡例是对共性问题的统一规定，在药典各部正文之前

C. 正文是药典标准的主体，包括：品名、结构式、用法用量、不良反应等

D. 针对剂型特点所规定的基本技术要求，应查阅《中国药典》四部通则

E. 生物制品通则收载于《中国药典》三部

12.《中国药典》正文标准，以二部收载品种标准为例，收载的 16 项内容可分为定义、技术规格和附加事项三个部分。下列关于《中国药典》性状项下记载的内容叙述，错误的是

A."本品为白色结晶或结晶性粉末；无臭或微带醋酸臭"描述的是外观性状

B. 溶解度是药品的一种物理性质，收载于【性状】项下

C."溶解"系指溶质 1g（mL）能在溶剂 10 ～不到 100mL 中溶解

D."微溶"系指溶质 1g（mL）能在溶剂 100 ～不到 1000mL 中溶解

E. 物理常数具有鉴别意义，也可反映纯度，主要有：相对密度、馏程、熔点、凝点、比旋度、折光率、黏度、吸收系数、碘值、皂化值、酸值

13. 下列关于产生毒性反应的原因描述错误的是

A. 患者肝肾功能衰退

B. 长期用药逐渐累积

C. 单次用药剂量过大

D. 患者属于过敏性体质

E. 致癌物质的影响

14. 下列关于效能和效价强度说法错误的是

A. 效能值越大效价强度就越大

B. 效能和效价强度反映药物的不同性质，二者具有不同的临床意义

C. 效能和效价强度常用于评价同类药物中不同品种的作用特点

D. 引起等效反应剂量越小则效价强度越大

E. 效能反映了药物的内在活性，在质反应中阳性率达 100%

15. 自体活性物质组胺可作用于 H_1 组胺受体，而引起血压下降，甚至出现休克的现象，而肾上腺素可通过拮抗作用缓解休克，肾上腺素可

拮抗此现象的原因是
A. 肾上腺素拮抗 H_1 组胺受体,引起支气管平滑肌收缩
B. 肾上腺素使小动脉、小静脉和毛细血管扩张引起血压下降
C. 肾上腺素作用于 β 肾上腺素受体,使小动脉、小静脉和毛细血管前括约肌收缩以缓解休克
D. 肾上腺素通过拮抗 β 肾上腺素受体用于治疗过敏性休克
E. 肾上腺素通过作用于 β 肾上腺素受体产生药理性拮抗作用

16. 一种药物虽无某种生物效应,却可增强另一种药物的作用属于
A. 相加作用
B. 增强作用
C. 增敏作用
D. 诱导作用
E. 加强作用

17. 通过干扰 K^+ 通道产生心脏毒性的药物是
A. 普鲁卡因胺
B. 维拉帕米
C. 溴苄胺
D. 地高辛
E. 美西律

18. 以下药物中,化学骨架为芳氧丙醇胺的是
A.

沙丁胺醇

B.

异丙肾上腺素

C.

盐酸普萘洛尔

D.

拉贝洛尔

E.

多非利特

19. 药物的生物转化通常分为两相,以下不属于参与I相生物转化的酶为
A. 单胺氧化酶
B. 黄素单加氧酶
C. 酰基转移酶
D. 丝氨酸内肽酯酶
E. 催化硝基的还原酶

20. 以下药物中,既能发生氧化脱卤素代谢又能发生硝基还原代谢的是
A.

地西泮

B.

盐酸普萘洛尔

C.

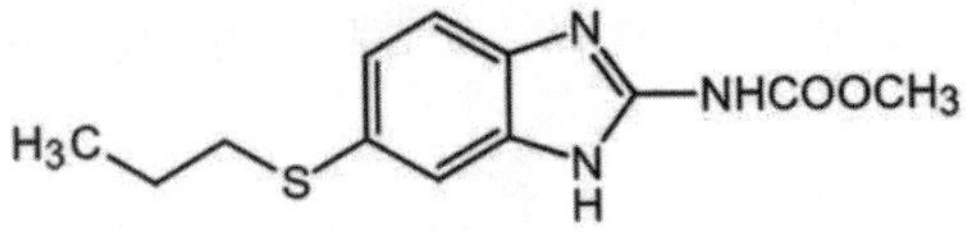

阿苯达唑

D.

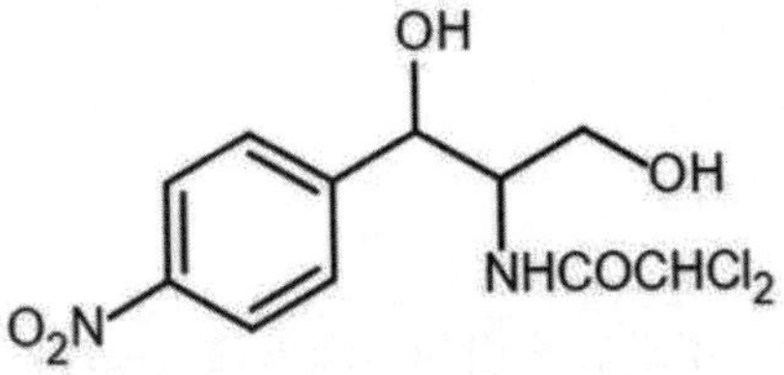

氯霉素

E.

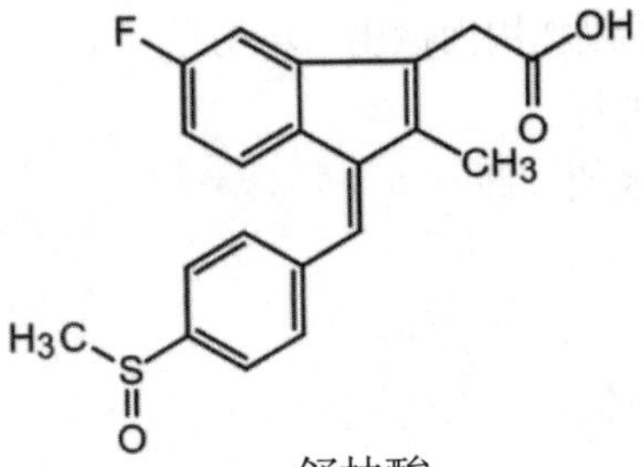

舒林酸

21. 在Ⅱ相生物转化中，含有亲核性的基团，在体内起到清除由于代谢产生的有害的亲电性物质的内源性分子是
A. 葡萄糖醛酸
B. 氨基酸
C. 硫酸
D. 谷胱甘肽
E. 乙酰基

22. 含有苯胺或苯酚结构，在体内代谢生成醌类物质而产生毒性的药物不包括
A. 双氯芬酸
B. 奈法唑酮
C. 普拉洛尔
D. 苯噁洛芬
E. 曲格列酮

23. 苯二氮䓬类镇静催眠药地西泮的化学结构如图所示，下列有关其稳定性和体内代谢的说法错误的是

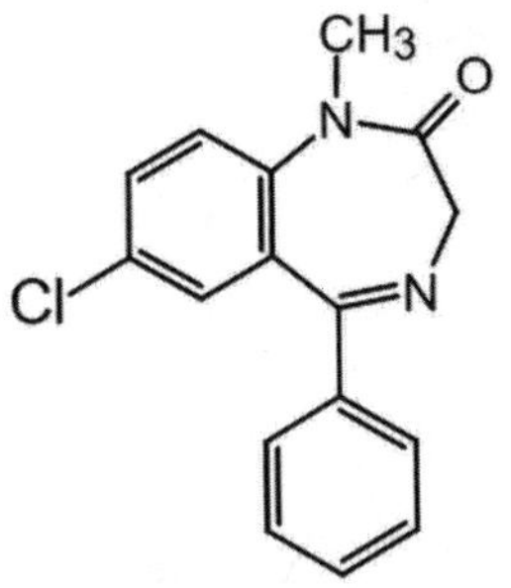

A. 1，2位酰胺键在酸性条件下受热易水解开环造成药物失活
B. 4，5位亚胺键在酸性条件下发生水解开环，在碱性条件下可重新环合
C. 4，5位的可逆性开环反应使得该类药物生物利用度低，作用时间短
D. 苯二氮䓬类药物代谢途径相似，主要有1位 $N-$ 去甲基、3位羟基化、苯环羟基化、1，2位开环等
E. 苯二氮䓬类药物代谢产物大多仍保留有活性，临床应用时需注意药物蓄积

24. 选择性地作用于苯二氮䓬受体的 ω-1 受体亚型，增加 GABA 的传递，属于咪唑吡啶类的催眠药是
A. 艾司唑仑
B. 咪达唑仑
C. 扎来普隆
D. 酒石酸唑吡坦
E. 佐匹克隆

25. 属于噁唑啉类抗高血压药，可抑制中枢交感神经而使血压下降，也作用于外周突触前 α₂ 受体，使血浆去甲肾上腺素水平下降，而肾上腺素水平不变。该药物是
A.

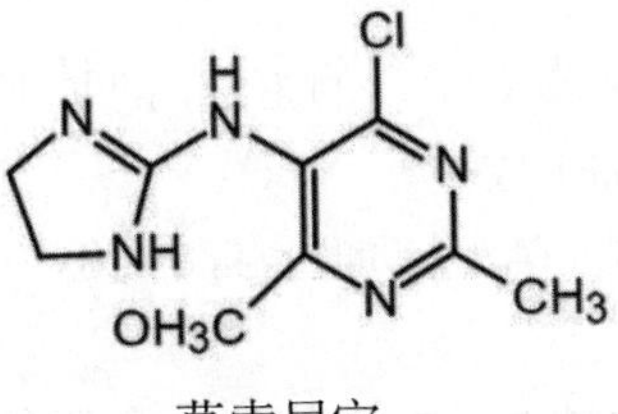

莫索尼定

B.

去氧肾上腺素

C.

利美尼定

D.

甲基多巴

E.

盐酸可乐定

26. 昔布类药物能避免胃肠道副作用的原因是
A. 选择性抑制 COX-1，保护胃肠道黏膜、调节肾脏血流和促进血小板聚集
B. 选择性抑制 COX-2，在抑制炎症部位的 PG 合成的同时避免了对胃肠道 PG 及血栓烷 A_2 合成的影响
C. 在阻断前列环素（PGI_2）产生的同时，并不能抑制血栓素（TXA_2）的生成
D. 阻断前列环素（PGI_2）的生成，同时抑制血栓素（TXA_2）的生成
E. 选择性抑制 COX-2，同时也抑制 COX-1

27. 在 H_2 受体拮抗药的结构改造中常利用拼合原理，将不同的药效基团采用不同的方式进行连接。其中选择性最高和作用最强的 H_2 受体拮抗药为
A. 西咪替丁
B. 雷尼替丁
C. 法莫替丁
D. 尼扎替丁
E. 罗沙替丁

28. 他汀类药物会引起肌肉疼痛或横纹肌溶解的副作用，其中由于引起横纹肌溶解，导致病人死亡的副作用而撤出市场的是
A. 洛伐他汀
B. 瑞舒伐他汀钙
C. 辛伐他汀
D. 普伐他汀
E. 西立伐他汀

29. 含有苯乙醇胺类结构，脂溶性低，具有拮抗 β 受体和延长心肌动作电位的双重作用的抗心律失常药是
A. 伊布利特
B. 阿普洛尔
C. 多非利特
D. 索他洛尔
E. 吲哚洛尔

30. 下列关于糖皮质激素的常用药物，说法错误的是
A. 醋酸氢化泼尼松是醋酸氢化可的松的 1 位双键衍生物，抗炎活性增强
B. 氢化可的松由可的松改造而来，属于半合成的糖皮质激素
C. C6 位引入氟原子可增强抗炎活性而不增加钠潴留作用
D. C9 位引入氟原子抗炎活性和钠潴留作用同时增加
E. 钠潴留被视为糖皮质激素的副作用

31. 主要用于防治绝经后骨质疏松症。最常出现的不良反应为关节痛和胃肠功能紊乱的吡

啶双膦酸盐类药物是

A.

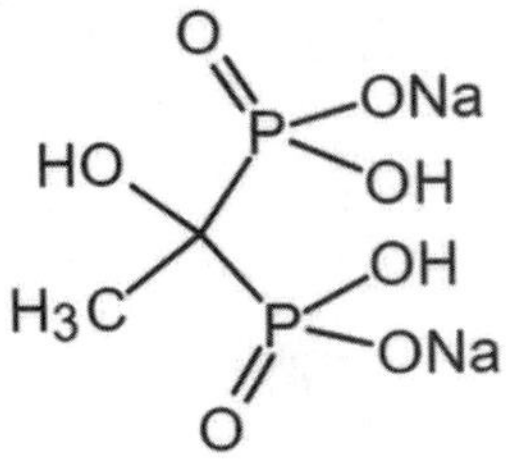

依替膦酸二钠

B.

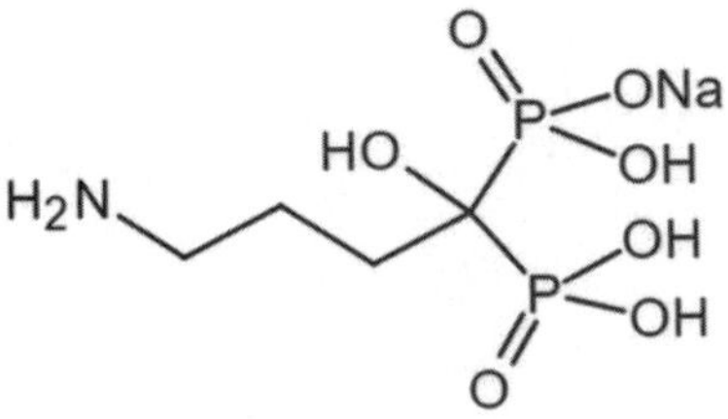

阿仑膦酸钠

C.

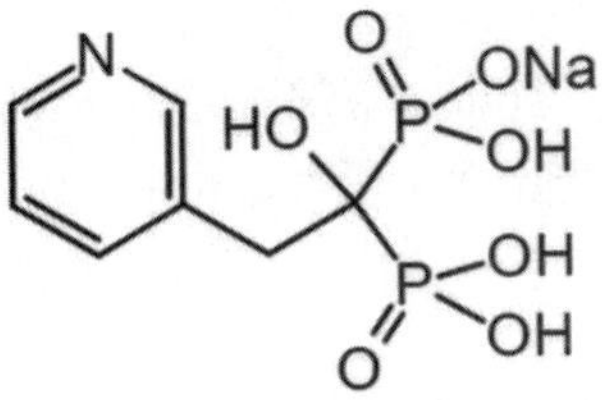

利塞膦酸钠

D.

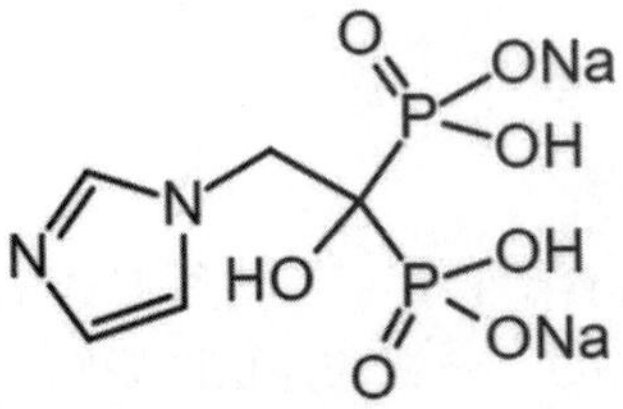

唑来膦酸钠

E.

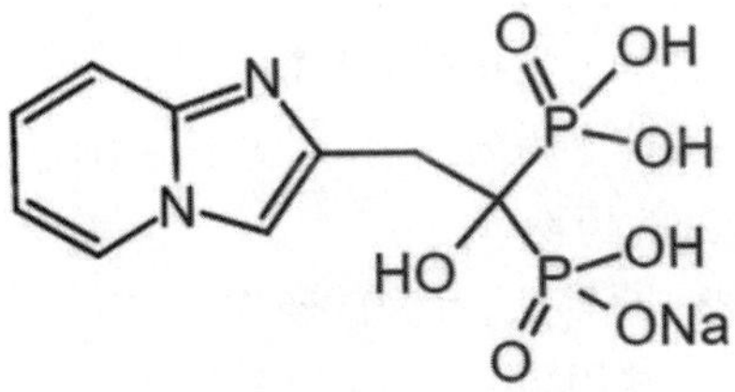

米诺膦酸钠

32. 舒巴坦的化学结构如图所示,下列关于其结构特点与临床应用的说法错误的是

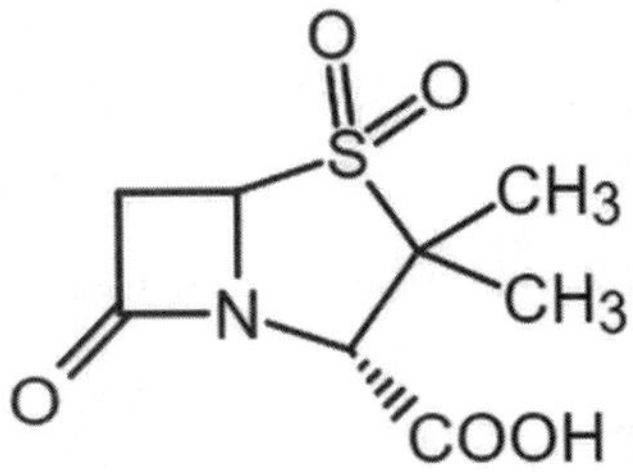

A. 属于青霉烷砜类 β-内酰胺酶类抗生素
B. 为不可逆竞争性 β-内酰胺酶抑制药
C. 与氨苄西林以 1:1 的形式以次甲基相连形成舒他西林
D. 舒巴坦-头孢哌酮复方制剂可降低头孢哌酮对 β-内酰胺酶的稳定性
E. 舒巴坦结构中甲基上的氢以 1,2,3-三氮唑取代得到他唑巴坦

33. 第一个上市的蛋白酪氨酸激酶抑制剂,用于治疗费城染色体阳性的慢性粒细胞白血病和恶性胃肠道间质肿瘤的药物是

A. 吉非替尼
B. 奥希替尼
C. 阿帕替尼
D. 索拉非尼
E. 甲磺酸伊马替尼

34. 下列关于药物体内过程的基本原理,说法不正确的是

A. 吸收是药物从给药部位进入体循环的过程
B. 药物在体内的动力学过程多属于一级速率过程,速率与吸收部位的药量成正比
C. 药物进入体循环后向各组织、器官或者体液转运的过程称为分布
D. 酶的诱导剂是指药物受体内酶系统的作用,结构发生转变的过程
E. 肝脏或肾脏功能出现障碍时,清除率会变小

35. 除静脉给药外,药物的剂型因素对药物的吸收有很大的影响。下列说法不正确的是

A. 水混悬液分散性优于片剂和胶囊剂,药物在吸收部位有大的表面积
B. 乳剂中的油脂可以促进胆汁分泌,有助于难

溶性药物的溶解和吸收

C. 表面活性剂除能降低表面张力外,还有形成胶团增溶作用

D. 一般络合物的形成和吸附作用能使药物在吸收部位的浓度减小

E. 散剂容易分散,故药物的粒子大小和溶出速度对生物利用度影响不大

36. 孕后的3～12周是胎儿器官形成期,孕妇特别需要慎重用药,主要考虑到所用药物的脂溶性、解离度、分子量等因素。这主要涉及的是

A. 药物排泄

B. 血脑屏障

C. 胎盘屏障

D. 药物代谢

E. 生物转化

37. 单室模型静脉注射给药血药浓度-时间曲线是

A.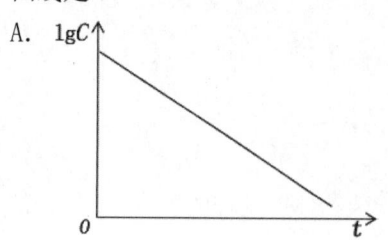

B.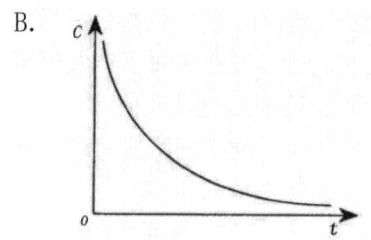

C.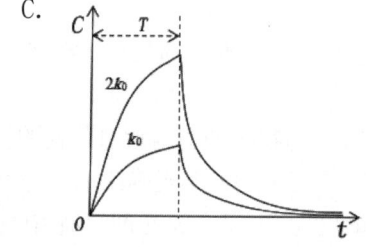

D.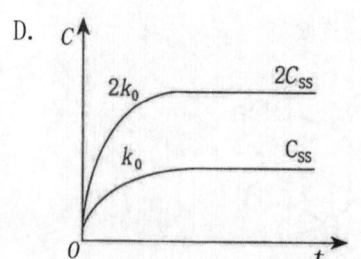

E.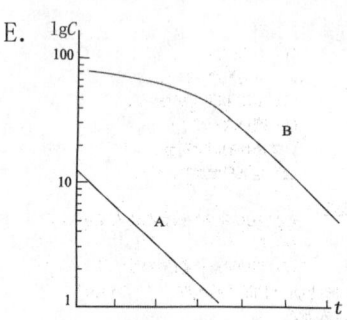

38. 一个药物的消除速率常数是 $0.3465h^{-1}$,此药物在体内清除90%所需要的时间约为

A. 2h

B. 3h

C. 3.32h

D. 6h

E. 6.64h

39. 并不是所有药物都需要进行血药浓度监测,在血药浓度-效应关系已经确立的前提下,下列不需要进行血药浓度监测的情况是

A. 个体差异大的药物

B. 具线性动力学特征的药物

C. 毒性反应不易被识别,用量不足的临床反应难以识别的药物

D. 常规剂量下没有疗效的药物

E. 特殊人群用药

40. 药物的疗效不但与吸收程度有关,也与吸收速度有关。图中A、B、C三种制剂具有相同的AUC,以下关于这三种制剂的叙述,正确的是

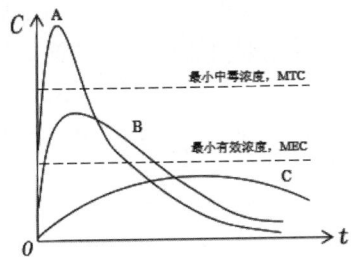

A. 制剂A的吸收速度最慢
B. 制剂A的吸收程度最小
C. 制剂B的吸收速度最快
D. 制剂C适合慢性病人长期用药
E. 制剂A可能引起中毒

二、配伍选择题（共60题，每题1分。题目分为若干组，每组题目对应同一组备选项，备选项可重复选用，也可不选用。每题只有1个备选项最符合题意）

（41～42题共用备选答案）
A. 甲基纤维素
B. 乙基纤维素
C. 微晶纤维素
D. 羟丙基纤维素
E. 聚乙二醇

41. 具有较强的结合力与良好的可压性，亦有"干黏合剂"之称的辅料是

42. 可作粉末直接压片黏合剂的辅料是

（43～44题共用备选答案）
A. 维生素C泡腾片
B. 硝苯地平软胶囊
C. 阿奇霉素分散片
D. 盐酸西替利嗪咀嚼片
E. 布洛芬口服混悬剂

43. 处方中含有甘油作为增塑剂的制剂是

44. 处方中含有甘油作为润湿剂的制剂是

（45～46题共用备选答案）
A. 潜溶剂
B. 助溶剂
C. 润湿剂
D. 增溶剂
E. 乳化剂

45. 难溶性药物与加入的第三种物质在溶剂中形成可溶性分子间的络合物、缔合物或复盐等，以增加药物在溶剂中的溶解度。这第三种物质称为

46. 难溶性药物在表面活性剂的作用下，在溶剂中增加溶解度并形成溶液，其中加入的表面活性剂称为

（47～48题共用备选答案）
A. 纯化水
B. 注射用水
C. 灭菌注射用水
D. 聚乙二醇
E. 甘油

47. 可作为滴眼剂的溶剂或稀释剂的制药用水为

48. 不得用于注射剂的配置与稀释的注射用溶剂为

（49～50题共用备选答案）
A. 润湿剂
B. 助悬剂
C. 抑菌剂
D. pH调节剂
E. 渗透压调节剂

49. 在黄体酮混悬长效注射剂处方中，氯化钠是作为

50. 在罗替戈汀长效混悬型注射剂处方中，磷

酸二氢钠是作为

(51～52题共用备选答案)

A. 醋酸纤维素酞酸酯
B. 聚酰胺
C. 硅橡胶
D. 聚乙烯醇
E. 聚乳酸（PLA）

微囊的囊材可分为天然的、半合成或合成的高分子材料三类

51. 属于半合成高分子囊材的是

52. 属于合成可生物降解类高分子囊材的是

(53～55题共用备选答案)

A. 十二烷基硫酸钠
B. 卡波姆
C. 羟苯乙酯
D. 聚异丁烯
E. 凡士林

53. 可作为水性凝胶基质的是

54. 乳膏中作为 O/W 型乳化剂的是

55. 贴剂中作为药物的贮库或载体材料，可用于调节药物的释放速率的是

(56～58题共用备选答案)

A. 贴剂
B. 糊剂
C. 软膏剂
D. 气雾剂
E. 洗剂

56. 皮肤红肿，出现红色斑丘疹和水疱，无渗液时可选用

57. 皮肤炎症趋向消退，但未完全消退，出现皮肤糜烂，有少量渗液时可选择

58. 皮肤疾病慢性期，以浸润增厚为主时可选用

(59～61题共用备选答案)

A. 呋塞米
B. 阿替洛尔
C. 卡马西平
D. 酮洛芬
E. 地尔硫䓬

59. 下列药物在体内的吸收量取决于溶解度的是

60. 下列药物在体内的吸收量取决于药物渗透率的是

61. 下列药物在体内的吸收量取决于溶出度的是

(62～63题共用备选答案)

A. 2%～20%
B. 2%～15%
C. 1%～10%
D. 0.2%～2.0%
E. 0.1%～1.0%

62. 《中国药典》定义，"有引湿性"系指药物的引湿增重的限度是

63. 《中国药典》定义，"略有引湿性"系指药物的引湿增重的限度是

(64～65题共用备选答案)

A. G-蛋白偶联受体
B. 细胞内受体
C. 配体门控离子通道受体
D. 酪氨酸激酶受体
E. 其他酶类受体

64. 甲状腺激素是甲状腺所分泌的激素,具有促进生长发育、调节代谢等作用,其作用的受体为甲状腺素受体,该受体属于

65. 前列腺素受体是内源性脂质介质前列腺素 E_2（PGE_2）的作用受体,属于

(66～68题共用备选答案)
A. 药物与非治疗部位靶标结合引发的毒副作用
B. 药物含有毒性基团引发的毒副作用
C. 药物与非治疗靶标结合引发的毒副作用
D. 药物对心脏快速延迟整流钾离子通道（hERG）的影响引发的毒副作用
E. 药物对细胞色素 P450 的作用引发的毒副作用

66. 经典抗精神病药物氯丙嗪产生锥体外系副作用的原因是

67. 血管紧张素转换酶抑制药类药物导致血压过低、血钾过多、咳嗽、皮疹、味觉障碍等不良反应的原因是

68. 某些药物因阻滞该通道引起 QT 间期延长甚至诱发尖端扭转型室性心动过速而撤出市场的原因是

(69～70题共用备选答案)
A. 异喹胍
B. 普鲁卡因胺
C. 异烟肼
D. 苯乙肼
E. 氯霉素

69. 在快代谢人群中先经乙酰化,后水解为异烟酸和乙酰肼,由于乙酰化作用而导致基因多态性的药动学差异的药物是

70. 可引起骨髓抑制,导致血小板生成减少的药物是

(71～72题共用备选答案)
A. 非那西丁
B. 硝酸甘油
C. 氯霉素
D. 博来霉素
E. 长春新碱

71. 急性型停药后大多可恢复,慢性型恢复困难,可引起间质性肺炎和肺纤维化的药物是

72. II型变态反应主要涉及血液系统疾病和自身免疫性疾病,可导致免疫性溶血性贫血的药物是

(73～74题共用备选答案)
A. 共价键
B. 离子键
C. 离子 - 偶极作用
D. 偶极 - 偶极作用
E. 范德华力

73. 来自分子间暂时偶极产生的相互吸引,随着分子间的距离缩短而加强的最弱的键合方式为

74. 美沙酮能够产生与哌替啶相似的空间构象,与阿片受体结合而产生镇痛作用是由于

(75～76题共用备选答案)
A. 醚基
B. 卤素
C. 巯基
D. 羧基
E. 羟基

75. 有较强的电负性,引入后能使药物的脂水分配系数增加 4～20 倍的基团是

76. 能够成酯类前药,从而减少对胃肠道刺激性的基因是

(77～78题共用备选答案)

A. 吲哚美辛
B. 利多卡因
C. 氯胺酮
D. 丙胺卡因
E. 己烯雌酚

77. 在体内可发生两次 N-脱烷基代谢,代谢产物对中枢神经系统有毒性的药物是

78. 在体内只有 R-(-)-异构体被水解,最终代谢产物引起高铁血红蛋白症的毒副作用的药物是

(79～80题共用备选答案)

A. 红霉素
B. 特非那定
C. 普拉洛尔
D. 非尔氨酯
E. 佐美酸

79. 与非治疗靶标结合而刺激了胃动素的活性,引起胃肠道副作用的药物是

80. 在体内代谢生成强亲电性的 2-苯基丙烯醛,易与蛋白的亲核基团发生迈克尔加成产生毒性的药物是

(81～83题共用备选答案)

A. 赖诺普利
B. 福辛普利
C. 阿拉普利
D. 卡托普利
E. 群多普利

81. 分子中含有巯基和脯氨酸片段,是关键的药效团,含巯基的 ACE 抑制药的唯一代表药是

82. 唯一的含游离双羧酸的普利类药物是

83. 将依那普利结构中的脯氨酸用八氢-1H-吲哚羧酸替代得到的药物是

(84～85题共用备选答案)

A. 己烯雌酚

B. 氯米芬

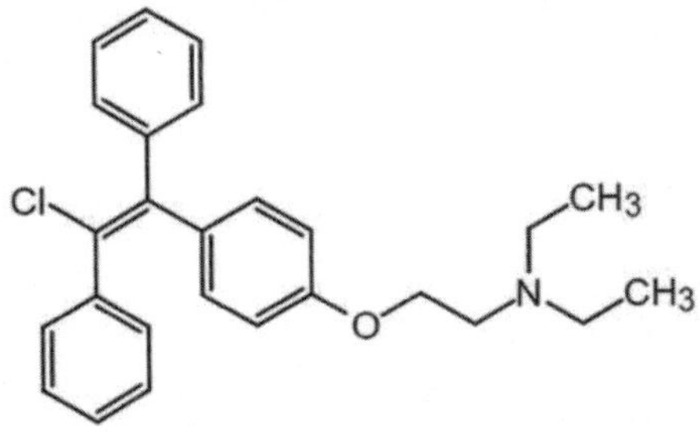

C. 他莫昔芬

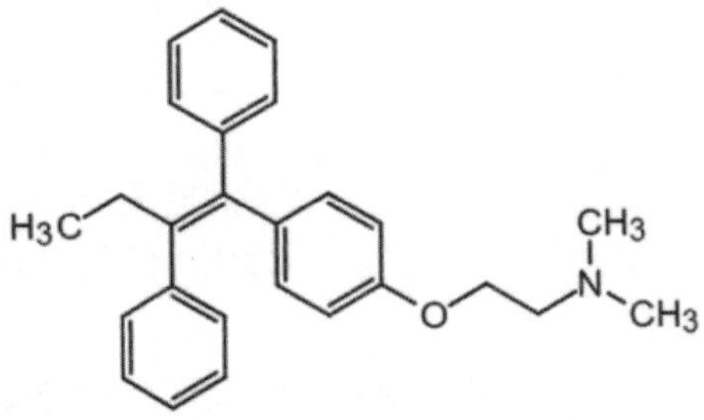

D. 雷洛昔芬

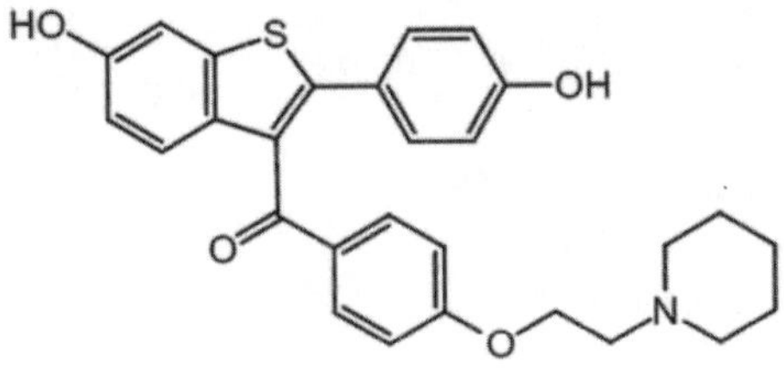

E. 托瑞米芬

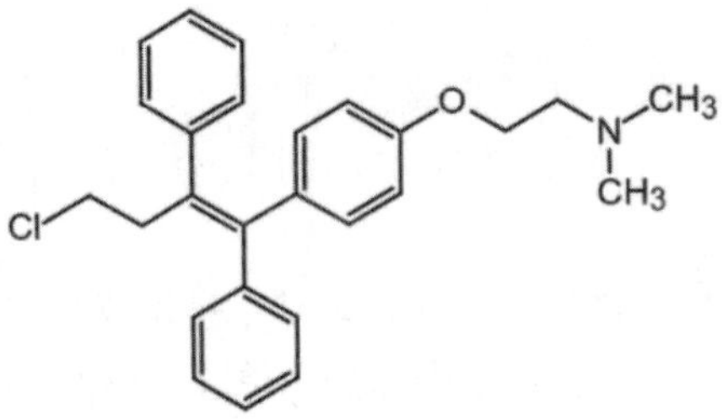

(86～88题共用备选答案)

A. 头孢曲松

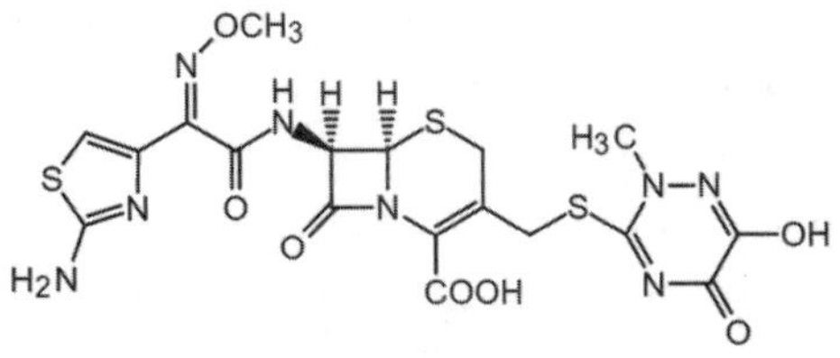

B. 头孢匹罗

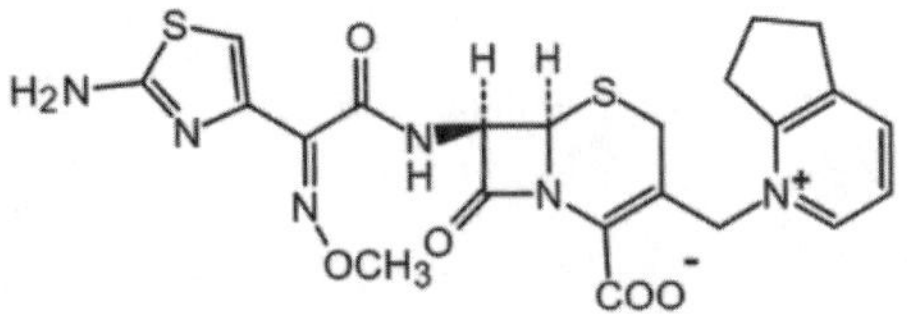

C. 头孢他啶

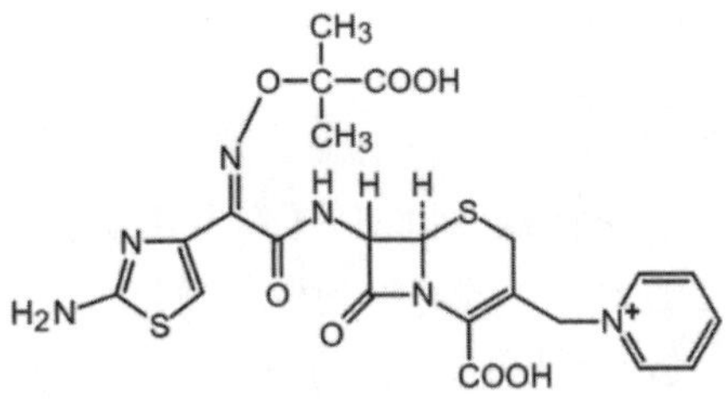

D. 头孢哌酮

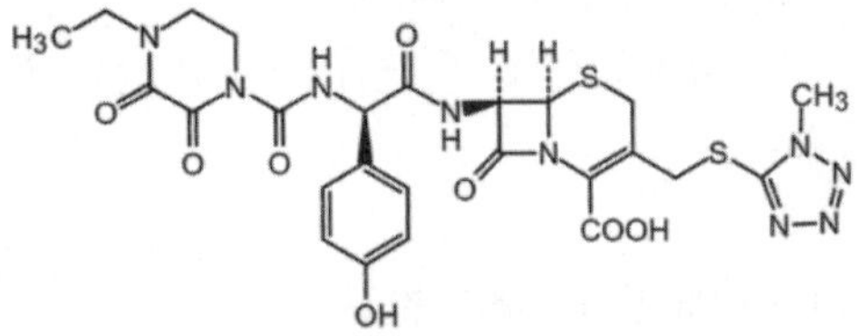

E. 头孢克肟

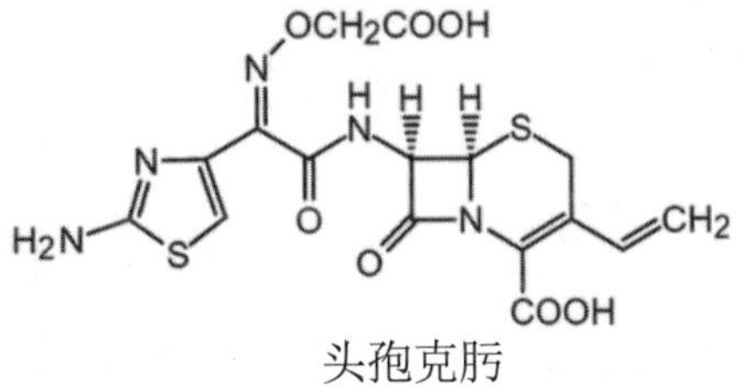

84. 属于非固醇类三苯乙烯衍生物，用于治疗绝经后妇女雌激素受体阳性或不详的转移性乳腺癌的药物是

85. 含有苯并噻吩结构，进入循环前被大量葡糖醛化，通过肠-肝循环维持体内血药浓度的选择性雌激素受体调节药是

86. 7位的氨基侧链上以α-(2-氨基噻唑)-α-甲氧亚胺基乙酰基取代，3位上为吡啶鎓离子衍生物，对耐药金黄色葡萄球菌、铜绿假单胞菌、肠杆菌及柠檬酸菌等感染均有较好疗效的药物是

87. 在C3位上引入酸性较强的杂环6-羟基-1,2,4-三嗪-5-酮，以钠盐的形式注

射给药,可广泛分布全身组织和体液,可以透过血-脑屏障,在脑脊液中达到治疗浓度的药物是

88. C3位引入吡啶,对革兰阳性菌作用弱,对革兰阴性菌作用突出,且对铜绿假单胞菌的作用极强的药物是

(89～90题共用备选答案)
A. 依法韦仑
B. 司他夫定
C. 恩曲他滨
D. 沙奎那韦
E. 去羟肌苷

89. 非竞争性地抑制HIV-1的逆转录酶,而对HIV-2逆转录酶没有抑制作用,属于常用的非核苷类逆转录酶抑制药的是

90. 属于拟多肽衍生物,是第一个上市用于治疗HIV感染的高效、高选择性的HIV蛋白酶抑制药的是

(91～93题共用备选答案)
A. 滤过
B. 简单扩散
C. 易化扩散
D. 主动转运
E. 膜动转运

91. 借助载体,由膜的高浓度一侧向低浓度一侧转运,不消耗能量的药物转运方式是

92. 扩散速度取决于膜两侧药物的浓度梯度、药物的脂水分配系数及药物在膜内扩散速度的药物转运方式是

93. 借助载体或酶促系统,消耗机体能量,从膜的低浓度一侧向高浓度一侧转运的药物转运方式是

(94～96题共用备选答案)
A. 罗格列酮
B. 米格列醇
C. 格列吡嗪
D. 那格列奈
E. 沙格列汀

94. 属于磺酰脲类促胰岛素分泌药,为格列本脲分子中的苯甲酰胺基被吡嗪甲酰基取代的药物是

95. 属于噻唑烷二酮类胰岛素增敏药,可使胰岛素对受体靶组织的敏感性增加的药物是

96. 属于α-葡萄糖苷酶强效抑制药,为葡萄糖类似物的药物是

(97～98题共用备选答案)
A. T_{max}
B. $t_{1/2}$
C. Cl
D. V_m
E. K_m

97. 某药物具有非线性消除的药动学特征,其药动学参数中,随着给药剂量增加而减小的是

98. 某药物具有非线性消除的药动学特征,当血药浓度很高时,表示药物消除速度的是

(99～100题共用备选答案)
A. T_{max}
B. DF
C. F
D. F_r
E. C_{ss}

99. 相同剂量下,仿制药片剂与原研注射剂的血药浓度-时间曲线下面积的百分比是

100. 相同剂量下，仿制药片剂与原研片剂的血药浓度-时间曲线下面积的百分比是

三、综合分析选择题（共10题，每题1分。题目分为若干组，每组题目基于同一个临床情景、病例、实例或者案例的背景信息逐题展开。每题的备选项中，只有1个最符合题意）

（101～103题共用题干）
某患者，男性，50岁，患2型糖尿病，医师为其开具磷酸西格列汀，并建议配合饮食控制和运动，用于改善血糖控制。目前在国内上市的列汀类降糖药包括西格列汀、沙格列汀、维格列汀、利格列汀和阿格列汀。

101. 磷酸西格列汀属于
A. 钠-葡萄糖协同转运蛋白2抑制药
B. 胰岛素增敏剂
C. α-葡萄糖苷酶抑制药
D. 二肽基肽酶-4抑制药
E. 促胰岛素分泌药

102. 属于嘧啶二酮的衍生物，一日给药1次，适用于治疗2型糖尿病的是

A.

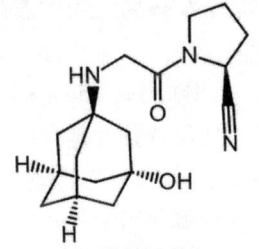
维格列汀

B.

利格列汀

C.

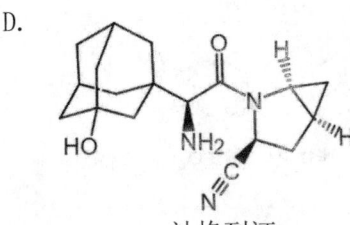
磷酸西格列汀

D.

沙格列汀

E.

阿格列汀

103. 分子中含黄嘌呤结构，一日给药1次，与二甲双胍和磺脲类药物联合使用，配合饮食控制和运动，可用于成年人2型糖尿病患者的血糖控制的药物是

A.

阿格列汀

B.

维格列汀

C.
利格列汀

D.
磷酸西格列汀

E.
沙格列汀

(104～107题共用题干)
健康受试者服用莫沙必利5mg，T_{max}为8小时，C_{max}为30.7μg/mL，$t_{1/2}$为2小时，AUC为67μg·h/mL，表观分布容积为3.5L/kg，血浆蛋白结合率为99%，总清除率为80L/h。

104. 莫沙必利在肝脏中由细胞色素P450中的CYP3A4酶代谢，莫沙必利在受试者体内的消除速率常数为
A. $0.778h^{-1}$
B. $0.053h^{-1}$
C. $0.346h^{-1}$
D. $4.67h^{-1}$
E. $5.963h^{-1}$

105. 莫沙必利在受试者体内的表观分布容积为3.5L/kg，可推测患者的体重为
A. 50.82kg
B. 82.43kg
C. 49.65kg
D. 65.97kg
E. 57.83kg

106. 莫沙必利的结构特征如图所示，下列关于莫沙必利的结构特征及应用特点说法有误的是

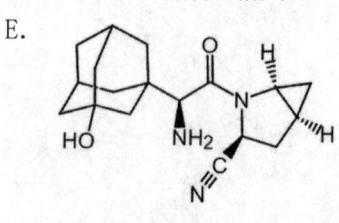

A. 无致尖端扭转室性心动过速的心脏副作用
B. 强效、选择性5-HT_4受体拮抗剂
C. 属于苯甲酰胺衍生物
D. 含有吗啉环结构
E. 主要代谢产物为脱4-氟苄基莫沙必利，具有5-HT_3受体拮抗作用

107. 促胃动力药物中，由于导致Q-T间期延长和室性心律失常作用而撤市的药物是
A. 伊托必利
B. 西沙必利
C. 莫沙必利
D. 甲氧氯普胺
E. 普芦卡必利

(108～110题共用题干)
解热镇痛药是一类能使发热病人的体温降至正常，并能缓解疼痛的药物，其中大部分具有抗炎作用（除苯胺类药物）。解热镇痛药作用于下丘脑的体温调节中枢，选择性地抑制中枢环氧合酶，使前列腺素的合成和释放减少，发挥解热作用。最早发现的解热镇痛化合物是水杨酸，1828年法国药剂师亨利·勒鲁克斯与意大利化学家拉斐尔·皮里亚提取出了柳树皮中的有效成分，通过分解该物质得到了水杨酸。

108. 水杨酸的结构如图所示。水杨酸具有一定的毒副作用，将其改造为乙酰水杨酸，使得其毒作用下降，则乙酰水杨酸（阿司匹林）的结构为

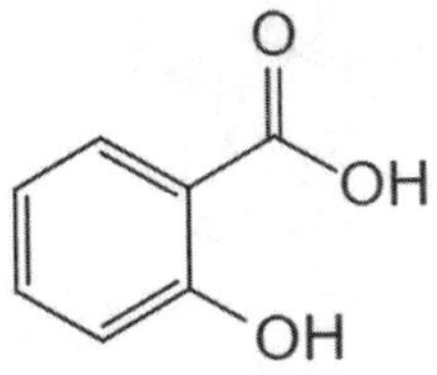

A. [结构: 水杨酸]

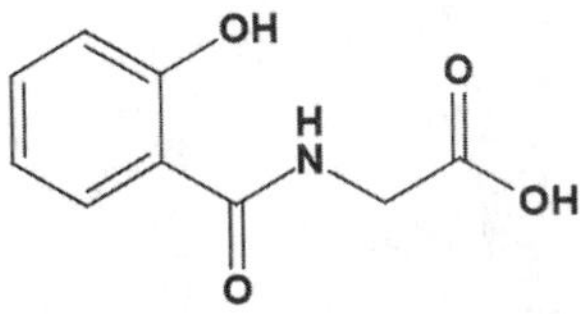

B. [结构: 水杨酰甘氨酸]

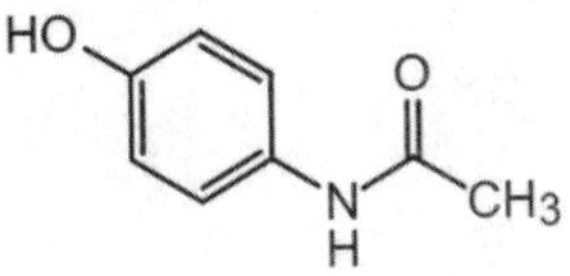

C. [结构: 二氟联苯类]

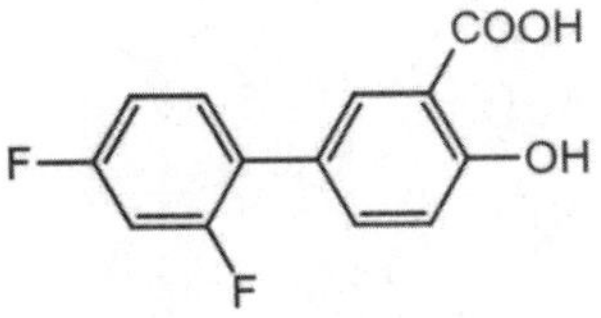

D. [结构: 2,5-二羟基苯甲酸]

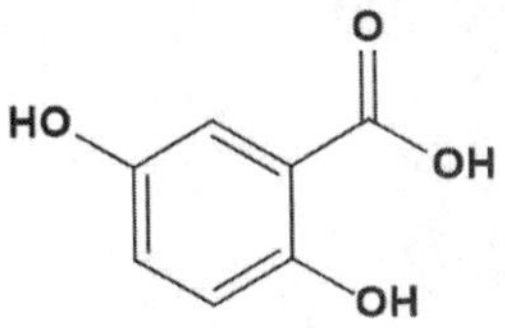

E. [结构: 阿司匹林]

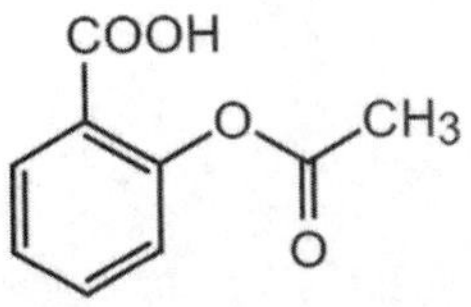

109. 阿司匹林大部分在肝内脱乙酰化生成水杨酸,并以水杨酸盐的形式迅速分布于全身各组织,也能渗入关节腔和脑脊液中。阿司匹林在体内的代谢产物不包括
A. 水杨酸
B. 龙胆酸
C. 水杨酰甘氨酸
D. 水杨酸与葡萄糖醛酸的结合物
E. 甲基水杨酸

110. 阿司匹林可在生产中带入水杨酸或在贮存中水解产生水杨酸,不仅有一定的毒副作用,还可在空气中逐渐被氧化成一系列淡黄、红棕甚至深棕色的酶类有色物质。杂质水杨酸的检查在药典中的归属的检查法是
A. 特性检查法
B. 限量检查法
C. 生物学检查法
D. 化学检查法
E. 物理检查法

四、多项选择题(共10题,每题1分。每题的备选项中,有2个或2个以上符合题意。错选、少选均不得分)

111. 乳剂属于热力学不稳定的非均相分散体系,制成后在放置过程中常出现的不稳定现象中,对质量有较大影响的有
A. 分层
B. 絮凝
C. 合并与破裂
D. 转相
E. 酸败

112. 热原是微生物的代谢产物,热原的污染途径与微生物的污染直接相关。热原的污染途径包括
A. 溶剂带入
B. 原辅料带入
C. 容器或用具带入
D. 制备过程带入
E. 使用过程带入

113. 软膏剂基质可分为油脂性基质和水溶性基质。下列属于油脂性基质的有
A. 凡士林
B. 硬脂酸
C. 硬脂酸钠
D. 液状石蜡
E. 羊毛脂

114. 下列关于药用辅料的作用,说法正确的有
A. 降低药物不良反应

B. 提高病人用药的顺应性
C. 不影响药物稳定性
D. 提高药物疗效
E. 使制备过程顺利进行

115. 药物的相互作用可能与作用机制毫不相干,只是效应的相互作用。下列属于非竞争性作用的有
A. 药理性相互作用
B. 生理性相互作用
C. 生化性相互作用
D. 化学性相互作用
E. 增敏性相互作用

116. 受体的特性包括
A. 多样性
B. 特异性
C. 可逆性
D. 饱和性
E. 灵敏性

117. 苯二氮䓬类药物的1,2位酰胺键在酸性条件下水解开环容易导致药物活性降低,为提高药物的稳定性和脂溶性及活性,在1,2位并上1,2,4-三氮唑环。下列药物中具有三氮唑环的药物有

A. 三唑仑

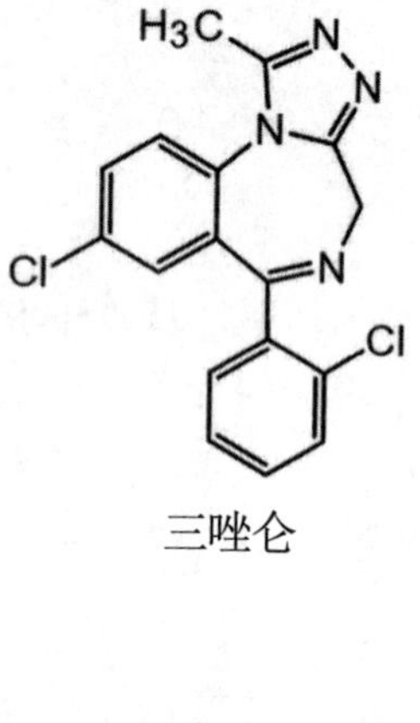

B. 阿普唑仑

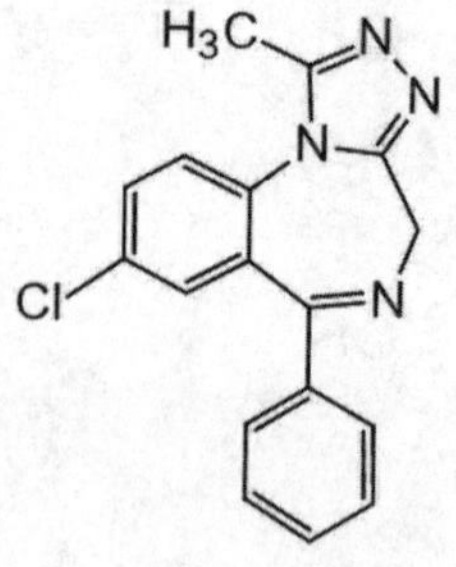

C. 艾司唑仑

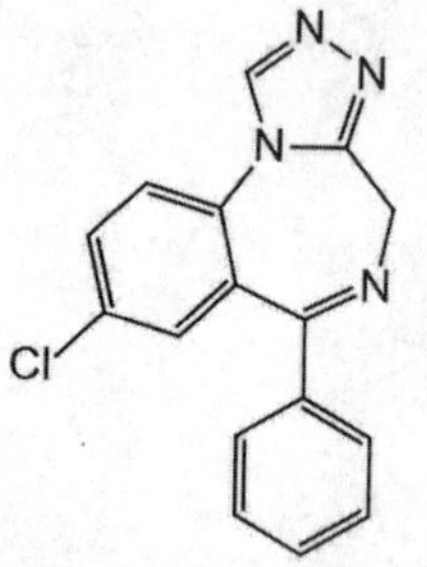

D. 劳拉西泮

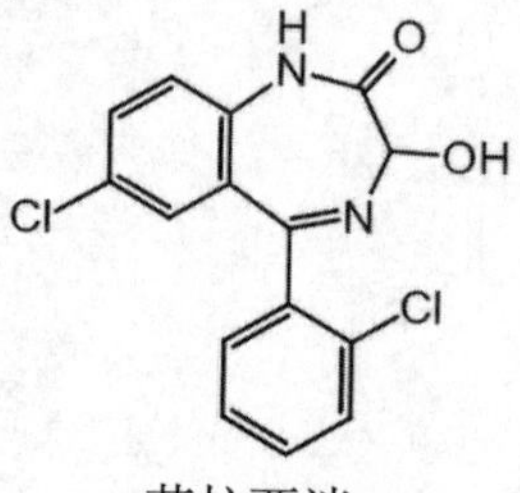

E. 咪达唑仑

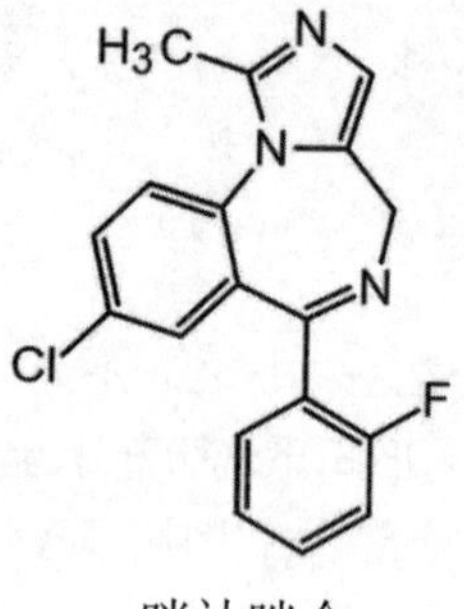

118. 在合成高分子囊材中,属于被FDA批准的可降解材料,而且已有产品上市的有
A. 聚乳酸
B. 丙交酯乙交酯共聚物
C. 聚酰胺
D. 聚乙烯醇
E. 聚丙烯酸树脂

119. 胃内容物从胃幽门部排至小肠上部称为胃排空。影响胃排空速率的因素很多，叙述不正确的有
A. 稀的软体食物较稠的或固体食物的胃排空较快
B. 胃内容物的黏度对胃排空速度无影响
C. 服药时饮用大量水可促进胃排空而使得阿司匹林吸收减少
D. 胃内容物体积增大和渗透压降低，可加快胃排空速率
E. β受体拮抗药普萘洛尔能增加胃排空速率

120. 为达到安全有效的治疗目的，根据患者情况和药物的药效学与药动学特点拟订的药物治疗计划称为给药方案。下列属于给药方案的设计依据的有
A. 根据半衰期
B. 根据平均稳态血药浓度
C. 根据稳态血药浓度范围
D. 根据最小稳态血药浓度
E. 根据最大稳态血药浓度

临考决胜卷（三）

一、最佳选择题（共40题，每题1分。每题的备选项中，只有1个最符合题意）

1. 盐酸普鲁卡因分解成对氨基苯甲酸与二乙氨基乙醇，所发生的化学降解途径属于
   A. 聚合
   B. 水解
   C. 氧化
   D. 异构化
   E. 脱羧

2. 药物的溶出速度是指单位时间药物溶解进入溶液主体的量。下列关于溶出速度的影响因素，说法错误的是
   A. 同一重量的固体药物，其粒径越小，表面积越大
   B. 对同样大小的固体药物，孔隙率越高，表面积越大
   C. 温度升高，大多数药物溶解度增大、扩散增强、黏度降低，溶出速度加快
   D. 少数药物会随着温度的增加溶解度下降，溶出速度也会随之减慢
   E. 溶出介质的体积小，溶液中药物浓度高，溶出速度快

3. 为避免药物在水溶液中不稳定或遇水异构化及有关物质增多的问题，可将药物制成浓溶液，下列不宜制成注射用浓溶液的药物是
   A. 丹参酮 II_A 磺酸钠
   B. 甘精胰岛素
   C. 左乙拉西坦
   D. 唑来膦酸
   E. 替罗非班

4. 下列关于药物剂型重要性的说法，错误的是
   A. 药物制成静脉注射用脂质体可产生靶向作用
   B. 硫酸镁制成口服剂型和静脉滴注剂型可改变药物的作用性质
   C. 氨茶碱制成片剂和栓剂可改变药物的作用性质
   D. 药物制成注射剂和缓控释制剂可调节药物的作用速度
   E. 同种主药制成固体制剂的稳定性高于液体制剂

5. 脂质体具有靶向和缓释作用，从而提高药效，降低不良反应。该作用机制的主要原因是
   A. 作用于细胞膜上特异性受体
   B. 通过囊壳控制药物的定位释放
   C. 利用药物的酸碱性控制药物的释放部位
   D. 利用药物的包衣控制药物的释放速度
   E. 结构与细胞膜组成相似，亲和性好

6. 含原料药的溶液、乳状液、混悬液，供清洗或涂抹无破损皮肤或腔道用的液体制剂为
   A. 冲洗剂
   B. 洗剂
   C. 贴剂
   D. 凝胶剂
   E. 搽剂

7. 下列关于贴剂的说法，错误的是
   A. 可避免肝首过效应
   B. 可产生全身或局部作用
   C. 延长作用时间，减少用药次数，改善患者用药顺应性
   D. 药物吸收恒定，不存在个体差异
   E. 大面积给药，可能会对皮肤产生刺激性和过敏性

8. 下列不属于药物稳定性试验方法的是

A. 强化试验
B. 强光试验
C. 高湿试验
D. 高温试验
E. 高压试验

9. 药物制剂稳定性变化一般包括化学、物理和生物学三个方面。下列关于药物制剂稳定性变化的叙述，错误的是
A. 物理不稳定性指制剂的物理性能发生变化，如乳剂的分层、破裂，胶体的老化等
B. 制剂物理性能的变化，不仅使制剂质量下降，还可以引起化学变化和生物学变化
C. 化学不稳定性指药物由于发生了化学反应，使药物含量、色泽产生变化
D. 生物不稳定性指由于微生物污染滋长，引起药物的酶败分解变质
E. 外在因素是指由于受某些活性酶的作用，使某些成分酶解，而产生有毒物质

10. 下列关于药品鉴别的叙述，错误的是
A. 生物学方法主要用于抗生素和生化药品的鉴别
B. 《中国药典》收载的光谱法有：紫外－可见分光光度法、红外分光光度法等
C. 色谱法通过确定最大吸收波长来鉴别药物
D. 高效－液相色谱法（HPLC）以保留时间作为鉴别依据
E. 若高效液相色谱法难以做出评价时，亦可采用薄层色谱法（TLC）鉴别

11. 特性检查法系指采用适当的方法检查药品的固有理化特性是否发生改变以及发生改变的程度。下列不属于特性检查法的是
A. 溶出度
B. 旋光度
C. 结晶性
D. 崩解时限
E. 含量均匀度

12. 下列关于标准物质的说法，错误的是
A. 标准物质是指用于校准设备、评价测量方法、给供试药品赋值或鉴别药品的物质
B. 我国国家药品标准物质有标准品、对照品、对照药材、对照提取物和参考品共五类
C. 标准品系指用于生物检定或效价测定的标准物质
D. 对照品的特性量值按效价单位（U）或重量单位（μg）计
E. 紫外－可见分光光度法测定药物含量时使用对照品作为标准物质

13. 下列关于药物作用与效应的说法，错误的是
A. 药物作用具有双重性
B. 药物在产生治疗作用的同时，可能产生不良反应
C. 酸碱平衡失调属于影响药物作用的药物方面因素
D. 影响药物作用的机体因素有精神因素、疾病因素、遗传因素、时辰因素等
E. 去甲肾上腺素与血管平滑肌细胞的α受体结合，属于去甲肾上腺素的药物作用，而去甲肾上腺素引起的血管收缩、血压上升，为其药物效应

14. 下列关于药物不良反应的说法，错误的是
A. 药物不良反应是药物本身所固有的特性与机体相互作用的结果
B. 药物不良事件不一定与药物治疗有因果关系
C. 多数药物不良反应是药物固有的效应
D. 少数较严重的不良反应较难恢复，称为药源性疾病
E. 药物不良反应一般情况下是可以预知的，所以是能够避免的

15. 长期使用四环素类广谱抗生素时，对药物敏感的菌株受到抑制，菌群间相对平衡受到破坏，以至于一些不敏感的细菌或抗药的细菌大量繁殖，可引起中毒性肠炎或全身感染。该种

不良反应为
A. 变态反应
B. 继发反应
C. 毒性反应
D. 停药反应
E. 后遗效应

16. 甲药的 LD_{50} 和 ED_{50} 分别为 30mg/kg 与 3mg/kg，乙药的 LD_{50} 和 ED_{50} 分别为 10mg/kg 与 2mg/kg。下列说法正确的是
A. 甲药的毒性高，且疗效强
B. 甲药的毒性低，且疗效强
C. 甲药的毒性低，且安全性也高
D. 甲药的疗效弱，且毒性高
E. 甲药的疗效弱，且安全性小

17. 下列不属于药物作用机制的是
A. 影响生物活性物质及转运体
B. 干扰核酸代谢过程
C. 改变药物的生物利用度
D. 对某些酶有抑制或激活作用
E. 影响细胞膜的离子通道

18. 下列关于受体的叙述，错误的是
A. 某些受体与配体结合时具有难逆性
B. 某些受体与配体结合时具有可逆性
C. 可与特异性配体结合
D. 一般是功能蛋白质等生物大分子
E. 拮抗剂与受体结合无饱和性

19. 药物（配体）与受体相互作用所引起的效应主要依赖于细胞内的信号转导系统。其中参与细胞内信号转导，激活蛋白激酶 C 而引起生物效应的是
A. 神经递质
B. cAMP
C. cGMP
D. 廿碳烯酸
E. 生长因子

20. 药物的拮抗作用中，两药合用时的作用完全消失，又称为抵消作用的药物相互效应属于
A. 生理性拮抗
B. 生化性拮抗
C. 化学性拮抗
D. 药理性拮抗
E. 物理学拮抗

21. 下列关于药物动力学参数及临床意义的说法，错误的是
A. 速率常数用来描述体内各过程的快慢，它是药动学的特征参数
B. 半衰期表示药物从体内消除的快慢，代谢快、排泄快的药物，其半衰期小
C. 表观分布容积是体内药量与血药浓度间的一个比例常数
D. 水溶性或极性大的药物在血液中浓度较低，表观分布容积通常较大，往往超过体液总体积
E. 清除率是表示从血液或血浆中清除药物的速率或效率的药动学参数，即机体在单位时间内清除的含有药物的血浆体积

22. 药物的解离度直接影响其活性，下列关于药物解离度的说法错误的是
A. 酸性药物的 pK_a 值大于消化道体液 pH 时，离子型所占比例高
B. 胍乙啶在整个胃肠道中多是离子化，吸收很差
C. 改变药物的化学结构，会对药物的解离常数产生较大影响，从而影响生物活性
D. 当 pK_a = pH 时，未解离型和解离型药物各占一半
E. 当 pH 变动一个单位，未解离型与离子型药物的比例也随即变动近 10 倍

23. 用高温法除去注射用针筒的热原，可以破坏热原的方案是
A. 60℃加热 1 小时
B. 100℃加热 2 小时

C. 180℃加热2小时
D. 200℃加热30分钟
E. 250℃加热10分钟

24. 小剂量时主要抑制5-HT的再摄取，大剂量时对5-HT和NE的再摄取均有抑制作用的抗抑郁药为
A. 度洛西汀
B. 文拉法辛
C. 米氮平
D. 托洛沙酮
E. 吗氯贝胺

25. 对某患者静脉注射一单室模型药物，给药剂量为450mg，初始血药浓度为10μg/mL，则该药的表观分布容积为
A. 75L
B. 36L
C. 50L
D. 45L
E. 80L

26. 下列属于负责细胞核内外信息传递的物质是
A. 细胞因子
B. 钙离子
C. 环磷腺苷
D. 三磷酸肌醇
E. 生长因子

27. 芳基丙酸类药物母核结构为 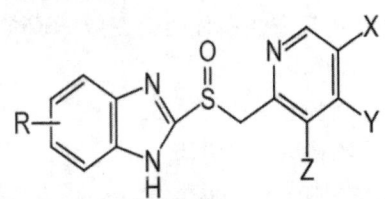，其羧基α位碳原子为手性碳原子。下列有关其构效关系说法错误的是
A. 羧基α位碳原子上甲基的引入限制了羧基的自由旋转，使其适合与受体或酶结合，提高消炎作用，且毒性也有所降低
B. 该类药物的对映异构体之间在生理活性、毒性、体内分布及代谢等方面均有差异
C. 该类药物通常S-异构体的活性高于R-异构体
D. 萘普生R-异构体的活性比S-异构体强35倍
E. 布洛芬S-异构体的活性比R-异构体强28倍

28. 由下图可示，质子泵抑制剂类抗溃疡药的分子由吡啶环、亚磺酰基、苯并咪唑环三部分组成。下列有关质子泵抑制剂类抗溃疡药的构效关系说法错误的是

A. 苯并咪唑环为活性必需，苯环可被吡啶、噻吩等芳杂环替换
B. 吡啶环用碱性基团取代的苯环替换仍保持活性
C. 苯并咪唑环上的苯环上若引入吸电子基，会导致该药物转化为活性次磺酰胺的速率变慢，起效变快
D. 吡啶环4位引入强给电子基，对质子泵抑制作用将加快
E. 该类药物最初的质子化程度和在胃壁细胞内的积聚量由吡啶环上氮的解离常数 pK_a 决定

29. 某药物的控释胶囊是首个设计提供分2次释药的双重控释的质子泵抑制药，其胶囊含有2种类型的肠溶颗粒，在药-时曲线上形成2个独特的峰值，III期临床研究显示，其控释胶囊可24小时解除胃灼热。该药物是
A. 兰索拉唑
B. 右兰索拉唑
C. 奥美拉唑
D. 艾司奥美拉唑
E. 泮托拉唑

30. 无内在拟交感活性和膜稳定性，是 $β_1$ 受

体拮抗药中选择性最高的品种之一,作用持续时间较长且比较安全的长效 β₁ 受体拮抗药是

A. 酒石酸美托洛尔

B. 倍他洛尔

C. 醋丁洛尔

D. 阿替洛尔

E. 盐酸艾司洛尔

31. 下列关于常见的核苷类和非核苷类抗逆转录病毒药,说法错误的是

A. 核苷类药物通常需要在体内转变成三磷酸酯的形式而发挥作用

B. 伐昔洛韦是阿昔洛韦的前药

C. 泛昔洛韦是喷昔洛韦的前药

D. 利巴韦林是非核苷类抗病毒药

E. 阿昔洛韦为 6- 脱氧阿昔洛韦的前药

32. 青霉素的基本结构如图所示。下列关于其构效关系,说法错误的是

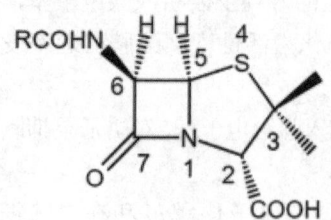

A. β- 内酰胺环是活性必需结构

B. 羧基是活性必需药效团

C. 6 位酰胺侧链引入亲水性基团扩大抗菌谱

D. 6 位酰胺侧链引入吸电子基团,耐酸,可口服

E. 6 位酰胺侧链引入较小的取代基,可解决耐药性

33. 盐酸昂丹司琼的化学结构如图所示,下列关于其结构与临床应用的说法,正确的是

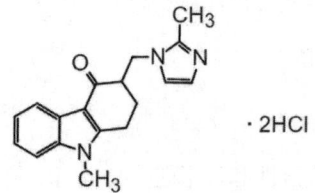

A. 由吲哚环和含氮双环组成

B. 由吲哚环和托品醇组成

C. 由咔唑酮和 2- 甲基咪唑组成

D. 具有较强的锥体外系副作用

E. 对 5-HT₁ 受体、5-HT₂ 受体、5-HT₃ 受体均有拮抗作用

34. 依托泊苷对小细胞肺癌、淋巴瘤、睾丸肿瘤等疗效较为突出,对卵巢癌、乳腺癌、神经母细胞瘤亦有效,是临床上常用的抗肿瘤药物之一,其作用靶点为

A. 二氢叶酸还原酶

B. 拓扑异构酶

C. 酪氨酸蛋白激酶

D. 胸腺嘧啶核苷酸合成酶

E. 腺苷琥珀酸合成酶

35. 物质通过生物膜的现象称为物质的膜转运,膜转运是药物吸收、分布和排泄中的重要过程。下列表述错误的是

A. 易化扩散不消耗能量,其载体转运的速率弱于被动扩散

B. 药物经主动转运可与结构类似的物质发生竞争现象,也存在部位特异性

C. 生物膜主要由类脂质、蛋白质和少量糖类组成

D. 细胞膜结构特点具有不对称性、流动性、半透性

E. 蛋白质在小肠下段的吸收最为明显

36. 各种注射剂中药物的释放速率顺序为

A. 油溶液＞油混悬液＞O/W 型乳剂＞W/O 型乳剂＞水溶液

B. 水溶液＞水混悬液＞油溶液＞W/O 型乳剂＞油混悬液

C. 水溶液＞水混悬液＞W/O 型乳剂＞油溶液＞油混悬液

D. 水溶液＞水混悬液＞W/O 型乳剂＞O/W 型乳剂＞油溶液

E. 油溶液＞W/O 型乳剂＞O/W 型乳剂＞水混

悬液>水溶液

37. 影响分布速度及分布量的因素很多,药物与血浆蛋白结合的能力就是其中之一。下列表述不正确的是

A. 血浆蛋白结合率是指与蛋白质结合的药物和血浆中的全部药物的比例

B. 毒副作用较大的药物与血浆蛋白结合能加快药物的分布与消除速度

C. 药物与血浆蛋白结合是可逆过程,有饱和现象

D. 药物的疗效取决于其游离型浓度

E. 毒副作用较强的药物与蛋白结合能力强的药物合用,易发生用药安全性问题

38. 维生素A、维生素D和甲状腺激素及其代谢产物的主要排泄途径是

A. 胆汁排泄
B. 肾排泄
C. 乳汁排泄
D. 肺呼气排泄
E. 唾液排泄

39. 已知某单室模型药物的半衰期为1.9小时,表观分布容积为100L,如以每小时150mg的速度静脉滴注,其稳态血药浓度为

A. 0.365mg/L
B. 3.65mg/L
C. 4.11mg/L
D. 41.1mg/L
E. 411mg/L

40. 下列属于I相代谢酶的是

A. 儿茶酚-O-甲基转移酶
B. 细胞色素P450酶系
C. N-乙酰基转移酶
D. Na^+, K^+-ATP酶
E. 葡萄糖醛酸转移酶

二、配伍选择题(共60题,每题1分。题目分为若干组,每组题目对应同一组备选项,备选项可重复选用,也可不选用。每题只有1个备选项最符合题意)

(41～43题共用备选答案)

A. 裂片
B. 松片
C. 崩解迟缓
D. 溶出超限
E. 含量不均匀

41. 黏性力差,压缩压力不足等可能导致片剂出现

42. 黏性力过强,压缩压力过大等可能导致片剂出现

43. 片剂不崩解,颗粒过硬,药物的溶解度差可能导致片剂出现

(44～46题共用备选答案)

A. 低分子溶液剂
B. 高分子溶液剂
C. 溶胶剂
D. 混悬剂
E. 乳剂

44. 药物以分子或离子状态分散,属于热力学稳定体系,能透过滤纸和某些半透膜的剂型是

45. 多个药物以多分子聚集的胶粒形式分散在水中,属于热力学不稳定体系,能透过滤纸而不能透过半透膜的剂型是

46. 药物以单分子形式分散于分散介质中形成的均相体,属于热力学稳定体系,能透过滤纸,不能透过半透膜的剂型是

(47～48题共用备选答案)

A. 增加药物溶解度

B. 增加药物悬浮稳定性
C. 调节渗透压
D. 调节 pH
E. 抑菌

注射剂中除主药外，还可根据制备及医疗的需要添加其他物质，以增加注射剂的有效性、安全性与稳定性，这类物质统称为注射剂的附加剂。

47. 在注射剂中，羧甲基纤维素的作用是

48. 在注射剂中，硝酸苯汞的作用是

（49～51题共用备选答案）
A. 填充剂
B. 渗透压调节剂
C. 抗氧剂
D. 乳化剂
E. pH调节剂

49. 在注射用辅酶A无菌冻干制剂处方中，甘露醇是作为

50. 在复方氨基酸输液处方中，亚硫酸氢钠是

51. 在静脉注射用脂肪乳处方中，注射用甘油是作为

（52～54题共用备选答案）
A. 抗氧化剂
B. 助乳化剂
C. 金属离子络合剂
D. 乳化剂
E. 等渗调节剂

16-妊娠双烯醇酮亚微乳注射剂的处方组成如下：

16-妊娠双烯醇酮	300mg
大豆油	10g
蛋黄卵磷脂E-80	1.5g
维生素E	0.01g
泊洛沙姆	0.3g
甘油	2.5g
注射用水	稀释至100mL

52. 在该处方中，大豆油和蛋黄卵磷脂是作为

53. 在该处方中，维生素E是作为

54. 在该处方中，甘油是作为

（55～56题共用备选答案）
A. 油相
B. 水相
C. 保湿剂
D. 乳化剂
E. 防腐剂

水杨酸乳膏处方如下：水杨酸50g、硬脂酸甘油酯70g、硬脂酸100g、白凡士林120g、液状石蜡100g、甘油120g、十二烷基硫酸钠10g、羟苯乙酯1g、蒸馏水480mL。

55. 该处方中甘油的作用是

56. 该处方中硬脂酸甘油酯的作用是

（57～58题共用备选答案）
A. 气雾剂
B. 喷雾剂
C. 粉雾剂
D. 栓剂
E. 眼膏剂

57. 患者主动吸入，不存在给药协同配合困难的剂型是

58. 需要检查融变时限的剂型是

(59～61题共用备选答案)
A. 稀释剂
B. 润滑剂
C. 崩解剂
D. 溶剂
E. 稳定剂

硝酸甘油舌下片处方如下：
硝酸甘油　　　　0.3g
微晶纤维素　　　21g
乳糖　　　　　　5.25g
聚维酮　　　　　0.3g
硬脂酸镁　　　　0.15g
含水乙醇　　　　（适量）

59. 该处方中聚维酮的作用是

60. 该处方中微晶纤维素的作用是

61. 该处方中乙醇的作用是

(62～64题共用备选答案)
A. 酚类的氧化
B. 酰胺的水解
C. 酯类的水解
D. 烯醇的氧化
E. 脱羧

62. 盐酸普鲁卡因生成对氨基苯甲酸与二乙氨基乙醇，此化学降解途径为

63. 维生素C的主要化学降解途径为

64. 肾上腺素溶液遇日光或加热后颜色加深，此化学降解途径为

(65～67题共用备选答案)
A. 溶解度
B. 细菌内毒素
C. 含量均匀度
D. 热原
E. 干燥失重

65. 在药品的质量标准中，可评价药物纯度的检查项目是

66. 在药品的质量标准中，可评价药物均一性的检查项目是

67. 在药品的质量标准中，中药注射剂一般首选的检查项目是

(68～69题共用备选答案)
A. 副作用
B. 生理依赖性
C. 精神依赖性
D. 耐受性
E. 特异质反应

68. 长期反复用药后有连续用药的强烈欲望，若停药患者会出现主观上的不适感，该不良反应为

69. 长期反复用药，一旦停药会引起躯体功能紊乱的不良反应是

(70～71题共用备选答案)
A. a药：$LD_{50}=50mg/kg$，$ED_{50}=40mg/kg$
B. b药：$LD_{50}=50mg/kg$，$ED_{50}=30mg/kg$
C. c药：$LD_{50}=50mg/kg$，$ED_{50}=20mg/kg$
D. d药：$LD_{50}=50mg/kg$，$ED_{50}=10mg/kg$
E. e药：$LD_{50}=100mg/kg$，$ED_{50}=50mg/kg$

70. 以上临床使用最安全的药物是

71. 以上安全性相对较差的药物是

(72～73题共用备选答案)
A. 直线
B. 直方双曲线

C. S形曲线
D. 抛物线
E. 正态分布曲线

72. 以药理效应强度和药物浓度的对数作图，得到量反应的量-效曲线为

73. 以累加阳性率与剂量的对数作图，得到质反应的量-效曲线为

（74～75题共用备选答案）
A. 增强作用
B. 相加作用
C. 离子作用
D. 盐析作用
E. 增敏作用

74. 乳酸根离子会加速氨苄西林钠和青霉素G的水解的作用属于

75. 钙增敏药作用于心肌收缩蛋白，增加肌钙蛋白C对Ca^{2+}的亲和力以增强心肌收缩力的作用属于

（76～78题共用备选答案）
A. 氢化可的松
B. 吗啡
C. 阿托品
D. 青霉素
E. 普萘洛尔

76. 当患者长期大剂量连续给予时，可导致"后遗效应"的药物是

77. 人体的内分泌腺包括肾上腺、甲状腺等，其中对肾上腺有毒性的药物是

78. 对呼吸系统有抑制作用，可使患者急性中毒致死的中枢性药物是

（79～81题共用备选答案）
A. 普萘洛尔
B. 雷尼替丁
C. 卡马西平
D. 阿替洛尔
E. 酮洛芬

79. 根据生物药剂学分类系统，具有较高的脂水分配系数，在体内吸收取决于溶解度的药物为

80. 根据生物药剂学分类系统，在体内吸收较为困难的疏水性药物为

81. 根据生物药剂学分类系统，高溶解度、高渗透性的两亲性分子药物为

（82～83题共用备选答案）
A. 药物的几何异构对药物活性的影响
B. 药物分子的电荷分布对药效的影响
C. 药物的手性结构对药物活性的影响
D. 药物的构象异构体对药物活性的影响
E. 药物的解离度对药物药效的影响

82. 在苯甲酸酯类局部麻醉药中，普鲁卡因与受体结合牢固，作用时间较长是由于

83. 麻黄碱（结构式）可用作血管收缩药，但伪麻黄碱几乎没有收缩血管的作用是由于

（84～85题共用备选答案）
A. 非酶促反应
B. Ⅰ相代谢反应
C. 肝药酶抑制作用
D. 肝药酶诱导作用
E. Ⅱ相代谢反应

84. 水杨酸在体内代谢生成水杨酰甘氨酸，该代谢类型属于

85. 抗惊厥药物卡马西平在体内代谢生成10,11-环氧化物，经进一步代谢产生10S,11S-二羟基化合物，该代谢类型属于

（86～87题共用备选答案）

A. 美洛昔康

B. 伊索昔康

C. 替诺昔康

D. 氯诺昔康

E. 艾瑞昔布

吡罗昔康是第一个上市的昔康类药物，在此基础上合成了许多其他昔康类药物。

86. 吡罗昔康分子中的芳杂环 N-(2-吡啶基)被5-甲基-N-(2-噻唑基)替代得到的药物是

87. 将吡罗昔康中的苯环以噻吩替代，6位再以氯原子取代得到的药物是

（88～89题共用备选答案）
A. 硝苯地平
B. 非洛地平
C. 尼莫地平
D. 拉西地平
E. 依拉地平

88. 主要选择性地阻滞血管平滑肌的钙通道，扩张周围动脉，减低周围血管阻力和心脏后负荷，降低血压的钙通道阻滞药是

89. 主要抑制小动脉平滑肌细胞外钙离子的内流，选择性扩张小动脉，对静脉无此作用，不引起体位性低血压的选择性钙通道阻滞药是

（90～91题共用备选答案）

A. 苯丙酸诺龙

B. 氯司替勃

C.

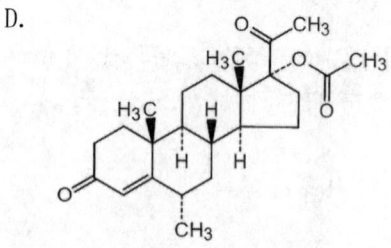

丙酸睾酮

D.

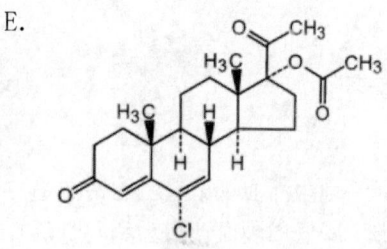

醋酸甲羟孕酮

E.

醋酸氯地孕酮

90. 去掉睾酮的19位甲基,17位与苯丙酸成酯得到的用于治疗转移性乳腺癌及蛋白质大量分解的严重消耗性疾病的蛋白同化激素是

91. 17α位含有乙酰氧基,6α位含有甲基,临床主要单独或与环戊丙酸雌二醇成复方作长效避孕药的是

(92～94题共用备选答案)

A. Cl
B. k
C. $t_{1/2}$
D. AUC
E. V

92. 水肿病人体内的药量与血药浓度间的比例常数会变大,其数值改变说明体内可能发生病变,该参数是

93. 机体在单位时间内清除的含有药物的血浆体积具有加和性,用"体积／时间"表示

94. 为药物的特征参数,一般不因药物剂型、给药途径或剂量而改变,指体内药量降低一半所需要的时间的参数是

(95～96题共用备选答案)

A. 聚乙烯吡咯烷酮
B. 丙烯酸树脂Ⅳ号
C. 醋酸纤维素
D. 羟丙基甲基纤维素
E. 羟丙基甲基纤维素酞酸酯

95. 在薄膜包衣时,用作肠溶型高分子包衣材料的是

96. 在薄膜包衣时,可作为水不溶型高分子包衣材料的是

(97～98题共用备选答案)

A. V
B. C_{av}
C. DF
D. MRT
E. R

97. 用一阶矩与零阶矩的比值计算得到的药动学参数是

98. 在相同总剂量的前提下,随着给药间隔的增大而增大的药动学参数是

(99～100题共用备选答案)

A. 1小时
B. 3小时
C. 4小时
D. 8小时
E. 10小时

99. 进行生物等效性的研究，实施空腹试验的前夜，受试者的空腹时间不少于

100. 进行生物等效性的研究，受试者服药后禁食时间不少于

三、综合分析选择题（共10题，每题1分。题目分为若干组，每组题目基于同一个临床情景、病例、实例或者案例的背景信息逐题展开。每题的备选项中，只有1个最符合题意）

（101～103题共用题干）
茶碱药物可使平滑肌张力降低，呼吸道扩张；可促进内源性肾上腺素、去甲肾上腺素的释放，使气道平滑肌松弛；抑制钙离子由平滑肌内质网释放，用于支气管哮喘、急性支气管炎、哮喘性支气管炎、阻塞性肺气肿、心源性哮喘等。但其治疗窗较窄，易出现毒性反应，常见的不良反应为：心律失常、心率加快、肌肉颤动。

101. 为降低氨茶碱的不良反应，将其制为口服缓释剂型，处方组成为：茶碱、5%CMC浆液、硬脂酸镁、乙基纤维素、聚山梨酯20、Eudragit RL100、Eudragit RS100等。有关处方的说法有误的是
A. 乙基纤维素属于释放调节剂
B. 聚山梨酯20为骨架材料
C. 硬脂酸镁为润滑剂
D. Eudragit RL100为释放调节剂
E. CMC浆液为黏合剂

102. 茶碱的碱性极弱，对其在胃肠道中的吸收情况描述正确的是
A. 在胃中解离度大，离子型药物多，不好吸收
B. 在肠中解离度大，离子型药物多，不好吸收
C. 在胃中解离度小，解离型药物多，好吸收
D. 在肠中解离度小，非解离型药物多，不好吸收
E. 在胃中解离度小，非解离型药物多，好吸收

103. 茶碱在某些个体内代谢显示浓度依赖性，特别在小儿表现更明显。以体重70kg的患者为例，表观分布容积为0.5L/kg，半衰期为8小时，其清除率应为
A. 24.26L/h
B. 0.043L/h
C. 3.045L/h
D. 5.813L/h
E. 7.78L/h

（104～106题共用题干）
膝关节置换手术后出现血栓，通常是因为肌肉收缩、静脉淤滞等原因造成。患者进行膝关节手术后，由于手术部位的疼痛，术后活动比较少，所以可能会出现肌肉收缩的情况，继而出现血栓的症状。此外还可能会出现下肢静脉血流缓慢的情况，造成静脉淤滞，从而导致血栓形成，配合治疗需及时应用预防血栓的治疗药品如阿哌沙班等药物。

104. 阿哌沙班的结构为 ，口服可预防血栓，其生物转化的主要途径为
A. 哌啶酮环水解
B. 芳环甲基化
C. 酰胺结构水解
D. O-脱烷基化
E. 氧化脱胺

105. 在治疗过程中，也可以应用利伐沙班已知其代谢途径主要为吗啉酮部分的氧化降解和酰胺键的水解，则其结构为
A.

B. [结构图]

C. [结构图]

D. [结构图]

E. [结构图]

106. 阿哌沙班片的绝对生物利用度约为50%，T_{max} 为3～4小时，进食对阿哌沙班 10mg 片剂的 AUC 或 C_{max} 无影响。利伐沙班片的 T_{max} 为2～4小时，进食对 AUC 或 C_{max} 无明显影响，由已知药动学参数可知

A. 阿哌沙班在体内的药物暴露量高于利伐沙班
B. 阿哌沙班在体内的药物暴露量低于利伐沙班
C. 阿哌沙班在体内被吸收的速度较利伐沙班更快
D. 阿哌沙班在体内被吸收的速度较利伐沙班更慢
E. 阿哌沙班在体内被吸收的速度快慢与利伐沙班一致

（107～110 题共用题干）
前药原理是指用化学方法将有活性的原药转变成无活性衍生物，在体内经酶促或非酶促反应释放出原药而发挥疗效。前药的应用可以增加活性化合物的体内代谢稳定性，延长作用时间；提高药物作用的选择性及疗效；克服药物苦味；增加药物亲水性等。

107. 在体外无效，在体内代谢，亚砜结构还原为硫醚结构而显示生物活性的抗炎前体药是
A. 阿苯达唑
B. 贝诺酯
C. 洛索洛芬
D. 舒林酸
E. 萘丁美酮

108. 能够提升体内代谢稳定性且能延长药物作用时间制成含有双酯结构，用于治疗原发性高血压的前体药物是

A. [结构图]
替诺福韦酯

B. [结构图]
地匹福林

C. [结构图]
依那普利

D. 阿拉普利

E. 坎地沙坦酯

109. 上述用于治疗原发性高血压的前体药物的 T_{max} 为 3～4 小时，该药与血浆蛋白结合率大于 99%，其表观分布容积和药物的分布状态可能为

A. 表观分布容积小，药物全部分布于血浆中
B. 表观分布容积大，药物全部分布于血浆中
C. 表观分布容积小，药物主要分布于血浆中
D. 表观分布容积小，药物主要分布于组织中
E. 表观分布容积大，药物主要分布于组织中

110. 氮芥类药物环磷酰胺属于前药，其结构可分为两部分：烷基化部分和载体部分。其载体结构可看做环磷酰胺的前药结构，制成前药的主要目的为

A. 延长作用时间
B. 提高药物作用的选择性及疗效
C. 克服药物苦味
D. 增加药物亲水性，便于注射给药
E. 提高熔点，增加药物稳定性

四、多项选择题（共10题，每题1分。每题的备选项中，有2个或2个以上符合题意。错选、少选均不得分）

111. 高分子溶液剂与溶胶剂同属于胶体，故二者具有相似的特点。不同的是高分子溶液剂中的每一个胶体颗粒都是一个单独的药物分子，而溶胶剂中的胶粒是由多个药物分子聚集形成的。下列属于高分子溶液剂的特点的有

A. 荷电性
B. 胶凝性
C. 水化膜
D. 双电层结构
E. 陈化现象

112. 口服固体制剂进行包衣的目的有

A. 防潮、避光，以增加药物的稳定性
B. 改善片剂的外观，提高流动性和美观度
C. 掩盖药物的苦味或不良气味，改善用药顺应性，方便服用
D. 控制药物在胃肠道的释放部位，实现胃溶、肠溶或缓控释等目的
E. 可用于隔离药物，避免药物间的配伍变化

113. 影响药物制剂稳定性的因素包括处方因素和外界因素。影响药物制剂稳定性的处方因素有

A. pH
B. 溶剂
C. 金属离子
D. 离子强度
E. 金属离子螯合剂

114. 根据《中国药典》，下列关于贮藏条件的说法，正确的有

A. 凉暗处指贮藏处遮光且温度不超过 20℃
B. 密封系指用可防止风化、吸潮、挥发或异物进入的容器包装
C. 冷处系指贮藏处温度为 2℃～8℃
D. 常温系指温度为 10℃～30℃
E. 除另有规定外，贮藏项下未规定贮藏温度的一般是指常温保存

115. 亲和力是指药物与受体结合的能力，而根据占领学说，受体只有与药物结合才能激活并产生效应，下列关于亲和力的说法正确的有

A. pD_2 称为亲和力指数，其值与亲和力成正比
B. 当两药内在活性相等时，药理效应取决于亲

和力大小

C. 非竞争性拮抗药与受体的亲和力可用拮抗参数（pA_2）表示

D. 药物的 pA_2 值越大，非竞争性拮抗药拮抗作用越强

E. 竞争性拮抗药具有较强的亲和力

116. 属于 G- 蛋白偶联受体的有

A. 胰岛素受体

B. 肾上腺素受体

C. 多巴胺受体

D. M 胆碱受体

E. 甲状腺激素受体

117. 采用申报的最高规格进行单次给药的空腹及餐后生物等效性研究的剂型包括

A. 口服溶液

B. 常释片剂

C. 缓释制剂

D. 口服糖浆

E. 常释胶囊

118. 具有苯甲酰胺结构，能拮抗多巴胺 D_2 受体的促胃肠动力药有

A. 甲氧氯普胺

B. 多潘立酮

C. 伊托必利

D. 莫沙必利

E. 雷贝拉唑钠

119. 下列药物中属于 α- 葡萄糖苷酶抑制药的有

A. 瑞格列奈

B. 阿格列汀

C. 米格列醇

D. 阿卡波糖

E. 二甲双胍

120. 下列关于注射剂特点的说法，正确的有

A. 可适用于不宜口服给药的患者和不宜口服的药物

B. 药效迅速、剂量准确、作用可靠

C. 不易发生交叉污染

D. 给药不方便，注射时易引起疼痛

E. 只能发挥全身治疗作用

临考决胜卷（四）

一、最佳选择题（共40题，每题1分。每题的备选项中，只有1个最符合题意）

1.下列关于药物制剂稳定化方法，错误的是
A. 对热敏感的抗生素和生物制品，可采用无菌操作及冷冻干燥
B. 采用微囊化和包合技术，可防止药物因受环境中的氧气湿度、光线的影响而降解
C. 用3%二氧化硅作干燥剂可提高阿司匹林的稳定性
D. 焦亚硫酸钠适用于油溶性药物如维生素A、维生素D制剂的抗氧化
E. 将有效成分制成前体药物，可以提高药物的稳定性

2.为水溶性物质，可用于改善水不溶性薄膜衣释药速度的辅料为
A. 聚乙二醇
B. 乙基纤维素
C. 硬脂醇
D. 氢化植物油
E. 醋酸纤维素酞酸酯

3.与聚山梨酯类配伍时，由于分子间络合作用会导致其防腐能力减低，因此在含聚山梨酯类的药液中不宜选用
A. 对羟基苯甲酸酯
B. 山梨酸钾
C. 甲基纤维素
D. 苯甲酸钠
E. 乙醇

4.引起注射剂配伍变化的因素众多，其中由于pH的改变导致注射剂发生配伍变化的是
A. 地西泮注射液与5%葡萄糖配伍易析出沉淀
B. 四环素与含钙盐的输液在中性环境下产生不溶性螯合物
C. 诺氟沙星与氨苄西林配伍产生沉淀
D. 两性霉素B注射液在大量电解质的输液中产生沉淀
E. 磺胺嘧啶钠注射液与葡萄糖输液混合后，约在2小时出现沉淀

5.庆大霉素除治疗胃肠道相关疾病外，一般使用的剂型是
A. 注射剂
B. 口服制剂
C. 贴剂
D. 气雾剂
E. 软膏剂

6.在某制剂处方中，pH调节剂将初乳pH调至6.0～7.0，可有效防止药物水解损失的是
A. 罗拉匹坦静脉注射乳剂
B. 硫酸阿托品注射液
C. 苯妥英钠注射液
D. 氟比洛芬酯注射用乳剂
E. 维生素C注射液

7.贴剂、软膏剂、乳膏剂和糊剂属于皮肤给药制剂。下列关于皮肤给药制剂的特点，说法正确的是
A. 直接作用于疾病部位，仅能发挥局部治疗作用
B. 吸收快、起效快，可用于急救
C. 血药浓度平稳，可避免峰－谷现象
D. 可能存在明显的肝脏首关效应
E. 可避免皮肤的代谢与贮库作用

8.膏剂系指原料药物与适宜的基质制成的均匀半固体外用制剂。下列有关软膏剂、乳膏剂的质量要求、临床应用与注意事项的说法错误

的是

A. 必要时可加入防腐剂、增稠剂
B. 应在外用后多加揉擦
C. 对苔藓化肥厚皮损可采用封包疗法
D. 均不含任何活的微生物
E. 有较多渗出液的皮损禁用

9. 皮肤和黏膜给药途径制剂属于外用制剂。下列有关概念错误的是

A. 软膏剂是指原料药物与油脂性或水溶性基质混合制成均匀的半固体外用制剂
B. 糊剂是指大量的原料药物固体粉末均匀地分散在适宜的基质中所组成的半固体外用制剂
C. 栓剂是指药物与适宜基质等制成供腔道给药的半固体外用制剂
D. 涂膜剂是指原料药溶解或分散于含有膜材料的溶剂中,涂搽患处后形成薄膜的外用液体制剂
E. 冲洗剂是指用于冲洗开放伤口或腔体的无菌溶液

10. 气雾剂系指原料药物或原料药和附加剂与适宜的抛射剂共同装封于具有特制阀门系统的耐压容器中的一种制剂。下列有关气雾剂的特点,说法错误的是

A. 治疗时间短,吸收迅速
B. 高压下的内容物可防止病原体侵入
C. 肺部沉积量通常较低
D. 可递送大剂量药物
E. 耐用、方便,剂量均一

11. 吸入制剂、鼻用制剂等均属于黏膜给药制剂。下列关于黏膜给药制剂的质量要求,说法正确的是

A. 单剂量混悬型滴鼻剂应检查含量均匀度
B. 单剂量鼻用固体制剂应检查递送剂量均一性
C. 吸入气雾剂应进行微细粒子剂量检查和无菌检查

D. 舌下片不应在 10min 内全部崩解或溶化
E. 伤口或手术前使用的耳用制剂应无菌,且应添加适宜浓度的抑菌剂

12. 下列关于药物剂型与制剂,说法不正确的是

A. 将药物制成合适的剂型,可减少毒副作用
B. 剂型是药物临床应用之前制成的适合诊断、治疗或预防疾病的具体药物品种
C. 常见的胃肠道给药剂型包括片剂、胶囊剂和颗粒剂等
D. 药品的制剂名称通常由通用名+剂型名构成
E. 药物制剂需要符合《中国药典》或药品行政管理部门批准的标准

13. 对于需要维持血药浓度长期稳定,且首关效应较大的药物,宜采用的剂型是

A. 舌下片
B. 气雾剂
C. 贴剂
D. 控释片
E. 肠溶胶囊

14. 《中国药典》中描述阿司匹林"在乙醇中易溶,在三氯甲烷或乙醚中溶解",这一描述属于

A. 性状
B. 鉴别
C. 测定
D. 有效性
E. 特性检查法

15. 下列化学鉴别法的说法错误的是

A. 吗啡与甲醛-硫酸试液反应呈紫堇色
B. 盐酸麻黄碱在碱性条件下与硫酸铜形成蓝色配位化合物
C. 维生素C使二氯靛酚钠褪色
D. 肾上腺素与三氯化铁试液反应显红棕色
E. 氢化可的松在乙醇溶液中与硫酸苯肼加热

显黄色

16. 下列关于限量检查法的说法不正确的是
A. 限量检查法系检查制剂中的主要成分是否达到限量规定
B. 限量检查法通常采用对照法,以对照品与供试品同法操作,直接比较二者的响应强度
C. 限量检查法的供试品响应强度不超过对照品的强度即为符合规定
D. 限量检查是药品纯度检查的重要组成部分,也称为杂质检查
E. 限量检查的对象包括一般杂质和特殊杂质

17. 下列关于药品杂质分析,说法不正确的是
A. 对于检查对象结构明确的,需要在质量标准起草说明中应写明已明确杂质的结构式
B. "芳香第一胺""还原糖"等说法意味着检查对象仅明确为某一类物质
C. 对于未知杂质,可根据检测方法选用项目名称
D. 对于表观含量在0.2%以上的杂质需要予以定性或结构确证
E. 除降解产物和毒性杂质外,在原料中已控制的杂质,在制剂中一般不再控制

18. 反应性质与药物原有效应和剂量无关且反应严重程度个体差异较大的不良反应为
A. 毒性反应
B. 后遗效应
C. 变态反应
D. 副作用
E. 特异质反应

19. 从药物的剂量与效应关系的曲线可以衍生出不同的药理学参数,以判断药物的临床意义,下列与用药安全性无直接关联的参数是
A. 斜率
B. 阈浓度
C. LD_{50}
D. ED_{50}

E. TI

20. 磺酰脲类可通过增加靶细胞膜上胰岛素受体的数目和亲和力,达到降糖作用。该种受体调节的方式属于
A. 增强作用
B. 受体脱敏
C. 受体下调
D. 受体增敏
E. 相加作用

21. 下列不属于药物效应拮抗作用的是
A. 肾上腺素用于解救组胺引起的过敏性休克
B. 用静注鱼精蛋白注射液解救肝素过量引起的出血
C. 苯海拉明治疗由组胺引起的过敏疾病
D. 苯巴比妥与避孕药同时服用,使避孕失败
E. 庆大霉素和链霉素合用,对听神经和肾脏的毒性增加

22. 根据机体合成胆固醇的昼夜合成节律,辛伐他汀降低血清胆固醇作用最强的给药时间为
A. 清晨
B. 早晨饭后
C. 中午
D. 下午
E. 临睡前

23. 药物引起的慢性间质性肾炎的肾脏病理表现主要为肾间质纤维化、肾小管萎缩以及局灶性淋巴和单核细胞浸润。以下为引起慢性间质性肾炎最为常见的药物是
A. 非甾体抗炎药
B. 氨基糖苷类药物
C. 头孢类药物
D. 青霉胺
E. 磺胺类药物

24. 药源性再生障碍性贫血(再障)是药源性

血液病中最严重的一种类型,死亡率高,但其发生率较粒细胞减少或血小板减少低。下列不属于可导致再生障碍性贫血的药物是

A. 甲硫氧嘧啶
B. 苯妥英钠
C. 保泰松
D. 氯霉素
E. 维生素K

25. 强心苷肝肠循环明显,强心苷中毒后,下列药物中可与强心苷在肠内形成络合物,阻断其肝肠循环,以加快强心苷排泄,达到解救目的的是

A. 苯妥英钠
B. 利多卡因
C. 考来烯胺
D. 呋塞米
E. 氯化钾

26. 在胃液中几乎不解离,在体内非解离型占比高的药物是

A. 氨苯砜
B. 麻黄碱
C. 苯扎溴铵
D. 苯巴比妥
E. 奎宁

27. 不属于Ⅱ相代谢的反应类型是

A. 甲基化结合反应
B. 乙酰化结合反应
C. 脱卤素的氧化反应
D. 与谷胱甘肽的结合反应
E. 与硫酸结合反应

28. 因为强力抑制COX-2而不抑制COX-1,破坏了TXA_2和PGI_2的平衡而撤出市场的药物是

A. 特非那定
B. 罗红霉素
C. 伐地昔布
D. 西沙必利
E. 西立伐他汀

29. 双氯芬酸含二苯胺片段,氧化代谢过程如下,其中主要经过的代谢酶是

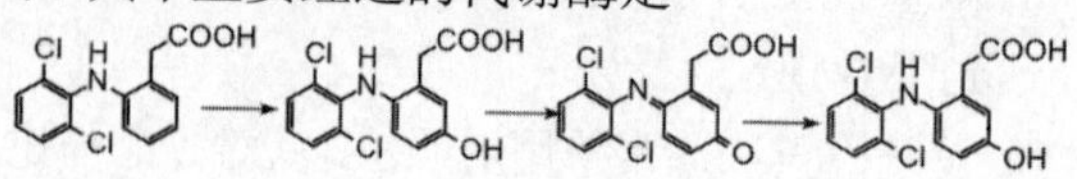

A. XO
B. FMO
C. GSH
D. UGT_s
E. CYP3A4

30. 扎来普隆的结构如图所示。下列关于扎来普隆的说法错误的是

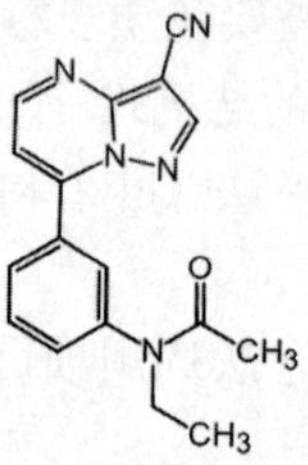

A. 含有吡唑并嘧啶结构
B. 口服后吸收迅速且完全,T_{max}为1小时
C. 适用于入睡困难的失眠症的短期治疗
D. 常规剂量时,次日清晨可产生后遗效应
E. 主要代谢物为脱乙酰基扎来普隆

31. 因代谢过程中发生氧化反应而生成羟基化活性代谢物,生成新的手性中心的药物是

A.

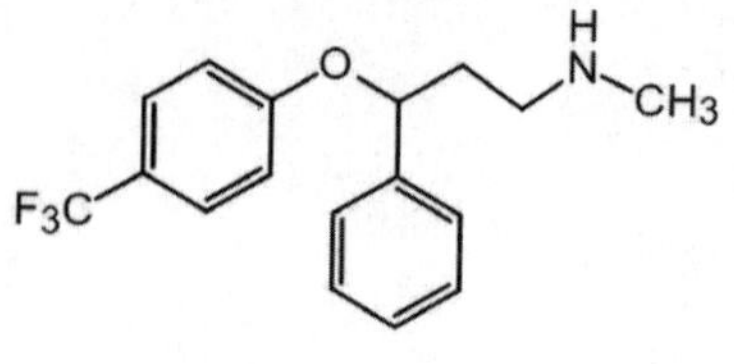

氟西汀

B.

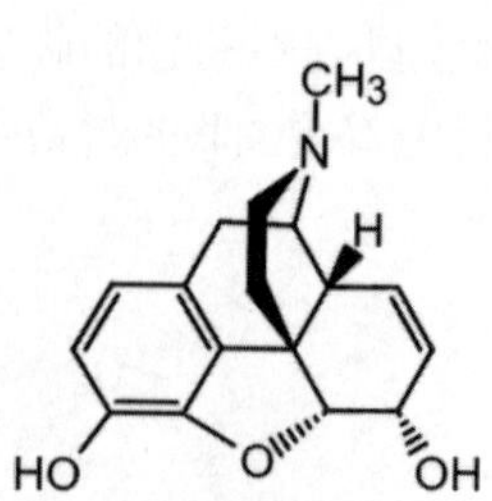

吗啡

C.

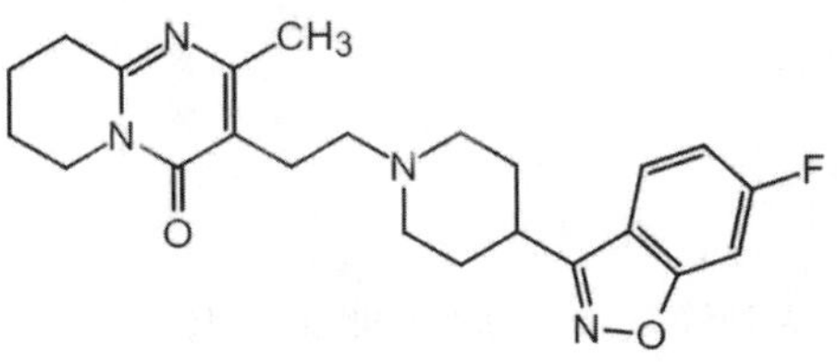

利培酮

D.

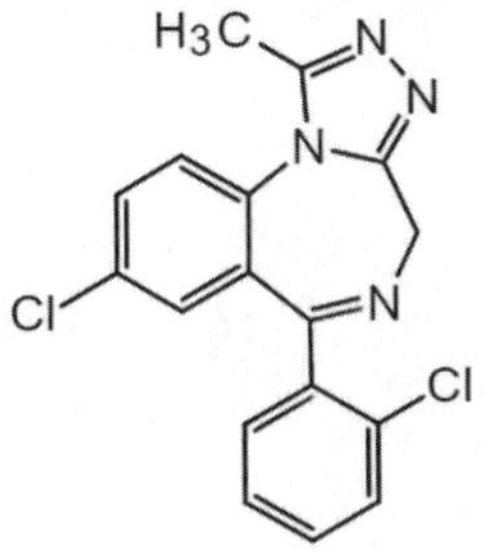

三唑仑

E.

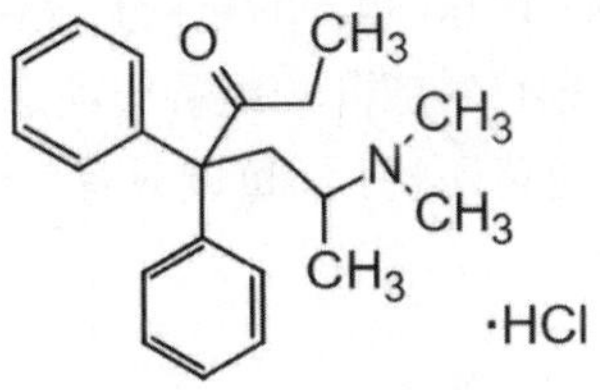

盐酸美沙酮

32. 质子泵抑制剂的基本结构如图所示。下列关于其特点和构效关系的说法有误的是

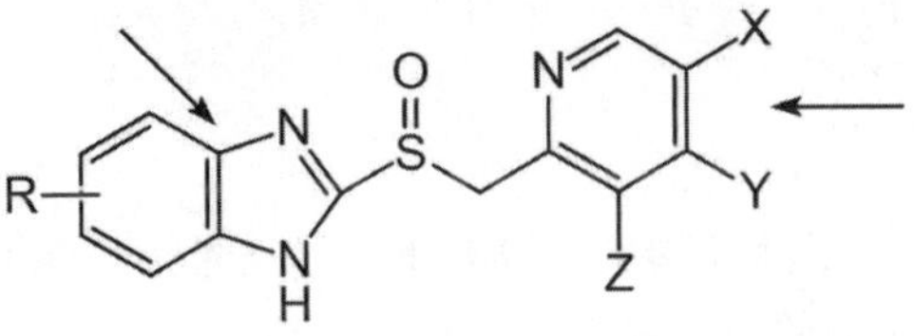

A. 分子由吡啶环、亚磺酰基、苯并咪唑环三部分组成
B. 此类药物在碱性环境中不易解离，保持游离的非活性状态
C. 此类药物与 H^+, K^+-ATP 酶上的巯基非共价结合
D. 环上取代基的不同会影响药物解离度和药动学性质
E. 此类药物可表现出选择性和专一性的抑制胃酸分泌作用

33. 结构中含有内酯结构片段，需要在体内水解成 3,5-二羟基戊酸，才能发挥作用的 HMG-CoA 还原酶抑制剂是

A. 洛伐他汀
B. 普伐他汀钠
C. 氟伐他汀钠
D. 阿托伐他汀钙
E. 瑞舒伐他汀钙

34. 曲安奈德吸入给药可以治疗哮喘，皮内、关节腔内局部注射吸收缓慢，作用持久，一般注射一次疗效可维持 1～2 周以上，曲安奈德的基本母核是

A.

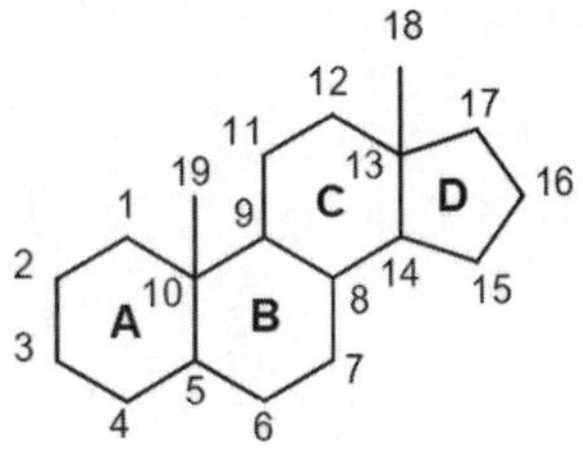

B.

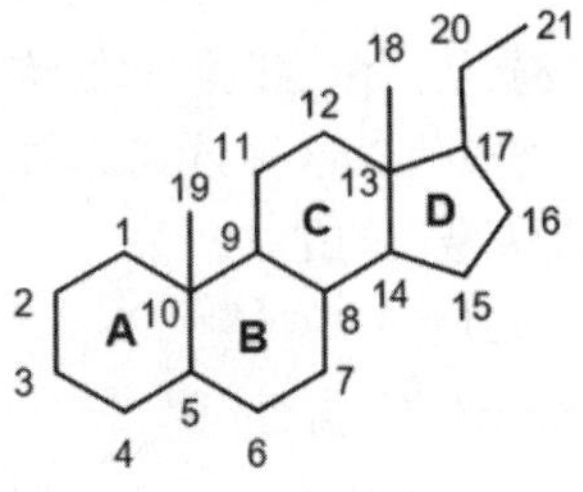

C.

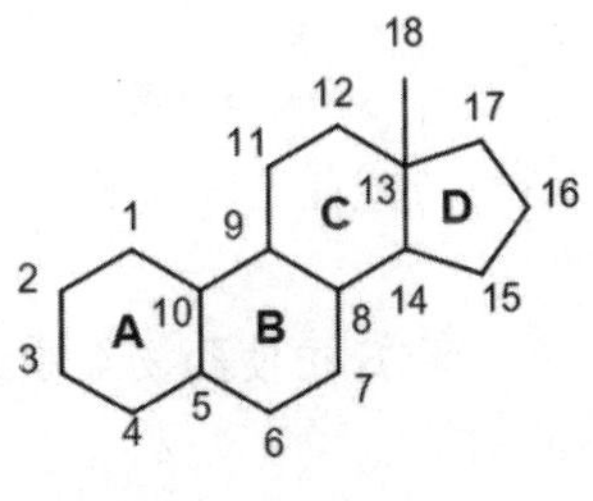

D.

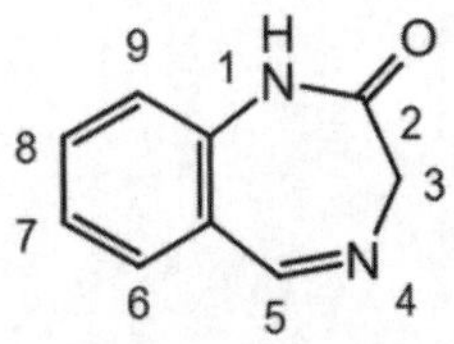

E.

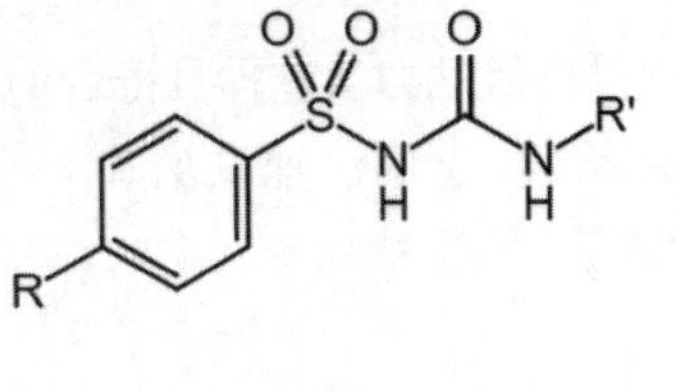

35. 扎西他滨（ ）是一种常用的核苷类逆转录酶抑制药。下列关于该药的说法错误的是
A. 作用机制与齐多夫定相同
B. 与齐多夫定联用时，有协同抗病毒作用
C. 进入人体后直接发挥抗病毒作用
D. 口服表现为线性药动学特性
E. 用于对齐多夫定无效的艾滋病患者的治疗

36.《中国药典》规定注射剂的贮藏条件为
A. 密闭
B. 密封
C. 熔封
D. 凉暗处
E. 冷处

37. 被动转运是物质从高浓度区域向低浓度区域的转运，药物大多数以这种方式通过生物膜。下列关于其说法错误的是
A. 被动转运包括滤过和简单扩散
B. 被动转运一般无部位特异性
C. 对通过的物质有选择性，受共存的其他物质的影响
D. 转运过程不需要载体，不消耗能量
E. 药物大多数以这种方式通过生物膜

38. 属于体循环的一部分，可使药物不通过肝脏而避免首关效应的是
A. 淋巴循环
B. 血液循环
C. 首关效应
D. 血-脑屏障
E. 胆汁排泄

39. 某药物遵循一级动力学过程且符合单室模型，静脉滴注给药。若滴注速度增加一倍，下列说法正确的是
A. 清除率增加一倍
B. 半衰期延长一倍
C. 稳态浓度增加一倍
D. 达峰时间缩短一倍
E. 达到稳态浓度90%的时间延长一倍

40. 生物等效性研究中，药物达峰时间的差异性检验方法是
A. 双向单侧 t 检验
B. 方差分析
C. 对数转换法
D. 置信区间检查法
E. 非参数检验法

二、配伍选择题（共60题，每题1分。题目分为若干组，每组题目对应同一组备选项，备选项可重复选用，也可不选用。每题只有1个备选项最符合题意）

（41～42题共用备选答案）
A. 0.5%
B. 2%
C. 5%
D. 10%
E. 15%

41. 在颗粒剂中，一般不能通过一号筛与能通过五号筛颗粒及粉末总和不得超过

42. 口服散剂中，除中药散剂外，其他制剂105℃干燥至恒重，减失重量不得超过

（43～44题共用备选答案）
A. 抗氧剂
B. 主药
C. 矫味剂
D. 分散剂
E. 润滑剂

43. 薄荷水具有提神解郁的效果，其处方中滑

石粉可作为

44. 复方磷酸可待因糖浆可用于镇咳、祛痰平喘。其处方中维生素C可作为

（45～46题共用备选答案）
A. 复方氯化钠注射液
B. 右旋糖酐输液
C. 乳酸钠注射液
D. 葡萄糖注射液
E. 氧氟沙星葡萄糖输液

45. 主要用来补充供给体内热量的是

46. 可使水分较长时间在血液循环系统内保持，产生增加血容量和维持血压的效果的是

（47～48题共用备选答案）
A. 性状
B. 鉴别
C. 检查
D. 含量测定
E. 贮存

47. 中药注射剂除按《中国药典》中规定项目检查外，还应控制工艺过程中可能引入的其他杂质，这属于

48. 中药注射剂同一批号成品的色泽必须保持一致，在不同批号的成品之间，应控制在一定的色差范围内，这属于

（49～51题共用备选答案）
A. 防腐剂
B. 分散剂
C. 硬化剂
D. 吸收促进剂
E. 水溶性基质

49. 巴西棕榈蜡在栓剂处方中的作用是

50. 聚山梨酯80在栓剂处方中的作用是

51. 聚乙二醇在对乙酰氨基酚栓剂中的作用是

（52～53题共用备选答案）
A. 冲洗剂
B. 舌下片
C. 口含片
D. 透皮贴剂
E. 滴眼剂

52. 用于完整皮肤表面，能将药物输送透过皮肤进入血液循环系统起全身作用的制剂称为

53. 药物能迅速溶化、吸收快、起效快，适用于急救且发挥全身作用的制剂是

（54～55题共用备选答案）
A. 乳化剂
B. 抛射剂
C. 等渗调节剂
D. 助悬剂
E. 水溶性基质

54. 氮气、丙烷在气雾剂中的作用是

55. 硼酸在醋酸可的松滴眼液中的作用是

（56～57题共用备选答案）
A. 硫酸苯肼
B. 游离水杨酸
C. 砷盐
D. 莨菪碱
E. 对氯苯乙酰胺

56. 可使用古蔡氏法检测的一般杂质是

57. 在乙醇溶液中与氢化可的松加热显黄色的是

(58～59题共用备选答案)
A. 遮光
B. 避光
C. 密闭
D. 严封
E. 阴凉处

58. 为防止微生物污染,冲洗剂灌装后的贮藏要求是

59. 盐酸四环素遇光颜色逐渐加深,合适的贮藏要求是

(60～62题共用备选答案)
A. 对氯酚
B. 砷盐
C. 不挥发物
D. 酮体
E. 氯化物

60. 以上属于毒性杂质的是

61. 以上属于信号杂质的是

62. 以上属于未知杂质的是

(63～65题共用备选答案)
A. 对因治疗
B. 对症治疗
C. 补充疗法
D. 药物作用
E. 药物效应

63. 甲氧西林用于治疗金黄色葡萄球菌所致的肺炎,该种治疗作用属于

64. 普萘洛尔用于降低血压的治疗作用属于

65. 肾上腺素引起的心肌收缩力加强、心率加快、血压升高等功能性改变属于

(66～67题共用备选答案)
A. 特异性
B. 饱和性
C. 可逆性
D. 灵敏性
E. 多样性

66. 阿托品与乙酰胆碱存在对受体的竞争关系且表现出最大效应,是因为受体具有

67. 受体可与激动药结合,也可被竞争性拮抗药置换,是因为受体具有

(68～69题共用备选答案)
A. Ca^{2+}
B. cAMP
C. 细胞因子
D. 生长因子
E. 甘碳烯酸类

药物(配体)与受体相互作用所引起的效应主要有赖于细胞内的信号转导系统。其中

68. 属于第一信使的是

69. 可引起肌肉收缩、腺体分泌的第二信使是

(70～71题共用备选答案)
A. 维拉帕米
B. 索他洛尔
C. 甲氨蝶呤
D. 胰岛素
E. 青霉素

70. 由于药物的结晶阻塞了肾小管或集合管,造成"肾内阻塞性"急性肾功能衰竭的是

71. 通过阻滞与复极化过程有关的K^+通道,抑制K^+外流,导致心电图QT间期延长,引起尖端扭转型室性心律失常的是

(72～73题共用备选答案)

A. 奥美拉唑
B. 环磷酰胺
C. 磺酰胺类利尿药
D. 美沙酮
E. 普鲁卡因

72. 结合方式不可逆,与DNA的碱基产生共价结合键,产生细胞毒活性的药物是

73. 氢键的键能比较弱,约为共价键的十分之一,通过氢键和碳酸酐酶结合的药物是

(74～76题共用备选答案)

A. 醋磺己脲

B. 吗啡

C. 甲芬那酸

D. 美沙酮

E. 氯丙嗪

74. 可以发生脂环氧化反应,引入羟基后的代谢产物通常具有立体性的药物是

75. 可发生还原反应后得到醇的结构且引入新的手性碳原子,而产生光学异构体的药物是

76. 能发生氧化代谢生成 N-氧化物,与葡萄糖醛酸结合生成葡萄糖苷酸代谢物,少数发生 N-去甲基化代谢的药物是

(77～78题共用备选答案)

A. 与蛋白的亲核基团取代或加成,生成不可逆的共价结合产物
B. 对CYP450的诱导作用
C. 阻断缓激肽的分解
D. 对CYP450的抑制作用
E. 阻滞离子通道

77. ACEI通过抑制血管紧张素转换酶,用于治疗高血压。同时也会带来咳嗽、皮疹等不良反应,其主要原因是

78. 含苯胺、苯酚等结构的药物可代谢生成醌类结构产物产生毒性,其主要原因是

(79～80题共用备选答案)

A. 地氯雷他定
B. 特非那定
C. 左卡巴斯汀
D. 氯马斯汀
E. 咪唑斯汀

79. 为新型第三代抗组胺药,无心脏毒性,对

H₁ 受体选择性高的药物为

80. 具有抗组胺和抗其他炎症介质的双重作用,为强效和高度选择性 H₁ 受体阻断药的是

(81～82题共用备选答案)

A. 伊托必利
B. 甲氧氯普胺
C. 艾司奥美拉唑
D. 盐酸雷尼替丁
E. 罗沙替丁

81. 在体内可发生 N- 氧化、S- 氧化和去甲基代谢的药物为

82. 具有促动力和止吐的作用,可产生锥体外系症状的药物为

(83～85题共用备选答案)

A. 一个对映体具有药理活性,另一个对映体具有毒性作用
B. 对映异构体之间产生不同类型的药理活性
C. 对映异构体之间产生相反的活性
D. 对映异构体中一个有活性,一个没有活性
E. 对映异构体之间具有等同的药理活性和强度

83. 普罗帕酮的

84. 麻黄碱的

85. 米安色林的

(86～87题共用备选答案)

A. 法罗培南
B. 厄他培南
C. 美罗培南
D. 比阿培南
E. 亚胺培南

86. 某药在肾脏中容易被肾脱氢肽酶破坏，合并使用西司他丁后，可以阻止该药进入肾小管上皮组织，通过减少该药的排泄，来减轻药物的肾毒性。该药物是

87. 某药不属于碳青霉烯类，但具有青霉烯结构，口服吸收效果好，抗菌作用不受食物的影响。该药物是

（88～90题共用备选答案）
A. 盐酸拓扑替康
B. 喜树碱
C. 卡巴他赛
D. 依托泊苷磷酸酯
E. 依托泊苷

88. 通过促进微管形成并抑制微管解聚，导致细胞在有丝分裂时不能形成纺锤体和纺锤丝，使细胞停止于 G_2/M 期，抑制细胞分裂和增殖的抗肿瘤药是

89. 通过抑制 DNA 拓扑异构酶Ⅰ，从而使 DNA 复制和转录受阻，最终导致 DNA 的断裂的半合成抗肿瘤药是

90. 作用靶点是拓扑异构酶Ⅱ，毒性较低且水溶性较好的是抗肿瘤药是

（91～92题共用备选答案）
A. 肌内注射
B. 静脉注射
C. 动脉注射
D. 皮下注射
E. 皮内注射

91. 有吸收过程，经结缔组织扩散后进入血液循环，适合油溶液或混悬液的注射途径为

92. 植入剂为供注入体内的无菌制剂，其常用的注射途径为

（93～95题共用备选答案）
A. 眼部结膜渗透
B. 眼部角膜渗透
C. 直肠给药
D. 口腔黏膜给药
E. 经皮给药

93. 药物吸收的限速过程是基质中药物释放到体液的速度，药物与基质性质相反有利于药物释放的给药途径为

94. 亲水性药物及多肽蛋白质类药物眼部给药的主要吸收途径为

95. 药物渗透性差异主要由于角质层厚度及附属器密度引起的给药途径为

（96～98题共用备选答案）
A. 甘油
B. 氯化钠
C. 乙基纤维素
D. 丙烯酸树脂Ⅲ号
E. 二氧化钛

96. 在薄膜包衣材料中，通常作为增塑剂使用的是

97. 在薄膜包衣材料中，通常作为释放调节剂（致孔剂）使用的是

98. 在薄膜包衣材料中，通常作为遮光剂使用的是

（99～100题共用备选答案）
A. 0.87
B. 1.6
C. 4.0
D. 4.5
E. 40

99. 某药物半衰期为0.8h，静脉滴注达到稳态浓度的75%时所需的小时数是

100. 某药物表观分布容积5.6L，目标稳态浓度7.2μg/mL，则静脉注射的负荷剂量（mg）是

三、综合分析选择题（共10题，每题1分。题目分为若干组，每组题目基于同一个临床情景、病例、实例或者案例的背景信息逐题展开。每题的备选项中，只有1个最符合题意）

（101～104题共用题干）
患者，女性，34岁，临床诊断为急性胃肠炎。
处方：蒙脱石散3.0g，tid，冲服；盐酸左氧氟沙星片，0.2g，bid，口服；口服补液盐Ⅰ散剂14.75g，qd。

101. 患者在使用过程中将蒙脱石散与左氧氟沙星同时服用，会导致疗效降低，原因是

A. 络合物与络合作用
B. 吸附剂与吸附作用
C. 增黏剂的抑制扩散作用
D. 包合物的包合作用
E. 絮凝剂的沉降作用

102. 蒙脱石不溶于水，服用时，需要用温水冲服形成混悬液才能有利于给药。下列关于口服散剂的特点说法有误的是

A. 粒径小，比表面积大
B. 易分散，起效快
C. 口服散剂一般为最细粉
D. 中药散剂，包含粗纤维和不能溶于水的成分
E. 对光、湿、热敏感的药物一般不宜制成散剂

103. 下列关于口服散剂在生产和贮藏期间应符合的要求及检查项目说法有误的是

A. 制备药物剂量小的散剂时，应采用配研法
B. 含有毒性药的口服散剂应单剂量包装
C. 散剂中可含或不含辅料
D. 中药散剂中一般含水量不得过8%

E. 除另有规定外，散剂应密闭贮存

104. 可以用于治疗胃肠道感染的喹诺酮类抗菌药物中，由于1位引入脂肪烃环而改善其药动学性质，所需抑菌浓度降低的是

A.

诺氟沙星

B.

盐酸洛美沙星

C.

依诺沙星

D.

盐酸环丙沙星

E.

盐酸左氧氟沙星

(105～106题共用题干)

雄性激素能促进男性性器官及副性征的发育、成熟，对抗雌激素抑制，抑制子宫内膜生长及卵巢、垂体功能，同时也具有蛋白同化作用，即促进蛋白质合成和骨质形成，刺激骨髓造血功能，以及蛋白质代谢，从而使肌肉增长，体重增加。对雄性激素化学结构进行修饰可得到一些雄性活性很微弱，而蛋白同化活性增强的新化合物，即蛋白同化激素。

105. 天然的雄激素在胃肠道中易被微生物分解失活，作用时间短，可将天然睾酮 17α 位引入甲基得到甲睾酮，其改造目的主要是

A. 提高药物水溶性，促进药物吸收
B. 提高药物脂溶性，加快代谢速度
C. 形成前药结构，增加药物稳定性
D. 增加空间位阻，增加口服生物利用度
E. 显著降低雄激素作用，提高蛋白同化作用

106. 去掉睾酮的 19 位甲基，17 位与苯丙酸成酯，蛋白同化激素作用为丙酸睾酮的 12 倍，雄激素活性作用为丙酸睾酮的 1/2，此蛋白同化激素为

A.

B.

C.

D.

E.

(107～110题共用题干)

患者，男性，58 岁，肾功能不全患者，且测空腹血糖值 7.6mmol/L，随机血糖 13.16mmol/L，临床诊断为 2 型糖尿病。给予格列吡嗪控释片 10mg，qd。

107. 患者将格列吡嗪控释剂型嚼碎服用后出现心慌、焦虑、出汗等不良反应，其原因是

A. 由于患者肾功能不全引发的不良反应
B. 由于个体化差异引发的个别患者对药物的不耐受
C. 嚼服使控释片中的辅料与药物出现相互作用
D. 控释剂型只能按刻痕掰开服用
E. 嚼服引起药物突释

108. 格列吡嗪降血糖作用迅速而强，为甲苯磺丁脲的 1000 倍。口服 30 分钟后即可见血糖明显下降，与食物同服，吸收可延迟 30～40 分

钟，$t_{1/2}$ 为 1～2 小时，维持降血糖作用时间长达 10 小时以上。此患者服用后其药动学参数的变化可能是

A. 清除率不变
B. 清除率变大
C. 半衰期不变
D. 半衰期会延长
E. 半衰期会缩短

109. 格列吡嗪的药物骨架结构为

A. (巴比妥酸结构)

B. (二氢吡啶结构)

C. (磺酰脲结构)

D. (β-内酰胺结构)

E. (喹诺酮结构)

110. 对于肾功能不全的糖尿病患者，给予二肽基肽酶-4 抑制剂也同样有效，含有羟基金刚烷的 α-氨基酰胺衍生物，可用于除 CKD3～5 期以外的肾功能不全的糖尿病患者。该药物是

A. 磷酸西格列汀

B. 维格列汀

C. 沙格列汀

D. 卡格列净

E. 达格列净

四、多项选择题（共 10 题，每题 1 分。每题的备选项中，有 2 个或 2 个以上符合题意。错选、少选均不得分）

111. 甘油可用作
A. 溶剂
B. 增塑剂
C. 等渗调节剂
D. 水溶性基质
E. 助悬剂

112. 注射用水是纯化水经蒸馏所得的水，不含任何添加剂。注射用水必须检查的项目包括
A. pH
B. 水杨酸
C. 氯化物
D. 二氧化碳
E. 热原检查

113. 微囊粒径在 1～250μm，微囊可进一步制成片剂、胶囊、注射剂等制剂。下列关于药物微囊化的特点说法正确的有
A. 降低药物的稳定性
B. 掩盖药物的不良臭味
C. 减少药物对胃的刺激性
D. 延长药物作用时间，达到长效目的
E. 只适合包裹固态药物

114. 微生物限度检查项目包括细菌数、霉菌数、酵母菌数及控制菌检查。不需要进行微生物限度检查的剂型有
A. 注射剂
B. 滴眼剂
C. 吸入气雾剂
D. 吸入喷雾剂
E. 吸入粉雾剂

115. 下列项目中，根据《中国药典》规定，其限度为 0.5% 的有
A. 苯
B. 炽灼残渣
C. 四氯化碳
D. 三乙胺
E. 干燥失重

116. 细胞膜上有许多离子通道，有些药物可以直接作用于离子通道，产生药理作用。下列属于通过影响离子通道而产生药理作用的药物有
A. 硝苯地平
B. 阿米洛利
C. 米诺地尔
D. 奎尼丁
E. 胺碘酮

117. 下列通过引起轴突损害而产生神经毒性的药物有
A. 长春新碱
B. 秋水仙碱
C. 可卡因
D. 紫杉醇
E. 有机磷酸酯类

118. 含有芳烷酸结构药物，与葡萄糖醛酸结合代谢生成酰基葡醛酸酯引起特质性不良反应，已被停止使用的药物有
A. 双氯芬酸
B. 苯噁洛芬
C. 佐美酸
D. 芬氯酸
E. 异丁芬酸

119. 通过干扰 DNA 合成，抑制肿瘤细胞生存和复制所必需的代谢途径，使肿瘤细胞死亡，且必须在体内转化后才发挥作用的药物有
A. 氟尿嘧啶
B. 替加氟
C. 卡莫氟
D. 吉西他滨
E. 卡培他滨

120. 下列关于生物利用度的说法正确的有
A. 生物利用度的研究对象包括药物吸收速度和吸收程度
B. 峰浓度 C_{max} 可在一定程度上描述吸收速度

C. 绝对生物利用度是以原研片剂为参比制剂，考察仿制药进入血液循环的量
D. 肝脏首关效应明显的药物，其生物利用度较低
E. AUC 相同的同类型药物，吸收速度也相同

临考决胜卷（五）

一、最佳选择题（共40题，每题1分。每题的备选项中，只有1个最符合题意）

1. 下列关于药品名的说法，正确的是
   A. 药品不能申请商品名
   B. 药品通用名可以申请专利和行政保护
   C. 药品化学名是国际非专利药品名称
   D. 制剂一般采用商品名加剂型名
   E. 药典中使用的名称是通用名

2. 将药物制成不同制剂的意义不包括
   A. 改变药物的作用性质
   B. 改变药物的结构
   C. 调节药物的作用速度
   D. 降低药物的不良反应
   E. 提高药物的稳定性

3. 《中国药典》中，收载针对各剂型特点所规定的基本技术要领部分是
   A. 前言
   B. 凡例
   C. 二部正文品种
   D. 通则
   E. 药用辅料正文品种

4. 《中国药典》（二部）中规定，"贮藏"项下的冷处是指
   A. 不超过20℃
   B. 避光并不超过20℃
   C. 0℃～5℃
   D. 2℃～10℃
   E. 10℃～30℃

5. 胆固醇的生物合成途径如下：阿托伐他汀通过抑制羟甲戊二酰辅酶A还原酶产生降血脂作用，阿托伐他汀抑制该酶活性的必需药效团是

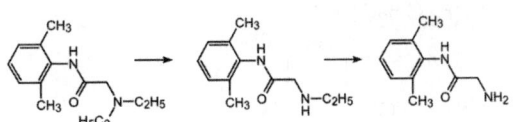

   A. 异丙基
   B. 吡咯环
   C. 氟苯基
   D. 3,5-二羟基戊酸结构片段
   E. 酰苯氨基

6. 利多卡因在体内代谢如下，其发生的第Ⅰ相生物转化是

   A. O-脱烷基化
   B. N-脱烷基化
   C. N-氧化
   D. C-环氧化
   E. S-氧化

7. 吗啡可以发生的Ⅱ相代谢反应是
   A. 氨基酸结合反应
   B. 谷胱甘肽结合反应
   C. 乙酰化结合反应
   D. 葡萄糖醛酸结合反应
   E. 甲基化结合反应

8. 下列能发生甲基化结合反应的药物是
A. 磺胺甲噁唑
B. 肾上腺素
C. 白消安
D. 沙丁胺醇
E. 吗啡

9. 地西泮的活性代谢产物是

A. 地西泮

B. 奥沙西泮

C. 氟西泮

D. 阿普唑仑

E. 咪达唑仑

10. 富马酸酮替芬属于
A. 乙二胺类 H_1 受体拮抗剂
B. 哌嗪类 H_1 受体拮抗剂
C. 三环类 H_1 受体拮抗剂
D. 哌啶类 H_1 受体拮抗剂
E. 丙胺类 H_1 受体拮抗剂

11. 下列性质与布洛芬不符合的是
A. 芳基丙酸类抗炎药
B. 结构中的甲基限制羧基的自由旋转，提高抗炎活性
C. 体内无效的 R 异构体能转化成活性的 S 异构体
D. 临床用外消旋体
E. 不具有旋光性

12. 奥美拉唑的作用机制是
A. 组胺 H_1 受体拮抗剂
B. 组胺 H_2 受体拮抗剂
C. 质子泵抑制剂
D. 胆碱酯酶抑制剂
E. 磷酸二酯酶抑制剂

13. 患者，女性，60岁。因患者哮喘服用氨茶碱缓释剂，近日，因胃溃疡服用西咪替丁，3日后出现心律失常、心悸、恶心等症状，将西咪替丁换成法莫替丁后，上述症状消失。其原因是
A. 西咪替丁与氨茶碱竞争血浆蛋白
B. 西咪替丁抑制肝药酶，减慢氨茶碱的代谢
C. 西咪替丁抑制氨茶碱的肾小管分泌
D. 西咪替丁促进氨茶碱的吸收

E. 西咪替丁增强阻滞对氨茶碱的敏感性

14. ACE 抑制剂含有与锌离子作用的极性基团，为改善药物在体内的吸收将大部分制成前药，但也有非前药型 ACE 抑制剂。下列属于非前药型 ACE 抑制剂的是

A. 赖诺普利

B. 雷米普利

C. 依那普利

D. 贝那普利

E. 福辛普利

15. 根据磺酰脲类降糖药的构效关系，当脲上取代基为甲基环己基时，甲基阻碍环己烷上的羟基化反应，因此具有高效、长效的降血糖作用。下列降糖药中，具有上述结构特征的是

A. 格列齐特

B. 格列本脲

C. 格列美脲

D. 格列喹酮

E. 格列吡嗪

16. β-内酰胺类抗生素的抗菌必须结构是β-内酰胺环，也是不稳定的根源，产生耐药性的原因。药物学家为解决抗生素的耐药性问题，对其 β-内酰胺环拼合的氢化噻唑环改造，开发出了 β-内酰胺酶抑制剂如氧青霉烷结构的克拉维酸钾、青霉烷砜结构的舒巴坦和

他唑巴坦等，与β-内酰胺类药物合用增强抗菌活性。下列属于氧青霉烷结构的β-内酰胺酶抑制剂药物是

A. [结构式]

B. [结构式]

C. [结构式]

D. [结构式]

E. [结构式]

17. 磺胺甲噁唑（SMZ）和甲氧苄啶（TMP）代谢拮抗叶酸的生物合成通路。下列有关说法正确的是
A. 都作用于二氢叶酸还原酶
B. 都作用于二氢叶酸合成酶
C. 前者作用于二氢叶酸还原酶，后者作用于二氢叶酸合成酶
D. 前者作用于二氢叶酸合成酶，后者作用于二氢叶酸还原酶
E. 干扰细菌对叶酸的摄取

18. 下列关于烷化剂类抗肿瘤药的说法错误的是
A. 氮芥类的关键药效团是β-氯乙胺
B. 环磷酰胺属于前体药物，代谢出去甲氮芥起效
C. 塞替派是治疗膀胱癌的首选药物
D. 烷化剂类常具有骨髓抑制的毒性
E. 异环磷酰胺常与尿路保护剂西司他丁合用

19. 颗粒剂与散剂相比，不具备的特点是
A. 引湿性下降
B. 服用方便
C. 释药类型多
D. 防止各成分离析
E. 有保护收敛作用

20. 属于均相液体制剂的是
A. 纳米银溶胶
B. 复方硫黄洗剂
C. 鱼肝油乳剂
D. 磷酸可待因糖浆
E. 石灰搽剂

21. 为提高难溶性药物的溶解度常需要使用潜溶剂，不能与水形成潜溶剂的物质是
A. 乙醇
B. 丙二醇
C. 胆固醇
D. 聚乙二醇
E. 甘油

22. 新生霉素与5%葡萄糖注射液混合时产生沉淀，其原因是
A. pH值改变
B. 溶剂组成改变
C. 离子作用
D. 盐析作用

E. 缓冲容量

23. 不能除去热原的方法是
A. 高温法
B. 酸碱法
C. 冷冻干燥法
D. 吸附法
E. 反渗透性

24. 输液质量要求不包括
A. 酸碱度及含量测定
B. 无菌无热原检查
C. 可见异物检查
D. 溶出度检查
E. 不溶性微粒检查

25. 下列关于脂质体特点和质量要求的说法，正确的是
A. 脂质体的药物包封率通常应在 10% 以下
B. 药物制备成脂质体，提高药物稳定性的同时增加了药物毒性
C. 脂质体为被动靶向制剂，在其载体上结合抗体、糖脂等也可使其具有特异靶向性
D. 脂质体形态为封闭多层囊状物，贮存稳定性好，不易产生渗漏现象
E. 脂质体是理想的靶向抗肿瘤药物载体，但只适用于亲脂性药物

26. 贴剂的基本组成不包括
A. 控释膜
B. 药物储库层
C. 隔离层
D. 黏附层
E. 背衬层

27. 下列关于气雾剂质量要求和贮藏条件的说法，错误的是
A. 贮藏条件要求是室温保存
B. 附加剂应无刺激性、无毒
C. 容器应能耐受气雾剂所需的压力
D. 抛射剂应为无刺激性、无毒性
E. 严重创伤气雾剂应无菌

28. 影响药物胃肠道吸收的生理因素错误的是
A. 胃肠液的成分
B. 胃排空
C. 食物
D. 循环系统的转运
E. 药物在胃肠道中的稳定性

29. 高血浆蛋白结合率药物的特点是
A. 吸收快
B. 代谢快
C. 排泄快
D. 组织内药物浓度高
E. 与高血浆蛋白结合率的药物合用易出现毒性反应

30. 某单室模型药物的 $t_{1/2}$ 为 5.2h，静脉滴注达到 C_{ss} 的 90% 需要的时间（单位 h）是
A. 3.32
B. 4.68
C. 17.26
D. 6.64
E. 15.53

31. 下列关于单室模型单剂量血管外给药的表述正确的是
A. 血药浓度-时间曲线下面积与给药剂量 X_0 成反比
B. 达峰时间与给药剂量 X_0 成正比
C. C-t 公式为单指数方程
D. 峰浓度与给药剂量 X_0 成反比
E. 由残数法可求药物的吸收速率常数 k_a

32. 某药物体内过程符合药物动力学单室模型，药物消除按一级速率过程进行静脉注射给药后进行血药浓度监测，1h 和 4h 时血浓度分别为 100mg/L 和 12.5mg/L，则该药静脉注射给药后 3h 时的血药浓度是

A. 75mg/L

B. 50mg/L

C. 25mg/L

D. 20mg/L

E. 15mg/L

33. 拟定给药方案时，主要调节的是

A. $t_{1/2}$ 和 k

B. C_{ss} 和 V

C. X_0 和 τ

D. V 和 Cl

E. C_{max}^{ss} 和 C_{min}^{ss}

34. 同一药物相同剂量的试验制剂 AUC 与口服给药参比制剂 AUC 的比值，称为

A. 清除率

B. 速率常数

C. 生物半衰期

D. 绝对生物利用度

E. 相对生物利用度

35. 属于对因治疗的药物作用是

A. 硝苯地平降低血压

B. 对乙酰氨基酚降低发热体温

C. 硝酸甘油缓解心绞痛发作

D. 聚乙二醇 4000 治疗便秘

E. 环丙沙星治疗肠道感染

36. 下列药物中，相对安全性较高的药物是

A. a 药 $LD_{50}=100mg, ED_{50}=200mg$

B. b 药 $LD_{50}=100mg, ED_{50}=100mg$

C. c 药 $LD_{50}=100mg, ED_{50}=50mg$

D. d 药 $LD_{50}=200mg, ED_{50}=100mg$

E. e 药 $LD_{50}=200mg, ED_{50}=50mg$

37. 受体与配体结合的复合物可以被另一种配体置换，体现的是

A. 选择性

B. 可逆性

C. 特异性

D. 饱和性

E. 灵敏性

38. 受体的类型不包括

A. 细胞内受体

B. 内源性受体

C. 离子通道受体

D. G-蛋白偶联受体

E. 酪氨酸激酶受体

39. 下列联合用药产生拮抗作用的是

A. 磺胺甲噁唑合用甲氧苄啶

B. 华法林合用维生素 K

C. 克拉霉素合用奥美拉唑

D. 普鲁卡因合用肾上腺素

E. 哌替啶合用氯丙嗪

40. 相对来讲，下列药物不易引起肝硬化的是

A. 异烟肼

B. 氯丙嗪

C. 乙醇

D. 对乙酰氨基酚

E. 甲氨蝶呤

二、配伍选择题（共 60 题，每题 1 分。题目分为若干组，每组题目对应同一组备选项，备选项可重复选用，也可不选用。每题只有 1 个备选项最符合题意）

（41～42 题共用备选答案）

A. 《中国药典》

B. 《国际药典》

C. 《美国药典》

D. 《日本药局方》

E. 《欧洲药典》

41. 三年发行一版的药典是

42. 缩写为 ChP 的药典是

(43～44题共用备选答案)
A. 含量均匀度
B. 熔点
C. 比旋度
D. 热原
E. 干燥失重

43. 在药品质量标准中,属于药物特性检查法的项目是

44. 在药品质量标准中,属于药物限量检查法的项目是

(45～48题共用备选答案)
A. 烃基
B. 卤原子
C. 巯基
D. 硫醚
E. 季铵

45. 奋乃静结构改造成氟奋乃静,安定作用增强4～5倍,其关键的药效基团是

46. 二巯丙醇可与重金属作用生成不溶性的硫醇盐,故可用做解毒药,其关键的药效基团是

47. 阿苯达唑在体内可氧化成亚砜衍生物活性增强,继续氧化成砜的衍生物失去活性,其关键的药效基团是

48. 巴比妥结构中的氮原子上引入相关基团后成为海索比妥,使其不易解离,在生理pH下分子型药物比例达90.9%,口服约10分钟即可生效,其关键的药效基团是

(49～50题共用备选答案)
A. 对硝基苯甲酸乙酯

B. 普鲁卡因

C. 苯甲酸雌二醇

D. 环丙沙星

E. 司帕沙星

49. 由于氨基的给电子效应,增加了酯羰基上氧的电子密度,从而增强了与靶点的亲和力,作用强的局部麻醉药物是

50. 由于氨基的给电子效应,增加了酮羰基上氧的电子密度,从而增强了与靶点的亲和力,作用强的抗菌药物是

(51～52题共用备选答案)
A. 含毒性基团诱发毒性
B. 非治疗部位靶标结合产生的副作用
C. 药物在非治疗靶标结合产生的副作用
D. 药物与体内代谢过程引发的副作用

E. 影响心脏快速延迟整流钾离子通道（hERG）诱发的副作用

51. 双氯芬酸结构中二苯胺片段代谢成亚胺-醌引发肝毒性，属于

52. 抗过敏药物特非那定、阿司咪唑被美国FDA从市场撤回；胃动力药物西沙必利也因此撤出市场。属于

(53～55题共用备选答案)

A. [氯沙坦结构图]

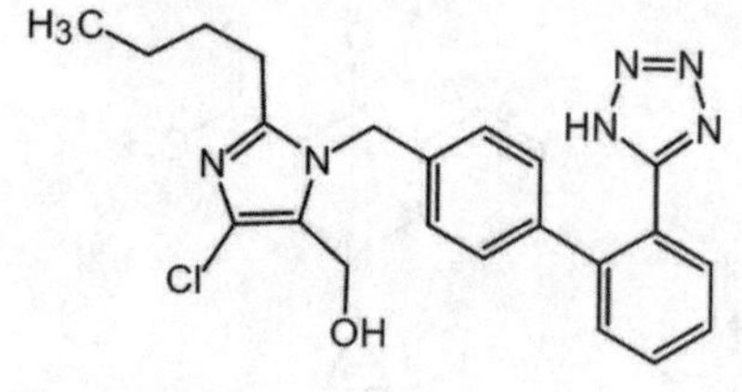

B. [缬沙坦结构图]

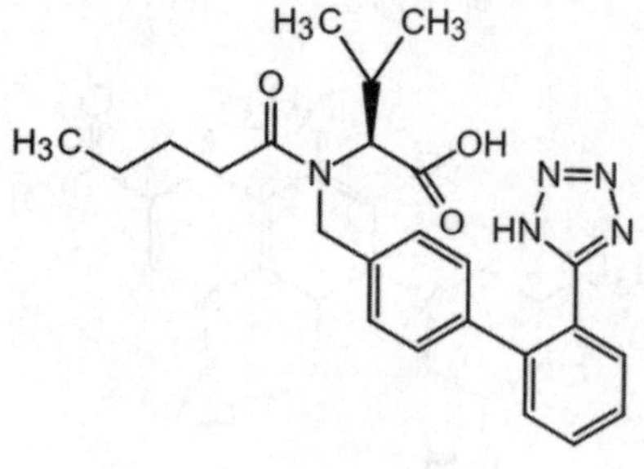

C. [厄贝沙坦结构图]

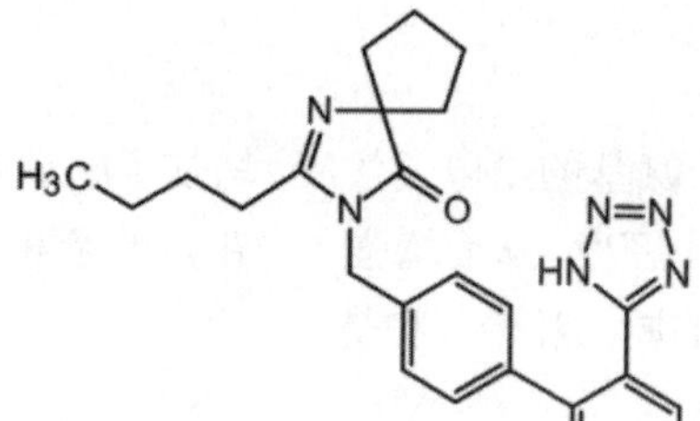

D. [替米沙坦结构图]

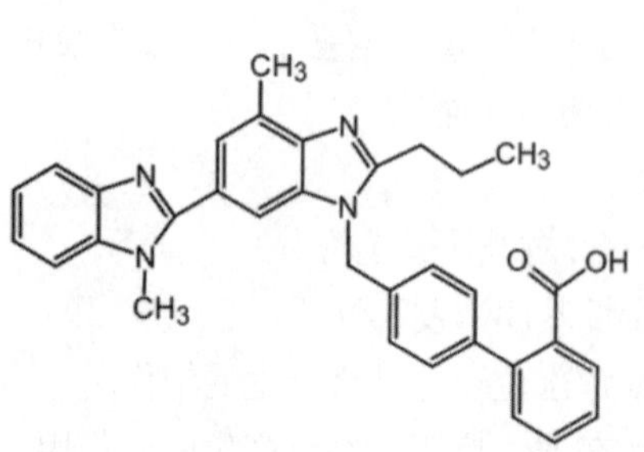

E. [坎地沙坦酯结构图]

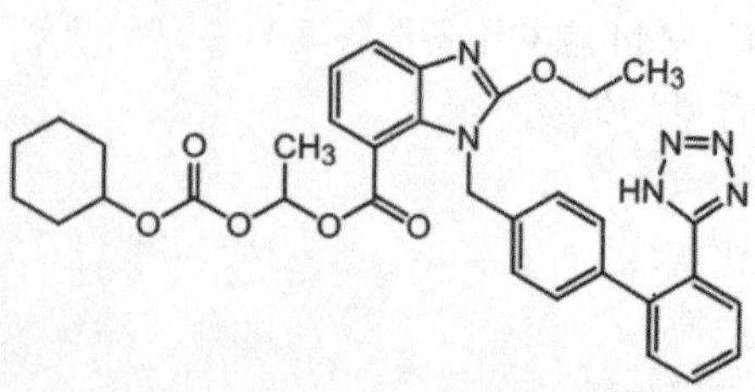

53. 结构中不含咪唑环的药物是

54. 结构中不含四氮唑环的药物是

55. 结构中含螺环的药物是

(56～57题共用备选答案)

A. [甲睾酮结构图]

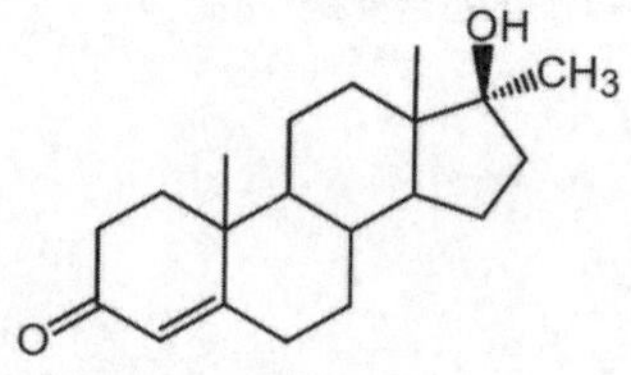

甲睾酮

B. [黄体酮结构图]

黄体酮

C. [雌二醇结构图]

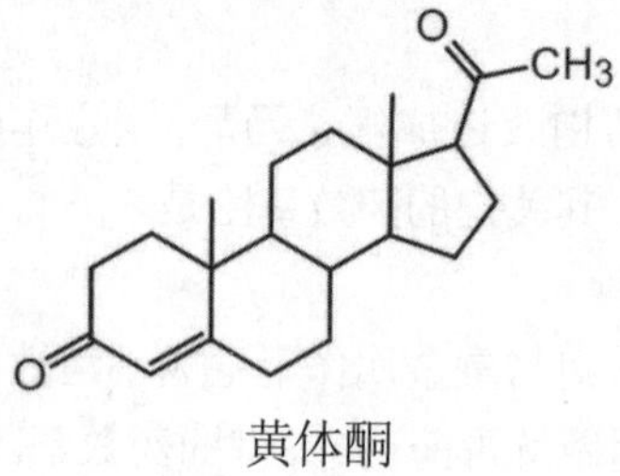

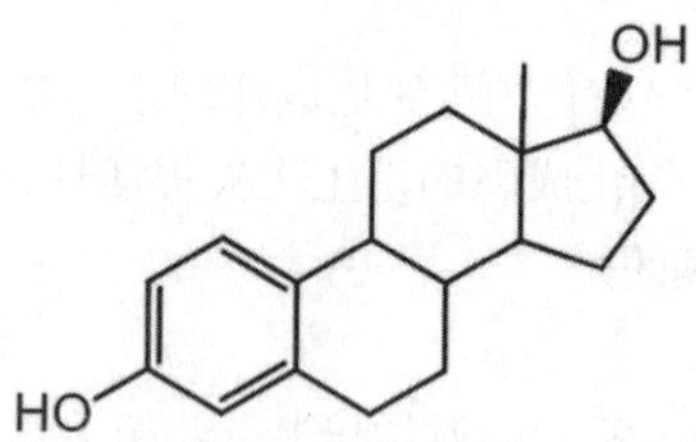

雌二醇

D. [左炔诺孕酮结构图]

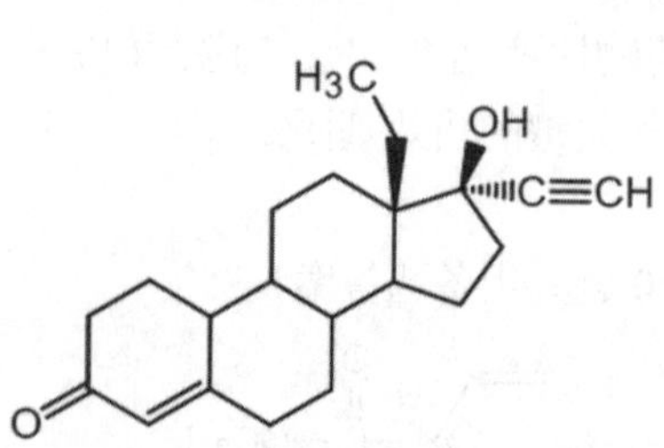

左炔诺孕酮

E.
炔诺酮

56. 雌甾烷结构，天然的雌性激素是

57. 雄甾烷结构，半合成可口服的雄激素是

（58～61题共用备选答案）
A. 磺胺嘧啶
B. 头孢克洛
C. 氧氟沙星
D. 阿莫西林
E. 阿昔洛韦

58. 基本骨架为β-内酰胺环拼合氢化噻嗪环的药物是

59. 基本骨架为喹啉羧酸的药物是

60. 基本骨架为β-内酰胺环拼合氢化噻唑环的药物是

61. 基本骨架为鸟嘌呤的药物是

（62～64题共用备选答案）
A. 表面活性剂
B. 络合剂
C. 崩解剂
D. 稀释剂
E. 黏合剂

62. 能够使片剂在胃肠液中迅速破裂成细小颗粒的制剂辅料是

63. 能够影响生物膜通透性的制剂辅料是

64. 若使用过量，可能导致片剂崩解迟缓的制剂辅料是

（65～66题共用备选答案）
A. 分散相乳滴ζ电位降低
B. 分散相与分散介质之间存在密度差
C. 乳化剂类型改变
D. 乳化剂失去乳化作用
E. 微生物的作用

65. 乳剂属于热力学不稳定的非均相分散体系。制成后，放置过程中容易出现分层、絮凝等不稳定现象。若出现的分层现象经振摇后能恢复原状，其原因是

66. 乳剂属于热力学不稳定的非均相分散体系。制成后，放置过程中容易出现分层、絮凝等不稳定现象。若出现的絮凝现象经振摇后能恢复原状，其原因是

（67～69题共用备选答案）
A. 栓塞性微球
B. 纳米粒
C. 微囊
D. 生物靶向微球
E. 纳米乳

67. 可滞留在病变部位，以阻断肿瘤营养供给的靶向制剂是

68. 内部同时存在亲水、亲油区域，且能显著增加药物溶解度的微粒制剂是

69. 药物包裹在天然高分子材料囊壳中，进入肠道被消化酶消化而释放药物的是

（70～73题共用备选答案）
A. 混悬型注射剂
B. 溶液型注射剂
C. 注射用无菌粉末

D. 乳剂型注射剂

E. 输液

70. 注射剂中,维生素 C 注射液属于

71. 注射剂中,静脉注射脂肪乳属于

72. 注射剂中,罗替戈汀长效水溶液注射剂属于

73. 注射剂中,注射用辅酶 A 属于

(74～76 题共用备选答案)

A. 滴耳剂

B. 喷雾剂

C. 气雾剂

D. 滴眼液

E. 舌下片

74. 使用时借助手动泵的压力将内容物呈雾状喷出的剂型是

75. 需要加入溶菌酶来液化分泌物的剂型是

76. 需要加入葡萄糖调节渗透压的剂型是

(77～79 题共用备选答案)

A. 巴西棕榈蜡

B. 尿素

C. 甘油明胶

D. 叔丁基羟基茴香醚

E. 可可豆脂

77. 可作为栓剂油脂性基质的是

78. 可作为栓剂抗氧剂的是

79. 可作为栓剂硬化剂的是

(80～82 题共用备选答案)

A. 易化扩散

B. 滤过

C. 膜动转运

D. 主动转运

E. 简单扩散

80. 维生素 B_2 在小肠上段吸收,维生素 B_{12} 在回肠末端部位吸收,主要的吸收方式是

81. 细胞膜上存在膜孔,药物依靠膜两侧的渗透压通过孔道的方式是

82. 药物的扩散速度取决于膜两侧药物的浓度梯度、药物的脂水分配系数的转运方式是

(83～84 题共用备选答案)

A. 异烟肼

B. 苯巴比妥

C. 氯霉素

D. 保泰松

E. 二甲双胍

83. 可加速双香豆素的肝代谢的药物是

84. 能抑制甲苯磺丁脲的代谢,引起低血糖的药物是

(85～87 题共用备选答案)

A.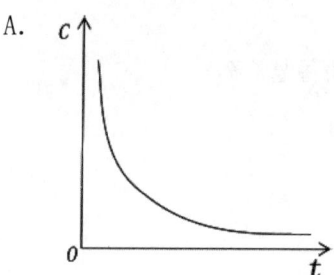

B.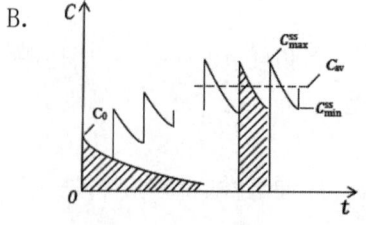

C.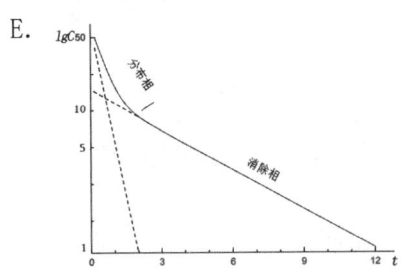

D. (图)

E. (图)

85. 某药物血药浓度与时间的关系式为：
$$C = \frac{X_0(\alpha - k_{21})}{V_C(\alpha - \beta)} \cdot e^{-\alpha t} + \frac{X_0(k_{21} - \beta)}{V_C(\alpha - \beta)} \cdot e^{-\beta t}$$
，符合该药物的曲线图形是

86. 某药物在体内的药代动力学符合单室模型，表示单室模型静脉注射给药血药浓度－时间曲线的是

87. 某患者连续口服罗红霉素片，每天3次，即每8小时一次，每次服用250mg。上述曲线中，符合该药物的曲线是

（88～89题共用备选答案）
A. 药物动力学
B. 生物利用度
C. 肠肝循环
D. 单室模型药物
E. 表观分布容积

88. 胆汁中排出的药物或代谢物，在小肠转运期间重吸收而返回门静脉的现象是

89. 强调反映药物活性成分到达体循环的相对量和速度的是

（90～91题共用备选答案）
A. 药物动力学
B. 生物利用度
C. 肠肝循环
D. 单室模型药物
E. 表观分布容积

90. 进入体循环后，迅速分布于各组织器官中，并立即达到动态分布平衡的药物是

91. 采用动力学基本原理和数学处理方法，研究药物体内的药量随时间变化规律的是

（92～93题共用备选答案）
A. 后遗效应
B. 毒性反应
C. 特异质反应
D. 变态反应
E. 继发反应

92. 长期应用肾上腺皮质激素后停药可引起

93. 在剂量过大或药物在体内蓄积过多时发生的危害性反应，称为

（94～96题共用备选答案）
A. 对受体亲和力强，无内在活性
B. 对受体亲和力强，内在活性弱
C. 对受体亲和力强，内在活性强
D. 对受体无亲和力，无内在活性
E. 对受体亲和力弱，内在活性弱

94. 完全激动药的特点是

95. 部分激动药的特点是

96. 拮抗药的特点是

(97～98题共用备选答案)
A. 8：00
B. 10：00
C. 12：00
D. 19：00
E. 22：00

97. 人体的一些病理现象也呈昼夜节律性变化，药物如果能影响这种昼夜节律，就可以减轻疾病的发病。肾上腺皮质激素在体内的昼夜节律相当明显而恒定，应用糖皮质激素治疗疾病时，最佳给药时间为

98. 人体的一些病理现象也呈昼夜节律性变化，药物如果能影响这种昼夜节律，就可以减轻疾病的发病。铁剂最佳给药时间为

(99～100题共用备选答案)
A. 周围神经系统神经元
B. 交感神经
C. 轴突
D. 前庭神经和耳蜗神经
E. 髓鞘

99. 氨基糖苷类抗生素可损害

100. 多柔比星通过嵌入DNA和干扰转录可损害

三、综合分析选择题（共10题，每题1分。题目分为若干组，每组题目基于同一个临床情景、病例、实例或者案例的背景信息逐题展开。每题的备选项中，只有1个最符合题意）

(101～102题共用题干)
阿司匹林是常用的解热镇痛药，分子呈弱酸性，$pK_a = 3.49$，血浆蛋白结合率低，水解后的水杨酸盐蛋白结合率为65%～90%，血药浓度高时，血浆蛋白结合率相应降低。临床选药与药物剂量有关，小剂量阿司匹林具有抗血小板聚集、抑制血栓形成的作用，较大剂量发挥解热镇痛作用，大剂量则具有抗炎抗风湿作用。不同剂量阿司匹林（0.25g、1.0g和1.5g）的消除曲线如图所示。

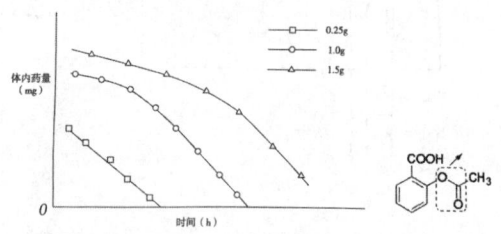

101. 根据上述信息，下列关于阿司匹林结构特点的说法，正确的是
A. 分子中的羟基和乙酰氧基处于对位时，可使抗炎活性增强
B. 其水解产物的分子中含有酚羟基，在空气中久置，易被氧化成有色物质，而使阿司匹林变色
C. 分子中的羧基与抗炎活性大小无关
D. 分子中的羧基可与三价铁离子反应显色
E. 分子中的羧基易与谷胱甘肽结合，可耗竭肝内谷胱甘肽，引起肝坏死

102. 药物的解离常数可以影响药物在胃和肠道中的吸收。根据上述信息，在pH为1.49的胃液中，阿司匹林的吸收情况是
A. 在胃液中几乎不解离，分子型和离子型的比例约为100:1，在胃中易吸收
B. 在胃液中不易解离，分子型和离子型的比例约为1:1，在胃中不易吸收
C. 在胃液中易解离，分子型和离子型的比例约为10:1，在胃中不易吸收
D. 在胃液中几乎全部呈解离型，分子型和离子型的比例约为1:100，在胃中不易吸收
E. 在胃液中几乎全部不解离，分子型和离子型的比例约为10:1，在胃中不易吸收

(103～105题共用题干)

溃疡性疾病是目前发病率较高的慢性病之一，目前针对于此类疾病的药物治疗方法多集中于 H_2 受体拮抗剂和质子泵抑制剂。

103. 下列"替丁"药物中，与雌激素受体有亲和作用，并为肝药酶抑制剂的是
A. 西咪替丁
B. 法莫替丁
C. 罗沙替丁
D. 尼扎替丁
E. 雷尼替丁

104. 下列"替丁"类药物中，含有胍基取代，其氢键键合的基团是 N-氨基磺酰基脒的是
A. 西咪替丁
B. 法莫替丁
C. 尼扎替丁
D. 罗沙替丁
E. 雷尼替丁

105. 下列"拉唑"类药物中，以纯光学异构体上市的药物是
A. 泮托拉唑
B. 雷贝拉唑
C. 兰索拉唑
D. 奥美拉唑
E. 艾司奥美拉唑

(106～107题共用题干)

某药店药师小王在给病人进行散剂、颗粒剂、胶囊剂、口服片剂、口腔用片的用药指导，请分析以下情况。

106. 服药的最佳姿势为站着，且不宜干吞的剂型是
A. 散剂
B. 颗粒剂
C. 胶囊剂
D. 刻痕片
E. 包衣片剂

107. 可以掰开使用的剂型是
A. 控释片
B. 缓释片
C. 胶囊剂
D. 刻痕片剂
E. 包衣片剂

(108～109题共用题干)

某临床试验机构进行罗红霉素片仿制药的生物等效性评价试验，单剂量（250mg）给药，经24名健康志愿者试验，测得主要药动学参数如下表所示。经统计学处理，供试制剂的相对生物利用度为105.9%，供试制剂与参比制剂的 C_{max} 和 AUC 几何均值比的90%置信区间分别在82%～124%和93%～115%范围内。

药动学参数	供试制剂	参比制剂
C_{max}（mg/L）	7.15±0.18	7.37±0.42
t_{max}（h）	1.10±0.44	1.20±0.26
$t_{1/2}$（h）	8.11±2.92	8.00±2.46
AUC（mg·h·L^{-1}）	66.62±17.89	62.93±14.62

108. 根据上述信息，下列关于罗红霉素片仿制药生物等效性评价的说法，正确的是
A. 供试制剂的相对生物利用度为105.9%，超过100%，可判定供试制剂与参比制剂生物不等效
B. 根据 AUC 和 C_{max} 的试验结果，可判定供试制剂与参比制剂生物等效
C. 根据 t_{max} 和 $t_{1/2}$ 的试验结果，可判定供试制剂与参比制剂生物等效
D. 供试制剂与参比制剂的 C_{max} 均值比为97.0%，判定供试制剂与参比制剂生物不等效
E. 供试制剂与参比制剂的 t_{max} 均值比为91.7%，判定供试制剂与参比制剂生物不等效

109. 根据上述信息，如果某患者连续口服参比

制剂罗红霉素片，每天3次（每8h一次），每次250mg，用药多天达到稳态后每个时间间隔（8h）的AUC为64.8mg·h·L^{-1}，该药的平均稳态血药浓度为
A. 2.7mg/L
B. 8.1mg/L
C. 3.86mg/L
D. 11.6mg/L
E. 44.9mg/L

110. 根据上题信息，如果该患者的肝肾功能出现障碍，其药物清除率为正常人的1/2，为达到相同稳态血药浓度，每天给药3次，则每次给药剂量应调整为
A. 500mg
B. 250mg
C. 125mg
D. 200mg
E. 75mg

四、多项选择题（共10题，每题1分。每题的备选项中，有2个或2个以上符合题意。错选、少选均不得分）

111. 影响药物稳定性的环境因素有
A. pH值
B. 温度
C. 溶剂
D. 金属离子
E. 表面活性剂

112. 结构中含有三氮唑环，稳定性增强的药物有
A. 地西泮
B. 奥沙西泮
C. 艾司唑仑
D. 阿普唑仑
E. 三唑仑

113. 下列含有儿茶酚的结构的药物有
A. 特布他林
B. 盐酸克仑特罗
C. 异丙肾上腺素
D. 去甲肾上腺素
E. 盐酸麻黄碱

114. 下列关于高分子溶液剂的表述，正确的有
A. 高分子溶液剂系指高分子药物溶解于溶剂中制成的均匀分散的液体制剂
B. 亲水性高分子溶液有较高的渗透压
C. 高分子溶液带有电荷
D. 高分子溶液具有聚集特性
E. 高分子溶液有陈化现象

115. 下列关于注射剂的特点叙述正确的有
A. 药效迅速、剂量准确、作用可靠
B. 可适用于不宜口服给药的患者和不宜口服的药物
C. 易发生交叉污染、安全性不及口服制剂
D. 只能发挥药物全身作用
E. 生产成本高

116. 下列关于乳膏剂基质的正确叙述有
A. 软膏剂的基质都应无菌
B. O/W型乳剂基质应加入适当的防腐剂和保湿剂
C. 乳剂型基质可分为水包油型和油包水型两种
D. 凡士林是吸水型基质
E. 乳剂型基质可根据需要加入透皮促进剂

117. 下列给药途径不亚于静脉注射给药的有
A. 皮肤给药
B. 肺部给药
C. 鼻黏膜给药
D. 舌下口腔黏膜给药
E. 眼部注射

118. 为达到安全有效的治疗目的，要根据患者情况和药物的药效学与药动学特点来设计给

药方案，可以根据下列哪些参数来设计给药方案

A. 半衰期

B. 稳态血药浓度范围

C. 表观分布容积

D. 最小稳态血药浓度

E. 平均稳态血药浓度

119. 下列关于药物效应拮抗作用的描述，正确的有

A. 组胺和肾上腺素合用发挥生理性拮抗作用

B. 巴比妥诱导肝微粒体酶活性，使避孕药代谢加速，效应降低，从而使避孕失败，属于化学性拮抗

C. 肝素过量可引起出血，用静注鱼精蛋白注射液解救，使肝素的抗凝血作用迅速消失，属于生化性拮抗

D. 组胺 H_1 受体拮抗药苯海拉明可阻断组胺 H_1 受体激动药的作用，属于药理性拮抗

E. β受体拮抗药可拮抗异丙肾上腺素的β受体激动作用，属于药理性拮抗

120. 下列药物中，易引起免疫抑制的有

A. 甲基多巴

B. 氮芥

C. 氟烷

D. 青霉素

E. 环磷酰胺

临考决胜卷（六）

一、最佳选择题（共40题，每题1分。每题的备选项中，只有1个最符合题意）

1. 分子中含有酚羟基，遇光易氧化变质，需避光保存的药物是
A. 肾上腺素
B. 维生素A
C. 苯巴比妥钠
D. 维生素B_2
E. 叶酸

2. 若测得某一级降解的药物在25℃时，k为0.02108h^{-1}，则其有效期为
A. 50h
B. 20h
C. 5h
D. 2h
E. 0.5h

3.《中国药典》对药品质量标准中含量（效价）限度的说法中错误的是
A. 原料物的含量限度是指有效物质所占百分比
B. 制剂含量限度一般用含量占标示量的百分率表示
C. 制剂效价限度一般用效价占标示量的百分率表示
D. 抗生素效价限度一般用重量单位（mg）表示
E. 原料物含量测定的百分比一般是指重量百分比

4.《中国药典》收载的阿司匹林标准中，记载在【性状】项的内容是
A. 含量的限度
B. 溶解度
C. 溶液的澄清度
D. 游离水杨酸的限度
E. 干燥失重的限度

5. 下列能与作用靶点发生共价键结合的药物是
A. 白消安
B. 普鲁卡因
C. 乙酰胆碱
D. 氯喹
E. 水杨酸甲酯

6. 不属于药物的官能团化反应的是
A. 醇类的氧化反应
B. 芳环的羟基化
C. 胺类的N-脱烷基化反应
D. 氨基的乙酰化反应
E. 醚类的O-脱烷基化反应

7. 酯类和酰胺类药物如局麻药丙胺卡因，在体内发生的Ⅰ相生物转化反应是
A. 氧化反应
B. 还原反应
C. 水解反应
D. 羟基化反应
E. 乙酰化反应

8. 属于药物代谢第Ⅱ相反应的是
A. 氧化
B. 脱卤素
C. 水解
D. 还原
E. 乙酰化

9. 阿米替林的结构属于

A. 二苯并氮䓬类
B. 苯二氮䓬类
C. 二苯并庚二烯类
D. 二苯并哌嗪类
E. 二苯并噁嗪类

10. 为 β_1 受体激动剂的强心药物是
A. 多巴酚丁胺
B. 克伦特罗
C. 沙丁胺醇
D. 特布他林
E. 沙美特罗

11. 选择性 COX-2 抑制剂罗非昔布产生心血管不良反应的原因是
A. 选择性抑制 COX-2，同时也抑制 COX-1
B. 选择性抑制 COX-2，但不能阻断前列环素的生成
C. 阻断前列环素的生成，但不能抑制血栓素的生成
D. 选择性抑制 COX-2 的生成，同时阻断前列环素的生成
E. 阻断前列环素的生成，同时抑制血栓素的生成

12. 含有氢键键合的极性药效团二氨基硝基乙烯结构，反式有效的药物是
A. 雷尼替丁
B. 西咪替丁
C. 法莫替丁
D. 奥美拉唑
E. 雷贝拉唑

13. 具有阻断多巴胺 D_2 受体活性和抑制乙酰胆碱酯酶活性，且无致心律失常作用的促胃肠动力药是
A. 多潘立酮
B. 西沙必利
C. 伊托必利
D. 莫沙必利
E. 甲氧氯普胺

14. 1,4-二氢吡啶类药物结构如下： 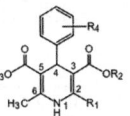。下列关于该类药物结构特征和性质说法错误的是
A. 1,4-二氢吡啶结构是该类药物的必须药效团
B. 3,5位羧酸酯结构，不同的羧酸酯结构体内代谢速度和部位都有较大的区别
C. 该类药物遇光极不稳定，发生分子内部的光催化的歧化反应，降解产生硝基苯吡啶衍生物和亚硝基苯吡啶衍生物，后者对人体有害
D. 该类药物与柚子同服，发生食物-药物相互作用，导致体内浓度增加，是由于柚子中的黄酮类和香豆素类抑制肠内 CYP450 酶活性，减慢了代谢所致
E. 除尼索地平外，所有的 1,4-二氢吡啶类药物都不具有肝首过效应

15. 在体内需经过两次羟基化产生活性物质的药物是
A. 阿仑膦酸钠
B. 利塞膦酸钠
C. 骨化三醇
D. 阿法骨化醇
E. 维生素 D_3

16. 不含咪唑环的抗真菌药物是
A. 酮康唑
B. 克霉唑
C. 伊曲康唑
D. 咪康唑
E. 噻康唑

17. 3 位引入酸性较强的杂环，通过脑膜的药物是
A. 头孢吡肟
B. 头孢羟氨苄
C. 头孢克肟

D. 头孢曲松
E. 头孢哌酮

18. 下列关于多西他赛的说法，错误的是
A. 是由10-去乙酰基浆果赤霉素进行半合成得到的又一个紫杉醇类抗肿瘤药物
B. 其结构上与紫杉醇的不同点在于10位脱乙酰基、13位侧链上用特丁氧羰基取代苯甲酰基
C. 其水溶性比紫衫醇好，毒性较小
D. 其抗菌谱更广，对肾癌、结肠癌、直肠癌都有效
E. 将多西他赛C10位和C7位进行双甲基化可得到卡巴他赛

19. 下列关于将药物制成胶囊剂的目的或优点的说法，错误的是
A. 可以实现液体药物固体化
B. 可以掩盖药物的不良嗅味
C. 可以用于强吸湿性药物
D. 可以控制药物的释放
E. 可以提高药物的稳定性

20. 不属于非离子型表面活性剂的是
A. 脂肪酸单甘酯
B. 聚山梨酯80
C. 泊洛沙姆
D. 苯扎氯铵
E. 蔗糖脂肪酸酯

21. 糖浆剂的含糖浓度以g/mL表示应不低于
A. 45%
B. 50%
C. 60%
D. 85%
E. 90%

22. 下列关于药物溶解度的说法不正确的是
A. 一般可溶性药物溶解度与药物粒子无关
B. 温度对溶解度的影响取决于溶解过程是吸热过程还是放热过程
C. 溶液中加入助溶剂、增溶剂可增加药物的溶解度
D. 是指单位时间药物溶解进入溶液主体的量
E. 应用微粉化技术可减少粒径，促进药物溶解

23. 注射用美洛西林钠／舒巴坦的质量要求不包括
A. 无异物
B. 无菌
C. 无热原、细菌内毒素
D. 等渗或略偏高渗
E. 粉末细度与结晶度适宜

24. 下列关于输液（静脉注射用大容量注射液）的说法错误的是
A. 静脉注射用脂肪乳剂中90%微粒的直径应小于1μm
B. 为避免输液储存过程中滋生微生物，输液中应该添加适宜的抑菌剂
C. 渗透压应为等渗或偏高渗
D. 不溶性微粒检查结果应符合规定
E. pH值应尽可能与血液的pH值相近

25. 微球具有靶向性和缓解性的特点，但载药量较小。下列药物不宜制成微球的是
A. 阿霉素
B. 亮丙瑞林
C. 乙型肝炎疫苗
D. 生长抑素
E. 二甲双胍

26. 下列关于软膏剂、乳膏剂和糊剂的说法，错误的是
A. 具有热敏性和触变性的特点
B. 软膏剂、乳膏剂可长时间黏附或铺展于用药部位，既可用于局部治疗，又可用于全身治疗
C. 糊剂具有收敛、消毒、吸收分泌液的作用
D. 用于烧伤、创面与眼用乳膏剂应无菌
E. 乳膏剂应遮光密闭贮存，为保持稳定性可冷

冻贮存

27. 为了减少对眼部的刺激性，需要调整滴眼剂的渗透压与泪液的渗透压相近，用作滴眼剂渗透压调节剂的辅料是
A. 羟苯乙酯
B. 聚山梨酯-80
C. 依地酸二钠
D. 硼砂
E. 羧甲基纤维素钠

28. 不影响药物胃肠道吸收的因素是
A. 药物的解离常数与脂溶性
B. 药物从制剂中的溶出速度
C. 药物的粒度
D. 药物旋光度
E. 药物的晶型

29. 影响药物代谢的因素不包括
A. 给药途径
B. 药物的稳定性
C. 给药剂量和剂型
D. 酶抑或酶促作用
E. 合并用药

30. 静脉滴注给药达到稳态血药浓度99%所需半衰期的个数为
A. 8
B. 6.64
C. 5
D. 3.32
E. 1

31. 下列关于线性及非线性药动力学特点的说法，正确的是
A. 具有线性药动学特征的药物消除符合米氏方程
B. 具有非线性药动学特征的药物消除符合一级动力学特征
C. 具有非线性药动学特征的药物，剂量改变时，原药与代谢产物的比例不会发生变化
D. 具有非线性药动学特征的药物，AUC和平均稳态血药浓度与剂量不成正比
E. 具有线性药动学特征的药物，剂量改变时，原药与代谢产物的比例随剂量改变而改变

32. 双室模型中，慢配置速度常数是
A. MRT
B. Cl
C. $K_m \cdot V_m$
D. β
E. K

33. 根据半衰期制定给药方案时，若维持剂量X_0为有效剂量，给药间隔时间τ等于半衰期时，则首剂量应该是
A. X_0
B. $2X_0$
C. $4X_0$
D. $6X_0$
E. $8X_0$

34. 下列关于鼻用制剂特点的说法错误的是
A. 鼻用制剂不会对鼻黏膜造成刺激
B. 鼻用制剂药物吸收迅速，起效快
C. 除另有规定外，耳用制剂应密闭贮存
D. 一部分药物可经嗅觉神经绕过血-脑屏障直接进入脑组织，利于中枢神经系统疾病治疗
E. 鼻腔给药的体积较小，限制了单次用药剂量

35. 变态反应即过敏反应，也称超敏反应，可分为多种类型。其中，青霉素过敏属于
A. Ⅰ型变态反应
B. Ⅱ型变态反应
C. Ⅲ型变态反应
D. Ⅳ型变态反应
E. Ⅴ型变态反应

36. 下列关于药物量-效关系的描述，错误

的是

A. 斜率大的药物,微小剂量的改变即可引起效应的明显变化

B. 阈浓度是指引起药理效应的最低浓度

C. 比较药物效价强度时所采用的等效反应一般指50%效应量

D. 安全范围是指ED_{95}和LD_5之间的距离

E. 环戊噻嗪和氢氯噻嗪具有相同的利尿效果极限,说明两者效价强度相同,效能不同

37. 作为第二信使的离子是
A. 钠离子
B. 钾离子
C. 氯离子
D. 钙离子
E. 镁离子

38. 同一受体的完全激动药和部分激动药合用时,产生的药理效应是

A. 二者均在较高浓度时,产生两药作用增强效果

B. 二者用量在临界点时,部分激动药可发挥最大激动效应

C. 部分激动药与完全激动药合用产生协同作用

D. 二者均在低浓度时,部分激动药拮抗完全激动药的药理效应

E. 部分激动药与完全激动药合用产生相加作用

39. 下列属于生理性拮抗的是
A. 酚妥拉明与肾上腺素
B. 肾上腺素拮抗组胺治疗过敏性休克
C. 鱼精蛋白对抗肝素治疗的出血
D. 苯巴比妥导致避孕药失效
E. 美托洛尔对抗异丙肾上腺素兴奋心脏

40. 长期使用β受体阻滞剂药物普萘洛尔,突然停药而引起反跳现象,导致血压升高,属于
A. 受体脱敏

B. 受体增敏
C. 同源脱敏
D. 异源脱敏
E. 拮抗药物

二、配伍选择题(共60题,每题1分。题目分为若干组,每组题目对应同一组备选项,备选项可重复选用,也可不选用,每题只有1个选项最符合题意)

(41～42题共用备选答案)
A. 《中国药典》
B. 《英国药典》
C. 《美国药典》
D. 《日本药局方》
E. 《欧洲药典》

41. JP是指

42. EP是指

(43～44题共用备选答案)
A. 不超过20℃
B. 避光不超过20℃
C. 2℃～10℃
D. 20℃～30℃
E. 10℃～30℃

43. 冷处是指

44. 凉暗处是指

(45～46题共用备选答案)
A. 依那普利
B. 卡马西平
C. 阿替洛尔
D. 特非那定
E. 葡萄糖注射液

45. 体内吸收取决于溶出度

46. 体内吸收取决于溶解速率

(47～50题共用备选答案)
A. 氯胺酮
B. 丙胺卡因
C. 扎考必利
D. 布洛芬
E. 丙氧酚

47. S-异构体为5-HT₃受体激动药，R-异构体为5-HT₃受体阻断药，是抗精神病药的药物是

48. 右旋体镇痛，左旋体镇咳，具有对映异构体之间不同类型活性的药物是

49. 对映异构体之间一个有活性，一个有毒性，R-(-)-对映体在体内迅速水解，生成可导致高铁血红蛋白血症的物质的药物是

50. S-(-)-对映体有中枢兴奋作用，R-(+)-对映体有麻醉作用的药物是

(51～52题共用备选答案)
A. 罗非昔布
B. 卡托普利
C. 对乙酰氨基酚
D. 罗红霉素
E. 舒多西康

51. 具有抗菌作用的同时也刺激胃动素活性，诱发胃肠道副作用的药物是

52. 结构中的噻吩环被P450酶打开，生成强亲电的酰基硫脲，诱发严重肝毒性的药物是

(53～55题共用备选答案)
A. H^+, K^+-ATP酶
B. 阿片受体
C. 羟甲基戊二酰辅酶A
D. 钙离子通道
E. 组胺H_1受体

53. 吗啡的作用靶点是

54. 地氯雷他定的作用靶点是

55. 泮托拉唑的作用靶点是

(56～57题共用备选答案)

A. 二甲双胍

B. 伏格列波糖

C. 瑞格列奈

D. 格列本脲

E. 吡格列酮

56. 磺酰脲类胰岛素分泌促进剂的降血糖药物是

57. α-葡萄糖苷酶抑制剂类的降血糖药物是

(58～61题共用备选答案)

A. [青霉素G结构图]

B. [苯唑西林类结构图]

C. [哌拉西林结构图]

D. [阿莫西林结构图]

E. [非奈西林结构图]

58. 青霉素类构效关系,侧链引入较大体积基团得到的耐酶青霉素是

59. 青霉素类构效关系,侧链引入极性氨基得到的广谱青霉素是

60. 青霉素类构效关系,结构中含有哌嗪酮酸的药物是

61. 青霉素类构效关系,耐酸青霉素非奈西林的结构是

(62～64题共用备选答案)

A. 3min
B. 5min
C. 15min
D. 30min
E. 60min

62. 普通片剂的崩解时限是

63. 舌下片的崩解时限是

64. 薄膜包衣片的崩解时限是

(65～66题共用备选答案)

A. 溶液剂
B. 胶体溶液剂
C. 乳剂
D. 混悬剂
E. 微粒分散型

65. 药物以离子状态分散在分散介质中所构成的体系属于

66. 药物以液体微粒状态分散在分散介质中所构成的体系属于

(67～69题共用备选答案)

A. 防腐剂
B. 等渗调节剂
C. 乳化剂
D. 抗氧剂
E. 助悬剂

67. 制备维生素C注射剂时,加入的亚硫酸氢钠是作为

68. 制备醋酸可的松滴眼液时,加入的羧甲基

纤维素钠是作为

69. 制备静脉注射脂肪乳时，加入的甘油是作为

（70～72题共用备选答案）
A. 长循环脂质体
B. 前体脂质体
C. 免疫脂质体
D. 热敏脂质体
E. pH敏感性脂质体

70. 在相变温度时，脂质体的类脂质双分子层膜从胶态过渡到液晶态，脂质膜的通透性增加，药物释放速度增大的为

71. 脂质体表面连接抗体，对靶细胞进行识别，提高脂质体的靶向性的为

72. 用PEG修饰的脂质体为

（73～75题共用备选答案）
A. 聚苯乙烯
B. 微晶纤维素
C. 乙烯－醋酸乙烯共聚物
D. 硅橡胶
E. 羟丙基甲基纤维素

73. 在贴剂中，可用作控释膜材料的是

74. 在贴剂中，可用作背衬层材料的是

75. 在贴剂中，可用作贮库层材料的是

（76～78题共用备选答案）
A. F_{12}
B. 乙醇
C. 吐温80
D. 蜂蜡
E. 维生素C

76. 在盐酸异丙肾上腺素气雾剂的处方中，可作为抗氧剂的辅料是

77. 在盐酸异丙肾上腺素气雾剂的处方中，可作为潜溶剂的辅料是

78. 在盐酸异丙肾上腺素气雾剂的处方中，可作为抛射剂的辅料是

（79～81题共用备选答案）
A. 滤过
B. 简单扩散
C. 主动转运
D. 易化扩散
E. 膜动转运

79. 维生素B_{12}在回肠末端部位的吸收方式属于

80. 微粒给药系统通过吞饮作用进入细胞的过程属于

81. 蛋白质的主要吸收方式是

（82～83题共用备选答案）
A. 胆汁排泄
B. 乳汁排泄
C. 肾小管分泌
D. 肾小管重吸收
E. 肾小球滤过

82. 可能引起肠肝循环的排泄过程是

83. 属于主动转运的肾排泄过程是

（84～86题共用备选答案）
A. 0.2303
B. 0.3465
C. 2.0
D. 3.072

E. 8.42

给某患者静脉注射一单室模型药物,剂量为100.00mg,测得不同时刻血药浓度数据如下表。

t(h)	1.0	2.0	3.0	4.0	5.0	6.0
C(μg/mL)	8.40	5.94	4.20	2.97	2.10	1.48

84. 初始浓度为11.88μg/mL。该药物的半衰期(单位h)是

85. 初始浓度为11.88μg/mL。该药物的消除速率常数(单位h^{-1})是

86. 初始浓度为11.88μg/mL。该药物的表观分布容积(单位L)是

(87~90题共用备选答案)
A. 生物等效性
B. 绝对生物利用度
C. 相对生物利用度
D. 脆碎度
E. 生物利用度

87. 不同企业生产一种药物不同制剂,处方和生产工艺可能不同,欲评价不同制剂间吸收度和程度是否相同,应采用评价方法是

88. 试验制剂(T)与参比制剂(R)的血药浓度-时间曲线下的面积的比率称为

89. 血管外给药的AUC与静脉注射给药的AUC的比值称为

90. 药物被吸收进入血液循环的速度与程度称为

(91~92题共用备选答案)
A. 副作用
B. 精神依赖性
C. 生理依赖性
D. 毒性反应
E. 变态反应

91. 反应性质与药物原有效应和剂量无关,用药理性拮抗药解救无效的是

92. 药物固有的药理作用所产生的是

(93~95题共用备选答案)
A. 硝苯地平
B. 依那普利
C. 缬沙坦
D. 地高辛
E. 氢氯噻嗪

93. 通过阻滞细胞膜Ca^{2+}通道,引起血管舒张,产生降压作用的是

94. 通过抑制Na^+,K^+-ATP酶,来治疗充血性心力衰竭的是

95. 通过抑制肾小管Na^+-Cl^-转运体来发挥排钠利尿作用的是

(96~97题共用备选答案)
A. 时辰药效学
B. 时辰毒理学
C. 时辰药理学
D. 时辰药动学
E. 时辰生物学

96. 以上哪个学科,是研究机体对药物效应呈现的周期性节律变化规律,且以药效作为研究重点

97. 以上哪个学科,是研究机体对药物效应呈现的周期性节律变化规律,且以毒性作为研究重点

(98～100题共用备选答案)
A. 氯丙嗪
B. 普罗帕酮
C. 胺碘酮
D. 左旋多巴
E. 地尔硫䓬

98. 对钙离子通道具有阻滞作用的药物是

99. 对钠离子通道具有阻滞作用的药物是

100. 对钾离子通道具有阻滞作用的药物是

三、综合分析选择题（共10题，每题1分。题目分为若干组，每组题目基于同一个临床情景、病例、实例或者案例的背景信息逐题展开。每题的备选项中，只有1个最符合题意）

(101～102题共用题干)
某中年妇女，3年前起无明显诱因反复出现多处关节疼痛，活动关节时疼痛加剧，主要位于双侧肩关节、腕关节、掌指关节及膝关节，关节肿痛明显，伴有间断发热，经诊断为类风湿关节炎。

101. 下列药物中，不适用于类风湿关节炎治疗的是
A. 布洛芬
B. 双氯芬酸
C. 美洛昔康
D. 对乙酰氨基酚
E. 萘普生

102. 该患者同时患有胃肠道溃疡性疾病，治疗类风湿关节炎下列药物中比较适合的是
A. 阿司匹林
B. 布洛芬
C. 塞来昔布
D. 对乙酰氨基酚
E. 萘普生

(103～105题共用题干)
奥美拉唑是胃酸分泌抑制剂，特异性作用于胃壁细胞，降低胃壁细胞中 H^+, K^+-ATP 酶（又称为质子泵）的活性，对胃酸分泌有强而持久的抑制作用，其结构式如下：

103. 从奥美拉唑结构分析，与奥美拉唑抑制胃酸的相关分子作用机制是
A. 分子具有弱碱性，直接与 H^+, K^+-ATP 酶结合产生抑制作用
B. 分子中的亚砜基经氧化成砜基后，与 H^+, K^+-ATP 酶作用产生抑制作用
C. 分子中的苯并咪唑环在酸质子的催化下，经重排，与 H^+, K^+-ATP 酶发生共价结合产生抑制作用
D. 分子中的苯并咪唑环的甲氧基经脱甲基代谢后，其代谢产物与 H^+, K^+-ATP 酶结合产生抑制作用
E. 分子中吡啶环上的甲基经代谢产生羧酸化合物，与 H^+, K^+-ATP 酶结合产生抑制作用

104. 奥美拉唑在胃中不稳定，临床上用奥美拉唑肠溶片，在肠道内释药机制是
A. 通过药物溶解产生渗透压作为驱动力使药物释放
B. 通过包衣膜溶解使药物释放
C. 通过药物与肠道内离子发生离子交换使药物释放
D. 通过骨架材料吸水膨胀产生推动力使药物释放
E. 通过衣膜内致孔剂溶解使药物释放

105. 奥美拉唑肠溶片间次40mg后，0.5～3.5小时血药浓度达峰值，达峰浓度为0.22～1.16mg/L，开展临床试验研究时，可用于检测

其血药浓度的方法是
A. 水溶液滴定法
B. 电位滴定法
C. 紫外分光光度法
D. 液相色谱-质谱联用法
E. X-单晶衍射法

(106～107题共用题干)
克拉霉素胶囊处方：
克拉霉素　　　　　　　　250g
微粉硅胶　　　　　　　　4.5g
硬脂酸镁　　　　　　　　1.5g
低取代羟丙基纤维素　　　6g
淀粉浆（10%）　　　　　适量

106. 处方中起崩解剂作用的是
A. 淀粉浆
B. 微粉硅胶
C. 硬脂酸镁
D. 低取代羟丙基纤维素
E. 乳糖

107. 硬脂酸镁的作用是
A. 稀释剂
B. 崩解剂
C. 矫味剂
D. 抗氧剂
E. 润滑剂

(108～110题共用题干)
某药物的生物半衰期是6.93h，表观分布容积是100L，该药物有较强的首过效应，其体内消除包括肝代谢和肾排泄，其中肾排泄在总消除占20%。静脉注射该药200mg的AUC是20μg·h/mL，将其制备成片剂用于口服，给药1000mg后的AUC为10μg·h/mL。

108. 该药物的肝清除率为
A. 2L/h
B. 6.93L/h
C. 8L/h
D. 10L/h
E. 55.4L/h

109. 该药物片剂的绝对生物利用度是
A. 10%
B. 20%
C. 40%
D. 50%
E. 80%

110. 为避免该药的首过效应，不考虑其理化性质的情况下，可以考虑将其制成
A. 胶囊剂
B. 口服缓释片剂
C. 栓剂
D. 口服乳剂
E. 颗粒剂

四、多项选择题（共10题，每题1分。每题的备选项中，有2个或2个以上符合题意，错选、少选均不得分）

111. 药物辅料的作用有
A. 赋型
B. 提高药物稳定性
C. 降低不良反应
D. 提高药物疗效
E. 增加病人用药的顺应性

112. 下列属于全合成镇痛药物的有
A. 纳洛酮
B. 哌替啶
C. 美沙酮
D. 布桂嗪
E. 吗啡

113. 某妇女40岁，误服大量的对乙酰氨基酚，为防止肝坏死，可选用的解毒药物有
A. 谷胱甘肽

B. 甘氨酸
C. 缬氨酸
D. 乙酰半胱氨酸
E. 胱氨酸

114. 患儿，男性，2 周岁。因普通感冒引起高热，哭闹不止，医师处方给予布洛芬口服混悬剂。相比固体剂型，在此病例中选用的布洛芬口服混悬剂的优势在于
A. 小儿服用混悬剂更方便
B. 含量高，易于稀释，过量使用也不会造成严重的毒副作用
C. 混悬剂因颗粒分布均匀，对胃肠道刺激小
D. 适宜于分剂量给药
E. 含有山梨醇，味甜，顺应性高

115. 下列叙述正确的有
A. 注射用水和纯化水的检查项目的主要区别是热原
B. 《中国药典》规定注射用水用蒸馏法制备
C. 注射用水是指纯化水再经蒸馏所制得的水，亦称为无热原水
D. 注射用水不同于一般的药用纯化水，主要在于无菌、无热原
E. 注射用无菌粉末临用前用药用纯化水溶解

116. 下列关于贴剂的正确表述有
A. 可以避免肝脏的首过效应
B. 可以维持恒定的血药浓度
C. 可以减少给药次数
D. 存在皮肤的代谢与储库作用
E. 常称为透皮治疗系统

117. 下列关于注射剂给药途径的正确表述有
A. 所有肌内注射的吸收程度与静注相当
B. 药物混悬液局部注射后，可发挥长效作用
C. 皮下注射药物的吸收比肌内注射快
D. 皮内注射只适用于某些疾病的诊断和药物的过敏试验
E. 动脉注射的途径常用于肿瘤治疗

118. 治疗药物监测的目的是保证药物治疗的有效性和安全性，在血药浓度-效应关系已经确立的前提下，需要进行血药浓度监测的有
A. 治疗指数小，毒性反应大的药物
B. 具有线性动力学特征的药物
C. 在体内容易蓄积而发生毒性反应的药物
D. 合并用药易出现异常反应的药物
E. 个体差异很大的药物

119. 增强作用是指两药合用时的作用大于单用时的作用之和，或一种药物虽无某种生物效应，却可增强另一种药物的作用。下列属于增强作用的有
A. 阿替洛尔与氢氯噻嗪合用
B. 罗格列酮与胰岛素合用
C. 磺胺甲噁唑与甲氧苄啶合用
D. 肾上腺素与组胺合用
E. 肾上腺素与普鲁卡因合用

120. 下列药物中，可引起肾小管坏死或急性肾小管损伤的有
A. 庆大霉素
B. 万古霉素
C. 顺铂
D. 造影剂
E. 两性霉素 B

临考决胜卷（一）·答案解析

1. 正确答案：C
答案解析： 口服散剂在中药制剂中的应用较多，其特点包括：①一般为细粉，粒径小、比表面积大、易分散、起效快，故C错误；②制备工艺简单，剂量易于控制，便于特殊群体如婴幼儿与老人服用；③包装、贮存、运输及携带较方便；④对于中药散剂，其包含各种粗纤维和不能溶于水的成分，完整保存了药材的药性。但是，由于散剂的分散度较大，往往对制剂的吸湿性、化学活性、气味、刺激性、挥发性等性质影响较大，故对光、湿、热敏感的药物一般不宜制成散剂。故本题正确答案为C。

2. 正确答案：D
答案解析： 低分子溶液剂和高分子溶液剂属于热力学稳定体系；低分子溶液剂分散相大小＜1nm，扩散快，能透过滤纸和某些半透膜，高分子溶液剂分散相大小为1～100nm，扩散慢，能透过滤纸，不能透过半透膜。微粒的粒子越小，分散度越大。乳剂、溶胶剂和混悬剂属于热力学不稳定体系。故本题正确答案为D。

3. 正确答案：E
答案解析： 配液中应注意对不稳定药物的调配顺序，先加稳定剂或通惰性气体等，有时要控制温度并进行避光操作。故本题正确答案为E。应严格称量和校准剧毒药注射液，并防止交叉污染；对于不易滤清的药液可加0.1%～0.3%活性炭处理，小量注射液可用纸浆混炭处理。应注意活性炭对药物的吸附作用，活性炭要经酸处理并活化后才能使用。

4. 正确答案：D
答案解析： 20%甘露醇注射液为过饱和溶液，若加入某些药物如氯化钾、氯化钠等溶液，会引起甘露醇结晶析出。故本题正确答案为D。

5. 正确答案：D
答案解析： 冻干制剂预冻温度过高或时间太短、产品冻结不实、升华供热过快、局部过热等，可使部分内容物熔化为液体，在高真空条件下从已干燥的固体界面下喷出，导致喷瓶。故本题正确答案为D。装入液层过厚、真空度不够、干燥时供热不足、干燥时间不够、冷凝器温度偏高等均可出现含水量偏高。冻干过程首先形成的外壳结构较致密，水蒸气很难升华出去，致使部分药品潮解，引起外观不饱满和体积收缩。一般黏度较大的样品更易出现这类情况。

6. 正确答案：B
答案解析： 处方中地西泮为主药，内层是含主药的药膜，内层中PVA为成膜材料，水为溶剂；上下两层为避光包衣膜，其中PVA为成膜材料，甘油为增塑剂，二氧化钛为遮光剂，食用蓝色素为着色剂，糖精为矫味剂，液状石蜡为脱膜剂，水作为溶剂。主药难溶于水，为了使它能均匀分散在成膜材料PVA的溶液中，故将其微粉化。故本题正确答案为B。

7. 正确答案：D
答案解析： 搽剂是指原料药用乙醇、油或适宜的溶剂制成的溶液、乳状液或混悬液，供无破损皮肤揉擦用的液体制剂。故本题正确答案为D。甘油剂是指药物溶于甘油中制成的专供外用的溶液剂。涂膜剂是指原料药溶解或分散于含有膜材料溶剂中，涂搽患处后形成薄膜的外用液体制剂。芳香性植物药材经水蒸气蒸馏法制得的内服澄明液体制剂称为露剂。醑剂是指挥发性药物的浓乙醇溶液。

8. 正确答案：E
答案解析：胶囊剂的局限性：婴幼儿和老人等特殊群体，口服此剂型的制剂有一定困难。故本题正确答案为E

9. 正确答案：A
答案解析：气雾剂使用前应充分摇匀储药罐，使罐中药物和抛射剂充分混合。首次使用或距上次使用超过1周时，先向空中试喷一次。故本题正确答案为A。吸入结束后用清水漱口，以清除口腔残留的药物。如使用激素类药物应刷牙，避免药物对口腔黏膜和牙齿的损伤。气雾剂药物遇热和受撞击有可能会爆炸，贮存时应注意避热、避光、避冷冻、避摔碰。抛射剂为适宜的低沸点液体。使用时尽量使药物随气流方向进入支气管深部，然后闭口并屏气10秒钟后用鼻慢慢呼气。

10. 正确答案：A
答案解析：眼用液体制剂中调整黏度的附加剂，能适当增加滴眼剂的黏度，既可延长药物与作用部位的接触时间，又能降低药物对眼的刺激性，有助于药物发挥作用。常用的包括甲基纤维素、聚乙二醇、聚维酮、聚乙烯醇等。故本题正确答案为A。

11. 正确答案：E
答案解析：除另有规定外，外用软膏剂室温最多可保存2个月。故本题正确答案为E。①眼用制剂贮存应密封遮光，启用后最多可用4周；②除鼻用气雾剂、鼻用喷雾剂和鼻用粉雾剂外，多剂量包装的鼻用制剂在开启后使用期一般不超过4周；③除另有规定外，多剂量包装的耳用制剂在开启后使用期最多不超过4周；④除另有规定外，涂膜剂在启用后最多可使用4周。

12. 正确答案：B
答案解析：药物制剂的通用名一般由国家药典委员会核准，其命名原则可参见最新版《中国药典》相关内容。故本题正确答案为B。

13. 正确答案：E
答案解析：光线提供的能量可激发氧化反应，加速药物的降解。药物结构与光敏感性有一定的关系，如酚类和分子中有双键的药物，一般对光敏感。许多酚类药物在光线作用下易氧化，如肾上腺素、吗啡、苯酚、可待因等。故本题正确答案为E。

14. 正确答案：A
答案解析：溶出度是指活性药物从片剂、胶囊剂或颗粒剂等普通制剂在规定条件下溶出的速率和程度。故本题正确答案为A。在缓释制剂、控释制剂、肠溶制剂及透皮贴剂等制剂中也称释放度。崩解时限是指口服固体制剂在规定条件下的崩解情况。生物利用度是指药物被吸收进入血液循环的速度与程度。生物等效性是指在相似的试验条件下单次或多次给予相同剂量的试验药物后，受试制剂中药物的吸收速度和吸收程度与参比制剂的差异在可接受范围内，反映其吸收程度和速度的主要药动学参数无统计学差异。

15. 正确答案：D
答案解析：通则是对药品质量指标的检测方法或原则的统一规定，列于《中国药典》四部。主要收载有制剂通则与其他通则、通用分析与检测方法和指导原则三类。制剂通则：针对剂型特点所规定的基本技术要求。收载有片剂、注射剂、糖浆剂等多种剂型，在每种剂型下规定有该剂型的定义、基本要求和常规的检查项目。故本题正确答案为D。

16. 正确答案：C
答案解析：补充疗法可纠正病因，但无法消除原发致病因子。补充疗法是指补充体内营养或代谢物质不足的治疗方法，又称替代疗法。如铁制剂治疗缺铁性贫血、补充胰岛素治疗糖尿病等。故本题正确答案为C。对乙酰氨基酚降低体温、硝酸甘油缓解心绞痛、抗高血压药降低患者过高的血压均属于对症治疗。抗生素治疗感染性疾病属于对因治疗。

17. 正确答案：A
答案解析：药物效应的协同作用指两药同时或先后使用，可使原有的药效增强，包括相加作用、增强作用和增敏作用。增强作用是指两药合用时的作用大于单用时的作用之和，或一种药物虽无某种生物效应，却可增强另一种药物的作用。例如，普鲁卡因注射液中加入少量肾上腺素，肾上腺素使局部的血管收缩，减少普鲁卡因的吸收，使其局麻作用延长，毒性降低。组胺和肾上腺素合用属于生理性拮抗；苯巴比妥和避孕药合用属于生化性拮抗；肝素过量引起出血，用静注鱼精蛋白注射液解救属于化学性拮抗；苯海拉明和组胺 H_1 受体激动药合用属于药理性拮抗。故本题正确答案为A。

18. 正确答案：B
答案解析：含量限度是指按规定方法检测有效物质（API）含量的限度；如采用其他方法，应将该方法与规定方法做比较试验，根据试验结果掌握使用，但在仲裁时仍以《中国药典》规定的方法为准，故A错误；当含量限度未规定上限时，系指不超过101.0%，故本题正确答案为B。对于制剂，含量（效价）的限度一般用含量占标示量的百分率来表示，故C错误；对于原料药，用"含量测定"的药品，其含量限度均用有效物质所占的百分数（%）表示，故D错误；采用"效价测定"的抗生素或生化药品，其含量限度用效价单位表示，故E错误。

19. 正确答案：E
答案解析：一氧化氮既有第一信使特征，也有第二信使特征。故本题正确答案为E。

20. 正确答案：A
答案解析：小剂量阿司匹林预防心肌梗死、心源性猝死的效果肯定。随机、双盲、安慰剂对照研究发现，隔日口服阿司匹林325mg可以明显抑制上午6—9时的心肌梗死的发作高峰，使该时段的发作率降低59.3%，但对其他时段发作率仅降低34.1%。故本题正确答案为A。

21. 正确答案：B
答案解析：酶抑制剂：双香豆素类、华法林、磺胺苯吡唑、甲苯磺丁脲、羟布宗、别嘌醇、西咪替丁、氯霉素、地昔帕明、去氧甲睾酮、5-氨基水杨酸、单胺氧化酶抑制剂；酶诱导剂：乙醇、巴比妥类、卡马西平、利福平、氯醛比林、格鲁米特、灰黄霉素、苯妥英、保泰松、甲苯海拉明。故本题正确答案为B。

22. 正确答案：B
答案解析：氢键是有机化学中最常见的一种非共价作用形式，也是药物和生物大分子作用的最基本化学键合形式。氢键的生成是由于药物（或作用靶点）分子中具有孤对电子的O、N、S、F、Cl等原子与作用靶标（或药物）中和C、N、O、S等共价结合的H形成的弱化学键。故本题正确答案为B。

23. 正确答案：A
答案解析：非甾体抗炎药的化学骨架名称是芳基丙酸。故本题正确答案为A。

24. 正确答案：B
答案解析：芳香胺由于在体内代谢时，易产生强亲电性亚胺-醌，表现出潜在的毒副作用，临床应用时需加小心。如双氯芬酸、对乙酰氨基酚等，长时间和大剂量服用易导致肝脏损伤。故本题正确答案为B。

25. 正确答案：D
答案解析：药物的第Ⅱ相生物转化包括：①与葡萄糖醛酸的结合反应、②与氨基酸的结合反应、③与硫酸的结合反应、④与谷胱甘肽的结合反应、⑤乙酰化结合反应、⑥甲基化结合反应。故本题正确答案为D。

26. 正确答案：E
答案解析： 保泰松在体内氧化代谢后，其中一个芳环的对位发生羟基化反应生成羟布宗，属于芳环氧化代谢，为第Ⅰ相生物转化。故本题正确答案为E。抗结核药对氨基水杨酸在体内经乙酰化代谢生成对乙酰氨基水杨酸，乙酰化结合反应为第Ⅱ相生物转化。肾上腺素发生甲基化后生成3-O-甲基肾上腺素，甲基化结合反应为第Ⅱ相生物转化。支气管扩张药沙丁胺醇的酚羟基在体内形成硫酸酯化结合物，与硫酸结合反应为第Ⅱ相生物转化。水杨酸在体内代谢生成水杨酰甘氨酸，与氨基酸结合反应为第Ⅱ相生物转化。

27. 正确答案：A
答案解析： 药物在体内发生代谢作用，生成有反应活性的物质，引发毒性作用，这类毒性被称作特质性药物毒性。特质性药物毒性不同于药物的副作用，特点在于：①并非与药理作用同时发生，一般呈滞后效应；②剂量—效应关系不明显；③产生的后果通常比副作用严重。故本题正确答案为A。曲格列酮的噻唑烷二酮的代谢活化会产生毒性，属于特质性毒性。非甾体抗炎药双氯芬酸的结构中含有二苯胺片段，可被CYP3A4或MPO催化代谢氧化，得到4-羟基双氯芬酸，并进一步发生双电子氧化生成强亲电性亚胺－醌，后者可与体内蛋白或谷胱甘肽发生亲核取代，生成与蛋白的加成产物，从而引发肝脏毒性，属于特质性毒性。

28. 正确答案：A
答案解析： 吗啡是具有菲环结构的生物碱，是由5个环稠合而成的复杂立体结构，有效的吗啡构型是左旋吗啡，而右旋吗啡则完全没有镇痛及其他生理活性。故本题正确答案为A。

29. 正确答案：E
答案解析： 布洛芬的代谢物包括对异丁基侧链的氧化（羟基化）产物，羟基化产物进一步被氧化成羧酸代谢物，所有的代谢物均无活性。故本题正确答案为E。舒林酸有几何异构，药用结构为顺式体，这可保证亚磺酰苯基与茚的苯环在同侧。舒林酸属前体药物，它在体外无效，在体内经肝代谢，甲基亚砜基被还原为甲硫基化合物而显示生物活性。吲哚美辛2位的甲基取代基会产生立体排斥作用，可使N-芳酰基与甲氧基苯环处于同侧的优势构象，加强了与受体的作用。吲哚美辛经代谢失活，大约50%被代谢为5位O-去甲基化的代谢物，有10%代谢物与葡萄糖醛醛结合，排出体外。双氯芬酸钠主要代谢产物为苯环羟基化衍生物，均有抗炎镇痛活性，但活性均低于本品，经肾脏和胆汁排泄。

30. 正确答案：C
答案解析： 将特布他林苯环上两个酚羟基酯化制成的双二甲氨基甲酸酯前药为班布特罗。故本题正确答案为C。A选项是异丙肾上腺素。B选项是地匹福林，由具有邻二羟基的肾上腺素改造得到。D选项是沙丁胺醇。E选项是去氧肾上腺素。

31. 正确答案：C
答案解析： A代谢途径发生的是脱乙酰基，B代谢途径发生的是O-脱甲基，C代谢途径发生的是N-脱甲基。故本题正确答案为C。

32. 正确答案：C
答案解析： 维生素D_3可促进小肠黏膜、肾小管对钙、磷的吸收，促进骨代谢，维持血钙、血磷的平衡。维生素D_3须在肝脏和肾脏经过两次羟基化，先在肝脏转化为骨化二醇，然后再经肾脏代谢为骨化三醇才具有活性。故本题正确答案为C。

33. 正确答案：E
答案解析： 甲氧西林是第一个用于临床的耐酶青霉素。故本题正确答案为 E。苯唑西林是耐酶青霉素，但不是第一个用于临床的。磺苄西林、哌拉西林属于广谱青霉素类药物。非奈西林属于耐酸的青霉素类药物。

34. 正确答案：B
答案解析： 喹诺酮类抗菌药的关键药效团是 3 位羧基和 4 位羰基，即 A 环，B 选项错误。喹诺酮类抗菌药以 DNA 螺旋酶和拓扑异构酶 IV 为靶点。3 位羧基和 4 位羰基还极易和钙、镁、铁、锌等金属离子螯合，不仅会降低药物的抗菌活性，也是造成体内的金属离子流失，引起妇女、老人和儿童缺钙、贫血、缺锌等副作用的主要原因。盐酸左氧氟沙星毒副作用小，为喹诺酮类抗菌药物上市中的最小者。8 位氟原子取代可增加喹诺酮类抗菌药的光毒性。故本题正确答案为 B。

35. 正确答案：D
答案解析： 去羟肌苷是嘌呤核苷类衍生物。故本题正确答案为 D。

36. 正确答案：A
答案解析： 解离度小、脂溶性大的药物易扩散吸收。故本题正确答案为 A。简单扩散属于被动转运，顺浓度梯度转运，不需要消耗能量，不存在饱和性、竞争性、结构特异性和部位特异性。

37. 正确答案：E
答案解析： 52L = 52000mL，根据清除率 $Cl = kV$ 推出，消除速率常数 $k = Cl/V = 120mL·min^{-1}/52000mL ≈ 0.00231min^{-1}$，$t_{1/2} = 0.693/k = 0.693/0.00231min^{-1} = 300min$，即 5h。故本题正确答案为 E。

38. 正确答案：C
答案解析： 胃排空速率加快，主要在肠道吸收的药物，吸收会加快或增多，如阿司匹林、地西泮、左旋多巴等。胃排空速率加快，作用点在胃的药物疗效减弱，如三硅酸镁、硫糖铝、氢氧化铝等。在肠道特定部位吸收的药物，胃排空速率加快，吸收减少，如维生素 B_2 在小肠上段吸收。对需在十二指肠通过载体转运的方式主动吸收的药物，如核黄素等，由于胃排空缓慢，核黄素连续不断缓慢地通过十二指肠，主动转运不易产生饱和，使吸收增多；相反若胃排空加快，核黄素则吸收减少。故本题正确答案为 C。

39. 正确答案：E
答案解析： 血浆蛋白结合率决定药物游离型和结合型浓度的比例，对于蛋白结合率高的、毒副作用较强的药物，与其他药物合并用药，易发生用药安全性问题（蛋白置换作用），如阿司匹林或舍曲林和格列本脲合用会引起低血糖，华法林与保泰松合用引起出血。故本题正确答案为 E。

40. 正确答案：C
答案解析： 房室并不代表特定的解剖组织或器官，它是为区分各种分布特征而设置的抽象概念。每个房室具有动力学"均一性"，凡在同一房室内的各部位中的药物，均处于动态平衡。给药后，同一房室中各个部位的药物浓度变化速率相近，但不代表浓度一定相等。故本题正确答案为 C。这种按照房室概念建立起来的、用以说明药物在体内吸收、分布、代谢、排泄过程特征的模型，称为房室模型。

[41～42] 正确答案：C、E
答案解析： 分散片是在水中能迅速崩解并均匀分散的片剂，药物一般为难溶性的，分散片可加水分散后口服，也可将分散片含于口中吮服或吞服。故 41 题正确答案为 C。泡腾片遇水可产生二氧化碳气体，要求加水溶解后服用。故 42 题正确答案为 E。

[43～44] 正确答案：E、B
答案解析：酸败是指乳剂受外界因素及微生物影响，使其中的油、乳化剂等发生变质的现象，可加入抗氧剂与防腐剂延缓酸败。故43题正确答案为E。絮凝是指乳剂中分散相的乳滴因某些因素的作用使其荷电减少，ζ-电位降低，出现可逆性的聚集现象。故44题正确答案为B。

[45～46] 正确答案：C、D
答案解析：糊精和微晶纤维素一般用作稀释剂，糊精较少单独使用，多与淀粉、蔗糖合用，微晶纤维素具有较强的结合力与良好的可压性，亦有"干黏合剂"之称。故45题正确答案为C。甲基纤维素和淀粉浆一般用作黏合剂，羧甲基淀粉钠为高效崩解剂。故46题正确答案为D。

[47～49] 正确答案：B、D、C
答案解析：复方甲地孕酮微囊注射液的囊材是明胶和阿拉伯胶，羧甲基纤维素钠作助悬剂，硫柳汞作抑菌剂。故47题正确答案为B。两性霉素B脂质体冻干制品中两性霉素B为主药，α-维生素E为抗氧化剂。故48题正确答案为D。白蛋白结合型紫杉醇纳米粒可提高紫杉醇的稳定性和安全性，延长药效，提高靶向能力。选择适宜配比的白蛋白为载体能够保护药物免受环境影响，隔离活性成分，降低挥发性和毒性，可获得适宜的释药速度，起到作用和缓而持久，不良反应较少的结果。故49题正确答案为C。

[50～51] 正确答案：D、E
答案解析：羧甲基纤维素钠为助悬剂，可增加混悬液的动力学稳定性，故50题正确答案为D。硫黄为强疏水性药物，复方硫黄洗剂为混悬型液体制剂，在该处方中甘油为润湿剂，使硫黄能在水中均匀分散。故51题正确答案为E。樟脑酊为10%樟脑乙醇溶液，加入时应急剧搅拌，以免樟脑因溶剂改变而析出大颗粒。

[52～53] 正确答案：E、D
答案解析：潜溶剂系指能形成氢键以增加难溶性药物溶解度的混合溶剂。能与水形成潜溶剂的有乙醇、丙二醇、甘油、聚乙二醇等。如甲硝唑在水中的溶解度为10%，使用水-乙醇混合溶剂，则溶解度提高5倍。故52题正确答案为E。增溶是指难溶性药物在表面活性剂的作用下，在溶剂中增加溶解度并形成溶液的过程。具增溶能力的表面活性剂称为增溶剂，被增溶的药物称为增溶质。增溶量为每1g增溶剂能增溶药物的克数。以水为溶剂的液体制剂，增溶剂的最适亲水亲油平衡值（HLB值）为15～18，常用增溶剂为聚山梨酯类、聚氧乙烯脂肪酸酯类等。故53题正确答案为D。

[54～56] 正确答案：C、B、A
答案解析：化学不稳定性指药物由于水解、氧化、还原、光解、异构化、聚合、脱羧，以及药物相互作用产生化学反应，使药物含量（效价）、色泽发生变化。故54题正确答案为C。物理不稳定性指制剂的物理性能发生变化，如混悬剂中药物颗粒结块、结晶生长，乳剂的分层、破裂，胶体制剂的老化，片剂崩解度、溶出速度的改变等。故55题正确答案为B。生物不稳定性指由于微生物污染滋长，引起药物的酶败分解变质。故56题正确答案为A。

[57～58] 正确答案：B、E
答案解析：药物与靶标产生共价键键合的药物主要有烷化剂类抗肿瘤药物、β-内酰胺类抗生素药物、拉唑类抗溃疡药物等。故57题正确答案为B。离子键又称为盐键，通常是药物的带正电荷的正离子与受体带负电荷的负离子，通过静电吸引力而产生的电性作用。离子键的结合力较强，可增加药物的活性，是所有键合键中键能最强的一种（键能400～4000kJ/mol）。有不少含有叔胺结构的强碱性基团的药物，在生理状态形成带有正电荷的铵盐，与受体的阴离子部分形成离子键键合。例如，去甲肾上腺素结构中的氨基在体内

质子化成铵盐后，与 $β_2$ 肾上腺素受体形成离子键作用。故 58 题正确答案为 E。

[59～61] 正确答案：B、D、A
答案解析： 继发反应是继发于药物治疗作用之后的不良反应，是治疗剂量下治疗作用本身带来的间接结果。故 59 题正确答案为 B。毒性反应是指在剂量过大或药物在体内蓄积过多时发生的危害性反应。变态反应是指机体受药物刺激所发生的异常免疫反应，引起机体生理功能障碍或组织损伤，也称过敏反应。后遗效应是在停药后，血药浓度已降至最小有效浓度以下时残存的药理效应。故 60 题正确答案为 D。停药反应是指患者长期应用某种药物，突然停药后出现原有疾病加剧的现象。故 61 题正确答案为 A。

[62～64] 正确答案：E、A、D
答案解析： 按毒性分类，可分为毒性杂质和信号杂质。信号杂质如氯化物、硫酸盐等，一般无毒性，但其含量的多少可反映药物纯度和生产工艺或生产过程问题。故 62 题正确答案为 E。重金属、砷盐属于毒性杂质。如果该杂质的化学名太长，又无通用的简称，可参考螺内酯项下的"巯基化合物"。故 63 题正确答案为 A。静脉用注射剂，均应设细菌内毒素（或热原）检查项。其中，化学药品注射剂一般首选细菌内毒素检查项；中药注射剂一般首选热原检查项。故 64 题正确答案为 D。

[65～67] 正确答案：C、D、A
答案解析： 后遗效应是指在停药后，血药浓度已降至最小有效浓度以下时残存的药理效应。例如，服用巴比妥类催眠药后，次晨出现的乏力、困倦等"宿醉"现象；长期应用肾上腺皮质激素，可引起肾上腺皮质萎缩，一旦停药，可出现肾上腺皮质功能低下，数月难以恢复。故 65 题正确答案为 C。停药反应是指患者长期应用某种药物，突然停药后出现原有疾病加剧的现象，又称回跃反应或反跳。例如，长期应用 β 受体拮抗药普萘洛尔治疗高血压、心绞痛等，可使 β 受体密度上调而对内源性去甲肾上腺素能神经递质的敏感性增高，如突然停药，则会出现血压升高或心绞痛发作；长期服用中枢性降压药可乐定治疗高血压，突然停药，次日血压明显升高。临床上对这类药物，如需停药，应逐步减量，以免发生危险。故 66 题正确答案为 D。副作用是指在药物按正常用法用量使用时，出现与治疗目的无关的不适反应。例如阿托品用于解除胃肠痉挛时，会引起口干、心悸、便秘等不良反应；用于麻醉前给药时，其抑制腺体分泌作用可减少呼吸道分泌，成为治疗作用，而减少腺体分泌产生的口干又成为不良反应。故 67 题正确答案为 A。

[68～69] 正确答案：C、E
答案解析： 肾上腺素可使用药局部的血管收缩，减少普鲁卡因的吸收，使其局麻作用延长。故为了增强普鲁卡因的作用，可在普鲁卡因注射液中加入少量肾上腺素。故 68 题正确答案为 C。β 受体拮抗药阿替洛尔与利尿药氢氯噻嗪合用，可产生相加作用，即使降压作用相加。故 69 题正确答案为 E。

[70～71] 正确答案：A、C
答案解析： 药理性拮抗是指当一种药物与特异性受体结合后，阻止激动药与其结合，从而降低药效。例如，β 受体拮抗药可拮抗异丙肾上腺素的 β 受体激动作用。故 70 题正确答案为 A。生理性拮抗是指两个激动药分别作用于生理作用相反的两个特异性受体。例如，组胺可作用于 H_1 受体，引起支气管平滑肌收缩，肾上腺素作用于 β 肾上腺素受体使支气管平滑肌松弛，两药合用发挥生理性拮抗作用。故 71 题正确答案为 C。

[72～73] 正确答案：D、A
答案解析： 第Ⅱ类药物分子特点：低溶解度、高渗透性的亲脂性分子药物，其体内吸收量取决于溶解度，代表药物有双氯芬酸、卡马西平、

吡罗昔康等。故72题正确答案为D。第Ⅳ类药物分子特点：低溶解度、低渗透性的疏水性分子药物，其体内吸收比较困难，代表药物有特非那定、酮洛芬、呋塞米等。故73题正确答案为A。

[74～75] 正确答案：D、A
答案解析： 己烯雌酚的反式异构体与雌二醇骨架不同，但两个酚羟基排列的空间距离和雌二醇的两个羟基的距离近似，表现出与雌二醇相同的生理活性。故74题正确答案为D。多巴胺的反式构象是优势构象，而和多巴胺受体结合时也恰好是以该构象作用，故药效构象与优势构象为同一构象，而扭曲式构象由于两个药效基团—OH和—NH$_2$间的距离与受体不匹配，故没有活性。故75题正确答案为A。

[76～77] 正确答案：B、D
答案解析： B选项为洛索洛芬，为4位环戊酮甲基布洛芬，比吲哚美辛强10倍，是一种前药，在肝脏中转化为活性的反式醇代谢物。洛索洛芬在胃肠道能被完全吸收，可用于类风湿关节炎、骨性关节炎、腰痛、肩周炎、颈肩腕综合征的治疗。故76题正确答案为B。D选项为替诺昔康，将吡罗昔康中的苯环以噻吩替代得到替诺昔康；口服吸收迅速而完全，绝对生物利用度为100%；在肝脏中代谢产物无药理活性；可用于慢性和变形性关节炎、腰痛、颈肩腕综合征、术后及外伤后的炎症、急性痛风等。故77题正确答案为D。

[78～80] 正确答案：C、B、E
答案解析： 基于已有COX-2抑制药的结构构建了药效团，以不饱和吡咯烷酮作为支架，连接有甲磺酰基取代苯和甲基苯形成的药物结构，设计合成了艾瑞昔布。故78题正确答案为C。吡罗昔康的骨架为1,2-苯并噻嗪结构，含有烯醇型羟基药效团，是第一个上市的昔康类药物。故79题正确答案为B。二氟尼柳是在水杨酸的5位上引入2,4-二氟苯基衍生物。故80题正确答案为E。A选项是塞来昔布。D选项是吲哚美辛。

[81～83] 正确答案：A、E、B
答案解析： A选项为泮托拉唑，结构特征为苯并咪唑的5位上有二氟甲氧基，呈弱碱性，通常使用其钠盐；泮托拉唑也具有两个手性异构体。在体内可发生右旋体向左旋体的单方向构型转化，且两对映体在药动学上存在立体选择性差异；泮托拉唑用于治疗活动性消化性溃疡、反流性食管炎和卓-艾综合征。故81题正确答案为A。E选项为盐酸雷尼替丁，其结构中有二甲胺甲基呋喃，氢键键合的极性药效团是二氨基硝基乙烯，为反式体，顺式体无活性；代谢物为N-氧化、S-氧化和去甲基雷尼替丁；抑制胃酸分泌的强度为西咪替丁的5～10倍，对H$_1$受体和胆碱受体均无拮抗作用，药物滞留时间长，为长效药物。故82题正确答案为E。B选项为罗沙替丁，是用哌啶甲苯环代替了在雷尼替丁、法莫替丁、尼扎替丁和西咪替丁结构中的五元碱性芳杂环。以含氧四原子链替代含硫四原子链、将其原脒（或胍）结构改为酰胺。故83题正确答案为B。

[84～85] 正确答案：D、C
答案解析： 达比加群酯口服给药经胃肠道吸收后，部分转化为原药，以原药和前药两种形式进入门静脉。故84题正确答案为D。阿加曲班的化学结构中包含精氨酸、哌啶和四氢喹啉的三脚架结构，与凝血酶的活性部位形成立体型的结合。故85题正确答案为C。

[86～87] 正确答案：E、A
答案解析： 纳多洛尔含有二羟基四氢萘的苯丙醇胺结构，半衰期最长，无膜稳定和内在拟交感活性的药物。故86题正确答案为E。塞利洛尔：①分子中含脲结构片段的α、β受体拮抗药；②生物利用度为30%；服药后2～4小时血药浓度达峰值；约30%的该品以可逆方式和血浆蛋白结合；T$_{1/2}$为2～3小时；本品

能通过胎盘屏障，在体内不被代谢，以原型排出，其中10%从尿中、85%从粪便中排出；③适于轻、中度高血压。故87题正确答案为A。

[88～89] 正确答案：D、C
答案解析：D选项为氟西泮，其结构中含有二乙氨基侧链，碱性较强，pK_a为8.71，临床用其盐酸盐，属于速效、长效药物；盐酸盐口服吸收较快，经肝脏代谢较快，$t_{1/2}$约2小时；代谢产物羟乙基氟西泮和N-去烃基氟西泮均有活性，其中N-去烃基氟西泮在体内排泄较慢，$t_{1/2}$为47～100小时，作用时间延长。故88题正确答案为D。C选项为咪达唑仑，将三唑仑分子中的三氮唑用咪唑替代，脂溶性高，能透过血-脑屏障，作用迅速，临床常用马来酸盐；口服后吸收迅速而完全，首关效应明显。主要在肝脏代谢，主要活性代谢产物为α-羟基咪达唑仑；代谢产物与葡萄糖醛酸结合后失活，经肾脏排出，消除速度快。故89题正确答案为C。

[90～91] 正确答案：C、E
答案解析：被动转运是物质从高浓度区域向低浓度区域的转运。转运速度与膜两侧的浓度差成正比，转运过程不需要载体，不消耗能量。故90题正确答案为C。主动转运逆浓度梯度转运，转运过程消耗能量，转运速度与载体量有关，往往可出现饱和现象。故91题正确答案为E。淋巴转运不属于跨膜转运方式。膜动转运不需要载体，转运速度与膜两侧的浓度差无关。易化扩散需要载体。

[92～94] 正确答案：D、A、C
答案解析：手性结构对药物活性的影响：①等同的药理活性和强度；②相同的药理活性，但强弱不同，如组胺H_1受体拮抗剂类抗过敏药氯苯那敏，其右旋体的活性高于左旋体，产生的原因是由于分子中的手性碳原子离芳环近，对药物受体相互作用产生空间选择性。故92题正确答案为D。③一个有活性，一个没有活性；④相反的活性；⑤不同类型的药理活性；⑥一种具有药理活性，另一种具有毒性作用。几何异构对药物活性的影响：氯普噻吨（顺式异构体的抗精神病作用比反式异构体强5～10倍），故93题正确答案为A。己烯雌酚（反式异构体表现出与雌二醇相同的生理活性）。药物的构象异构体对药物活性的影响：①相同的一种结构，因具有不同构象，可作用于不同受体，产生不同性质的活性（如组胺），故94题正确答案为C。②只有特异性的优势构象才产生最大活性（如多巴胺）。

[95～97] 正确答案：C、B、E
答案解析：药物在体内吸收、分布的同时可能伴随着化学结构上的转变，这就是药物的代谢过程，药物代谢又称为生物转化。故95题正确答案为C。药物在尚未吸收进入血液循环之前，在肠黏膜和肝脏被代谢而使进入血液循环的原型药量减少的现象，称为首关效应。故96题正确答案为B。肠-肝循环是指随胆汁排入十二指肠的药物或其代谢物，在肠道中重新被吸收，经门静脉返回肝脏，重新进入血液循环的现象。故97题正确答案为E。

[98～100] 正确答案：C、E、A
答案解析：卤素有较强的电负性，会产生电性诱导效应，其疏水性及体积均随原子序数的增加而增大（氟原子例外）。卤素的引入可增加分子的脂溶性，还会改变分子的电子分布，从而增强与受体的电性结合，使生物活性发生变化。故98题正确答案为C。巯基形成氢键的能力比羟基低，引入巯基时，脂溶性比相应的醇高，更易于吸收。巯基有较强的还原能力，转变成二硫化物；巯基有较强的亲核性，可与α-不饱和酮、β-不饱和酮发生加成反应，还可与重金属作用生成不溶性的硫醇盐，故可作为解毒药，如二巯基丙醇的巯基可与重金属形成稳定的络合物，用于治疗金、汞及含砷化合物的中毒。巯基还可与一些酶的吡啶环生成复合物，可显著影响代谢。故99题正确答案

为 E。对产生中枢副作用的药物，增加羧酸基团可减少副作用，如羟嗪改造为西替利嗪，没有中枢副作用。故 100 题正确答案为 A。

101. 正确答案：E
答案解析： 西替利嗪是拮抗组胺 H_1 受体发挥抗过敏作用，故 A 错误；从结构上看，属于哌嗪类药物，故 B 错误；西替利嗪分子呈两性离子，不易穿透血-脑屏障，故大大减少了镇静作用，发展为第二代抗组胺药物，即非镇静 H_1 受体拮抗药，故 C 错误；西替利嗪结构中含有一个手性中心，具有旋光性，左旋体活性比右旋体活性更强。其异构体左西替利嗪现已上市。左西替利嗪对 H_1 受体的亲和力约为右旋体的 30 倍，是西替利嗪的 2 倍。故 D 错误；西替利嗪主要以原型通过肾脏消除，长期给药并不改变药物清除率，不易透过血-脑脊液屏障。故本题正确答案为 E。

102. 正确答案：D
答案解析： 口服片剂的特点：优点：①剂量准确、服用方便；②化学性质更稳定，故本题正确答案为 D。③生产机械化、自动化程度高，生产成本低、产量大，售价较低；④种类较多，可满足不同临床医疗需要；⑤运输、使用、携带方便。缺点：①幼儿、老年患者及昏迷患者等不易吞服；②制备工序较其他固体制剂多，技术难度更高；③某些含挥发性成分的片剂，贮存期内含量会下降。

103. 正确答案：B
答案解析： 盐酸西替利嗪为主药，甘露醇、微晶纤维素、预胶化淀粉、乳糖为填充剂，甘露醇兼有矫味的作用，苹果酸、阿司帕坦为矫味剂，聚维酮乙醇溶液为黏合剂，硬脂酸镁为润滑剂。故本题正确答案为 B。

104. 正确答案：A
答案解析： 盐酸西替利嗪为主药，甘露醇、微晶纤维素、预胶化淀粉、乳糖为填充剂，甘露醇兼有矫味的作用，苹果酸、阿司帕坦为矫味剂，聚维酮乙醇溶液为黏合剂，硬脂酸镁为润滑剂。故本题正确答案为 A。

105. 正确答案：D
答案解析： 盐酸阿糖胞苷是胞嘧啶的衍生物，以阿拉伯糖替代核糖，阿拉伯糖的 2 位羟基可产生空间障碍，妨碍嘧啶碱基绕着糖苷键的旋转，使阿糖胞苷酸的碱基不能像脱氧核苷酸那样正常地堆积起来，发挥抗癌作用。故本题正确答案为 D。A 选项为卡莫氟，B 选项为卡培他滨，均为氟尿嘧啶衍生物，C 选项为扎西他滨，糖环上没有限制旋转的羟基，E 选项为胸腺嘧啶衍生物司他夫定。

106. 正确答案：B
答案解析： B 选项为拉米夫定，碱基部分为胞嘧啶，糖环含硫原子，符合题意。故本题正确答案为 B。A 选项为去羟肌苷，是嘌呤核苷类衍生物，C 选项为齐多夫定，为脱氧胸腺嘧啶核苷类似物，D 选项为吉西他滨，碱基部分为胞嘧啶，E 项为卡培他滨，碱基部分是尿嘧啶。

107. 正确答案：D
答案解析： 线性动力学主要特征有：①药物的消除符合一级动力学特征；②当剂量增加时，药物的消除速率常数、半衰期和清除率保持不变；③AUC 和平均稳态血药浓度与剂量成正比；④剂量改变时，原药与代谢产物的组成比例不会发生变化。故本题正确答案为 D。

108. 正确答案：B
答案解析： 质子泵抑制剂类抗溃疡药的分子由吡啶环、亚磺酰基、苯并咪唑环三部分组成。故本题正确答案为 B。

109. 正确答案：A
答案解析： 艾司奥美拉唑质子泵抑制药，现在研究认为，质子泵抑制药是抑制 H^+，K^+-ATP

酶，该酶是一种存在于胃壁伸入到分泌细管膜的微绒毛内的跨膜蛋白，由α和β两个亚单位组成，α亚单位作为触媒，使ATP水解，产生能量输出H离子，故H$^+$, K$^+$-ATP酶又称为质子泵，其抑制药称为质子泵抑制药。H$^+$, K$^+$-ATP酶可经历磷酸化和去磷酸化，同时发生H$^+$的向外和K$^+$的向内输送。故本题正确答案为A。

110. 正确答案：C
答案解析： 临床使用外消旋奥美拉唑时，在体内R-型和S-型异构体经前药循环生成相同的活性体，作用于H$^+$, K$^+$-ATP酶，产生作用强度相同的抗酸分泌作用。但是两种异构体的代谢途径有立体选择性差异，R-异构体在体内98%经由CYP2C19催化代谢，大部分代谢产物为羟基化物，被清除至体外。而S-异构体对CYP2C19依赖性下降，经由CYP3A4途径代谢的比例增加至27%。S-异构体比R-异构体在体内的代谢清除率低，经体内循环更易重复循环，维持时间更长，有更优良的药理性质。故本题正确答案为C。

111. 正确答案：AE
答案解析： ①物料细粉太多，压缩时空气不能及时排出，压片后气体膨胀会导致裂片。②片剂压力过大会导致崩解迟缓。③压缩力不足会导致松片。④黏性力差会导致松片。⑤物料的塑性较差，结合力弱会导致裂片。故本题正确答案为AE。

112. 正确答案：ABCD
答案解析： 口服乳剂稳定性：①分层（乳析）：乳剂放置后出现分散相粒子下沉或上浮的现象，是由于分散相和分散介质之间的密度差造成的；②絮凝：乳剂中分散相的乳滴因为某些因素的作用使其荷电减少，ζ-电位降低，出现可逆性聚集现象。乳剂中的离子型乳化剂和电解质是产生絮凝的主要原因；③合并与破裂：合并是指乳剂中乳滴周围的乳化膜出现部分破裂导致液滴合并变大的现象，破裂是指液滴合并进一步发展，最后使得乳剂形成油相和水相两相的现象，破裂是一个不可逆过程；④转相：又称为转型。O/W型转变成W/O型或发生相反的变化；⑤酸败：是指乳剂受微生物及外界因素的影响，使其中的油、乳化剂等发生变质的现象。故本题正确答案为ABCD。

113. 正确答案：BCE
答案解析： ①含片按崩解时限检查法检查时不应在10min内全部崩解或溶化，按需要可加入矫味剂、芳香剂和着色剂；②舌下片在5min内全部崩解或溶化；③口腔贴片（膜），应进行释放度检查，并应符合释放度测定法的有关规定；④含片和口腔贴片（膜）按需要可加入矫味剂、芳香剂和着色剂；⑤口腔贴片体积小，柔性好且黏附性强，能保证与黏膜紧密接触，能避免唾液对药物的影响以及对舌和颊运动的干扰。故本题正确答案为BCE。

114. 正确答案：ABE
答案解析： 热原除去方法：①药液或溶剂：吸附法、离子交换法、凝胶滤过法、超滤法、反渗透法、其他方法。②容器或用具：高温法、酸碱法。故本题正确答案为ABE。

115. 正确答案：DE
答案解析： 氯霉素的第I相生物转化包括氯霉素的对硝基苯基经生物转化还原生成对氨基苯化合物，即硝基还原为氨基，氯霉素中的二氯乙酰基侧链代谢氧化后生成酰氯，即氧化脱卤素代谢。故本题正确答案为DE。

116. 正确答案：BCE
答案解析： 在头孢菌素分子中，β-内酰胺环与六元的氢化噻嗪环并合，β-内酰胺环氮原子上的孤对电子可以与氢化噻嗪环中的双键形成共轭，使β-内酰胺环趋于稳定，所以多数均具有耐酸的性质。7位的酰胺基是抗菌谱的决定性基团，对扩大抗菌谱提高抗菌活性有至关重要的作用。第四代头孢菌素含有正电荷的季铵基团能使头孢菌素类药物迅速穿透细菌的细胞壁并与细菌细胞 1 个或多个青霉素结合蛋白结合，对大多数的革兰阳性菌和革兰阴性菌产生高度活性。故本题正确答案为 BCE。第二代头孢菌素对革兰阴性菌的作用较第一代强，但抗革兰阳性菌的作用较第一代低。

117. 正确答案：AB
答案解析： 气雾剂的一般质量要求：①无毒性、无刺激性；②抛射剂为适宜的低沸点液体；③气雾剂容器应能耐受所需的压力，每压一次，必须喷出均匀的细雾状的雾滴或雾粒，并释放出准确的剂量；④泄露和压力检查应符合规定，确保安全使用；⑤烧伤、创伤、溃疡用气雾剂应无菌；⑥气雾剂应置凉暗处保存，并避免暴晒、受热、敲打、撞击。故本题正确答案为 AB。

118. 正确答案：BD
答案解析： 表观分布容积没有生理学与解剖学上的意义，不代表生理空间，仅仅是反映药物在体内分布程度的一项比例常数。表观分布容积大的药物主要分布在组织，表示其组织中药物浓度高。故本题正确答案为 BD。半衰期和消除速率常数均能表示药物从体内消除的快慢，半衰期长、消除速率常数小，表明药物消除慢，半衰期短、消除速率常数大，表明药物消除快。亲脂性药物的表观分布容积大，往往超过体液总体积。肝、肾功能下降时，药物的消除减慢，所以半衰期延长，清除率减小。

119. 正确答案：DE
答案解析： 氯霉素、西咪替丁为肝药酶抑制剂，与口服避孕药合用时，会减慢避孕药的代谢，作用增强；苯巴比妥、苯妥英钠、利福平为肝药酶诱导剂，会使药物的代谢加快，疗效降低。故本题正确答案为 DE。

120. 正确答案：BE
答案解析： 在该曲线中，峰左边称为吸收相，此时吸收速度大于消除速度，曲线呈上升状态，主要体现药物的吸收过程；峰右边称为消除相，反映药物的消除情况，此时吸收速度小于消除速度；在到达峰顶的瞬间，吸收速度等于消除速度，其峰值就是峰浓度（C_{max}），这个时间称为达峰时间（T_{max}）；当药物进入体内的时间足够长（药-时曲线的尾段），药物吸收过程已经结束，此时药物在体内仅存在消除过程。由此，血管外给药的药-时曲线通常呈现浓度先升高后下降的特点。故本题正确答案为 BE。

临考决胜卷（二）·答案解析

1. 正确答案：A
答案解析： 表面活性剂是指具有很强的表面活性、加入少量就能使液体的表面张力显著下降的物质。表面活性剂之所以能降低表面（界面）张力，主要取决于其分子结构。故本题正确答案为A。表面活性剂分子是一种既亲水又亲油的两亲性分子，能改变通透性，影响药物吸收。描述表面活性剂性质的参数为亲水亲油平衡值，缩写为HLB。其中阳离子型表面活性剂的分子结构的主要部分是一个五价氮原子，故又称为季铵化合物。

2. 正确答案：D
答案解析： 混悬剂的质量要求：①沉降容积比；②重新分散性；③微粒大小；④絮凝度；⑤流变学。除另有规定外，栓剂应进行重量差异、融变时限的检查。故本题正确答案为D。

3. 正确答案：A
答案解析： 药物在溶剂中溶解是药物分子与溶剂分子间相互作用的结果，即根据"相似相溶"原则，若药物分子间的作用力大于药物分子与溶剂分子间作用，则药物溶解度小，反之，则溶解度大。故本题正确答案为A。温度对溶解度的影响取决于溶解过程是吸热过程还是放热过程。吸热过程中，溶解度随温度升高而升高；而放热过程中，溶解度随温度升高而降低；晶型现象在有机药物中广泛存在，而结晶型药物因晶格排列不同可分为稳定型、亚稳定型、无定型。稳定型药物溶解度小，无定型药物溶解度大；一般可溶性药物的溶解度与药物粒子大小无关，而对于难溶性药物，当药物粒子很小（≤100nm）时，药物溶解度随粒径减小而增加。

4. 正确答案：E
答案解析： 静脉用乳状液型注射液中90%的乳滴粒径应在1μm以下，不得有大于5μm的乳滴。故本题正确答案为E。静脉注射用冻干乳：乳状液型注射剂存在贮存稳定性较差、磷脂易氧化降解等缺陷，而经真空冷冻干燥后，冻干乳含水量降低（1%~3%），可在真空或保护气条件下长期保存，且不易被氧化。乳剂中液滴的分散度很大，药物吸收快、药效发挥快及生物利用度高；可减少药物的刺激性及毒副作用；可增加难溶性药物的溶解度。

5. 正确答案：C
答案解析： 微球的质量要求包括粒子大小与粒径分布、载药量、有机溶剂残留检测、体外释放度；微囊的质量要求包括微囊的囊型、粒径、载药量与包封率、微囊中药物释放速率。故本题正确答案为C。

6. 正确答案：C
答案解析： 组成蛋白质的部分氨基酸易被氧化，可加入甘露醇、山梨醇、蔗糖、葡萄糖等稳定剂，也可以加入EDTA等螯合剂抑制氧化发生。故本题正确答案为C。

7. 正确答案：C
答案解析： 抛射剂应为适宜的低沸点液体。故本题正确答案为C。

8. 正确答案：D
答案解析： 栓剂水溶性基质包括甘油明胶、聚乙二醇、泊洛沙姆。故本题正确答案为D。叔丁基羟基茴香醚属于抗氧剂。鲸蜡醇属于硬化剂。椰油酯、可可豆脂属于油脂性基质。

临考决胜卷（二）·答案解析

9. 正确答案：D
答案解析： 药品的通用名也称为国际非专利药品名称（INN），是世界卫生组织（WHO）推荐使用的。故本题正确答案为 D。根据制剂命名原则，制剂名=药物通用名+剂型名，如维生素C片等。药品通用名通常是指有活性的药物物质，而不是最终的药品，因此是药学研究人员和医务人员使用的共同名称，一个药物只有一个药品通用名。商品名又称为品牌名，是由新药开发者在申报药品上市时选定的。含有相同药物活性成分的药品在不同的国家不同的生产企业可能以不同的商品名销售，即使在同一个国家由于生产厂商的不同也会出现不同的商品名。

10. 正确答案：E
答案解析： 静脉注射用脂质体是具有微粒结构的剂型，在体内能被网状内皮系统的巨噬细胞所吞噬，使药物在肝、脾等器官浓集性分布，即在肝、脾等器官发挥疗效的药物剂型。所以可以产生靶向作用，但不能改变药物的作用靶点。故本题正确答案为 E。硫酸镁口服剂型用作泻下药，但5%注射液静脉滴注，能抑制大脑中枢神经，具有镇静、解痉作用。注射剂、吸入气雾剂等，发挥药效很快，常用于急救；丸剂、缓控释制剂、植入剂等属长效制剂。氨茶碱治疗哮喘效果很好，但有引起心跳加快的毒副作用，若改成栓剂则可消除这种不良反应。同种主药制成固体制剂的稳定性高于液体制剂，对于主药易发生降解的，可以考虑制成固体制剂。

11. 正确答案：C
答案解析： 正文是《中国药典》标准的主体，以《中国药典》二部收载品种的标准为例，其内容包括：①品名；②有机药物的结构式；③分子式；④分子量；⑤来源或有机药物的化学名称；⑥含量或效价限度；⑦处方；⑧制法；⑨性状；⑩鉴别；⑪检查；⑫含量测定；⑬类别；⑭规格；⑮贮藏；⑯杂质信息。共 16 项内容，不收载用法用量、不良反应。故本题正确答案为 C。国务院药品监督管理部门颁布的《中华人民共和国药典》和药品标准为国家药品标准。凡例是对《中国药典》正文、通则与药品质量检定有关的共性问题的统一规定，在《中国药典》各部中列于正文之前。按照剂型分类，针对剂型特点所规定的基本技术要求，应查阅《中国药典》四部通则中的制剂通则。三部收载生物制品，包括：预防类、治疗类、体内诊断类和体外诊断类品种，同时还收载有生物制品通则、总论和通则。

12. 正确答案：C
答案解析： "易溶"系指溶质 1g（mL）能在溶剂 1～不到 10mL 中溶解；"溶解"系指溶质 1g（mL）能在溶剂 10～不到 30mL 中溶解；"微溶"系指溶质 1g（mL）能在溶剂 100～不到 1000mL 中溶解；"几乎不溶"或"不溶"均系指溶质 1g（mL）在溶剂 10000mL 中不能完全溶解。故本题正确答案为 C。

13. 正确答案：D
答案解析： 变态反应常见于过敏体质患者，反应性质与药物原有效应和剂量无关，用药理性拮抗药解救无效；反应的严重程度差异很大，临床上对于易致过敏的药物或过敏体质的患者，用药前应进行过敏试验，阳性反应者禁用或脱敏后使用。故本题正确答案为 D。毒性反应是指在剂量过大或药物在体内蓄积过多时发生的危害性反应。肝肾功能不全患者会使药物代谢和排泄减慢，易引起蓄积中毒。致癌、致畸胎和致突变也属于慢性毒性。

14. 正确答案：A
答案解析： 效价强度用于作用性质相同的药物之间的等效剂量或浓度的比较，指能引起等效反应（一般采用 50% 效应量）的相对剂量或浓度。效能表示药物的内在活性，是药物的最大效应，效能和效价强度常用于评价同类不同品种的作用特点。效能值越大效价强度不一定越大,效能与效价强度之间没有必然的因果关系。故本题正确答案为 A。

15. 正确答案: C
答案解析: 自体活性物质组胺可作用于 H_1 组胺受体,引起支气管平滑肌收缩,使小动脉、小静脉和毛细血管扩张,毛细血管通透性增加,引起血压下降,甚至休克;肾上腺素通过激动 β 肾上腺素受体使支气管平滑肌松弛,小动脉、小静脉和毛细血管前括约肌收缩,可迅速缓解休克,用于治疗过敏性休克。故组胺和肾上腺素合用可发挥拮抗作用。故本题正确答案为 C。组胺作用于 H_1 组胺受体,肾上腺素作用于 β 肾上腺素受体,两个激动药分别作用于生理作用相反的两个特异性受体,属于生理性拮抗作用。药理性拮抗是指当一种药物与特异性受体结合后,阻止激动药与其结合,从而降低药效。而组胺和肾上腺素并不是作用于同一特异性受体,即不属于药理性拮抗作用。

16. 正确答案: B
答案解析: 增强作用是指两药合用时的作用大于单用时的作用之和,或一种药物虽无某种生物效应,却可增强另一种药物的作用。例如磺胺甲噁唑与甲氧苄啶合用,使磺胺甲噁唑抗菌作用增加。故本题正确答案为 B。相加作用是指两药合用的作用是两药单用时的作用之和。增敏作用指某药可使组织或受体对另一药的敏感性增强的作用。酶诱导作用是指某些化学物质能提高肝药酶活性,增加自身或其他药物的代谢速率的作用。在药物联合用药中没有加强作用。

17. 正确答案: C
答案解析: 药物对心血管系统的毒性作用及常见药物:干扰离子通道和钙稳态:①干扰 Na^+ 通道(奎尼丁、普鲁卡因胺、丙吡胺、氟卡尼、普罗帕酮、利多卡因、苯妥英钠和美西律等);②干扰 K^+ 通道(胺碘酮、索他洛尔、溴苄胺、三环类抗抑郁药等);③干扰 Ca^{2+} 通道(维拉帕米、戈洛帕米、地尔硫䓬等);④影响细胞内 Ca^{2+} 的稳态(强心苷)。故本题正确答案为 C。

18. 正确答案: C
答案解析: C 选项结构为盐酸普萘洛尔。盐酸普萘洛尔是 β 受体拮抗药的代表药物,属于芳氧丙醇胺类结构类型的药物,芳环为萘核。故本题正确答案为 C。A 选项结构为沙丁胺醇,B 选项结构为异丙肾上腺素,D 选项结构为拉贝洛尔,其化学骨架均为苯乙醇胺。E 选项结构为多非利特。

19. 正确答案: C
答案解析: 酰基转移酶以乙酰辅酶 A 作为辅酶,可进行乙酰基的转移,催化乙酰化反应,而乙酰化代谢属于Ⅱ相代谢。故本题正确答案为 C。单胺氧化酶是Ⅰ相生物转化的酶,在调节神经组织中的儿茶酚胺和 5-羟色胺的代谢中具有非常重要的作用。黄素单加氧酶是Ⅰ相生物转化的酶,主要催化氧化杂原子 N 和 S。酯水解酶包括酯酶、胆碱酯酶及丝氨酸内肽酯酶等。还原酶是Ⅰ相生物转化的酶,是指催化底物进行加氢反应的酶,含有硝基的药物可经催化还原生成氨基。

20. 正确答案: D
答案解析: 氧化脱卤素反应是许多卤代烃的常见的代谢途径。氯霉素中的二氯乙酰基侧链代谢氧化后生成酰氯,能对 CYP450 酶中的脱辅基蛋白发生酰化,是产生毒性的根源。氯霉素中的对硝基苯基经生物转化还原生成对氨基苯化合物。故本题正确答案为 D。地西泮能发生 N-脱烷基和饱和碳原子的氧化代谢。盐酸普萘洛尔能发生苯环羟基化、N-脱烷基、氧化脱胺三种代谢。阿苯达唑能发生硫醚的氧化代谢,生成亚砜化合物。舒林酸的代谢为亚砜的还原,生成硫醚类活性代谢物。

21. 正确答案: D
答案解析: 药物结合反应是在酶的催化下将内源性的极性小分子如葡萄糖醛酸、硫酸盐、氨基酸、谷胱甘肽等结合到药物分子中或第I相的药物代谢产物中。谷胱甘肽是由谷氨酸-半胱氨酸-甘氨酸组成的含有巯基的三肽化合物,其中巯基具有较好的亲核性,在体内清除由于代谢产生的有害的亲电性物质。故本题正确答案为D。

22. 正确答案: D
答案解析: 苯噁洛芬属于芳烷酸类药物,代谢产物为葡萄糖醛酸苷酯化合物,其可与血浆蛋白的159位赖氨酸以共价键结合,进而产生特质性毒性反应,已被停止使用。故本题正确答案为D。双氯芬酸结构中含有二苯胺片段,可被酶催化代谢氧化生成强亲电性亚胺-醌,可与体内蛋白或谷胱甘肽发生亲核取代,生成与蛋白的加成产物,从而引发肝脏毒性。非三环类抗抑郁药奈法唑酮结构中含有苯基哌嗪片段,因分子中缺乏其他可被代谢的位点,仍可生成4-位羟化代谢物,后者可氧化为具有亲电性的亚胺-醌以及N-去芳基化生成氯代对醌,从而产生肝毒性反应。普拉洛尔在体内代谢活化首先发生O-脱烷基化生成对乙酰氨基酚,继之氧化生成亚胺-醌式结构化合物,该代谢活化产物可与蛋白发生不可逆结合生成产物,后者可导致临床上发生特质性硬化性腹膜炎。曲格列酮是由色满酮母核和噻唑烷二酮相连接,该母核在酶的作用下,发生单电子氧化,形成强亲电试剂O-次甲基-醌和P-醌,与蛋白质以共价键结合,产生严重肝脏毒性。

23. 正确答案: C
答案解析: 4,5位的可逆性开环反应是指在酸性的胃液中,4,5位水解开环,开环化合物进入弱碱性的肠道,又闭环成原药。故该类药物拥有生物利用度高、作用时间长等特点。故本题正确答案为C。该类药物代谢主要在肝脏进行,代谢途径相似,主要有1位N-去甲基、3位羟基化、苯环羟基化、1,2位开环等,这些代谢产物虽活性降低,但大多仍保留有活性,在临床应用时需注意药物可能在体内的蓄积。

24. 正确答案: D
答案解析: 酒石酸唑吡坦属于咪唑吡啶类催眠药,选择性地作用于苯二氮䓬受体的ω-1受体亚型,增加GABA的传递。故本题正确答案为D。

25. 正确答案: C
答案解析: 利美尼定属于噁唑啉类抗高血压药,可抑制中枢交感神经而使血压下降,也作用于外周突触前α_2受体,使血浆去甲肾上腺素水平下降,而肾上腺素水平不变。故本题正确答案为C。

26. 正确答案: B
答案解析: 昔布类药物是一类选择性的COX-2抑制药。人体内的环氧合酶有COX-1和COX-2两种类型,这两种酶的生理性质有很大区别,COX-1是一种结构酶,其空间比较狭小。存在于肠道、胃、肾等大多数组织中,通过促进PG及血栓烷A_2的合成,保护胃肠道黏膜、调节肾脏血流和促进血小板聚集等内环境稳定;因此,避免对COX-1的抑制会避免对胃肠道的副作用。故本题正确答案为B。

27. 正确答案: C
答案解析: 法莫替丁作用强度为西咪替丁的20~160倍。为选择性最高和作用最强的H_2受体拮抗药。故本题正确答案为C。

28. 正确答案: E
答案解析: 他汀类药物会引起肌肉疼痛或横纹肌溶解的副作用,特别是西立伐他汀由于引起横纹肌溶解,导致病人死亡的副作用而撤出市场后,更加引起人们的关注。实际上,所有他汀类药物均可能有一定程度的横纹肌溶解副作用，而西立伐他汀相关的引起危及生命的横纹肌溶解病例报告明显比其他他汀类药物更频繁。故本题正确答案为E。

29. 正确答案：D
答案解析： 索他洛尔含有苯乙醇胺类结构，具有拮抗β受体和延长心肌动作电位的双重作用，脂溶性低，右旋体为Ⅱ类和Ⅲ类抗心律失常药，不良反应少。故本题正确答案为D。

30. 正确答案：B
答案解析： 可的松和氢化可的松是天然存在的糖皮质激素。故本题正确答案为B。

31. 正确答案：C
答案解析： 利塞膦酸钠含有吡啶结构，主要用于防治绝经后骨质疏松症。最常出现的不良反应为关节痛和胃肠功能紊乱。为降低消化道反应的危险，应遵守同阿仑膦酸钠一样的服药注意事项。故本题正确答案为C。

32. 正确答案：D
答案解析： 舒巴坦属于青霉烷砜类β-内酰胺酶类抗生素，为不可逆竞争性β-内酰胺酶抑制剂。舒巴坦-头孢哌酮复方制剂可增强头孢哌酮对β-内酰胺酶的稳定性，联合后的抗菌作用是单独头孢哌酮的4倍。故本题正确答案为D。

33. 正确答案：E
答案解析： 第一个上市的蛋白酪氨酸激酶抑制剂是甲磺酸伊马替尼，在体内外均可在细胞水平上抑制"费城染色体"的Bcr-Abl酪氨酸激酶，能选择性抑制Bcr-Abl阳性细胞系细胞、Ph染色体阳性的慢性粒细胞白血病和急性淋巴细胞白血病病人的新鲜细胞的增殖和诱导其凋亡。用于治疗费城染色体阳性的慢性粒细胞白血病和恶性胃肠道间质肿瘤。故本题正确答案为E。

34. 正确答案：D
答案解析： 药物在吸收过程或进入体循环后，受体内酶系统的作用，结构发生转变的过程称代谢。某些活性物质能提高肝药酶活性，增加自身或其他药物的代谢速率，具有酶诱导作用的物质叫酶诱导剂。故本题正确答案为D。

35. 正确答案：E
答案解析： 散剂容易分散，比表面积大，服用后不经过崩解和分散过程，通常生物利用度比其他固体制剂好。影响散剂中药物生物利用度的因素有粒子大小、溶出速度、药物和稀释剂或其他成分之间的相互作用等。故本题正确答案为E。

36. 正确答案：C
答案解析： 在母体循环系统与胎儿循环系统之间存在着胎盘屏障。胎盘屏障对母体与胎儿间的体内物质和药物交换起着十分重要的作用。受孕后的3~12周是胎儿器官形成期，对药物损害敏感，易影响器官形成，引起器官畸形，故孕妇用药应特别慎重。故本题正确答案为C。

37. 正确答案：B
答案解析： B选项是单室模型静脉注射给药血药浓度-时间曲线，故本题正确答案为B。A选项是单室模型静脉注射给药血药浓度对时间的半对数图。C选项是滴注时间为T的静脉滴注血药浓度-时间曲线。D选项是单室模型静脉滴注C_{ss}与k_0的关系。E选项是非线性药动学药物静脉注射后$\lg C$-t曲线。

38. 正确答案：E
答案解析： 根据消除速率常数是$0.3465h^{-1}$求得半衰期$t_{1/2}=0.693\div k=0.693\div 0.3465=2h$，达坪浓度90%需3.32个半衰期，也就是6.64h。故本题正确答案为E。

临考决胜卷（二）·答案解析

39. 正确答案：B
答案解析：下列情况需进行血药浓度监测：①个体差异很大的药物；②具非线性动力学特征的药物；③治疗指数小、毒性反应强的药物；④毒性反应不易识别、用量不当或用量不足的临床反应难以识别的药物；⑤特殊人群用药；⑥常规剂量下没有疗效或出现毒性反应的药物，测定血药浓度有助于分析原因；⑦合并用药出现异常反应；⑧血药浓度因长期用药可能受到各种因素的影响而发生变化；⑨用于诊断和处理药物过量或中毒。故本题正确答案为B。

40. 正确答案：E
答案解析：A、B、C三种制剂具有相同的AUC，说明三种制剂吸收程度相等。制剂A吸收快，达峰时间短，峰浓度大，已超过最小中毒浓度，临床上可能会出现中毒反应。制剂B达峰比制剂A稍慢，血药浓度有较长时间落在最小中毒浓度与最小有效浓度之间，因此可以得到较好的疗效。制剂C的血药浓度一直在最小有效浓度以下，在临床上可能无效。故本题正确答案为E。

[41～42] 正确答案：C、D
答案解析：微晶纤维素缩写为MCC，具有较强的结合力与良好的可压性，亦有"干黏合剂"之称。故41题正确答案为C。羟丙基纤维素缩写为HPC，可作粉末直接压片。故42题正确答案为D。

[43～44] 正确答案：B、E
答案解析：因为硝苯地平不溶于植物油，因而采用PEG400作为分散介质。PEG400易吸湿，使胶丸壁硬化，故在囊材中加入甘油（增塑剂兼有保湿作用），使囊壁干燥后仍保留约5%的水分。故43题正确答案为B。布洛芬为主药，甘油为润湿剂，羟丙基甲基纤维素为助悬剂，山梨醇为甜味剂，枸橼酸为pH调节剂，水为溶剂。润湿剂一般在混悬剂中能增加疏水性药物微粒被水润湿的能力。故44题正确答案为E。

[45～46] 正确答案：B、D
答案解析：难溶性药物与加入的第三种物质在溶剂中形成可溶性分子间的络合物、缔合物或复盐等，以增加药物在溶剂中的溶解度。这第三种物质称为助溶剂。助溶剂多为某些有机酸及其盐类如苯甲酸、碘化钾等，酰胺或胺类化合物如乙二胺等。故45题正确答案为B。增溶是指难溶性药物在表面活性剂的作用下，在溶剂中增加溶解度并形成溶液的过程。具增溶能力的表面活性剂称为增溶剂。故46题正确答案为D。

[47～48] 正确答案：B、A
答案解析：注射用水为纯化水经蒸馏所得的水，可作为注射剂、滴眼剂等的溶剂或稀释剂及容器的清洗溶剂。故47题正确答案为B。纯化水为饮用水经蒸馏法、离子交换法、反渗透法或其他适宜方法制得的制药用水，不含任何附加剂。可作为配制普通药物制剂的溶剂或试验用水，口服、外用制剂配制用溶剂或稀释剂。纯化水不得用于注射剂的配制与稀释。故48题正确答案为A。注射用水、灭菌注射用水、聚乙二醇、甘油都可作注射用溶剂。

[49～50] 正确答案：E、D
答案解析：在黄体酮混悬长效注射剂处方中，氯化钠是作为渗透压调节剂。故49题正确答案为E。在罗替戈汀长效混悬型注射剂处方中，磷酸二氢钠是作为pH调节剂。故50题正确答案为D。

[51～52] 正确答案：A、E
答案解析：常用的半合成高分子囊材有羧甲基纤维素盐、醋酸纤维素酞酸酯、乙基纤维素、甲基纤维素、羟丙基甲基纤维等。故51题正确答案为A。合成高分子囊材有非生物降解和生物降解两类，非生物降解类有聚丙烯酸树脂、

聚乙烯醇、硅橡胶等。生物降解类主要是聚酯类，如聚碳酯、聚氨基酸、聚乳酸（PLA）、丙交酯乙交酯共聚物（PLGA）、聚乳酸-聚乙二醇嵌段共聚物等。故52题正确答案为E。

[53～55] 正确答案：B、A、D
答案解析：水性凝胶基质一般由水、甘油或丙二醇与纤维素衍生物、卡波姆和海藻酸盐、西黄蓍胶、明胶、淀粉等构成的。故53题正确答案为B。O/W型乳化剂有钠皂、三乙醇胺皂类、脂肪醇硫酸（酯）钠类（十二烷基硫酸钠）和聚山梨酯类等。故54题正确答案为A。压敏胶起着保证释药面与皮肤紧密接触的作用，有时又作为药物的贮库或载体材料，用于调节药物的释放速率。主要包括聚异丁烯类、聚丙烯酸类和硅橡胶。故55题正确答案为D。

[56～58] 正确答案：E、B、C
答案解析：皮肤疾病急性期表现为红色斑丘疹、红肿和水疱为主，可伴有不同程度的水肿和渗出。无渗液时，用洗剂或粉雾剂，有安抚、冷却、止痒及蒸发作用，可改善皮肤的血液循环，消除患处的肿胀与炎症。不能使用糊剂及软膏剂，因为会阻滞水分蒸发，增加局部的温度，使皮疹加剧。故56题正确答案为E。皮肤疾病亚急性期表现为炎症趋向消退，但未完全消退。若皮肤糜烂，有少量渗液时，可选择外用糊剂。故57题正确答案为B。皮肤疾病慢性期表现为皮肤增厚、角化、干燥和浸润。浸润增厚为主时，可选用乳膏剂及软膏剂；苔藓样变为主时，可选用软膏剂、酊剂等。故58题正确答案为C。

[59～61] 正确答案：C、B、E
答案解析：第Ⅱ类药物分子特点：低溶解度、高渗透性的亲脂性分子药物，其体内吸收量取决于溶解度；代表药物：双氯芬酸、卡马西平、吡罗昔康等。故59题正确答案为C。第Ⅲ类药物分子特点：高溶解度、低渗透性的水溶性分子药物，其体内吸收速率取决于药物渗透率；

代表药物：雷尼替丁、纳多洛尔、阿替洛尔等。故60题正确答案为B。第Ⅰ类药物分子特点：高溶解度、高渗透性的两亲性分子药物，其体内吸收取决于溶出度；代表药物：普萘洛尔、依那普利、盐酸地尔硫䓬等。故61题正确答案为E。

[62～63] 正确答案：B、D
答案解析：《中国药典》定义，潮解是指吸收足量水分形成液体；极具引湿性是指引湿增重不小于15%；有引湿性是指引湿增重小于15%但不小于2%；略有引湿性是指引湿增重小于2%，但不小于0.2%；无或几乎无引湿性是指引湿增重小于0.2%。故62题正确答案为B，63题正确答案为D。

[64～65] 正确答案：B、A
答案解析：甲状腺激素受体存在于细胞核内，功能与甾体激素大致相同，属于细胞内受体。故64题正确答案为B。配体门控离子通道的受体包括N型乙酰胆碱受体、γ-氨基丁酸（GABA）受体等。胰岛素及一些生长因子的受体本身具有酪氨酸蛋白激酶的活性，故属于酪氨酸激酶受体。G-蛋白偶联受体包括许多激素的受体、M胆碱受体、肾上腺素受体、多巴胺受体、5-HT受体、前列腺素受体以及一些多肽类受体等。故65题正确答案为A。

[66～68] 正确答案：A、C、D
答案解析：药物作用在非结合靶标产生非治疗作用：（1）与非治疗部位靶标结合：①经典的抗精神病药物如氯丙嗪等产生的锥体外系副作用；②××昔布所产生心血管不良反应。故66题正确答案为A。（2）与非治疗靶标结合：①××普利导致血压过低、皮疹、干咳等不良反应；②红霉素类药物，引起恶心、呕吐等胃肠道副作用。故67题正确答案为C。对心脏快速延迟整流钾离子通道（hERG）的影响：最常见的主要为心脏用药物，如抗心律失常药、抗心绞痛药和强心药，另外，非心脏用药物中

也有许多药物可抑制 hERG K^+ 通道,如一些抗高血压药、抗精神失常药、抗抑郁药、抗过敏药、抗菌药、局部麻醉药、麻醉性镇痛药、抗震颤麻痹药、抗肿瘤药、止吐药和促胃肠动力药等。故 68 题正确答案为 D。

[69~70] 正确答案:C、E
答案解析: 在快代谢人群中,乙酰化异烟肼在肝中可水解为异烟酸和乙酰肼,乙酰肼对肝脏有毒性作用。故在快代谢人群中,异烟肼对肝脏有毒性作用,在慢代谢人群中,不会产生此毒性作用,即异烟肼由于乙酰化作用而导致基因多态性的药动学差异。故 69 题正确答案为 C。异喹胍是由于氧化作用而导致基因多态性的药动学差异的药物。普鲁卡因胺、苯乙肼是通过乙酰化作用而导致基因多态性的药动学差异的药物,但不会水解产生异烟酸。胰岛素可由于胰岛素耐受而产生基因多态性的药效学差异,而不是药动学差异。普鲁卡因胺慢代谢者,在服用普鲁卡因胺时可引起红斑狼疮。药物抑制骨髓功能累及髓系细胞,首先可见血小板减少性出血,即血小板减少症。药物导致血小板减少一方面是抑制骨髓造血,导致血小板生成减少,如抗肿瘤药烷化剂、氯霉素等。故 70 题正确答案为 E。

[71~72] 正确答案:D、A
答案解析: 药物引起间质性肺炎和肺纤维化可分为急性型和慢性型。急性型患者感到气促,X 线胸片呈肺间质性炎性病变,停药后大多可恢复,但慢性如发展到纤维化,则恢复困难。引起间质性肺炎和肺纤维化的药物包括甲氨蝶呤、博来霉素、胺碘酮、麦角新碱、肼屈嗪等。故 71 题正确答案为 D。氯霉素长期大剂量应用,可抑制骨髓细胞线粒体蛋白合成,降低铁螯合酶的活性,影响血红蛋白及血细胞的生成,影响骨髓造血功能,导致药源性再生障碍性贫血。非那西丁、硝酸甘油可引起高铁血红蛋白血症。长春新碱引起微管相关神经毒性。Ⅱ型变态反应主要涉及血液系统疾病和自身免疫性疾病,如服用"氧化性"药物非那西丁等可导致免疫性溶血性贫血。故 72 题正确答案为 A。

[73~74] 正确答案:E、C
答案解析: 范德华力是一个原子的原子核对另一个原子的外层电子的吸引作用,其键能很弱,是所有键合作用中最弱的一种,但非常普遍。范德华力来自于分子间暂时偶极产生的相互吸引,随着分子间的距离缩短而加强。故 73 题正确答案为 E。镇痛药美沙酮分子中的碳原子由于羰基极化作用形成偶极,与氨基氮原子的孤对电子形成离子-偶极作用,从而产生与哌替啶相似的空间构象,与阿片受体结合而产生镇痛作用。故 74 题正确答案为 C。

[75~76] 正确答案:B、D
答案解析: 卤素具有较强的电负性,会产生电性诱导效应,在苯环上引入卤素原子能增加脂溶性,每增加一个卤素原子,脂水分配系数可增加 4~20 倍。故 75 题正确答案为 B。羧酸成酯后可增大脂溶性,易被吸收。酯类化合物进入体内后,易在体内酶的作用下发生水解反应生成羧酸,有时利用这一性质,将羧酸制成酯的前药,降低药物的酸性,减少对胃肠道的刺激性。故 76 题正确答案为 D。

[77~78] 正确答案:B、D
答案解析: 利多卡因是含有二乙基的叔胺结构,在脱烷基代谢中,脱第一个乙基比脱第二个乙基容易。利多卡因在进入血脑屏障后产生的脱乙基代谢产物会引起中枢神经系统的副作用。故 77 题正确答案为 B。局部麻醉药丙胺卡因,在体内只有 R-(-)-异构体被水解,生成邻甲苯胺,而邻甲苯胺在体内会转变为 N-氧化物,引起高铁血红蛋白症的毒副作用。故 78 题正确答案为 D。吲哚美辛在体内约有 50% 经 O-脱甲基代谢,生成无活性的化合物。氯胺酮为甲基仲胺,代谢生成脱甲基产物。己烯雌酚的主要代谢产物是双键的环氧化

产物。

[79～80] 正确答案：A、D
答案解析：大环内酯类抗生素红霉素类药物，如红霉素、罗红霉素等在产生抗菌作用的同时也刺激了胃动素的活性，增加了胃肠道蠕动，并引起恶心、呕吐等胃肠道副作用，属于药物与非治疗靶标结合产生的副作用。故79题正确答案为A。钠通道阻滞药非尔氨酯首先在体内被酯酶水解并被醛脱氢酶催化下生成醛基氨甲酸酯，再发生分子内环合生成环唑啉酮，环唑啉酮脱氢生成强亲电性的2-苯基丙烯醛，易与蛋白的亲核基团发生迈克尔加成，产生特质性毒性。故80题正确答案为D。

[81～83] 正确答案：D、A、E
答案解析：卡托普利是含巯基的ACE抑制药的唯一代表药；分子中含有巯基和脯氨酸片段，是关键的药效团。故81题正确答案为D。赖诺普利结构中含有碱性的赖氨酸基团取代了经典的丙氨酸残基，且具有两个没有被酯化的羧基；是唯一的含游离双羧酸的普利类药物。故82题正确答案为A。群多普利可看成依那普利结构中的脯氨酸被八氢-1H-吲哚羧酸所替代的药物。故83题正确答案为E。

[84～85] 正确答案：E D
答案解析：托瑞米芬属于非固醇类三苯乙烯衍生物，用于治疗绝经后妇女雌激素受体阳性或不详的转移性乳腺癌。故84题正确答案为E。雷洛昔芬含有苯并噻吩结构。进入循环前被大量葡糖醛化，在体内代谢为雷洛昔芬-4-葡糖苷酸、雷洛昔芬-6-葡糖苷酸和雷洛昔芬-4,6-葡糖苷酸；雷洛昔芬通过肠肝循环维持雷洛昔芬的水平。临床上主要用于治疗女性绝经后骨质疏松症。故85题正确答案为D。

[86～88] 正确答案：B、A、C
答案解析：头孢匹罗7位的氨基侧链上以α-(2-氨基噻唑)-α-甲基亚胺基乙酰基取代，3位为吡啶鎓离子衍生物，对耐药金黄色葡萄球菌、铜绿假单胞菌、肠杆菌及柠檬酸菌等感染均有较好疗效。故86题正确答案为B。头孢曲松在C3位上引入酸性较强的杂环6-羟基-1,2,4-三嗪-5-酮，以钠盐的形式注射给药，可广泛分布全身组织和体液，可以透过血-脑屏障，在脑脊液中达到治疗浓度。故87题正确答案为A。头孢他啶是在头孢噻肟的C3位甲基上引入吡啶取代乙酰氧基，对革兰阳性菌作用弱，其对革兰阴性菌作用突出，且对铜绿假单胞菌的作用极强。故88题正确答案为C。

[89～90] 正确答案：A、D
答案解析：依法韦仑：①非竞争性地抑制HIV-1的逆转录酶，而对HIV-2逆转录酶和人细胞DNA的α、β、γ、δ合成酶没有抑制作用，对耐药病毒菌株也有效；②在临床上，与其他抗病毒药联合应用，用于HIV-1感染的艾滋病成人、青少年和儿童的联合治疗。故89题正确答案为A。沙奎那韦：①属于拟多肽衍生物，是第一个上市用于治疗HIV感染的高效、高选择性的HIV蛋白酶抑制药，作用于HIV繁殖的后期，餐后2小时内服用；②临床上与其他药物合用治疗严重的HIV感染。故90题正确答案为D。司他夫定、恩曲他滨和去羟肌苷为核苷类逆转录酶抑制药；沙奎那韦属于HIV蛋白酶抑制药。

[91～93] 正确答案：C、B、D
答案解析：易化扩散：易化扩散又称中介转运，是指一些物质在细胞膜载体的帮助下，由膜的高浓度一侧向低浓度一侧转运的过程。易化扩散具有载体转运的各种特征：对转运物质有结构特异性要求，可被结构类似物竞争性抑制；也有饱和现象。与主动转运不同之处在于：易化扩散不消耗能量，而且是顺浓度梯度转运，载体转运的速率大大超过被动扩散。故91题正确答案为C。简单扩散：药物的扩散速

度取决于膜两侧药物的浓度梯度、药物的脂水分配系数及药物在膜内的扩散速度。药物大多数以这种方式通过生物膜。故92题正确答案为B。主动转运：药物通过生物膜转运时，借助载体或酶促系统，可以从膜的低浓度一侧向高浓度一侧转运，这种过程称为主动转运。故93题正确答案为D。主动转运有如下特点：①逆浓度梯度转运；②需要消耗机体能量，能量的来源主要由细胞代谢产生的ATP提供；③转运速度与载体量有关，往往可出现饱和现象；④可与结构类似的物质发生竞争现象；⑤受抑制剂的影响；⑥具有结构特异性；⑦主动转运还有部位特异性。

[94～96] 正确答案：C、A、B
答案解析：磺酰脲类促胰岛素分泌药：甲苯磺丁脲、格列齐特、格列本脲、格列吡嗪、格列美脲。格列吡嗪为格列本脲分子中的苯甲酰胺基被吡嗪甲酰基取代的衍生物，主要用于单用饮食控制治疗未能达到良好效果的轻、中度非胰岛素依赖型病人。故94题正确答案为C。噻唑烷二酮类胰岛素增敏药：该类药物结构上均具有噻唑烷二酮的结构，也可看作是苯丙酸的衍生物，主要有马来酸罗格列酮和盐酸吡格列酮，可使胰岛素对受体靶组织的敏感性增加，减少肝糖的产生，增强外周组织对葡萄糖的摄取。其作用靶点为细胞核的过氧化物酶增殖体激活受体。故95题正确答案为A。α-葡萄糖苷酶抑制药的化学结构均为单糖或多糖类似物，主要有阿卡波糖、米格列醇和伏格列波糖；米格列醇为α-葡萄糖苷酶强效抑制药，为葡萄糖类似物，可以显著性的降低HbA1c，餐后以及空腹血糖水平。故96题正确答案为B。

[97～98] 正确答案：C、D
答案解析：具有非线性动力学特征药物的体内过程有以下特点：当剂量增加时，药物消除速率常数k变小、半衰期$t_{1/2}$延长、清除率Cl减小。故97题正确答案为C。T_{max}是达峰时间，反映吸收速度。K_m是米氏常数，是指药物消除速度为V_m一半时的血药浓度。血药浓度很高时，药物浓度下降的速度V不再随着药物浓度的升高发生改变，此时V与药物浓度无关，达到药物的最大消除速度V_m。故98题正确答案为D。

[99～100] 正确答案：C、D
答案解析：相同剂量下，仿制药片剂与原研注射剂的血药浓度-时间曲线下面积的百分比是绝对生物利用度F。故99题正确答案为C。相同剂量下，仿制药片剂与原研片剂的血药浓度-时间曲线下面积的百分比是相对生物利用度F_r。故100题正确答案为D。T_{max}是达峰时间，反映吸收速度。DF是波动度，反映波动程度。C_{ss}是稳态血药浓度。

101. 正确答案：D
答案解析：磷酸西格列汀属于二肽基肽酶-4抑制药。故本题正确答案为D。

102. 正确答案：E
答案解析：阿格列汀：①嘧啶二酮的衍生物；②生物利用度约为100%；血浆蛋白结合率为20%；不经过广泛代谢，给药剂量的60%～71%以原型通过尿液排泄；代谢产物为N-去甲基化活性代谢物和N-乙酰化代谢产物；③一日给药1次，适用于治疗2型糖尿病。维格列汀含有金刚烷片段的甘氨酰胺衍生物；利格列汀含有黄嘌呤结构；磷酸西格列汀含有芳香β-氨基酰胺衍生物；沙格列汀含有羟基金刚烷的α-氨基酰胺的衍生物。故本题正确答案为E。

103. 正确答案：C
答案解析：利格列汀：①含有黄嘌呤结构；②口服5mg剂量，AUC为139h·nmol/L，C_{max}为8.9nmol/L；③一日给药1次，利格列汀与二甲双胍和磺脲类药物联合使用，配合饮食控制和运动，可用于成年人2型糖尿病患者的血糖控制。故本题正确答案为C。

104. 正确答案：C
答案解析：已知莫沙必利的半衰期 $t_{1/2}$ 为 2 小时，利用 $t_{1/2}=0.693/k$ 可计算消除速率常数 k，$k=0.693/t_{1/2}=0.693/2=0.3465h^{-1}$。故本题正确答案为 C。

105. 正确答案：D
答案解析：由上题可知莫沙必利的消除速率 k 为 $0.3465h^{-1}$，已知清除率 Cl 为 80L/h。由 $Cl=kV$ 可知，$V=Cl/k=80/0.3465=230.88L$，题干中已知表观分布容积为 3.5L/kg，患者的体重为 230.88L÷3.5L/kg=65.97kg。故本题正确答案为 D。

106. 正确答案：B
答案解析：莫沙必利为新型促胃肠动力药，由于从分子结构上进行了优化，克服了西沙必利的心脏副作用，无导致 Q-T 间期延长和室性心律失常作用。是强效、选择性 5-HT$_4$ 受体激动药。故本题正确答案为 B。

107. 正确答案：B
答案解析：西沙必利由于导致 Q-T 间期延长和室性心律失常作用而从市场撤出。故本题正确答案为 B。

108. 正确答案：E
答案解析：阿司匹林结构为水杨酸的结构中酚羟基与乙酸成酯，或可理解为在水杨酸的结构基础上引入乙酰基。故本题正确答案为 E。选项 A 为水杨酰甘氨酸，选项 B 为对乙酰氨基酚，选项 C 为二氟尼柳，选项 D 为龙胆酸。

109. 正确答案：E
答案解析：阿司匹林大部分在肝内脱乙酰化生成水杨酸，水杨酸为其的Ⅰ相代谢产物，水杨酸的主要代谢途径是在甘氨酸-N-酰基转移酶的作用下与甘氨酸结合，形成水杨酰甘氨酸，以及在 UDP-葡萄糖醛酸转移酶的催化下与葡萄糖醛酸结合，最后从肾脏排泄。另有小部分水杨酸被氧化为龙胆酸。故本题正确答案为 E。

110. 正确答案：B
答案解析：限量检查法系检查药品中的杂质是否超过限量规定，水杨酸属于阿司匹林的特殊杂质。故本题正确答案为 B。

111. 正确答案：CDE
答案解析：乳剂属于热力学不稳定的非均相分散体系，制成后在放置过程中常出现分层、合并、破裂、絮凝、转相、酸败等不稳定的现象。其中分层和絮凝是可逆的，不影响质量，而合并与破裂、转相和酸败都是不可逆的，对质量有较大影响。故本题正确答案为 CDE。

112. 正确答案：ABCDE
答案解析：热原的污染途径包括溶剂带入、原辅料带入、容器或用具带入、制备过程带入、使用过程带入。故本题正确答案为 ABCDE。

113. 正确答案：ABDE
答案解析：①凡士林是软膏剂的油脂性基质。②硬脂酸是软膏剂的油脂性基质。③硬脂酸钠是软膏剂的水脂性基质。④液状石蜡是软膏剂的油脂性基质。⑤羊毛脂是软膏剂的油脂性基质。故本题正确答案为 ABDE。

114. 正确答案：ABDE
答案解析：药用辅料的作用：①赋形（如溶剂、稀释剂、黏合剂）；②使制备过程顺利进行（如润滑剂）；③提高药物稳定性。如抗氧剂）；④提高药物疗效；⑤降低药物不良反应（如芸香草油肠溶滴丸）；⑥调节药物作用（如胰蛋白酶：具有速释性、缓释性、靶向性、生物降解性等）；⑦提高病人用药的顺应性（如矫味剂）。故本题正确答案为 ABDE。

115. 正确答案：BCD
答案解析：①药效学方面的药物作用包括药物

在同一受体部位或相同的生理、生化系统上作用的协同或拮抗。前者是基于机制的原因，称药理性相互作用（竞争性相互作用）。②药效学方面的药物作用如果在作用机制上毫不相干，只是生理系统上的相互作用，称生理性相互作用（非竞争性作用）。③药效学方面的药物作用如果只是生化系统上的相互作用，称生化性相互作用（非竞争性作用）。④药效学方面的药物作用如果只是化学反应方面的相互作用，称化学性相互作用（非竞争性作用）。⑤增敏作用指某药可使组织或受体对另一药的敏感性增强的作用，与药物作用机制相关。故本题正确答案为BCD。

116. 正确答案：ABCDE
答案解析：受体特性包括饱和性、特异性、可逆性、灵敏性、多样性。故本题正确答案为ABCDE。

117. 正确答案：ABC
答案解析：在苯二氮䓬母核的1，2位并上1，2，4-三氮唑环得到唑仑类药物，如三唑仑、阿普唑仑、艾司唑仑等。但咪达唑仑的1，2位为咪唑，而非三氮唑。故本题正确答案为ABC。

118. 正确答案：AB
答案解析：聚酯类是应用最广的可生物降解的合成高分子，如聚碳酯、聚氨基酸、聚乳酸（PLA）、丙交酯乙交酯共聚物（PLGA）、聚乳酸-聚乙二醇嵌段共聚物等。其中，PLA和PLGA是被FDA批准的可降解材料，而且已有产品上市。故本题正确答案为AB。

119. 正确答案：BC
答案解析：影响胃排空速率的因素很多：①胃排空速率与食物的物理性状和化学组成有关。稀的软体食物较稠的或固体食物的胃排空较快。各类食物中，糖类的排空时间较蛋白质为短，蛋白质又较脂肪为短，混合食物由胃全部排空通常需要4～6小时。②胃内容物的黏度、渗透压也会影响胃排空速度，随着内容物的黏度和渗透压增高，胃排空速率减小，胃内滞留时间延长。③服药时饮用大量水，也可促进胃排空而有利于药物的吸收。例如口服阿司匹林时饮水量由75mL增加至150mL，吸收速度亦增加一倍。因为增加饮水量，胃内容物体积增大和渗透压降低，加快了胃排空速率，进入小肠后药物的稀溶液可与肠壁充分接触，也有利于药物的吸收。④一些药物能影响胃排空速率，如抗胆碱药溴丙胺太林、麻醉药吗啡、解热镇痛药阿司匹林、β肾上腺素能药异丙肾上腺素等能减小胃排空速率，而β受体拮抗药普萘洛尔能增加胃排空速率。故本题正确答案为BC。

120. 正确答案：ABCD
答案解析：给药方案的设计包括：根据半衰期制订给药方案、根据平均稳态血药浓度制订给药方案、根据稳态血药浓度范围制订给药方案、根据最小稳态血药浓度制订给药方案。故本题正确答案为ABCD。

临考决胜卷（三）·答案解析

1. 正确答案：B
答案解析： 盐酸普鲁卡因的水解可作为这类药物的代表。水解时，盐酸普鲁卡因在酯键处断开，分解成对氨基苯甲酸与二乙氨基乙醇，此分解产物无明显的麻醉作用。故本题正确答案为 B。

2. 正确答案：E
答案解析： 溶出介质的体积小，溶液中药物浓度高，溶出速度慢；反之则溶出速度快。故本题正确答案为 E。

3. 正确答案：B
答案解析： 注射用浓溶液是指原料药物与适宜辅料制成的供临用前稀释后静脉滴注用的无菌浓溶液。生物制品是生物大分子物质，制成浓溶液会产生不稳定现象，故生物制品一般不宜制成注射用浓溶液。甘精胰岛素为生物制品。故本题正确答案为 B。

4. 正确答案：C
答案解析： 可降低（或消除）药物的不良反应，如氨茶碱治疗哮喘效果很好，但有引起心跳加快的毒副作用，若改成栓剂则可消除这种不良反应；缓释与控释制剂能保持血药浓度平稳，从而在一定程度上降低某些药物的不良反应。故本题正确答案为 C。

5. 正确答案：E
答案解析： 脂质体具有靶向和缓释作用，从而提高药效，降低不良反应，其作用机制是由于其结构与细胞膜组成相似，亲和性好，能显著增强细胞摄取，延缓和克服耐药性。脂质体与细胞之间存在吸附、脂交换、内吞、融合、渗漏和扩散等相互作用，该作用与粒径大小、表面性质、给药途径密切相关。脂质体的靶向性主要由不同部位的网状内皮系统决定，主要用于肿瘤的治疗。故本题正确答案为 E。

6. 正确答案：B
答案解析： 洗剂是指含原料药的溶液、乳状液、混悬液，供清洗或涂抹无破损皮肤或腔道用的液体制剂。故本题正确答案为 B。冲洗剂是指用于冲洗开放性伤口或腔体的无菌溶液。贴剂是指药物与适宜的材料制成的供贴敷在皮肤上的，可产生全身性或局部作用的一种薄片状柔性制剂。凝胶剂是指原料药物与能形成凝胶的辅料制成的具有凝胶特性的稠厚液体或半固体制剂。搽剂是指原料药用乙醇、油或适宜的溶剂制成的溶液、乳状液或混悬液，供无破损皮肤揉擦用的液体制剂。

7. 正确答案：D
答案解析： 药物吸收的个体差异和给药部位的差异较大。故本题正确答案为 D。

8. 正确答案：E
答案解析： 影响因素试验亦称强化试验，是在高温、高湿、强光的剧烈条件下考察影响药物稳定性的因素及可能的降解途径与降解产物，为制剂工艺的筛选、包装材料的选择、贮存条件的确定等提供依据。故本题正确答案为 E。

9. 正确答案：E
答案解析： 内在因素主要系指某些活性酶的作用，使某些成分酶解。其外在因素一般是指制剂由于受微生物污染，引起发霉、腐败和分解，其结果可能产生有毒物质，降低疗效或增加不良反应，使服用剂量不准确，甚至不能供药用，危害性极大。故本题正确答案为 E。物理不稳定性指制剂的物理性能发生变化，如混悬剂中药物颗粒结块、结晶生长，乳剂的分层、破裂，胶体制剂的老化，片剂崩解度、溶出速度的改变等。制剂物理性能的变化，不仅使制剂质量下降，还可以引起化学变化和生物学变化。化学不稳定性是指药物由于水解、氧化、还原、光解、异构化、聚合、脱羧，以及药物相互作用产生的化学反应，使药物含量（或效价）、色泽产生变化。生物不稳定性是指由于微生物污染滋长，引起药物的酶败分解变质。

10. 正确答案：C
答案解析： 紫外－可见分光光度法鉴别药物可以通过确定最大吸收波长，或同时确定最大与最小吸收波长。故本题正确答案为C。生物学方法是利用微生物或实验动物进行鉴别，主要用于抗生素和生化药品的鉴别。《中国药典》收载的光谱法有：紫外－可见分光光度法、红外分光光度法、荧光分光光度法、原子吸收分光光度法、火焰光度法、电感耦合等离子体原子发射光谱、电感耦合等离子体质谱法、拉曼光谱法、质谱法、核磁共振波谱法和X射线衍射法。用于鉴别的色谱法主要是高效－液相色谱法（HPLC），以含量测定项下记录的色谱图中待测成分色谱峰的保留时间（t_R）作为鉴别依据。若含量测定未采用高效液相色谱法或高效液相色谱法记录的色谱图中待测物色谱峰保留时间不够稳定，进而难以做出评价时，亦采用薄层色谱法（TLC）鉴别或作为鉴别的备选方法。

11. 正确答案：B
答案解析：《中国药典》性状项下记载了药品的外观、溶解度以及物理常数等，旋光度属于物理常数。故本题正确答案为B。特性检查法项下收载了崩解时限检查法、溶出度与释放度测定法、含量均匀度检查法、结晶性检查法等。

12. 正确答案：D
答案解析： 标准品是指用于生物检定或效价测定的标准物质，其特性量值按效价单位（U）或重量单位（μg）计，以国际标准物质进行标定，供试品的效价以标准品的效价单位赋值。故本题正确答案为D。标准物质是指供药品检验中使用的，具有确定特性量值，用于校准设备、评价测量方法、给供试药品赋值或者鉴别用的物质。国家药品标准物质共有五类：标准品、对照品、对照药材、对照提取物、参考品。紫外－可见分光光度法测定药物含量时使用对照品作为标准物质。

13. 正确答案：C
答案解析： 体内酸碱平衡失调属于影响药物作用的机体方面因素（疾病因素），而非药物方面因素。故本题正确答案为C。药物作用具有两重性，即药物既可产生治疗作用，也可产生不良反应。精神因素、疾病因素、遗传因素、时辰因素等均属于影响药物作用的机体因素。药物的理化性质、药物剂量、给药时间和方法、疗程、药物剂型和给药途径等属于影响药物作用的药物因素。去甲肾上腺素与血管平滑肌细胞的α受体结合，属于去甲肾上腺素的药物作用，而去甲肾上腺素引起的血管收缩、血压上升，为其药物效应。

14. 正确答案：E
答案解析： 多数药物不良反应是药物固有的效应，在一般情况下是可以预知的，但不一定是能够避免的。例如，长期应用广谱抗生素会引起二重感染，可以预知，但不能避免。故本题正确答案为E。药物不良反应是药物本身所固有的特性与机体相互作用的结果，如阿托品作用于胃肠道的M胆碱受体，可用于解除胃肠痉挛，作用于腺体或心脏的M胆碱受体，会引起口干、心悸等副作用，产生此副作用的原因是药物本身所固有的特性与机体相互作用的结果。药物不良事件不一定与药物治疗有因果关系，包括药物不良反应、药物标准缺陷、药物质量问题、用药失误和药物滥用等。少数较严重的不良反应较难恢复，称为药源性疾病，例如庆大霉素引起的神经性耳聋。

15. 正确答案：B
答案解析： 继发反应是继发于药物治疗作用之后的不良反应，是治疗剂量下治疗作用本身带来的间接结果。例如，长期应用广谱抗生素，使敏感细菌被杀灭，而非敏感菌（如厌氧菌、真菌）大量繁殖，造成肠道或全身感染。故本题正确答案为 B。变态反应是指机体受药物刺激所发生的异常免疫反应，引起机体生理功能障碍或组织损伤。毒性反应是指在剂量过大或药物在体内蓄积过多时发生的危害性反应。停药反应是指患者长期应用某种药物，突然停药后出现原有疾病加剧的现象。后遗效应是指在停药后，血药浓度已降至最小有效浓度以下时残存的药理效应。

16. 正确答案：C
答案解析： LD_{50} 和 ED_{50} 分别指的是半数致死量和半数有效量。LD_{50} 值越高，说明毒性越低；ED_{50} 的值越高，说明疗效越低；LD_{50} 和 ED_{50} 的比值为治疗指数 TI，该指数越大，表示药物的安全性越大。LD_{50}（甲）＞LD_{50}（乙），甲药的毒性小于乙药；ED_{50}（甲）＞ED_{50}（乙），甲药的疗效小于乙药；TI（甲）＞TI（乙），甲药较乙药更安全。故本题正确答案为 C。

17. 正确答案：C
答案解析： 生物利用度是指药物被吸收进入血液循环的速度与程度，强调的是药物活性成分到达体循环的相对药量和速度，是研究和确定给药方案的重要依据，而非药物的作用机制。故本题正确答案为 C。药物可通过影响生物活性物质及转运体发挥作用，如噻嗪类利尿药抑制肾小管 Na^+-Cl^- 转运体，从而抑制 Na^+-K^+、Na^+-H^+ 交换而发挥排钠利尿作用。药物可通过干扰核酸代谢过程发挥作用，如磺胺类抗菌药通过抑制敏感细菌体内叶酸的代谢而干扰核酸合成，从而产生抗菌作用。许多药物可通过抑制酶活性而产生治疗作用，如抗高血压药物依那普利抑制血管紧张素 I 转换酶；也有一些药物是通过激活酶的活性产生治疗作用，如尿激酶通过激活血浆纤溶酶原产生作用。药物可通过影响细胞膜的离子通道发挥作用，如局麻药利多卡因抑制 Na^+ 通道，阻断神经冲动的传导，产生局麻作用。

18. 正确答案：E
答案解析： 受体数量是有限的，能与其结合的配体量也有限，因此，不管是激动药还是拮抗药与受体结合，都存在饱和现象。故本题正确答案为 E。非竞争性拮抗药与受体结合是难逆性的。竞争性拮抗药与受体的结合是可逆的。受体对其配体有高度识别能力，对配体的化学结构与立体结构具有很高的专一性，特定的受体只能与其特定的配体结合，产生特定的生物学效应。受体是一类介导细胞信号转导的功能蛋白质，能识别周围环境中的某些微量化学物质。

19. 正确答案：C
答案解析： 第二信使为第一信使作用于靶细胞后在胞质内产生的信息分子。将获得信息增强、分化、整合并传递给效应器发挥其特定的生理功能或药理效应。而 cGMP 可激活蛋白激酶 C 而引起各种生物学效应，属于第二信使。故本题正确答案为 C。

20. 正确答案：D
答案解析： 药理性拮抗是指当一种药物与特异性受体结合后，阻止激动药与其结合，从而降低药效。其中两药合用的效果可能为作用完全消失，也可能为两药合用时的作用小于单用时的作用，如果两药合用时的作用完全消失又可称为抵消作用。故本题正确答案为 D。

21. 正确答案：D
答案解析： 血液中水溶性或极性大的药物通常不易进入细胞内或脂肪组织中，血药浓度较高，表观分布容积较小；亲脂性药物在血液中浓度较低，表观分布容积通常较大，往往超过体液总体积。故本题正确答案为 D。

22. 正确答案：A

答案解析：由酸性药物计算公式 $pK_a = pH+lg[HA]/[A^-]$，可知酸性药物的 pK_a 值大于消化道体液 pH 时（$pK_a > pH$），分子型药物所占比例高；当 $pK_a = pH$ 时，未解离型和解离型药物各占一半。故本题正确答案为 A。

23. 正确答案：C

答案解析：高温法：对于耐高温的容器或用具，如注射用针筒及其他玻璃器皿，在洗涤干燥后，经 180℃加热 2 小时或 250℃加热 30 分钟，可以破坏热原。故本题正确答案为 C。

24. 正确答案：B

答案解析：文拉法辛小剂量时主要抑制 5-HT 的再摄取，大剂量时对 5-HT 和 NE 的再摄取均有抑制作用；文拉法辛和它的活性代谢物 O-去甲文拉法辛，都有双重的作用机制。故本题正确答案为 B。

25. 正确答案：D

答案解析：表观分布容积：$V=X/C=450/10=45L$。故本题正确答案为 D。

26. 正确答案：E

答案解析：第三信使是指负责细胞核内外信息传递的物质，包括生长因子、转化因子等，其转导蛋白以及某些癌基因产物，参与基因调控、细胞增殖和分化以及肿瘤的形成等过程。细胞因子属于第一信使；钙离子、环磷腺苷和三磷酸肌醇属于第二信使。故本题正确答案为 E。

27. 正确答案：D

答案解析：萘普生 S-异构体的活性比 R-异构体强 35 倍。故本题正确答案为 D。芳基丙酸类药物的羧基 α 位碳原子为手性原子，甲基的引入限制了羧基的自由旋转，使其保持适合与受体或酶结合的构象，提高消炎作用，且毒性也有所降低。该类药物的对映异构体之间在生理活性、毒性、体内分布及代谢等方面均有差异。通常 S-异构体的活性高于 R-异构体，如萘普生 S-异构体的活性比 R-异构体强 35 倍，布洛芬 S-异构体的活性比 R-异构体强 28 倍，通常以光学 S-异构体上市。但布洛芬的 R-（−）-异构体在体内可转化为 S-（+）-异构体，故使用时不必拆分，目前临床上使用消旋体。

28. 正确答案：C

答案解析：PPI 转化为活性次磺酰胺的转化速率很大程度上决定于苯并咪唑基团的解离常数。苯环上引入吸电子基，减小，转化慢，起效慢。故本题正确答案为 C。苯并咪唑环为活性必需，苯环可被吡啶、噻吩等芳杂环替换。吡啶环用碱性基团取代的苯环替换仍保持活性。PPI 最初的质子化程度和在胃壁细胞内的积聚量由吡啶环上氮的解离常数决定。吡啶环 4 位引入强给电子取代基，pK_{a1} 值增加，药物解离能力越强，对质子泵抑制作用越快。

29. 正确答案：B

答案解析：右兰索拉唑控释胶囊是首个设计提供分 2 次释药的双重控释（DDR）的质子泵抑制药，胶囊含有 2 种类型的肠溶颗粒，在药-时曲线上形成 2 个独特的峰值：口服后 1～2 小时出现第 1 个峰值，4～5 小时出现第 2 个峰值。Ⅲ期临床研究显示，右兰索拉唑控释胶囊可 24 小时解除胃灼热，不良反应与兰索拉唑相似。故本题正确答案为 B。

30. 正确答案：D

答案解析：阿替洛尔属于长效 $β_1$ 受体拮抗药，无内在拟交感活性和膜稳定性，是这类型药物中选择性最高的品种之一，作用持续时间较长且比较安全。故本题正确答案为 D。

31. 正确答案：E

答案解析：6-脱氧阿昔洛韦为阿昔洛韦的前药，可在黄嘌呤氧化酶的作用下被快速代谢为阿昔洛韦，优势在于水溶性得到了提高。故本题正确答案为E。

32. 正确答案：E
答案解析：6位酰胺侧链引入较大的取代基，可对β-内酰胺酶形成位阻，解决耐药性。故本题正确答案为E。

33. 正确答案：C
答案解析：盐酸昂丹司琼是由咔唑酮和2-甲基咪唑组成，咔唑环上的3位碳具有手性，其中 R-异构体的活性较大，临床上使用外消旋体。昂丹司琼为强效、高选择性的 $5-HT_3$ 受体拮抗药。对 $5-HT_1$ 受体、$5-HT_2$ 受体、肾上腺素 $α_1$ 受体、$α_2$ 受体、$β_1$ 受体、胆碱受体、GABA受体、组胺 H_1 受体、组胺 H_2 受体、神经激肽受体等都无拮抗作用。无锥体外系的副作用，毒副作用极小。故本题正确答案为C。

34. 正确答案：B
答案解析：依托泊苷为细胞周期特异性抗肿瘤药，作用于DNA拓扑异构酶Ⅱ，形成药物-酶-DNA稳定的可逆性复合物，阻碍DNA修复。故本题正确答案为B。

35. 正确答案：A
答案解析：易化扩散不消耗能量，而且是顺浓度梯度转运，载体转运的速率大大超过被动扩散。故本题正确答案为A。药物经主动转运可与结构类似的物质发生竞争现象，也存在部位特异性，例如胆酸和维生素 B_{12} 的主动转运只在小肠上段进行。生物膜主要由类脂质、蛋白质和少量糖类组成。细胞膜的不对称性、流动性和半透性与物质转运、细胞融合、细胞识别、细胞表面受体功能调节等有密切关系。膜动转运是蛋白质和多肽的重要吸收方式，并且有一定的部位特异性，如蛋白质在小肠下段的吸收最为明显。

36. 正确答案：B
答案解析：各种注射剂中药物的释放速率按以下次序排列：水溶液＞水混悬液＞油溶液＞O/W型乳剂＞W/O型乳剂＞油混悬液。故本题正确答案为B。

37. 正确答案：B
答案解析：药物与血浆蛋白可逆性结合，是药物在血浆中的一种贮存形式，能降低药物的分布与消除速度，使血浆中游离型药物保持一定的浓度和维持一定的时间。毒副作用较大的药物与血浆蛋白结合可起到减毒和保护机体的作用。故本题正确答案为B。

38. 正确答案：A
答案解析：药物及其代谢物除了主要为尿排泄外，通过胆汁排泄也是主要的消除途径。如维生素A、D、E、B_{12}、性激素、甲状腺激素及这些药物的代谢产物都有从胆汁排泄。故本题正确答案为A。

39. 正确答案：C
答案解析：$k = 0.693/1.9 = 0.365h^{-1}$，$C_{ss} = k_0/kV = 150÷0.365÷100 = 4.11mg/L$。故本题正确答案为C。

40. 正确答案：B
答案解析：参与Ⅰ相代谢的酶类：(1)氧化-还原酶类：是体内一类最主要的代谢酶。包括：细胞色素P450酶系(CYP3A4是最主要的代谢酶，其底物约占全部被P450代谢药物的50%)、黄素单加氧酶(FMO)、过氧化酶、多巴胺β-单加氧酶和单胺氧化酶(MAO)；(2)还原酶；(3)水解酶。故本题正确答案为B。

[41～43] 正确答案：B、C、D
答案解析：片剂硬度不够，稍加触动即散碎的现象称为松片。主要原因是黏性力差，压缩压力不足等。故41题正确答案为B。裂片的主要原因是：物料细粉太多、塑性差，结合力弱。含

量不均匀的主要原因是：片重差异超限、药物的混合度差、可溶性成分的迁移。片剂崩解迟缓的主要原因是：①片剂的压力过大，导致内部空隙小，影响水分渗入；②增塑性物料或黏合剂使片剂的结合力过强；③崩解剂性能较差。故42题正确答案为C。溶出超限系指片剂在规定的时间内未能溶解出规定的药量。主要原因是：片剂不崩解，颗粒过硬，药物的溶解度差等。故43题正确答案为D。

[44～46] 正确答案：A、C、B
答案解析： 在低分子溶液剂中药物以分子或离子状态分散，其特征是：真溶液；无界面，热力学稳定体系；扩散快，能透过滤纸和某些半透膜。故44题正确答案为A。溶胶剂系指固体药物以多分子聚集体形式分散在水中形成的非均相液体制剂，也称为疏水胶体，药物微粒在1～100nm之间，胶粒是多分子聚集体，有极大的分散度，属于热力学不稳定体系，能透过滤纸而不能透过半透膜。故45题正确答案为C。高分子溶液剂系指高分子化合物（如胃蛋白酶、聚维酮、羧甲基纤维素钠等）以单分子形式分散于分散介质中形成的均相体，属热力学稳定体系。其特征是：真溶液；热力学稳定体系；扩散慢，能透过滤纸，不能透过半透膜。故46题正确答案为B。

[47～48] 正确答案：B、E
答案解析： 注射剂常用的助悬剂有羧甲基纤维素、明胶、果胶等。故47题正确答案为B。注射剂常用的抑菌剂有苯酚、甲酚、氯甲酚、苯甲醇、三氯叔丁醇、硝酸苯汞、尼泊金类等。故48题正确答案为E。

[49～51] 正确答案：A、C、B
答案解析： 在注射用辅酶A无菌冻干制剂处方中，甘露醇、葡萄糖酸钙是作为填充剂。注射用无菌粉末不需要添加渗透压调节剂。故49题正确答案为A。在复方氨基酸输液处方中，氨基酸为主药，亚硫酸氢钠为抗氧剂，可防止主药被氧化。故50题正确答案为C。在静脉注射用脂肪乳处方中，精致大豆油是油相，也是主药，精制大豆磷脂是乳化剂，注射用甘油是等渗调节剂。故51题正确答案为B。

[52～54] 正确答案：D、A、E
答案解析： 在16-妊娠双烯醇酮亚微乳注射剂的处方中，大豆油和蛋黄卵磷脂E-80是乳化剂。故52题正确答案为D。16-妊娠双烯醇酮是主药，泊洛沙姆是助乳化剂，维生素E是抗氧化剂，故53题正确答案为A。甘油为等渗调节剂。故54题正确答案为E。

[55～56] 正确答案：C、D
答案解析： 在水杨酸乳膏的处方中甘油为保湿剂。故55题正确答案为C。液状石蜡、硬脂酸、白凡士林为油相基质。蒸馏水为水相基质。十二烷基硫酸钠、硬脂酸甘油酯为混合乳化剂。故56题正确答案为D。羟苯乙酯为防腐剂。

[57～58] 正确答案：C、D
答案解析： 吸入粉雾剂患者主动吸入药粉，不存在给药协同配合困难，但操作要求较高。故57题正确答案为C。除另有规定外，栓剂应进行重量差异、融变时限的检查。故58题正确答案为D。

[59～61] 正确答案：E、A、D
答案解析： 由于硝酸甘油具有较强的挥发性，极易受温度、湿度等因素的影响。加入聚维酮或PEG类可使硝酸甘油的蒸气压下降，挥发减慢，提高药物稳定性。故59题正确答案为E。微晶纤维素、乳糖作为稀释剂。故60题正确答案为A。乙醇作为溶剂。故61题正确答案为D。

[62～64] 正确答案：C、D、A
答案解析： 水解时，盐酸普鲁卡因在酯键处断开，分解成对氨基苯甲酸与二乙氨基乙醇。故62题正确答案为C。维生素C分子中含有烯

醇基，极易氧化。故 63 题正确答案为 D。肾上腺素含有邻二酚羟基，与空气或日光接触易氧化成醌，脱氢后生成肾上腺素红，属于氧化反应。故 64 题正确答案为 A。

[65～67] 正确答案：E、C、D
答案解析： 纯度检查也称为杂质检查，药品中的杂质按来源可分为一般杂质和特殊杂质。一般杂质包括氯化物、重金属、砷盐、干燥失重或水分、炽灼残渣、残留溶剂等。故 65 题正确答案为 E。溶解度是药品的一种物理性质，收载于［性状］。生物学检查法用于评价药品的安全性，如《中国药典》要求无菌的产品的无菌检查法、热原或细菌内毒素检查法等。在药品的质量标准中，评价药物均一性的检查项目是重（装）量差异、含量均匀度等。故 66 题正确答案为 C。中药注射剂一般首选热原检查项，若该药本身对家兔的药理作用或毒性反应影响热原检测结果，可选择细菌内毒素检查项。故 67 题正确答案为 D。

[68～69] 正确答案：C、B
答案解析： 精神依赖性是指多次用药后使人产生欣快感，导致用药者在精神上对所用药物有一种渴求连续不断使用的强烈欲望，继而引发强迫用药行为，以获得满足和避免不适感，也称为成瘾性。故 68 题正确答案为 C。副作用是指在药物按正常用法用量使用时，出现的与治疗目的无关的不适反应。耐受性是指人体对药物反应性降低的一种状态。特异质反应是指少数特异体质患者对某些药物反应异常敏感。生理依赖性又称躯体依赖性，是指中枢神经系统对长期使用的药物所产生的一种身体适应状态，一旦停药，将发生一系列生理功能紊乱。故 69 题正确答案为 B。

[70～71] 正确答案：D、A
答案解析： 治疗指数（TI）越大，药物相对越安全，在临床上使用越可靠，根据 TI 的计算公式 $TI = LD_{50}/ED_{50}$，可知 $TI_a = 1.25$，$TI_b = 1.67$，$TI_c = 2.5$，$TI_d = 5$，$TI_e = 2$，相较其它四种药物来说，d 药治疗指数最大，临床使用更安全。故 70 题正确答案为 D。半数有效量（ED_{50}）是指能引起 50% 的实验动物出现阳性反应的药物剂量或浓度。当药物剂量加大，达到能引起半数动物死亡时的剂量称为半数致死量（LD_{50}）。a 药治疗指数（TI）最小，且半数有效量与半数致死量非常接近，安全性较差。故 71 题正确答案为 A。

[72～73] 正确答案：C、C
答案解析： 以药理效应强度为纵坐标，药物剂量或浓度为横坐标，进行作图，得到直方双曲线。将药物浓度或剂量改用对数值作图，则呈现典型的 S 形曲线，即量反应的量-效曲线。故 72 题正确答案为 C。如果用累加阳性率与对数剂量（浓度）作图，质反应亦呈 S 形曲线。故 73 题正确答案为 C。

[74～75] 正确答案：C、E
答案解析： 离子作用是指有些离子能加速药物的水解反应，如乳酸根离子会加速氨苄西林钠和青霉素 G 的水解。故 74 题正确答案为 C。增强作用是指两药合用时的作用大于单用时的作用之和，或一种药物虽无某种生物效应，却可增强另一种药物的作用。相加作用是指两药合用的作用是两药单用时的作用之和。盐析作用是指胶体分散体系加到含有电解质的输液中，会因盐析作用而产生凝聚。增敏作用指某药可使组织或受体对另一药的敏感性增强。例如，钙增敏药作用于心肌收缩蛋白，增加肌钙蛋白 C 对 Ca^{2+} 的亲和力，在不增加细胞内 Ca^{2+} 浓度的条件下，增强心肌收缩力。故 75 题正确答案为 E。

[76～78] 正确答案：A、A、B
答案解析： 后遗效应是指在停药后，血药浓度已降至最小有效浓度以下时仍残存的药理效应。长期应用糖皮质激素（如氢化可的松），可引起肾上腺皮质萎缩。故 76 题正确答案为 A。

氢化可的松属于肾上腺糖皮质激素类药物（甾体激素类药物），当患者长期大剂量连续给予糖皮质激素治疗时，血液中糖皮质激素浓度高，反馈性抑制下丘脑-垂体-肾上腺轴，使垂体产生的 ACTH 长时间减少，从而导致肾上腺皮质功能丧失，产生促激素源性萎缩。而由于促激素分泌不足导致的肾上腺萎缩属于药物对肾上腺毒性作用的表现之一。故 77 题正确答案为 A。吗啡属于中枢性镇痛药，对呼吸系统有抑制作用，使呼吸频率减慢、潮气量降低、每分通气量减少。急性中毒时，呼吸抑制是吗啡急性中毒致死的主要原因。故 78 题正确答案为 B。

[79～81] 正确答案：C、E、A
答案解析： 较高的脂水分配系数即渗透性高。根据生物药剂学分类系统，第Ⅱ类是低溶解度、高渗透性的亲脂性分子药物，其体内吸收量取决于溶解度。如双氯芬酸、卡马西平、吡罗昔康等。故 79 题正确答案为 C。根据生物药剂学分类系统，第Ⅳ类是低溶解度、低渗透性的疏水性分子药物，其体内吸收比较困难。如特非那定、酮洛芬、呋塞米等。故 80 题正确答案为 E。根据生物药剂学分类系统，第Ⅰ类是高溶解度、高渗透性的两亲性分子药物，其体内吸收取决于溶出度。如普萘洛尔、马来酸依那普利、盐酸地尔硫䓬等。故 81 题正确答案为 A。

[82～83] 正确答案：B、C
答案解析： 苯甲酸酯类局部麻醉药，在其结构中，苯环上取代基可通过共轭诱导对酯羰基上的电子云密度分布产生影响。当苯环的对位引入供电子基团氨基时，如普鲁卡因，该对位氨基上的电子云通过共轭诱导效应，增加了酯羰基的极性，使药物与受体结合更牢，作用时间延长。故 82 题正确答案为 B。对映异构体之间产生不同类型的药理活性，麻黄碱可收缩血管，增高血压和舒张支气管，用作血管收缩药和平喘药，而它的光学异构体伪麻黄碱几乎没

有收缩血管、增高血压的作用，只能作支气管扩张药。故 83 题正确答案为 C。

[84～85] 正确答案：E、B
答案解析： 与氨基酸的结合反应是体内许多羧酸类药物和代谢物的主要结合反应。参与反应的氨基酸主要是生物内源性的氨基酸或是从食物中可以得到的氨基酸，其中以甘氨酸的结合反应最为常见。在与氨基酸结合反应中，主要是取代的苯甲酸参加反应。如苯甲酸和水杨酸在体内参与结合反应生成马尿酸和水杨酰甘氨酸。属于Ⅱ相代谢反应。故 84 题正确答案为 E。抗惊厥药物卡马西平在体内代谢生成 10,11-环氧化物，这一环氧化物是卡马西平产生抗惊厥作用的活性成分，是代谢活化产物。该环氧化合物会经进一步代谢，被环氧化物水解酶立体选择性地水解生成 10S,11S-二羟基化合物，经由尿排出体外。该反应为烯烃的氧化代谢，属于Ⅰ相代谢反应。故 85 题正确答案为 B。

[86～87] 正确答案：A、D
答案解析： 美洛昔康是吡罗昔康分子中的芳杂环 N-(2-吡啶基)被 5-甲基-N-(2-噻唑基)替代产物。故 86 题正确答案为 A。将吡罗昔康中的苯环以噻吩替代得到替诺昔康，氯诺昔康是替诺昔康的 6-氯代物。故 87 题正确答案为 D。

[88～89] 正确答案：D、B
答案解析： 拉西地平主要选择性地阻滞血管平滑肌的钙通道，扩张周围动脉，减低周围血管阻力和心脏后负荷，降低血压。故 88 题正确答案为 D。非洛地平为选择性钙通道阻滞药，主要抑制小动脉平滑肌细胞外钙离子的内流，选择性扩张小动脉，对静脉无此作用，不引起体位性低血压。故 89 题正确答案为 B。

[90～91] 正确答案：A、D
答案解析： 苯丙酸诺龙为去掉睾酮的 19 位甲

基,17 位与苯丙酸成酯得到的化合物,临床主要用于治疗转移性乳腺癌及蛋白质大量分解的严重消耗性疾病,也可用于治疗骨质疏松。故 90 题正确答案为 A。醋酸甲羟孕酮为黄体酮的 17α-乙酰氧基和 6α-甲基化物,临床主要单独或与环戊丙酸雌二醇成复方作长效避孕药。故 91 题正确答案为 D。

[92～94] 正确答案:E、A、C
答案解析: 表观分布容积是体内药量与血药浓度间的一个比例常数,用"V"表示。对同一个体,V 值改变说明体内可能发生病变,如水肿病人的分布容积变大。故 92 题正确答案为 E。速率常数(k)用来描述体内各过程的快慢。AUC 代表药物在体内的血药浓度-时间曲线下面积,表示药物吸收的程度。清除率(Cl)表示从血液或血浆中清除药物的速率或效率的药动学参数,即机体在单位时间内清除的含有药物的血浆体积,且具有加和性,单位用"体积/时间"表示。故 93 题正确答案为 A。生物半衰期指体内药量或血药浓度降低一半所需要的时间,常以 $t_{1/2}$ 表示。$t_{1/2}$ 也是药物的特征参数,一般不因药物剂型、给药途径或剂量而改变。故 94 题正确答案为 C。

[95～96] 正确答案:E、C
答案解析: 肠溶型:系指在胃中不溶,但可在 pH 较高的水及肠液中溶解的成膜材料,主要有虫胶、醋酸纤维素酞酸酯(CAP)、丙烯酸树脂类(Ⅰ、Ⅱ、Ⅲ号)、羟丙基甲基纤维素酞酸酯。故 95 题正确答案为 E。聚乙烯吡咯烷酮、丙烯酸树脂Ⅳ号和羟丙基甲基纤维素属于胃溶型高分子包衣材料;醋酸纤维素属于水不溶型高分子包衣材料。水不溶型:系指在水中不溶解的高分子薄膜材料,主要有乙基纤维素(EC)、醋酸纤维素等。故 96 题正确答案为 C。

[97～98] 正确答案:D、C
答案解析: 药物在体内的平均滞留时间 MRT 等于其一阶矩和零阶矩的比值。故 97 题正确答案为 D。V 是表观分布容积。C_{av} 是平均稳态血药浓度。蓄积程度用蓄积系数(R)表示。DF 是波动度。在相同总剂量的前提下,采用不同给药次数(意味着给药间隔时间和每次给药剂量均改变),可以达到相同的平均稳态血药浓度,但不同给药方式的波动程度显著不同。例如,给药间隔越大,则给药次数越少,每次给药的剂量越大,药-时曲线波动程度也越大;反之亦然。故 98 题正确答案为 C。

[99～100] 正确答案:E、C
答案解析: 空腹试验,试验前夜至少空腹 10 小时。故 99 题正确答案为 E。服药前 1 小时至服药后 1 小时内禁止饮水,其他时间可自由饮水。服药后 4 小时内禁食。故 100 题正确答案为 C。

101. 正确答案:B
答案解析: 处方中茶碱为主药,CMC 浆液为黏合剂,硬脂酸镁为润滑剂,乙基纤维素为其中一种包衣材料,属于包衣型释放调节剂,聚山梨酯 20 为致孔剂,即释放调节剂,Eudragit RL100 和 Eudragit RS100 共同构成处方中另一种包衣材料,属于包衣型释放调节剂。故本题正确答案为 B。

102. 正确答案:E
答案解析: 碱性极弱的茶碱在酸性介质中解离也很少,非解离性药物即分子型药物多,在胃中易被吸收。故本题正确答案为 E。

103. 正确答案:C
答案解析: 由患者服用茶碱的半衰期为 8h,利用 $t_{1/2}=0.693/k$ 可计算消除速率常数 k,$k=0.693/t_{1/2}=0.693/8=0.087h^{-1}$。已知茶碱的表观分布容积为 0.5L/kg,患者体重为 70kg。清除率的计算 $Cl=kV=0.087×0.5×70=3.045L/h$。故本题正确答案为 C。

104. 正确答案：D
答案解析：阿哌沙班结构中含有哌啶酮基，生物转化主要途径为 O-脱甲基或羟基化。故本题正确答案为 D。

105. 正确答案：A
答案解析：由利伐沙班的代谢途径主要为吗啉酮部分的氧化降解和酰胺键的水解可知利伐沙班的结构中含有吗啉酮结构与酰胺结构。故本题正确答案为 A。

106. 正确答案：D
答案解析：药物吸收的速度即药物进入血液循环的快慢。常用血药浓度-时间曲线的达峰时间 T_{max} 表示，达峰时间短，则药物吸收快。利伐沙班的 T_{max} 为 2~4 小时；阿哌沙班的 T_{max} 为 3~4 小时，所以利伐沙班吸收较为迅速。故本题正确答案为 D。AUC 可表示药物在体内的暴露量，但未给出两药的 AUC，无法做出比较。

107. 正确答案：D
答案解析：舒林酸属前体药物，它在体外无效，在体内经肝代谢，甲基亚砜基被还原为甲硫基化合物（即亚砜基还原为硫醚）而显示生物活性。舒林酸自肾脏排泄较慢，半衰期长，故起效慢、作用持久。故本题正确答案为 D。

108. 正确答案：E
答案解析：坎地沙坦酯为坎地沙坦的前药，在体内迅速并完全地代谢成活性化合物坎地沙坦，有效治疗原发性高血压。坎地沙坦结构中含有双酯结构，且可延长药物的作用时间。故本题正确答案为 E。替诺福韦酯也含有双酯结构，但其属于抗病毒药物。地匹福林也属于双酯前药，该药物可改善透膜吸收，延长作用时间，但其用于治疗青光眼。依那普利属于抗高血压前药，但结构中仅有一个酯键。阿拉普利属于抗高血压前药，需要代谢为活性药物卡托普利，但结构中无酯键。

109. 正确答案：C
答案解析：坎地沙坦与血浆蛋白的结合率大于 99%，表观分布容积为 0.13L/kg。药物的表观分布容积（V）是个确定值，其值大小能够表现出药物的分布特性。血浆蛋白结合率高的药物，在血浆中药物浓度高，在组织中浓度低，V 值较低。故本题正确答案为 C。

110. 正确答案：B
答案解析：氮芥类药物结构可分为两部分：烷基化部分和载体部分。载体部分可以改善该类药物在体内的吸收、分布等药物的动力学性质，提高其选择性和抗肿瘤活性。氮芥是一类有效的抗癌药，但其选择性差，毒性大。将其设计为前体药物，可使药物在某些特定靶组织中定位，这样可以提高药物作用的选择性及疗效。在药物分子上引入一个载体，使药物能转运到靶组织细胞部位，而后通过酶的作用使前药在该组织部位分解，释放出母体药物以达到治疗目的。故本题正确答案为 B。

111. 正确答案：ABE
答案解析：高分子溶液剂的特点有：荷电性、黏度、高分子的聚结特性、胶凝性、高分子溶液的陈化现象。溶胶剂的特点有：结构不稳定性、静电稳定性、布朗运动、丁达尔效应、双电层结构、水化膜等。故本题正确答案为 ABE。

112. 正确答案：ABCDE
答案解析：包衣的主要目的如下：①掩盖药物的苦味或不良气味，改善用药顺应性，方便服用；②防潮、避光，以增加药物的稳定性；③可用于隔离药物，避免药物间的配伍变化；④改善片剂的外观，提高流动性和美观度；⑤控制药物在胃肠道的释放部位，实现胃溶、肠溶或缓控释等目的。故本题正确答案为 ABCDE。

113. 正确答案：ABDE
答案解析：处方因素：pH 的影响、广义酸碱催化的影响、溶剂的影响、离子强度的影响、表面活性剂的影响、处方中基质或赋形剂的影响。金属离子螯合剂为添加在处方中的附加剂。外界因素：温度的影响、光线的影响、空气（氧）的影响、金属离子的影响、湿度和水分的影响、包装材料的影响。故本题正确答案为ABDE。

114. 正确答案：BDE
答案解析： ①凉暗处系指贮藏处避光且温度不超过 20℃；②密封系指用可防止风化、吸潮、挥发或异物进入的容器包装；③冷处系指贮藏处温度为 2℃～10℃；④常温系指温度为 10℃～30℃；⑤除另有规定外，贮藏项下未规定贮藏温度的一般系指常温保存。故本题正确答案为 BDE。

115. 正确答案：ABE
答案解析： ①K_D 表示药物与受体的亲和力，其值等于 ED_{50}，K_D 越大，表示药物与受体的亲和力越小，即二者成反比。将 K_D 的负对数（$-\lg K_D$）称为亲和力指数（pD_2），其值与亲和力成正比。②当两药亲和力相等时，其效应取决于内在活性强弱；当两药内在活性相等时，则效应取决于亲和力大小。③竞争性拮抗药与受体的亲和力可用拮抗参数（pA_2）表示。④药物的 pA_2 值越大，竞争性拮抗药拮抗作用越强。⑤拮抗药是指能与受体结合，具有较强亲和力而无内在活性的药物。故本题正确答案为 ABE。

116. 正确答案：BCD
答案解析： G-蛋白偶联受体：许多激素的受体、M胆碱受体、肾上腺素受体、多巴胺受体、5-HT受体、前列腺素受体以及一些多肽类受体等。胰岛素属于酪氨酸激酶受体。故本题正确答案为 BCD。

117. 正确答案：BCE
答案解析： 常释制剂（常释片剂和胶囊）：采用申报的最高规格进行单次给药的空腹及餐后生物等效性研究。调释制剂（包括延迟释放制剂和缓释制剂）：采用申报的最高规格进行单次给药的空腹及餐后生物等效性研究。一般不推荐进行多次给药研究。故本题正确答案为 BCE。

118. 正确答案：AC
答案解析： 从结构看，具有苯甲酰胺结构的促胃肠动力药有甲氧氯普胺、伊托必利和莫沙必利。其中甲氧氯普胺和伊托必利都作用于多巴胺 D_2 受体，而莫沙必利是选择性 $5-HT_4$ 受体激动药。故本题正确答案为 AC。

119. 正确答案：CD
答案解析： ①瑞格列奈属于非磺酰脲类促胰岛素分泌药。②阿格列汀属于二肽基肽酶-4抑制药。③常见的 α-葡萄糖苷酶抑制药有阿卡波糖、伏格列波糖、米格列醇。④二甲双胍属于胰岛素增敏药。故本题正确答案为 CD。

120. 正确答案：ABD
答案解析： 注射剂的特点：①药效迅速、剂量准确、作用可靠；②可适用于不宜口服给药的患者和不宜口服的药物；③可发挥局部定位作用，但注射给药不方便，注射时易引起疼痛；④易发生交叉污染，安全性不及口服制剂；⑤制造过程复杂，对生产的环境及设备要求高，生产费用较大，价格较高。故本题正确答案为 ABD。

临考决胜卷（四）·答案解析

1. 正确答案：D
答案解析： 焦亚硫酸钠是水溶性抗氧剂，适用于偏酸性药液。故本题正确答案为 D。

2. 正确答案：A
答案解析： 致孔剂一般为水溶性物质，用于改善水不溶性薄膜衣的释药速度，常见的致孔剂有蔗糖、氯化钠、表面活性剂和聚乙二醇（PEG）等。故本题正确答案为 A。

3. 正确答案：A
答案解析： 对羟基苯甲酸酯类亦称尼泊金类，尼泊金类与聚山梨酯类配伍时，由于分子间的络合作用，尼泊金类的溶解度增加，但游离型减少，防腐能力减低，因此在含聚山梨酯类的药液中不宜选用本类防腐剂。故本题正确答案为 A。

4. 正确答案：C
答案解析： 两种药物溶液中 pH 相差较大，发生配伍变化的可能性也大，pH 的变化可引起沉淀析出与变色。如诺氟沙星与氨苄西林配伍产生沉淀。故本题正确答案为 C。某些含有非水溶剂的制剂与输液配伍，由于溶剂的改变使药物析出，如地西泮注射液与 5% 葡萄糖配伍易析出沉淀。某些药可直接与输液中的一种成分反应，即直接反应，如四环素与含钙盐的输液在中性环境下产生不溶性螯合物。胶体分散体系加到含有电解质的输液中，会因盐析作用而产生凝聚，如两性霉素 B 注射液在大量电解质的输液中产生沉淀，即发生了盐析作用。磺胺嘧啶钠注射液与葡萄糖输液混合后，约在 2 小时出现沉淀，其主要原因是反应时间。

5. 正确答案：A
答案解析： 口服吸收较差的庆大霉素，除治疗胃肠道相关疾病外，一般使用注射剂。故本题正确答案为 A。

6. 正确答案：D
答案解析： 氟比洛芬酯为氟比洛芬的前体药物，该处方中 pH 调节剂将初乳 pH 调至 6.0～7.0，可有效防止药物水解损失。故本题正确答案为 D。

7. 正确答案：C
答案解析： 皮肤给药制剂能长时间维持恒定的血药浓度，避免峰-谷现象。故本题正确答案为 C。皮肤给药制剂直接作用于疾病部位，发挥局部治疗作用，也可吸收进入体循环发挥全身治疗作用。皮肤给药制剂吸收慢、起效慢，不能用于急救。皮肤给药制剂可避免肝脏首关效应。皮肤给药制剂存在皮肤的代谢与贮库作用。

8. 正确答案：D
答案解析： 一般的膏剂为非无菌制剂，允许含有一定限度的微生物，但用于烧伤、创面与眼用乳膏剂应无菌，应不含任何活的微生物。故本题正确答案为 D。软膏剂、乳膏剂必要时可加入防腐剂、抗氧剂、增稠剂、保湿剂及透皮促进剂。软膏剂、乳膏剂应在外用后多加揉擦，对局限性苔藓化肥厚皮损可采用封包疗法，以促进药物吸收，提高疗效。软膏剂、乳膏剂在皮肤病患处使用，用药量和用药次数应适宜，用药疗程应根据治疗效果确定，不宜长期用药，糜烂及有较多渗出液的皮损忌用。

9. 正确答案：C
答案解析： 栓剂是指药物与适宜基质等制成供腔道给药的固体外用制剂。故本题正确答案为 C。

10. 正确答案：D
答案解析： 阀门系统对药物剂量有所限制，无法递送大剂量药物。故本题正确答案为D。气雾剂治疗时间短，吸收迅速，无首关效应。高压下的内容物可防止病原体侵入。气雾剂通常不是呼吸触动，即使吸入技术良好，肺部沉积量通常较低。气雾剂简洁、便携、耐用、方便、多剂量，具有良好的剂量均一性。

11. 正确答案：A
答案解析： 单剂量的固体、半固体和非均相液体制剂应检查含量均匀度，单剂量混悬型滴鼻剂属于单剂量的非均相液体制剂。故本题正确答案为A。单剂量包装的鼻用固体或半固体制剂应做装量差异检查，定量鼻用气雾剂、鼻用喷雾剂及多剂量贮库型鼻用粉雾剂应做递送剂量均一性检查。吸入气雾剂应检查微细粒子剂量，吸入气雾剂为非无菌制剂，无需进行无菌检查。含片不应在10min内全部崩解或溶化，舌下片应在5min内全部崩解或溶化。用于伤口或手术前使用的耳用制剂应无菌，除另有规定外，应不含抑菌剂，并以单剂量供应。

12. 正确答案：B
答案解析： 剂型是适合于诊断、治疗和预防疾病的药物应用形式，而某种剂型制成的具有一定规格和一定质量标准的具体品种称为制剂。故本题正确答案为B。合适的剂型可使药物充分发挥药效，减少毒副作用，便于运输、使用与保存。药物制剂的不同具体品种都是根据《中国药典》或药品行政管理部门批准的标准、为适应治疗或预防的需要而制成的。

13. 正确答案：C
答案解析： 贴剂通过皮肤给药，可产生全身性作用，具有维持恒定有效的血药浓度和延长作用时间的特点，并且不受肝首关效应的影响。故本题正确答案为C。舌下片和气雾剂可避免首关效应，但属于速释制剂，无法维持血药浓度长期稳定。控释片和肠溶胶囊属于胃肠道给药制剂，无法避免首关效应。

14. 正确答案：A
答案解析： 性状项包括外观性状、溶解度和物理常数等信息。因此阿司匹林在各类溶剂中的溶解度属于性状描述。故本题正确答案为A。鉴别是指用规定的试验方法辨识药品与名称的一致性，即辨识药品的真伪。测定通常指含量测定，是指用规定的方法测定药物中有效成分的含量。药品的有效性通常由检查项下规定的试验方法来反映。特性检查法属于检查法，主要用于评价药品的有效性与均一性。

15. 正确答案：D
答案解析： 肾上腺素与三氯化铁试液反应显翠绿色。故本题正确答案为D。

16. 正确答案：A
答案解析： 限量检查法系检查药品中的杂质是否超过限量规定，而检查主要成分的方法称为含量测定。故本题正确答案为A。限量检查法通常采用对照法，即以限量杂质为对照，与供试品同法操作，通过直接比较二者的响应强度，判定供试品中该杂质是否超限。即供试品的响应强度不超过对照品的强度即为符合规定，反之即为杂质超限。限量检查是药品纯度检查的重要组成部分。纯度检查也称为杂质检查，药品中的杂质按来源可分为一般杂质和特殊杂质。

17. 正确答案：D
答案解析： 新药研制部门对于表观含量在0.1%及以上的杂质，以及表观含量在0.1%以下的具强烈生物作用的杂质或毒性杂质，应当予以定性或确证其结构。对在稳定性试验中出现的降解产物，也应按上述要求进行研究。故本题正确答案为D。

18. 正确答案：C
答案解析： 变态反应常见于过敏体质患者，反应性质与药物原有效应和剂量无关,用药理性拮抗药解救无效。反应的严重程度差异很大,从轻微的皮疹、发热至造血系统抑制、肝肾功能损害、休克等。故本题正确答案为C。

19. 正确答案: B
答案解析: 阈浓度是指引起药理效应的最低药物浓度,也称为最低有效浓度,与药物的安全性无直接关联。故本题正确答案为B。在效应为16%～84%区域,量-效曲线几乎呈直线,其与横坐标夹角的正切值,称为量-效曲线的斜率。斜率大的药物,药量微小的变化即可引起效应的明显改变。斜率大小在一定程度上反映临床用药剂量的安全范围。半数有效量是指引起50%阳性反应(质反应)或50%最大效应(量反应)的浓度或剂量,分别用半数有效量(ED_{50})及半数有效浓度(EC_{50})表示。如效应指标为死亡,则称为半数致死量(LD_{50})。药物的安全性一般与其LD_{50}的大小成正比,与ED_{50}成反比,故常以药物LD_{50}与ED_{50}的比值表示药物的安全性,即为治疗指数(TI)。

20. 正确答案: D
答案解析: 受体的调节方式有受体增敏和受体脱敏两种类型。磺酰脲类可增加靶细胞膜上胰岛素受体的数目和亲和力,提高靶细胞对胰岛素的敏感性,达到降糖作用。故本题正确答案为D。增强作用、相加作用属于药物的相互作用,不是受体调节的类型。受体脱敏是指受体的敏感性下降,不是受体的敏感性增加,受体脱敏又称为受体下调。

21. 正确答案: E
答案解析: 庆大霉素和链霉素合用,对听神经和肾脏的毒性增加,属于药物协同作用中的相加作用。故本题正确答案为E。组胺和肾上腺素合用则发挥生理性拮抗作用。肝素过量可引起出血,用静注鱼精蛋白注射液解救,属于化学性拮抗。组胺H_1受体拮抗药苯海拉明可阻断组胺H_1受体激动药的作用,属于药理性拮抗。苯巴比妥诱导肝微粒体酶活性,使避孕药代谢加速,效应降低,使避孕失败,属于生化性拮抗。

22. 正确答案: E
答案解析: 机体胆固醇的合成有昼夜节律,夜间合成增加。研究表明,夜间给予他汀类降脂药降低血清胆固醇的作用更强,推荐临睡前给药。故本题正确答案为E。

23. 正确答案: A
答案解析: 引起慢性间质性肾炎最为常见的药物是非甾体类抗炎药。故本题正确答案为A。氨基糖苷类是引起肾小管坏死或急性肾小管损伤最为常见的药物。头孢菌素、青霉胺一般会引起急性间质性肾炎。磺胺类药物在肾小管形成结晶,常会引起梗阻性急性肾功能衰竭。

24. 正确答案: E
答案解析: 维生素K,又叫凝血维生素,具有促进血液正常凝固等生理作用,在遗传性G-6-PD缺陷人群中,使用伯氨喹、奎宁、磺胺类药物、维生素K、呋喃妥因等药物,因红细胞内缺乏G-6-PD,不能对红细胞膜起保护作用,造成红细胞膜破裂溶血。故本题正确答案为E。可导致药源性再生障碍性贫血的药物主要有抗生素(如氯霉素)、解热镇痛药(如保泰松、羟基保泰松等)、大多数抗肿瘤药、抗癫痫药(如苯妥英钠、乙琥胺)、抗糖尿病药(磺酰脲类)、抗甲状腺药(甲硫氧嘧啶)等。

25. 正确答案: C
答案解析: 强心苷肝肠循环明显,中毒后可通过口服考来烯胺在肠内与强心苷形成络合物,阻断肝肠循环,加快其排泄,减轻中毒。故本题正确答案为C。苯妥英钠和利多卡因等抗心律失常药对强心苷引起的快速型心律失常非常有效。氯化钾可以治疗强心苷中毒引起的心律失常。呋塞米可致低血钾而加重强心苷的毒性。

26. 正确答案：D
答案解析：弱酸性药物如水杨酸和巴比妥类药物在酸性的胃液中几乎不解离，呈分子型，易在胃中吸收。故本题正确答案为D。弱碱性药物如奎宁、麻黄碱、氨苯砜、地西泮在胃中几乎全部呈解离形式，很难吸收。季铵盐类药物（苯扎溴铵）会完全离子化，消化道吸收很差。

27. 正确答案：C
答案解析：Ⅱ相生物转化结合的内源性物质包括葡萄糖醛酸、硫酸、氨基酸、谷胱甘肽，另有甲基化、乙酰化两种Ⅱ相生物转化方式。故本题正确答案为C。氧化、还原、水解、羟基化反应属于Ⅰ相生物转化。

28. 正确答案：C
答案解析：选择性的COX-2抑制剂罗非昔布、伐地昔布等药物强力抑制COX-2而不抑制COX-1，导致与COX-2有关的前列腺素PGI_2产生受阻而与COX-1有关的血栓素TXA_2合成不受影响，破坏了TXA_2和PGI_2的平衡，从而增强了血小板聚集和血管收缩，引发血管栓塞事件。这导致了罗非昔布、伐地昔布等药物撤出市场。故本题正确答案为C。

29. 正确答案：E
答案解析：非甾体抗炎药双氯芬酸的结构中含有二苯胺片段，在A环胺基的对位由于没有取代基，故可被CYP3A4或MPO催化代谢氧化，得到4-羟基双氯芬酸，并进一步发生双电子氧化生成强亲电性亚胺-醌，后者可与体内蛋白或谷胱甘肽发生亲核取代，生成与蛋白的加成产物，从而引发肝脏毒性。故本题正确答案为E。XO是黄嘌呤氧化酶。FMO是黄素单加氧酶。GSH是谷胱甘肽。UGT_s是UDP-葡萄糖醛酸转移酶。

30. 正确答案：D
答案解析：扎来普隆副作用低，没有精神依赖性，使用常规剂量时，次日清晨不产生后遗效应，停药后失眠的复发率很低，不具有苯二氮䓬类药物的一些不良反应。故本题正确答案为D。

31. 正确答案：C
答案解析：帕利哌酮是利培酮经氧化生成羟基化的活性代谢物，虽然生成了新的手性中心，但临床上药用为外消旋体。故本题正确答案为C。氟西汀是N-脱甲基代谢，代谢产物不会生成新的手性中心。吗啡的代谢方式是N-脱甲基、与葡萄糖醛酸结合，不会生成新的手性中心。三唑仑可通过氧化反应生成4-羟基化合物，但代谢产物没有新的手性中心生成。美沙酮的代谢产物有手性中心生成，但美沙酮由酮基转变为羟基的代谢过程是还原反应，不是氧化反应。

32. 正确答案：C
答案解析：酸质子对苯并咪唑环上氮原子质子化而活化，发生分子内的亲核反应，通过发生Smiles重排，生成次磺酸和次磺酰胺，然后与H^+,K^+-ATP酶上的Cys813和Cys892巯基共价结合，形成二硫化酶抑制剂复合物而阻断质子泵分泌H^+的作用，表现出选择性和专一性的抑制胃酸分泌作用。故本题正确答案为C。

33. 正确答案：A
答案解析：洛伐他汀是天然的他汀类药物，但由于分子中存在内酯结构，所以体外无HMG-CoA还原酶抑制作用，需进入体内后分子中的羟基内酯结构水解为3,5-二羟基戊酸才表现出活性。故本题正确答案为A。

34. 正确答案：B
答案解析：曲安奈德是糖皮质激素，糖皮质激素的基本母核是孕甾烷。故本题正确答案为B。A选项是雄甾烷。C选项是雌甾烷。D选项是苯二氮䓬。E 选项是苯磺酰脲。

35. 正确答案：C
答案解析：扎西他滨在细胞内转化为有活性的三磷酸代谢物，从而竞争性抑制逆转录酶活性，中止病毒 DNA 的延长。故本题正确答案为 C。扎西他滨作用机制与齐多夫定相同。扎西他滨与齐多夫定联用时，有加和及协同的抗病毒作用。扎西他滨口服吸收良好，表现为线性药动学特性。扎西他滨用于对齐多夫定无效的艾滋病患者的治疗，或与齐多夫定合用治疗晚期 HIV 感染。

36. 正确答案：C
答案解析：熔封或严封是指用可防止空气、水分的侵入与微生物污染的容器或适宜的材料包装，如注射剂灌装后应尽快熔封或严封，冲洗剂应严封贮存。故本题正确答案为 C。

37. 正确答案：C
答案解析：被动转运过程不需要载体，无饱和现象和竞争抑制现象，即膜对通过的物质无特殊选择性，不受共存的其他物质的影响。故本题正确答案为 C。被动转运包括滤过和简单扩散。无饱和现象和竞争抑制现象，一般也无部位特异性。被动转运是物质从高浓度区域向低浓度区域的转运。转运速度与膜两侧的浓度差成正比，不消耗能量。药物大多数以这种方式通过生物膜。

38. 正确答案：A
答案解析：血液循环与淋巴循环构成体循环，淋巴系统是组织液的总汇，淋巴循环可使药物不通过肝脏从而避免首关效应，脂肪和蛋白质等大分子物质转运依赖淋巴系统。故本题正确答案为 A。

39. 正确答案：C
答案解析：根据稳态血药浓度公式，$C_{ss}=k_0/k_V$，当滴注速度 k_0 增加一倍时，稳态血药浓度 C_{ss} 增加一倍。故本题正确答案为 C。该药物遵循一级动力学过程，仅改变给药速度时，清除率和半衰期不变。静脉滴注给药，血药浓度变化平稳，没有明显的峰值，不存在达峰时间。根据达稳分数 $f_{ss}=1-e^{-kt}$，达稳时间仅与消除速率常数有关，若滴注速度改变，达稳到 90% 稳态浓度的时间依旧是 3.32 个半衰期。

40. 正确答案：E
答案解析：对于药动学参数 T_{max}，由于该参数不服从正态分布，因此无法进行方差分析，也无法进行双向单侧 t 检验，通常采用非参数方法对 T_{max} 进行差异性检验。故本题正确答案为 E。

[41～42] 正确答案：E、B
答案解析：在颗粒剂中，不能通过一号筛与能通过五号筛的总和不得超过 15%。故 41 题正确答案为 E。口服散剂中，除中药散剂外，其他制剂 105℃ 干燥至恒重，减失重量不得超过 2.0%。故 42 题正确答案为 B。

[43～44] 正确答案：D、A
答案解析：薄荷水中滑石粉作为薄荷油的分散剂，与薄荷油共研使其被吸附在滑石粉颗粒周围，加水振摇时，易使挥发油均匀分布于水中以增加溶解速度。故 43 题正确答案为 D。复方磷酸可待因糖浆中磷酸可待因和盐酸异丙嗪为主药，维生素 C 和焦亚硫酸钠为抗氧化剂。故 44 题正确答案为 A。

[45～46] 正确答案：D、B
答案解析：营养输液主要用来补充供给体内热量、蛋白质和人体必需的脂肪酸和水分，如葡萄糖注射液、氨基酸输液、脂肪乳剂输液等。故 45 题正确答案为 D。胶体输液可使水分较长时间在血液循环系统内保持，产生增加血容量和维持血压的效果，如右旋糖酐、淀粉衍生物、明胶、聚维酮等。故 46 题正确答案为 B。

[47～48] 正确答案: C、A

答案解析: 中药注射剂除按《中国药典》中规定项目检查外,还应控制工艺过程中可能引入的其他杂质,药品的杂质等制备工艺要求属于《中国药典》的检查项目。故47题正确答案为C。性状包括色泽、澄清度等,中药注射剂由于受其原料的影响,允许有一定的色泽,但同一批号成品的色泽必须保持一致,在不同批号的成品之间,应控制在一定的色差范围内。故48题正确答案为A。

[49～51] 正确答案: C、D、E

答案解析: 巴西棕榈蜡在栓剂处方中作为硬化剂。故49题正确答案为C。聚山梨酯80在栓剂处方中作为吸收促进剂。故50题正确答案为D。聚乙二醇在对乙酰氨基酚栓剂中作为水溶性基质。故51题正确答案为E。

[52～53] 正确答案: D、B

答案解析: 用于完整皮肤表面,能将药物输送透过皮肤进入血液循环系统起全身作用的贴剂称为透皮贴剂。故52题正确答案为D。冲洗剂是指用于冲洗开放伤口或腔体的无菌溶液。口含片是指含在口腔或颊膜内缓缓溶解而不吞下,产生局部或全身作用的片剂。眼用制剂是指直接用于眼部发挥治疗作用的无菌制剂,如滴眼液。舌下片是指置于舌下能迅速溶化,药物经舌下黏膜吸收发挥全身作用的片剂。故53题正确答案为B。

[54～55] 正确答案: B、C

答案解析: 气雾剂的抛射剂包括氯氟烷烃类、氢氟烷烃类(如四氟乙烷、七氟丙烷碳)、碳氢化合物(如丙烷、正丁烷和异丁烷)、压缩气体(如二氧化碳、氮气、一氧化氮)。故氮气、丙烷在气雾剂中作为抛射剂。故54题正确答案为B。眼用制剂的渗透压调节剂包括氯化钠、葡萄糖、硼酸、硼砂等,故硼酸在醋酸可的松滴眼液中可作为等渗调节剂。故55题正确答案为C。

[56～57] 正确答案: C、A

答案解析: 砷盐(As)的检查法有古蔡氏法和二乙基二硫代氨基甲酸银(Ag-DDC)法,限量通常为百万分之一。故56题正确答案为C。游离水杨酸是阿司匹林的特殊杂质。莨菪碱是阿托品的特殊杂质。对氯苯乙酰胺是对乙酰氨基酚的特殊杂质。氢化可的松在乙醇溶液中与硫酸苯肼加热显黄色,属于化学鉴别法。故57题正确答案为A。

[58～59] 正确答案: D、A

答案解析: 严封可防止空气、水分的侵入与微生物污染,主要应用于注射剂、冲洗剂等无菌制剂的包装,《中国药典》制剂通则中"0128冲洗剂"规定:除另有规定外,冲洗剂应严封贮存。故58题正确答案为D。避光是指避免日光直射。密闭是指用可防止尘土及异物进入的容器包装,二者均为药品贮藏的基本要求。阴凉处是指贮藏处温度不超过20℃,适用于对温度均较为敏感的药品贮存。遮光是指用不透光的容器包装,通常应用于遇光不稳定的药品,如盐酸四环素略有引湿性、遇光色渐变深,要求遮光、密封或严封、在干燥处保存。故59题正确答案为A。

[60～62] 正确答案: B、E、C

答案解析: 毒性杂质对人体有较大危害,属于毒性杂质的有重金属和砷盐。故60题正确答案为B。对氯酚是对乙酰氨基酚的特殊杂质。酮体是肾上腺素的特殊杂质。信号杂质一般无毒性,但其含量的多少可反映药物纯度和生产工艺或生产过程问题,如氯化物、硫酸盐等。故61题正确答案为E。未知杂质仅根据检测方法选用项目名称表示,如"杂质吸光度""易氧化物""易炭化物""不挥发物"和"挥发性杂质"等。故62题正确答案为C。

[63～65] 正确答案: A、B、E

答案解析: 药物的治疗作用包括对因治疗、对症治疗、补充疗法。对因治疗指用药后能消除原发致病因子，治愈疾病的药物治疗。例如使用抗生素（如甲氧西林）杀灭病原微生物从而控制感染性疾病。故63题正确答案为A。对症治疗是指用药后能改善患者疾病的症状，如硝酸甘油缓解心绞痛，抗高血压药降低患者过高的血压等。补充疗法是指补充体内营养或代谢物质不足，又称替代疗法，如补充铁制剂治疗缺铁性贫血。药物作用是指药物对机体的初始作用。药物效应或药理效应是药物初始作用引起的机体原有生理、生化等功能或形态的变化，是药物作用的结果。例如去甲肾上腺素与血管平滑肌细胞的α受体结合，属于去甲肾上腺素的药物作用，而去甲肾上腺素引起的血管收缩、血压上升为其药物效应。对症治疗指用药后能改善患者疾病的症状，例如抗高血压药（如普萘洛尔）降低患者过高的血压。故64题正确答案为B。药物效应是机体器官原有功能水平的改变，功能的增强称为兴奋，功能的减弱称为抑制。例如肾上腺素引起的心肌收缩力加强、心率加快、血压升高等均属兴奋。故65题正确答案为E。

[66～67] 正确答案：B、C
答案解析： 受体具有饱和性，因此作用于同一受体的配体之间存在竞争现象，如阿托品与乙酰胆碱均作用于M胆碱受体，其受体数量有限，使阿托品与乙酰胆碱存在竞争现象，在药物的作用上反映为最大效应。故66题正确答案为B。受体的可逆性是指受体与配体所形成的复合物可以解离，也可被另一种特异性配体所置换。例如，受体可与激动药结合，也可被竞争性拮抗药置换。故67题正确答案为C。

[68～69] 正确答案：C、A
答案解析： 第一信使是指多肽类激素、神经递质及细胞因子及药物等细胞外信使物质。故68题正确答案为C。Ca^{2+}、cAMP（环磷腺苷）、廿碳烯酸类属于第二信使。生长因子属于第三信使。第二信使包括环磷腺苷（cAMP）、环磷鸟苷（cGMP）、三磷酸肌醇（IP_3）、二酰甘油

（DAG）、前列腺素（PGs）、钙离子（Ca^{2+}）等。其中钙离子（Ca^{2+}）对细胞功能有着重要的调节作用，如肌肉收缩、腺体分泌、白细胞及血小板活化以及胞内多种酶的激活。故69题正确答案为A。

[70～71] 正确答案：C、B
答案解析： 梗阻性急性肾功能衰竭是因排尿障碍而导致肾功能障碍甚至肾实质发生损害的一种类型。常见药物有磺胺类、甲氨蝶呤、阿昔洛韦、造影剂、二甲麦角胺新碱等。这些药物的结晶可阻塞肾小管或集合管，造成"肾内阻塞性"急性肾功能衰竭。故70题正确答案为C。维拉帕米可能因过度的负性频率和负性传导作用会导致心动过缓或心脏停搏。胰岛素属于人体分泌的蛋白质激素，溶解性好，代谢分解为氨基酸，不会在尿液中析出结晶。青霉素没有明显的肾毒性。抗心律失常药物胺碘酮、索他洛尔等，能够阻滞与复极化过程有关的K^+通道，抑制K^+外流，导致心电图QT间期延长，引起尖端扭转型室性心律失常。故71题正确答案为B。

[72～73] 正确答案：B、C
答案解析： 共价键结合的药物是一种不可逆的结合形式。共价键键合类型多发生在化学治疗药物的作用机制上，例如烷化剂类抗肿瘤药物环磷酰胺，对DNA的碱基产生共价结合键，产生细胞毒活性。故72题正确答案为B。奥美拉唑是通过与H^+，K^+-ATP酶上的Cys813和Cys892巯基共价结合，形成二硫化酶抑制剂复合物而阻断质子泵分泌H^+的作用，但不产生细胞毒活性。美沙酮是通过离子-偶极作用而产生与哌替啶相似的空间构象，与阿片受体结合而产生镇痛作用。普鲁卡因与生物大分子的相互作用属于多种结合模式，包括范德华力、偶极-偶极作用、静电引力、疏水作用力。氢键的键能比较弱，约为共价键的十分之一。磺酰胺类利尿药（如乙酰唑胺）通过氢键和碳酸酐酶结合，其结构位点与碳酸和碳酸酐酶的

结合位点相同。故 73 题正确答案为 C。

[74～76] 正确答案：A、D、B
答案解析：脂环化合物引入羟基后的产物通常具有立体性。例如口服降糖药醋磺己脲的主要代谢产物是反式 4-羟基醋磺己脲。故 74 题正确答案为 A。非甾体抗炎药甲芬那酸经代谢生成相应的羧酸代谢物。氯丙嗪容易发生芳环的氧化代谢。酮类药物在酶的催化下经代谢生成相应的仲醇。由于药物结构中的酮绝大多数是不对称酮，还原后得到的醇的结构中往往会引入新的手性碳原子，而产生光学异构体，而体内酶的催化反应通常具有立体选择性。如镇痛药 $S-(+)$-美沙酮经代谢后生成 $3S,6S-\alpha-(-)$-美沙醇。故 75 题正确答案为 D。吗啡 I 相代谢氧化可生成伪吗啡和 N-氧化吗啡，II 相代谢主要和葡萄糖醛酸结合生成 3-葡萄糖苷酸代谢物和 6-葡萄糖苷酸代谢物，少数发生 N-去甲基化生成去甲吗啡。故 76 题正确答案为 B。

[77～78] 正确答案：C、A
答案解析：ACEI 通过抑制血管紧张素转换酶，阻断血管紧张素 I 向血管紧张素 II 转化，用于治疗高血压、充血性心力衰竭等心血管疾病。但同时阻断了缓激肽的分解，增加呼吸道平滑肌分泌前列腺素、慢反应物质以及神经激肽 A 等，导致血压过低、血钾过多、咳嗽、皮疹、味觉障碍等不良反应，特别是干咳是其发生率较高的不良反应。故 77 题正确答案为 C。药物结构中常含有苯胺、苯酚、对氨基酚和对氨基苯甲基等片段，就可能被 CYP450 氧化成具有较强亲电性的 $P-$ 或 $O-$ 醌、亚胺-醌或次甲基-醌等结构，这些基团可与蛋白的亲核基团发生取代或加成反应，生成不可逆的共价结合产物，因此，可代谢生成醌、亚胺-醌和次甲基-醌的结构具有产生毒性或引发特质性反应的潜在风险。故 78 题正确答案为 A。

[79～80] 正确答案：A、E
答案解析：氯雷他定在体内的主要代谢产物为去乙氧羰基氯雷他定，对 H_1 受体选择性更高，药效更强，现已开发成新的抗组胺药地氯雷他定，是新型第三代抗组胺药，无心脏毒性，且有起效快、效力强、药物相互作用少等优点。故 79 题正确答案为 A。咪唑斯汀具有独特的抗组胺和抗其他炎症介质的双重作用，是一种强效和高度选择性的 H_1 受体阻断药。故 80 题正确答案为 E。

[81～82] 正确答案：D、B
答案解析：盐酸雷尼替丁肌内注射的生物利用为 90%～100%，其代谢物为 $N-$ 氧化、$S-$ 氧化和去甲基雷尼替丁。故 81 题正确答案为 D。甲氧氯普胺具有促动力和止吐的作用，是第一个用于临床的促动力药，本品有中枢神经系统的副作用（锥体外系症状），常见嗜睡和倦怠。故 82 题正确答案为 B。

[83～85] 正确答案：E、B、A
答案解析：手性结构对药物活性的影响：等同的药理活性和强度：普罗帕酮、氟卡尼。故 83 题正确答案为 E。不同类型的药理活性：丙氧酚、麻黄碱、奎宁。故 84 题正确答案为 B。一种具有药理活性，另一种具有毒性作用：氯胺酮、乙胺丁醇、丙胺卡因、青霉胺、四咪唑、米安色林、左旋多巴。故 85 题正确答案为 A。相同的药理活性，但强弱不同：氧氟沙星、氯苯那敏、萘普生；相反的活性：哌西那多、扎考必利、依托咪啉、异丙肾上腺素；一个有活性，一个没有活性：氨己烯酸、$L-$ 甲基多巴、索他洛尔、阿替洛尔。

[86～87] 正确答案：E、A
答案解析：西司他丁作为肾脱氢肽酶抑制药，保护亚胺培南在肾脏中不被肾脱氢肽酶破坏，同时也阻止亚胺培南进入肾小管上皮组织，因而减少亚胺培南排泄，并减轻药物的肾毒性。故 86 题正确答案为 E。选项中只有法罗培南

具有青霉烯结构,其他选项都是碳青霉烯类。故87题正确答案为A。

[88～90] 正确答案:C、A、D
答案解析:紫杉烷类抗肿瘤药物(如卡巴他赛)主要作用于聚合态的微管,可促进微管形成并抑制微管解聚,导致细胞在有丝分裂时不能形成纺锤体和纺锤丝,使细胞停止于G_2/M期,抑制细胞分裂和增殖。故88题正确答案为C。喜树碱类药物的作用靶点是DNA拓扑异构酶Ⅰ,从而使DNA复制和转录受阻,最终导致DNA的断裂。虽然喜树碱作用靶点是DNA拓扑异构酶Ⅰ,但是属于天然药物,不属于半合成。盐酸拓扑替康为半合成水溶性喜树碱衍生物。故89题正确答案为A。依托泊苷磷酸酯水溶性较好,作用靶点是拓扑异构酶Ⅱ。虽然依托泊苷作用靶点是拓扑异构酶Ⅱ,但是在使用时存在水溶性差的问题。故90题正确答案为D。

[91～92] 正确答案:A、D
答案解析:肌内注射有吸收过程,药物经结缔组织扩散,再由毛细血管和淋巴吸收进入血液循环。肌内注射可以是溶液剂、混悬剂或乳剂,所用的溶剂有水、复合溶剂或油等。长效注射剂常是油溶液或混悬剂,注射后在局部形成贮库,缓慢释放药物达到长效目的。故91题正确答案为A。静脉注射药物直接进入血液循环,无吸收过程,生物利用度为100%。动脉内注射将药物或诊断药直接输入靶组织或器官。皮内注射是将药物注射到真皮中,此部位血管稀且小,吸收差,只用于诊断与过敏试验。药物皮下注射的吸收较肌内注射慢,因皮下组织血管较少及血流速度比肌肉组织慢。一些需延长作用时间的药物可采用皮下注射,如治疗糖尿病的胰岛素,植入剂常植入皮下。故92题正确答案为D。

[93～95] 正确答案:C、A、E
答案解析:药物在栓剂中常以溶液或混悬状态分散在油脂性或水性基质中,基质本身的理化性质也影响其释放与吸收。水溶性药物混悬于油脂性基质中,或脂溶性药物分散在水溶性基质中,有利于药物的释放和吸收。一般来说,栓剂中药物吸收的限速过程是基质中药物释放到体液的速度,而不是药物在体液中的溶解度。而栓剂属于直肠给药。故93题正确答案为C。脂溶性药物容易经角膜渗透吸收,亲水性药物及多肽蛋白质类药物不易通过角膜,因而主要通过结膜途径吸收。故94题正确答案为A。不同个体相同解剖部位皮肤的渗透性可能相差很大,同一个体药物经皮渗透速率亦随身体部位而异,这种渗透性的差异主要由于角质层厚度附属器密度不同引起。故95题正确答案为E。

[96～98] 正确答案:A、B、E
答案解析:增塑剂系指用来改变高分子薄膜的物理机械性质,使其更柔顺,增加可塑性的物质。主要有水溶性增塑剂(如丙二醇、甘油、聚乙二醇等)和非水溶性增塑剂(如甘油三醋酸酯、乙酰化甘油酸酯、邻苯二甲酸酯等)。故96题正确答案为A。在薄膜包衣材料中,氯化钠通常作为致孔剂;乙基纤维素通常作为水不溶型包衣材料;丙烯酸树脂Ⅲ号常作为肠溶型包衣材料;二氧化钛常作为遮光剂。释放调节剂也称致孔剂,致孔剂一般为水溶性物质,用于改善水不溶性薄膜衣的释药速度。常见的致孔剂有蔗糖、氯化钠、表面活性剂和PEG等。故97题正确答案为B。加入遮光剂的目的是增加药物对光的稳定性,常用材料为二氧化钛等。故98题正确答案为E。

[99～100] 正确答案:B、E
答案解析:静脉滴注达到该药物稳态浓度的75%时所需的时间是2个半衰期,即$0.8×2=1.6h$。故99题正确答案为B。负荷剂量=$C_{ss}·V$,稳态血药浓度7.2μg/mL,单位换算后是7.2mg/L,将表观分布容积5.6L带入公式后,计算得负荷剂量为40mg。故100题正确答案

为 E。

101. 正确答案：B
答案解析：蒙脱石散剂可清除多种病原体及毒素，加强与修复消化道及其黏膜屏障。但是胃肠道并不能够吸收蒙脱石散，蒙脱石散会在胃肠道表面形成保护膜，令抗菌药物的作用无法发挥。抗菌药物和蒙脱石散同服，将有可能会被吸附，并随粪便排出体外，属于吸附剂与吸附作用对药物吸收的影响。因此，蒙脱石散与抗菌药物联用时，中间至少间隔1小时。故本题正确答案为 B。

102. 正确答案：C
答案解析：口服散剂特点包括：①一般为细粉，粒径小、比表面积大、易分散、起效快；②制备工艺简单，剂量易于控制，便于特殊群体如婴幼儿与老人服用；③包装、贮存、运输及携带较方便；④对于中药散剂，其包含各种粗纤维和不能溶于水的成分，完整保存了药材的药性。但是，由于散剂的分散度较大，往往对制剂的吸湿性、化学活性、气味、刺激性、挥发性等性质影响较大，故对光、湿、热敏感的药物一般不宜制成散剂。故本题正确答案为 C。

103. 正确答案：D
答案解析：①供制散剂的药物均应粉碎。除另有规定外，口服散剂应为细粉。②散剂应干燥、疏松、混合均匀、色泽一致。制备含有毒性药、贵重药或药物剂量小的散剂时，应采用配研法混匀并过筛。③散剂可单剂量包（分）装和多剂量包装，多剂量包装者应附分剂量的用具。含有毒性药的口服散剂应单剂量包装。④散剂中可含或不含辅料。口服散剂需要时亦可加矫味剂、芳香剂、着色剂等。此外，口服散剂的质量检查项目还有：①中药散剂中一般含水量不得超过9.0%；②除中药散剂外，105℃干燥至恒重，减失重量不得过2.0%。故本题正确答案为 D。

104. 正确答案：D
答案解析：环丙沙星是将诺氟沙星分子中1位乙基用环丙基取代得到的药物，环丙基属于脂肪烃环结构。在1位的环丙基可明显改善药物的药动学性质，所需抑菌浓度降低。故本题正确答案为 D。

105. 正确答案：D
答案解析：药用的雄激素是以增加作用时间或可口服为目的对睾酮修饰后得到的物质，在17α位引入烷基，因空间位阻使代谢受阻，故得到可口服的甲睾酮。故本题正确答案为 D。

106. 正确答案：B
答案解析：苯丙酸诺龙是去掉睾酮的19位甲基，17位与苯丙酸成酯得到的化合物，蛋白同化激素作用为丙酸睾酮的12倍；雄激素活性作用为丙酸睾酮的1/2，临床主要用于治疗转移性乳腺癌及蛋白质大量分解的严重消耗性疾病，也可用于治疗骨质疏松。故本题正确答案为 B。选项 A 为丙酸睾酮；选项 C 为丙酸氟替卡松，为肾上腺糖皮质激素；选项 D 为氯司替勃；选项 E 为醋酸甲羟孕酮，为孕激素。

107. 正确答案：E
答案解析：部分缓、控释片剂的药物释放速度和释放部位是由制剂表面或夹层的包衣膜控制，如膜控型、定位型控释片。只有保持膜的完整性，才能使药物按设定的速度和部位释放达到缓控释的目的。如将表面膜破坏后，造成药物从断口瞬时释放，不仅达不到控释的目的，还会增加不良反应。故本题正确答案为 E。可分剂量服用的缓控释制剂通常外观有一分刻痕，服用时也要保持半片的完整性。所有的缓控释制剂一般均要求患者不要压碎或咀嚼，以免破坏剂型的原本调释作用。

108. 正确答案：D
答案解析：生物半衰期指体内药量或血药浓度降低一半所需要的时间，格列吡嗪属于线性动力学药物，在线性动力学中，$t_{1/2}$ 也是药物的特征参数，不因药物剂型、给药途径或剂量改变，但是当患者肝、肾功能低下时，$t_{1/2}$ 会延长，清除率 Cl 会下降，材料中患者属于肾功能不全，半衰期 $t_{1/2}$ 会延长。故本题正确答案为 D。

109. 正确答案：C
答案解析：格列吡嗪属于磺酰脲类促胰岛素分泌药物，其化学骨架为苯磺酰脲。故本题正确答案为 C。A 选项为巴比妥类药物的骨架结构环丙二酰脲。B 选项为钙通道阻滞剂药物的骨架结构 1,4-二氢吡啶。D 选项为 β-内酰胺类抗生素的骨架结构 β-内酰胺环。E 选项为喹诺酮类药物的骨架结构喹啉酮环。

110. 正确答案：C
答案解析：沙格列汀是含有羟基金刚烷的 α-氨基酰胺衍生物。故本题正确答案为 C。维格列汀属于含有金刚烷片段的甘氨酰胺衍生物。

111. 正确答案：ABCDE
答案解析：甘油用途广泛，在口服固体制剂中可用作增塑剂；在口服液体制剂中可用作极性溶剂、助悬剂；在注射剂中可用作等渗调节剂；在软膏剂、凝胶剂中可用作水溶性基质。故本题正确答案为 ABCDE。

112. 正确答案：ACDE
答案解析：除一般蒸馏水的检查项目，如 pH、氨、氯化物、硫酸盐与钙盐、硝酸盐与亚硝酸盐、二氧化碳、易氧化物、不挥发物及重金属等均应符合规定外，注射用水还必须通过细菌内毒素（热原）检查和无菌检查。故本题正确答案为 ACDE。水杨酸是阿司匹林的特殊杂质检查项。

113. 正确答案：BCD
答案解析：药物微囊化的特点包括：①提高药物的稳定性；②掩盖药物的不良臭味；③防止药物在胃内失活，减少药物对胃的刺激性；④控制药物的释放，用缓释、控释微囊化材料将药物制成微囊后，可以延缓药物的释放，延长药物作用时间，达到长效目的；⑤使液态药物固态化；⑥减少药物的配伍变化；⑦使药物浓集于靶区。故本题正确答案为 BCD。

114. 正确答案：ABD
答案解析：注射剂、滴眼剂、吸入喷雾剂为无菌制剂，需要进行无菌检查，无须进行微生物限度检查。吸入气雾剂、吸入粉雾剂为非无菌制剂，微生物限度检查属于非无菌制剂的检查项目。故本题正确答案为 ABD。

115. 正确答案：DE
答案解析：①苯属于第 1 类残留溶剂，限量为 0.0002%～0.0008%；②炽灼残渣是检查药品中能与硫酸生成硫酸盐的无机杂质，通常与硫酸在 700℃～800℃ 炽灼至恒重后称量其遗留的残渣量，限量通常为 0.1%；③四氯化碳属于第 1 类残留溶剂，限量为 0.0002%～0.0008%；④三乙胺属于第 3 类残留溶剂，药品生产 GMP 限制使用，即可使用但需控制限量，限量为 0.5%；⑤干燥失重主要是检查药品中微量的吸附水分，通常在 105℃ 下干燥至恒重，失重限度一般为 0.5%。故本题正确答案为 DE。

116. 正确答案：ABCDE
答案解析：①钙通道阻滞药硝苯地平可以阻滞 Ca^{2+} 通道，降低细胞内 Ca^{2+} 浓度，引起血管舒张，产生降压作用；②阿米洛利通过阻滞肾小管 Na^+ 通道发挥药理作用；③米诺地尔激活血管平滑肌 ATP 敏感 K^+ 通道发挥药理作用；④抗心律失常药奎尼丁可影响 Na^+ 通道，纠正心律失常；⑤抗心律失常药胺碘酮可影响 K^+ 通道，纠正心律失常。故本题正正确答案为 ABCDE。

117. 正确答案：ABDE
答案解析：①微管是构成细胞骨架和有丝分裂纺锤体的重要部分，也是轴突运输所必需的。长春新碱、秋水仙碱和紫杉醇可引起微管相关性神经毒性。②可卡因和安非他明抑制突触前膜摄取单胺类神经递质的酶，增加突触间隙多巴胺和去甲肾上腺素的浓度而引起神经毒性。③有机磷酸酯类引起的迟发性神经毒性，病变有可能沿轴突向近端发展波及到细胞体，形成"返死式神经病"。故本题正确答案为ABDE。

118. 正确答案：BCDE
答案解析：①非甾体抗炎药双氯芬酸含有二苯胺片段，可被CYP3A4或MPO催化代谢氧化，得到4-羟基双氯芬酸，并进一步发生双电子氧化生成强亲电性亚胺-醌，引发肝脏毒性，但未停止使用。②含有芳烷酸药物与葡萄糖醛酸结合时生成酰基葡醛酸酯，酰基葡醛酸酯的代谢产物在生理pH或碱性的水溶液中可与蛋白质中亲核基团生成稳定的加合物，引起特质性不良反应。苯噁洛芬的代谢产物为葡糖醛酸苷酯化合物，其可与血浆蛋白的159位赖氨酸以共价键结合，进而产生特质性毒性反应，已被停止使用。③佐美酸的代谢产物为芳乙酸酰化的葡糖醛酸苷酯，该结合物在生理条件下具有亲电性，可与肝脏的蛋白分子共价结合从而引发肝脏毒性，故佐美酸已被终止使用。④芬氯酸因可发生葡糖醛酸苷酯化反应，进而引发急性肝中毒和变态反应，现被停止应用。⑤异丁芬酸也因可发生葡糖醛酸苷酯化反应，进而引发急性肝中毒和变态反应，现亦被停止应用。故本题正确答案为BCDE。

119. 正确答案：ABCDE
答案解析：①氟尿嘧啶在细胞内转化为有效的脱氧核糖尿苷酸后，抑制胸腺嘧啶核苷酸合成酶，导致肿瘤细胞缺少胸苷酸，干扰DNA的合成，并且氟尿嘧啶同样可以干扰RNA的合成；②替加氟在体内转化为氟尿嘧啶而发挥作用；③卡莫氟在体内缓缓释放出氟尿嘧啶，抗瘤谱广，化疗指数高；④吉西他滨在体内被磷酸化生成活性代谢物三磷酸类似物，渗入DNA和RNA中抑制DNA和RNA的合成；⑤卡培他滨是5-氟尿嘧啶的前体药物。故本题正确答案为ABCDE。

120. 正确答案：ABD
答案解析：①生物利用度是指药物被吸收进入血液循环的速度与程度；②峰浓度C_{max}与吸收速度有关，与吸收程度（量）也有关；③绝对生物利用度是以静脉制剂为参比制剂获得的药物活性成分吸收进入血液循环的相对量，通常用于原料药和新剂型的研究；④肝脏内药物代谢酶最为丰富，因此可能受到肝脏首关效应而使生物利用度降低；⑤AUC代表药物吸收的程度，与吸收速度无关，通过调整剂量，可使速释制剂和缓释制剂具有相同的AUC，但其药效表现和药物体内过程不同。故本题正确答案为ABD。

临考决胜卷（五）·答案解析

1. 正确答案：E
答案解析： 商品名可以申请专利和行政保护。通用名是全世界通用的，不受专利和行政保护，《中国药典》使用通用名（中文一般采用音译、意译或两者结合）。国际非专利药品名称指的是通用名，而非化学名。制剂一般采用通用名加剂型名。故本题正确答案为E。

2. 正确答案：B
答案解析： 药物剂型有很重要的作用，可以改变药物的作用性质，可以调节药物的作用速度，可以降低或消除药物的不良反应，可产生靶向作用，可提高药物的稳定性。药物的构造是它固有的性质，剂型不可以改变药物的构造。故本题正确答案为B。

3. 正确答案：D
答案解析： 通则明确了《中国药典》收载的内容及其效力。包括制剂通则与通用的检测方法。制剂通则按照药物剂型分类，针对剂型特点规定基本要求。规定每种剂型下规定该剂型的定义、基本要求和常规检验项目。故本题正确答案为D。

4. 正确答案：D
答案解析： 阴凉处指不超过20℃，凉暗处指避光并不超过20℃，冷处指2℃～10℃，常温指10℃～30℃。故本题正确答案为D。

5. 正确答案：D
答案解析： 羟甲戊二酰辅酶A还原酶（HMG-CoA还原酶）抑制剂：洛伐他汀、氟伐他汀、辛伐他汀、阿托伐他汀、瑞舒伐他汀，阿托伐他汀的必需药效团是3,5-二羟基戊酸。故本题正确答案为D。

6. 正确答案：B
答案解析： 利多卡因脱第一个乙基之后，进而脱掉第二个乙基，脱第一个乙基比脱第二个乙基要容易，脱乙基化代谢产物会引起中枢神经系统副作用。故利多卡因发生的第Ⅰ相生物转化为 N-脱烷基化。故本题正确答案为B。

7. 正确答案：D
答案解析： 吗啡有3位酚羟基和6位伯醇羟基，分别和葡萄糖醛酸反应生成 $3-O-$ 葡萄糖醛苷物，是弱的阿片拮抗剂，生成 $6-O-$ 葡萄糖醛苷物，是较强的阿片激动剂。故本题正确答案为D。

8. 正确答案：B
答案解析： 儿茶酚胺类药物才能发生甲基化结合，代表药物有肾上腺素、去甲肾上腺素、异丙肾上腺素、多巴胺等。儿茶酚胺类药物的特点是苯环上有两个羟基相邻，这是考试时结构判断的要点。故本题正确答案为B。

9. 正确答案：B
答案解析： 地西泮的活性代谢产物是奥沙西泮，毒性低，副作用小。故本题正确答案为B。

10. 正确答案：C
答案解析： 常用的三环类 H_1 受体拮抗药有异丙嗪、赛庚啶、酮替芬、氯雷他定、地氯雷他定等。故本题正确答案为C。

11. 正确答案：E
答案解析： 该题解题的技巧是答案CD都在说布洛芬的手性特点，而E不具旋光性，明显与上述CD答案相互矛盾。从布洛芬的结构上可以看出特点：芳基丙酸类结构，有一个手性中心，$S-(+)$ 活性大，临床用外消旋体，体内发生 R-(-) 异构体自动转化为 S-(+) 发挥作用。故本题正确答案为 E。

12. 正确答案：C
答案解析：奥美拉唑属于前药，药物进入胃壁细胞后，在酸性条件下形成次磺酸和次磺酰胺，与质子泵（H^+，K^+-ATP 酶）作用，阻滞氢离子进入胃内，减少胃酸分泌。作用时也可形成前药循环，作用时间较长。故本题正确答案为 C。

13. 正确答案：B
答案解析：西咪替丁属于肝药酶抑制剂，会减慢氨茶碱的代谢。故本题正确答案为 B。

14. 正确答案：A
答案解析：对于药物结构式，前药即为药物结构式里面含有酯键或者是酰胺键，在体内水解后才会产生相应药理药效。五个选项中，A 选项分子结构里面不含酯键或者是酰胺键，属于非前药型 ACE 抑制剂。故本题正确答案为 A。

15. 正确答案：C
答案解析：格列美脲分子中的取代基为 4-甲基环己基时，甲基阻碍了环己烷上的羟基化反应，因此具有高效、长效的降血糖作用。故本题正确答案为 C。

16. 正确答案：A
答案解析：属于氧青霉烷结构的 β-内酰胺酶抑制剂的药物是克拉维酸。故本题正确答案为 A。

17. 正确答案：D
答案解析：磺胺类药物抑制二氢叶酸合成酶的活性，甲氧苄啶抑制二氢叶酸还原酶的活性，临床上二者合用，双重抑制，抗菌活性增强 10 倍。故本题正确答案为 D。

18. 正确答案：E
答案解析：异环磷酰胺常与尿路保护剂美司钠一起使用，降低毒性。故本题正确答案为 E。

19. 正确答案：E
答案解析：颗粒剂特点比散剂稳定（分散、吸附、团聚、引湿、服用方便、矫味、着色）、释药类型多、防止各成分离析。但要注意温度、避光、防潮，剧毒剂量小，药分散均匀。颗粒剂不具有保护收敛作用。故本题正确答案为 E。

20. 正确答案：D
答案解析：均相液体制剂是溶液剂，药物以分子、离子或高分子状态分散，选项中只有磷酸可待因糖浆是低分子溶剂。故本题正确答案为 D。

21. 正确答案：C
答案解析：难溶性药物在混合溶剂中比在单一溶剂中溶解度增大的现象称为潜溶，混合溶剂称潜溶剂。潜溶剂有乙醇、丙二醇、甘油、聚乙二醇等。故本题正确答案为 C。

22. 正确答案：A
答案解析：产生沉淀的原因包括：①溶剂组成改变；②pH 改变；③缓冲容量；④离子作用；⑤直接反应；⑥盐析作用；⑦配合量；⑧混合的顺序；⑨反应时间；⑩氧与二氧化碳影响；⑪光敏感性；⑫成分纯度等。新生霉素与 5% 葡萄糖注射液混合时产生沉淀原因是 pH 值改变。故本题正确答案为 A。

23. 正确答案：C
答案解析：热原的除去方法包括高温法、酸碱法、吸附法、超滤法、凝胶滤过法、反渗透法、离子交换法、其他方法（湿热灭菌法和微波灭菌法）。故本题正确答案为 C。

24. 正确答案：D
答案解析：输液质量要求包括无菌但不得加抑

菌剂、无热原、澄明度、不溶性微粒检查、渗透压不允许低渗、pH值、安全性、有效性、稳定性等方面。没有溶出度检查。故本题正确答案为D。

25. 正确答案：C
答案解析：脂质体为被动靶向制剂，在其载体上结合抗体、糖脂等也可使其具有特异靶向性，即主动靶向制剂。脂质体的药物包封率通常应不低于80%；药物制备成脂质体，增加了药物稳定性，降低药物毒性；易产生渗漏现象；不仅适用于亲脂性药物，还适用于亲水性药物。故本题正确答案为C。

26. 正确答案：C
答案解析：贴剂的基本组成包括背衬层、药物储库层、控释膜、黏附层和保护层。没有隔离层。故本题正确答案为C。

27. 正确答案：A
答案解析：气雾剂的质量要求包括：①无毒性、无刺激性；②抛射剂低沸点；③剂量准确，泄漏、爆破符合规定；④烧伤、创伤、溃疡用气雾剂要求无菌；⑤凉暗处保存，防敲、撞击、热晒。故本题正确答案为A。

28. 正确答案：E
答案解析：影响药物胃肠道吸收的生理因素包括胃肠液的成分和性质、胃排空、蠕动及循环系统等，药物在胃肠道中的稳定性是影响药物胃肠道吸收的剂型因素。故本题正确答案为E。

29. 正确答案：E
答案解析：应用蛋白结合率高的药物时，给药剂量增大会使蛋白结合出现饱和，剂量上再有小小的改变就会使游离药物浓度产生很大的变化；或者同时给予另一种蛋白结合能力更强的药物后，由于竞争作用将其中一个蛋白结合能力较弱的药物置换下来，使游离药物浓度增大，从而引起药理作用显著增强，对于毒副作用较强的药物，易发生用药安全性问题。故本题正确答案为E。

30. 正确答案：C
答案解析：单室模型药物静脉滴注达稳态血药浓度的90%需要3.32个药物的半衰期，即3.32×5.2h=17.26h。故本题正确答案为C。

31. 正确答案：E
答案解析：单室模型血管外给药 $C_r=Ae^{-k_a t}$，根据血管外给药的药-时曲线，可用残数法计算药物的吸收速率常数 k_a。故本题正确答案为E。单室模型血管外给药血药浓度-时间曲线下面积 $AUC=FX_0/kV$，故 AUC 与给药剂量 X_0 成正比；单室模型血管外给药达峰时间 (T_{max}) 与给药剂量 X_0 无关，由 k_a 和 k 决定；单室模型单剂量血管外给药 $C=A(e^{-kt}-e^{-k_a t})$，故 $C-t$ 公式为双指数方程；单室模型血管外给药峰浓度与给药剂量 X_0 成呈正比。

32. 正确答案：C
答案解析：由题目当中已知的数据可求算出，2h时的血药浓度是50mg/L，3h时的血药浓度是25mg/L。故本题正确答案为C。

33. 正确答案：C
答案解析：符合单室模型特征药物的平均稳态血药浓度为：$C_{av}=FX_0/Cl·\tau$，由于正常人的清除率 Cl 是一个确定值，因此，根据平均稳态血药浓度设计给药方案，主要是调整给药剂量 X_0 和给药周期 τ。故本题正确答案为C。

34. 正确答案：E
答案解析：相对生物利用度是以非静脉途径给药的制剂为参比制剂获得的药物活性成分吸收进入血液循环的相对量，用于剂型之间或同种剂型不同制剂之间的比较。绝对生物利用度是以静脉制剂为参比制剂获得的药物活性成分吸收进入血液循环的相对量，通常用于原料药和新剂型的研究。故本题正确答案为E。

35. 正确答案：E
答案解析： 对因治疗是指用药后能消除原发致病因子，治愈疾病的药物治疗。例如使用抗生素杀灭病原微生物，控制感染性疾病；铁制剂治疗缺铁性贫血等属于对因治疗。此外，补充体内营养或代谢物质不足，称为补充疗法，又称替代疗法，也属于对因治疗。对症治疗用药后能改善患者疾病的症状。如应用解热镇痛药降低高热患者的体温，缓解疼痛；硝酸甘油缓解心绞痛；抗高血压药降低患者过高的血压等属于对症治疗。故本题正确答案为E。

36. 正确答案：E
答案解析： 治疗指数 $=LD_{50}/ED_{50}$，分别代入公式，得 a 药治疗指数为 0.5，b 药治疗指数为 1，c 药治疗指数为 2，d 药治疗指数为 2，e 药治疗指数为 4。治疗指数越大，药物相对越安全。其中 e 药治疗指数最大，相对安全性最高。故本题正确答案为E。

37. 正确答案：B
答案解析： 受体与配体结合的复合物，可以被另一种配体置换，体现的是配体的可逆性。故本题正确答案为B。

38. 正确答案：B
答案解析： 根据受体蛋白结构，信息转导过程和信号转导通路，受体蛋白位置和效应器性质等特点，受体大致分为四类，即G-蛋白偶联受体、配体门控的离子通道受体、酪氨酸激酶活性受体和细胞内受体。故本题正确答案为B。

39. 正确答案：B
答案解析： 华法林联用维生素K会产生拮抗作用。故本题正确答案为B。

40. 正确答案：D
答案解析： 引起纤维化及肝硬化的常见药物有：异烟肼、α-甲基多巴、乙醇、睾酮、氯丙嗪、甲氨蝶呤等。故本题正确答案为D。

[41～42] 正确答案：E、A
答案解析： 三年一周期，由欧洲药品质量理事会（EDQM）编辑出版的是《欧洲药典》。故41题正确答案为E。《中华人民共和国药典》简称《中国药典》，英文缩写ChP。故42题正确答案为A。

[43～44] 正确答案：A、E
答案解析： 特性检查法包括：溶液颜色检查法、澄清度检查法、不溶性微粒检查法、可见异物检查法、崩解时限检查法、溶出度与释放度测定法、含量均匀度检查法、最低装量检查法、结晶性检查法、粒度和粒度分布测定法等。故43题正确答案为A。重金属、砷盐、干燥失重或水分、炽灼残渣、残留溶剂等属于药物限量检查法。故44题正确答案为E。

[45～48] 正确答案：B、C、D、A
答案解析： 氟原子是卤原子，具有亲脂性。故45题正确答案为B。巯基是解毒基团，具有亲水性。故46题正确答案为C。硫醚可以氧化成亚砜，进一步氧化成砜，硫醚具有亲脂性。故47题正确答案为D。甲基是烃基，具有亲脂性。故48题正确答案为A。

[49～50] 正确答案：B、E
答案解析： 由于氨基的给电子效应，增加了酯羰基上氧的电子密度，从而增强了与靶点的亲和力，作用强的局部麻醉药物是普鲁卡因。故49题正确答案为B。由于氨基的给电子效应，增加了酮羰基上氧的电子密度，从而增强了与靶点的亲和力，作用强的抗菌药物是司帕沙星。故50题正确答案为E。

临考决胜卷（五）·答案解析

[51～52] 正确答案：D、E
答案解析：结构中常含有苯胺（包括N-苯基哌啶和N-苯基哌嗪）、苯酚（包括苯氧烷基）、对氨基酚和对氨基苯甲基等片段，可代谢生成醌、亚胺-醌和次甲基-醌的结构具有产生毒性或引发特质性反应的潜在风险。故双氯芬酸结构中二苯胺片段代谢成亚胺-醌引发肝毒性属于药物与体内代谢过程引发的副作用。故51题正确答案为D。特非那定、阿司咪唑、西沙必利撤市属于影响心脏快速延迟整流钾离子通道（hERG）诱发的副作用。故52题正确答案为E。

[53～55] 正确答案：B、D、C
答案解析：不含咪唑环的是缬沙坦。故53题正确答案为B。不含四氮唑环的是替米沙坦。故54题正确答案为D。螺环的药物是厄贝沙坦。故55题正确答案为C。A选项为氯沙坦，E选项为坎地沙坦酯。

[56～57] 正确答案：C、A
答案解析：天然的雌激素是雌二醇，找结构中有两个羟基的。故56题正确答案为C。半合成可口服的雄激素是甲睾酮，找17位有甲基的。故57题正确答案为A。

[58～61] 正确答案：B、C、D、E
答案解析：头孢克洛是β-内酰胺环拼合氢化噻嗪环骨架。故58题正确答案为B。氧氟沙星是喹啉羧酸骨架。故59题正确答案为C。阿莫西林是β-内酰胺环拼合氢化噻唑环骨架。故60题正确答案为D。阿昔洛韦是鸟嘌呤的基本骨架。故61题正确答案为E。

[62～64] 正确答案：C、A、E
答案解析：崩解剂：使片剂在胃肠液中迅速碎成细小颗粒。故62题正确答案为C。表面活性剂是指具有很强的表面活性、加入少量就能使液体的表面张力显著下降的物质。故63题正确答案为A。黏合剂是指依靠本身所具有的黏性赋予无黏性或黏性不足的物料以适宜黏性的辅料，使用过量，可能导致片剂崩解迟缓。故64题正确答案为E。

[65～66] 正确答案：B、A
答案解析：分层：又称乳析，是指乳剂放置后出现分散相粒子上浮或下沉的现象。分层的主要原因是由于分散相和分散介质之间的密度差造成的。故65题正确答案为B。絮凝：指乳剂中分散相的乳滴由于某些因素的作用使其荷电减少，ζ电位降低，出现可逆性的聚集现象。故66题正确答案为A。若絮凝状态进一步发生变化也可引起乳剂的合并或破裂。乳剂中的电解质和离子型乳化剂是产生絮凝的主要原因，同时絮凝与乳剂的黏度、相容积比以及流变性有密切的关系。

[67～69] 正确答案：A、E、C
答案解析：栓塞性微球注射于癌变部位的动脉血管内，微球随血流可以阻滞在瘤体周围的毛细血管内，甚至可使小动脉暂时栓塞，既可切断肿瘤的营养供给，也可使载药的微球滞留在病变部位，提高局部浓度，延长作用时间。故67题正确答案为A。纳米乳内部同时存在的亲水、亲油区域，能显著增加药物的溶解度。故68题正确答案为E。微囊系指将固态或液态药物（称为囊心物）包裹在天然的或合成的高分子材料（称为囊材）中而形成的微小囊状物，微囊进入胃肠道后，囊壁受胃肠道酶的消化，囊膜逐渐被溶化而使药物释放出来。故69题正确答案为C。

[70～73] 正确答案：B、E、A、C
答案解析：维生素C注射液属于溶液型注射剂。故70题正确答案为B。静脉注射脂肪乳属于营养输液。故71题正确答案为E。罗替戈汀长效水溶液注射剂属于混悬型注射剂。故72题正确答案为A。注射用辅酶A属于注射用无菌粉末。故73题正确答案为C。

[74～76] 正确答案：B、A、D

答案解析：喷雾剂系指原料药物与适宜辅料填充于特制的装置中，使用时借助手动泵的压力或其他方法将内容物呈雾状物释出，用于肺部吸入或直接喷至腔道黏膜及皮肤等的制剂。故74题正确答案为B。在滴耳剂中加入溶菌酶、透明质酸酶等，可液化分泌物，促进药物分散，加速肉芽组织再生。故75题正确答案为A。可用于调节滴眼剂渗透压的附加剂包括氯化钠、葡萄糖、硼酸、硼砂。故76题正确答案为D。

[77～79] 正确答案：E、D、A

答案解析：可作为栓剂油脂性基质的有：可可豆脂、椰油酯、棕榈酸酯、混合脂肪酸甘油酯。故77题正确答案为E。可作为栓剂抗氧剂的有：叔丁基羟基茴香醚BHA、叔丁基对甲酚BHT、没食子酸酯。故78题正确答案为D。可作为栓剂硬化剂的有：白蜡、鲸蜡醇类、硬脂酸、巴西棕榈蜡。故79题正确答案为A。

[80～82] 正确答案：D、B、E

答案解析：主动转运有部位特异性，例如胆酸和维生素B_2的主动转运只在小肠上段进行，维生素B_{12}在回肠末端部位吸收。故80题正确答案为D。细胞膜上存在膜孔，水溶性的小分子物质依靠膜两侧的流体静压或渗透压通过孔道，如药物通过肾小球膜的滤过过程。故81题正确答案为B。生物膜为类脂双分子层，脂溶性药物可以溶于脂质膜中，容易穿过细胞膜。通过简单扩散转运的药物的扩散速度取决于膜两侧药物的浓度梯度、药物的脂水分配系数及药物在膜内的扩散速度。故82题正确答案为E。

[83～84] 正确答案：B、C

答案解析：巴比妥类（苯巴比妥）是肝药酶诱导剂，双香豆素受其影响，可加速双香豆素的肝代谢。故83题正确答案为B。氯霉素是肝药酶抑制剂，能抑制甲苯磺丁脲的代谢，引起低血糖。故84题正确答案为C。

[85～87] 正确答案：E、A、D

答案解析：双室模型静脉注射给药血药浓度与时间（$C\text{-}t$）的关系为：$C = \dfrac{X_0(\alpha - k_{21})}{V_C(\alpha - \beta)} \cdot e^{-\alpha t} + \dfrac{X_0(k_{21} - \beta)}{V_C(\alpha - \beta)} \cdot e^{-\beta t}$，E选项为双室模型静脉注射的$\lg C\text{-}t$曲线。故85题正确答案为E。A选项为单室模型静脉注射给药血药浓度－时间曲线。故86题正确答案为A。罗红霉素每天3次口服，即多次口服给药。D选项为多次口服给药的血药浓度－时间曲线。故87题正确答案为D。

[88～89] 正确答案：C、B

答案解析：胆汁中排出的药物或代谢物，在小肠转运期间重吸收而返回门静脉的现象是肠肝循环。故88题正确答案为C。生物利用度强调反映药物活性成分到达体循环的相对数量和相对速度。故89题正确答案为B。

[90～91] 正确答案：D、A

答案解析：单室模型药物是进入体循环后迅速地分布到组织器官和体液中，很快在血液和各组织脏器之间达到动态平衡。故90题正确答案为D。采用动力学基本原理和数学处理方法，研究药物体内的药量随时间变化规律的科学是药物动力学。故91题正确答案为A。

[92～93] 正确答案：A、B

答案解析：后遗效应是指在停药后，血药浓度已降至最小有效浓度以下时残存的药理效应。例如，长期应用肾上腺皮质激素，可引起肾上腺皮质萎缩，一旦停药，可出现肾上腺皮质功能低下，数月难以恢复。故92题正确答案为A。毒性反应是指在药物剂量过大或在体内积蓄过多时发生的危害性反应，包括急性毒性和慢性毒性。故93题正确答案为B。

临考决胜卷（五）·答案解析

[94～96] 正确答案：C、B、A
答案解析： 对受体具有很强的亲和力和内在活性（α=1）的是完全激动药。故94题正确答案为C。对受体具有很强的亲和力，但内在活性弱（0＜α＜1）的是部分激动药。故95题正确答案为B。对受体具有很强的亲和力，但缺乏（无）内在活性（α=0）的是拮抗药。故96题正确答案为A。

[97～98] 正确答案：A、D
答案解析： 应用糖皮质激素治疗疾病时，08：00时1次予以全天剂量比1天多次给药效果好，不良反应也少。故97题正确答案为A。在相同条件下，19：00服用铁剂较7：00服用的吸收率增加一倍。故98题正确答案为D。

[99～100] 正确答案：D、A
答案解析： 氨基糖苷类抗生素如庆大霉素具有前庭毒性、耳蜗毒性，故可损害前庭神经和耳蜗神经。故99题正确答案为D。多柔比星通过嵌入DNA和干扰转录损伤外周神经系统（PNS）神经元。故100题正确答案为A。

101. 正确答案：B
答案解析： 阿司匹林的分子结构中含有酯键，可水解产生水杨酸，水解产物的分子中含有酚羟基，在空气中久置，易被氧化成一系列淡黄、红棕甚至深棕色的醌型有色物质，而使阿司匹林成品变色。故本题正确答案为B。

102. 正确答案：A
答案解析： 阿司匹林分子中含有羧基而呈弱酸性，pK_a=3.5，根据$lg[HA]/[A]=pK_a-pH$，可计算出，在pH=1.5的胃液中，分子型和离子型的比例约为100:1，在胃中易吸收。故本题正确答案为A。

103. 正确答案：A
答案解析： 西咪替丁与雌激素受体有亲和作用，并为肝药酶抑制剂。故本题正确答案为A。

104. 正确答案：B
答案解析： 法莫替丁的碱性基团取代的芳杂环为用胍基取代的噻唑环，其氢键键合的极性药效团是N-氨基磺酰基脒。故本题正确答案为B。

105. 正确答案：E
答案解析： 艾司奥美拉唑为奥美拉唑的S-异构体，是第一个上市的光学活性质子泵抑制药。故本题正确答案为E。

106. 正确答案：C
答案解析： 胶囊剂站服，40℃温水100mL，避免干吞，应整粒吞服。故本题正确答案为C。

107. 正确答案：D
答案解析： 口服片剂裂痕片和分散片可分开使用；包衣片、缓控释片、舌下片不能掰开和吞服用。故本题正确答案为D。

108. 正确答案：B
答案解析： 根据曲线下面积AUC和C_{max}的试验结果，可判定供试制剂与参比制剂生物等效。故本题正确答案为B。

109. 正确答案：B
答案解析： 口服给药时的平均稳态血药浓度为：$C_{av}=\dfrac{FX_0}{Vk\tau}$，血药浓度-时间曲线下面积为：$AUC=\dfrac{FX_0}{kV}$，该药的平均稳态血药浓度$C_{av}$=64.8/8=8.1mg/L。故本题正确答案为B。

110. 正确答案：C
答案解析： 清除率$Cl=kV$，清除率具有加和性。所以V不变，但是k变为原来的一半，所以要达到原来的稳态浓度，给药剂量也是原来的一半。故本题正确答案为C。

111. 正确答案：BD
答案解析： 影响药物制剂稳定性的因素，包括处方因素（pH、缓冲剂、离子强度、表面活性剂、溶剂、基质与附加剂）和环境因素（温度、光线、空气、包材、湿度、水分、金属离子等）。本题中温度、金属离子为环境因素，其他的为处方因素。故本题正确答案为BD。

112. 正确答案：CDE
答案解析： 苯二氮䓬类药物如地西泮的1,2位在胃内易开环失去活性，拼合三氮唑环，稳定性增强如艾司唑仑、阿普唑仑、三唑仑。做题的技巧是"唑"字。故本题正确答案为CDE。

113. 正确答案：CD
答案解析： 含有儿茶酚结构的药物为异丙肾上腺素和去甲肾上腺素。故本题正确答案为CD。

114. 正确答案：ABCDE
答案解析： 高分子溶液剂系指高分子化合物以单分子形式分散于分散介质中形成的均相体，属热力学稳定体系。其特点包括荷电性、较高的渗透压、聚结性、凝胶性、陈化现象等。故本题正确答案为ABCDE。

115. 正确答案：ABCE
答案解析： D选项正确说法是发挥局部定位作用，而不是发挥药物全身作用。故本题正确答案为ABCE。

116. 正确答案：BCE
答案解析： 只有手术、烧伤用的乳膏剂要求无菌，凡士林是油脂型基质。故本题正确答案为BCE。

117. 正确答案：BCD
答案解析： 肺部吸入给药、鼻腔给药、舌下黏膜给药不亚于静脉注射给药。故本题正确答案为BCD。

118. 正确答案：ABDE
答案解析： 可以根据半衰期、稳态血药浓度范围、最小稳态血药浓度、平均稳态血药浓度来设计给药方案。故本题正确答案为ABDE。

119. 正确答案：ADE
答案解析： ①自体活性物质组胺可作用于H_1组胺受体，引起支气管平滑肌收缩，使小动脉、小静脉和毛细血管扩张，毛细血管通透性增加，引起血压下降，甚至休克；肾上腺素作用于β肾上腺素受体使支气管平滑肌松弛，小动脉、小静脉和毛细血管前括约肌收缩，可迅速缓解休克，用于治疗过敏性休克；组胺和肾上腺素合用则发挥生理性拮抗作用。②巴比妥诱导肝微粒体酶活性，使避孕药代谢加速，效应降低，从而使避孕失败，属于生化性拮抗。③肝素过量可引起出血，用静注鱼精蛋白注射液解救，因后者是带有强大阳电荷的蛋白，能与带有强大阴电荷的肝素形成稳定的复合物，使肝素的抗凝血作用迅速消失，属于化学性拮抗。④组胺H_1受体阻断药苯海拉明可阻断组胺H_1受体激动药的作用；β受体阻断药可阻断异丙肾上腺素的β受体激动作用，均属于药理性拮抗。上述两药合用时的作用完全消失又称抵消作用，而两药合用时其作用小于单用时的作用则称为相减作用。故本题正确答案为ADE。

120. 正确答案：BE
答案解析： 易引起免疫抑制的药物有抗恶性肿瘤药：抗肿瘤烷化剂，如环磷酰胺、氮芥等；抗代谢药，如硫唑嘌呤。有糖皮质激素类药物；免疫调节剂如环孢素以及抗病毒药齐夫多定等。故本题正确答案为BE。

临考决胜卷（六）·答案解析

1. 正确答案：A
答案解析：药物的氧化过程与化学结构有关，如酚类、烯醇类、芳胺类、吡唑酮类、噻嗪类药物较易氧化，选项中只有肾上腺素分子中含有酚羟基。故本题正确答案为A。

2. 正确答案：C
答案解析：药品有效期是指该药品被批准使用的期限，表示该药品在规定的贮存条件下能够保证质量的期限，是控制药品质量的指标之一。常用药物降解10%所需时间表示。$t_{0.9}=0.1054/k$。故本题正确答案为C。

3. 正确答案：D
答案解析：药品质量标准中含量或效价的规定又称为含量限度。含量限度是指用规定的检测方法测得的有效物质含量的限度。对于原料药，用"含量测定"的药品，其含量限度均用有效物质所占的百分数（%）表示，如：含 $C_9H_8O_4$ 不得少于 99.5%。此百分数，除另有注明者外，均系指重量百分数。为了能正确反映药品的含量，一般应通过检查项下的"干燥失重"或"水分"，将药品的含量换算成干燥品的含量；用"效价测定"的抗生素或生化药品，其含量限度用效价单位表示。对于制剂，含量（效价）的限度一般用含量占标示量的百分率表示。故本题正确答案为D。

4. 正确答案：B
答案解析：性状包括：外观性状、溶解度、物理常数（相对密度、馏程、熔点、凝点、比旋度、折光率、黏度、吸收系数、碘值、皂化值和酸值）。故本题正确答案为B。

5. 正确答案：A
答案解析：键合方式有两种：一是共价键键合，不可逆键合，一般抗肿瘤药物如白消安、环磷酰胺等发生共价键键合产生细胞毒性；二是非共价键键合，可逆的键合，包括氢键、偶极作用、疏水键、电荷转移复合物和范德华力键合等。故本题正确答案为A。

6. 正确答案：D
答案解析：氨基的乙酰化反应为第Ⅱ相生物结合代谢反应，其他均为药物的官能团化反应（第Ⅰ相生物转化代谢反应）。故本题正确答案为D。

7. 正确答案：C
答案解析：酯键和酰胺键可以水解，在体内发生的Ⅰ相转化反应是水解反应。故本题正确答案为C。

8. 正确答案：E
答案解析：第Ⅱ相生物转化主要包括：①与葡萄糖醛酸的结合反应；②与硫酸的结合反应；③与氨基酸的结合反应；④与谷胱甘肽的结合反应；⑤乙酰化结合反应；⑥甲基化结合反应。故本题正确答案为E。

9. 正确答案：C
答案解析：阿米替林属于二苯并庚二烯类，不含环内杂原子。故本题正确答案为C。

10. 正确答案：A
答案解析：多巴酚丁胺为选择性 $β_1$ 受体激动药，而沙丁胺醇、沙美特罗、特布他林、克伦特罗为 $β_2$ 受体激动药。故本题正确答案为A。

11. 正确答案：C
答案解析：在2004年默沙东已主动召回罗非昔布，这是因为，COX-2也存在于人体脑部和肾脏等处，具有影响电解质代谢和血压的生理作用，而COX-1抑制剂具有心血管保护作用。COX-2抑制剂在阻断前列环素产生的同时，并不能抑制血栓素的生成，有可能会打破体内促凝血和抗凝血系统的平衡，从而在理论上会增加心血管事件的发生率。故本题正确答案为C。

12. 正确答案：A
答案解析：H_2受体拮抗剂药物都具有极性的平面结构，雷尼替丁是二氨基硝基；西咪替丁是氰基；法莫替丁是磺酰胺基等。故本题正确答案为A。

13. 正确答案：C
答案解析：伊托必利是一种具有阻断多巴胺D_2受体活性和抑制乙酰胆碱酯酶活性的促胃肠动力药物，其在中枢神经系统分布少，无致室性心律失常作用及其他严重药物不良反应和实验室检查异常。故本题正确答案为C。

14. 正确答案：E
答案解析：1,4-二氢吡啶骨架是必须的，3位和5位酯键不同，代谢速度不同，该类药物遇光分解产生的亚硝基苯吡啶衍生物有毒，不能与柚子同服，血药浓度升高。该类药物除尼索地平外，大都具有肝首过效应。故本题正确答案为E。

15. 正确答案：E
答案解析：维生素D_3类药物必须在肝脏和肾脏经过两次羟基化代谢才能产生活性。故本题正确答案为E。

16. 正确答案：C
答案解析：抗真菌药物按结构分两类：一类是含有咪唑环的咪唑类，如酮康唑、克霉唑、益康唑、噻康唑、咪康唑等；另一类是含三氮唑环的三氮唑类，如氟康唑、伊曲康唑和伏立康唑。故本题正确答案为C。

17. 正确答案：D
答案解析：3位有酸性的三嗪杂环，透过脑膜的药物是头孢曲松。故本题正确答案为D。

18. 正确答案：D
答案解析：多西他赛是由10-去乙酰基浆果赤霉素进行半合成得到的又一个紫杉醇类抗肿瘤药物；其结构上与紫杉醇的不同点在于10位脱乙酰基、13位侧链上用特丁氧羰基取代了苯甲酰基；其水溶性比紫杉醇好，毒性较小，但抗菌谱更广，对肾癌、结肠癌、直肠癌以外的其他实体瘤都有效，故本题正确答案为D。

19. 正确答案：C
答案解析：胶囊剂的特点包括：①掩盖药物的不良嗅味；②提高药物的稳定性；③生物利用度较高；④实现液体药物固体化；⑤可延缓药物的释放和定位释药。故本题正确答案为C。

20. 正确答案：D
答案解析：表面活性剂分为：①阴离子型：肥皂类（外用乳化剂）、硫酸化物（乳膏乳化剂）、磺酸化物（洗涤剂）。②阳离子型：如苯扎溴铵（新洁尔灭）、苯扎氯铵等杀菌消毒剂。③两性离子：卵磷脂（注射用乳剂和脂质体）、氨基酸型和甜菜碱型。④非离子型：脂肪酸山梨坦（司盘类）、聚山梨酯（吐温类）、蔗糖脂肪酸酯、卖泽、苄泽、泊洛沙姆。本题苯扎氯铵为阳离子表面活性剂。故本题正确答案为D。

21. 正确答案：A
答案解析：糖浆剂的含糖浓度以g/mL表示，应不低于45%。故本题正确答案为A。

22. 正确答案：D
答案解析：溶解度是指在一定温度（气体在一定压力）下，在一定量溶剂中达到饱和时溶解的最大药量；溶出速度才是指单位时间药物溶解进入溶液主体的量。故本题正确答案为D。

23. 正确答案：D
答案解析： 无菌制剂注射剂的质量要求包括无菌、无热原、澄明度、粉末细度与结晶度适宜、pH 值等。故本题正确答案为 D。

24. 正确答案：B
答案解析： 输液是指由静脉滴注输入体内的大剂量注射液（一般≥100mL）。通常装于玻璃或塑料的输液瓶或袋中，不含防腐剂或抑菌剂。故本题正确答案为 B。

25. 正确答案：E
答案解析： 微球属于靶向性，其应用包括抗肿瘤、多肽、疫苗的载体、局部麻醉等。选项中只有二甲双胍是普通制剂，没有靶向性。故本题正确答案为 E。

26. 正确答案：E
答案解析： 乳膏剂由油相、水相、乳化剂等组成，稳定性不及软膏剂及糊剂，易发生分层、破裂等不稳定现象，贮存应为避光密封，置 25℃以下贮存，且不得冷冻。故本题正确答案为 E。软膏剂、乳膏剂和糊剂都是半固体制剂，具有热敏性和触变性；软膏剂、乳膏剂可长时间黏附或铺展于用药部位，主要使药物在局部发挥润滑皮肤、保护创面和治疗作用，用于抗感染、消毒、止痒、止痛和麻醉等局部疾病的治疗。也可通过皮肤吸收后发挥全身治疗作用，如硝酸甘油软膏；糊剂稠度较高，吸水能力强，具有收敛、消毒、吸收分泌液的特点；用于烧伤、创面与眼用乳膏剂应无菌，否则会造成感染。

27. 正确答案：D
答案解析： 眼用液体制剂中，渗透压调节剂包括氯化钠、葡萄糖、硼酸、硼砂。故本题正确答案为 D。

28. 正确答案：D
答案解析： 剂型因素包括药物的解离常数与脂溶性、溶出速度、粒度、晶型、药物在胃肠道中的稳定性、剂型与给药途径等。故本题正确答案为 D。

29. 正确答案：B
答案解析： 影响药物代谢的因素包括：给药途径和剂型、给药剂量、代谢反应的立体选择性、酶诱导作用和抑制作用、基因多态性、合并用药及生理因素。故本题正确答案为 B。

30. 正确答案：B
答案解析： 达稳态浓度的 75%，相当于 2 个半衰期；达稳态浓度的 90%，相当于 3.32 个半衰期；达稳态浓度的 99%，相当于 6.64 个半衰期。故本题正确答案为 B。

31. 正确答案：D
答案解析： 线性药动学主要特征有：①药物的消除符合一级动力学特征；②当剂量增加时，药物的消除速率常数、半衰期和清除率保持不变；③ AUC 和平均稳态血药浓度与剂量成正比；④剂量改变时，原药与代谢产物的组成比例不会发生变化。具有非线性动力学特征的药物，体内过程有以下特点：①药物的消除不呈现一级动力学特征，遵从米氏方程；②当剂量增加时，药物消除速率常数变小，半衰期延长，清除率减小；③ AUC 和平均稳态血药浓度与剂量不成正比；④原药与代谢产物的组成比例随剂量改变而变化。故本题正确答案为 D。

32. 正确答案：D
答案解析： 双室模型药物血药浓度与时间的关系 $C=Ae^{-\alpha t}+Be^{-\beta t}$，其中，$\alpha$ 为分布速度常数或快配置速度常数，β 为消除速度常数或慢配置速度常数。故本题正确答案为 D。

33. 正确答案：B
答案解析： 根据半衰期制定给药方案时，若维持剂量 X_0 为有效剂量，给药间隔时间 τ 等于半衰期时，则采用首剂加倍的方式，即首剂量等于维持剂量的2倍。故本题正确答案为B。

34. 正确答案：A
答案解析： 鼻用制剂的特点有：①药物吸收迅速，起效快；②药物由鼻腔毛细血管进入体循环不经门静脉进入肝脏，可避免肝首关效应，提高某些药物的生物利用度；③给药方便，免除药物对胃肠道的刺激，患者的顺应好，适于急救、自救；④一部分药物可经嗅觉神经绕过血-脑屏障直接进入脑组织，利于中枢神经系统疾病治疗；⑤制剂可能会对鼻黏膜造成刺激；⑥鼻腔给药的体积较小，限制了单次用药剂量。故本题正确答案为A。

35. 正确答案：A
答案解析： Ⅰ型变态反应主要是IgE介导的速发性变态反应。某些药物如β-内酰胺类抗生素（特别是青霉素）、生物制剂等，可经呼吸道、消化道或皮肤等途径进入机体，刺激机体产生IgE或IgG，结合到肥大细胞、嗜碱性粒细胞上使宿主进入致敏状态。故本题正确答案为A。

36. 正确答案：E
答案解析： 利尿药以每日排钠量为效应指标进行比较，环戊噻嗪的效价强度约为氢氯噻嗪的30倍，但二者效能相同，无论二者剂量如何增加，所引起的最大利尿效果都一致。斜率大的药物，药量微小的变化即可引起效应的明显改变；反之亦然。最小有效量是指引起药理效应的最小药物剂量，也称阈剂量。同样，最低有效浓度是指引起药理效应的最低药物浓度，亦称阈浓度。比较药物效价强度时所采用的等效反应一般指50%效应量。安全范围是指ED_{95}和LD_5之间的距离，其值越大越安全。故本题正确答案为E。

37. 正确答案：D
答案解析： 第一信使作用于靶细胞后在细胞质内产生的信息分子属于第二信使。如环磷酸腺苷（cAMP）、环磷酸鸟苷（cGMP）、二酰基甘油（DG）、三磷酸肌醇（IP_3）、钙离子、碳烯酸、一氧化氮（NO）等。故本题正确答案为D。

38. 正确答案：B
答案解析： 完全激动药吗啡（α=1）和部分激动药喷他佐辛（α=0.25）合用时，当喷他佐辛和吗啡都在低浓度时，产生两药作用相加效果；当喷他佐辛和吗啡的用量达到一个临界点时，吗啡产生的效应相当于喷他佐辛的最大效应；此时随着喷他佐辛浓度增加，发生对吗啡的竞争性拮抗。这表现了喷他佐辛小剂量产生激动，大剂量产生拮抗的作用。故本题正确答案为B。

39. 正确答案：B
答案解析： 生理性拮抗：两种激动药分别作用于生理作用相反的两个特异性受体。如组胺和肾上腺素合用，治疗过敏性休克，拟肾上腺素药和三环类抗抑郁药与去甲肾上腺素重摄取抑制剂合用，引起高血压危象。故本题正确答案为B。

40. 正确答案：B
答案解析： 长期使用β受体阻滞药物普萘洛尔，突然停药而引起反跳现象，导致血压升高，属于受体增敏。故本题正确答案为B。

[41～42] 正确答案：D、E
答案解析： JP是指《日本药典》或《日本药局方》。故41题正确答案为D。EP是指《欧洲药典》。故42题正确答案为E。

[43～44] 正确答案：C、B
答案解析： 冷处2℃～10℃，故43题正确答案为C。凉暗处：避光，≤20℃，故44题正确答案为B。阴凉处≤20℃，常温10℃～30℃。

[45～46] 正确答案：A、B
答案解析： 生物药剂学分类系统根据药物溶

解性和肠壁渗透性的不同组合将药物分为四类：第Ⅰ类是高水溶解性、高渗透性的两亲性分子药物，其体内吸收取决于溶出度，如普萘洛尔、依那普利、地尔硫䓬等；故45题正确答案为A。第Ⅱ类是低水溶解性、高渗透性的亲脂性分子药物，其体内吸收取决于溶解速率，如双氯芬酸、卡马西平、吡罗昔康等。故46题正确答案为B。

[47～50] 正确答案：C、E、B、A
答案解析：对映异构体之间产生相反活性的药物：扎考必利的 $S-$异构体为5-HT$_3$受体激动药，$R-$异构体为5-HT$_3$受体阻断药，是抗精神病药。故47题正确答案为C。对映异构体之间产生不同类型的药理活性：右丙氧酚为镇痛药，而左丙氧酚为镇咳药。故48题正确答案为E。一种对映体具有药理活性，另一对映体具有毒性作用：丙胺卡因为局麻药，两种对映体的作用相近，但 $R-(-)-$对映体在体内迅速水解生成可导致高铁血红蛋白血症的邻甲苯胺，具有血液毒性。故49题正确答案为B。一种对映体具有药理活性，另一对映体具有毒性作用：如中枢性麻醉药物氯胺酮，其 $S-(-)-$对映体有中枢兴奋作用，$R-(+)-$对映体才具有麻醉作用。故50题正确答案为A。

[51～52] 正确答案：D、E
答案解析：罗红霉素具有抗菌作用的同时也刺激胃动素活性，诱发胃肠道副作用。故51题正确答案为D。舒多昔康噻唑环开环生成乙二醛和酰基硫脲，和蛋白质发生共价结合产生肝毒性。故52题正确答案为E。

[53～55] 正确答案：B、E、A
答案解析：阿片受体是镇痛药吗啡的作用靶点。故53题正确答案为B。组胺H$_1$受体是第三代三环类抗组胺药物地氯雷他定的作用靶点。故54题正确答案为E。H$^+$,K$^+$-ATP酶是拉唑类药物的作用靶点。故55题正确答案为A。

[56～57] 正确答案：D、B
答案解析：磺酰脲类胰岛素分泌促进剂的降血糖药物是格列本脲。故56题正确答案为D。α-葡萄糖苷酶抑制剂类的降血糖药物是伏格列波糖。故57题正确答案为B。

[58～61] 正确答案：B、D、C、E
答案解析：A～E依次是：青霉素、苯唑西林、哌拉西林、阿莫西林、非奈西林。侧链引入较大体积基团得到的耐酶青霉素是苯唑西林。故58题正确答案为B。侧链引入极性氨基得到的广谱青霉素是阿莫西林。故59题正确答案为D。结构中含有哌嗪酮酸的药物是哌拉西林。故60题正确答案为C。耐酸青霉素非奈西林的结构是E选项。故61题正确答案为E。

[62～64] 正确答案：C、B、D
答案解析：普通片剂的崩解时限是15分钟。故62题正确答案为C。舌下片、泡腾片为5分钟。故63题正确答案为B。薄膜衣片为30分钟。故64题正确答案为D。

[65～66] 正确答案：A、C
答案解析：药物以离子状态分散在分散介质中所构成的体系属于溶液剂。故65题正确答案为A。药物以液体微粒状态分散在分散介质中所构成的体系属于乳剂。故66题正确答案为C。

[67～69] 正确答案：D、E、B
答案解析：制备维生素C注射剂时，加入的亚硫酸氢钠是作为抗氧剂。故67题正确答案为D。制备醋酸可的松滴眼液时，加入的羧甲基纤维素钠是作为助悬剂。故68题正确答案为E。制备静脉注射脂肪乳时，加入的甘油是作为等渗调节剂。故69题正确答案为B。

[70～72] 正确答案：D、C、A
答案解析：利用在相变温度时，脂质体的类脂质双分子层膜从胶态过渡到液晶态，脂质膜

的通透性增加，药物释放速度增大的原理制成热敏脂质体。故 70 题正确答案为 D。免疫脂质体表面连接抗体，对靶细胞进行识别，提高脂质体的靶向性。故 71 题正确答案为 C。长循环脂质体是用 PEG 修饰可增加脂质体的柔顺性和亲水性，从而降低与单核巨噬细胞的亲和力，延长循环时间。故 72 题正确答案为 A。

[73～75] 正确答案：C、A、E

答案解析： 贴剂中，可用作控释膜材料的是乙烯-醋酸乙烯共聚物。故 73 题正确答案为 C。可用作背衬层材料的有醋酸纤维素、聚苯乙烯等。故 74 题正确答案为 A。可用作贮库层材料的是骨架材料和药库材料，其中药库材料包括卡波姆、羟丙基甲基纤维素（HPMC）、聚乙烯醇（PVA）、各种压敏胶和骨架膜材等。故 75 题正确答案为 E。

[76～78] 正确答案：E、B、A

答案解析： 抗氧剂的辅料是维生素 C。故 76 题正确答案为 E。潜溶剂的辅料是乙醇。故 77 题正确答案为 B。抛射剂是 F_{12}。故 78 题正确答案为 A。

[79～81] 正确答案：C、E、E

答案解析： 主动转运需要载体，有饱和现象、有竞争、抑制现象，具有结构特异性、部位特异性。维生素 B_{12} 在回肠末端部位的吸收方式属于主动转运。故 79 题正确答案为 C。细胞通过膜动转运摄取液体称为胞饮，摄取的是微粒或大分子物质称为吞饮，大分子物质从细胞内转运到细胞外称为胞吐。故 80 题正确答案为 E。蛋白质、多肽、微粒等大分子物质适合膜动转运。故 81 题正确答案为 E。

[82～83] 正确答案：A、C

答案解析： 肠肝循环是指随胆汁排入十二指肠的药物或其代谢物，在肠道中重新被吸收，经门静脉返回肝脏，重新进入血液循环的现象。故 82 题正确答案为 A。药物的肾排泄指肾小球滤过、肾小管重吸收和肾小管分泌的总和，属于主动转运的肾排泄过程是肾小管分泌。故 83 题正确答案为 C。

[84～86] 正确答案：C、B、E

答案解析： 半衰期为药物浓度下降一半的时间，初始浓度为 11.88μg/mL；药物浓度下降一半为 5.94μg/mL，故半衰期为 2.0h。故 84 题正确答案为 C。$k=0.693/t_{1/2}$，故消除速率常数为 $k=0.693/2.0h=0.3465h^{-1}$。故 85 题正确答案为 B。表观分布容积 $V=100.0mg/(11.88μg/mL)=8.42L$。故 86 题正确答案为 E。

[87～90] 正确答案：A、C、B、E

答案解析： 生物等效性是评价含同一药物活性成分的不同制剂间吸收速度和程度是否相同。故 87 题正确答案为 A。试验制剂（T）与参比制剂（R）的血药浓度-时间曲线下的面积的比率称为相对生物利用度（F_r）。故 88 题正确答案为 C。血管外给药的 AUC 与静脉注射给药的 AUC 的比值为绝对生物利用度（F）。故 89 题正确答案为 B。生物利用度是指药物被吸收进入血液循环的程度和速度，是衡量制剂疗效差异的重要指标。故 90 题正确答案为 E。

[91～92] 正确答案：E、A

答案解析： 变态反应常见于过敏体质患者，反应性质与药物原有效应和剂量无关，用药理性拮抗药解救无效。故 91 题正确答案为 E。副作用是药物固有的药理作用所产生的，由于药物作用的选择性低，药理效应涉及多个器官，当某一效应作为治疗目的时，其他效应就成为副作用。故 92 题的正确答案为 A。毒性反应是指在剂量过大或药物在体内蓄积过多时发生的危害性反应。毒性反应通常比较严重，一般也是可以预知的，应该避免发生。生理依赖性又称躯体依赖性，是指中枢神经系统对长期使用的药物所产生的一种身体适应状态；一旦停药，将发生一系列生理功能紊乱，称为戒断综合征。精神依赖性是指多次用药后使人产生欣快感，导致用药者在精神上对所用药物有一种渴求连续不断使用的强烈欲望，继而引发强迫用药行为，以获得满足和避免不适感，也称为成瘾性。

[93～95] 正确答案：A、D、E
答案解析： 钙通道阻滞药硝苯地平可以阻滞Ca^{2+}通道，降低细胞内Ca^{2+}浓度，引起血管舒张，产生降压作用。故93题正确答案为A。酶是由机体细胞产生的具有催化作用的蛋白质，许多药物是通过抑制酶活性产生治疗作用。例如治疗充血性心力衰竭药地高辛抑制Na^+，K^+-ATP酶。故94题正确答案为D。氢氯噻嗪抑制肾小管Na^+-Cl^-转运体，从而抑制Na^+-K^+、Na^+-H^+交换而发挥排钠利尿作用。故95题正确答案为E。

[96～97] 正确答案：A、B
答案解析： 时辰药效学是研究机体对药物效应呈现的周期性节律变化规律，且以药效作为研究重点。故96题正确答案为A。时辰毒理学是研究机体对药物效应呈现的周期性节律变化规律，且以毒性作为研究重点。故97题正确答案为B。

[98～100] 正确答案：E、B、C
答案解析： 对钙离子通道具有阻滞作用的药物有维拉帕米、地尔硫䓬和戈洛帕米等。故98题正确答案为E。对钠离子通道具有阻滞作用的药物有苯妥英钠、美西律、利多卡因、氟卡尼、普鲁卡因胺、奎尼丁、普罗帕酮和丙吡胺等。故99题正确答案为B。对钾离子通道具有阻滞作用的药物有胺碘酮、索他洛尔和溴吡胺等。故100题正确答案为C。

101. 正确答案：D
答案解析： 对乙酰氨基酚不具有抗炎作用。临床上用于感冒引起的发热、头痛及缓解轻中度疼痛，如关节痛、神经痛及痛经等。故本题正确答案为D。

102. 正确答案：C
答案解析： 塞来昔布为选择性COX-2抑制剂，通过抑制COX-2产生抗炎作用。对胃肠道副作用小。故本题正确答案为C。

103. 正确答案：C
答案解析： 奥美拉唑分子具较弱的碱性，可集中于弱酸性的壁细胞泌酸小管口，酸质子对苯并咪唑环上N原子的催化下，通过发生重排、共价结合和解除结合等一系列反应。故本题正确答案为C。

104. 正确答案：B
答案解析： 肠溶片：指用肠溶性包衣材料进行包衣的片剂，通过包衣膜溶解使药物在肠道释放。故本题正确答案为B。

105. 正确答案：D
答案解析： 由于血浆或血清中药物的浓度低，取样量又少，且有时患者体内会含有不止一种药物，故用于血药浓度测定的方法较体外药物测定的方法更复杂，要求也更高。常用高效液相色谱法、气相色谱法、液-质联用法、放射免疫法、荧光偏振免疫法、酶联免疫法等。故本题正确答案为D。

106. 正确答案：D
答案解析： 克拉霉素为主药，低取代羟丙基纤维素为崩解剂，微粉硅胶、硬脂酸镁为润滑剂，淀粉浆为黏合剂。故本题正确答案为D。

107. 正确答案：E
答案解析： 克拉霉素为主药，低取代羟丙基纤维素为崩解剂，微粉硅胶、硬脂酸镁为润滑剂，淀粉浆为黏合剂。故本题正确答案为E。

108. 正确答案：C
答案解析： 清除率是指单位时间内从体内消

除的含药血浆体积,又称体内总清除率,常以"Cl"表示,单位是体积/时间。由公式 $t_{1/2}=0.693/k$,计算出 $k=0.693/6.93=0.1$。由清除率 $Cl=kV$,计算出 $Cl=0.1×100=10L/h$;此为肝肾清除率之和,其中肾排泄在总消除占20%,即2L/h,该药物的肝清除率 $=10-2=8 L/h$。故本题正确答案为C。

109. 正确答案:A
答案解析:静脉注射该药200mg的AUC是20μg·h/mL,口服该药1000mg的AUC是10μg·h/mL,该药物片剂的绝对生物利用度=口服AUC/静脉AUC=10/100=10%。故本题正确答案为A。

110. 正确答案:C
答案解析:口服给药有首过效应,此题只有栓剂非口服纳入直肠部位适当,可以避免该药的首过效应。故本题正确答案为C。

111. 正确答案:ABCDE
答案解析:药用辅料的作用包括赋型、顺利制备、提高药物稳定性、提高药物疗效、降低药物毒性、调节药物作用、增加病人顺应性。故本题正确答案为ABCDE。

112. 正确答案:BCD
答案解析:吗啡属于天然生物碱类,纳洛酮属于半合成类。哌替啶、美沙酮、布桂嗪、曲马多、芬太尼等属于全合成类。哌替啶、芬太尼属于哌啶类;美沙酮属于氨基酮类;布桂嗪、曲马多属于其他类。故本题正确答案为BCD。

113. 正确答案:AD
答案解析:对乙酰氨基酚主要在肝脏代谢,体内代谢物N-乙酰亚胺醌有肝毒性,正常情况下N-乙酰亚胺醌可与内源性的谷胱甘肽结合而解毒,但在大量或过量服用对乙酰氨基酚后,肝脏内的谷胱甘肽会被耗竭,N-乙酰亚胺醌可进一步与肝蛋白的亲核基团(如—SH)结合而引起肝坏死。因此,对乙酰氨基酚的服用时间不宜过长,剂量也不宜太大。各种含巯基的药物如乙酰半胱氨酸或谷胱甘肽可用作对乙酰氨基酚过量的解毒剂。故本题正确答案为AD。

114. 正确答案:ACDE
答案解析:布洛芬口服混悬剂相比固体剂型,对小儿服用更方便,颗粒分布均匀,对胃肠道刺激小,并且适宜分剂量给药,制剂中含有山梨醇,味甜,可提高顺应性。故本题正确答案为ACDE。

115. 正确答案:ABCD
答案解析:注射用无菌粉末临用前用灭菌注射用水稀释。故本题正确答案为ABCD。

116. 正确答案:ABCDE
答案解析:贴剂或称经皮给药系统(TDDS或TTS),可以避免肝首关效应及胃肠灭活效应;药物可长时间持续扩散进入血液循环,维持恒定有效血药浓度,延长作用时间,减少用药次数,改善患者用药顺应性;也存在皮肤的代谢与贮库作用。故本题正确答案为ABCDE。

117. 正确答案:BDE
答案解析:静脉注射无吸收过程,生物利用度100%,而肌内注射经结缔组织扩散,再由毛细血管与淋巴吸收进入血液循环,故A选项错误;皮下注射吸收较肌内注射慢,故C选项错误。故本题正确答案为BDE。

118. 正确答案:ACDE
答案解析:需要进行血药浓度监测的9种情况:①个体差异大的药物,如三环类抗抑郁药;②非线性药物(尤其治疗剂量范围内),如苯妥英钠;③治疗指数小,毒性强药物,如强心苷、茶碱等;④毒性反应难易识别药,如地高辛;⑤心、肝肾、胃疾病者,如肾功能不全者用氨基糖苷类;⑥常规剂量没有疗效(或出现毒性反应的);⑦合并用药出现异常反应的;

⑧长期用药者；⑨诊断或处理药物过量或中毒。具有线性动力学特征的药物不需要检测。故本题正确答案为ACDE。

119. 正确答案：CE
答案解析：①阿替洛尔与氢氯噻嗪合用属于相加作用；②罗格列酮与胰岛素合用属于增敏作用；③磺胺甲噁唑与甲氧苄啶合用，磺胺甲噁唑的作用增加10倍，故属于增强作用；④肾上腺素与组胺合用属于生理性拮抗；⑤普鲁卡因注射液中加入少量肾上腺素，可使普鲁卡因局麻作用延长，毒性降低，故属于增强作用。故本题正确答案为CE。

120. 正确答案：ABCDE
答案解析：可引起肾小管坏死或急性肾小管损伤或坏死的常见药物以氨基糖苷类最常见，其他如头孢菌素、两性霉素B、万古霉素、造影剂、重金属（汞、铅等）、顺铂、阿昔洛韦等。故本题正确答案为ABCDE。